TRAITÉ

DE

THÉRAPEUTIQUE VÉTÉRINAIRE

PHARMACODYNAMIE - PHARMACOTHÉRAPIE

TRAITÉ

DE

THÉRAPEUTIQUE VÉTÉRINAIRE

PHARMACODYNAMIE – PHARMACOTHÉRAPIE

PAR

M. KAUFMANN

Professeur de Physiologie et de Thérapeutique générale à l'École vétérinaire d'Alfort.
Membre de l'Académie de Médecine.

QUATRIÈME ÉDITION

PARIS

ASSELIN ET HOUZEAU

Libraires de la Société centrale de Médecine vétérinaire

PLACE DE L'ÉCOLE-DE-MÉDECINE

1910

PRÉFACE

DE LA QUATRIÈME ÉDITION

Le plan général de la précédente édition, reconnu avantageux à la fois pour les besoins de l'enseignement et de la pratique, a été conservé dans celle-ci.

L'ouvrage est divisé en deux parties : la première comprend les généralités relatives à l'administration, à l'absorption, à l'élimination, à l'action et aux effets des médicaments ; la deuxième est consacrée à l'étude de la pharmacodynamie, qui est la base indispensable de la pharmacothérapie.

Pour l'étude pharmacodynamique, les médicaments ont été divisés en trois grands groupes. Le *premier groupe* est formé par les agents médicamenteux qui agissent sur la cause morbide ; il comprend les *antiparasitaires*, les *antiseptiques* ou *désinfectants* et les *immunisants*. Le *deuxième groupe* renferme les médicaments dont on utilise principalement l'action locale en thérapeutique ; ce sont les *topiques*, subdivisés en *émollients*, *astringents*, *caustiques* et *irritants cutanés*. Le *troisième groupe* comprend les médicaments qui agissent surtout après leur absorption et qui modifient les grandes fonctions ; il se subdivise en autant de sous-groupes qu'il existe de fonctions susceptibles d'être modifiées. Nous avons reconnu comme étant les plus importants les *modificateurs de la digestion, de la nutrition, de la sensibilité, des mouvements et des réflexes, de la calorification, des sécrétions, du cœur et des vaisseaux, de la fonction génitale*. Dans chacun de ces sous-groupes, on a reconnu des classes qui sont énumérées dans le tableau de la classification de la page 70.

En raison du grand nombre de travaux parus dans ces dernières années sur les matières se rapportant à la thérapeutique, le volume de l'ouvrage a dû être notablement augmenté. Toutes ses parties ont été largement améliorées et mises au courant des derniers progrès scientifiques et pratiques. On y a introduit la description de nombreux médicaments nouveaux reconnus utiles ou méritant d'être étudiés spécialement en clinique, ainsi que de procédés spéciaux d'administration récemment préconisés. La *posologie*, étant d'une si grande importance et se compliquant par le fait de la diversité des espèces animales que le vétérinaire est appelé à traiter, a été l'objet d'une revision particulièrement soignée. Pour venir en aide à la mémoire du praticien, on a cru utile d'intercaler dans les chapitres les formules des préparations les plus usitées. Mais il est bien entendu que le clinicien ne doit pas simplement se contenter de copier ces formules, mais que très souvent il a intérêt à les modifier afin de les adopter aux cas spéciaux, en tenant compte de l'espèce animale, de l'âge, de la maladie, etc.

Pour faciliter les recherches et les rendre rapides, on a placé en tête du volume une table méthodique des matières et à la fin une table alphabétique très complète.

On a fait tout le possible pour introduire dans cet ouvrage, sous une forme concise, tout ce qu'il y a d'essentiel à connaître dans le domaine de la pharmacodynamie appliquée à la médecine vétérinaire.

J'ose donc espérer que cette édition rendra des services aux élèves et aux praticiens et sera accueillie favorablement par tous ceux qui s'intéressent aux choses de la thérapeutique, de la toxicologie et de la biologie générale.

M. KAUFMANN.

15 Octobre 1909.

TABLE MÉTHODIQUE DES MATIÈRES

PREMIÈRE PARTIE

Notions générales.

DEUXIÈME PARTIE

Pharmacodynamie et pharmacothérapie.

FIN DE LA TABLE MÉTHODIQUE DES MATIÈRES.

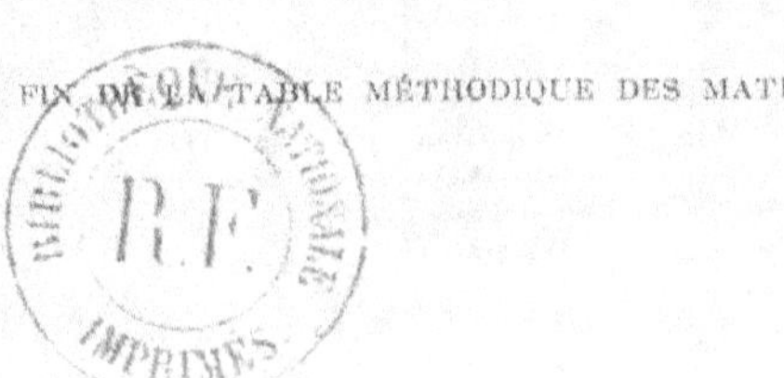

TRAITÉ

DE

THÉRAPEUTIQUE VÉTÉRINAIRE

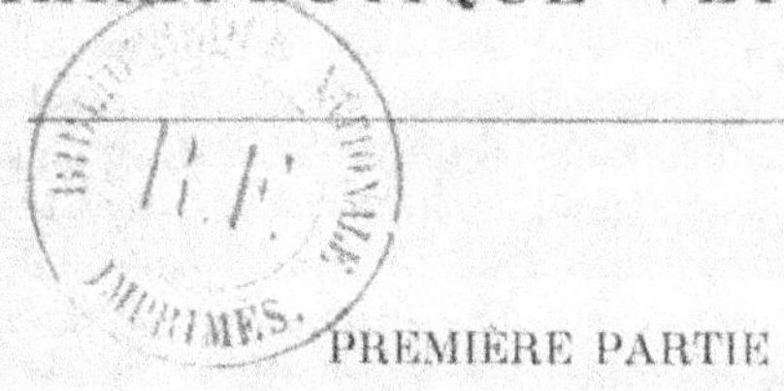

PREMIÈRE PARTIE

NOTIONS GÉNÉRALES

DÉFINITIONS

La thérapeutique traite des agents modificateurs de l'organisme susceptibles d'être utilisés dans le traitement des maladies. Ces agents sont nombreux et peuvent être groupés, d'après leur nature, en *hygiéniques, chirurgicaux, physiques, mécaniques* et *pharmaceutiques*. Cet ouvrage est consacré exclusivement à l'étude de ces derniers, c'est-à-dire des *médicaments*.

L'étude des médicaments comprend la *matière médicale* et la *pharmacodynamie*.

Matière médicale. — La *matière médicale* s'occupe spécialement de l'histoire naturelle des médicaments, c'est-à-dire de leur provenance, de leurs caractères morphologiques, physiques, chimiques et organoleptiques ; elle permet de reconnaître les drogues et d'apprécier leur pureté, leur qualité, et pour cela est encore appelée *pharmacognosie*.

Pharmacodynamie. — La *pharmacodynamie* étudie les modifications fonctionnelles et organiques que les médicaments produisent sur les êtres vivants, notamment sur l'homme et les animaux domestiques.

Les connaissances retirées de l'étude pharmacodynamique sont utilisables par le physiologiste pour analyser jusque dans leurs détails les fonctions des cellules, des tissus et des organes dont se compose l'organisme vivant ; elles sont absolument *indispensables* au clinicien, au thérapeutiste, pour lui permettre de remplir certaines des indications que réclame l'état du malade. L'étude des médicaments au point de vue de leur emploi dans le traitement des maladies constitue la *pharmacothérapie*.

INDICATIONS ET TRAITEMENT. — La première indication que doit chercher à remplir le clinicien consiste à supprimer le plus rapidement possible la cause morbide. Quand ce résultat est atteint dès le début de la maladie, celle-ci est arrêtée dans son évolution et s'amende rapidement. Mais le plus souvent la cause pathogène, ne pouvant pas être atteinte immédiatement, continue son action sur l'organisme et ne tarde pas à provoquer des lésions qui s'étendent de plus en plus et qui, à leur tour, éveillent dans l'économie malade des réactions fonctionnelles de plus en plus nombreuses et compliquées.

Ces lésions organiques et ces troubles fonctionnels doivent faire l'objet d'une étude approfondie et minutieuse de la part du clinicien. C'est à l'aide des éléments ainsi recueillis que celui-ci pose les indications à remplir et qu'il institue un traitement.

A côté du *traitement pathogénique*, qui est dirigé contre la *cause morbide*, doit être institué le plus souvent un *traitement des symptômes*, traitement ayant pour but de combattre les symptômes d'une intensité excessive, afin de maintenir les troubles fonctionnels dans une limite compatible avec la vie, d'accroître les forces du malade et d'augmenter ses moyens de défense et de lutte. Tout en combattant autant que possible la cause pathogène, on remédiera donc à la douleur, à la dyspnée, à la fièvre, à l'abattement général, aux convulsions, aux paralysies, à l'auto-intoxication, à la dénutrition, etc., lorsque ces symptômes sont exagérés et menacent l'existence.

REMÈDE. — Le *remède*, c'est *tout ce qui sert à guérir*, quelle que soit la nature de l'agent employé. Tous les agents thérapeutiques sont des remèdes, qu'ils soient hygiéniques, chirurgicaux, physiques, mécaniques ou pharmaceutiques. Les médicaments sont donc des remèdes, mais les remèdes ne sont pas nécessairement des médicaments. L'électricité, la chaleur, les rayons X, les radiations du radium, le massage sont des remèdes quand on les emploie dans le traitement de maladies, mais ce ne sont pas des médicaments.

MÉDICAMENTS. — Les *médicaments* sont, d'après Vulpian, « des substances qui sont administrées pour ramener à l'état normal les fonctions troublées par la maladie ou pour guérir des lésions dont peuvent être atteints les tissus et les organes ». Pour Rabuteau, le médicament est « toute substance pouvant ramener à l'état normal les fonctions, en agissant sur les éléments anatomiques ou sur les humeurs, ou en éliminant les corps qui sont nuisibles ou étrangers à l'organisme ». Ces définitions sont excellentes, mais elles peuvent être remplacées par la suivante, qui est plus générale et plus simple : le médicament est toute substance qu'on administre dans le but de guérir.

ALIMENT. — L'*aliment* est toute substance qui est utilisée par l'organisme soit pour réparer l'usure des organes, soit pour fournir l'énergie nécessaire à la production de la chaleur et du travail. L'aliment peut devenir un médicament lorsqu'il est spécialement ordonné dans le but de guérir : ainsi le jaune d'œuf, la lécithine, les phosphates, les ferrugineux, etc., tout en étant des principes alimentaires, peuvent, dans certaines circonstances, jouer le rôle de médicaments.

POISON. — On donne le nom de *poison* à toute substance qui, prise en quantité relativement faible, détermine des troubles fonctionnels importants pouvant parfois aboutir à la mort. La plupart des médicaments sont des poisons quand on les donne à doses trop fortes. D'un autre côté, les poisons les plus violents peuvent devenir d'excellents médicaments quand on sait les administrer à doses suffisamment faibles dans le but de guérir une maladie. La connaissance des doses ou la posologie est donc très importante, surtout pour l'emploi de substances très actives, comme les alcaloïdes, les glycosides, etc.

MÉDICATION. — Le terme de *médication* comprend un ensemble de médicaments ou de moyens ayant entre eux certaines relations dans leur origine, leur action ou le but qu'ils remplissent.

L'ensemble des médicaments qui ont un principe commun, comme le mercure, le fer, l'iode, etc., forme la médication mercurielle, ferrugineuse ou iodique, etc. ; ceux qui ont une action analogue comme les divers toniques, les divers calmants, etc., forment la base de la médication tonique ou de la médication calmante, etc.

Le terme de médication sert aussi à désigner l'ensemble des moyens pouvant être dirigés contre un élément morbide déterminé. C'est ainsi qu'on dit la médication antiseptique ou désinfectante, la médication antipyrétique, la médication antihydropique, etc. Dans ce dernier cas, le terme médication devient pour ainsi dire synonyme de traitement.

ABSORPTION ET ADMINISTRATION DES MÉDICAMENTS

Les médicaments n'ont d'action sur l'organisme animal qu'autant qu'ils sont mis en contact direct avec lui. En les employant, on peut avoir pour but de produire soit des modifications locales exactement circonscrites au lieu d'application, soit des modifications générales dans les grandes fonctions.

Lorsqu'il s'agit de combattre une maladie locale, externe, consistant dans des lésions superficielles, comme une plaie, une tumeur, etc., les médicaments forment des *topiques* dont le lieu d'application est nettement déterminé par le siège du mal à combattre. Dans ces cas, on ne recherche que l'action purement locale capable de modifier les tissus malades ; on évite même autant que possible les modifications fonctionnelles générales qui, dans la circonstance, n'auraient aucune espèce d'utilité au point de vue du but que l'on poursuit. Parfois l'application locale a pour but de provoquer par action réflexe des modifications fonctionnelles en des parties plus ou moins éloignées du point d'application ; dans ces cas, l'effet se produit par l'intermédiaire du système nerveux ; c'est ce qui a lieu dans la révulsion.

Lorsque la maladie a son siège dans la profondeur de l'organisme, c'est-à-dire dans des parties qui ne sont pas directement accessibles, les médicaments doivent être confiés à la circulation, qui les fait arriver en contact des tissus et organes à impressionner.

Les médicaments peuvent être administrés et absorbés par la voie digestive, la voie respiratoire, la voie génito-urinaire, la muqueuse oculaire, la muqueuse auriculaire, le tissu conjonctif sous-cutané, la peau, les séreuses, les solutions de continuité, ou être injectés directement dans les veines.

I. — Absorption et administration des médicaments par la voie digestive.

A. — Absorption par la voie digestive.

Le tube digestif est la voie ordinaire de l'absorption des matières alimentaires et des médicaments.

Dans la partie gastro-intestinale, la muqueuse digestive est ad-
mirablement disposée pour l'absorption ; sa surface, recouverte
d'un épithélium très mince, est extrêmement étendue par suite
de la présence des plis et des villosités.

Au contraire, dans la partie antérieure qui s'étend de la bouche
au cardia, elle est, en général, peu propre à l'absorption. Dans la
bouche, le pharynx et l'œsophage, l'épithélium est stratifié et
épais ; les matières médicamenteuses ne restent ordinairement
que peu de temps en contact avec lui. Il n'y a donc à considérer
que l'absorption par l'estomac et par l'intestin.

a. Estomac. — L'estomac des carnassiers et des omnivores
absorbe activement : celui des solipèdes absorbe très peu ; les trois
premiers réservoirs gastriques des ruminants sont impropres à
l'absorption ; mais celle-ci est active dans la caillette.

Ces différences dans l'absorption chez les diverses espèces
animales sont nettement établies expérimentalement.

Si on fait prendre à un chien, à un lapin, à un porc, une dose
toxique d'un sel de strychnine, après avoir lié le pylore ou après
avoir coupé les deux nerfs pneumogastriques, on voit bientôt survenir des accidents d'empoisonnement et ensuite la mort (Colin).
En répétant la même expérience sur le cheval, on constate que
celui-ci n'éprouve nullement les effets toxiques du poison (Bouley
et Colin). Perosino (de Turin), en injectant dans le viscère une
dissolution de cyanure de fer et de potassium, n'a retrouvé de
légères traces du sel dans les urines qu'au bout d'un temps fort
long. Dans l'estomac du cheval, l'absorption est donc fort peu intense. Les médicaments n'y sont absorbés qu'avec une extrême
lenteur ; dans ces conditions, ils ne peuvent pas s'accumuler dans
l'organisme à dose suffisante pour produire des effets, car ils sont
éliminés à mesure.

Bouley et Colin ayant injecté 32 grammes d'extrait alcoolique de noix vomique délayée dans 300 grammes d'eau tiède directement dans la caillette d'un taureau, après avoir ligaturé le pylore, ont vu les effets du poison se montrer déjà avant la cinquième heure et la mort survenir vers la septième.

Chez les animaux dont l'estomac absorbe activement (chien, chat, lapin, porc), toutes les substances ne sont pas absorbées avec la même rapidité ; quelques-unes semblent même être presque réfractaires à l'absorption gastrique, comme le curare et les venins des serpents.

La rapidité de l'absorption dépend également de l'état de la digestion et de la quantité d'aliments contenus dans l'estomac. En général, l'absorption des médicaments est plus rapide quand l'estomac est *vide* ou qu'il ne contient que peu de matière alimentaire. Il arrive aussi que les aliments, par leur nature particulière, modifient plus ou moins profondément l'état chimique des médicaments et favorisent ou suspendent et même annihilent l'absorption.

b. INTESTIN. — L'intestin grêle absorbe chez tous les animaux avec une grande activité. Un sel de strychnine produit ses effets après trois ou quatre minutes, si on l'injecte directement dans l'intestin grêle. Le ferrocyanure de potassium se trouve dans le sang au bout de cinq à six minutes.

Le cæcum absorbe également très bien chez le cheval. La mort arrive cinquante minutes après l'injection de 32 grammes d'extrait de noix vomique dans sa cavité (Colin). Le gros côlon et le rectum absorbent avec rapidité. Colin a vu la mort survenir chez le cheval une heure dix-sept minutes après l'administration d'un lavement contenant de l'extrait de noix vomique. Certaines préparations nutritives administrées par la voie rectale sont absorbées en quantité suffisante pour alimenter l'animal provisoirement.

L'*absorption gastro-intestinale* offre de nombreuses variations d'activité, suivant les conditions physiologiques de la digestion et les états pathologiques. Pendant la digestion, l'absorption est beaucoup moins rapide que lorsque l'animal est à jeun. Certaines substances ne sont presque pas absorbées par la voie gastro-intestinale ; tels sont les venins des serpents, le poison des flèches des Javanais, le curare (Bernard).

Sur un chien en digestion, le curare ne produit aucun effet après l'administration interne, tandis qu'il peut tuer l'animal si on en administre une forte dose pendant l'état de jeûne.

Certains médicaments éprouvent des altérations chimiques dans l'estomac ou dans l'intestin, en présence des sucs digestifs ou en présence de certains aliments, et peuvent perdre leurs propriétés physiologiques et thérapeutiques.

Il est nécessaire de tenir compte de ces considérations dans l'emploi interne des médicaments.

B. — *Administration par la voie digestive*.

La bouche et l'anus, qui sont les deux orifices naturels de la cavité digestive, peuvent être choisis l'un et l'autre pour l'introduction des médicaments.

1° Administration par la bouche.

C'est par la bouche que les animaux prennent les aliments et les boissons. C'est aussi à cette voie naturelle qu'on songe d'abord lorsqu'on se propose d'administrer les médicaments. Certaines substances médicamenteuses sont prises naturellement, soit seules, soit mélangées aux aliments et aux boissons ; mais un grand nombre impressionnant désagréablement les sens de l'odorat et du goût sont réfusées obstinément. C'est pour administrer ces dernières qu'il y a lieu d'employer quelques artifices ou quelques procédés spéciaux.

Les principaux modes d'administration sont : le gargarisme, le nouet ou mastigadour, la boisson médicamenteuse, l'aliment médicamenteux, les bols, pilules, granules et le breuvage.

A. — Gargarisme.

On donne le nom de gargarisme à tout liquide médicamenteux qu'on fait arriver dans la bouche pour remédier à des altérations locales de la muqueuse buccale. Ce mot s'applique non seulement à la préparation, mais aussi à ce mode spécial d'administration.

Dans l'administration du gargarisme, on doit éviter, autant que possible, la déglutition du liquide administré. En général, celui-ci doit agir exclusivement sur la muqueuse de la bouche et ne pas arriver dans l'estomac et l'intestin.

Pour gargariser la bouche d'un grand animal (solipède, bovidé), un aide produit l'écartement des mâchoires à l'aide d'un pas-d'âne ou en tirant la langue au dehors et de côté vers l'une des commissures des lèvres ; l'opérateur introduit alors dans la bouche la canule de la seringue contenant le liquide et dirige le jet dans différents sens pour atteindre les divers points de la muqueuse. Dans ces conditions, l'animal ayant les mâchoires plus ou moins écartées ne peut pas déglutir ; le liquide injecté dans la bouche s'écoule en totalité au dehors.

A défaut de seringue, on se contente souvent d'imprégner du liquide médicamenteux un tampon d'étoupe ou de linge, fixé au bout d'un bâtonnet, et de le promener sur les points malades.

Chez les petits ruminants, le porc et le chien, l'écartement des mâchoires s'obtient soit en les tirant avec les deux mains, soit en engageant dans la bouche un morceau de bois ou en pressant avec les doigts les joues sous les arcades dentaires. On pousse alors le liquide sur les points malades avec une seringue, ou bien on le laisse simplement couler à leur surface, ou encore on les touche avec un tampon imprégné du liquide médicamenteux. Il faut éviter de trop soulever l'extrémité de la tête pour empêcher l'écoulement du liquide dans le pharynx et le larynx.

B. — Nouet ou mastigadour.

Ce mode d'administration consiste à maintenir un médicament solide ou pâteux longtemps en contact avec la muqueuse buccale, en le plaçant dans un nouet ou petit sac de toile fixé solidement dans la bouche. Très employé autrefois par les maréchaux et les hippiatres, ce mode d'administration est à peu près complètement délaissé aujourd'hui.

Chez les solipèdes, on attache solidement le nouet au mors d'un bridon ou d'un filet ; chez les grands ruminants, on ficelle le nouet sur un billot de bois, et, au moyen d'une corde fixée à chaque extrémité, on l'attache aux cornes ou au sommet de la tête comme une têtière.

Le médicament, ainsi disposé dans la bouche des animaux, traverse lentement l'enveloppe de toile, sous l'influence du mâchonnement continuel, impressionne la muqueuse et provoque généralement, par action réflexe, une forte salivation. Si les médicaments ont un goût agréable, les animaux en déglutissent une partie ; dans le cas contraire, la presque totalité du médicament est rejetée au dehors.

C. — ALIMENTS MÉDICAMENTEUX.

Un certain nombre de médicaments peuvent être mélangés aux aliments. Pour les faire accepter plus sûrement, il y a toujours lieu de choisir les aliments les plus appétissants.

Pour les solipèdes, les grands et les petits ruminants, on emploie surtout l'avoine ou d'autres grains, le son, le pain, le lait, etc. L'acide arsénieux en poudre, les ferrugineux, le sulfate de soude, etc., sont généralement mélangés au son légèrement humecté. L'huile de croton est versée dans une incision faite à un morceau de pain. On trouve, dans le commerce, des pains médicamenteux divers, que les animaux prennent très facilement.

Pour les carnassiers, les omnivores et les oiseaux, les médicaments sont incorporés à la viande, à la pâtée, au lait, etc.

Ce mode d'administration est surtout avantageux quand on veut poursuivre pendant longtemps une médication, comme cela a lieu pour les médications toniques et reconstituantes et quand on traite des animaux qui vivent en troupeaux comme les moutons, les chèvres, les porcs, les jeunes bêtes bovines, les chiens en meutes et les oiseaux de basse-cour, etc.

D. — ÉLECTUAIRES.

Les électuaires sont administrés seulement aux grands animaux. Ils peuvent être donnés sur des tranches de pain ou être déposés sur la langue au moyen d'une spatule. Comme ces préparations sont à base de miel, de mélasse ou de glycose, les animaux les prennent en général facilement, surtout après quelques jours d'administration.

E. — BOLS.

L'administration des bols est plus difficile. Il faut porter ces grosses pilules jusqu'à l'isthme du gosier, afin de provoquer par action réflexe une déglutition immédiate. Il ne faut pas que l'animal les mâche, car en général, à cause de leur saveur amère, les bols seraient rejetés au dehors.

Voici comment on opère ordinairement : avec la main gauche.

on tire fortement la langue au dehors de la bouche vers la commissure correspondante; les maxillaires étant ainsi écartés, le bol, piqué à l'extrémité d'une baguette de bois pointue, est porté au contact du voile du palais, où il est déposé à l'aide d'un petit mouvement brusque ; aussitôt, la langue étant abandonnée à elle-même, rentre dans la bouche et dans ce mouvement pousse le bol en arrière ; la déglutition se produit aussitôt par action réflexe et emporte le bol vers l'estomac. En opéant ainsi, on n'a jamais à craindre d'accidents de morsure, puisque les mains de l'opérateur restent en dehors de la bouche de l'animal. Il n'en est pas de même si on porte le bol directement avec la main jusqu'au fond de la cavité buccale. Quelques vétérinaires emploient ce dernier moyen; mais il ne faut pas oublier qu'ils s'exposent à être mordus, si la langue vient à s'échapper de la main qui doit la maintenir pendant que le bras est engagé entre les mâchoires pour porter le bol au fond de la bouche.

On évite également tout accident avec les *pilulaires*. Le pilulaire le plus simple consiste en un cylindre creux, de bois léger, de 36 centimètres de longueur, de 5 centimètres de diamètre, et muni d'un piston comme une seringue pour pousser le bol, une fois que l'instrument chargé est introduit au fond de la bouche.

Tous ces procédés peuvent être utilisés ; chaque vétérinaire donne la préférence à celui avec lequel il est le plus familiarisé. Généralement les moyens les plus simples et qui ne nécessitent aucune instrumentation spéciale sont préférés.

F. — PILULES, GRANULES, CAPSULES.

Ces formes médicamenteuses conviennent parfois chez les petits animaux. Pour les administrer, l'animal est maintenu assis entre les jambes d'un aide ; celui-ci ouvre largement les mâchoires et maintient la tête de l'animal élevée ; l'opérateur laisse tomber la préparation au fond de la bouche, et l'aide abandonne aussitôt la mâchoire inférieure ; la déglutition qui survient aussitôt emporte généralement la pilule, le granule, ou la capsule dans l'œsophage et l'estomac.

G. — BOISSON MÉDICAMENTEUSE. TISANE.

Tout liquide médicamenteux pris naturellement par les animaux est une *boisson*. En médecine humaine, c'est une *tisane*.

Ce mode d'administration serait le meilleur s'il pouvait être appliqué à tous les médicaments liquides. Malheureusement on ne peut ainsi faire accepter que ceux qui sont peu sapides et dépourvus d'odeur forte. On parvient cependant à habituer parfois les animaux à certaines boissons sapides ou odorantes en les leur offrant quand ils ont bien soif, d'abord très diluées et en petite quantité, puis en augmentant graduellement la dose et l'état de concentration.

En vétérinaire, on rencontre avec ce mode d'administration une autre difficulté sérieuse : les animaux, contrairement à l'homme, refusent de boire quand ils n'ont pas soif. Il en résulte que les prescriptions sont le plus souvent bien plus difficiles à appliquer qu'en médecine humaine.

H. — BREUVAGES.

Les breuvages sont des préparations médicinales liquides que les animaux refusent de boire et qu'on ne parvient à leur administrer que par certains artifices spéciaux. On ne doit pas dépasser sensiblement les quantités suivantes en une administration : 1 litre pour les grands animaux, 2 à 5 décilitres pour les petits ruminants. 2 décilitres pour les carnivores.

Pour administrer un breuvage aux petits animaux, moutons, chèvres, chiens, etc., il suffit de les asseoir sur le train de derrière, de les maintenir avec les genoux, d'élever la tête dans sa partie antérieure et de verser le liquide doucement entre les dents et la joue, après avoir écarté légèrement la commissure des lèvres. Il est important de laisser libre la mâchoire inférieure et de ne contraindre les sujets que le moins possible.

Lorsque les animaux serrent fortement les mâchoires et que le liquide versé entre la joue et les molaires ne coule pas vers le fond de la bouche, il est bon d'introduire un petit morceau de bois entre les dents pour provoquer un très léger écartement des maxillaires et faciliter l'écoulement du liquide. Il faut toujours verser avec lenteur pour ne pas gêner la déglutition et éviter que le liquide ne fasse fausse route et provoque la toux et la suffocation.

Chez les solipèdes, l'administration des breuvages est toujours assez pénible. La tête étant haute, il est difficile, à cause de l'indocilité et de la force de ces animaux, de lui donner l'inclinaison convenable pour assurer l'écoulement du breuvage vers le fond de la bouche. Aussi a-t-on préconisé divers procédés d'administration.

1° **Procédé de la bouteille**. — Il consiste à verser le breuvage dans la bouche à l'aide d'une bouteille. On se sert d'une bouteille à verre épais, dont on enveloppe le goulot de linges ou d'étoupes et qu'on introduit ensuite entre les mâchoires dans la région des barres, la tête étant fortement relevée pour que le liquide, versé lentement, descende vers le voile du palais. Le moyen le plus simple et le plus efficace d'élever la tête est de passer une anse de corde autour de la mâchoire supérieure et d'y engager les branches d'une fourche de bois ; on maintient le bout de la tête en l'air, de manière à donner à la cavité buccale une inclinaison oblique, en arrière et en bas. Le breuvage étant versé dans ces conditions gagne lentement le fond de la bouche et est dégluti avec plus ou moins de facilité. La mâchoire inférieure doit toujours rester complètement libre.

Avec ce procédé d'administration, le breuvage fait fausse route dans le tiers des cas chez les solipèdes et détermine divers accidents, tels que : la toux, la suffocation, l'asphyxie et la pneumonie (Goubaux). Il y a donc lieu, dans la pratique, de prendre toutes les précautions voulues pour éviter ces accidents; il faut ne pas trop tendre l'encolure, ne pas trop lever la tête et enfin verser le liquide graduellement et à mesure qu'il est dégluti.

Le procédé de la bouteille, défectueux lorsqu'il s'agit des équidés, donne au contraire toute satisfaction chez les grands ruminants. Il suffit de se placer à droite du sujet, de saisir de la main gauche le mufle par les narines, de lui relever le bout de la tête, d'engager le goulot de la bouteille tenue de la main droite dans la commissure des lèvres du côté correspondant et de verser rapidement le liquide à administrer ; celui-ci est facilement dégluti et généralement sans exciter la toux.

2° **Procédé des bridons à breuvage**. — Pour rendre l'administration du breuvage encore plus facile, on a proposé un grand nombre d'appareils construits sur le modèle de la bride et auxquels on donne le nom de *bridons à breuvage*.

Le bridon à breuvage le plus simple consiste en un mors creux percé dans son milieu et en arrière d'une ouverture pour permettre au liquide d'arriver dans la bouche; une des extrémités

est munie d'un embout qui peut se fixer par l'intermédiaire d'un
tube de caoutchouc à la douille d'un entonnoir, à une seringue ou
à un bock à injection. La tête munie du mors étant élevée et les
mâchoires étant maintenues rapprochées par un lien solide passé
autour des maxillaires, le liquide passe dans le mors sous pression et s'échappe dans la bouche par l'ouverture du milieu.

On a apporté un perfectionnement à cet appareil en fixant
perpendiculairement au milieu du mors un tube dont l'extrémité
arrive au fond de la bouche (fig. 1). Dans ces conditions, le liquide,
au lieu de pénétrer dans la partie antérieure de la cavité buccale,
est porté directement vers le voile du palais, où il provoque aussitôt le réflexe de la déglutition.

Quand on sait bien manier ces appareils, ils permettent d'administrer les breuvages sans
danger, sans provoquer de
toux et sans perdre du
liquide.

3° **Procédé de la serin-
gue.** — Ce procédé, préconisé par Bouley jeune,
consiste à injecter le liquide
dans la bouche avec une

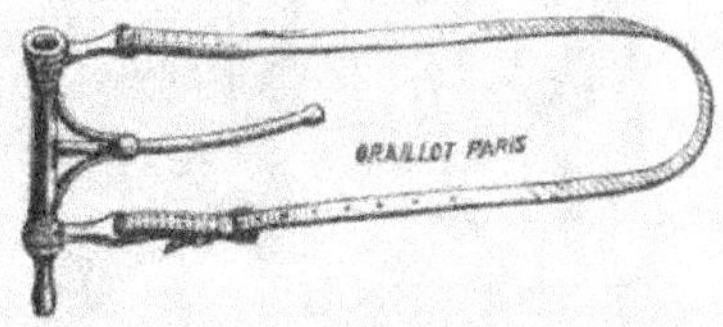

Fig. 1. — Mors creux.

seringue ordinaire, en ayant le soin de maintenir les deux
lèvres rapprochées l'une de l'autre sur toute leur étendue. Ce
mode d'administration, qui semble être le meilleur, a été employé
par beaucoup de vétérinaires avec diverses modifications de
détail, et il a été expérimenté et reconnu excellent par le professeur
Goubaux, qui a fait une bonne étude de l'administration des
breuvages (Voir *Recueil*, 1861).

Voici le manuel opératoire qui me semble donner les meilleurs
résultats : on maintient d'abord les *deux mâchoires rapprochées*
en passant la longe sur le chanfrein et en la ramenant en dessous
de l'auge, où l'on fait un nœud. Au lieu de la longe, on peut aussi
lier les deux mâchoires avec un ruban de fil ou une courroie de
cuir. Trois aides sont ensuite nécessaires pour clore l'ouverture de
la bouche et fermer les lèvres. L'un ferme les lèvres en avant, les
deux autres de chaque côté, jusqu'aux commissures. L'opérateur
introduit l'extrémité de la canule de la seringue dans la bouche
vers l'une des commissures ou l'adapte au mors creux d'un bidon
à breuvage et fait passer le breuvage vers la base de la langue en

poussant graduellement le piston. L'animal, ayant les mâchoires rapprochées et la tête dans sa position naturelle, avale aisément le liquide sans perte et sans qu'il fasse fausse route.

Dans ce procédé, le point délicat consiste à maintenir les lèvres bien fermées, ce qui est d'ailleurs facile avec de bons aides bien dirigés.

On peut aussi avantageusement remplacer les aides à l'aide de l'obturateur buccal de E. Salesses (fig. 2). Cet appareil ferme hermétiquement la bouche des équidés au moyen de trois pinces garnies de caoutchouc qui agissent à la façon des mains et sans léser ou contusionner la peau. Il permet de faire prendre avec la plus grande facilité et sans en perdre une goutte les liquides nutritifs ou médicamenteux.

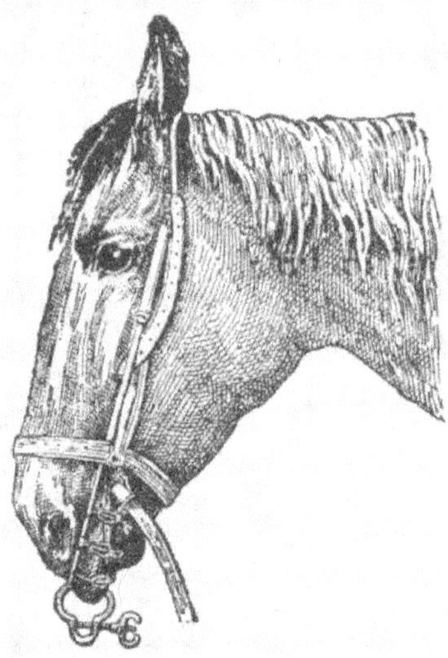
Fig. 2. — Obturateur buccal de Salesses.

4° **Procédé de la sonde.** — On emploie une sonde flexible en gomme de 1^m,75 de longueur, de 1 centimètre de diamètre extérieur environ, arrondie et percée à l'extrémité qui doit pénétrer dans l'œsophage de trous à travers lesquels le liquide doit passer. Après avoir mis un pas-d'âne solide et bien garni pour éviter les plaies contuses des barres, on fait déglutir au patient la sonde préalablement huilée, en suivant la voûte palatine dans son milieu et en la dirigeant vers l'isthme du gosier. Au moment où elle vient à toucher le voile du palais, il se produit un réflexe qui fait que le sujet avale la sonde. On n'a plus qu'à la pousser doucement pour en introduire la longueur qu'on veut, puis on place à l'extrémité restée libre un entonnoir dans lequel on verse le breuvage, qui passe ainsi intégralement dans l'estomac. A la place de l'entonnoir, on peut employer aussi une seringue et pousser le liquide. La langue doit rester entièrement libre pendant l'introduction de la sonde; en effet, sa traction en dehors de la bouche serait plutôt défavorable en provoquant des mouvements susceptibles de faire faire fausse route à l'instrument et de le faire tomber dans la trachée. Avant de faire passer le breuvage, il est indispensable de s'assurer que la sonde est bien dans l'œsophage et non dans la trachée. Quand la sonde a fait fausse route et est dans la trachée, les mouvements expiratoires provoquent à son extrémité une expulsion d'air sensible à la main ou à la vue. Cependant parfois, la respiration étant très calme, il est difficile de constater ce courant d'air d'expiration. Le mieux est de s'assurer de la présence de la sonde dans l'œsophage par la palpation dans la gouttière jugulaire du côté gauche de l'encolure.

Ce procédé, préconisé par M. Lesage (1), serait la méthode idéale d'administration des solutions médicamenteuses dans l'estomac, chez les solipèdes, s'il n'y avait jamais d'incertitude sur la position exacte de la sonde. Il pourrait devenir dangereux entre des mains inexpérimentées et n'est pas recommandable dans la pratique courante.

Chez le chien et autres petits animaux, le procédé de la *sonde œsophagienne* donne en général d'excellents résultats. Il est d'une application plus facile que chez les solipèdes. Il permet de faire arriver à coup sûr le liquide en totalité dans l'estomac. Le manuel opératoire est très simple : l'animal debout est maintenu entre les jambes d'un aide, qui en même temps relève la tête ; on introduit un petit pas-d'âne dans la bouche pour écarter les maxillaires ; quand l'écartement est suffisant, on pousse la sonde droite vers l'isthme du gosier ; elle entre naturellement dans le pharynx et l'œsophage. Quand elle est en place, on verse le liquide dans l'extrémité évasée de la sonde ; il coule immédiatement et directement dans l'estomac. Quand l'administration est terminée, la sonde est retirée très facilement.

Le pas-d'âne, pour écarter les mâchoires, peut consister en une simple planchette un peu épaisse, percée d'un trou dans laquelle on introduit la sonde.

2° Administration par l'anus.

On choisit l'orifice anal pour faire arriver directement certains

(1) *Bull. de la Soc. centrale*, 1904, p. 706.

médicaments dans le rectum et la portion postérieure du gros
intestin. La forme solide n'est utilisée que chez l'homme, en préparations ayant la consistance du suif et qu'on appelle *supposi-
toires*. En médecine vétérinaire, on fait arriver les médicaments
dans le rectum exclusivement sous forme liquide.

Les préparations liquides qu'on injecte par l'anus sont appelées
lavements ou *clystères*. En les administrant, on peut avoir pour
but de modifier la muqueuse rectale, de ramollir des matières
durcies, de provoquer des contractions dans le gros intestin, de
déterminer l'absorption de principes nutritifs ou médicamenteux.
L'administration des lavements n'offre aucune difficulté : on les
injecte avec une seringue d'étain dont les dimensions sont pro-
portionnées au volume des animaux. Il faut, le plus souvent,
vider préalablement le rectum de son contenu, soit avec la main
chez le cheval, soit par des lavements antérieurs, à l'eau, destinés
à ramollir et à produire l'expulsion des excréments.

La quantité de liquide qu'on doit administrer en un lavement
est d'environ 1 à 2 litres chez les grands animaux, d'un demi-
litre pour les moyens et quelques décilitres pour les petits. Il
faut, pour ne pas provoquer de mouvements expulsifs, faire l'injection avec lenteur, puis laisser ensuite les animaux dans un repos
complet.

II. — Absorption et administration des médicaments par la voie respiratoire.

A. — *Absorption par la voie respiratoire.*

La muqueuse respiratoire, dans sa partie pulmonaire, est fort
étendue, très fine et très vasculaire ; aussi absorbe-t-elle avec une
grande activité. Elle tient, sous le rapport de l'absorption, le premier rang parmi les surfaces libres du corps. Elle est le lieu
d'élection pour l'absorption des substances volatiles en général ;
elle est également avantageuse pour les substances liquides
ou en solution.

Les expériences qui démontrent l'énergique absorption par la
voie pulmonaire sont nombreuses. Goodwin, Ségalas, Mayer ont
vu l'eau, injectée dans la trachée sur le chien et le lapin, disparaître presque instantanément par l'absorption. Gohier et ses
élèves ont pu injecter de 30 à 40 litres d'eau dans la trachée du

cheval avant d'amener la mort. A l'autopsie, faite immédiatement après, ils n'ont pas trouvé de liquides dans les bronches, toute l'eau avait passé à l'absorption. Colin a pu faire couler lentement 18 litres d'eau dans l'espace de trois heures dans la trachée d'un cheval sans le gêner beaucoup.

Les vapeurs d'alcool, inspirées avec l'air, peuvent produire l'ivresse. L'essence de térébenthine inhalée communique rapidement l'odeur de violette à l'urine. Les vapeurs d'éther, de chloroforme, produisent l'anesthésie.

Les *sels solubles* s'absorbent aussi avec rapidité. Les sels de strychnine produisent la mort en cinq ou six minutes. Le ferrocyanure de potassium se trouve dans le sang dix minutes après son injection dans la trachée, chez le chien (Mayer). Colin a retrouvé ce sel dans le sang de la veine jugulaire, chez le cheval, quatre minutes après l'injection intratrachéale. Le curare non absorbé dans l'estomac et l'intestin est très facilement absorbé par la voie pulmonaire.

En petite quantité, les *huiles grasses* peuvent elles-mêmes être absorbées dans les voies trachéo-bronchiques.

Les *médicaments sous forme de poudre* ne peuvent être absorbés que s'ils entrent en dissolution. Les particules solides pénètrent quelquefois par effraction dans le tissu pulmonaire et s'y enkystent ; mais ce n'est pas là une véritable absorption.

B. — *Administration des médicaments par la voie respiratoire*.

On peut se proposer de modifier localement la muqueuse nasale ou de produire l'absorption du médicament par les bronches et le tissu pulmonaire.

Pour agir localement sur la muqueuse nasale, on emploie les poudres ou les liquides. Les poudres médicamenteuses sont insufflées dans le nez à l'aide d'un soufflet, d'un tube de verre, de bois ou de carton. On peut aussi mettre la poudre au fond d'un petit sac suspendu convenablement autour du nez, dans l'ouverture duquel on force l'animal à respirer. Les mouvements de l'air font voltiger la poussière, qui est entraînée dans l'appareil respiratoire pendant l'inspiration.

Quand les médicaments sont liquides, on emploie les *injections nasales*. Elles se font avec la seringue, avec un tube de caout-

chouc fixé à l'extrémité d'un entonnoir, ou encore à l'aide du
tube-siphon de Rey. Celui-ci consiste en un tube de cuir, en forme
de siphon. On introduit le petit bout garni d'étoupe dans l'une
des narines, tandis que l'autre reste libre ; l'opercule de l'instrument est fortement appliqué sur les ailes du nez afin d'obtenir une
fermeture complète. On verse alors le liquide dans le pavillon
tube ; il s'écoule dans le nez par la petite branche et monte plus
ou moins haut suivant l'inclinaison qu'on donne à l'appareil et la
quantité de liquide introduite.

Lorsque, au lieu d'administrer les médicaments dans le but d'agir
localement sur la muqueuse nasale, on veut les faire arriver sur la
muqueuse laryngienne, trachéale, bronchique ou pulmonaire, soit
pour obtenir leur absorption, soit pour modifier la surface
respiratoire, il faut employer exclusivement les médicaments
liquides ou gazeux ; il est toujours imprudent d'insuffler des poudres
dans le larynx ou la trachée, car elles amènent un obstacle mécanique à la respiration et provoquent la toux.

On fait pénétrer les substances médicamenteuses dans les voies
respiratoires à l'aide de *fumigations*, d'*inhalations*, de *pulvérisations* ou d'*injections*.

1° FUMIGATIONS.

Les *fumigations* consistent dans l'emploi de vapeurs ou de
substances volatiles médicamenteuses, dégagées à l'aide de la
chaleur. Les vapeurs médicamenteuses mélangées à l'air étant
respirées par les animaux, elles exercent une action locale sur
toute la muqueuse respiratoire et en même temps sont en partie
absorbées. On les emploie souvent pour calmer la toux, modifier
les sécrétions bronchiques, désinfecter le poumon, désodoriser
l'air ou pour provoquer la toux lorsqu'il s'agit d'obtenir l'expulsion des parasites vivant dans les bronches.

Les fumigations sont *sèches* ou *humides*. Les fumigations
sèches s'obtiennent en brûlant à l'air certaines substances (benjoin, myrrhe, styrax, huile empyreumatique, goudron, baies de
genièvre, etc.). Ces substances peuvent être brûlées sur une
pelle rougie au feu. Les animaux respirent ainsi l'air chargé
de fumées plus ou moins aromatiques et désinfectantes.

Les fumigations *humides* se préparent en projetant dans
l'eau bouillante des substances médicamenteuses susceptibles

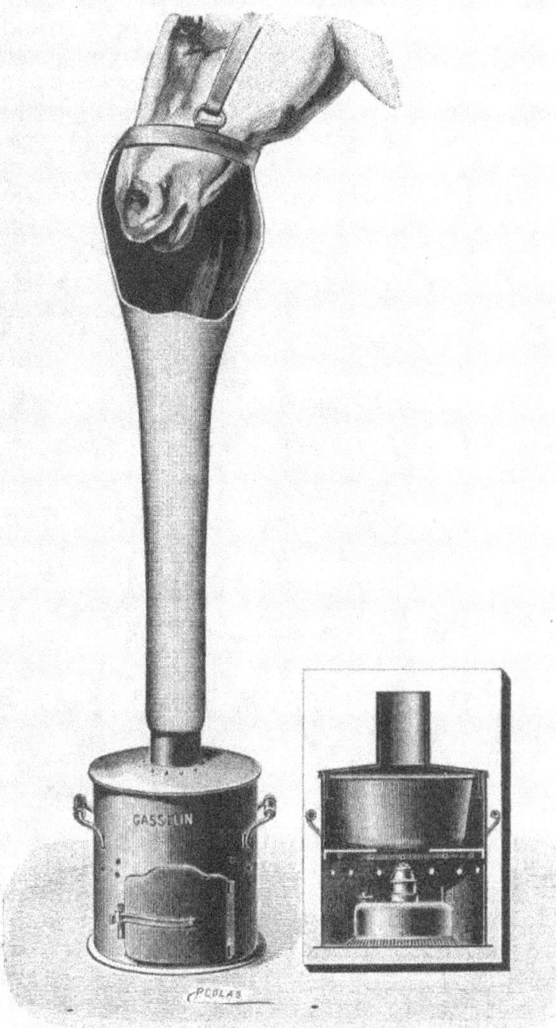

Fig. 3. — Appareil fumigatoire de M. Colin.

d'être entraînées par la vapeur (goudron, fleurs de sureau, plantes aromatiques, essence de térébenthine, créosote, menthol, terpine, etc.). Pour faire respirer aux animaux l'air médicamenté par la fumigation, on peut procéder de plusieurs manières :

a. **Procédé ordinaire**. — Il consiste à verser de l'eau bouillante dans un seau contenant les plantes aromatiques ou les

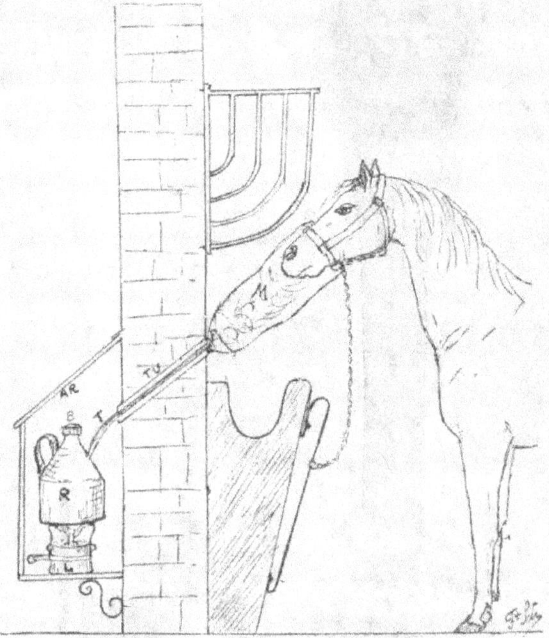

Fig. 4. — Appareil fixe (Schelameur).

substances médicamenteuses et à faire arriver les vapeurs dans l'appareil respiratoire du malade à l'aide d'un manchon de toile attaché à la muserolle du licol et coiffant le récipient. On se sert utilement d'un sac au fond duquel est placé le vase contenant le liquide chaud et dans l'ouverture duquel on fait respirer l'animal. Ce procédé présente plusieurs inconvénients : l'eau se refroidissant, la fumigation ne peut être que de courte durée ; l'animal est exposé à se brûler les lèvres accidentellement s'il les trempe dans le liquide ; en outre le vase peut être renversé facilement.

b. Procédé de Colin. — Colin a imaginé un appareil qui consiste en un récipient en fer battu chauffé par une lampe à alcool, le tout enfermé dans un fourneau cylindrique en tôle, muni d'une courte cheminée sur laquelle on adapte un manchon en forte toile, doublé de toile cirée, dont l'ouverture supérieure se fixe à la muserolle. L'appareil Colin présente l'inconvénient d'être facile à renverser par le patient et de nécessiter une surveillance continue (fig. 3).

c. Procédé des fumigations multiples. — Le vétérinaire militaire Schelameur a réalisé un dispositif qui supprime les inconvénients signalés précédemment et qui permet de faire des *fumigations multiples et simultanées*. La vapeur est fournie par un récipient en tôle chauffé par une lampe à alcool ; le tout est placé en dehors de l'écurie dans une petite armoire fixée au mur. La vapeur est conduite à travers le mur, par un tube de plomb ou de durite qui débouche à l'intérieur

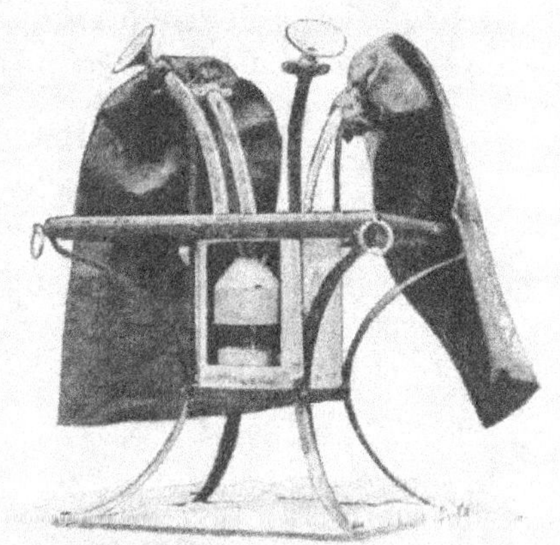

Fig. 5. — Appareil portatif (Schelameur).

de l'écurie en face de l'animal, puis s'échappe dans un manchon en toile cachou imperméable dont l'ouverture supérieure est fixée autour de la tête du cheval. Le même récipient peut porter trois tubes de dégagement, de sorte qu'il est possible de faire simultanément des fumigations sur trois chevaux (fig. 4).

Pour répondre à tous les besoins, l'auteur a imaginé aussi un appareil portatif à fumigations multiples, permettant de traiter simultanément jusqu'à quatre malades (fig. 5). Les fumigations appliquées systématiquement aux jeunes chevaux gourmeux ont donné de très bons résultats.

2° Inhalations.

Les *inhalations* consistent à faire respirer aux malades des vapeurs à la température à laquelle elles se produisent spontanément. Elles sont surtout utilisées en vétérinaire pour l'administration des vapeurs anesthésiques d'éther et de chloroforme.

3° Pulvérisations.

Les *pulvérisations* consistent à réduire en gouttelettes d'une extrême ténuité, au moyen de pulvérisateurs, des liquides divers. Les pulvérisations intratrachéales de liquides créosotés, phéniqués ou térébenthinés, à travers un trocart enfoncé dans la trachée, ont été employées avec grand succès dans le traitement de la bronchite vermineuse des bovins.

4° Injections intratrachéales.

Elles se font à l'aide de la seringue de Pravaz, à laquelle on adapte une canule piquante plus forte que les canules ordinaires. Avec cette canule, on perfore la trachée en pénétrant de préférence entre deux cerceaux. Quand on perce au milieu d'un anneau, la canule fait parfois emporte-pièce et se bouche par un fragment de cartilage. Pour éviter ce petit inconvénient, il est préférable de percer la trachée à l'aide d'un petit trocart et d'injecter à travers la canule laissée en place.

Voici les règles générales à suivre pour l'application pratique de la méthode au cheval d'après le professeur Lévi (de Pise), qui a fait de cette question une étude complète :

« La quantité de liquide que l'on peut injecter dans la trachée en une seule fois est très variable ; en général on limite la dose à 5 grammes, mais on peut aller jusqu'à 30 grammes. Les quantités supérieures à 100 grammes sont tout à fait exceptionnelles.

« Le liquide devra être préparé de manière que toutes les substances qui entrent dans sa composition se trouvent complètement dissoutes ; il est préférable qu'il ait une réaction neutre ou alcaline, quoiqu'un léger degré d'acidité soit sans inconvénient.

« On choisit de préférence des médicaments parmi les alcaloïdes, par ordre d'importance, les alcoolatures, les teintures, les extraits et les infusions. Pour les sels à base inorganique, on doit choisir ceux qui déploient une action locale moins irritante. Les solutions doivent être autant que possible *isotoniques*.

« En règle générale, la dose des médicaments qu'on peut introduire par injections trachéales sera réglée en rapport de 1/10 à 1/20 de la dose ordinaire du même médicament par les voies digestives ; cependant, lorsqu'on fait usage de substances d'une action énergique, il faut s'en tenir aux doses spéciales destinées à chacune d'elles.

« L'injection peut être faite dans toute la longueur de la trachée et dans les deux temps de la respiration ; seulement, s'il existe de la dyspnée ou une respiration fréquente ou entrecoupée, il conviendra de pratiquer la ponction à distance du larynx et de pousser le liquide avec *lenteur*, pour ne pas provoquer la toux, qu'il importe d'éviter, quoiqu'elle soit sans danger. »

L'administration intratrachéale offre les avantages suivants : elle est simple et à la portée de tout praticien ; l'absorption est rapide ; les médicaments ne subissent aucune altération ; les effets sont prompts et certains, il n'y a pas de perte de médicament, et le dosage peut en être rigoureux.

Ce mode d'administration ne convient pas pour les substances très irritantes ou incomplètement dissoutes. Les huiles grasses, huile d'olive, huile de pieds de bœuf, sont assez bien tolérées et peuvent servir de véhicule à certaines substances insolubles dans l'eau, comme les essences, la créosote, etc. Lévy a fait usage fréquemment de préparations huileuses à la dose de 10 grammes chez le cheval.

III. — Absorption et administration des médicaments par la voie génito-urinaire, la conjonctive et le conduit auditif.

On administre les médicaments par ces voies que pour agir *localement* sur les muqueuses malades ; rarement on en recherche l'absorption, le plus souvent même il s'agit de la prévenir pour éviter les empoisonnements. Les médicaments sont administrés par ces voies, en insufflation pour les poudres, en injections pour les liquides, en applications simples pour les pommades, onguents, etc.

Chez les grandes femelles, les *lavages du vagin et de l'utérus* se font à l'aide de la seringue ou mieux encore à l'aide d'irrigateurs spéciaux. Un moyen très simple consiste à employer un tube de caoutchouc qui remplit l'office d'un siphon ; une extrémité plonge dans le liquide à injecter contenu dans un seau, et l'autre est introduite dans l'appareil génital. Le tube étant amorcé, il suffit de lever le seau au-dessus du dos de l'animal pour assurer l'écoulement du liquide dans les voies génitales. Pour les petites femelles, les injections se font généralement avec la seringue.

La muqueuse utérine de toutes nos femelles absorbe activement les substances médicamenteuses ; il faut donc prendre des précautions lorsqu'on est appelé à faire des lavages ou des injections dans la cavité de l'utérus avec des liquides antiseptiques contenant des matières toxiques. L'absorption est surtout à redouter peu après la parturition, quand la muqueuse utérine est encore très vasculaire, très congestionnée et offre au niveau des insertions placentaires des ouvertures vasculaires béantes.

La muqueuse vaginale absorbe assez lentement quand elle est saine, mais elle absorbe activement quand elle est le siège d'une inflammation.

La muqueuse du canal de l'urètre chez le mâle absorbe assez activement, mais elle absorbe surtout bien quand elle est malade. La muqueuse du prépuce absorbe peu chez le cheval, mieux chez le bœuf et chez le chien.

On a discuté beaucoup sur la question de savoir si la muqueuse vésicale absorbe. Des nombreuses recherches faites, il résulte que cette muqueuse n'absorbe pas les poisons aussi longtemps qu'elle reste saine, mais qu'elle absorbe activement quand elle est malade.

La *cornée* et la *conjonctive* absorbent rapidement. Il est facile d'empoisonner le chien, le chat, le lapin, etc., par des instillations d'une solution d'acide cyanhydrique ou de strychnine, de cocaïne dans l'œil.

Certaines substances très actives ne doivent donc être employées qu'avec prudence en applications ou en instillations sur la conjonctive.

La *muqueuse du conduit auditif externe* absorbe également. Il suffit de verser dans l'oreille d'un lapin 3 ou 4 centimètres cubes d'une solution de sulfate de strychnine à 1 p. 100 pour voir bientôt l'animal présenter des convulsions et succomber en moins de dix minutes.

IV. — Absorption et administration des médicaments par le tissu conjonctif sous-cutané et les parenchymes.

A. — *Absorption par le tissu conjonctif.*

Les substances médicamenteuses et toxiques injectées sous la peau sont absorbées rapidement.

J'ai vu souvent l'injection d'une petite quantité de sulfate de strychnine, en solution à 1 p. 100, déterminer la mort des cochons d'Inde deux minutes et demie après l'injection. Chez le chien, les accidents mortels se montrent généralement après cinq ou dix minutes ; chez le cheval, après dix à quinze minutes. Un cheval qui reçoit en injection hypodermique 10 milligrammes de nitrate d'aconitine cristallisé présente des troubles fonctionnels après cinq minutes et meurt après trente minutes. Du ferrocyanure de potassium ou de l'iodure de potassium, injectés sous la peau de la face d'un cheval, se trouvent dans l'urine au bout de huit minutes (Colin) et dans la salive après quatre minutes (Gsell). Ces expériences, auxquelles je pourrais ajouter un grand nombre d'autres, prouvent amplement que l'absorption s'effectue avec rapidité par la voie du tissu conjonctif sous-cutané.

Il y a des différences dans la rapidité de l'absorption, suivant la nature du médicament, la concentration de la solution, l'espèce animale et la taille.

En général, les médicaments facilement diffusibles, en solution concentrée, sont plus rapidement absorbés que ceux qui diffusent difficilement et qui sont employés en solutions très étendues. Quand le tissu conjonctif est dense ou chargé de graisse, l'absorption est plus lente ; quand il est lâche et peu chargé de graisse, l'absorption est plus rapide.

L'absorption se fait plus rapidement chez les animaux de petite taille, sans qu'on puisse établir une règle fixe. Les substances très irritantes et caustiques sont absorbées moins rapidement que celles qui n'ont pas d'action locale violente. Les huiles et les corps gras en général sont absorbés assez lentement par le tissu cellulaire.

L'absorption est également très rapide lorsque les médicaments solubles sont injectés profondément dans les tissus, par exemple dans les *masses musculaires*.

B. — *Administration des médicaments par le tissu conjonctif.*

En choisissant la voie sous-cutanée pour l'administration des médicaments, on peut se proposer soit d'agir localement, soit de provoquer l'absorption des médicaments pour obtenir l'apparition des effets généraux. Dans le premier cas, le lieu de l'administration est indiqué par le siège du mal ; dans le second, on doit choisir des points d'élection.

Le tissu conjonctif offre de grandes variétés suivant les points de la peau. En règle générale, on doit choisir les régions du corps où il est lâche et abondant, comme au poitrail, à l'encolure, sur la région costale, immédiatement en arrière de l'épaule, à la face interne des cuisses.

INJECTIONS HYPODERMIQUES ET INTRAMUSCULAIRES.

Autrefois on faisait avec une aiguille à séton un godet sous-cutané dans lequel on versait le médicament (Tabourin, 1852). Ce procédé est complètement abandonné, car il laisse une voie ouverte aux infections. Aujourd'hui, on possède des seringues exactement graduées, à canules fines et pointues, qui permettent de faire, avec la plus grande facilité, des injections sous-cutanées ou profondes dans les muscles.

A propos de ces injections, il y a lieu d'étudier successivement : 1° la seringue ; 2° la technique opératoire ; 3° les solutions à employer ; 4° les accidents consécutifs ; 5° les avantages et les inconvénients de la méthode.

1° **Seringue**. — On emploie des seringues du type Pravaz. Elles se composent d'un cylindre en verre généralement monté sur métal, dans lequel se meut un piston, et d'un petit ajutage sur lequel s'adapte une aiguille creuse terminée en biseau et pointue. On fabrique aujourd'hui des modèles nombreux ayant différentes dimensions, de 1 à 10 et 20 centimètres cubes, et répondant à tous les besoins de la pratique.

La *seringue Pravaz* ordinaire a une contenance de 1 gramme et le piston est en cuir ; l'instrument n'est pas stérilisable par la chaleur. Aujourd'hui on préfère, et avec raison, les seringues *stérilisables*. Celles-ci offrent un piston formé soit par un cylindre de verre rodé, soit par des rondelles de moelle de sureau, de caoutchouc spécial vulcanisé, de fibres, d'amiante ou d'autres substances non altérables à la chaleur. Dans tous les modèles perfectionnés, les rondelles dont se compose le piston peuvent être comprimées plus ou moins, à volonté, à l'aide du bouton qui termine la tige du piston à l'extérieur, de manière à assurer l'étanchéité parfaite de l'instrument. La seringue complètement en verre et dont le piston est en verre rodé est facile à stériliser et est toujours prête à fonctionner, mais elle est *fragile*.

Les aiguilles ou canules sont en or, en argent, en acier ou en *platine iridié*. Ces dernières supportant mieux le flambage doivent être préférées. Leur diamètre et leur longueur varient suivant les besoins. Chez les petits animaux, dont la peau est fine, on peut faire usage d'aiguilles très minces ; mais, chez les grands animaux, comme le cheval et le bœuf, dont la peau est dure, il faut faire usage de canules plus grosses, fortes et solides. La longueur de 3 à 4 centimètres est celle qui convient le plus ordinairement.

Une seringue hypodermique doit être d'une construction soignée, bien graduée et être stérilisable par la chaleur de 125°.

Une condition importante, c'est la propreté. L'instrument doit toujours être tenu dans un état de propreté parfaite. Après chaque injection médicamenteuse, la seringue doit être vidée puis lavée d'abord à l'eau à plusieurs reprises. Quand on a opéré sur des animaux atteints de maladies infectieuses, il faut non seulement bien laver la seringue à l'eau, mais il faut ensuite y passer plusieurs fois de l'eau phéniquée, crésylée, de l'alcool ou un autre liquide antiseptique ou, ce qui vaut mieux encore, la faire bouillir pendant une demi-heure dans de l'eau ou la stériliser à l'étuve maintenue à environ 110° pendant un quart d'heure.

2° **Technique opératoire.** — La peau étant nettoyée ou désinfectée s'il y a lieu, on forme un pli en la soulevant entre le pouce et l'index de la main gauche ; on enfonce l'aiguille avec la main droite perpendiculairement à la base du pli ; puis, celui-ci étant abandonné, on maintient l'aiguille et on pousse lentement le piston. L'injection terminée, on retire l'aiguille en fixant la peau avec la pulpe de l'index gauche, qu'on applique ensuite sur la piqûre pour empêcher une partie du liquide de ressortir. Pour favoriser la diffusion du liquide accumulé au point d'injection, où il forme souvent une petite tuméfaction, on exerce de légères frictions ou malaxations avec la main.

Quand de grandes quantités de liquide doivent être injectées sous la peau, on peut employer à la place de la seringue Pravaz des appareils divers construits à cet effet (Voir *Injections intra-veineuses*).

Parfois il y a avantage à déposer la solution médicamenteuse dans les tissus profonds. Alors il n'est pas nécessaire de former un pli à la peau ; on enfonce la canule perpendiculairement à la surface du tégument et on fait arriver la pointe profondément dans les masses musculaires. L'injection intramusculaire est moins douloureuse que l'injection sous-cutanée, en outre elle est plus facile et plus expéditive.

3° **Solutions à employer**. — Les solutions dont on se sert doivent être bien tolérées par les tissus. Elles sont faites avec de l'eau distillée pure ou mélangée à la glycérine ou à l'alcool, ou mieux avec du sérum artificiel (chlorure de sodium à 9 p. 1000) ; elles peuvent aussi être faites avec des huiles végétales ou animales. Elles doivent être isotoniques, neutres, ou légèrement alcalines ou acides, limpides, exemptes de moisissures ou de corps en suspension quelconques. Lorsqu'une solution est trouble, on doit la rejeter. En général, les solutions non stérilisées s'altèrent assez rapidement par suite de développement de moisissures. Dans la pratique, on ne doit faire usage que de solutions fraîches ou de solutions conservées dans des tubes stérilisés fermés à la lampe. Ces solutions doivent être bien dosées ; leur titre doit être en rapport avec l'activité du médicament. Les substances très actives sont diluées beaucoup, par exemple à 1 p. 500 ou 1 p. 1000 ; celles qui sont d'une faible activité sont au contraire concentrées pour éviter un trop gros volume.

Le volume du liquide à injecter est susceptible de varier avec la taille des animaux et la nature du médicament ; en général on ne doit pas injecter au même point plus de 5 centimètres cubes. Quand la quantité de liquide est plus considérable, il faut faire plusieurs piqûres en des points différents.

4° **Accidents consécutifs**. — Les injections sont plus ou moins douloureuses. Ordinairement, elles ne provoquent que fort peu de douleur et ne sont suivies d'aucune altération locale des tissus.

Parfois on voit survenir des accidents inflammatoires plus ou moins graves : nodule, engorgement, abcès, phlegmon, kyste, décollement de la peau, gangrène des tissus, infection septique, etc.

Les accidents inflammatoires graves tiennent le plus souvent soit à la malpropreté des aiguilles ou de la seringue, soit à l'altération des solutions, soit à l'emploi de liquides trop concentrés, trop irritants ou trop chauds.

Les accidents locaux sont parfois favorisés par l'état du sujet sur lequel on pratique l'injection : ainsi ils sont plus à craindre sur les animaux atteints de maladies infectieuses que sur les autres malades.

Les injections profondes dans les masses musculaires sont en général mieux tolérées et sont moins douloureuses que celles qui sont faites dans le tissu conjonctif sous-cutané.

On peut aussi observer parfois des accidents généraux qui surviennent lorsque la dose injectée a été trop forte. L'absorption par les tissus étant rapide, il faut être très prudent lorsque l'on injecte des substances toxiques très actives. Quand on ne connait pas la susceptibilité des sujets, il ne faut débuter que par des doses faibles et même les fractionner surtout chez les petites espèces, chien, chat, etc.

5° **Avantages et inconvénients de l'hypodermie**. — La méthode hypodermique offre en médecine vétérinaire des avantages nombreux et importants.

Elle est commode, rapide, facile à exécuter même sur les animaux indociles ; elle permet un dosage rigoureusement exact, la production d'effets gradués à volonté, et par elle on évite la perte d'une partie des médicaments. Ceux-ci sont absorbés en totalité et sans éprouver d'altération, comme cela arrive souvent par l'administration interne.

Les *inconvénients* de la méthode consistent principalement dans les accidents qu'elle peut occasionner. De plus, elle ne permet pas l'introduction des substances qui sont insolubles dans les liquides inoffensifs, de celles qui sont très irritantes, ni de celles auxquelles l'intervention des sucs digestifs est nécessaire.

En somme, la méthode des injections hypodermiques ou profondes doit être vivement recommandée. Avec de la prudence et en se servant d'instruments aseptiques et de solutions stérilisées, on évite facilement les accidents signalés, surtout l'infection septique, qui est la plus grave.

V. — Absorption et administration des médicaments par la peau.

La peau est souvent choisie comme surface d'application des médicaments pour remédier à une affection locale, pour déterminer des réflexes sur des organes déterminés ; mais elle n'est utilisée que rarement, pour obtenir l'absorption complète des médicaments et la production de leurs effets généraux.

La peau peut être *intacte* ou *privée de son épiderme*.

A. — *Absorption par la peau intacte*.

Si l'on envisage la série animale, on voit que la peau, suivant les propriétés physiques de ses revêtements, fonctionne tantôt comme une membrane des plus perméables, tantôt comme un tégument presque impénétrable. Entre ces deux extrêmes, il y a une foule de nuances intermédiaires. Chez le même individu, le tégument n'a pas le même pouvoir absorbant pour toutes les substances : celles-ci sont absorbées avec plus ou moins de rapidité suivant qu'elles sont *gazeuses, solides, liquides* ou *incorporées aux corps gras*.

1° **Absorption des gaz et vapeurs**. — La peau de tous les animaux jouit de la propriété d'absorber les gaz. Chez les batraciens et les mollusques, la peau peut suppléer à l'appareil respiratoire et absorber l'oxygène en quantité suffisante pour entretenir l'hématose. Chez nos animaux domestiques et chez l'homme, la peau n'absorbe l'oxygène de l'air qu'à un degré infiniment restreint, et dans aucun cas elle ne peut suppléer à l'appareil respiratoire.

Certains gaz délétères sont absorbés très rapidement ; ainsi un lapin ou un oiseau dont le corps est enfermé dans un ballon plein de gaz d'hydrogène sulfuré, la tête demeurant en dehors, périt en dix ou douze minutes (Chaussier et Collard de Martigny).

Les vapeurs émises par certains corps passent facilement à l'absorption. Ainsi il résulte des travaux de Guinard et Stourbe, de Linossier, que les vapeurs de gaïacol sont absorbées rapidement par la peau. Linossier et Lannois ont montré que l'acide salicylique dégage des vapeurs qui rendent son absorption par la peau assez rapide. On a beaucoup de raisons de croire que le mercure est également absorbé par la peau, sous forme de vapeurs.

2° **Absorption de l'eau et des solutions salines**. — La pénétration de l'eau et des solutions salines est difficile, car la peau est enduite de matière sébacée non miscible à l'eau. Chez nos animaux, l'absorption de l'eau par la peau intacte est tellement faible qu'on peut la considérer comme nulle dans la pratique. Duriau a constaté que, chez l'homme plongé dans un bain à 20 ou 25°, le poids du corps augmente légèrement. Mais la méthode employée est défectueuse et ne peut conduire qu'à des résultats incertains, car l'augmentation du poids peut être le fait de l'imbibition pure et simple de l'épiderme.

L'homme et les animaux domestiques peuvent rester immergés pendant un temps assez long dans un bain contenant en dissolution du sublimé corrosif ou de l'acide arsénieux, ou d'autres substances toxiques, sans éprouver de phénomènes d'empoisonnement. Si cependant la durée du bain est assez longue, l'absorption a lieu ; on retrouve alors la substance dans les urines, et on voit quelquefois apparaître des symptômes d'intoxication.

Vestrumb a vu le prussiate de potasse être absorbé en petite quantité par la peau d'un chien, plongé pendant plusieures heures dans un bain par le train de derrière.

M. Colin a versé, pendant cinq heures, une dissolution de 4 grammes de cyanure de fer sur la région dorso-lombaire d'un cheval et a constaté des traces de ce sel dans les urines, après quatre heures et demie. En maintenant sur la peau du ventre d'un chat une dissolution de strychnine, il a vu les premiers symptômes d'empoisonnement apparaître après dix heures et la mort après seize heures.

La peau des oiseaux, malgré sa finesse et la minceur de l'épiderme, n'absorbe qu'avec une lenteur extrême les poisons en solution aqueuse placés à sa surface (Colin).

3° **Absorption des sels non dissous**. — Quand on saupoudre la surface de la peau avec un sel, on constate que ce sel peut être absorbé en petite quantité, car on le retrouve dans l'urine. Roussin a trouvé de l'iode dans son urine, les trois jours pendant lesquels il a porté une chemise imprégnée d'iodure de potassium. On a signalé des accidents sur les individus portant des bas et des chaussures teints. Dans ces cas, ce sont les produits sécrétés par la peau qui dissolvent les poisons et favorisent leur absorption. Les médicaments insolubles dans les produits de la sécrétion cutanée restent inertes et ne peuvent pas passer à l'absorption.

4° **Absorption des matières incorporées aux corps gras et à des liquides susceptibles d'adhérer à la peau**. — La peau absorbe beaucoup mieux les substances associées aux graisses que celles qui sont en dissolution dans l'eau. Ainsi l'application de la pommade d'iodure de potassium est suivie, au bout de quelque temps, de l'apparition de l'iode dans les urines ; celle de la pommade mercurielle donne lieu à la salivation ; la pommade stibiée peut provoquer la nausée et le vomissement ; la pommade d'atropine produit assez rapidement la dilatation des pupilles.

L'absorption présente d'ailleurs des différences suivant la nature de l'excipient gras. Il résulte des recherches d'Auber sur l'homme, d'Adam sur les animaux, que les pommades à l'axonge cèdent à l'absorption cutanée une partie de leur principe actif, tandis que les pommades à la vaseline ne produisent jamais aucun effet général après leur application sur la peau. Ces dernières conviennent donc surtout pour le traitement des maladies de peau, lorsque l'on veut éviter l'absorption du médicament employé. En ajoutant à une pommade de la graisse d'oie, de l'huile d'olive, de l'huile de cèdre, on rend plus facile l'absorption du principe actif. Les frictions plus ou moins énergiques favorisent aussi la pénétration.

Diverses substances, miscibles à la matière sébacée, sont très aptes à traverser l'épiderme et à être absorbées ; telles sont l'alcool, les huiles essentielles, le sulfure de carbone, la benzine, l'ammoniaque, etc.

En résumé, la peau intacte absorbe *bien certains gaz et vapeurs* ; elle n'absorbe que très peu l'eau et les solutions salines ; elle se laisse un peu mieux pénétrer par certains sels en poudre et par les substances incorporées aux corps gras.

B. — *Absorption par la peau dépourvue de son épiderme et par les plaies.*

La surface nue que laisse après elle l'application d'un vésicatoire sur la peau absorbe assez facilement les substances médicamenteuses mises en contact avec elle. Il n'est pas nécessaire d'attendre plusieurs heures pour retrouver dans le sang ou dans

les urines la substance appliquée ; c'est généralement en moins
d'une demi-heure que l'absorption est déjà manifeste.

Cette méthode de pénétration, appelée *endermique*, est complètement abandonnée aujourd'hui à cause de l'irrégularité de
l'absorption et des tares qui peuvent résulter d'une plaie.

L'absorption par les plaies ordinaires est très variable ; sa rapidité dépend de la plaie et de la nature de la substance appliquée.

Demarquay a démontré, en 1867, que toutes les plaies absorbent
l'iodure de potassium ; que les plaies organisées absorbent plus
rapidement que les plaies fraîches et saignantes. Jeannel et Lau-
lanié ont empoisonné un chien en vingt minutes, en arrosant sa
plaie granuleuse intacte avec 10 grammes d'une solution de sulfate de strychnine à 1 p. 100. Ils ont constaté la présence de
l'iodure de potassium dans le sang au bout de quarante minutes,
en arrosant une plaie granuleuse d'un chien avec 20 grammes
d'une solution d'iodure de potassium à 20 p. 100. Ces mêmes
auteurs ont obtenu un résultat entièrement négatif en arrosant
une plaie granuleuse d'un chien avec 100 grammes d'eau contenant 5 grammes de peptone mercurique en suspension ; ils
n'ont pas pu retrouver le mercure dans les urines.

En résumé, les plaies *non saignantes* absorbent rapidement les
substances cristalloïdes facilement diffusibles et peu les colloïdes
non diffusibles.

VI. — Absorption et administration des médicaments par les séreuses.

Les séreuses absorbent très rapidement. Six minutes après
l'injection de prussiate de potasse dans le péritoine, Lebkuchner
a retrouvé le sel dans l'urine. Un lapin succombe en moins de
quatre minutes si on lui injecte une dose toxique de strychnine
dans le péritoine. Du sang aseptique qu'on injecte dans le péritoine disparaît après quelques jours. L'absorption se fait surtout
dans ce cas par les lymphatiques, et elle s'exerce même sur les globules entiers qu'on retrouve dans la lymphe du canal thoracique
(Lesage). Le passage des globules rouges dans la lymphe prouve
des communications directes entre le péritoine et les racines des
vaisseaux lymphatiques. Richet a montré qu'on peut anesthésier
le chien par l'injection intrapéritonéale d'une solution de chloral
et de morphine. Esclauze et Edmond ont utilisé avec succès es

injections du chloral dans le péritoine chez le cheval pour obtenir le sommeil anesthésique.

Ce qui vient d'être dit du péritoine s'applique à toutes les séreuses, plèvres, péricarde, gaine vaginale, synoviales articulaires et tendineuses.

Il faut tenir compte de cette absorption rapide possible des médicaments très actifs pour éviter les intoxications par les injections de liquides dans les synoviales et autres séreuses dans le but de modifier leur état.

Les injections intrapéritonéales peuvent rendre de grands services en médecine vétérinaire, notamment les injections d'une solution de chloral dans les coliques très douloureuses du cheval (Breton) et dans l'anesthésie. On perfore la paroi abdominale au milieu du flanc gauche à l'aide d'un fin trocart, et, après avoir retiré la tige, on injecte dans la canule laissée en place le liquide médicamenteux soit à l'aide d'une seringue, soit quand la quantité est forte, à l'aide d'un appareil à soufflerie. Ordinairement ces injections sont inoffensives.

VII. — Administration directe des médicaments par les veines.

Injections intraveineuses.

En injectant directement les médicaments dans les veines, on assure leur distribution immédiate dans tout l'organisme par l'intermédiaire du sang, et on hâte l'apparition de leurs effets généraux. Cette méthode, essayée d'abord sur les chiens vers 1665, à Oxford, fut ensuite employée en médecine humaine.

En médecine vétérinaire, l'injection intraveineuse n'est pas encore beaucoup entrée dans la pratique courante, mais elle est employée journellement dans les expériences physiologiques et toxicologiques faites dans les laboratoires. Cette méthode constitue un excellent procédé de recherche.

Elle permet d'étudier dans toute sa pureté l'action générale d'un médicament ou d'un poison ; car on évite l'apparition des effets secondaires d'origine locale qu'on observe souvent avec les autres modes d'administration.

1° **Liquides à injecter.** — On ne peut injecter dans les veines que les liquides qui sont dépourvus de propriétés caustiques et coagulantes trop énergique et de toute action hématolytique importante. Pour éviter l'altération des globules, on doit faire usage de *solutions isotoniques* en dissolvant le médicament dans du sérum physiologique, c'est-à-dire dans une solution de chlorure de sodium de 7 à 9 p. 1.000. On diminue la causticité et le pouvoir coagulant des médicaments par une dilution convenable.

Comme dissolvant et véhicule, on se sert d'eau, d'alcool ou de glycérine. Ces dissolvants ne provoquent par eux-mêmes aucun accident quand on se conforme aux indications formulées par le professeur Bouchard. On devra employer moins de 90 centimètres cubes d'eau, moins de 1cc,45 d'alcool absolu et moins de 5 centimètres cubes de glycérine par kilogramme d'animal. Le titre de l'alcool ne doit pas dépasser 20 p. 100 et celui de la glycérine 50 p. 100. En se conformant à ces prescriptions, on peut administrer par la voie veineuse tous les alcaloïdes, la plupart des sels et les sérums antitoxiques ou immunisants.

2° **Appareils à injection**. — Pour les injections intraveineuses, on se sert ordinairement de la seringue système Pravaz.

Quand on a à injecter de grandes quantités de liquide, comme dans les transfusions de sérum artificiel, on emploie des seringues plus volumineuses que la seringue Pravaz ordinaire, ou bien on a recours aux appareils construits à cet effet. Ces appareils sont tous construits d'après le même principe : mettre sous pression, à l'aide d'une poire ou d'une pompe, un liquide contenu dans un récipient, de manière à faciliter sa pénétration dans la veine ou les tissus. Le récipient peut être un flacon muni d'un bouchon et portant deux tubes : l'un plongeant au fond porte à son extrémité un tube en caoutchouc muni d'une canule piquante ; l'autre s'ouvrant immédiatement au-dessous du bouchon et portant à l'extérieur une poire de caoutchouc servant de pompe foulante. Le flacon, le tube de caoutchouc et l'aiguille ainsi que la solution doivent être stérilisés et maintenus à la température de 38° environ pendant l'injection.

Un moyen plus simple encore consiste à se servir d'un *bock à injections*, d'un *entonnoir* ou d'un *vase quelconque stérilisable* présentant un orifice d'écoulement auquel on adapte un tube de caoutchouc muni d'une aiguille. Le réservoir contenant la solution à injecter est porté à un niveau élevé pour donner de la pression. On obtient ainsi un écoulement régulier et plus ou moins rapide suivant la hauteur du réservoir au-dessus de l'animal. Ces appareils peuvent servir aussi pour les injections sous-cutanées de grandes quantités de liquide.

3° **Technique opératoire.** — Il est indispensable que les solutions injectées soient stériles et que les instruments soient désinfectés. Il faut aussi que le liquide soit porté à la température du corps.

Chez le cheval et le bœuf, on fait l'injection dans la veine jugulaire ; chez le chien, à la veine saphène ou à la veine fémorale ; chez le porc et le lapin, aux veines de l'oreille.

Pour pénétrer dans la veine avec la canule piquante, on fait d'abord gonfler le vaisseau en arrêtant la circulation par une compression en aval, comme pour la saignée. La veine étant bien saillante, on y enfonce l'aiguille en traversant la peau obliquement. Quand l'aiguille est dans la veine, elle laisse écouler du sang ; il suffit alors de cesser la compression de la veine, d'adapter la seringue et de pousser lentement le piston. Quand l'opération est terminée, on retire la canule, qui ne laisse aucune trace de son passage.

4° **Accidents possibles.** — Les accidents qui peuvent se produire pendant l'injection sont : la mort par *syncope* ou par *introduction d'air* dans le sang.

La mort par syncope cardiaque peut survenir quand on injecte trop vite ou en solutions trop concentrées certaines substances qui agissent énergiquement sur le cœur et arrêtent ses mouvements. On évite facilement cet accident par une injection très lente. Il y a des auteurs qui recommandent d'injecter dans une petite veine très éloignée du cœur. Évidemment cette précaution peut être employée quand on expérimente, mais elle ne peut pas être observée dans la pratique, car il n'est pas facile de pénétrer dans une petite veine sans la découvrir par une incision de la peau. J'ai injecté des centaines de fois des substances médicamenteuses dans la veine jugulaire, et je n'ai jamais observé d'accidents lorsque j'ai injecté avec lenteur.

L'introduction de l'air dans la veine est facile à éviter. S'il y a des bulles d'air dans la seringue, il faut incliner celle-ci, pour que ces bulles restent toujours en contact avec le piston, et cesser de pousser, quand tout le liquide est sorti de la seringue. D'ailleurs les quelques bulles d'air qui pourraient être injectées en même temps que le liquide seraient insuffisantes pour déterminer la mort, surtout chez les grands animaux. Il faut, pour les tuer, des quantités d'air assez considérables. Le mieux, c'est de purger d'air complètement la seringue avant de pratiquer l'injection.

On a signalé des accidents consécutifs : ce sont le *thrombus* et la *phlébite*. Le thrombus ne survient que lorsque la canule est trop volumineuse et que le sang de la veine peut s'échapper par l'orifice fait à ses parois. Cet accident est extrêmement rare et facile à éviter. La phlébite pourrait se produire si l'injection était faite avec une seringue malpropre ou si la substance injectée était irritante et caustique; je ne l'ai jamais observée à la suite des injections que j'ai pratiquées.

Pour éviter les accidents, il est nécessaire d'employer une seringue et des canules convenables, très propres, et d'injecter avec lenteur des solutions étendues et neutres.

5° **Avantages**. — L'injection intraveineuse offre l'avantage de provoquer des effets presque instantanés. Elle a été employée avec grand succès en médecine humaine. Le professeur Bocelli (de Rome), notamment, a obtenu de nombreuses guérisons dans des cas très graves ou désespérés par des injections dans les veines de sels de quinine en solutions neutres, de solution de bichlorure de mercure, de préparations arsenicales et ferrugineuses, de strophantine, de sérums anticharbonneux, antidyphtérique, etc.

En médecine vétérinaire, elle peut recevoir aussi quelques applications.

Elle a été recommandée par Dieckerhoff pour l'administration du chlorure de baryum dans les coliques et du collargol dans la fièvre pétéchiale chez le cheval. Elle est employée souvent pour introduire dans les vaisseaux de grandes quantités de sérum artificiel, afin de relever la pression quand il y a hypotension à la suite de pertes de sang graves et dans les maladies infectieuses.

Les inconvénients qu'elle offre font qu'elle est d'une exécution difficile et peut être accompagnée ou suivie d'accidents graves et même mortels lorsqu'elle est mal pratiquée.

VIII. — Influence du foie et du poumon sur l'absorption médicamenteuse.

Les médicaments ne sont réellement absorbés que lorsqu'ils sont parvenus dans le sang artériel et transportés par son intermédiaire dans le réseau capillaire général, au contact des cellules organiques. Or, avant d'arriver dans le système artériel, le sang veineux, qui s'est chargé de molécules médicamenteuses sur l'une des surfaces absorbantes étudiées ci-devant, est forcé de traverser le poumon et souvent aussi le foie. En passant à travers ces organes placés sur le trajet des veines, le sang peut perdre une proportion plus ou moins grande des principes actifs qu'il charrie. Il en résulte que, dans certains cas, les médicaments et les poisons administrés même à forte dose ne produisent pas d'effets appréciables.

Le *foie*, organe à travers lequel passe tout le sang qui revient du *tube gastro-intestinal*, peut agir de trois manières sur les substances médicamenteuses et toxiques. Il peut les retenir, les modifier et les éliminer.

Le foie retient au passage les sels métalliques, en général, et divers alcaloïdes : cuivre, mercure, fer, arsenic, antimoine, phosphore, nicotine, quinine, morphine, strychnine, vératrine (Roger), antipyrine, cocaïne (Gley), etc. Lorsque ces substances sont absorbées par la muqueuse gastro-intestinale, elles sont plus ou moins complètement arrêtées par le foie, qui les fixe dans son tissu. L'activité rétentive du foie à leur égard est sous la dépendance de la fonction glycogénique et est, par conséquent, fort variable. Elle arrête les poisons d'autant plus activement que la proportion de glycogène est plus élevée (Cl. Bernard, Roger). Quand le foie est privé de glycogène, comme cela arrive après une abstinence très prolongée ou pendant certaines maladies, il laisse passer complètement toutes les substances médicamenteuses et toxiques. Dans ces conditions, les doses, qui d'ordinaire sont facilement supportées, peuvent provoquer des accidents toxiques. Il faut donc tenir compte de l'état du foie dans l'établissement des doses administrées dans les diverses conditions pathologiques. En général, chez les jeunes animaux, le foie joue un rôle protecteur supérieur à celui du foie des adultes.

Certaines substances ne sont jamais arrêtées par le foie ; ce sont les sels de potasse, de soude, la glycérine, l'acétone, l'alcool, la digitaline, etc. Ces substances produisent toujours des effets identiques, quelle que soit la voie d'administration. A leur égard, le foie ne joue aucun rôle de rétention.

Il peut même arriver que le foie exalte la toxicité de certaines substances d'origine microbienne. Ce fait a été observé par J. Tessier et Guinard pour les toxines diphtéritiques, la pneumobacilline, la malléine, qui, injectées dans une racine de la veine porte, tuent à plus faible dose que lorsqu'elles sont introduites dans une autre veine.

Quelle est l'action exercée par le foie sur les substances arrêtées dans son parenchyme?

Certaines substances, les sels métalliques en particulier, sont simplement fixées dans sa substance, sans subir de profondes modifications. Elles ne séjournent pas là indéfiniment. Le foie les cède peu à peu au sang, à la lymphe ou à la bile. La portion déversée dans le sang et la lymphe ne s'échappant qu'à doses très faibles, la substance a le temps de s'éliminer de l'organisme par les reins et autres voies sans que la dose présente dans le sang artériel devienne dangereuse. La partie cédée à la bile arrive dans l'intestin. Là, une certaine quantité peut repasser à l'absorption et revenir au foie, pour être excrétée encore par la bile; une autre portion peut aussi être détruite dans l'intestin ou être rendue insoluble et expulsée par les excréments. Beaucoup de substances retenues dans le foie sont modifiées profondément et rendues inoffensives; ainsi les sels d'ammoniaque très toxiques se transforment en urée dans le foie, substance à peu près inoffensive.

Le foie n'agit donc pas simplement en diluant la matière toxique dans une plus grande masse de véhicule, mais bien en la retenant pendant un temps plus ou moins long dans son parenchyme ou en la modifiant au point de vue chimique, de manière à la rendre inoffensive. Il ne s'agit pas d'une rétention purement passive, le foie agit activement par la vitalité de ses cellules. On comprend ainsi les grandes différences qu'on peut observer dans la puissance protectrice de cet organe, suivant son état d'intégrité ou d'altération pathologique.

Les substances qui n'ont pas passé par le foie ou qui n'y ont pas été retenues doivent passer dans le réseau capillaire pulmonaire avant d'arriver dans l'arbre artériel général.

Dans le *poumon*, le sang étalé en une immense nappe très mince est en contact avec l'air et abandonne facilement ses principes volatils. C'est là que le sang perd normalement son excès d'acide carbonique, c'est là aussi que s'échappent les vapeurs, les gaz de toute nature charriés par le sang. Il en résulte que, si une vapeur toxique entre dans le sang par une surface absorbante quelconque, autre que le poumon lui-même, cette vapeur s'échappera par l'air de la respiration et ne produira pas ses effets généraux sur l'ensemble de l'organisme. Le fait est facile à prouver avec l'aide de l'hydrogène sulfuré.

Si on injecte lentement de 3 à 4 milligrammes de H^2S en solution aqueuse dans le rectum d'un lapin pesant 1 kilogramme, on ne voit apparaître aucun phénomène toxique; mais déjà, au bout d'une minute, on voit la réaction caractéristique de H^2S dans l'air expiré; un papier trempé dans l'acétate de plomb se recouvre d'un noir brillant, lorsqu'on le place devant le nez de l'animal (Stokvis). Après cinq minutes, l'élimination cesse. Si on répète cette expérience sur un autre lapin de même taille, en injectant seulement 1 milligramme de H^2S dans la trachée, on voit aussitôt des convulsions violentes apparaître et parfois l'animal succomber. Ainsi, par la voie pulmonaire, le gaz H^2S est très toxique, tandis que par une autre voie il ne produit rien d'apparent à doses trois à quatre fois plus fortes. Cette différence s'explique facilement :

Par l'introduction du gaz toxique dans l'appareil respiratoire, on assure sa dissolution dans le sang pulmonaire et son passage dans l'arbre artériel, qui le conduit aux centres nerveux, où il produit ses effets toxiques. Ainsi, lorsqu'un poison volatil existe dans le sang veineux en quantité mortelle, il ne produit aucun effet si le poumon l'élimine et l'empêche d'arriver au sang artériel; mais, aussitôt que ce corps passe dans le sang artériel par suite d'une insuffisance d'élimination pulmonaire, ses effets funestes apparaissent. Ce fait explique pourquoi l'anesthésie par l'éther et le chloroforme est facile lorsque ces liquides sont administrés par inhalation, et fort difficile ou même impossible quand ils sont administrés par une autre voie.

Les vapeurs inhalées avec l'air se dissolvent dans le sang pulmonaire et arrivent ainsi dans le sang du cœur gauche, qui les transporte par l'arbre artériel dans tous les tissus. Les vapeurs absorbées sur une autre surface arrivent nécessairement dans le sang veineux et, au moment où celui-ci passe dans le poumon, les vapeurs s'échappent avec l'air expiré. Dans ce dernier cas, l'anesthésie ne peut donc pas se produire, puisque les vapeurs anesthésiques sont éliminées avant d'avoir passé dans le sang artériel, qui seul peut les transporter au contact des cellules nerveuses du cerveau et de la moelle.

ACTIONS MÉDICAMENTEUSES

Les médicaments peuvent exercer et épuiser leur action au lieu d'application ou agir par l'intermédiaire de la circulation sur l'ensemble de l'organisme.

Action des médicaments topiques.

Localement les médicaments agissent par leurs propriétés *physiques* ou *chimiques*.

a. ACTION PHYSIQUE. — Les tissus peuvent être impressionnés par l'état physique des médicaments : particules anguleuses et pointues, pouvoir absorbant et protecteur, viscosité, pouvoir déshydratant, etc. Ainsi certaines *poudres siliceuses*, inertes au point de vue chimique, sont irritantes pour les tissus, uniquement à cause des aspérités, des pointes qu'offrent à leur surface les particules dont elles sont formées. Grâce à ces aspérités, elles excitent mécaniquement les éléments vivants qui sont à leur contact et provoquent les phénomènes de l'inflammation. D'autres fois les poudres, loin d'être irritantes, sont douces, capables d'absorber les liquides et de préserver les surfaces du contact irritant de l'air et des agents extérieurs. Quelques-unes, comme la poudre de bolet, peuvent même être utilisées pour arrêter les hémorragies à cause de la propriété qu'elles ont de former une croûte solide en présence du sang. Les *corps gras*, en général, doivent une partie de leur action à leur viscosité ; cette propriété peut être utilisée pour faciliter le cheminement de corps étrangers arrêtés dans l'œsophage ou d'autres conduits, pour éviter l'irritation de deux surfaces en contact qui frottent l'une contre l'autre, pour mettre les tissus à l'abri du contact de l'air. L'action laxative de l'huile de ricin n'est qu'une action mécanique.

Divers médicaments sont *déshydratants* et dessèchent les surfaces.

b. ACTION CHIMIQUE. — L'*action chimique* s'exerce fréquemment. Elle devient très manifeste pour les caustiques. Tout le monde sait que les acides forts, tels que l'acide sulfurique, l'acide azotique, etc., les sels caustiques tels que le nitrate d'argent, le chlorure d'antimoine ou de zinc, le sublimé, les bases comme la potasse, la soude, ont des affinités chimiques tellement prononcées pour la substance des tissus que ceux-ci sont désorganisés et mortifiés à leur contact.

Action des médicaments absorbés.
Électivité médicamenteuse ou toxique.

Quand une substance médicamenteuse ou toxique est disséminée par la circulation dans les divers points de l'organisme, elle arrive au contact de tous les éléments vivants des tissus et des organes. On sait que ces éléments sont très dissemblables, tant au point de vue de leur composition chimique qu'à celui de leur structure et de leur fonctionnement. Certains groupes cellulaires se laissent imprégner par une substance donnée, tandis que d'autres résistent plus ou moins énergiquement à l'imprégnation. La grande affinité que manifestent certaines cellules pour une substance toxique ou médicamenteuse constitue l'*électivité*. Cette électivité médicamenteuse ou toxique peut être rendue visible à l'œil en faisant absorber aux animaux certaines matières colorantes. Quand un animal est nourri pendant quelque temps avec de la garance, les os deviennent rouges, tandis que les autres tissus conservent leur coloration normale. Quand on fait à un animal une injection intraveineuse de bleu de méthylène, on voit que seules les fibrilles nerveuses formant les terminaisons périphériques sont colorées. L'analyse chimique des différents tissus d'animaux empoisonnés montre également que le poison n'est pas uniformément répandu partout, qu'on le trouve accumulé surtout dans certains organes, dans certains éléments. L'oxyde de carbone se combine avec l'hémoglobine et se fixe sur les globules rouges du sang.

Chaque médicament ou poison agit donc de préférence sur certains groupes cellulaires. Cette action est tantôt une action physique de simple contact ou d'adhérence, tantôt une action chimique. Dans tous les cas, il se produit des modifications protoplasmiques, mais dont nous ignorons presque complètement la nature.

Sur des coupes du cerveau et de la moelle provenant d'animaux maintenus sous l'influence des anesthésiques, on a vu le protoplasma des cellules ganglionnaires être plus granuleux (Cl. Bernard, Ranke, etc.). On a pensé que cet état granuleux était le résultat de la coagulation de l'albumine par l'agent anesthésique

ou le fait d'une soustraction d'eau (Raphaël Dubois). Cet état
granuleux du protoplasma des cellules nerveuses a été observé
après l'absorption d'alcaloïdes et de substances diverses. Mais
de ce qu'on voit cet état granuleux sur les cellules mortes, il ne
faudrait pas conclure qu'il existe aussi pendant la vie. Il est fort
probable que, sur la cellule vivante, les modifications protoplasmiques engendrées par les médicaments sont moins grossières.
Ne pouvant examiner les cellules au microscope pendant qu'elles
sont encore vivantes, il nous est impossible d'avoir des notions
certaines sur les modifications de structure qu'elles subissent
sous l'action des médicaments. Chaque médicament et poison
produit sans doute des modifications propres, mais en tout cas
inconnues pour le moment. Ces modifications disparaissent d'ailleurs en général assez rapidement, puisque, par l'élimination médicamenteuse, les fonctions redeviennent normales.

Effets physiologiques des médicaments.

Les actions physico-chimiques exercées par les médicaments
sur les éléments vivants des tissus provoquent des modifications
organiques et fonctionnelles qui constituent les effets physiologiques ou pharmaco-dynamiques.

Les tissus vivants réagissent en présence de la substance médicamenteuse ou toxique. Cette réaction peut se manifester par
des changements notables soit dans leur activité nutritive, soit
dans leur activité fonctionnelle.

Les changements dans l'activité nutritive des cellules se traduisent par des augmentations, des ralentissements ou des per-
versions. Parfois les cellules se gonflent, se divisent et proli-
fèrent ; d'autres fois, elles s'atrophient ; d'autres fois encore elles
subissent des dégénérescences diverses, par exemple la dégénérescence graisseuse.

Les changements dans l'activité fonctionnelle des éléments
anatomiques se traduisent soit par une *exaltation*, soit par une
diminution, soit même par une *extinction* de l'*activité* propre de
ces éléments. La même substance médicamenteuse ou toxique
peut, à certaines doses, produire ces divers changements fonctionnels successivement. C'est pourquoi C. Bernard a pu poser
la loi suivante : *Avant d'être paralysées et frappées à mort par
un agent médicamenteux ou toxique, les cellules commencent*

d'abord par être excitées. Cette loi trouve sa plus complète démonstration dans les effets des hypno-anesthésiques.

Tout le monde sait que le chloroforme, l'éther, avant de paralyser les centres encéphaliques et médullaires, les excitent au contraire fortement et provoquent une période d'agitation plus ou moins longue qui précède la période de sommeil anesthésique.

Les modifications organiques et fonctionnelles provoquées primitivement par une substance médicamenteuse ou toxique peuvent, à leur tour, amener des modifications nouvelles, qui viennent compliquer les effets pharmaco-dynamiques visibles. C'est qu'en effet toutes les parties de l'organisme sont solidaires les unes des autres et agissent les unes sur les autres par l'intermédiaire soit du système nerveux, soit du sang. A la suite de l'emploi de *topiques*, on voit souvent apparaître des effets éloignés d'ordre réflexe, parfois très compliqués. Après l'application d'un sinapisme sous la poitrine du cheval, on constate deux sortes d'effets : les uns exactement localisés, comme la rougeur, la chaleur, la tuméfaction et la douleur ; les autres éloignés, d'origine purement nerveuse et réflexe, comme les modifications de la respiration, de la circulation, de la thermogenèse, etc. Geley et L. Guinard ont constaté que l'application d'une solution de spartéine au vingtième à la face interne des cuisses chez l'homme fébricitant produit, par la voie nerveuse et sans qu'il y ait absorption, un abaissement de la température rectale de 1° à 5°. Le système régulateur de la thermogenèse se trouve donc influencé dans ce cas par une action purement réflexe. Beaucoup d'*effets très importants* consistent dans les actes nerveux réflexes provoqués par l'action exercée au lieu d'application des médicaments.

Les médicaments absorbés produisent également deux sortes d'effets : *effets principaux* ou *primitifs* et effets *secondaires* ou *dérivés*.

Les *effets principaux* dépendent de l'électivité et de la localisation du médicament. C'est ainsi que les hypno-anesthésiques agissent d'abord sur les cellules nerveuses encéphaliques et médullaires, provoquent l'agitation générale suivie du sommeil anesthésique et de la résolution musculaire. La strychnine se localise dans les cellules des centres réflexes médullaires ; elle les excite, engendre des convulsions, puis les paralyse et produit a mort. L'atropine a une électivité pour les terminaisons périphériques des nerfs glandulaires et des nerfs d'arrêt du cœur; elle les paralyse, supprime la sécrétion et empêche l'arrêt du cœur par action réflexe.

Les *effets secondaires* ou dérivés proviennent non directement du médicament, mais sont une conséquence des effets principaux. Ainsi la digitaline localise son action sur le cœur et les vaisseaux; elle tonifie ces organes et améliore la circulation; c'est là l'effet primitif. L'augmentation de la pression du sang qu'elle détermine dans les artères a pour conséquence une *sécrétion urinaire* plus abondante. La digitaline, tout en n'ayant pas d'action directe sur le rein, améliore le fonctionnement de cette glande, quand ce fonctionnement a été diminué, par suite d'une mauvaise circulation, d'une insuffisance de pression. Tout en n'étant pas diurétique, elle peut donc devenir *diurétique* toutes les fois que la diminution de la sécrétion urinaire est liée à un affaiblissement du cœur ou des vaisseaux. C'est là un effet secondaire ou dérivé qu'on met souvent à profit en thérapeutique. Ces effets principaux ou secondaires seront étudiés avec détail à propos de chaque médicament.

Relations entre les effets physiologiques, la composition et la structure chimique des médicaments.

En présence des divers *corps simples*, l'organisme animal réagit d'une façon différente. Chaque élément chimique produit des effets spécifiques.

Divers auteurs avaient cru voir une relation entre l'activité physiologique ou toxique des corps simples et leur poids atomique. Mais il est reconnu aujourd'hui que cette relation n'existe pas. Un fait seulement est certain, c'est que les corps de la même famille chimique ont parfois des effets concordants; c'est ce qui se présente pour l'arsenic, l'antimoine, le phosphore.

Pour les *corps composés*, comme les sels métalliques, c'est tantôt l'action de la base, tantôt celle de l'acide qui prédomine. Pour les cyanures, les iodures, les chlorures, les bromures, les arséniates de base alcaline, potasse ou soude, ce sont ordinairement les effets de l'acide qui apparaissent. Au contraire, dans les sels métalliques ou sels alcaloïdes, sels de mercure, de cuivre, de plomb, d'argent, de strychine, d'aconitine, etc., c'est toujours la base qui agit ; l'effet de l'acide passe inaperçu.

D'expériences comparatives faites avec les chlorures, les bromures et les iodures alcalins. Ch. Richet a constaté une *relation* entre le poids moléculaire et la toxicité. Les composés dont la molécule était la plus lourde étaient les plus toxiques. Mais cette loi n'a pas été reconnue exacte avec d'autres composés. On ne peut donc pas mesurer la toxicité d'une substance en se basant exclusivement sur son poids atomique ou son poids moléculaire.

Pour les *composés complexes*, surtout ceux de la chimie organique la structure chimique exerce une grande influence sur les effets physiologiques ou toxiques. En général, les corps à constitution homologue ont des effets semblables (Stokvis).

Ainsi tous les alcools monoatomiques de la série grasse, alcool amylique, alcool méthylique, alcool propylique, alcool butylique, provoquent le phénomène de l'ivresse ; les alcools de la série aromatique sont *antiseptiques* (benzol, phénol, crésol, phlorol, thymol) ; tous les composés chlorés de méthane, méthane monochloré, dichloré, trichloré (chloroforme) et tétrachloré (tétrachlorure de carbone), agissent sur le système nerveux central et produisent l'anesthésie et le sommeil ; tous les dérivés de l'atropine ont la propriété de dilater la pupille (atropine, belladonine, daturine, hyoscyamine, tropéine).

On a remarqué que les changements dans l'un des éléments de la molécule d'un corps, que la substitution d'un radical à un autre, peuvent entraîner parfois des changements dans l'action physiologique primitive. Ainsi la plupart des alcaloïdes deviennent curarisants dès qu'on remplace 1 atome d'hydrogène par le radical éthylique ou méthylique (Fraser, Joly et Cahours). La strychnine est tétanisante, l'éthylstrychnine et la méthylstrychnine, quoique ayant la même structure chimique, sont paralysantes.

D'autre part, des corps parfaitement isomères peuvent avoir des propriétés très différentes. Dans ces cas, la différence de l'effet dépend de la place occupée dans la molécule par OH.

La métatoluidine est plus active que l'ortho et la paratoluidine (Wertheimer et Meyer). L'acide salicylique est plus actif que ses deux isomères, l'acide métaoxybenzoïque et l'acide paraoxybenzoïque.

La *polymérisation*, qui consiste dans ce fait qu'un corps est fixé un plus ou moins grand nombre de fois sur lui-même, a

également une grande importance. Ainsi le paraldéhyde (trial-
déhyde) est nettement somnifère, tandis que les mono et dial-
déhydes ne produisent pas le sommeil.

L'état *allotropique* apporte également des modifications de
l'intensité de l'action des corps ; le phosphore ordinaire est très
toxique ; le phosphore rouge ne l'est que fort peu.

Modifications subies par les médicaments dans l'organisme.

Pendant que les médicaments agissent sur l'organisme animal,
ils peuvent subir des modifications chimiques plus ou moins importantes. Ces modifications se produisent soit au point d'application, soit, après l'absorption, dans le sang et les divers tissus.

1° **Modifications subies au point d'application.** — Au contact
des surfaces absorbantes : peau, muqueuses, tissu conjonctif, les
substances insolubles peuvent devenir solubles et passer à l'absorption. Tel est le cas des composés mercuriels insolubles, comme
le calomel, le sulfure de mercure, les composés insolubles de
plomb, l'arsenic métallique, etc. Il est démontré que le calomel
en poudre appliqué sur la peau, sur la conjonctive, ou introduit
dans l'estomac, se transforme partiellement en un composé mercuriel soluble qui, pouvant passer à l'absorption, détermine parfois l'empoisonnement mercuriel. Manouvrier a montré que les
composés insolubles de plomb peuvent, lorsqu'ils sont appliqués
sur la peau, devenir en partie solubles et provoquer des paralysies
locales. L'arsenic métallique déposé sous la peau empoisonne
les animaux ; ce corps devient donc soluble.

Dans le tube digestif, la salive, le suc gastrique, la bile, le suc
pancréatique et le suc entérique constituent des liquides dissolvants pour nombre de substances insolubles. En présence du suc
gastrique, qui, comme on le sait, contient de l'acide chlorhydrique,
les carbonates sont transformés en chlorures ; le carbonate de
baryte insoluble donne du chlorure de baryum ; le bicarbonate
de soude donne du chlorure de sodium ; le soufre doré d'antimoine
insoluble, du chlorure d'antimoine ; le calomel, du bichlorure de
mercure. La plupart des sels, des oxydes métalliques, des alcaloïdes
trouvent dans le suc gastrique des conditions favorables à leur
dissolution et à leur décomposition.

Certains médicaments, insolubles dans le suc gastrique, se dissolvent dans la bile ; c'est le cas pour l'acide convolvulique et les anhydrides d'acides résineux qui constituent les principes actifs de certains purgatifs d'origine végétale. Le phospore trouve dans l'intestin la bile et les graisses qui le dissolvent et le rendent soluble et absorbable.

Le cinabre, ou sulfure de mercure, malgré son insolubilité dans l'eau, peut devenir en partie soluble, en présence des sucs digestifs, et être absorbé dans l'intestin. Après l'administration de ce corps, on peut, en effet, retrouver du mercure dans le foie, les muscles et les reins (Cœnen).

Au point d'application, les médicaments non seulement peuvent devenir solubles, mais se modifier par dédoublement ou par réduction et peut-être aussi par oxydation.

On sait que la salive solubilise l'amidon et les substances féculentes en général et les dédouble en lévulose et dextrose. Sous l'influence du suc pancréatique, les graisses neutres s'émulsionnent et se dédoublent en acides gras et glycérine. Bon nombre de médicaments subissent dans l'intestin un dédoublement ; ainsi le salol donne de l'acide salicylique et du phénol. Le bétol ou naphtosalol donne de l'acide salicylique et du naphtol ; le benzonaptol se décompose en acide benzoïque et naphtol ; la salicine en saligénine et dextrose. On pourrait multiplier les exemples.

Ces dédoublements sont provoqués en partie par les sucs digestifs et en partie par les ferments figurés.

Les processus de réduction s'observent également. Ainsi les sulfates, les sels des oxydes métalliques sont réduits en présence de H²S du gros intestin et transformés au moins partiellement en sulfures insolubles, qui sont expulsés avec les excréments.

2° **Modifications des médicaments après leur absorption.** — Une fois transportés par l'absorption dans toutes les parties du corps, les médicaments peuvent aussi subir des modifications au contact du sang et des tissus. L'acide benzoïque et le glycocolle, en se rencontrant dans le foie et les reins, se combinent pour donner de l'acide hippurique ; les divers phénols se combinent dans le foie avec l'acide sulfurique provenant de la désassimilation albuminoïde et forment des sulfophénates qui sont inoffensifs et s'éliminent par les urines. Certains médicaments subissent une *oxydation* ; ainsi les sulfites en s'oxydant se transforment en sulfates ; les sels à acides organiques, tels que les tartrates, les malates, les lactates donnent par oxydation des carbonates alcalins ;

la morphine s'oxyde et devient de l'oxydimorphine (Landsberg). Les oxydations se font sous l'influence d'une oxydase qu'on a pu extraire des divers tissus animaux (Abelous et Biarnès). L'oxydase serait d'origine leucocytaire (Portier).

Les processus de *réduction* peuvent également s'observer ; les iodates se retrouvent à l'état d'iodures dans les urines.

Certains corps se *dédoublent* dans le sang : tel est le cas du chloral, qui donne du chloroforme et de l'acide formique. Enfin des synthèses se produisent : la pyridine se combine à l'ammoniaque et au radical méthyle pour donner du méthylpyridammonium ; les tellurates donnent du méthylate de tellure ; les séléniates, des méthylates de sélénium.

Nombre de médicaments contractent, avec l'albumine du sang et des tissus, des combinaisons encore peu connues. Beaucoup disparaissent rapidement du sang : ils sont fixés dans certains tissus, où ils séjournent plus ou moins longtemps sous des formes peu connues.

Certaines substances ne sont modifiées qu'au moment de l'élimination : ainsi l'essence de térébenthine devient de l'essence de violette dans le rein, immédiatement avant de passer dans l'urine.

Il y a des médicaments qui sont complètement détruits dans l'organisme et ne se retrouvent plus dans les excrétions même sous forme de dérivés : exemple la cocaïne, le sulfonal.

Causes faisant varier les effets des médicaments.

Une substance médicamenteuse ou toxique étant administrée, on peut observer des variations nombreuses dans la nature et l'intensité des effets physiologiques qui lui sont propres. Ces variations tiennent soit à l'agent administré, soit à l'organisme qui le reçoit.

1. — *Causes de variabilité inhérentes au médicament.*

1° **Qualité du médicament.** — Il est évident que, dans l'action d'un médicament, la qualité joue un rôle énorme. Est-il besoin de dire qu'en médecine vétérinaire, comme en médecine humaine, on doit rejeter absolument les remèdes de qualité inférieure, altérés ou falsifiés. On ne peut en effet compter sur une action physiologique et thérapeutique certaine qu'avec des agents offrant toute garantie de pureté, de composition et de provenance.

En médecine, comme en physique ou en chimie, on ne doit rien négliger pour obtenir des résultats mathématiquement exacts. Quand on administre une substance, on doit connaitre d'avance la nature et l'intensité des effets qu'elle va produire. Sans ces connaissances, on s'expose à des surprises désagréables ; on peut devenir la cause involontaire de la mort du malade que l'on traite. La médecine doit devenir scientifique, c'est-à-dire exacte. Or l'exactitude ne sera possible que si nous employons des médicaments toujours identiques et dont les propriétés sont bien déterminées.

2° **Préparation, forme, mode d'administration**. — Un même médicament peut avoir des effets variables suivant la nature du véhicule et son état de concentration.

L'acide phénique en solution aqueuse est plus actif et plus toxique qu'en solution alcoolique, glycérinée ou huileuse. L'acide phénique en solution dans l'eau distillée est très antiseptique, tandis que, dissous dans l'alcool ou l'huile, il ne jouit d'aucun pouvoir antivirulent. En solution aqueuse concentrée, le phénol est caustique ; il n'est pas caustique en solution glycérinée concentrée (Carles). Tel médicament, qui a un faible degré de concentration, est simplement astringent et antiseptique, peut, à concentration forte, devenir très irritant ou caustique ; exemple : le nitrate d'argent, le bichlorure de mercure, etc.

La forme liquide est la plus favorable à l'action médicamenteuse. La forme solide pilulaire ralentit l'absorption et, par suite, l'évolution des effets. La pilule peut même parfois ne produire aucun effet, parce qu'elle est trop compacte et ne se désagrège pas.

Suivant que l'administration a lieu par une voie ou une autre, suivant que le médicament est donné à l'état de concentration faible ou forte, il agit avec une intensité variable. La rapidité plus ou moins grande de l'absorption explique ces différences d'activité. On conçoit que, si le médicament arrive très rapidement en grande masse dans le sang, ses effets seront prompts et énergiques. Le curare administré à l'intérieur reste sans effets ; injecté sous la peau, dans le poumon ou les séreuses, il agit très vite. La même quantité absolue de cocaïne, de strychnine, etc., produira des effets très différents suivant le titre des solutions administrées. L'expérimentation montre que l'action toxique est en rapport direct avec le titre de la solution. En général, la durée de l'action est en raison inverse de l'intensité. Si le médicament est absorbé lentement, il agira longtemps, mais ses effets seront moins intenses.

3° **Doses**. — La dose du médicament influe parfois beaucoup non seulement sur l'intensité, mais aussi sur la nature des effets. L'acide chlorhydrique dilué à 1 p. 100 favorise la fermentation alcoolique produite par le *Mycoderma aceti*, tandis que, dilué à 6 p. 100, il la paralyse (Hirschberg). A très faible dose, l'acide arsénieux, l'acide chromique, l'iode, le brome, le sublimé, sont favorables au développement de la levure et activent la fermentation, tandis qu'à dose plus élevée ces mêmes substances ont une action d'arrêt sur la fermentation (Hugo-Schultz et Biernacki). D'après Mosso, des solutions très diluées de quelques alcaloïdes (atropine, morphine, strychnine) exercent une influence favorable sur la germination de quelques graines. En solutions plus concentrées, ces mêmes alcaloïdes retardent ou empêchent la germination.

Le curare, avant de paralyser, excite les terminaisons des nerfs moteurs. A très faible dose, l'atropine rétrécit la pupille et la dilate à dose un peu plus forte. A faible dose, la digitaline ralentit le cœur ; à dose forte, elle accélère ses battements. En faible quantité, la morphine, l'alcool excitent les fonctions cérébro-spinales ; à dose forte, ces agents les dépriment.

Quand la dose est fractionnée, le médicament agit plus faiblement, mais l'action est continue, ce qui est souvent un avantage. On recherche la continuité d'action pour les toniques, les antipyrétiques, etc. D'autre part, certaines substances n'agissent bien qu'à dose massive : exemple les purgatifs. La question de dose est donc importante tant au point de vue de l'intensité que de la nature des effets physiologiques et curatifs.

4° **Association des médicaments**. — L'association médicamenteuse peut avoir des effets avantageux et des effets nuisibles.

a. Effets avantageux. — L'association est recherchée dans plusieurs buts :

1° Pour corriger ou masquer la saveur et l'odeur désagréables. Ainsi la mauvaise odeur de l'iodoforme disparaît quand on le mélange à l'huile de foie de morue ou à l'essence d'anis.

2° Pour mitiger une action locale nuisible exercée par le médicament sur la surface absorbante, principalement sur la muqueuse gastro-intestinale. Le sublimé et la quinine sont beaucoup mieux tolérés quand on les associe à l'opium.

3° Pour augmenter les effets par action synergique. Il y a *synergisme* lorsque deux substances agissent dans le même sens. Dans ces cas, il peut se faire qu'il y ait simple addition des effets de chacun des médicaments ; mais souvent aussi les effets sont plus forts que la somme des effets particuliers et parfois offrent aussi quelques caractères spéciaux.

Les substances purgatives agissent généralement mieux lorsqu'elles sont associées ; il en est de même des antiseptiques, des irritants locaux, des anesthésiques et des hypnotiques, etc. Par les associations convenablement faites, l'effet recherché s'obtient plus sûrement, et les chances d'intoxication sont moindres.

Un acide ajouté aux solutions de phénol, de sublimé ou d'autres antiseptiques augmente beaucoup leur pouvoir microbicide. Un collyre renfermant de l'atropine, du sulfate de duboisine et de la cocaïne provoque une mydriase plus forte que n'importe quelle substance employée isolément ; un mélange d'ésérine et de pilocarpine produit des évacuations intestinales plus sûrement que l'un de ces alcaloïdes pris seul. La morphinisation préalable favorise singulièrement l'anesthésie par le chloroforme et l'éther.

4° Pour rendre l'absorption plus facile et plus certaine, on associe au médicament actif un excipient convenable ou un autre médicament. La liqueur de Van Swieten dissoute dans du lait est absorbée plus facilement que dans un autre véhicule. L'éther favorise l'absorption de la plupart des alcaloïdes.

5° Pour assurer la solubilité d'une substance ; benzoate de soude pour la caféine, acide tartrique pour le sulfate de quinine.

6° Pour favoriser l'élimination, on associe des substances activant la sécrétion de glandes. Ainsi quand à un médicament on associe une substance diurétique, il s'élimine plus rapidement par les urines.

7° L'association permet parfois de répondre simultanément à plusieurs indications. Dans la bronchite, on associe souvent le kermès et l'opium ; le premier favorise l'expectoration en fluidifiant la sécrétion ; le second tarit les sécrétions et calme la toux.

Des thérapeutes autorisés admettent que souvent il est plus avantageux de faire usage des préparations obtenues avec des produits végétaux que des principes chimiques isolés comme les alcaloïdes, parce que, dans les produits végétaux, divers principes sont associés à ces alcaloïdes et modifient avantageusement leur activité. Ainsi, contre la diarrhée, l'opium ou le laudanum agissent plus efficacement que la morphine ; le semen-contra est plus vermifuge et moins toxique que ses substances composantes, santonine et huile volatile. Le quinquina est un meilleur tonique que la quinine.

En pareille matière, il ne faut pas être exclusif.

Si en médecine vétérinaire nous avons intérêt, le plus souvent, à employer les drogues végétales ou leurs préparations galéniques, il est cependant un grand nombre de cas où il est plus avantageux de s'adresser aux principes actifs isolés, parce le dosage et l'administration sont plus faciles et les effets plus prompts.

b. EFFETS NUISIBLES. — Ils consistent dans les *incompatibilités*. Celles-ci peuvent être chimiques, physiques ou pharmacodynamiques.

INCOMPATIBILITÉ CHIMIQUE. — Il y a incompatibilité lorsque, dans un mélange, les médicaments qui sont associés exercent les uns sur les autres une action chimique réciproque consistant dans des précipitations, des décompositions ou même des explosions. L'action qui peut résulter de ces mélanges est susceptible de diminuer ou d'annihiler leurs effets ou, au contraire de leur conférer des propriétés dangereuses.

Ordinairement l'incompatibilité se traduit par l'*inactivité*. Quand des sels de fer sont administrés en même temps que du tanin ou une substance qui en contient, il se forme du tannate de fer presque complètement insoluble et dont l'action astringente est presque nulle. Quand à de la farine de moutarde on ajoute du vinaigre, on coagule la myrosine et on s'oppose à la formation d'essence de moutarde, qui est le principe actif des sinapismes. Les alcalis donnés en même temps que des acides sont neutralisés et perdent leur action propre.

Parfois l'incompatibilité chimique qui aboutit à la formation d'un précipité insoluble n'empêche pas complètement l'action physiologique. On peut même parfois utiliser cette incompatibilité chimique pour atténuer l'action médicamenteuse immédiate et prolonger sa durée. Ainsi l'association des préparations tanniques, notamment du quinquina, avec les composés ferrugineux ou les alcaloïdes produit des précipités chimiques insolubles, qui, dans le tube digestif, se solubilisent ensuite lentement et exercent une action faible mais prolongée. Un principe inerte *in vitro* peut fort bien devenir soluble et actif au contact des liquides organiques de la muqueuse gastro-intestinale, de sorte que l'incompatibilité chimique n'entraîne pas fatalement l'incompatibilité physiologique.

Le résultat de l'incompatibilité peut aussi être la formation d'un produit : toxique ou explosif. Le calomel et l'iodure de potassium déterminent la formation d'un iodure de mercure qui est caustique et très toxique. Le sucre, le charbon, les poudres végétales en général forment des composés explosibles avec les chlorates, les permanganates, les bichromates.

Substances incompatibles (1).

Acides.............	Alcalis, lait, émulsions, en général les substances contenant de l'albumine.
Acétate de plomb....	Eau chargée d'acide carbonique, acides, lait, alcalis, infusions végétales contenant du tanin.
Acide arsénieux....	Eau de chaux (forme de l'arsénite insoluble).
Acide chlorhydrique.	Nitrate d'argent.
Acide sulfurique....	Sels de plomb, de chaux.
Alcalis végétaux....	Iode, brome, chlore.
Alun...............	Alcalis, sels d'argent, plomb, mercure.
Ammoniaque.......	Acides, sels acides, alun, sels de plomb.
Antimoniaux.......	Quinquina, substances à base de tanin, sulfures alcalins.
Borax.............	Acides.
Café..............	Sels métalliques.
Calomel...........	Fer, zinc, alcalis, sulfures alcalins, chlorhydrate d'ammoniaque et iodure de potassium.
Carbonates.......	Sels acides, solution de chaux, de manganèse, d'alumine, de fer, de zinc, de sublimé, etc...
Chaux.............	Acides, infusions à base de tanin.
Chlore.............	Sels de plomb et d'argent.
Chlorates.........	Iodures.
Citrons............	Alcalis, eau de chaux, dissolutions métalliques.
Digitale...........	Sels de plomb, de fer, quinquina, substances contenant du tanin.
Émétique..........	Quinquina et substances à base de tanin.
Ergot de seigle....	Acides énergiques et alcalis.
Ferrugineux.......	Les sels ferriques ne doivent pas être prescrits avec les substances contenant du tanin. Les sels ferreux peuvent l'être parce qu'ils ne donnent pas de précipité avec le tanin (Rabuteau).
Gomme............	Alcool.
Iode..............	Matières végétales.
Iodure de potassium.	Sels métalliques, argent, mercure, etc.
Ipécacuanha.......	Substances contenant du tanin.

(1) Tableau extrait du Manuel de thérapeutique du Dr PATUER.

Lochs et lait........	Acides.
Morphine..........	Iode, chlore, brome.
Nitrate d'argent....	Chlore, chlorures, acides, alcools, savons, substance à base de tanin. Employer toujours l'eau distillée.
Opium.............	Sels de plomb, d'argent, de mercure.
Quinquina.........	Les sels métalliques (surtout les ferrugineux, à moins qu'il ne s'agisse de sels ferreux).
Ratanhia, tanin.....	Les substances contenant de la gélatine ou de l'albumine, la digitale, les antimoniaux, etc.
Rhubarbe..........	Les dissolutions métalliques.
Séné.............	L'émétique.
Sublimé corrosif....	Les alcalis, sulfures, les mixtures (fer, zinc, cuivre). Les infusions végétales astringentes.
Sulfates	Sels de baryte et de plomb.
Sulfate de cuivre...	Sels de fer, de zinc, les alcalins, les sulfures, les borates, savons, l'acétate de plomb et les liqueurs contenant du tanin.
Sulfate de magnésie.	Alcalis et leurs carbonates, sels de baryte et de plomb.
Sulfate de zinc......	Alcalis, leurs carbonates et les sulfures alcalins.

c. INCOMPATIBILITÉ PHYSIQUE. — Elle peut relever de trois phénomènes la *miscibilité*, l'*hygroscopie* et la *précipitation* par les véhicules. On doit éviter l'association de liquides non miscibles et qui ne peuvent pas donner des émulsions homogènes par une agitation prolongée. Il ne faut pas faire entrer dans une préparation solide des poudres hygroscopiques qui attireraient l'humidité et en provoqueraient l'altération. Il faut éviter d'ajouter à une solution un autre véhicule qui provoquerait une précipitation : ainsi il ne faut pas ajouter d'eau aux teintures, ni mélanger des teintures ayant des titres alcooliques différents.

d. INCOMPATIBILITÉ PHARMACODYNAMIQUE. — Lorque, dans l'organisme, une substance empêche ou diminue les effets d'une autre substance, il y a antagonisme ou antidotisme suivant les cas.

Antagonisme. — Dans l'antagonisme, les deux substances coexistent sans agir chimiquement l'une sur l'autre ; elles développent parallèlement leur action ; mais les deux actions étant contraires, elles se neutralisent plus ou moins. Les antagonistes agissent sur les mêmes organes, les mêmes éléments organiques, mais en sens inverse. Tandis que l'une des substances agit comme excitant, l'autre agit comme paralysant. La strychnine et les anasthésiques sont antagonistes. La strychnine excite les cellules de la moelle épinière et tend à produire des convulsions réflexes ; les anesthésiques, au contraire, diminuent l'excitabilité des mêmes cellules médullaires et annihilent le pouvoir réflexe. Le médicament dit antagoniste doit remplir deux conditions : il doit agir sur le même élément organique et en sens inverse de la substance dont il annihile les effets. Quand un poison combat les effets d'un autre sans agir sur les mêmes éléments, il n'y a pas antagonisme vrai. Ainsi le curare, qui paralyse, n'est pas un antagoniste de la strychnine, qui produit des convulsions, parce que, pour produire la paralysie, le curare agit sur les terminaisons des nerfs moteurs et la strychnine, pour provoquer des convulsions, agit sur les cellules de la moelle.

On distingue un *antagonisme simple* et un *antagonisme réciproque*. Dans l'antagonisme simple, la substance A est capable d'annihiler les effets de la substance B ; mais cette dernière ne jouit pas de la même propriété vis-à-vis de A. Dans l'antagonisme réciproque, les deux substances peuvent s'annihiler réciproquement. Un cas d'antagonisme simple est offert par l'atropine et la pilocarpine. Ce dernier alcaloïde excite les sécrétions, l'atropine les supprime, même lorsque l'animal est sous l'influence de la pilocarpine. Quand les sécrétions ont été arrêtées par l'atropine, la pilocarpine est impuissante à les rétablir complètement. L'atropine fait donc disparaître les effets de la pilocarpine, mais cette dernière n'a pas la propriété de faire disparaître ceux de l'atropine.

Un exemple d'antagonisme réciproque est donné par l'ésérine et l'atropine. Sous l'influence de l'ésérine, les glandes salivaires paralysées préalablement par l'atropine reprennent leur fonction sécrétoire, et la pupille dilatée par l'atropine se rétrécit ; inversement, la sécrétion salivaire fortement augmentée par l'ésérine cesse sous l'influence de l'atropine, en même temps que la pupille se dilate. L'ésérine détruit les effets de l'atropine, et réciproquement l'atropine détruit ceux de l'ésérine.

Antidotisme. — Les antidotes sont les substances qui empêchent l'éclosion des phénomènes d'empoisonnement ou qui en arrêtent la marche. Ils agissent par suite d'une modification chimique qu'ils font éprouver au poison qu'il s'agit de combattre. Ordinairement ils atteignent le poison dans le tube digestif avant son absorption.

Le plus souvent, les antidotes ou contrepoisons forment avec la substance toxique des combinaisons insolubles qui la rendent réfractaire à l'absorption ; c'est ainsi qu'agit le blanc d'œuf vis-à-vis des sels métalliques, l'acide tannique vis-à-vis des alcaloïdes et l'essence de térébenthine vieille vis-à-vis du phosphore. D'autres fois, le contrepoison forme avec le toxique un composé inoffensif, quoique soluble ; ainsi l'empoisonnement par les alcalis caustiques sera combattu par l'administration d'acides organiques ou minéraux dilués formant avec eux des sels inoffensifs.

Une fois que le poison a passé à l'absorption et qu'il est disséminé dans tout l'organisme par l'intermédiaire de la circulation, l'action antidotique est difficile à réaliser. Il n'y a jusqu'à présent qu'un seul exemple indiscutable d'action antidotique après absorption, c'est celui découvert par Heymans (de Gand) et qui concerne l'hyposulfite de sodium et le nitrile malonique. Le nitrile malonique est très toxique ; après son absorption, il tue rapidement les animaux. Or, quelle que soit la quantité de poison absorbée, quel que soit le mode d'administration (stomacal, hypodermique, veineux), quelle que soit la durée et l'intensité de l'intoxication, pourvu que la respiration ne soit pas encore éteinte, on peut faire disparaître comme par enchantement, dans l'espace de cinq à dix minutes, tous les symptômes d'empoisonnement, par l'injection intraveineuse d'hyposulfite de sodium à dose adéquate à celle du nitrile malonique.

L'expérience donne des résultats extrêmement saisissants chez le lapin. Quand, après l'injection de 30 milligrammes de nitrile malonique (dose cinq fois mortelle), l'animal est couché inerte et sur le point de succomber, on peut le ramener à la santé très rapidement en lui injectant 50 centigrammes d'hyposulfite de sodium dans les veines.

2. — *Causes de variabilité inhérentes à l'animal.*

Les principales causes tenant à l'organisme sont l'espèce, l'âge, la taille, la race, le tempérament, le sexe, l'idiosyncrasie, l'état de l'appareil digestif et des voies d'excrétion.

a. **Espèce animale.** — Une substance toxique ou médicamenteuse n'agit pas de la même manière et avec la même intensité sur toutes les espèces animales. Il y a, sous ce rapport, des différences considérables qu'il importe de connaître pour faire un usage rationnel des médicaments en médecine vétérinaire. Prenons trois animaux de même âge, de même poids, mais appartenant à trois espèces différentes : poule, lapin, chien. Injectons sous la peau de chacun de ces animaux la même quantité d'une solution de chlorhydrate de morphine ; nous verrons le chien tomber rapidement dans le sommeil, tandis que le lapin et la poule ne présenteront rien d'anormal. Si nous augmentons la dose progressivement, le chien pourra succomber, tandis qu'on ne verra sur les deux autres animaux que des effets légers.

Des différences analogues peuvent s'observer avec un grand nombre de substances très actives. Ainsi le lapin est fort peu sensible à l'atropine, tandis que les carnassiers, en général, sont fortement influencés par cet alcaloïde. L'apomorphine produit facilement le vomissement chez le chien et l'homme, mais ne provoque pas la moindre nausée chez le porc. La morphine, qui est hypnotique chez l'homme et le chien, produit sur le chat, la chèvre, le porc, le bœuf et le cheval, un effet excitant et convulsivant fort marqué. D'après les recherches de L. Guinard, le chat est tué par la morphine à la dose de 4 centigrammes par kilogramme d'animal, tandis que la chèvre peut supporter jusqu'à 50 centigrammes par kilogramme.

Les doses toxiques de phénol varient considérablement pour des espèces animales différentes. Tandis que les lapins peuvent supporter cette substance à dose très forte, les chiens, les rats, les chats sont sensibles aux moindres doses.

La digitaline est très toxique pour le chat, tandis que le rat, le crapaud et la couleuvre sont presque insensibles à son action.

b. **Age**. — Dans la même espèce, l'âge a une influence sur l'activité médicamenteuse.

On sait combien les enfants sont sensibles à l'opium et à la morphine. Une goutte de laudanum suffit parfois pour tuer un nouveau-né. Guinard a constaté aussi que les tout jeunes chiens sont beaucoup plus sensibles à l'action de la morphine que les adultes. Chez le chat, c'est tout le contraire : les jeunes chats sont moins susceptibles à l'action de la morphine que les chats adultes (L. Guinard). D'après Fröhner, la santonine est près de cent fois plus toxique chez les jeunes chiens que chez les adultes ; ainsi, tandis qu'un chien de dix ans peut supporter $1^{gr},7$ de santonine par kilogramme d'animal, un chien âgé de quelques semaines est tué par 2 centigrammes de la même substance par kilogramme. La strychnine agit moins activement sur les jeunes animaux que sur les vieux ; ainsi, pour un lapin de cinq jours, il faut dix fois plus de strychnine pour amener la mort que pour un adulte (Falck). Un petit chien de huit jours pesant 625 grammes a résisté à $7^{mg},7$ de sulfate de strychnine, tandis qu'un adulte pesant

1 kilogramme peut succomber avec 1 milligramme (P. Bert).

Chose curieuse, la strychnine, qui est moins toxique pour les jeunes, agit cependant sur eux à dose plus faible. Ainsi, Falck a démontré que la dose nécessaire pour provoquer des convulsions caractéristiques chez l'animal nouveau-né ou âgé de quelques jours est beaucoup inférieure à celle qu'il faut chez l'animal adulte. Ces différences dans l'intensité de l'action de la strychnine peuvent s'expliquer par la différence dans l'excitabilité réflexe de la moelle chez les jeunes animaux et les vieux. Ceux-ci ont les réflexes moins développés que ceux-là. Par contre, les jeunes résistent mieux à l'asphyxie produite par les convulsions strychniques que les vieux.

c. **Taille ou poids de l'animal**. — Pour les animaux de la même espèce et du même âge, la taille a une grande influence sur l'intensité de l'action médicamenteuse ou toxique. En rapportant la dose toxique au kilogramme du poids de l'animal, on peut s'assurer que les petits animaux supportent des doses relativement plus fortes que les gros. Ainsi, tandis qu'un petit chien ne sera pas tué par l'injection de 1 milligramme de strychnine par kilogramme, un gros chien de même âge sera tué avec $0^{mg},75$ par kilogramme.

Dans la posologie, il est important de se rappeler ces faits et de ne pas augmenter la dose proportionnellement au poids des animaux. Ainsi si, pour un chien pesant 1 kilogramme, la dose est de *n* ; pour un chien de 10 kilogrammes, la dose devra être non de 10 *n* ; mais seulement de 7, 8 ou 9 *n*, suivant les cas.

d. **Race. Tempérament. Sexe**. — L'influence de la race, du tempérament et du sexe des sujets peut aussi se faire sentir au point de vue de l'action médicamenteuse, mais il n'existe guère de faits précis à ce sujet. On sait que les nègres tolèrent des doses excessives d'alcool, de mercure ou de tartre stibié. J'ai vu certains chiens être peu influencés par des poisons divers donnés à dose toxique, mais sans qu'il m'ait été possible de voir nettement l'influence de la race, du tempérament ou du sexe.

e. **Idiosyncrasie**. — Les animaux de même espèce, de même poids, de même âge, de même race, de même sexe et de même tempérament ne réagissent pas également vis-à-vis d'un médicament ou d'un poison. Chaque sujet a une impressionnabilité propre, il réagit à sa façon. Il peut arriver qu'un sujet soit très fortement impressionné par des doses très faibles ou au contraire qu'il supporte sans inconvénient des doses très fortes. Le mot idiosyncrasie sert à désigner cet état particulier de l'organisme d'un individu dont la sensibilité à une substance est notablement augmentée ou diminuée.

Certains chiens peuvent supporter sans inconvénient des doses de strychnine ou d'autres alcaloïdes, mortelles pour d'autres sujets en apparence semblables. Feser a vu les mêmes doses d'ésérine produire des effets à intensité très différente sur les animaux de l'espèce bovine. Les doses de 10 à 20 centigrammes de sulfate d'ésérine, ordinairement inoffensives, ont, chez certains sujets, déterminé une intoxication grave.

Parfois, après l'administration d'un médicament, on observe des effets pour ainsi dire opposés à ceux qu'on obtient d'ordinaire. C'est ainsi que la quinine, l'antipyrine, le salicylate de soude, etc., qui d'ordinaire produisent un abaissement de température, c'est-à-dire un effet antifébrile et antithermique, engendrent au contraire la fièvre, l'élévation de température. Il peut arriver aussi qu'à côté des effets ordinaires un médicament provoque d'autres effets surajoutés. Les iodures, les bromures, l'arsenic, la quinine, l'antipyrine déterminent parfois une éruption cutanée violente. Ces éruptions cutanées, consécutives à l'administration médicamenteuse, se remarquent surtout dans l'espèce humaine, mais se rencontrent aussi chez les animaux. Ainsi l'action médicamenteuse est souvent augmentée, diminuée ou modifiée par l'état particulier et inconnu de l'organisme désigné sous le nom d'idiosyncrasie.

f. **État de l'appareil digestif.** — L'état de la digestion ou du jeûne a une grande influence sur l'intensité d'un médicament. Quand l'estomac est plein d'aliments, le médicament est délayé dans une grande masse de véhicule ; son absorption est lente, et les effets sont tardifs et peu accusés. L'animal à jeun non seulement absorbe plus vite, mais est en général plus sensible aux médicaments que lorsqu'il est en digestion. Cette sensibilité plus grande se montre non seulement avec l'administration interne, mais aussi avec les injections sous-cutanées et autres modes d'administration. Adduco, qui a fait sur ce sujet des recherches spéciales, croit devoir attribuer la différence à l'état plus labile dans lequel se trouve le protoplasma de l'organisme à jeun.

Suivant qu'on a intérêt à produire des effets rapides et intenses, ou des effets lents et prolongés, il faut donc administrer les médicaments pendant la digestion ou pendant l'état de jeûne. L'acide arsénieux, les ferrugineux, médicaments dont l'action doit être lente, faible et prolongée, sont donnés au moment du repas ou peu après. La quinine, les iodures, etc., la plupart des médicaments à action rapide doivent être administrés quand l'estomac est vide.

g. **État des voies d'élimination**. — La plupart des médicaments et poisons sont éliminés par les urines. Il est donc important de s'assurer de la perméabilité rénale quand on veut faire usage de médicaments très actifs, surtout quand le traitement doit être prolongé. Si, par suite de l'abaissement de la pression sanguine ou par suite d'altération du parenchyme rénal, l'élimination est ralentie ou suspendue, il y a danger d'intoxication par accumulation du médicament dans le sang. En s'éliminant, les médicaments agissent localement sur les voies d'excrétion ; c'est ce qui explique l'irritation rénale, vésicale à la suite de certains traitements, l'apparition d'une stomatite, d'éruptions cutanées après l'administration de certaines substances s'éliminant par la salive et la sueur.

h. **État normal ou pathologique**. — Le médicament n'a pas nécessairement une action identique sur l'organisme sain et malade. Quoique agissant sur les mêmes éléments cellulaires, il peut faire apparaître extérieurement des phénomènes différents. Ainsi l'opium est *constipant* chez l'homme et l'animal sains et *laxatif* quand il y a péritonite, colique saturnine. Les antithermiques en général : quinine, salicylate de soude, antipyrine, etc., abaissent facilement la température des malades, tandis que ces substances provoquent plutôt une élévation de la température chez les animaux normaux. L'état de maladie, en modifiant parfois considérablement l'activité de l'absorption et de l'élimination, peut influencer de même l'intensité des effets pharmaco-dynamiques. Dans certaines affections, il existe des troubles circulatoires locaux et généraux qui retardent l'absorption. Dans ces cas, les médicaments ne produisent que peu d'effets à cause de leur faible absorption. Il peut se faire que, par suite d'une affection morbide, certains organes ou appareils se distinguent par une affinité élective pour le médicament administré et présentent par conséquent une sensibilité exagérée. L'état d'excitabilité de l'estomac fait que le médicament est tantôt supporté, tantôt vomi. Les pigeons légèrement asphyxiés supportent des doses de strychnine plus fortes que les pigeons normaux. Par contre, ils sont plus sensibles à l'apomorphine, parce que l'asphyxie exalte la sensibilité de l'appareil réflexe du vomissement.

Accoutumance aux médicaments.

On appelle *accoutumance* l'adaptation graduelle de l'organisme aux influences infectieuses et toxiques. Pour les médicaments comme pour les toxines microbiennes, il y a lieu de distinguer l'immunité naturelle et l'immunité acquise par l'habitude. Cette dernière seulement constitue l'*accoutumance*, l'*assuétude* ou le *mithridatisme* médicamenteux.

L'accoutumance aux médicaments en général dépend nécessairement, d'une part, de l'organisme animal qui y est soumis, c'est-à-dire du terrain sur lequel elle s'exerce et, d'autre part, de l'agent médicamenteux lui-même et de la façon dont il est administré.

L'accoutumance n'est pas la même pour tous les animaux : l'espèce, l'âge, la race et d'autres facteurs inconnus ont une influence. La maladie peut aussi agir pour favoriser ou pour empêcher l'accoutumance. En général, les affections des organes d'élimination ou de certaines glandes antitoxiques comme le foie, les corps thyroïdes, les capsules surrénales empêchent l'accoutumance. Par contre, la *fièvre*, les *affections du poumon* et des bronches favorisent l'accoutumance à certains médicaments comme l'alcool, la digitale, le tartre stibié. .

Pour arriver à l'accoutumance, il faut administrer le médicament à petites doses progressivement croissantes jusqu'à une limite variable, d'ailleurs, au delà de laquelle commencerait l'intolérance. L'association de plusieurs médicaments peut favoriser ou empêcher l'accoutumance. L'opium administré en même temps que la quinine ou le bichlorure de mercure empêche les troubles gastro-intestinaux que provoquent souvent ces derniers médicaments : la belladone combat l'intolérance iodique, etc. Par contre, l'éther, la cocaïne sont fort nuisibles aux morphinomanes. Pour certains médicaments, l'accoutumance ne peut pas s'établir ; c'est ce qu'on constate pour la digitale, le phosphore, le plomb, le mercure, etc.

Les médicaments auxquels l'organisme s'accoutume réellement sont surtout ceux qui ont une action sur le système nerveux encéphalique, les poisons de l'intelligence, l'alcool, l'opium et la morphine, le tabac, l'éther, le chloroforme, le chloral, le haschich. Ces médicaments produisent une forte excitation psychique avec une sorte de bien-être qui les rendent de plus en plus désirables par l'homme. Ces poisons peuvent même, par l'usage, devenir tellement nécessaires au fonctionnement de l'organisme que la *suppression brusque* peut être intolérable et même s'accompagner d'accidents dangereux. Pour certains médicaments, l'accoutumance n'offre pas les mêmes inconvénients ; ainsi les iodures, les bromures peuvent être supprimés sans danger. Dans l'accoutumance à l'arsenic, à l'alcool, à la morphine, la suppression ne doit avoir lieu que lentement.

Rossbach et von Anrep, en accoutumant le chien à l'atropine, ont observé au début : du tremblement, du tressaillement, du vomissement et un état syncopal. Au bout de quelque temps d'administration du poison, ces troubles ont disparu, mais les effets physiologiques ordinaires tels que : la dilatation pupillaire, l'accélération du cœur, la diminution des sécrétions ont continué à se montrer. L'observation et l'expérimentation démontrent que, par l'emploi prolongé d'un médicament ou d'un poison, on n'arrive jamais à une immunité complète; toujours l'organisme accoutumé éprouve certains effets et peut même succomber à l'intoxication. L'immunité créée par l'accoutumance n'existe que pour certaines doses du poison. Quand ces doses sont dépassées, l'intoxication a lieu. Elle est d'ailleurs spécifique en ce sens qu'un organisme accoutumé à un poison donné ne l'est pas à l'égard d'autres poisons.

Comment expliquer l'accoutumance médicamenteuse? On n'a pas de faits bien précis pour expliquer l'immunité relative créée par l'usage des médicaments. Nous savons que les poisons microbiens font apparaître dans le sang de l'animal immunisé des antitoxines susceptibles d'annihiler leur action. L'accoutumance à certains poisons albuminoïdes, d'origine végétale ou animale, comme l'abrine, la ricine, le venin de serpent, s'accompagne également de la formation d'une antitoxine spécifique. Mais cette propriété antitoxique du sang ne se retrouve pas chez les sujets qui ont reçu des doses répétées d'alcaloïdes, de composés organiques ou inorganiques et chez lesquels l'accoutumance s'est établie. Cette dernière immunité acquise ne semble donc pas être d'origine humorale, mais d'origine cellulaire. Elle semble très analogue à l'immunité innée, qui ne donne pas lieu non plus à l'apparition d'une antitoxine dans le sang. L'accoutumance médicamenteuse crée des modifications chimiques physiques et biologiques des cellules, modifications qui permettent à ces éléments de résister à l'action des toxiques. On peut admettre que le poison ne peut plus pénétrer la cellule ou qu'il y pénètre et en sort sans provoquer de combinaisons nuisibles, ou encore que la cellule le détruit. Besredka, en étudiant le mécanisme de l'accoutumance à l'arsenic, a constaté que ce corps fait défaut dans le plasma sanguin et les globules rouges, que les leucocytes l'englobent et l'empêchent de diffuser dans l'organisme. Calmette a vu également l'atropine s'accumuler dans les leucocytes et disparaître rapidement du plasma et des globules rouges. Il semble donc que l'accoutumance aux poisons chimiques se trouve sous la dépendance de *défenses cellulaires*, surtout des *leucocytes*.

On a constaté que les animaux en état d'*hyperleucocytose* jouissent d'une immunité relative contre les poisons, c'est-à-dire qu'ils supportent des doses plus fortes que dans les conditions ordinaires.

Hyperesthésie médicamenteuse.

Quand il y a augmentation de la sensibilité de l'organisme à l'égard d'une substance toxique ou médicamenteuse à mesure que l'administration se prolonge, on dit qu'il y a intolérance par *hyperesthésie médicamenteuse* ou toxique.

L'hyperesthésie a été observée avec la cocaïne (Gioffredi, Aducco), avec le chlorhydrate d'apomorphine (Ch. Richet), avec certains poisons albumineux comme le venin des actinies ou actino-congestine (Ch. Richet), la papaïne (Pozerski), les sérums, thérapeutiques et préventifs. L'hypersensibilité spécifique acquise pour les *poisons albumineux* constitue l'*anaphylaxie*.

Dans ses études sur l'anaphylaxie, Ch. Richet a constaté que l'injection du poison (actino-congestine) provoque, au bout de quelque temps, la formation dans l'organisme d'une substance nouvelle à laquelle il a donné le nom de *toxogénine*. Cette substance, inoffensive en soi, devient hypertoxique en présence du poison primitif. La preuve certaine de ce mécanisme, c'est que le sérum des chiens anaphylactisés injecté à des chiens normaux rend ceux-ci presque aussi sensibles à l'actiono-congestine que les chiens anaphylactisés. Le sérum des chiens anaphylactisés contient donc de la substance anaphylactisante ou toxogénine.

L'anaphylaxie est importante à connaître pour l'emploi thérapeutique des sérums préventifs et curatifs et de beaucoup de produits d'origine microbienne ou cellulaire.

Accumulation médicamenteuse. — Imprégnation.

L'accumulation médicamenteuse s'annonce par l'accroissement des effets physiologiques à mesure que l'administration se prolonge. Elle peut se produire parce que les doses, administrées à des intervalles plus ou moins rapprochés, s'accumulent, ou parce que les premières doses ont élevé la sensibilité des organes sur lesquels se concentre l'action médicamenteuse. Dans le premier cas, l'élimination n'est pas encore achevée quand l'absorption amène dans le sang une nouvelle dose de médicament. L'effet de cette dernière dose s'ajoute donc à une partie de l'effet engendré par les doses antérieures. Les effets physiologiques peuvent aussi être accrus malgré l'élimination complète des doses antérieures, dans ce cas, cela tient à ce que la sensibilité de l'animal est accrue pour le médicament (état anaphylactique ou l'hyperesthésie médicamenteuse).

L'action cumulative s'observe surtout avec certaines substances comme la digitaline, l'helléboréine, la strychnine. Lorsque, après avoir cessé l'administration d'un médicament, des effets très appréciables persistent, on dit qu'il y a *imprégnation médicamenteuse*. Il semble, dans ce cas, que l'économie a été imprégnée de médicament, que celui-ci s'est accumulé dans les tissus et qu'il dépense ensuite lentement son action en dehors de l'administration de nouvelles doses.

Lorsque l'imprégnation est poussée à ses dernières limites, on dit qu'il y a *saturation médicamenteuse*. Les effets se continuent alors avec un grand degré d'intensité et durent longtemps.

Le médicament peut être tenu en réserve dans un organe. C'est ainsi que, dans certains cas, les pilules, les granules, administrés pendant plusieurs jours, peuvent rester sans effet appréciable, parce que ces préparations, assez compactes et peu dissociables, sont engagées dans un repli de la muqueuse stomacale ou intestinale et échappent à la dissolution. Ainsi accumulés dans les voies digestives, les médicaments peuvent être ensuite dissous, sous l'influence d'une cause favorable et passer à l'absorption au moment où l'on ne s'y attend pas et produire des effets toxiques.

Les recherches de Heger, de Roger, démontrent aussi que le foie retient au passage un grand nombre de substances actives et ne les cède ensuite que très lentement à la circulation générale ou même les élimine par la bile. Ainsi le foie arrête la moitié environ des alcaloïdes qui le traversent, mais il n'arrête pas les sels de potasse, de soude, la glycérine, l'acétone, etc. Il arrête de la même façon les ptomaïnes ou alcaloïdes animaux, les peptones, l'albumine, la caséine, les sels ammoniacaux. Mais le foie ne retient et ne transforme les substances médicamenteuses et toxiques que si la fonction glycogénique reste intacte. Quand, sous l'influence d'une maladie, la fonction glycogénique est compromise, on voit les poisons passer rapidement dans la circulation générale et produire parfois des accidents graves.

La localisation ou la non-localisation des substances médicamenteuses dans le foie, suivant l'état fonctionnel de cet organe, explique pourquoi les mêmes doses peuvent être tolérées ou intolérées. Si le foie est sain, il peut arriver que des doses fortes n'aient que des effets modérés ; si, au contraire, le foie est malade, si sa fonction glycogénique est suspendue, les doses faibles peuvent occasionner des accidents d'empoisonnement. Il n'est donc pas possible de fixer des doses uniformes pour tous les sujets et pour tous les états pathologiques.

Tolérance. — Intolérance.

Quand, après l'administration des doses ordinaires, les effets développés restent modérés et ne s'accroissent jamais au point de devenir dangereux, on dit qu'il y a *tolérance* pour le médicament administré. La tolérance s'annonce par ce fait que le tube digestif supporte parfaitement le médicament et qu'il n'y a ni vomissement, ni diarrhée et qu'après l'absorption les effets restent toujours dans des limites modérées. Quand ces conditions ne sont pas réalisées, il y a *intolérance* médicamenteuse.

L'intolérance consiste dans la manifestation de phénomènes toxiques ou nuisibles à des doses habituellement bien supportées. L'idiosyncrasie individuelle joue un grand rôle dans l'intensité des effets médicamenteux. Ainsi Feser a constaté que l'ésérine, injectée sous la peau à la dose de $0^{gr},1$ à $0^{gr},3$ chez les animaux de l'espèce bovine, ne détermine habituellement aucun effet dangereux ; mais que sur certains sujets, et sans que l'on puisse invoquer ni l'âge ni le poids des animaux, on constate avec ces mêmes doses des effets d'intoxication. On pourrait citer une intolérance analogue, survenant sur certains sujets, à la suite de l'administration de la plupart des substances médicamenteuses très actives. L'intolérance peut tenir aussi aux lésions de certains organes d'élimination surtout des reins. Quand l'élimination rénale devient insuffisante, des phénomènes toxiques peuvent se produire.

Aussitôt que l'on constate de l'intolérance, il y a lieu de suspendre l'administration ou faire usage de préparations mieux appropriées aux conditions des sujets.

Certains médicaments, en circulant dans le sang, peuvent conférer à l'organisme la propriété de tolérer des doses considérables de certains poisons. Ainsi, chez l'homme alcoolique, les anesthésiques, l'opium et la morphine ne produisent que peu d'effet. Les animaux atteints de pneumonie supportent beaucoup mieux l'émétique et l'alcool que les animaux normaux.

Élimination des médicaments.

Après leur absorption, les médicaments restent plus ou moins longtemps dans les humeurs et les tissus, puis sont rejetés peu à peu au dehors par la voie des diverses glandes. En se basant sur la rapidité de l'élimination, on peut diviser les médicaments en deux groupes comprenant : le premier, ceux qui sont retenus longtemps par l'organisme, et l'autre ceux qui sont éliminés rapidement.

Parmi les médicaments retenus longtemps (organo-dépositoires), il faut citer surtout les sels des métaux lourds et des métaux alcalino-terreux. Ces sels s'accumulent principalement dans le parenchyme du foie. Ils sont éliminés surtout par la bile et, lorsqu'ils sont arrivés dans l'intestin, ils subissent une nouvelle résorption au moins partielle. Il s'établit pour ces médicaments, entre l'intestin et le foie, une véritable circulation à laquelle Cl. Bernard a donné le nom de *circulation gastro-hépatique*. Cette circulation gastro-hépatique a pour conséquence la rétention prolongée du médicament, qui est résorbé partiellement après chaque élimination. Le foie n'est pas le seul organe où les médicaments se déposent ; ils peuvent également s'accumuler dans les autres organes, comme les os, les muscles, le système nerveux. Dans tous les cas, leur séjour dans l'organisme n'est pas indéfini ; ils sont éliminés de telle sorte qu'après un certain temps on n'en trouve plus de trace dans le sang et les tissus.

Pour la plupart des médicaments, l'élimination débute aussitôt après leur absorption et s'achève dans un délai relativement court. Ces médicaments (organo-décurseurs) ne font pour ainsi dire que traverser l'organisme sans s'y accumuler. Il peut arriver pourtant que ces médicaments, quoique séparés rapidement du sang par les glandes, ne quittent que lentement l'organisme. Cela a lieu lorsque leur élimination se fait par les glandes digestives. Ainsi, les iodures alcalins, les chlorates, qui sont diffusibles et si faciles à éliminer, ne quittent pas immédiatement l'organisme, parce qu'ils sont en partie éliminés par les glandes digestives, principalement par les glandes salivaires, puis de nouveau résorbés dans l'estomac et l'intestin. Ainsi, tous les médicaments qui, par suite d'une affinité spéciale pour les glandes salivaires, les glandes gastriques et intestinales, s'éliminent par les liquides digestifs, sont repris au moins en partie par une nouvelle résorption, ce qui prolonge leur action sur l'organisme.

La glande la plus importante au point de vue de l'élimination médicamenteuse et toxique, c'est le *rein*. Cet organe constitue la porte de sortie principale de toutes les substances étrangères à la constitution normale du sang ou des substances normales en excès dans ce liquide. Aussi doit-on veiller à ce que cette glande conserve son intégrité et sa perméabilité.

En donnant à un malade dont les reins sont en mauvais état des médicaments très actifs, on s'expose à provoquer l'empoisonnement par défaut d'élimination, c'est-à-dire par accumulation.

La peau et le poumon constituent également des voies d'élimination importantes, surtout pour les médicaments volatils.

La glande mammaire peut aussi éliminer certaines substances, ce qui permet de médicamenter parfois les jeunes animaux à la mamelle par l'intermédiaire de la mère. Cependant, cette voie d'élimination est, en général, fort peu importante.

Après l'administration à la femelle d'alcool, de tartre stibié, de nitrates alcalins, d'atropine, etc., on peut retrouver des traces de ces substances dans le lait. Certains principes purgatifs peuvent aussi passer en petite quantité dans le lait et communiquer leurs propriétés à ce liquide. L'iodure de potassium est éliminé en petite quantité par le lait quand l'administration est prolongée. On n'a jamais trouvé dans le lait ni le salol, ni la morphine, ni la pilocarpine, ni l'essence de térébenthine même après l'injection hypodermique de ces médicaments.

Au moment de l'élimination, les médicaments peuvent agir sur les voies d'excrétion et constituer d'excellents agents modificateurs de ces voies ; ainsi les médicaments balsamiques éliminés par le poumon et le rein agissent très favorablement dans les maladies de l'appareil respiratoire et de l'appareil urinaire.

La *rapidité* d'élimination dépend de la rapidité de l'absorption et de la nature de la substance médicamenteuse.

Elle est plus rapide après l'injection hypodermique qu'après l'ingestion. L'iodure de potassium est éliminé complètement, vingt-quatre heures après l'injection hypodermique et seulement quarante-cinq heures après l'ingestion (Eulenbourg). Le ferro-cyanure de potassium, administré à des lapins, était complètement éliminé vingt-quatre heures après l'injection et seulement soixante-douze heures après l'ingestion. Beaucoup d'autres auteurs signalent des résultats concordant avec les précédents. Ainsi Erischen, en expérimentant sur l'homme pour étudier l'influence de l'état de la digestion sur l'absorption et l'élimination, est arrivé aux conclusions suivantes : à jeun, le ferro-cyanure de potassium est apparu dans les urines une minute après l'ingestion, tandis que, après l'administration faite immédiatement à la suite du repas, ce sel n'a pu y être décelé qu'au bout de trente à quarante minutes.

J'ai fait administrer par la voie stomacale, à deux chiens ayant sensiblement le même poids, du sulfate de strychnine en dissolution à la dose de $0^{gr},02$. Le chien qui était à jeun depuis la veille a succombé après quinze minutes ; l'autre, qui venait de faire un bon repas de viande, n'est mort qu'après la cinquante-deuxième minute.

CLASSIFICATION

Pour rendre l'étude des médicaments attrayante et fructueuse, il est nécessaire de les grouper suivant un certain ordre. Il n'existe actuellement aucune classification irréprochable et répondant à tous les besoins. La disposition des médicaments par ordre alphabétique est commode pour les recherches, mais ne constitue pas une véritable classification. Les classifications basées exclusivement soit sur la provenance naturelle des médicaments, soit sur leurs qualités organoleptiques, soit sur leur composition et leurs propriétés chimiques ont le grand inconvénient de grouper ensemble des substances dont les effets pharmaco-dynamiques et thérapeutiques sont souvent très différents. Pour répondre aux besoins de la pratique médicale, une classification doit, autant que possible, grouper ensemble les médicaments ayant la même action pharmaco-dynamique et les mêmes applications thérapeutiques. Cependant une semblable classification n'est pas à l'abri de toute critique ; car un même médicament, pouvant avoir des effets physiologiques et thérapeutiques multiples, devrait logiquement figurer dans plusieurs classes. Malgré son imperfection, nous proposons la classification suivante, que nous croyons répondre aux besoins de la pratique vétérinaire. Les médicaments sont divisés en trois groupes : le premier comprenant les substances qui agissent sur la cause morbide ; le deuxième, les médicaments dont on utilise surtout l'action locale ; le troisième, les médicaments dont l'action se manifeste surtout après leur absorption et apporte des modifications aux grandes fonctions. Le tableau suivant indique les subdivisions et les classes qu'on peut utilement reconnaître dans chacun des trois groupes.

PREMIER GROUPE.

Médicaments agissant sur la cause morbide..... { Antiparasitaires. Antiseptiques. Immunisants.

DEUXIÈME GROUPE.

Médicaments dont on utilise surtout l'action locale. — *Topiques* ..... { Émollients. Astringents. Caustiques. Irritants cutanés.

TROISIÈME GROUPE.

Médicaments modificateurs des grandes fonctions, agissant surtout après leur absorption ....

Modificateurs de l'appareil digestif.	Vomitifs. Purgatifs intestinaux. Évacuants spéciaux.
Modificateurs de la nutrition.	Toniques. Altérants.
Modificateurs de la sensibilité.	Anesthésiques généraux. Anesthésiques locaux. Hypnotiques.
Modificateurs des mouvements et des réflexes.	Antispasmodiques. Excitants.
Modificateurs de la calorification.	Antipyrétiques.
Modificateurs des sécrétions.	Diurétiques. Expectorants et sudorifiques.
Modificateurs du cœur et des vaisseaux.	Cardio-toniques. Vaso-constricteurs. Vaso-dilatateurs.
Modificateurs de la fonction génitale.	Utérins. Aphrodisiaques.

DEUXIÈME PARTIE

PHARMACODYNAMIE ET PHARMACOTHÉRAPIE

PREMIER GROUPE

MÉDICAMENTS AGISSANT SUR LA CAUSE MORBIDE

Antiparasitaires.

Les parasites de nos animaux vivent soit à la surface du corps (*ectoparasites*), soit dans sa profondeur (*endoparasites*). Ils appartiennent au règne animal (*zooparasites*) ou au règne végétal (*phytoparasites*). Quelques-uns tourmentent simplement les animaux et les font dépérir; d'autres déterminent par leur présence des maladies plus ou moins graves (*maladies parasitaires*); enfin il en est qui, comme les anophélès, la mouche tsetsé, etc., inoculent par leurs piqûres des maladies virulentes à l'homme et aux animaux.

L'indication principale de la médication antiparasitaire consiste à supprimer la cause pathogène, c'est-à-dire à détruire les parasites et leurs germes. Parfois aussi il est nécessaire de traiter les lésions et les troubles secondaires qui se sont développés dans l'organisme sous l'action des parasites.

A. — Ectoparasiticides.

Les médicament sutilisés pour détruire les parasites cutanés, et par conséquent guérir les maladies parasitaires, sont nombreux. Ils appartiennent pour la plupart au groupe des antiseptiques.

Les suivants sont les plus employés : acide arsénieux, acide phénique, baume, benzine, benzol, camphre, chaux vive, créosote, crésyl, essences diverses, feuille de noyer, goudron, huile empyreumatique, huile de cade, ichtyol, huiles douces, mercure et ses composés, naphtaline, pétrole, pyrèthre, racine d'ellébore noir, soufre et sulfures alcalins, staphysaigre, tabac.

La plupart de ces médicaments, ayant à côté de l'action anti-parasitaire, d'autres actions plus importantes seront décrits dans d'autres classes.

Poudre insecticide.

La *poudre insecticide* du commerce est obtenue en pilant grossièrement les sommités fleuries de plusieurs espèces de *pyrèthres*, qui croissent dans le Caucase et dans les montagnes de la Perse. Les principales espèces sont : le *Pyrethrum roseum* et le *Pyrethrum carneum*.

Le principe actif de ces fleurs est constitué par un mélange de *plusieurs essences* qui sont d'une coloration jaunâtre et qui ont une odeur de camomille ; à ces essences est joint un acide rouge appelé *persicine*, qui agit aussi, et deux autres acides, la *persicéine* et la *persirétine*, qui, d'après Rother, sont inactifs.

La poudre insecticide du commerce est souvent falsifiée.

Effets et emploi. — Les essences constituent un poison violent pour tous les parasites de nature animale qui pullulent sur la peau des animaux, tels que poux, puces, mouches, insectes, etc. On répand la poudre sur le corps et on la fait arriver en contact avec les parasites. Pour rende son action plus énergique et plus durable, on la fait pénétrer entre les poils, qu'on peut même humecter préalablement afin de rendre la poudre plus adhérente. Les insectes sont d'abord narcotisés, puis tués.

On peut aussi faire usage de la *teinture de pyrèthre*, qu'on prépare en faisant macérer 1 partie de poudre dans 6 parties d'alcool et en filtrant après huit jours. L'infusion aqueuse à 1 p. 10 est également un bon insecticide.

Tabac et nicotine.

Le tabac est une plante de la famille des Solanées dont les feuilles, après avoir subi diverses manipulations, servent à des usages courants bien connus.

· D'après MM. Posselt et Reimann, elles ont la composition suivante : pour 100 de feuille fraîches, nicotine 0,06, nicotianine 0,01, extractif, gomme, chlorophyle, albumine végétale, gluten, amidon, acide malique, citrate et malate de chaux.

Le tabac sec, de La Havane, contient 2 p. 100 de nicotine ; les autres tabacs, de 0,10 à 5,5 p. 100. Les feuilles, en brûlant, laissent 24 p. 100 de cendre.

La nicotine constitue le principe actif des feuilles de tabac. Son étude nous donnera des notions exactes sur les propriétés physiologiques et les indications thérapeutiques des feuilles de la plante.

Nicotine $C^{10}H^{14}A^2$. — Dans le tabac, la nicotine n'est pas libre ; elle est combinée avec les acides malique et citrique. Pure, elle forme un liquide oléagineux, incolore, mais se colorant et s'épaississant à l'air, d'une forte odeur vireuse, d'une saveur âcre et brûlante, d'une densité de 1,048 ; bouillant à 245° ; soluble à la fois dans l'eau, l'alcool, l'éther, les essences et les corps gras ; elle est très alcaline et neutralise parfaitement les acides. L'acide sulfurique la colore en rouge, l'acide chlorhydrique en violet et l'acide azotique en jaune orangé.

Effets physiologiques. — La nicotine est un poison très violent pour tous les *êtres vivants*. Quelques gouttes suffisent pour tuer nos grands animaux et l'homme. Une petite quantité incorporée aux matières organiques les préserve de la putréfaction. Les parasites cutanés sont tués presque instantanément par la nicotine.

Sur la peau des animaux, la nicotine et le jus de tabac développent des effets *irritants locaux* très marqués et peuvent produire l'empoisonnement par suite de l'absorption. Les effets toxiques se développent surtout rapidement avec l'alcaloïde pur ; ainsi il suffit d'une goutte déposée sur la conjonctive d'un cobaye pour le voir mourir en une minute. Introduite dans le tube digestif, la nicotine agit encore plus vite. Quand la quantité est trop faible pour amener la mort, on voit survenir des vomissements chez les carnassiers et une diarrhée sanguinolente, tenace, chez les grands herbivores.

A très faible dose, elle produit de la salivation, mais la digestion n'est pas pour cela plus facile et plus rapide. Généralement même, l'appétit est diminué, la digestion est plus lente et la nutrition s'altère chez les fumeurs endurcis.

La nicotine augmente l'excitabilité nerveuse et donne une plus grande activité aux contractions musculaires, ralentit les battements du cœur, accélère la respiration, produit la pâleur de la peau et des muqueuses et accroit les contractions péristaltiques de l'estomac, de l'intestin, de l'utérus et engendre une *diurèse* marquée.

Sous l'influence de *fortes doses* de nicotine, la respiration devient laborieuse ; les mouvements des côtes sont plus étendus et plus fréquents. On dirait que l'animal est essoufflé. A cette suractivité de la mécanique respiratoire succède un arrêt complet de la respiration. Cet arrêt respiratoire peut n'être que *passager* ; alors on voit la respiration reparaître au bout d'une à deux minutes environ ; quand il est *définitif*, les battements du cœur continuent encore pendant quelques minutes, puis s'éteignent graduellement jusqu'au moment de la mort.

Le cœur ralentit ses battements avec des doses très faibles et les accélère avec des doses fortes. La tension artérielle subit pendant l'action de la nicotine des modifications variables avec la dose ; à faible dose, la tension artérielle s'élève un peu ; à dose plus forte, elle s'élève d'abord, puis tombe ensuite au-dessous de la normale et arrive à zéro si la dose est toxique. On observe aussi toujours, pendant l'action de la nicotine, un resserrement *pupillaire* manifeste, jamais cet alcaloïde ne produit la mydriase. Quand les effets deviennent intenses, le corps clignotant se projette au-devant du globe oculaire et en recouvre les deux tiers inférieurs. Pendant le cours de l'empoisonnement, les animaux présentent des convulsions tétaniques violentes.

Lésions. — Congestion et inflammation des organes du tube digestif, de l'estomac, de l'intestin, surtout après l'administration interne ; taches ecchymotiques dans le poumon et sur les valvules auriculo-ventriculaires du cœur gauche ; vive congestion des sinus et des centres encéphaliques.

Antidotes. — Vomitifs, saignées, boissons excitantes et astringentes, café, thé, etc.

Mode d'action. — L'effet de la nicotine sur la respiration et la circulation ne se produit pas quand on pratique préalablement la section des deux pneumogastriques. Cette expérience, déjà exécutée par Cl. Bernard, démontre que la nicotine modifie ces deux fonctions en agissant sur la périphérie des fibres sensitives du pneumogastrique qui se distribuent dans le poumon et le cœur.

L'*effet vaso-constricteur*, qui est la cause de l'élévation de la tension artérielle, est dû à une excitation centrale des nerfs vaso-constricteurs. En effet, si on détruit le centre vaso-moteur principal, qui est bulbaire, on n'obtient plus d'élévation de la tension artérielle. Les vaisseaux de l'intestin se resserrent énergiquement quand on injecte la nicotine dans la carotide après avoir lié l'aorte ; or, dans ce cas, la nicotine ne peut agir que sur les centres des nerfs vasculaires de l'intestin. Cette action excitatrice centrale est la principale, mais elle n'est pas la seule : la nicotine a encore une action directe évidente sur les vaisseaux ; en effet, quand on injecte une petite quantité de nicotine dans une artère intestinale, on voit les artérioles qui lui font suite se resserrer énergiquement. L'effet vaso-constricteur est donc le résultat d'une action double, à la *fois centrale* et *périphérique*.

Les *convulsions tétaniques*, qui apparaissent dans l'empoisonnement par la nicotine, sont le résultat d'une excitation portant sur les centres moteurs bulbo-médullaires. En effet, quand on coupe les nerfs moteurs qui se rendent dans un membre, celui-ci ne participe pas aux convulsions ; il n'y a dans ses muscles que de légères contractions fibrillaires. Les convulsions sont donc d'origine centrale. Les légères contractions fibrillaires qui se produisent dans les muscles, dont les nerfs moteurs sont coupés, sont dues à l'excitation périphérique des nerfs moteurs, et non à celle des muscles ; en effet, après la curarisation, ces contractions ne se produisent plus sous l'influence de la nicotine.

Le *ralentissement du cœur* qui succède à l'administration de faibles doses de nicotine est dû à l'excitation intracardiaque des terminaisons ganglionnaires des fibres d'arrêt des pneumogastriques ; ce ralentissement se produit en effet malgré la section de ces deux nerfs. L'accélération du cœur produite par une forte dose est due à la paralysie intracardiaque des fibres modératrices ; en effet, l'excitation électrique du bout périphérique des pneumogastriques ne ralentit plus le cœur, dont les mouvements sont accélérés par la nicotine.

Le *resserrement pupillaire* doit être attribué à la paralysie des filets du sympathique qui innervent les fibres rayonnées. Ce qui démontre qu'il en est bien ainsi, c'est que l'excitation du bout céphalique du sympathique ne produit pas la mydriase pendant l'action de la nicotine.

L'*hypersécrétion salivaire* déterminée par cet alcaloïde dérive de l'excitation de l'élément glandulaire, et non d'une circulation plus active. Heidenhain a observé que, pendant l'action de la nicotine, l'excitation de la corde du tympan produit une sécrétion salivaire très abondante, mais sans aucune dilatation vasculaire dans la glande; il semble donc que la nicotine excite les fibres sécrétoires et paralyse les fibres vaso-dilatatrices intra-glandulaires.

Les *mouvements de contraction observés dans l'intestin*, l'estomac et l'utérus, résultent d'une action de la nicotine sur les extrémités terminales des nerfs moteurs de ces organes. Ces contractions ne se produisent pas quand on empêche le sang d'arriver dans les tissus de ces appareils.

Indications et mode d'emploi. — La nicotine pure est un poison trop dangereux pour pouvoir être utilisé en thérapeutique vétérinaire.

Le tabac peut être employé à l'extérieur comme *antiparasitaire externe*, quand la peau ne présente pas d'érosion ou de plaies. Le jus de tabac des manufactures, le jus provenant de la macération du tabac avec du vinaigre, conviennent très bien contre les poux, les puces, les acares des différentes gales. Pour ne pas s'exposer aux accidents d'empoisonnement, il faut toujours réduire les lotions de tabac à de petites surfaces et empêcher les animaux de se lécher. On emploie les infusions aqueuses de tabac à 5 p. 100, auxquelles on peut ajouter un peu d'alcool pour en augmenter l'activité.

En médecine vétérinaire, on ne l'emploie guère à l'intérieur que chez les ruminants à titre d'*excitant des sécrétions digestives* et des contractions gastro-intestinales dans certaines constipations, dans la parésie de la musculeuse de l'estomac et de l'intestin, pour réveiller la rumination.

Doses :

Doses toxiques (estomac).

	Tabac en poudre.	Nicotine.
Cheval	300 gr.	V à VI gouttes.
Bœuf	500 —	
Mouton et chèvre	30 à 60 —	
Chien	4 à 8 —	I à III —

Doses thérapeutiques (estomac).

	Tabac en poudre.
Cheval	10 à 25 grammes.
Bœuf	25 à 50 —
Petits ruminants	2 à 5 —
Porcs	1 à 2 —
Carnivores	0gr,25 à 0gr,50

Administration. — Pour les lavements, on emploie les infusions de tabac de 1 à 2 p. 100.

Autrefois on a conseillé l'injection dans le rectum de fumée de tabac, mais ce procédé ne présente aucun avantage sur les lavements simples du liquide de l'infusion.

A l'intérieur le tabac se donne en pilules, électuaires, infusions. On peut aussi mélanger les feuilles avec le fourrage pour le cheval et le mouton, mais les autres animaux les refusent. A l'extérieur, on utilise le tabac en poudre, ou les jus obtenus par différents procédés : jus de manufacture ou celui obtenu par macération ou par la mastication du tabac dans la bouche, etc.

Dans aucun cas il ne faut employer les infusions sous forme de *bains* généraux, à cause des dangers d'empoisonnement.

Staphysaigre.

(*Delphinium staphisagria*.)

Cette plante indigène, de la famille des Renonculacées, encore appelée *herbe aux poux*, fournit ses graines ou semences à la matière médicale.

Elles contiennent quatre alcaloïdes : la *delphinine* ($C^{22}H^{35}AzO^6$), la *staphisagrine* ($C^{22}H^{33}AzO^5$), la *delphinoïdine* ($C^{42}H^{68}Az^2O^7$) et la *delphisine* ($C^{27}H^{46}Az^2O^4$); une huile grasse et des matières minérales. Tous les alcaloïdes ci-dessus ont sensiblement les mêmes propriétés et peuvent être considérés comme des modifications d'un seul alcaloïde, la *delphine*, obtenu déjà en 1819 par Lassaigne et Feneuille. Ils sont tous très toxiques.

La *delphine* est un corps incolore qui cristallise en rhombes, presque insoluble dans l'eau, soluble dans 25 parties d'alcool, 12 d'éther et 15 de chloroforme : sa saveur est âcre et persistante.

Action physiologique. — La staphisaigre et ses divers alcaloïdes sont très toxiques pour tous les animaux et pour les parasites cutanés. Sur la peau et les muqueuses, leurs préparations sont irritantes et produisent une inflammation.

L'absorption des principes actifs peut se faire par toutes les voies, même par la peau si elle offre des excoriations et des plaies. Après leur pénétration dans le sang à dose suffisante, les animaux ont de la salivation, des coliques, des vomissements; la respiration se ralentit et s'arrête de temps en temps pour reprendre ensuite; les battements du cœur diminuent de nombre; la tension artérielle s'abaisse ; les animaux montrent d'abord de l'excitation nerveuse, ils crient, se roulent sur le sol ; plus tard, ils perdent leurs mouvements volontaires et sont paralysés.

La delphine semble porter son action sur le système nerveux central et ganglionnaire ; elle l'excite d'abord et le paralyse ensuite.

Usages thérapeutiques. — *A l'extérieur*, la staphisaigre a été employée avec succès contre les gales sous forme de poudre, de décoction (15 à 30 grammes de poudre pour 100 grammes d'eau), de pommade. Elle est très efficace contre les poux. Avant son emploi, il faut toujours s'assurer de l'intégrité de la peau et prendre toutes les précautions pour empêcher les animaux de se lécher.

A l'intérieur, on préfère employer la *delphinine*. Ses effets se rapprochent beaucoup de ceux de la vératrine et de l'aconitine ; elle est indiquée dans les mêmes cas. On l'a employée dans les *hydropisies*, l'*anasarque*, le *rhumatisme*, les *névralgies*, les *palpitations du cœur*, etc. On a constaté qu'elle a une action *antifébrile* ou *hypothermique* moins prononcée que la vératrine et l'aconitine.

Administration et doses. — La delphinine est administrée en pilules ou en teinture, à la dose de $0^{gr},03$ par jour en plusieurs fois au chien.

Cévadille.

La cévadille est la graine du *Sabadilla officinarum* de la famille des Colchicées, plante bulbeuse du Mexique. Elle contient divers alcaloïdes très actifs : la vératrine, la jervine, la cévadine, etc. ; deux acides : l'acide sabadillique ou cévadique et l'acide vératrique.

Elle est employée comme parasiticide sous le nom de *poudre des capucins* de la même manière que la poudre insecticide.

Baume du Pérou.

On appelle ainsi le suc de plusieurs arbres de l'Amérique centrale, surtout du *Myroxylon Pereiræ*, de la famille des Légumineuses, qui est abondant dans l'État de San Salvador. C'est un liquide, épais, rougeâtre ou brunâtre, d'une odeur délicieuse de vanille, insoluble dans l'eau, soluble dans l'alcool et l'éther, les essences et les huiles grasses.

Il contient de l'*acide cinnamique*, de la *cinnaméine*, matière liquide qui tache le papier comme la graisse, de la *styracine* et de l'acide benzoïque.

Action et emploi. — A cause de son prix élevé, il n'est pas souvent employé en vétérinaire. Il convient surtout : 1° comme *antiparasitaire* dans la gale des petits animaux : chiens, chats, oiseaux. Les acares, sarcoptes, psoroptes sont tués rapidement par ce corps ; 2° comme *expectorant, diurétique, anticatarrhal* dans les affections des voies respiratoires et de l'appareil génito-urinaire ; 3° comme *antiseptique et cicatrisant* sur les plaies.

A l'extérieur, on l'emploie sous forme de pommades, d'onguents ou de solutions alcooliques à 1 p. 10. A l'intérieur, on le donne en pilules, capsules ou en émulsion.

Doses.

Cheval et bœuf.....................	10 à 25 grammes.	
Mouton et chèvre....................	2 à 5	—
Porc...............................	1 à 3	—
Chien..............................	0gr,1 à 1	—

Succédanés. — 1° **Péruol**. — Produit de synthèse obtenu en combinant l'acide benzoïque avec le benzyl. On l'emploie en solution dans l'huile de ricin (solution à 25 p. 100) contre la gale du chien. D'après Regenbogen, c'est un bon antigaleux chez les petits animaux.

2° **Pérugéne ou baume du Pérou artificiel**. — C'est un composé de résine aromatique, d'éthers et de cinnaméine. Il a été recommandé contre la gale du chien en solution alcoolique titrée à 5 p. 100, dans l'eczéma et dans le traitement des plaies.

Baume styrax.

Baume presque fluide extrait par compression de l'écorce d'un arbre de l'Arabie et de l'Éthiopie, le *Liquidambar orientalis* de la famille des Platanées. Il répand une odeur très agréable, est soluble dans l'alcool, l'éther, le chloroforme et le benzol. Il contient du *styrol* (C^8H^8), de la *storésine* ($C^{36}H^{58}O^3$), de l'acide *cinnamique* et de la *cinnaméine*.

Effets et usages. — Employé en frictions sur la peau de l'homme et des animaux, le styrax n'exerce aucune action irritante ; sur les plaies, il agit comme léger excitant et antiseptique à la façon de la térébenthine, cependant avec une moindre énergie.

Ce baume tue avec rapidité tous les *parasites cutanés*. Il convient toutes les fois qu'il faut débarrasser les animaux d'hôtes incommodes, surtout dans la gale des petits animaux comme le chien, le chat, les oiseaux de basse-cour ou les oiseaux de cage. Il tue non seulement les parasites adultes, mais encore les œufs. C'est un antigaleux usité avec beaucoup d'avantages chez l'homme. Il mérite d'être employé en médecine vétérinaire pour les petits animaux de luxe.

A cause de sa consistance semi-solide, on ne peut faire pénétrer facilement les molécules médicamenteuses dans la peau ; pour le rendre plus liquide et plus facile à employer, on le mélange avec 1, 2, 3 parties d'huile ou d'alcool, ou bien avec du savon vert et de l'alcool dans la proportion de 60 de styrax pour 10 d'alcool et 10 de savon vert. Avant de faire les frictions, on lave et on frotte fortement les animaux avec de l'eau de savon ; on fait ordinairement deux applications à cinq ou six jours d'intervalle. C'est certainement le meilleur *antiparasitaire externe* qu'on puisse employer chez les petits animaux, à cause de son efficacité, de son odeur agréable et de son prix modéré.

Benzine, Benzol.

$$(C^6H^6).$$

La benzine (encore appelée *hydrure de phényle, benzène, benzol*, etc.) provient de la distillation de la houille. C'est un liquide très mobile, limpide, volatil, réfractant fortement la lumière, très inflammable, incolore, d'une odeur vive et pénétrante toute spéciale, d'une saveur âcre et amère et d'une densité de 0,88 à 15°. Elle est fort peu soluble dans l'eau et la glycérine, mais communique pourtant son odeur à ces deux liquides ; elle se dissout facilement dans les alcools, les éthers, les essences, les huiles grasses, etc. Elle dissout le soufre, le phosphore, l'iode, le brome, le chlore, les corps gras, la cire, le caoutchouc, la gutta-percha, le camphre, certaines résines et beaucoup d'alcaloïdes.

Effets. — Sur la peau saine de nos différents animaux, la benzine n'exerce qu'une légère *action excitante*. Mais quand la peau, sur laquelle on l'applique par des frictions, est irritée, enflammée comme cela arrive dans la gale, la benzine produit des effets rubéfiants très énergiques analogues à ceux en gendrés par l'essence de térébenthine. La benzine est surtout irritante sur la peau, qui est le siège d'altérations pathologiques ; le chien et le chat succombent quelquefois à des applications étendues. Elle est irritante aussi chez certains chevaux à peau fine et délicate. Souvent elle cautérise légèrement la surface cutanée, qui alors se dessèche, se tanne, puis se recouvre d'exfoliations épidermiques très adhérentes ne se détachant que fort lentement.

Introduite dans les voies digestives, la benzine excite et congestionne la muqueuse buccale, provoque la salivation ; assez souvent elle irrite fortement la peau des lèvres. Lorsqu'elle est pure, elle est déglutie avec difficulté et s'introduit aisément dans les voies respiratoires ; il faut donc en surveiller avec soin l'administration. Arrivée dans l'estomac et l'intestin, elle ne produit aucun effet spécial et, comme les autres astringents, détermine une *constipation* assez opiniâtre ; chez les solipèdes, les crottins ne tardent pas à devenir petits, durs, lisses, et à prendre une teinte foncée. Chez le chien, la benzine ne paraît pas provoquer le vomissement.

Après son absorption, la benzine produit, à doses modérées, un léger mouvement fébrile de courte durée. L'air expiré acquiert rapidement l'odeur de benzine, et les urines prennent celle de l'essence de violette. Sous son influence, l'assimilation semble favorisée, car, après un usage de quelques jours, on voit les animaux prendre de la graisse. A doses plus fortes, elle détermine une accélération considérable du pouls et de la respiration, celle-ci devient en même temps laborieuse ; les yeux sont hagards et les conjonctives sont injectées. Enfin, à doses plus élevées, il y a dépression du système nerveux, tremblements musculaires, convulsions, perte de la sensibilité, abaissement graduel de la température rectale jusqu'à la mort. Jamais la benzine ne produit de contractions tétaniques.

La benzine constitue un poison violent pour les différents parasites *ectozoaires* et *entozoaires* qui vivent sur nos animaux ; elle est également *antiseptique*.

Indications thérapeutiques. — A l'extérieur, on utilise surtout les propriétés *antiparasitaires* de la benzine. Elle est indiquée contre tous les parasites de la peau, tels que les puces, les poux, les ixodes, les tiques, les acares de la gale, la phtiriase du cheval, les tricodectes et dermanysses de la poule, l'achorion du favus, le *Tricophyton tonsurans*.

Lorsque la gale est locale, on coupe les poils et on nettoie exactement la surface ; quand elle est générale, on se contente de faire un ou plusieurs lavages savonneux, de manière à enlever toutes les impuretés du tégument ; puis, lorsque la peau est nette et bien sèche, on la frictionne avec la benzine diluée ou en pommade, et on réitère les applications selon le besoin. Lorsqu'on traite des animaux délicats, on mélange la benzine avec 1, 2 ou 3 parties d'huile, de graisse, de savon vert ou de styrax. Ce dernier corps convient surtout lorsqu'on traite les chats, les petits chiens et les volailles, animaux qui sont très sensibles à l'action toxique de la benzine.

A l'intérieur, elle n'est utilisée que comme *vermifuge*. Rey et d'autres ont publié plusieurs faits qui démontrent les propriétés vermicides de cette substance soit chez le cheval, contre les larves d'œstres et l'ascaride lombricoïde, soit chez le chien contre les diverses variétés de ténia.

Doses.

Doses thérapeutiques.

Cheval et bœuf.....................	30 à 100 grammes.
Petits ruminants et porc............	2 à 5 —
Chien.............................	1 à 4 —

Doses toxiques.

Cheval............................	700 grammes.
Chien.............................	10 —

Pétroles.

Les pétroles sont des bitumes liquides qu'on trouve au sein de la terre dans diverses contrées, surtout en Amérique et dans le Caucase. On en retire différentes huiles, dont la plus répandue est l'huile de pétrole employée pour l'éclairage. C'est aussi celle qui convient le mieux pour l'usage de la médecine vétérinaire. Elle commence à distiller à + 130° et à une densité de 0,800.

Effets. — Sur la peau, le pétrole a une action assez semblable à celle de l'essence de térébenthine. Son emploi en simples applications produit peu d'effet, tandis que les frictions réitérées sur les mêmes points provoquent non seulement une vive irritation de la peau, mais aussi une intumescence du tissu cellulaire sous-cutané à la manière des sinapismes. Cet effet inflammatoire est surtout très marqué chez les animaux de l'espèce bovine. M. Mégnin signale comme effet consécutif à cette irritation cutanée une sécrétion épidermique extrèmement abondante, très adhérente à la peau, sur laquelle elle forme une sorte de cuirasse, et qui ne se détache que fort lentement.

Sur les muqueuses, l'huile de pétrole agit comme l'essence de térébenthine, c'est-à-dire qu'elle est irritante, mais infiniment moins que sur la peau. Elle provoque les contractions péristaltiques de l'intestin et en général n'est pas favorable à la digestion.

Indications thérapeutiques. — On emploie le pétrole comme *antiparasitaire* à l'extérieur. Il est indiqué, comme la benzine, pour détruire la vermine, qui vit sur la peau de nos animaux domestiques. Il convient, dans ces cas, d'agir prudemment, car on a signalé des cas d'empoisonnement sur le cheval et le chien, à la suite de frictions de pétrole faites pour guérir la gale. Martin (1) a rapporté la mort de cinq chevaux survenue à la suite de frictions faites avec $1^l,5$ de pétrole sur chacun par un empirique. Les pétroles bruts sont beaucoup plus toxiques que le pétrole rectifié. On ne doit utiliser que ce dernier.

Les lésions observées à l'autopsie consistent surtout en une hyperémie de la vessie et une inflammation rénale.

On pourrait l'employer aussi comme *révulsif* et *résolutif* à la place de l'alcool camphré ou des pommades mercurielles.

A l'intérieur, il est assez dangereux, parce qu'il irrite facilement le tube digestif. Il a des propriétés *vermifuges* et peut être avantageusement employé chez le cheval, quand on l'associe à l'huile d'olive à parties égales.

Mêmes doses que pour la benzine.

Sulfure de potasse.

(K^2S^5).

(Foie de soufre. — Pentasulfure de potassium.)

Le sulfure de potasse est solide, amorphe, en plaques irrégulières d'une couleur jaune rougeâtre ou jaune verdâtre ; d'une saveur fortement alcaline. Exposé à l'air, il absorbe l'humidité, se ramollit, dégage une forte odeur d'œufs pourris, s'oxyde et se transforme en hyposulfite et carbonate alcalins avec dépôt de soufre libre. Il est très soluble dans l'eau. Sa

(1) *Progrès vétérinaire*, 1892, p. 277.

solution un peu laiteuse et jaunâtre s'altère rapidement à l'air ; les acides minéraux en dégagent de l'hydrogène sulfuré et précipitent le soufre : $K^2S^5 + 2HCl = H^2S + S^4 + 2KCl$; les solutions métalliques la décomposent en donnant naissance à un sulfure coloré et insoluble. Le sulfure de potasse doit être conservé dans des vases parfaitement bouchés ou fermés à la cire.

Effets. — Sur la peau, les solutions faibles de sulfure de potasse agissent comme *excitantes*; les solutions concentrées sont *irritantes* et même caustiques. Ces dernières déterminent une douleur cuisante, dissolvent l'épiderme et provoquent une inflammation. Sur les solutions de continuité et les muqueuses, ces effets irritants sont encore plus prononcés.

Ingéré à dose un peu forte, le sulfure de potasse provoque une vive inflammation de la muqueuse digestive, détermine des vomissements chez les carnivores et les omnivores, et des coliques vives avec gastro-entérite chez les herbivores. En présence du suc gastrique acide, le sulfure de potassium laisse déposer du soufre et dégage de l'acide sulfhydrique. Ce gaz est rapidement absorbé, communique au sang une coloration noire, rend la respiration plus difficile quand il est en grande quantité et peut même déterminer la mort par intoxication. Les sulfures alcalins sont aussi absorbés en nature ; ils rendent le sang plus fluide, diminuent le nombre et la force des battements du cœur, produisent une grande faiblesse musculaire, une dépression du système nerveux, puis des convulsions si la dose est forte.

L'acide sulfhydrique est exhalé par le poumon et la peau. Les sulfures alcalins sont oxydés dans le sang et se transforment en sulfates et sulfites qui sont éliminés par les urines.

Le sulfure de potasse constitue un poison énergique pour tous les parasites ectozoaires ; c'est un des meilleurs *antigaleux.*

Indications thérapeutiques. — L'action fortement irritante de ce médicament rend son emploi interne dangereux ; aussi dans la pratique y a-t-on rarement recours. Il peut cependant servir parfois de *contrepoison* des sels métalliques, car il forme avec eux des sulfures insolubles et non irritants.

A l'extérieur, on utilise ses propriétés irritantes, dissolvantes, résolutives, fondantes et *antiparasitaires*. En solutions à 10 p. 100, il convient pour laver la peau, qui est le siège d'une éruption sèche et douloureuse ; après un certain temps de contact, on enlève le sulfure par un lavage au savon. Pour les éruptions

humides, il ne faut employer que des solutions de 1 à 2 p. 100 ;
on l'unit souvent au savon ou à la glycérine. Chez le mouton, les
lotions ou lavages avec les solutions de sulfure de potasse ne
conviennent pas, car elles jaunissent la laine.

La pommade de sulfure de potasse à 1 p. 6 ou 8 constitue un
résolutif excellent. On l'a employée avec succès en frictions
contre les inflammations articulaires, les engorgements tendineux, les exostoses et autres tuméfactions.

C'est un *antigaleux* excellent chez les petits animaux. On
l'emploie souvent sous forme de *bains*. Pour un chien, un bain
contient 50 à 100 grammes de sulfure de potasse pour
100 litres d'eau.

Les lavages de la peau avec des solutions de sulfure de
potassium trop fortes peuvent être dangereux. Des chevaux
galeux lavés avec une solution à 10 p. 100 ont montré après une
heure des phénomènes alarmants consistant dans une forte
excitation, une énorme accélération de la respiration, puis un
abattement général. Au niveau des parties frottées, la peau était
épaissie et douloureuse. Quelques jours après, l'épiderme s'est
exfolié par lambeaux.

Administration et doses. — Le sulfure de potasse est toujours
donné en solutions faibles, qu'on administre sous forme de
breuvages ou qu'on mélange avec du son et des poudres végétales
pour en faire des bols.

Doses thérapeutiques.

Cheval	2	à 5 grammes.
Bœuf	3	à 6 —
Mouton, porc	0^{gr},50	à 1 gramme.
Chien	0^{gr},05	à 0^{gr},50

Doses toxiques.

	Tube digestif.	Veines.
Cheval	60 gr.	4 à 8 gr.
Chien	10 —	7 —

Sulfure de carbone.

CS².

C'est un liquide incolore, mobile, d'une odeur caractéristique,
très volatil et très réfringent, bouillant à + 47°. Il est soluble dans
500 parties d'eau et très soluble dans l'alcool et l'éther. Il dissout

le soufre, le phosphore, l'iode, les corps gras, le caoutchouc, la chlorophylle, etc. Il est très inflammable. Les mélanges de sa vapeur avec l'air sont fort dangereux et produisent de violentes explosions. En brûlant, il donne de l'acide sulfureux et de l'acide carbonique et dépose en même temps du soufre si la quantité d'air est insuffisante pour l'oxyder complètement.

Action physiologique. — L'eau sulfocarbonée à saturation, c'est-à-dire contenant environ 2 grammes par litre, est supportée pendant longtemps par les animaux, même à dose assez forte. On constate qu'il désodorise les excréments. Mais, si on force les animaux à respirer un air contenant des vapeurs de sulfure de carbone, ils ne tardent pas à succomber.

Après son absorption, le sulfure de carbone altère les globules rouges du sang en les déformant. Il s'élimine par le poumon, la peau et les reins ; l'air expiré prend une odeur caractéristique. Il constitue un toxique énergique pour les animaux inférieurs, les insectes et autre vermine.

Indications. — Le sulfure de carbone n'est guère employé que pour détruire les parasites divers qui infestent les habitations de nos animaux, principalement les poulaillers, les pigeonniers, les chenils, etc. Lorsqu'il y a beaucoup de vermine, il suffit de déposer dans le local un large vase contenant du sulfure de carbone et de laisser les vapeurs se répandre librement dans l'atmosphère. On ferme hermétiquement toutes les ouvertures, et, après douze heures, on ouvre pour établir un courant d'air qui débarrasse le local des vapeurs sulfocarbonées. On fait un lavage quand il n'y a plus d'odeur.

Le sulfure de carbone a été utilisé aussi avec succès contre les larves d'œstres fixées sur la muqueuse de l'estomac chez le cheval. On enferme 20 grammes de sulfure de carbone dans trois capsules de gélatine, et chaque capsule est incluse dans un bol d'aloès et de poudre de guimauve. On administre un bol par jour pendant trois jours consécutifs. Généralement on obtient l'expulsion de nombreuses larves tuées.

QUELQUES PRÉPARATIONS ECTO-PARASITICIDES.

1° **Contre les puces**. — *Poudres insecticides* à base de fleurs de pyrèthre, de graines de staphisaigre ou de cévadille.

Bain ou lavages sulfureux avec solution suivante :

    Foie de soufre.............................   1 gramme.
    Eau.......................................   2   litres.

2° **Contre les ixodes**. — Toucher les parasites du chien avec un pinceau ou une plume d'oie imbibée d'un des liquides suivants : *benzine, pétrole, essence de térébenthine, créoline, phénol solution à 5 p. 100, essence d'anis.*

Désinfecter le chenil par des lavages à l'eau bouillante phéniquée. Renouveler souvent la paille et entretenir une grande propreté.

En Amérique, dans les régions où règne la fièvre du Texas, on baigne les grands ruminants porteurs de *tiques* dans un liquide composé de pétrole rectifié et de fleur de soufre.

3° **Contre les poux**. — Les poux se montrent sur toutes les espèces domestiques et produisent souvent une véritable dermatose appelée *phtiriase*. Cette maladie est facile à guérir chez les mammifères, mais elle est plus tenace chez les oiseaux de basse-cour. Comme elle est susceptible de se transmettre par contagion, la première indication qui s'impose, c'est d'entretenir une grande propreté et de désinfecter les locaux, surtout les poulaillers et pigeonniers.

Pour pratiquer la désinfection, un bon moyen consiste à saupoudrer le plafond, les murs et les nids avec de la poussière de chaux vive. Au bout de quelques minutes, les parasites sont tués, et on balaie le plancher. On peut aussi désinfecter les locaux avec du sulfure de carbone ou du formol qu'on y fait évaporer après avoir fermé toutes les ouvertures. Quand on suppose l'action suffisante, on ouvre largement toutes les issues pour aérer et enlever les vapeurs parasiticides. Il faut se rappeler que les vapeurs de sulfure de carbone sont inflammables et qu'il faut éviter de pénétrer dans les locaux avec une lumière quelconque avant que l'aération soit complète.

Pour guérir la phtiriase des mammifères, il suffit ordinairement de les soumettre à un bon régime et d'appliquer sur les parties atteintes diverses préparations parasiticides. Les plus employées sont les suivantes :

Décoction de tabac.

    Tabac...................................   50 grammes.
    Eau....................................   1 000   —
    Faites bouillir pendant quelques minutes ; laissez refroidir et exprimez.

Ce liquide convient surtout chez le mouton. On en répand quelques gouttes sur les points envahis par les poux.

Huile de friture.

Convient chez tous les animaux, mais spécialement chez le porc.

Solution savonneuse de benzine.

    Benzine...   1
    Savon vert   6
    Eau..   20
Mélangez.

Frotter avec cette solution les parties couvertes de poux

Liniment de pétrole.

    Pétrole..   1
    Huile ordinaire..   10
Mélangez.

Frotter les parties couvertes de poux.

Solution de crésyl.

    Crésyl...   25
    Eau.. 1 000
Mélez.

Frotter les parties envahies par les poux.

Solution phéniquée.

    Acide phénique...   5
    Eau... 100
Dissolvez.

Laver les parties envahies par les poux.

Macération de staphisaigre.

    Semences de staphisaigre...   1
    Vinaigre...   20
Laissez macérer.

Frotter les parties couvertes de poux.

Huile anisée.

    Essence d'anis...   1
    Huile.........   3

En application sur les parties malades.

Huile benzolée.

    Benzol...   1
    Huile..   3
Faire un liniment.

En frictions sur les parties envahies par les poux.

Mélange de Schleg.

    Acide arsénieux ....   16 grammes.
    Potasse...................................   16   —
    Eau.......................................   1^,5
    Vinaigre..................................   1^,5
Mélangez et dissolvez.

Convient contre les poux chez tous les animaux.

Vinaigre arsenical (Viborg).

    Acide arsénieux........................   30 grammes.
    Vinaigre...............................   2 litres.
    Eau distillée..........................   1 litre.
Dissolvez.

Cette solution agit bien contre les poux.

Poudre contre les poux.

    Poudre de racine de vératre....................
    Poudre de semences d'anis.....................   25
Mélangez.

Saupoudrer la peau en écartant les poils ou les plumes pour
atteindre les poux.

4° **Contre les gales en général.** — Les affections cutanées dé-
signées sous le nom de gales sont produites par des animalcules
presque microscopiques qui vivent et se multiplient à la surface
de la peau. Ces parasites sont les *sarcoptes*, les *psoroptes*, les
symbiotes et les *demodex*. Ils se reproduisent par des œufs.

L'indication thérapeutique doit consister à détruire les parasites ainsi que leurs œufs. On obtient ce résultat par un grand
nombre d'agents médicamenteux, qui, à cause de cela, ont reçu
les noms d'*antipsoriques*, d'*antigaleux*, d'*acaricides*. Quelques-
uns détruisent à la fois les acares et les œufs ; d'autres n'atteignent que les premiers et n'ont pas d'action sur les seconds.
Avec ces derniers, une seule application ne suffit pas pour
guérir la gale, car quelques jours après les œufs, restant vivants,

éclosent, et une nouvelle application devient nécessaire pour tuer les parasites nouvellement formés.

Quand la gale est généralisée, un certain nombre de préparations, surtout celles qui sont à base de graisses ou de goudron, ne doivent pas être appliquées d'emblée sur toute la surface cutanée. On sait, en effet, que les enduits gras qui s'étendent sur une trop grande surface peuvent amener des accidents mortels. Un animal graissé en totalité se refroidit graduellement et ne tarde pas à succomber. Il convient donc de n'appliquer les préparations antipsoriques grasses que sur une surface limitée du corps. Quand le traitement est terminé sur une partie, on la lave au savon, et on fait ensuite successivement des applications sur les parties voisines, jusqu'à disparition complète de la maladie. Il ne faut jamais couvrir en une seule fois plus de la moitié du corps avec l'enduit gras acaricide.

Les gales sont *contagieuses* non seulement entre individus d'une même espèce, mais encore souvent entre animaux d'espèce différente. Outre le traitement curatif, il y a donc lieu d'instituer aussi un traitement prophylactique. Les animaux atteints doivent être isolés, les locaux et objets contaminés désinfectés.

Les litières, les fumiers seront enlevés et arrosés d'un liquide antiparasitaire. Le sol, les crèches et les murs, les boiseries, les objets de pansement, les harnais, etc., seront lavés avec une solution désinfectante. On complète la désinfection avec des fumigations de chlore ou d'acide sulfureux, et on blanchit les murs avec un lait de chaux.

Pour le traitement curatif, on se sert de substances parasiticides qu'on applique généralement sur les animaux. Elles sont nombreuses, et leur action est plus ou moins énergique.

Dans le tableau suivant, on voit la force de résistance des acares aux principaux agents antigaleux. On a noté le temps qui s'écoule entre le moment où le parasite de la gale du mouton est mis en contact avec chaque substance et le moment de la mort.

Préparations.	Durée de la vie.
Chloroforme, sulfure de carbone........	Instantanément.
Créosote, benzine, pétrole...............	1/4 minute.
Jus de tabac des manufactures.........	1/2 —
Émulsion de crésyl à 2,5 p. 100.........	2 1/2 minutes.
Solution de potasse caustique à 3 p. 100.	2 1/2 —
Solution de phénol à 2 p. 100..........	2 1/2 —
Huile empyreumatique...............	4 —

Préparations.	Durée de la vie.	
Baume du Pérou......................	4	minutes.
Essence de térébenthine et pétrole.....	10	—
Goudron............................	13	—
Solution ferro-arsenicale de Tessier	25	—
Décoction de tabac (1 p. 5).............	20	—
Solution de chlorure de chaux (1 p. 30)..	20	—
— de sulfure de potassium (5 p. 100).	25	—
— de sublimé corrosif (1 p. 100)...	45	—
— alumino-arsenicale de Mathieu..	60	—
Savon vert..........................	60	—
Huile phosphorée.....................	1	heure.
Onguent mercuriel double.............	4	heures.
Décoction d'ellébore noir et blanc (1/16).	36	—

La créosote, la benzine, le pétrole, le naphte sont d'excellents antigaleux ; mais ils ne peuvent être utilisés à l'état de pureté à cause de leur action irritante sur la peau. Ils entrent dans la composition de plusieurs préparations acaricides. L'huile de cade a une odeur désagréable, salit la peau, les poils, la laine, les harnais et, à cause de cela, est peu employée. Le sulfure de potasse jaunit la laine et pour cela ne convient pas chez le mouton.

Voici les principales préparations antigaleuses employées dans la pratique :

Pommade soufrée (Codex).

Soufre sublimé,..................................	10
Axonge ou vaseline.............................	30

Mélangez.

Pommade sulfureuse (Codex).

Sulfure de potasse...	10
Vaseline..........	300

Pulvérisez finement le sulfure de potasse et mélangez-le à la vaseline de façon à former une pommade homogène.

Pommade d'Helmerich.

Soufre sublimé..............................	10
Carbonate de potasse.......................	5
Axonge.....................................	40

Contre la gale. Le lendemain de l'application, lavage au savon et quand la peau est sèche, une deuxième application.

Charge antigaleuse.

Benzine..................................	30
Huile de cade............................	10
Coaltar..................................	10

Savon noir....................................   10
Essence de térébenthine........................   10

Triturez dans un mortier le savon noir avec le coaltar; ajoutez l'huile de cade; le mélange étant parfaitement homogène, incorporez peu à peu l'essence de térébenthine, puis la benzine.

Contre la gale chez tous les animaux.

Liniment antigaleux.

Ichtyol......................................   10
Alcool.......................................)
Éther....................................... } ãã 30
Eau...)

Solution antipsorique.

Sulfure de potasse.....................   5 grammes.
Eau....................................   1 litre.

Avec cette solution, lavez les parties galeuses. Elle ne doit pas être employée chez le mouton, car elle jaunit la toison et rend la laine cassante.

Pommade au naphtol.

Naphtol...................................   5
Axonge...................................   50

Faites une pommade.

Contre la gale.

Pommade ichtyolée.

Ichtyol.................................... } ãã 10
Eau distillée..............................)
Lanoline..................................   30

Faites une pommade.

Contre la gale (Unna).

Pommade ichtyo-salicylée.

Ichtyol....................................   10
Acide salicylique..........................   2
Lanoline.................................. } ãã 50
Suif......................................)

Faites une pommade.

Contre la gale.

Solution crésylée savonneuse.

Crésyl.................................... } ãã 5
Savon vert...............................)
Alcool ordinaire..........................   50

Avec cette solution, laver les parties atteintes de gale.

Savon soufré.

    Fleur de soufre..............................   5
    Savon vert..................................   25
Mélangez.

Frotter avec cet onguent les parties atteintes de gale.

Liniment viennois.

    Goudron..................................... ⎱ āā 10
    Fleur de soufre............................. ⎰
    Savon vert.................................. ⎱ āā 20
    Alcool...................................... ⎰
Mélangez intimement.

En friction sur les parties galeuses.

Pommade crésylée iodoformée.

    Iodoforme   2
    Crésyl......................................   2,5
    Vaseline....................................   15
Faites une pommade.

Badigeonner les parties malades.

Spécialement contre la gale des grands herbivores.

Solution créosotée.

    Créosote....................................   10
    Alcool......................................   10
    Eau...   25
Dissolvez.

Dans la gale sarcoptique du cheval, faire deux frictions à
quatre jours d'intervalle.

Huile créosotée.

    Créosote....................................   1
    Huile.......................................   25 à 40
Dissolvez.

Faire deux applications à quatre jours d'intervalle dans la gale
sarcoptique du cheval.

Pommade créosotée.

    Créosote....................................   1
    Axonge......................................   25 à 40
Faire une pommade.

Contre la gale sarcoptique du cheval.

Savon créosoté.

Créosote... 20
Savon vert.. 100
Alcool... 50

Mélangez.

Contre la gale sarcoptique du cheval.

Pommade au sulfure de potassium.

Trisulfure de potassium solide 10
Carbonate de potasse........................... 2
Axonge.. 300

Faites une pommade.

Contre la gale sarcoptique du cheval (Trasbot).

Huile de cévadille.

Poudre de cévadille .... 100 grammes.
Alun calciné........................... 40   —
Fleur de soufre....................... 60   —
Huile d'olive.......................... 1 litre.

Faites digérer pendant deux heures au bain-marie.

En frictions sur les parties atteintes de gale sarcoptique chez
le cheval.

Huile nicotinée.

Déchets des manufactures de tabac....... 100 grammes.
Huile................................. 1 litre.

Mélangez.

Contre la gale sarcoptique du cheval.

Liniment antigaleux.

Goudron de bois......................... 100
Fleur de soufre.......................... 100
Savon vert................................ ⎰
Alcool .... ⎱ āā 200

Mélangez.

Contre la gale du cheval.

Liniment.

Pétrole................................. 1
Benzine................................ 1
Huile .... 1 ou 2

Mélangez.

Ce liniment convient contre la gale sarcoptique du cheval.

Liniment au pétrole.

Huile de pétrole.............................	1
Huile de lin.................................	1

Mélangez.

Contre la gale symbiotique du cheval.

Savon au goudron.

Goudron,....................................	2
Savon vert	1 ou 2

Mélangez.

Contre la gale psoroptique du cheval et du bœuf et contre la gale sarcoptique du mouton et du dromadaire.

Goudron arsénié.

Goudron....................................	400	grammes.
Savon vert.................................	200	—
Acide arsénieux finement pulvérisé.....	4	—

Mélangez intimement.

Cette préparation doit être appliquée plusieurs fois dans la gale symbiotique du cheval, quand cette maladie s'accompagne d'hypertrophie des papilles cutanées.

Onguent antigaleux.

Soufre sublimé................................		60
Sulfure d'antimoine...........................		30
Euphorbe pulvérisée...........................	} āā	6
Poudre de cantharides.........................		
Axonge ou vaseline...........................		500

Incorporez à froid et faites une pommade.

Contre la gale rebelle du cheval.

Contre la gale du mouton.

Macération de tabac.

Tabac des manufactures................	200 grammes.
Eau...................................	1 litre.

Faire une décoction.

Employer le liquide en frictions contre la gale psoroptique *localisée* du mouton.

Bain antigaleux au soufre.

Fleur de soufre	25
Chaux vive	12.5
Eau	1 000

Mélangez.

Contre la gale du mouton.

Décoction d'ellébore.

Racine fraîche d'ellébore noir	125 grammes.
ou racine sèche	60 —
Eau bouillante	1 litre.

Laissez digérer jusqu'à refroidissement complet.

Frotter avec ce liquide les parties atteintes de gale psoroptique localisée.

Bain arsenical ou bain de Tessier (Codex).

Acide arsénieux	1 000 grammes.
Sulfate de zinc du commerce	5 000 —
Asa fœtida	5 —
Eau	100 litres.

Faites dissoudre à chaud l'acide arsénieux dans 40 litres d'eau ; dissolvez d'autre part le sulfate de zinc dans 10 litres d'eau froide ; placez l'*asa fœtida* dans un mortier ; versez dessus 100 grammes d'eau bouillante et délayez la gomme-résine avec soin ; mélangez les deux solutés et ajoutez ce mélange au reste du liquide. Bain pour 100 moutons (*Codex*).

Le bain arsenical préparé suivant la formule ci-dessus constitue un moyen infaillible pour guérir la gale psoroptique si rebelle du mouton ; une ou deux immersions, quand la gale est ancienne, ou simplement quelques lotions quand elle est récente ou locale, suffisent habituellement pour amener la guérison.

Emploi. — Tondez la bête à laine. Si les croûtes sont très dures et occupent de larges surfaces, plongez-la dans le bain d'eau savonneuse confectionné avec :

Savon vert	2 kilos.
Eau	100 litres.

et frottez les parties atteintes de la gale avec une brosse. Ce bain ramollira, détachera les croûtes et nettoiera la peau. Huit jours après ce bain de propreté, plongez les animaux dans le bain de Tessier de la manière suivante :

Servez-vous d'une grande baignoire ou d'un grand cuvier pouvant contenir 100 litres d'eau au moins, et munissez-vous de deux brosses rudes ; remplissez le cuvier de 50 à 60 litres de la liqueur préparée à la température du corps; placez le cuvier, si c'est en été et par un temps doux, au milieu d'un parc disposé sur un terrain labouré, ou sur tout autre terrain où les moutons ne trouveront rien à manger.

Placez dans un autre parc à côté les moutons galeux préparés à recevoir le bain. Afin que l'opération se fasse vite et avec facilité, quatre hommes sont indispensables. L'un amène les moutons qui vont être baignés; les trois autres font prendre le bain : l'un saisit le mouton par les membres postérieurs, l'autre par les membres antérieurs, le troisième par la tête ; le mouton est renversé. L'aide qui tient la tête recouvre les yeux avec les oreilles. Maintenu dans cette position, le mouton est plongé dans le bain de manière que la liqueur le recouvre entièrement et que l'eau le recouvre jusqu'à la tête. L'animal doit être ainsi maintenu tranquille dans le bain pendant deux minutes, puis retourné et placé sur ses quatre membres dans le fond de la baignoire. Les aides, excepté celui qui tient la tête, frottent doucement le mouton avec la brosse sur toutes les parties du corps, s'attachant surtout aux parties galeuses, qui doivent être parfaitement nettoyées. Cette friction doit être opérée dans l'espace de deux à trois minutes. Les brosses et les mains seront ensuite passées en exerçant une forte pression sur toute la surface du corps et des membres, pour faire écouler le plus possible du liquide composant le bain, et le mouton est mis en liberté dans le parc. On passera ensuite à un autre animal amené par le quatrième aide.

Le bain de Tessier réussit très bien, mais ce procédé exige plusieurs aides et réclame l'emploi d'une substance toxique.

Bain de Zundel.

Acide phénique brut	1 500 grammes.	
Chaux vive	3 000	—
Carbonate de soude	3 000	—
Savon noir	3 000	—

Mélangez intimement. La pâte obtenue est délayée dans 200 litres d'eau. Bain pour 100 moutons.

Les animaux galeux sont plongés dans ce bain, frottés et brossés pendant trois à quatre minutes. Quand la gale est fortement invétérée, on fait un second lavage après cinq à six jours.

KAUFMANN.   7

Traitement au crésyl de Fröhner. — Voici la manière de procéder. Autant que possible, on tond les moutons avant le traitement. Cependant la tonte n'est pas absolument indispensable, car la créoline ne colore ni ne détériore en aucune façon la laine. On frotte ensuite pendant trois à cinq jours les plaques galeuses apparentes, surtout dans les environs des reins, du dos et du cou, avec un liniment de créoline jusqu'à ce que les croûtes s'amollissent. *Ce liniment se compose de 1 partie de créoline, de 1 partie d'alcool et de 8 parties de savon vert.* Ces frictions préparatoires constituent une partie intégrante du traitement. Ensuite on baigne deux fois les moutons ainsi préparés avec une solution aqueuse de créoline. Entre le premier et le deuxième bain, on laisse un intervalle de sept jours.

Le liquide qui sert pour les bains consiste en une solution de créoline dans l'eau à 2,5 p. 100 (6^l,5 de créoline par 250 litres d'eau pour 100 moutons); on le prépare en versant simplement la créoline dans l'eau tiède et en brassant le mélange. Chaque bain dure trois minutes ; après chaque bain, on frotte vivement le mouton sur tout le corps avec des brosses pendant au moins trois minutes, après quoi on le replonge pour un moment dans le bain. Pendant le traitement, il faut éviter toute précipitation et veiller surtout à ce que les hommes qui font l'opération s'effectuent selon les règles.

Un troisième bain ne devient nécessaire que lorsque les mesures prescrites ont été exécutées d'une manière imparfaite.

Le bain de créoline se distingue avantageusement des autres bains contre la gale par sa non-toxicité, son bon marché et la simplicité de la préparation. Il est d'ailleurs très efficace, n'altère pas la laine, mais est moins expéditif que le bain Tessier.

Contre les gales du chien et du chat.

Liniment de pétrole.

Huile de pétrole......................	1 partie.
Huile de lin........................	1 —

Mélangez.

Contre la gale sarcoptique du chien. Ne pas frictionner à la fois tout le corps, mais seulement la moitié. Alterner. Après six jours laver au savon.

Pommade à la naphtaline.

Naphtaline	15 grammes,
Vaseline	75 —
Essence de thym	) āā VIII gouttes.
Essence de lavande	)

Faites une pommade.

Elle convient particulièrement au début de la gale sarcoptique chez les chiens d'appartement.

Liniment de naphtol.

Huile d'olive	100 grammes.
Naphtol	10 —
Éther	30 —

Mélangez et dissolvez. Conservez dans un flacon bien bouché.

Convient pour la gale auriculaire symbiotique du chien. Faire chaque jour une injection de ce liniment dans le conduit auditif externe, que l'on ferme ensuite pendant dix à quinze minutes avec un tampon d'ouate pour éviter l'évaporation de l'éther.

Solution de baume du Pérou.

Baume du Pérou	1
Alcool	3 à 4

Dissolvez.

Cette préparation convient spécialement contre la gale des chiens d'appartement et des chats. Elle a été employée aussi avec succès contre la gale follicullaire du chien par Siedamkrowsky.

Glycérine au baume du Pérou.

Baume du Pérou	1
Glycérine	1

Mélangez.

Contre la gale des oreilles du chat.

Solution de styrax.

Styrax	2
Alcool	4

Dissolvez.

Contre la gale des petits chiens et des chats.

Liniment créosoté.

Créosote...	16
Huile d'olive..	300
Solution de potasse.................................	30

Mêlez la créosote et l'huile, puis ajoutez la solution caustique.

Faire deux applications par semaine dans le cas de *gale folliculaire* du chien. Le traitement dure plusieurs mois (Hunting).

Pommade benzolée.

Benzine..	1
Axonge...	4

Faites une pommade.

Contre la gale folliculaire (Zürn).

Pommade phéniquée.

Acide phénique......................................	1
Axonge...	30

Incorporez.

Contre la gale folliculaire.

Solution sulfureuse.

Sulfure de potasse.................................	5 grammes.
Eau...	1 litre.

Dissolvez.

Lavez avec cette solution le chien atteint de la gale folliculaire, puis appliquez de la pommade cantharidée à 1 p. 6 (Brusasco).

Savon de formyldéhyde.

Ce savon, qu'on trouve dans le commerce sous les noms de *dermoforme* de *formolane*, est pâteux ou liquide. En solution à 5 p. 100, ce savon, employé en frictions, guérit la gale sarcoptique du chien et parfois la gale folliculaire localisée (Bass).

La *gale folliculaire* du chien est très rebelle et résiste généralement à tous les traitements. On n'obtient la guérison que lorsque la maladie est au début. Outre les préparations indiquées ci-dessus, on peut utiliser les bains sulfureux, ou au sublimé à 1 ou 2 p. 1 000. Ces bains doivent être renouvelés tous les jours et durer chaque fois de quinze à trente minutes. On a préconisé aussi les frictions avec l'essence de genièvre, l'essence de térébenthine, l'huile animale de Dippel.

Contre la gale du porc et du lapin.

Préparation antigaleuse.

Essence de térébenthine..........................	8
Fleur de soufre...................................	1

Mélangez.

Frotter chez le porc les parties atteintes de gale (Delafond).

Glycérine phéniquée.

Acide phénique.................................	2
Glycérine......................................	100

Dissolvez.

Contre la gale des oreilles du lapin.

Glycérine crésylée.

Crésyl..	1 ou 2
Glycérine.....................................	100

Dissolvez.

Contre la gale des oreilles du lapin.

Huile crésylée.

Créoline......................................	1 ou 2
Huile...	100

Mélangez.

Contre la gale auriculaire du lapin.

Huile benzolée.

Benzine.......................................	ãã	1
Huile...		

Dissolvez.

Contre la gale psoroptique du lapin.

Glycérine antipsorique.

Acide phénique cristallisé.....................	2	
Glycérine......................................	100	
Laudanum de Sydenham...........................	ãã	1
Essence de térébenthine........................		

Dissolvez l'acide phénique dans la glycérine, puis ajoutez les autres substances.

Contre la gale des oreilles du lapin (André).

Contre la gale des oiseaux de basse-cour.

Pommade phéniquée.

Acide phénique cristallisé........................   1
Axonge..   10
Faites une pommade.

Contre la gale sarcoptique des pattes des volailles.

Pommade créosotée.

Créosote......................................   1
Axonge..   20
Faites une pommade.

Contre la gale des pattes des volailles.

Huile benzolée.

Benzine.......................................   1
Huile douce...................................   1
Dissolvez.

Contre la gale sarcoptique des volailles.

Glycérine au goudron.

Goudron.......................................   5
Glycérine.....................................   25
Mélangez.

Contre la gale des pattes des volailles.

B. — *Antiparasitaires internes. — Anthelminthiques.*

Les parasites internes habitent divers points de l'organisme ;
les uns se logent dans la cavité digestive et ses annexes ; d'autres
habitent l'appareil respiratoire, et quelques-uns envahissent le
sang, le tissu musculaire et les centres nerveux.

Les parasites qui habitent les cavités accessibles peuvent être
atteints directement par les médicaments parasiticides ; mais ceux
qui se trouvent dans l'intérieur des tissus sont généralement réfractaires à tout moyen de traitement, parce que les molécules
médicamenteuses ne leur arrivent que par l'intermédiaire du sang
et par conséquent en solution trop faible pour agir efficacement.

Nous ne pouvons guère atteindre que les parasites qui habitent
le tube digestif et les bronches.

Les médicaments qui agissent sur les parasites du tube digestif sont appelés *anthelminthiques, vermicides* ou *vermifuges* ; parmi ceux-ci, il en est qui ont une action spéciale sur les ténias, les botriocéphales, ce sont des *ténifuges* ou *ténicides*.

Principaux vermifuges.

Semen-contra et santonine.	Semence de courge.
Écorce de racine de grenadier et pelletiérine.	Émétique.
	Chloroforme.
Rhizome de fougère mâle.	Essence de térébenthine.
Fleurs de kousso.	Acide arsénieux.
Kamala.	Absinthe.
Semence d'arec.	Kersana (Orobe).
Picrate de potasse.	Thymol.

Semen-contra. — Santonine.

On appelle semen-contra un mélange de capitules non épanouis de plusieurs variétés d'armoises (*Artemisia*), qui croissent dans le Levant, surtout au Turkestan.

Ce produit a une odeur aromatique forte, rappelant celle de l'absinthe, et une saveur camphrée et amère.

Le semen-contra contient : *une essence* (cinéol) 8 p. 100, une résine, une matière amère, de la *cérine*, de l'albumine, des sels et enfin de la *santonine* 2 p. 100.

La *santonine* $H^{18}C^{18}O^3$, qui constitue la principale matière active, est cristallisée en prismes quadrilatères, incolores, inodores, amers, soluble dans 5 000 parties d'eau froide, dans 250 parties d'eau bouillante, dans 280 parties d'alcool à 53° à + 17°,5, dans 72 parties d'éther et très soluble dans le chloroforme, les huiles et les essences. Elle a des fonctions acides, neutralise les bases et tend à former des sels. Elle est amère et très vermifuge. Au contact de la lumière, elle jaunit. On peut la transformer en santinoxine $C^{15}H^{18}O^2NOH$, qui, tout en étant très vermifuge, n'est pas toxique.

Dans le semen-contra, l'huile éthérée ajoute son action vermifuge à celle de la santonine.

Effets et usages. — Le semen-contra constitue un *excellent vermifuge* pour les vers ronds, surtout les ascarides. Il est employé chez l'homme depuis la plus haute antiquité. En vétérinaire, malgré son efficacité, on ne peut guère l'employer que chez les petits animaux à cause de son prix élevé. On doit l'administrer à jeun ; puis, après troix à six heures, on donne un purgatif. Il ne faut jamais faire prendre simultanément le vermifuge et le purgatif ; car, pour que le vermifuge produise tout son effet, il est nécessaire qu'il reste pendant environ trois heures en contact avec les vers. Il ne tue les ténias et les oxyures que lorsqu'il est donné à dose très forte, presque toxique.

Des doses élevées sont dangereuses ; elles produisent le vomissement, des convulsions, la paralysie et la mort. L'action s'exerce sur le systèmes nerveux central : encéphale et moelle épinière.

Fröhner a constaté que la santonine est cent fois plus toxique chez les jeunes animaux à la mamelle que chez les adultes. Ceux-ci s'accoutument à cette substance et peuvent alors supporter des doses énormes.

Chez l'homme, des doses fortes de santonine déterminent souvent une altération momentanée des sens ; les objets sont vus verts ou jaunes (xantopsie) ; les odeurs ne sont plus perçues (anosmie) ; la parole devient difficile ou impossible (aphonie).

A dose toxique, la santonine est convulsivante ; elle produit des convulsions épileptiformes et tétaniques. La mort a lieu par arrêt de la respiration.

La santonine absorbée s'élimine lentement par les urines, qui prennent une coloration jaune intense ou rouge plus ou moins sombre qui s'accentue par les alcalis. Une partie semble aussi s'éliminer par la muqueuse intestinale, car on peut provoquer l'expulsion des ascarides par l'injection hypodermique (Marie et Dubois).

Administration. — On *administre* la poudre de semen-contra dans un peu d'eau sucrée, ou dans de l'huile de ricin, ou encore sous forme d'*électuaire* ou de pilules.

On peut aussi faire usage de la santonine comme dans la médecine humaine ; en tablettes, elle est d'une administration facile, mais est moins efficace que la préparation de semen-contra.

Doses. — Les doses internes sont :

	Santonine.		
Cheval et bœuf	10	à 25	grammes.
Mouton et chèvre	2	à 5	—
Porc	0gr,50	à 1	gramme.
Gros chiens	5	à 12	centigrammes.
Petits chiens et chats	1	à 2	—

Ces doses doivent être renouvelées deux ou trois fois dans la journée.

	Poudre de semen-contra.
Cheval et bœuf...............	100 à 250 grammes.
Chèvre et mouton.........	30 à 100 —
Porc............................	10 à 25 —
Chien...........................	1 à 5 —
Chat et volailles................	1 à 2 —

Contre l'oxyure, le semen-contra est administré en lavements à la dose de 2 à 10 grammes pour 100 grammes d'eau, chez les petits animaux.

Écorce de racine de grenadier.

(*Punica granatum.*)

Le grenadier est un arbrisseau de la famille des Granatacées, qui croît dans l'Europe méridionale, les Indes et en Afrique. Il fournit à la médecine sa racine, dont l'écorce est un ténifuge puissant.

Cette écorce contient un acide tannique particulier, une huile éthérée, de l'acide gallique et quatre alcaloïdes découverts par Tanret : la *pelletiérine* $C^8H^{13}AzO$, l'*isopelletiérine* $C^8H^{13}AzO$ qui est liquide, la *pseudo-pelletiérine* $C^8H^{15}Az^2O$ cristallisée et très soluble dans l'eau, et la *méthylpelletiérine* $C^2H^{17}AzO$, liquide soluble dans l'eau.

La *pelletiérine* et l'*isopelletiérine* sont les alcaloïdes actifs de l'écorce de grenadier. La pelletiérine est une base alcaline liquide, incolore, soluble dans 20 parties d'eau et en toute proportion dans l'alcool et l'éther. Elle se résinifie très rapidement à l'air en s'oxydant et jaunit. On l'emploie surtout à l'état de sulfate ou de tannate de pelletiérine.

L'écorce de racine contient une proportion d'alcaloïdes totaux variant entre 0,28 et 0,48 p. 100.

Effets et doses. — La racine de grenadier constitue un excellent *anthelminthique*, surtout un bon *ténifuge*. Dans la médecine de l'homme, cette substance a acquis une grande réputation ; mais, à cause de son prix élevé et de sa fréquente falsification, la médecine vétérinaire ne l'a pas beaucoup employée. Cette racine offre l'inconvénient d'être un peu irritante pour le tube digestif et de provoquer souvent le vomissement chez les carnivores.

Depuis quelques années, on emploie de préférence les sels de pelletiérine et d'isopelletiérine. Dujardin-Beaumetz conseille l'administration de 30 centigrammes d'un mélange de sulfate de pelletiérine et d'isopelletiérine chez l'homme atteint de ver solitaire. Ce moyen a réussi trente-sept fois sur trente-neuf. Il réussirait certainement à cette même dose chez les carnivores tels que le chien et le chat.

Comme le sulfate de pelletiérine est très soluble et qu'il est absorbé facilement dans le tube digestif, il se produit quelquefois, à dose un peu forte, des troubles nerveux consistant dans une sorte de paralysie. On évite à peu près sûrement l'apparition de ces effets généraux en administrant le tannate de pelletiérine insoluble. On donne le tannate de pelletiérine à la dose 40 centigrammes chez l'homme et le chien. Le sulfate est employé à la même dose, mais on y ajoute 1 à 2 grammes de tanin.

La pelletiérine exerce une action paralysante sur les fibres musculaires striées et sur les terminaisons du nerf vague dans le cœur. Chez l'homme, à la suite de l'administration de petites doses, on observe des étourdissements, des troubles de la vue, une sensation de faiblesse dans les jambes, des nausées, des tiraillements dans certains groupes musculaires.

Le ténia du chien meurt dans l'espace de dix minutes, quand il est placé dans une solution de pelletiérine à 1/1 000.

Les doses de poudre d'écorce de racine sont de 150 à 200 grammes pour le cheval, de 20 à 50 grammes chez le chien, de 5 à 10 grammes chez le chat. L'extrait hydroalcoolique se donne à doses quatre fois plus faibles.

Une heure ou deux après l'administration, on fait prendre un purgatif doux pour provoquer l'évacuation des ténias rendus inertes par l'action du vermifuge.

Rhizome de fougère mâle.

(*Aspidium Filix mas*) (Fougères).

La fougère mâle croit dans les lieux frais. Elle fournit à la matière médicale sa racine ou plutôt son *rhizome*, qui a une saveur douceâtre et une odeur nauséeuse. La poudre s'altère à la longue et perd ses propriétés vermifuges; la racine entière se conserve mieux.

Composition chimique. — On y trouve comme principes actifs : la *filmarone* ou *aspidino filicine*, susceptible de se décomposer en acide filicique et aspidinine, une *essence* riche en *cinéol*, une *résine*, un acide tannique particulier, de l'amidon, du sucre, une huile grasse, une matière gélatiniforme et des sels.

La filmarone se présente sous forme d'une poudre amorphe et semble être le principal principe actif.

Effets. — Le rhizome de fougère mâle est le *vermifuge* indigène le plus anciennement connu ; il agit surtout contre le *ténia*. Si ce médicament n'a pas toujours le pouvoir de tuer l'helminthe, il a au moins l'avantage de l'empoisonner momentanément, de le narcotiser, de le détacher de la muqueuse sur laquelle il est fixé et de favoriser ainsi son expulsion. Le ténia placé dans une macération de fougère mâle meurt en moins de quatre heures. Les *strongles* sont tués rapidement par l'extrait éthéré de fougère mâle.

En outre, la racine de fougère n'agit jamais défavorablement sur le tube digestif ; elle a, au contraire, des effets *stomachiques* et digestifs prononcés ; elle augmente l'appétit, tend à régulariser les fonctions de l'intestin et constitue un bon tonique dans l'anémie et l'inappétence. Elle est aussi réputée comme *emménagogue*.

Emploi. — Comme la poudre de rhizome de fougère mâle s'altère assez vite, il convient, pour obtenir des résultats sûrs, de ne jamais l'employer que fraîchement préparée et de l'administrer à doses fortes. Son prix élevé rend difficile l'emploi de ce médicament chez les grands herbivores.

Doses.

Poudre.

Grands herbivores................	100 à 250 grammes.
Petits herbivores................	50 à 100 —
Porc	20 à 50 —
Chien...........................	5 à 15 —
Chat, volailles.................	0ᵍʳ,2 à 0ᵍʳ,5

Ces doses sont administrées le matin à jeun, et trois à six heures après on donne un purgatif pour déterminer l'expulsion des parasites. Sans cette précaution, le ténia narcotisé, mais non pas toujours tué, pourrait de nouveau se fixer sur la muqueuse. Si le lendemain le ténia n'est pas rendu, on recommence une nouvelle administration comme la veille. Comme purgatif, on emploie de préférence les sels neutres de soude, l'aloès et le séné.

Dans la pratique, on a reconnu que la poudre, surtout un peu vieille, tout en expulsant le ténia, laisse parfois le scolex dans l'intestin ; aussi a-t-on presque toujours recours à l'*extrait éthéré* de fougère mâle, à cause de la bonne conservation de cette préparation et de sa plus grande efficacité. On peut administrer l'extrait en pilules, en capsules ou plus simplement dilué dans de l'huile d'olive. Il a l'inconvénient d'être d'un prix élevé.

Doses de l'extrait éthéré.

Porc et mouton.....................	5 à 10 grammes.
Gros chien........................	2 à 5 —
Petit chien.......................	0gr,50 à 1 gramme.
Chat.............................	0gr,20 à 0gr,50

La poudre est administrée sous forme d'électuaires, de bols, l'extrait sous forme de pilules ou de capsules de gélatine. Ces dernières sont préférables chez les petits animaux. Quelques gouttes d'éther ou d'alcool semblent augmenter l'activité de la poudre.

TOXICITÉ DE L'EXTRAIT ÉTHÉRÉ DE FOUGÈRE MALE. — Plusieurs cas d'empoisonnement par l'extrait éthéré de fougère mâle ont été signalés en médecine humaine. Un homme a succombé après avoir pris 45 grammes de cet extrait ; un enfant de trois ans est mort après l'administration de 8 grammes. Dans beaucoup d'autres cas, la mort n'est pas survenue, mais il y a eu des troubles très graves. Les symptômes produits par une dose toxique d'extrait éthéré de fougère mâle consistent, chez l'homme, dans des douleurs abdominales, des vomissements, de la diarrhée, une grande faiblesse générale, des convulsions, de l'albuminurie, de l'amaurose et enfin surviennent la paralysie et la mort. A l'autopsie, on constate une gastro-entérite hémorragique, une congestion du poumon, des centres nerveux, des reins.

Fröhner, professeur à l'école vétérinaire de Berlin, a observé aussi plusieurs cas d'empoisonnement chez le chien et les autres animaux. Un petit chien a succombé avec une dose de 2 grammes, un chien de 18 kilogrammes avec 20 grammes, une brebis de 40 kilogrammes avec 25 grammes, une vache de 300 kilogrammes avec 100 grammes d'extrait éthéré de fougère mâle. Röder a vu un chien de forte taille succomber quatorze heures après avoir reçu à l'intérieur 6 grammes d'extrait. Les symptômes observés consistaient dans une surexcitation, des convulsions, une dilatation de la pupille, puis dans la paralysie musculaire et la faiblesse progressive des battements du cœur. A l'autopsie, on a constaté les lésions multiples de la gastro-entérite, de la néphrite parenchymateuse, de la cystite, de l'œdème du poumon et des centres nerveux (1).

Il résulte des faits connus que l'extrait éthéré de fougère mâle agit avec une intensité toxique très différente suivant les individus. Certains sujets n'éprouvent aucun malaise, même avec des doses fortes ; d'autres, au contraire, sont empoisonnés avec des doses relativement faibles.

Doses vermifuges de la filmarone.

Chien.	Petit	$0^{gr},2$ à $0^{gr},4$
	Moyen	$0^{gr},5$ à $0^{gr},7$
	Gros	1 gramme.

A dose trop forte, la *filmarone* irrite l'estomac et l'intestin et peut devenir toxique en paralysant les muscles et la respiration. On l'administre en capsules ou dans l'huile de ricin.

Fleurs de kousso ou cousso.

On donne le nom de kousso aux fleurs *femelles* d'un arbre de la famille des Rosacées, le *Brayera anthelminthica* ou *Hagenia abyssinica*, qui croît en Abyssinie. Le kousso a l'aspect des fleurs de tilleul brisées, une couleur blonde ou rouge, une saveur d'abord fade, puis âcre, et une odeur faible de fleur de sureau ou de thé qui se développe surtout sous l'influence de l'eau chaude. Il doit être conservé à l'abri de la lumière.

Le kousso doit son activité anthelminthique à la *kosotoxine* ou *koussotoxine*. Celle-ci est une poudre jaune, amorphe, fusible à 76°, ayant pour formule $(C^{25}H^{34}O^{3})$ (Raoult). Elle se dissout facilement dans l'alcool, l'éther, le benzol, le chloroforme, le sulfure de carbone, l'acide acétique cristallisable, les dissolutions alcalines caustiques ou carbonatées. Lorsqu'on chauffe ses solutions alcalines, leur couleur passe du jaune au rouge. En solution alcoolique, il se produit avec le perchlorure de fer une coloration brun

(1) Ueber die Giftigkeit des Filis extractes (*Monatshefte für Thierheilkunde*, Bd. I, 4ᵉ fasc.).

foncé qu'une goutte d'acide HCl fait disparaître. Sous l'influence de l'ébullition avec de la baryte, la kosotoxine se décompose en *kosine cristallisable* et en acide organique volatil.

La *koussine* du commerce n'est autre chose qu'un mélange de *kosine cristallisée* ou de *kosine amorphe* et de matières résineuses. Ces deux kosines ont pour formule $C^{22}H^{30}O^{7}$.

Effets et emploi. — Le kousso est l'*anthelminthique* le plus énergique ; non seulement il paralyse tous les nématoïdes, mais il tue aussi rapidement tous les ténias. Les propriétés anthelminthiques du kousso sont connues depuis plusieurs centaines d'années ; mais ce n'est que vers le milieu du XIXe siècle qu'on commença a étudier sérieusement ce médicament. Il entrait dans la composition de spécifiques contre le ver solitaire, dont la formule était tenue secrète. D'après Küchenmeister, il tue les vers plus rapidement que tous les autres vermifuges. Ce médicament détermine quelquefois, chez les animaux auxquels on l'administre, un peu d'agitation, de légères coliques d'ailleurs de très courte durée accompagnées de borborygmes. Il provoque aussi quelquefois des efforts de vomissement.

Doses.

Poudre.

Mouton.......................	15 à 50 grammes.
Agneau...	5 à 10 —
Gros chien...................	10 à 25 —
Petit chien et chat...........	3 à 5 —
Volailles	1 à 2 —

On donne deux doses à une heure d'intervalle, et trois ou quatre heures après on administre un laxatif (huile de ricin, calomel).

Le kousso présente son maximum d'effet lorsqu'il est donné en *breuvage*, après infusion dans l'eau, le lait ou dans un bouillon. On pourrait aussi l'employer en électuaire ou en bol.

L'extrait hydro-alcoolique se donne à la dose de 3 grammes par jour chez le chien.

La koussine, à la dose de 1 à 2 grammes, donne aussi de bons résultats chez le chien.

Kamala.

Le kamala est une matière résineuse fournie par les capsules ou fruits d'un arbre de la famille des Euphorbiacées, le *Rottlera tinctoria* ou *Mallotus philippinensis*, qui croît dans l'Inde, en Chine, aux îles Philippines, etc. Il forme une poudre rouge, d'une odeur faiblement aromatique, rappelant celle du cachou et d'une saveur presque nulle. Cette matière est insoluble dans l'eau, peu soluble dans l'alcool froid, mais soluble dans l'éther, l'esprit-de-vin bouillant et l'eau alcalinisée.

Le kamala contient une *résine*, une *essence*, une matière cristalline, la *rottlérine*, des matières colorantes et des sels.

La rottlérine ou mallotoxine $(C^{29}H^{22}O^6)$ forme des cristaux jaunes et semble être le principal corps actif du kamala.

Effets. — Ce n'est qu'en 1866 que ce corps a été introduit dans la médecine vétérinaire. Il a des effets analogues à ceux du kousso. Cependant, outre l'action *vermifuge*, il produit aussi un effet *évacuant*. Il ne détermine pas de vomissement. D'après Küchenmeister, le kamala tue tous les ténias après un contact de une à deux heures, tandis que la racine de fougère met trois à quatre heures, et le kousso une demi-heure pour les tuer.

Doses.

Poudre.

Gros chiens..........................	5 à 15	grammes.
Petits chiens........................	2 à 5	—
Chats	1 à 2	—
Volailles............................	0gr,5 à 1 ou 2	—

Pour augmenter les effets, on le fait macérer deux jours dans l'eau-de-vie. On l'administre aussi en suspension dans l'eau, dans le lait, en bols, en électuaire ou en breuvage.

Noix d'Arec.

La noix d'Arec est l'amande du fruit de l'Aréquier (*Areca Catechu*), palmier qui croît dans l'Inde et qui atteint une hauteur de 12 à 15 mètres. Elle est demi-sphérique ou ovoïde, aplatie à sa base, ayant près de 2 centimètres de diamètre. Sa surface est d'un brun clair et marquée d'un réseau de nervures anastomosées, dont les principales partent du hile. Elle a une saveur astringente.

La noix d'Arec renferme un alcaloïde très actif, l'*arécoline*, très voisine de la pelletiérine, et des matières indifférentes telles que l'arécaïne et le tanin.

Effets et emploi. — La noix d'Arec est préconisée comme *ténifuge* et *anthelminthique* par Zürn, Deutl, Markgraff et Friedberger. Cependant il semble que ce médicament n'offre aucun avantage sérieux sur le cousso, la pelletiérine, l'écorce de racine de grenadier, le kamala, la racine de fougère mâle, etc. On a en effet constaté que, chez le chien, elle est souvent vomie peu de temps après l'administration. Quand elle est supportée, les vers sont expulsés de une à cinq heures après. Si, trois heures après l'administration, on n'observe point de défécation, il faut administrer un purgatif.

Claussen dit avoir obtenu de bons résultats contre les *ascarides* chez les poulains de six mois, à la dose de 15 à 28 grammes de poudre.

L'arécoline et ses sels sont employés à titre d'évacuants (Voir *évacuants spéciaux*).

Doses.

Poudre de noix d'Arec.

Cheval et bœuf	100 à 250	grammes.
Poulain	10 à 50	—
Chien	10 à 20	—
Porc	5 à 15	—
Agneau	5 à 10	—
Chat	2 à 5	—
Volailles	2 à 4	—
Pigeons	0^{gr},5 à 1	gramme.

L'administration a lieu en délayant la poudre dans du lait ou de l'eau, en bols, pilules ou capsules.

Ténaline. — On donne ce nom à un mélange de plusieurs substances retirées de la noix d'Arec : arécaïne, arécaïdine et guavine. Ce mélange est exempt d'arécoline et n'est pas toxique, tout en étant anthelminthique. On l'administre au chien en délayant la poudre dans l'eau à la dose de 0^{gr},1 à 0^{gr},2 par kilogramme d'animal.

AUTRES ANTHELMINTHIQUES.

Tanaisie (*Tanacetum vulgare*, fam. des Composées). — On emploie les fleurs et les feuilles. Outre la *tanacétine* et l'huile essentielle, on a retiré de cette plante les acides tannique, gallique, citrique, une *résine*, un sucre, de l'acide métarabique et de la pararabine. Les fleurs de tanaisie sont utilisées comme vermifuges sous le nom de *Barbotine. Doses :* grands herbivores, 50 à 100 grammes; mouton et chèvre, 10 à 15 grammes.

L'essence de Tanaisie injectée dans les veines produit des effets d'excitation analogues à ceux de la rage. Peyraud (1888), a décrit ces phénomènes sous le nom de *rage tanacétique* et a préconisé cette essence pour préserver de la rage.

Absinthe (*Artemisia absinthium*, fam. des Composées). — Les feuilles et les fleurs renferment une *essence*, une matière amère l'*absinthine*, du tanin et des sels de potasse. On l'emploie comme *vermifuge*, surtout contre les oxyures. Son action est faible. *Doses :* cheval et bœuf, 20 à 30 grammes; moutons et chèvre, 5 à 10 grammes; porc, 2 à 5 grammes; chèvres, 0^{gr},5 à 1 gramme; chat et volaille, 0^{gr},1 à 0^{gr},5.

Semences de courge de citrouille, de melon. — Ces semences pilées et administrées à la dose de 50 à 60 grammes provoquent l'expulsion du ténia chez le chien. D'après Hœckel, elles doivent leur vertu ténifuge à une résine, la *pipérésine*.

Essence de térébenthine. — Elle est considérée en médecine vétérinaire comme un vermifuge assez fidèle chez nos grands herbivores. On la donne émulsionnée ou mélangée à une huile douce à la dose de 50 à 100 grammes chez le cheval et le bœuf, à celle de 5 à 15 grammes chez le chien.

Chloroforme. — Le chloroforme est un bon adjuvant des divers anthelminthiques dont il augmente l'activité. On l'emploie à l'état d'eau chloroformée.

Acide picrique et picrates (Voir *Antiseptiques*).

Teniol. — Nouvel anthelminthique retiré de l'écorce de *Mussena abyssinica* (Myrsinacées).

Kersana (*Orobe*). — Le kersana du Maroc donné aux solipèdes produit l'expulsion rapide des vers intestinaux. Par contre, il constitue un poison violent pour le porc (Mme Du Gast).

PRÉPARATIONS VERMIFUGES.

A. — Contre la strongilose ou bronchite vermineuse.

a. *Fumigations sèches* au goudron, à l'huile empyreumatique, aux baies de genièvre;

b. *Fumigations humides* à l'essence de térébenthine, au phénol;

c. *Injections intratrachéales suivantes :*

1°

Huile d'olive	}	āā 100
Essence de térébenthine	}	

Mélanger et ajouter parties égales de la solution suivante :

Iode	2
Iodure de potassium	10
Eau distillée	100

Injecter le mélange dans la trachée à la dose de 5 à 10 grammes chez le mouton et le veau.

2°

Huile d'œillette	100
Essence de térébenthine	100
Phénol	2
Huile de cade purifiée	2

Injecter dans la trachée 10 grammes par jour au veau (Éloire).

3°

Acide phénique	1
Eau distillée	100

Injecter 5 grammes dans la trachée du mouton.

4°

Picrate de potasse	1 gramme.
Eau distillée	500 grammes.

Injecter au bœuf 200 centimètres cubes de cette solution.

5°

Essence de girofle	}	āā 360
— de térébenthine	}	
Acide phénique	}	āā 30
Huile d'olive	}	

Mélangez.

Injecter 10 grammes par jour au veau (Krivonogow).

d. *Pulvérisations intratrachéales.*

Alcool à 45°	100
Créosote	1

Pulvérisez cette solution dans la trachée du bovin à l'aide d'un pulvérisateur dont le tube passe dans la canule d'un trocart.

B. — Contre les ascarides du cheval.

1°

Acide arsénieux en poudre.............., 15 grammes.
Faites trente paquets de 0gr,50 chacun.

Administrer un paquet par jour les trois ou quatre premiers jours ; deux paquets par jour les huit jours suivants et, vers la fin, trois ou quatre paquets par jour. Pour terminer, administrer un purgatif à l'aloès.

2°

Émétique.................................. 20 grammes.

Administer en quatre fois, dans la journée, en électuaire avec de la poudre de gentiane. On y ajoute souvent de l'*asa fœtida* et de l'huile empyreumatique (effet inconstant; voir *Émétique*).

3°

Huile animale de Dippel..............
Essence de térébenthine.............. } ãã 50 grammes.
Aloès pulvérisé....................... 30 —
Poudre de guimauve et eau .... Q. S.
Faites 4 bols.

Administrer les quatre bols en deux jours.

4°

Poudre de gentiane...................
 — de valériane... ,............ } ãã 30 grammes.
Suie de cheminée.....................,... 60 —
Huile empyreumatique............... 15 —
Sulfure de fer........................
Essence de térébenthine............. } ãã 10 —
Farine et eau........................ Q. S.
Faites un électuaire.

5°

Acide arsénieux en poudre............. 2gr,5
Poudre d'aloès........................ 30 grammes.
 — de grande absinthe........... 20 —
 — de guimauve et eau.......... Q. S.
Faites 2 bols.

Administrer en deux fois dans la journée.

6°

Essence de térébenthine.......... 100 à 200 grammes.
Jaune d'œuf.................... N° 6
Émulsionnez l'essence dans le jaune et administrez.

7°

Crésyl ou créoline	50 grammes.
Eau	1 gramme.

Administrez en breuvage.

8°

Acide arsénieux	3 grammes.
Aloès pulvérisé	20 —
Savon vert q. s. pour faire 2 bols.	

Administrer les deux bols dans les vingt-quatre heures.

9°

Poudre de semen-contra	40 grammes.
Poudre de suie brillante	20 —
Miel	Q. S.
Pour 2 bols.	

Administrer dans la journée.

10°

Santonine	10 grammes.
Calomel	5 —
Miel	50 —

Faites un électuaire.

Administrer au cheval.

11°

Santonine	25 grammes.
Huile de ricin	500 —

F. S. A.

Administrer au cheval.

12°

Suie de cheminée tamisée	50 grammes.
Aloès des Barbades	30 —
Miel ou mélasse	} āā 30 —
Poudre de réglisse	

Faites 4 bols.

Les administrer à jeun chez le cheval en deux jours, deux par deux.

13°

Aloès succotrin	50 grammes.
Calomel à la vapeur	4 —
Semen-contra	30 —
Miel	Q. S.

Faites 4 bols.

Les administrer à jeun chez le cheval en deux jours, deux par deux.

Contre les ascarides et les strongles qui habitent l'intestin du cheval.

14°

Poudre de fougère mâle.................	180 grammes.
Huile empyreumatique..................	180 —
Aloès pulvérisé.......................	25 —
Sulfure noir de mercure...............	60 —
Gomme arabique......................	35 —

Faites 12 bols.

En administrer trois fois par jour.

C. — Contre les ascarides des jeunes chiens.

1°

Semen-contra........................	5 à 15 grammes.

En suspension dans du lait.

2°

Santonine...........................	10 centigrammes.
Sucre en poudre.....................	50 —

Mélangez intimement.

Donner en trois fois à trois heures d'intervalle.

3°

Santonine...........................	30 centigrammes.
Huile de ricin.......................	50 —

Mélangez.

Une cuillerée toutes les trois heures.

4°

Benzine.............................	1 à 7 grammes.

En pilules ou dans l'huile.

D. — Contre les ascarides du porc.

1°

Graines de ricin décortiquées...........	8 grammes.

Mélangez à la ration journalière.

2°

Benzine.............................	10 à 20 grammes.

Dans du son frisé ou en pilules.

3o

Picrate de potasse.............   20 à 50 centigrammes.

Dans de l'eau farineuse ou une décoction mucilagineuse.

E. — Helminthiase intestinale des agneaux.

1o

Extrait éthéré de fougère mâle........   10 grammes.
Huile d'olive..............   20   —
Mélangez.

Administrer au mouton atteint de *strongylose*.

2o

Racine de tanaisie..,...................   15 grammes.

Administrer cette dose chaque jour pendant six à sept jours.

3o

Picrate de potasse ....   6 centigrammes à 1 gramme.

Dose journalière, en pilules.

4o

Kamala.............................   3 à 4 grammes.
En suspension dans l'eau.

Prendre cette dose en deux fois à quatre heures d'intervalle.

5o

Kousséine........................   20 centigrammes.
Sucre.........................   50   —
Mélangez.

Administrer à l'agneau.

F. — Contre le ténia du chien.

1o

Fleurs de kousso pulv..................   20 grammes.
Miel,............................,   50   —
Mélangez.

Faire prendre au chien dans du lait.

2o

Kousso.....................•.........   15 à 30 grammes.
Sucre........................,   35   —
Mélangez et délayez dans une infusion de tilleul.

3°

Cousséine............................   5 grammes.
Huile de ricin........................   50   —

Préparation moins active que la précédente.

4°

Semence de courge..........................   N° 15

On administre la poudre et on fait suivre un purgatif.

5°

Écorce de racine de grenadier pulv......   50 grammes.
Eau distillée..........................   250   —

Faire macérer pendant douze heures, puis faire bouillir jusqu'à réduction du liquide à 150 grammes.

Administrer en deux fois au chien atteint de ténia.

6°

Tannate de pelletiérine.............   30 centigrammes.
Sucre pulv........................   50   —

Mélangez.

Administrer en une seule fois au chien.

7°

Kamala ....   3 à 5 grammes.
En pilules.

8°

Poudre de noix d'Arec.............   5 à 15 grammes.
Beurre, q. s. pour faire des pilules.

Administrer en une fois.

Les ténias se sont rendus après douze à dix-huit heures, si on a le soin de faire prendre de l'huile de ricin (30 grammes), trois heures après l'administration du ténifuge.

9°

Sulfure de calcium.................   1 à 3 grammes.

A la dose de 1 à 3 grammes pour les jeunes chiens et 3 à 5 pour les adultes (Delamotte).

10°

Extrait éthéré de fougère mâle.......   1 à 8 grammes.
Faites des pilules ou incorporez dans des capsules de gélatine.

Administrer en une fois.

11°

Poudre de noix d'Arec............................ 20 grammes.
Kamala.. 10   —
Beurre de cacao, q. s. pour 25 pilules.

Administrer les vingt-cinq pilules en une fois au chien de forte taille, et douze pilules au chien de petite taille.

Deux heures après, le ténia est expulsé avec la tête.

12°

Extrait éthéré de fougère mâle....... 2^{gr},5
Poudre de racine de fougère......... 5 grammes.
Faites dix pilules.

Administrer en une fois.

13°

Essence de térébenthine................ 2-4 grammes.
Jaune d'œuf.......................... N° 1
Émulsionnez.

Administrer dans un jour. Le traitement doit être poursuivi plusieurs jours.

14°

Extrait éthéré de fougère mâle........... 5 grammes.
Éther.................................. 10   —
Sirop................................. 40   —

15°

Chloroforme............................ 4 grammes.
Huile de ricin.......................... 50   —
Dissolvez.

Donner en deux fois.

16°

Chloroforme............................ 4 grammes.
Huile de croton........................ 1 goutte.
Glycérine .... 30 grammes.

A prendre en une dose (Grœser).

G. — Contre le ténia du cheval.

1°

Acide arsénieux pulvérisé............. 2 grammes.
Calomel 4   —
Poudre de guimauve, q. s. pour faire 2 bols.

Administrer les deux bols dans la journée.

2°

Camomille..........................	25 grammes.
Infuser dans eau......................	500 —
Ajouter : Huile de croton..............	XV gouttes.

Mélangez.

Donner en deux fois contre les coliques vermineuses.

3° *Poudre vermifuge.*

Sulfure noir de mercure.............	30 grammes.
Fougère mâle........................	
Gentiane............................	ãã 8 —
Absinthe............................	
Aloès...............................	

Mélez.

Administrer en une seule fois au cheval.

4°

Aloès des Barbades...................	20 grammes.
Gingembre..........................	4 —
Huile volatile de corne de cerf.........	XX gouttes
Carbonate de soude..................	8 grammes.
Sirop simple........................	Q. S.

Pour un bol.

5°

Essence de térébenthine..............	100 grammes.
Calomel.............................	16 —
Jaunes d'œufs.......................	N° 2
Décoction légère de mousse de Corse..	2 litres.

F. S. A.

Deux breuvages pour les solipèdes.

6°

Poudre de fougère..................	ãã 32 grammes
Huile empyreumatique..............	
Aloès..............................	16 —
Asa fœtida........................	
Gomme-gutte......................	4 —

Faire 2 bols.

H. — Contre les ténias des oiseaux de basse-cour.

1°

Poudre de noix d'arec.............	2 à 3 grammes.

Faire prendre sous forme de pilules.

2°

Poudre de racine de fougère mâle....   1 à 3 grammes.

Faire prendre en pilules.

3°

Poudre de rhizome de fougère mâle............)
Tanaisie.................................... } ãã 1 partie.
Sarriette. ....)

Mélangez. Faites une décoction avec 300 grammes du mélange par litre d'eau.

Ce liquide sert à faire les pâtons de farine avec lesquels on nourrit les poules et les dindons jusqu'à expulsion des vers intestinaux.

4°

Kamala.................................. { ãã 1 partie.
Pâtée d'œufs durs et de pain.............)

Mélangez.

Faites prendre concurremment avec des œufs de fourmis aux faisans atteints du ténia (Mégnin).

5°

Noix d'arec fraîche et pulvérisée.....   1 à 3 grammes.

En pilules avec du beurre.

6°

Semences de courges.

Mélangez la poudre avec les aliments.

7°

Décoction d'absinthe.

Y faire macérer pendant quelques jours les vesces et les donner ensuite en nourriture aux pigeons atteints du ténia.

2° Antiseptiques.

On désigne sous le nom d'*antiseptiques* tous les agents qui mettent les *microbes* hors d'état de nuire à la santé de l'homme et des animaux (Arloing). On les appelle encore *désinfectants*.

Pour faire un emploi rationnel de ces agents, il faut connaître leur action : 1° sur les germes morbides ; 2° sur les tissus ; 3° sur l'organisme ; 4° sur les produits secondaires (toxines, ptomaïnes) fabriqués par les microbes.

1° ACTION SUR LES MICROBES. — L'action des antiseptiques sur les microbes varie dans son intensité : suivant la substance employée, suivant la nature des germes et suivant que ceux-ci sont placés dans un milieu artificiel ou dans les tissus vivants.

Le même agent ne détruit pas avec la même rapidité la vitalité de tous les microbes. Ainsi, dans les solutions très étendues de bichlorure de mercure, la plupart des germes vivants succombent rapidement ; mais il existe cependant certaines formes de micro-organismes qui résistent plus énergiquement et qui peuvent même s'y conserver avec toutes leurs propriétés.

Tel antiseptique, qui se montre énergique contre une espèce de microbe, restera souvent inactif ou peu efficace contre une autre espèce.

On peut juger du pouvoir antiseptique d'un corps par deux procédés principaux : 1° faire agir sur les microbes le corps à essayer et, après un certain temps de contact bien déterminé, ensemencer ces mêmes microbes dans leur milieu de culture ordinaire, ou bien les inoculer à des animaux sensibles à leurs effets ; si le milieu de culture reste stérile et si les animaux inoculés restent sains, la puissance antiseptique de l'agent employé est établie ; 2° mélanger l'agent antiseptique avec le milieu de culture et ensemencer ensuite dans ce milieu les germes, pour voir s'ils s'y multiplient.

De nombreuses études sur les antiseptiques ont été entreprises suivant ces deux procédés : elles ont fourni des résultats fort intéressants et utiles, mais qui sont incomplets cependant sur bien des points. On y relève même des contradictions assez nombreuses, qui démontrent qu'il n'y a pas d'*antiseptique universel* pouvant remplir toutes les indications. Chaque agent a ses indications spéciales. Les conditions, en effet, ne sont pas les mêmes lorsque l'agent antiseptique est mis en contact avec les microorganismes, en dehors de l'économie animale, dans des vases inertes contenant des milieux de culture artificiels, ou lorsqu'il exerce son action en présence des tissus vivants. L'antiseptique, mis en contact avec une surface malade, ne se répand pas également partout ; il ne pénètre pas dans tous les points où se sont retranchés les germes, surtout lorsque ceux-ci sont profondément situés et fixés à l'intérieur d'éléments anatomiques. D'autre part, le taux de la solution active est rapidement modifié, par suite de l'absorption d'une partie de la substance désinfectante, soit par suite de son mélange avec les exsudats pathologiques, soit encore par le fait de sa décomposition en présence des tissus. Le nitrate d'argent, par exemple, ne tarde pas à se décomposer lorsqu'il entre en contact avec les tissus ou avec les produits pathologiques, et son activité microbicide s'atténue rapidement.

Il arrive aussi que les microorganismes *s'habituent* à l'action de certains antiseptiques (Kossiakoff, Trambusti.).

2° ACTION SUR LES TISSUS. — L'action exercée sur les tissus varie suivant la substance antiseptique employée. Un grand nombre de ces agents ont la propriété de coaguler les diverses substances albuminoïdes, ou de les oxyder, de les hydrater et de modifier la vitalité des éléments anatomiques. L'action coagulante et déshydratante exercée sur les liquides organiques modifie le milieu vivant, au point de le rendre impropre à la pullulation des germes. Quand ceux-ci sont englobés dans le coagulum solide, ils sont paralysés mécaniquement dans leur multiplication et, par suite, offrent moins de résistance vis-à-vis des phagocytes et des éléments anatomiques, en général, surexcités dans leur activité nutritive. Un grand nombre d'antiseptiques agissent aussi sur les vaisseaux ; ils les resserrent à la façon des astringents, diminuent l'afflux sanguin et par conséquent ralentissent l'absorption des produits solubles et toxiques sécrétés par les germes morbides.

3° ACTION SUR L'ORGANISME. — Les antiseptiques sont susceptibles d'être absorbés et capables de produire des effets généraux. Quand ils ont pénétré dans le sang de la circulation générale, ils exercent leur action sur tous les éléments anatomiques en même temps que sur les microbes. Beaucoup sont des *poisons énergiques* pour l'homme et les animaux. Très souvent ils diminuent la force de résistance de l'organisme aux infections. Ainsi Straus et Chamberland ont vu que les animaux chloralisés succombent plus rapidement à l'infection charbonneuse que les témoins, quoique *in vitro* le chlorol s'oppose, même à très faible dose, au développement du bacille charbonneux. Les syphilitiques saturés de mercure sont tués rapidement par le pneumocoque, quoique le microbe supporte mal le sublimé (A. Robin). Le même fait a été absorvé à propos de la fièvre typhoïde. Ainsi donc, « en matière d'antisepsie cellulaire, d'antisepsie intérieure, on ne peut pas conclure du laboratoire à la clinique » (A. Robin).

Après leur absorption, certains antiseptiques exercent une *action spécifique* sur un microbe sans pour cela nuire à l'organisme animal. C'est ainsi que le mercure détruit le *Treponema pallidum* guérit la syphilis ; que la quinine tue les hématozoaires du paludisme et guérit la fièvre paludéenne ; que le salicylate de soude guérit le rhumatisme articulaire ; que l'atoxyl empêche la multiplication des tripanosomes, etc.

Ainsi un microbe donné peut donc être atteint, lorsqu'il infecte l'organisme, à la condition de faire absorber à dose tolérable un antiseptique *spécifique* du microbe envisagé.

4° ACTION SUR LES TOXINES. — Les antiseptiques peuvent aussi modifier les produits solubles sécrétés par les microbes. Ainsi l'*iodoforme*, qui n'est que faiblement microbicide *in vitro*, détruit l'action des toxines microbiennes et constitue pour cela un agent très utile dans la désinfection des plaies.

La valeur pratique des désinfectants dépend donc de plusieurs facteurs. Tel agent antiseptique, médiocre *in vitro*, peut fort bien être reconnu préférable, dans les cas pathologiques, à d'autres en apparence plus puissants. Aussi le choix d'un agent désinfectant dépend-il de considérations nombreuses, relatives non seulement à sa valeur intrinsèque comme germicide, mais encore à son mode d'emploi, à la nature des surfaces ou des tissus sur lesquels on l'applique, à la puissance des effets toxiques qui peuvent résulter de son passage dans le torrent circulatoire, à son prix, à son action sur les instruments, sur les matières de pansement, sur les mains du chirurgien.

Dans l'emploi des antiseptiques, on devra tenir compte de l'étendue de la surface malade, du pouvoir d'absorption de cette surface, et lorsqu'il s'agit de cavités naturelles ou pathologiques, se préoccuper des *accidents locaux ou généraux* qui peuvent résulter d'un contact trop prolongé de l'agent médicamenteux avec des membranes délicates et d'une grande puissance d'absorption.

Il faudra donc : « dresser un tableau des antiseptiques pour chaque maladie, où le médecin puisera suivant les circonstances et suivant les indications, en tenant compte des états frais ou secs, mycéliques ou sporulés sous lesquels se rencontrent les virus » (Arloing).

Puissance microbicide des principaux antiseptiques.
Classement d'après Bucholtz, 1876.

Bactéries cultivées dans un liquide composé de sucre candi, 10 gr. ; tartrate d'ammoniaque, 1 ; phosphate de chaux, 0,50 ; eau distillée, 100.

EMPÊCHENT le développement des bactéries.	AU DEGRÉ de dilution suivant.	DÉTRUISENT le pouvoir de reproduction des bactéries.	AU DEGRÉ de dilution.
Sublimé	1 : 20 000	Chlore	1 : 25 000
Thymol	1 : 2 000	Iode	1 : 5 000
Benzoate de soude	1 : 2 000	Brome	1 : 3 333
Créosote		Acide sulfureux	1 : 666
Essence de thym		— salicylique	1 : 312
Carvol	1 : 1 000	— benzoïque	1 : 250
Acide benzoïque		— méthylsalicylique	1 : 200
— méthylsalicylique		Thymol	1 : 200
— salicylique		Carvol	1 : 200
Eucalyptol	1 : 666	Acide sulfurique	1 : 161
Essence de carvi	1 : 500	Créosote	1 : 100
Salicylate de soude	1 : 250	Phénol	1 : 45
Phénol	1 : 200	Alcool	1 : 25
Quinine	1 : 200		
Acide sulfurique	1 : 151		
— borique	1 : 333		
Sulfate de cuivre	1 : 133		
Acide chlorhydrique	1 : 75		
Sulfate de zinc	1 : 50		
Alcool			

Tableau Jalan de la Croix.

ANTISEPTIQUES — PROPORTIONS CALCULÉES en poids du corps chimiquement pur.	DOSE QUI TUE les bactéries en plein développement dans du bouillon.		DOSE QUI STÉRILISE les germes des bactéries complètement développées.	
	Tue.	Ne tue pas.	Tue.	Ne tue pas.
Sublimé	1 : 5 805	1 : 6 300	1 : 1 250	1 : 5 250
Chlore	1 : 22 768	1 : 30 208	1 : 431	1 : 460
Chlorure de chaux	1 : 3 720	1 : 4 460	1 : 170	1 : 250
Acide sulfureux	1 : 2 009	1 : 4 985	1 : 190	1 : 273
— sulfurique	1 : 2 020	1 : 3 353	1 : 116	1 : 205
Brome	1 : 2 550	1 : 4 050	1 : 336	1 : 550
Iode métallique	1 : 1 548	1 : 2 010	1 : 410	1 : 510
Acétate d'alumine	1 : 427	1 : 835	1 : 64	1 : 92
Essence de moutarde	1 : 591	1 : 820	1 : 28	1 : 40
Acide benzoïque	1 : 410	1 : 510	1 : 121	1 : 210
Boro-salicylate de soude	1 : 72	1 : 110	1 : 30	1 : 50
Acide picrique	1 : 1001	1 : 1 433	1 : 150	1 : 200
Thymol	1 : 109	1 : 212	1 : 20	1 : 36
Acide salicylique	1 : 60	1 : 78	»	1 : 35
Permanganate de potasse	1 : 150	1 : 200	1 : 150	1 : 200
Acide phénique	1 : 22	1 : 42	1 : 2,66	1 : 4
Chloroforme	1 : 112	1 : 134	»	1 : 0,8
Borax	1 : 48	1 : 69	»	1 : 12
Alcool	1 : 4,4	1 : 6	»	1 : 1,18
Eucalyptol	1 : 116	1 : 205	»	1 : 5,83

Miquel (1) a classé les antiseptiques d'après la quantité de chaque médicament nécessaire pour empêcher la putréfaction de se produire dans 1 litre de bouillon de bœuf neutralisé exposé aux germes de l'air.

Classement d'après Miquel.

Les chiffres qui correspondent à chacune des substances représentent une dose minima capable de s'opposer à la putréfaction de 1 litre de bouillon.

a. Substances éminemment antiseptiques.

Biiodure de mercure	25	milligrammes.
Iodure d'argent	30	—
Eau oxygénée	50	—
Bichlorure de mercure	70	—
Azotate d'argent	80	—

b. Substances très fortement antiseptiques.

Acide osmique	15	centigrammes.
— chromique	20	—
Chlore	25	—
Iode	25	—
Chlorure d'or	25	—
Bichlorure de platine	30	—
Acide cyanhydrique	40	—
Iodure de cadmium	50	centigrammes.
Brome	60	—
Iodoforme	70	—
Chlorure cuprique	70	—
Chloroforme	80	—
Sulfate de cuivre	90	—

c. Substances fortement antiseptiques.

Acide salicylique	1gr,00
— benzoïque	1gr,10
Cyanure de potassium	1gr,20
Bichromate de potasse	1gr,20
Acide picrique	1gr,30
Gaz ammoniac	1gr,40
Chlorure de zinc	1gr,90
Acide thymique	2gr,00
Sulfate de nickel	2gr,50
Essence de mirbane	2gr,60
Acide sulfurique	⎫
— azotique	⎬ 2 à 3gr,00
— chlorhydrique	⎪
— phosphorique	⎭
Essence d'amandes amères	3gr,00

(1) Miquel, *Annuaire de l'Observatoire de Montsouris.* 1884.

Acide phénique...............................   3gr,20
Permanganate de potasse.....................   3gr,50
Alun..   4gr,50
Tanin.......................................   4gr,80
Acide oxalique.............................. ⎫
  — tartrique............................... ⎬ 3 à 5gr,00
  — citrique................................ ⎭
Sulfhydrate alcalin.........................   5gr,00

d. *Substances modérément antiseptiques.*

Bromhydrate de quinine......................   5gr,50
Acide arsénieux.............................   6gr,00
Sulfate de strychnine.......................   7gr,00
Acide borique...............................   7gr,30
Hydrate de chloral..........................   9gr,30
Salicylate de soude.........................   10gr,00
Sulfate de protoxyde de fer.................   11gr,00
Soude caustique.............................   18gr,00

e. *Substances faiblement antiseptiques.*

Éther sulfurique............................   22 grammes.
Chlorure de calcium.........................   40   —
Borax.......................................   70   —
Chlorhydrate de morphine....................   75   —
Chlorure de baryum..........................   95   —
Alcool éthylique............................   95   —

f. *Substances très faiblement antiseptiques.*

Chlorhydrate d'ammoniaque...................   115 grammes.
Iodure de potassium.........................   140   —
Chlorure de sodium..........................   165   —
Glycérine...................................   225   —
Bromure de potassium........................   240   —
Sulfate d'ammoniaque........................   250   —
Hyposulfite de soude........................   275   —

Tableau montrant, d'après Koch, les degrés de concentration auxquels diverses substances sont capables d'entraver ou de supprimer complétement le développement des bactéridies charbonneuses dans une solution de viande peptonisée; les substances qui sont données au plus haut degré du pouvoir microbicide viennent en premier lieu; les plus faibles à la fin.

SUBSTANCES EXPÉRIMENTÉES.	DEGRÉ de concentration auquel l'accroissement des bacilles a commencé à être entravé.	DEGRÉ de concentration auquel l'accroissement des bacilles a été entièrement arrêté.
Sublimé	1 : 1000000	1 : 300000
Essence de moutarde	1 : 330000	1 : 33000
Alcool allylique	1 : 160000	—
Arsénite de potasse	1 : 100000	1 : 10000
Thymol	1 : 80000	—
Essence de térébenthine	1 : 75000	—
Acide cyanhydrique	1 : 40000	1 : 8000
Essence de menthe poivrée	1 : 33000	—
Acide chromique	1 : 10000	1 : 5000
— picrique	1 : 10000	Supér. à 1 : 4000
Iode	1 : 5000	—
Essence de girofle	1 : 5000	—
Acide salicylique	1 : 3300	1 : 1500
Permanganate de potasse	1 : 3300	—
Camphre	1 : 2500	1 : 1250
Eucalyptol	1 : 2500	Supér. à 1 : 800
Acide chlorhydrique	1 : 2500	—
Borax	1 : 2000	1 : 700
Acide benzoïque	1 : 2000	—
Brome	1 : 1500	—
Iode	1 : 1500	—
Acide phénique	1 : 1250	—
— borique	1 : 1250	1 : 800
Hydrate de chloral	1 : 1000	Supér. à 1 : 400
Quinine	1 : 830	1 : 625
Sulfure de calcium	1 : 350	—
Chlorate de potasse	1 : 250	—
Acide acétique	1 : 250	—
Vinaigre de bois brut	1 : 250	—
Sulfure de sodium	Supér. à 1 : 250	—
Benzoate de soude	1 : 200	—
Alcool éthylique	1 : 100	1 : 12
Acétone	Supér. à 1 : 100	—
Sel marin	1 : 64	Supér. à 1 : 24

Influence du milieu.

D'après Sattler, la puissance antiseptique d'un agent peut varier suivant le milieu dans lequel il agit.

Le tableau suivant démontre nettement ce fait :

	Dans le bouillon de veau.	Dans le sang.	Dans la chair.
Acide phénique, prévient tout développement de microbes en solution à…	1 : 400	1 : 250	1 : 160
Sublimé	1 : 13300		1 : 500
Azotate d'argent	1 : 10000		1 : 225
Iode	1 : 8000		1 : 225

**Tableau des substances antiseptiques par ordre décroissant
d'activité** (d'après Fayol).

(Bactéridie charbonneuse.)

Antiseptiques très puissants............	1. Vapeur d'eau (110°). 2. Iode. 3. Sulfate de cuivre. 4. Chloral. 5. Acide benzoïque. 6. Sublimé. 7. Naphtol.
Antiseptiques moins puissants..........	8. Aseptol. 9. Acide salicylique. 10. Chlorure de zinc. 11. Thymol. 12. Résorcine. 13. Acide phénique.
Antiseptiques faibles...................	14. Saccharine. 15. Eucalyptol. 16. Antipyrine. 17. Alcool. 18. Salol.
Antiseptique très faible...............	19. Acide borique.
Pas antiseptique......................	20. Iodoforme.

**Tableaux indiquant l'action de certaines substances sur le virus
du charbon symptomatique** (Arloing, Cornevin, Thomas).

A. — Action de substances liquides ou en dissolution sur le virus frais.

NE DÉTRUISENT PAS LA VIRULENCE.	DÉTRUISENT LA VIRULENCE.
Alcool à 90°. — camphré (saturé). — phéniqué à saturation et à 1/200. Glycérine. Ammoniaque. Acétate d'ammoniaque. Sulfate — Sulfhydrate — Carbonate — Benzine. Chlorure de sodium (dissol. saturée). Chaux vive et eau de chaux. Polysulfure de calcium (1/5). Sulfate de fer (1/5). — de quinine (1/10). Borate de soude (1/5). Hyposulfite de soude (1/2). Acide tannique (1/5). Iodoforme (dissolut. alcoolique saturée). Iodoforme en poudre. Silicate de potasse (1/200). Eau oxygénée. Chlorure de zinc. — de manganèse. Essence de térébenthine. Camphre monochloré Cazeneuve (solution alcoolique saturée).	Acide phénique (solution aqueuse à 2/100). — salicylique (1/100). — borique (1/5). — azotique (1/20). — sulfurique (dilué). — chlorhydrique (1/2). — oxalique (à saturation). Acide salicylique (id.). Soude. Potasse (1/5). Eau iodée. Salicylate de soude (1/5). Permanganate de potasse (1/20). Sulfate de cuivre (1/5). Nitrate d'argent (1/1000). Sublimé corrosif (1/1000). Camphre bichloré Cazeneuve (solution alcoolique saturée). Chloral (3/100). Acétate d'alumine (1/200). Acide picrique (solution saturée). Naphtaline (solution alcoolique à 2/100). Acide benzoïque (2/100). Essence d'eucalyptus (1/800). — de thym (1/800).

*B. — Action du gaz ou de substances employés à l'état de vapeurs
sur le virus frais.*

NE DÉTRUISENT PAS LA VIRULENCE.	DÉTRUISENT LA VIRULENCE.
Ammoniaque. Acide sulfureux. Chloroforme. Hydrogène sulfuré. Ozone.	Brome. Chlore. Sulfure de carbone. Vapeurs d'essence de thym. — — d'eucalyptus.

C. — Actions de substances liquides ou gazeuses sur le virus frais.

NE DÉTRUISENT PAS LA VIRULENCE.	DÉTRUISENT LA VIRULENCE.
Liquides ou solutions. Acide oxalique. Permanganate de potasse. Soude. *Gaz ou vapeurs.* Chlore. Sulfure de carbone. Vapeurs d'essence de thym. — — d'eucalyptus.	*Liquides ou solutions.* Acide phénique (2/100). — salicylique (1/1000). Nitrate d'argent (1/1000). Sulfate de cuivre (1/5). Acide chlorhydrique (1/2). — borique (1/5). Alcool salicylique (à saturation). Sublimé (1/5000). *Gaz ou vapeurs.* Brome.

Tableaux indiquant l'action de certaines substances sur le virus du rouget du porc (Cornevin).

*A. — Action de gaz ou de substances employés à l'état de vapeurs
(48 heures de contact).*

NE DÉTRUISENT PAS LA VIRULENCE.	DÉTRUISENT LA VIRULENCE.
Vapeurs d'eucalyptol.	Acide sulfureux. Chlore. Sulfure de carbone. Hydrogène sulfuré. Chloroforme.

B. — Action de substances liquides ou en dissolution saturée (48 heures de contact avec égale quantité de virus).

NE DÉTRUISENT PAS LA VIRULENCE.	DÉTRUISENT LA VIRULENCE.
Acide tartrique.	Soude.
Azotate de potasse.	Potasse.
Acide borique.	Acide oxalique.
— tannique.	Iodure de potassium.
Arsenic.	Acide sulfurique.
Benzine.	— thymique.
Chlorure de sodium.	Sulfate de cuivre.
— de manganèse.	Nitrate d'argent.
— de zinc.	Sulfate de fer.
Oxalate d'ammoniaque.	Acide salicylique.
Alcool phéniqué.	— phénique.
Nicotine.	Perchlorure de fer.
	Essence de térébenthine.
	Borate de soude.
	Huile camphrée.
	— phosphorée.
	Alcool.
	Glycérine.
	Ammoniaque.
	Acétate d'ammoniaque.
	Permanganate de potasse.
	Chloral.
	Sublimé corrosif.
	Jus de citron.
	Glycose.

Pouvoir désinfectant vis-à-vis du vibrion septique (Tarnier et Vignal).

1° Bichlorure de mercure à 0,20 p. 1000 en   2 minutes.
2° Microbicine   à 4   —   7   —
3• Biiodure de mercure   à 0,25   —   8   —
4° Acide phénique   à 25   —   10   —
5° Sulfate de cuivre   à 5   —   10   —
6° Permang. de potasse   à 0,25   —   16   —

Pouvoir germicide sur les microcoques du pus, microcoques de la septicémie, du « Bacterium termo » (Sternberg).

Sublimé.............................. 1 : 20000 (Sternberg).
Permanganate de potasse........ 1 : 883   —
Iode............................. 1 : 500   —
Créosote......................... 1 : 200   —
Acide phénique .... 1 : 100 (Sternberg. Foote).
  — salicylique................. 1 : 25 (Sternberg).
Chloral .... 1 : 5   —
Créoline......................... 1 : 100 (Foote).
Thymol........................... —   —

Puissance microbicide vis-à-vis du « Staphylococcus pyogenes aureus » et du « Streptococcus pyogenes albus » (Martens).

Iode	1 : 10000
Thymol	1 : 5000
Nitrate d'argent	1 : 1000
Sublimé	1 : 1000
Acide benzoïque	1 : 500
Acide salicylique	1 : 300
Phénol } Perchlorure de fer	1 : 100
Essence de térébenthine	1 : 50
Chlorure de zinc	1 : 20
Acide borique	1 : 25

Pouvoir germicide vis-à-vis du bacille typhique et du vibrion du choléra (Paul).

Sublimé	1 : 20000	1 : 10000
Sulfate de quinine	1 : 800	1 : 5000
Phénol	1 : 200	1 : 400
Acide chlorhydrique	1 : 100	—
Chlorure de chaux	1 : 20	—
Sulfate de cuivre	—	1 : 500

Bouchard a étudié le pouvoir antiseptique de dix substances sur différents microbes pathogènes. Il appelle *équivalent* antiseptique la quantité d'une substance qu'il faut ajouter au milieu de culture (mis à l'étuve à 37° C.) pour empêcher le développement du microbe ensemencé dans ce milieu.

Au-dessous de cette dose, l'antiseptique est inefficace. Le tableau suivant donne les résultats obtenus.

	ÉQUIVALENT ANTISEPTIQUE VIS-A-VIS :			
SUBSTANCE EMPLOYÉE.	du bacille typhique.	du *Staphylococcus aureus.*	de la bactéridie charbonneuse.	du pneumocoque de Friedländer.
Naphtaline	4 : 1000	4 : 1000	4 : 1000	5 : 1000
Iodoforme	2,5 : 1000	3,5 : 1000	4 : 1000	3,5 : 1000
Salol	2,5 : 1000	2 : 1000	3 : 1000	3 : 1000
Sublimé	0,1 : 1000	0,03 : 1000	0,04 : 1000	0,07 : 1000
Biiodure de mercure	0,1 : 1000	0,04 : 1000	0,08 : 1000	0,1 : 1000
Créosote	1 : 1000	0,4 : 1000	1 : 1000	1 : 1000
Acide phénique	0,8 : 1000	0,8 : 1000	0,8 : 1000	1 : 1000
Acide thymique	0,8 : 1000	0,5 : 1000	00,8 : 1000	1 : 1000
Naphtol-α	0,15 : 1000	0,12 : 1000	0,12 : 1000	0,12 : 1000
Naphtol-β	0,15 : 1000	0,12 : 1000	0,15 : 1000	0,15 : 1000

Les antiseptiques étant très nombreux, il est nécessaire, pour rendre leur étude plus facile, de la diviser en groupes. En se basant sur leur constitution chimique, on peut reconnaître les antiseptiques minéraux et des antiseptiques organiques.

Antiseptiques minéraux.

On peut les diviser en antiseptiques métalloïdiques, acides, basiques ou salins (Manquat).

a. *Antiseptiques métalloïdiques.*

Les antiseptiques de ce groupe comprennent les métalloïdes et les composés qui, étant mis au contact des tissus, mettent en liberté un métalloïde antiseptique. Les principaux sont les peroxydes, le chlore, les hypochlorites, l'iode, le brome, le charbon de bois.

Peroxydes.

Les principaux peroxydes utilisables sont : l'eau oxygénée et les peroxydes métalliques.

1° EAU OXYGÉNÉE (H^2O^2).

L'eau oxygénée (bioxyde ou peroxyde d'hydrogène), découverte en 1818 par Thénard, est un liquide incolore, sirupeux, inodore, d'une saveur piquante métallique, d'une densité de 1,452, soluble en toute proportion dans l'eau. A son maximum de concentration elle renferme 475 volumes d'oxygène ; mais, sous sa forme commerciale ou *officinale*, l'eau oxygénée n'est qu'une solution aqueuse de peroxyde d'hydrogène, telle que la quantité d'oxygène capable d'être mise en liberté correspond à 10 ou 12 volumes.

L'eau oxygénée commerciale contient de l'acide chlorhydrique de fabrication et parfois un peu d'acide sulfurique ajouté pour favoriser la conservation. Lorsque l'acidité est trop forte, son application sur les tissus vifs est douloureuse. Il convient donc parfois de la neutraliser avant de l'employer, en y ajoutant une solution de biborate de soude jusqu'à réaction alcaline (Crolas).

Telle qu'elle est fournie par le commerce, elle se conserve facilement dans des flacons bien bouchés, placés dans un lieu frais et à l'abri de la lumière. Pour prolonger sa conservation, on y ajoute 1 p. 100 d'alcool ou 1 p. 1000 de naphtaline.

La chaleur de l'ébullition la décompose assez vite ; mais, à une température inférieure, elle ne s'altère que lentement ; ainsi Porcher a constaté qu'on peut la chauffer à 60° pendant cinq minutes, sans affaiblir ses propriétés. Il ne faut donc pas hésiter à la tiédir lorsqu'on veut l'utiliser pour des injections dans les cavités du corps.

L'eau oxygénée possède des propriétés *oxydantes* considérables ; parfois aussi elle est *réductrice*. Les sels ferreux, l'acide arsénieux, les hypophosphites, les sulfites, les iodures, le formol, l'acide phénique, le tanin, sont oxydés en sa présence. D'autre part, elle est capable de réduire des corps fortement oxygénés comme les oxydes d'or, d'argent, de platine, le permanganate de potassium, les sels mercuriques. Il y a donc là des incompatibilités chimiques dont il faut tenir compte.

L'eau oxygénée est sans action sur l'albumine, la caséine, les peptones, les graisses, les diastases. Elles est décomposée en eau et oxygène au contact de la fibrine, du sang, du tissu conjonctif, du cartilage, du pus, du liquide pleurétique.

Pouvoir antiseptique. — L'eau oxygénée arrête toute fermentation due à un ferment figuré (P. Regnard et P. Bert). Elle empêche le lait d'aigrir et le blanc d'œuf de se putréfier (Kingzett, 1876) ; elle conserve sans décomposition le sang, l'urine, le lait, les tissus animaux (Bernard, 1878), le bouillon de viande (Miquel). Elle arrête la fermentation alcoolique et *désodorise* les matières putrides (Baldy). L'eau oxygénée à 10 volumes tue rapidement le bacille du charbon symptomatique (Nocard et Mollereau, 1883), les microbes ordinaires de l'eau, les microbes de l'eau d'égout, les bacilles typhiques et cholériques (Althöfer), les spores du *Bacillus subtilis* (Chamberland).

L'eau oxygénée est donc un *antiputride* et un *antiseptique* énergique. Le pouvoir microbicide est dû probablement à l'état naissant de l'oxygène que l'eau oxygénée fournit en se décomposant.

Action physiologique. — En application locale, l'eau oxygénée blanchit la peau et les muqueuses. Injectée dans le tissu conjonctif, elle se décompose en donnant lieu à un dégagement d'oxygène qui produit de l'emphysème sous-cutané. Sur les muqueuses, les plaies, elle produit une légère douleur et dégage des bulles d'oxygène, qui, avec les liquides organiques, forment une écume blanchâtre. Déposée sur une plaie saignante, on voit que l'eau oxygénée arrête l'écoulement sanguin par action vaso-constrictive ; elle est nettement *hémostatique*.

Donnée à l'*intérieur* en petite quantité et *diluée* elle ne produit rien de fâcheux. Il en est de même si on l'injecte lentement dans le péritoine, la plèvre ou le tissu conjonctif. Injectée rapidement à forte dose, elle peut provoquer la mort, par embolies gazeuses dues à l'oxygène qui se dégage au contact du tissu et du sang. En injections intraveineuses, ses effets varient suivant la rapidité de l'injection et son état de concentration. Diluée convenablement, elle peut être injectée en quantité considérable sans amener la mort. Ainsi Laborde et Quinquaud (1885) ont montré qu'un chien de 15 kilogrammes peut recevoir impunément dans les veines une quantité d'eau oxygénée équivalente à 1000 centimètres cubes d'oxygène ; on observe simplement une tendance au sommeil, un ralentissement du pouls et de la respiration, troubles qui ne tardent pas à disparaître. Avec des doses plus fortes, la mort peut survenir, et alors le sang est poisseux, noirâtre. L'eau oxygénée détruit l'hémoglobine, qui se transforme en hématine.

Usages. — En thérapeutique, on utilise deux des propriétés de l'eau oxygénée ; son action *antiseptique, microbicide* et son action *hémostatique*. Il y a longtemps que l'action antiseptique et cicatrisante de l'eau oxygénée sur les plaies a été constatée. Vers 1882-1883, on a reconnu sa grande valeur antiseptique (Péan). Mais ce n'est que depuis 1898 que son emploi s'est généralisé en chirurgie humaine à la suite des travaux de Lucas-Championnière. L'eau oxygénée est un agent d'une très grande puissance, qui trouve son emploi dans des circonstances nombreuses, mais qui peut surtout rendre des services dans les cas de *suppuration* ou d'*infection septique*. L'eau oxygénée arrête la suppuration, et les pansements n'ont pas besoin d'être souvent renouvelés. Son action antiseptique est beaucoup plus régulière que celle du sublimé, de l'acide phénique et du permanganate de potassium. Elle a une puissance d'imprégnation des tissus toute particulière ; elle les pénètre en quelque sorte, ce que ne font pas beaucoup d'autres antiseptiques.

En vétérinaire, Bernard, dès 1878, a indiqué les heureux effets que produit l'eau oxygénée sur les plaies et dans la gangrène. En 1901, Desoubry (1) a montré que l'eau oxygénée détruit les phénomènes de suppuration dans toutes les poches suppurantes,

(1) *Bull. Soc. cent. de méd. vét.*, 30 avril 1901.

quelles que soient leur nature et leur ancienneté, et cela avec une rapidité qui tient du prodige. Elle arrête même l'infection septique que peuvent déterminer ces affections. Depuis, ces résultats ont été confirmés. On a obtenu des effets remarquables dans la collection purulente des sinus, dans des abcès du garrot, de la nuque, dans des clous de rue graves, les fistules articulaires, etc. L'eau oxygénée déposée sur une plaie fait blanchir sa surface, et celle-ci se recouvre immédiatement d'un nombre infini de petites bulles d'oxygène. Si l'on pousse une injection dans une cavité d'abcès par un orifice fistuleux, on voit sortir par la fistule une mousse abondante.

Elle convient en général contre toutes les inflammations et suppurations des diverses muqueuses : organes génito-urinaires des femelles et des mâles, muqueuse du nez, conduit auditif externe, muqueuse buccale, etc.

En injections à 4 p. 100, elle donne de bons résultats dans la *vaginite*, les *rétentions placentaires* chez la vache et la jument (Cagny, Lesbre), dans le *catarrhe auriculaire* du chien ; après quelques injections tièdes, la douleur se calme, le suintement se tarit et la mauvaise odeur disparaît, dans la *conjonctivite*, dans les cas d'*aphtes*, de *gingivite ulcéreuse* chez le chien (Desoubry).

L'eau oxygénée est avantageusement employée pour *désinfecter le champ* opératoire, les instruments, les mains du chirurgien et de ses aides. Elle convient aussi pour décoller facilement les pansements adhérents et sans provoquer d'hémorragie. Administrée à l'intérieur ou en injections sous-cutanées, l'eau oxygénée a enrayé chez le cheval la marche du *tétanos déclaré* (Aureggio, Caussé, Dabert).

Mode d'emploi. — A l'intérieur, on fait prendre au cheval l'eau oxygénée à 12 volumes dans des barbotages à la dose de 1 litre.

A l'extérieur, on utilise les *pulvérisations* pour le traitement de lésions superficielles, les *applications* à l'aide d'un tampon de coton hydrophile fixé à l'extrémité de la sonde pour traiter la surface d'une muqueuse, les *injections* pour atteindre des parties profondes.

Pour décoller les pansements, on verse l'eau oxygénée à la surface de la plaie pendant que les doigts décollent et exercent de légères tractions sur les pièces adhérentes du pansement ; le dégagement de gaz qui se produit exerce une pression douce et continue et produit le décollement sans hémorragie.

Suivant les cas, on l'emploie à un titre qui varie de 2 à 10 ou 12 volumes.

Avantages. — L'eau oxygénée est un excellent antiseptique pour les besoins de la médecine vétérinaire ; elle n'est pas caustique, n'a pas d'odeur, ne tache ni les mains, ni le linge, n'abîme pas les instruments, et son prix n'est pas excessif.

2° Peroxyde de zinc ZnO^2.

Connu dans le commerce sous le nom d'*ektogan*, le peroxyde de zinc se présente sous forme d'une poudre blanc jaunâtre, cédant peu à peu son oxygène et se transformant en oxyde de zinc. Ce corps peut rendre de grands services, à titre d'antiseptique externe, comme source continue d'oxygène actif. On peut réaliser à son aide tous les avantages du pansement à l'eau oxygénée sans l'inconvénient de la décomposition brusque et instantanée de celle-ci au contact du pus, du sang et des tissus.

La décomposition du peroxyde de zinc est lente et progressive ; l'action de l'oxygène naissant est donc continue et durable.

Il convient, dans les affections cutanées diverses et dans la confection des pansements superficiels, à la suite d'opérations, sur les plaies. Il a encore l'avantage d'être inodore.

Associé à l'iodure de potassium, il provoque par l'eau oxygénée qu'il dégage la décomposition de ce sel en iode naissant, corps très antiseptique, et en potasse, ainsi que l'indique la formule suivante :

$$H^2O^2 + 2IK = 2KOH + I^2.$$

On emploie souvent la préparation suivante :

Peroxyde de zinc..	10
Iodure de potassium...................................	5
Acide tartrique..	1

On peut aussi faire des pommades à 5-20 parties de peroxyde de zinc pour 1 partie d'axonge ou de vaseline.

3° Peroxyde de magnésium MgO^2.

Ce peroxyde, encore appelé *hopogan*, forme une poudre blanche insoluble dans l'eau, à laquelle il communique toutefois une légère réaction alcaline. Dans un milieu légèrement acide, il se décompose en sel neutre de magnésium et en eau oxygénée, qui est ensuite dissociée dans l'estomac ou dans l'intestin. La décomposition étant lente et graduelle, l'emploi de ce peroxyde permet d'exercer sur la muqueuse gastro-intestinale une action désinfectante continue et durable. Ce peroxyde est très efficace dans les *diarrhées acides* d'origine fermentative, car l'eau oxygénée qui se dégage lentement paralyse les microbes et arrête les fermentations. On a constaté que, sous son influence, l'indoxyl urinaire diminue considérablement. Quand on veut agir uniquement sur l'intestin, on administre le peroxyde de magnésium en pilules ou capsules kératinisées, qui restent intactes en traversant l'estomac. Quand on veut agir à la fois sur l'estomac, on la donne en poudre en suspension dans de l'eau ou du lait.

La dose journalière pour le chien de taille moyenne est de 0^{gr},50 en plusieurs fois.

Chlore, hypochlorites.

1° CHLORE.

Le chlore a une grande affinité pour l'hydrogène, avec lequel il forme de l'acide chlorhydrique. Il se dissout facilement dans l'eau. Sa puissante affinité pour l'hydrogène lui donne la faculté de décomposer la plupart des substances organiques, de détruire les matières colorantes, odorantes et infectieuses. C'est un oxydant indirect.

Pour obtenir le chlore à l'état gazeux et en grande quantité, on chauffe sur un réchaud un mélange de sel marin 1,5, de peroxyde de manganèse 1, d'acide sulfurique du commerce 2, et d'eau ordinaire 2. Pour obtenir un faible dégagement, on emploie du chlorure de chaux, qu'on délaie dans un peu d'eau, et on y ajoute, de temps en temps, quelques gouttes de vinaigre.

Effets. — Sur les microorganismes, le chlore agit comme un poison énergique ; il est fortement microbicide, *antiseptique* et *antivirulent*. C'est en présence de l'eau et d'une température élevée que son action *désinfectante* est le plus énergique.

Localement, le chlore est *irritant* pour tous les tissus.

Sur la *peau*, il peut produire des effets qui varient depuis la simple rougeur jusqu'à la vésication et même l'ulcération du derme, suivant les doses et le temps de l'application. Ces effets irritants, inflammatoires, sont le résultat de la décomposition des tissus sous l'influence du chlore, qui leur enlève leur hydrogène pour former de l'acide chlorhydrique ; cet acide, une fois formé, agit en coagulant l'albumine, et l'oxygène naissant, mis en liberté, porte son action oxydante sur le reste de la matière organique. Par suite de cette action destructive, il se forme une légère escarre, molle, très mince. Sur les *muqueuses*, le chlore produit les mêmes effets que sur la peau. Inhalé avec l'air inspiré, le gaz chlore détermine de l'éternûment, de la toux, un spasme de la glotte qui entraîne la suffocation momentanée, puis une inflammation des bronches, du poumon, et enfin la mort.

Mélangé avec beaucoup d'air et de la vapeur d'eau, le chlore perd ses qualités irritantes et asphyxiantes, devient un simple stimulant pour les voies respiratoires et peut aussi, en pénétrant dans le sang, devenir un agent modificateur général. L'absorption du chlore par les voies respiratoires est facile à constater : bientôt après son administration par ces voies, le sang devient plus foncé, plus fluide, et la viande prend partout l'odeur caractéristique de chlore, ce qui la rend inutilisable pour la consommation. Cette odeur chlorée de la viande persiste pendant deux à trois semaines.

Introduit dans les voies digestives sous forme de solution très faible, le chlore excite l'estomac et l'intestin, accélère la digestion et décolore les excréments. A dose trop forte ou après une administration trop prolongée, il irrite le tube digestif et peut même déterminer une gastro-entérite mortelle.

Après l'absorption d'une petite quantité de chlore, il se produit une légère excitation générale se traduisant par une sensibilité plus grande, par une accélération de la circulation et de la respiration. Si on continue l'usage, le sang se fluidifie, les animaux s'affaiblissent et tombent dans le marasme, qui les amène à la mort.

Indications thérapeutiques. — Le chlore peut être employé :

1° Comme *léger excitant* des voies respiratoires quand on fait respirer une petite quantité de gaz mélangé à beaucoup d'air. Sous cet état, il est un *stimulant* de la muqueuse et un *désinfectant* léger. Il convient dans les catarrhes chroniques des voies respiratoires, la bronchite vermineuse, etc.

2° Comme *désinfectant* et *antiseptique*, toutes les fois qu'il s'agit de détruire un ferment ou un virus. Il désorganise en effet la matière organique en s'emparant de l'hydrogène et tue les infiniment petits qui sont les agents des fermentations, de la putréfaction et des maladies infectieuses. Mais, pour que ses effets désinfectants soient certains, il est nécessaire que le chlore agisse sous forme de vapeurs concentrées pendant un temps assez long (vingt-quatre heures) et en présence de la vapeur d'eau. Il offre l'inconvénient de détériorer les objets à désinfecter.

Pour désinfecter un local dans lequel ont séjourné des animaux atteints de maladies contagieuses, il faut, après avoir hermétiquement fermé toutes les ouvertures, faire dégager 1 volume et demi de chlore pour 100 volumes d'air et en même temps de la vapeur d'eau. On n'ouvre que le lendemain pour établir une ventilation.

3° Comme *désodorisant*, quand on veut rendre inodores des matières qui répandent une odeur infecte, comme cela arrive quelquefois pour les matières fécales, les plaies gangreneuses, etc.

2° EAU CHLORÉE.

La solution aqueuse concentrée de chlore représente un liquide légèrement verdâtre, à odeur de chlore. Elle contient environ 0,4 p. 100 de ce gaz. Exposée à la lumière, elle s'altère assez vite par suite de la combinaison du chlore avec l'hydrogène de l'eau et la formation d'acide chlorhydrique. Il faut conserver ces solutions dans des flacons noirs bien bouchés.

L'eau de chlore a été employée beaucoup autrefois contre les maladies typhoïdes, les diarrhées infectes, le charbon, la morve, le farcin. Mais l'expérience a démontré que ces différentes maladies ne sont pas guéries par ce remède et sont rarement améliorées. Aussi a-t-on à peu près complètement abandonné l'emploi interne de l'eau chlorée. Nous possédons d'ailleurs, pour l'intérieur, des désinfectants et antiseptiques plus puissants et moins dangereux que le chlore et qui sont d'une administration plus facile.

A l'extérieur, l'eau chlorée rend de grands services comme *excitant* et *désinfectant* des plaies de mauvaise nature. Il peut remplacer avantageusement, au point de vue du prix et de l'efficacité, les acides phénique et borique. Il ne faut pas cependant trop compter sur son action antivirulente contre la rage, la morve, le charbon. Quand on veut détruire sur place un virus inoculé dans les tissus, il faut rejeter l'eau chlorée et avoir recours à des caustiques plus énergiques et d'une efficacité plus certaine.

On a conseillé l'emploi de l'eau chlorée comme *contrepoison*
de la strychnine chez le chien ; ce moyen n'a pas encore reçu la
confirmation de l'expérimentation et, par conséquent, ne peut pas
être employé avec confiance.

L'eau chlorée jouit aussi d'une certaine réputation contre les
ophtalmies, les *conjonctivites*, surtout quand ces affections sont
de nature parasitaire.

3° CHLORURE DE CHAUX.

$Ca (OCl)^2 + Ca (OH^2 + CaCl^2.$

(Hypochlorite de calcium.)

Se présente sous forme d'une poudre blanche, d'une faible
odeur de chlore et d'une saveur âcre, très soluble dans l'eau,
déliquescente. Il détone avec le sucre. Sa solution est rapidement décomposée par l'acide carbonique, qui se combine avec la
chaux ; il faut donc conserver ce sel solide ou dissous dans des
vases exactement bouchés. Le chlorure de chaux est formé d'hypochlorite de chaux, de chlorure de calcium et d'un excès d'hydrate
de chaux.

Emploi. — Le chlorure de chaux convient sur toutes les *plaies*
de mauvaise nature, les *clapiers* qui sécrètent beaucoup de pus
odorant. Il agit localement comme *excitant*, léger *caustique*,
désinfectant et *antiseptique*. Il jouit à peu près des mêmes propriétés locales que l'acide phénique. Il est *antivenimeux* (Calmette) et à ce titre peut convenir contre les morsures des vipères,
des insectes venimeux. Il est également *antivirulent*, mais infiniment moins sûr que les caustiques.

A l'intérieur, on ne l'emploie guère, parce qu'il est irritant et
qu'il produit facilement des perturbations dans la fonction digestive.

Il est utilisé en poudre pour désinfecter le sol, les lieux d'ai-
sances, les fumiers, les égouts. Il tue rapidement la plupart des
microbes.

La solution au 1/100 peut être injectée avec succès dans les
morsures venimeuses produites par la vipère et autres serpents
venimeux (Calmette).

Iodés.

IODE.
(I.)

Ce métalloïde, très voisin du chlore et du brome, se présente sous forme de paillettes rhomboïdales d'un gris d'acier, fragiles, grasses au toucher, tachant la peau en jaune et présentant beaucoup d'éclat métallique. Son odeur est caractéristique, sa saveur est âcre. Exposé à l'air, il se volatilise lentement, d'où la nécessité de le conserver dans des vases bien clos. L'eau en dissout 1 p. 7000 ; on peut augmenter son pouvoir dissolvant, en y ajoutant de l'iodure de potassium ; ainsi une solution aqueuse d'iodure de potassium à 4 p. 100 peut dissoudre 3 p. 100 d'iode ; l'alcool en dissout 1 p. 10 ; l'éther, le chloroforme et le sulfure de carbone en dissolvent de fortes proportions ; les solutions de tanin, les essences, les corps gras, peuvent aussi dissoudre l'iode.

L'iode forme avec l'amidon un composé bleu ; l'iodure d'amidon ; avec l'ammoniaque, il produit une explosion. Il a une grande affinité pour l'hydrogène. L'iode est un élément constant du corps thyroïde.

Effets. — L'iode agit comme un poison énergique sur les microbes et les parasites. Il est donc fortement *antiseptique* et *antiparasitaire*.

D'après Bucholtz, les solutions à 1 p. 5000 arrêtent le développement des cultures des microorganismes ; d'après Koch, ces solutions tuent les spores de la bactéridie charbonneuse après un contact de vingt-quatre heures. L'eau iodée détruit la virulence du charbon symptomatique frais (Arloing, Cornevin et Thomas) ; les solutions à 1 p. 15000 tuent le *Bacillus Anthracis* (Davaine) ; les solutions à 1 p. 10 000 détruisent la virulence du pus septicémique. Contre le parasite de l'*actynomycose*, l'iode agit comme un *spécifique*. Il tue également les divers ectoparasites de nos animaux, les acares des diverses gales et les parasites des teignes.

Enfin, en solution aqueuse à 1 p. 500, l'iode agit comme *antitoxique* et détruit les toxines diphtérique et tétanique. D'après Wernitz, il arrête également l'action des ferments solubles en solution à 1 p. 1000.

Par les injections sous-cutanées d'eau iodée, on peut empêcher l'évolution du charbon bactéridien chez les animaux inoculés (Galtier).

Appliqué sur la peau intacte, l'iode, sous forme de teinture, produit instantanément une coloration jaune qui disparaît rapidement si l'application n'est pas réitérée ; dans le cas contraire, la tache devient permanente, le derme est d'abord excité, puis irrité, et enfin il peut se produire de la vésication. Sur les muqueuses, les séreuses et les tissus dénudés, l'*action irritante* est plus énergique et peut aller jusqu'à la production d'une escarre par suite de son action coagulante sur les substances albuminoïdes. Les tissus irrités sous l'influence d'application de teinture d'iode deviennent le siège d'une exsudation de globules blancs qui détruisent et dissolvent les produits pathologiques soit par phagocytose, soit par la sécrétion de ferments digestifs.

A l'intérieur, l'iode, même à faibles doses, n'est pas longtemps supporté ; il supprime bientôt l'appétit, provoque une gastro-entérite et la maigreur. Il résulte de cette action irritante sur le tube digestif qu'on ne doit administrer l'iode à l'intérieur qu'après l'avoir étendu considérablement avec des liquides mucilagineux ou gommeux.

Arrivé dans l'estomac, l'iode se combine avec l'hydrogène et l'oxygène pour former de l'acide iodique et de l'acide iodhydrique, acides qui réagissent ensuite sur les sels alcalins de l'intestin et forment de l'iodure de sodium. Il se forme peut-être une combinaison de l'iode avec la matière albuminoïde. On ne trouve jamais l'iode libre dans le liquide intestinal ou dans le sang ; ce métalloïde s'y rencontre toujours combiné. Après une administration un peu prolongée de très faibles doses d'iode par le tube digestif, on constate bientôt une *congestion accusée* de toutes les muqueuses et de la peau, cette dernière membrane s'échauffe, se couvre facilement de sueur, et quelquefois présente des *éruptions pustuleuses*, qui peuvent envahir tout le corps (eczéma iodé) ; les muqueuses sécrètent en plus grande quantité, il peut même se produire un certain *état catarrhal*, principalement sur les muqueuses digestive et respiratoire (*stomatite, laryngite*) ; il diminue la sécrétion urinaire. En plus de ces effets sur les membranes tégumentaires, on constate un *amaigrissement* rapide, une *atrophie des glandes*, la résorption de certains produits morbides, la *fluidité du sang* et la coloration jaune des liquides épanchés dans les cavités séreuses. Dans les empoisonnements par l'iode, l'urine renferme de l'hémoglobine.

L'élimination de l'iode est très rapide. Elle a lieu par l'urine, le lait, la salive, les larmes, la sueur et le mucus nasal et bronchique et même par les œufs chez les poules (Albrecht).

L'iode est un agent producteur de mononucléose et un excitateur des fonctions du tissu lymphoïde ; les solutions iodo-iodurées déterminent de fortes réactions congestives éosinophiles.

Indications. — Emploi. — L'iode est avantageusement employé à l'extérieur :

1° A titre d'*antiseptique* sur les plaies de mauvaise nature, le crapaud, les abcès purulents, les inflammations de la peau et des muqueuses sous forme d'eau iodée, de teinture d'iode, de solution de Lugol, d'iodosol, l'iodipine. En lavages désinfectants dans la matrice, on utilise une solution qu'on obtient en versant 3 à 5 centimètres cubes de teinture d'iode dans 100 centimètres cubes d'eau. Sur les plaies de la bouche, des gencives, on fait des attouchements avec la teinture d'iode. Les plaies, les fistules peuvent aussi être traitées par l'iodure d'amidon, qui remplace avantageusement l'iodoforme (Pécus). On utilise aussi le badigeonnage de teinture d'iode pour aseptiser le champ opératoire (Voir *Asepsie*).

2° A titre d'*antiparasitaire* contre la teigne tonsurante, l'eczéma, les gales, la bronchite vermimeuse et surtout contre l'*actinomycose*.

3° A titre d'*irritant*, d'*inflammatoire*, on emploie la teinture d'iode ou les pommades iodées, l'iodosol, pour obtenir la résolution de tumeurs osseuses, d'engorgements, de tuméfaction des ligaments, des tendons. On utilise aussi la teinture d'iode, la solution de Lugol ou des solutions analogues en injection dans les tumeurs, les kystes, les bourses séreuses, les synoviales tendineuses, l'hydrocèle et même la plèvre dans le cas de pleurésie purulente. Dans ce cas, l'iode agit à la fois sur les germes pathogènes qu'il affaiblit et sur les éléments anatomiques, dont il excite la vitalité.

Contre les varices du membre inférieur chez l'homme, on a obtenu d'excellents résultats par l'injection dans le bout périphérique de la veine saphène de 30 à 50 centimètres cubes de la solution iodique suivante : iode, 1 gramme ; iodure de potassium, $1^{gr},60$; eau stérilisée, 100 grammes (Schiassi).

A l'intérieur, l'iode n'est pas employé en vétérinaire ; on préfère, pour l'usage interne, l'iodure de potassium, l'iodosol ou l'iodipine. Cette dernière préparation convient aussi en injection sous-cutanée.

Diekerhoff a préconisé les injections intratrachéales de solution de Lugol contre la fièvre pétéchiale chez le cheval. Les résultats obtenus avec ce traitement par d'autres auteurs n'ont pas toujours été favorables.

IODOSOL.

L'iodosol est une solution à 6 p. 100 d'iode dans le vasogène (Voir *émollients gras*). Il s'émulsionne facilement dans l'eau. Appliqué sur les tissus, il ne les irrite pas et est absorbé rapidement.

Pour l'usage externe, l'iodosol peut remplacer souvent avantageusement la teinture d'iode. Les frictions sur la peau ne sont par irritantes et peuvent être prolongées longtemps ; elles ne salissent pas les mains et ne tachent pas l'épiderme. Des observations publiées en France par Patrigeon, Goupeau et Roynard, etc., ainsi que par de nombreux vétérinaires étrangers, il semble résulter que l'iodosol est un *antiseptique* et un *cicatrisant* puissant pour les plaies anciennes et récentes, fistuleuses, kystiques, indurées, etc., et un bon *fondant* sur les tuméfactions, les engorgements, les tumeurs osseuses et les vessigons, etc.

A l'intérieur, l'iodosol est indiqué dans les mêmes cas que l'iode, sous forme de breuvages, de bols, d'électuaires. On en a obtenu de bons effets dans les tumeurs actinomycosiques (Blume, Goudeau), la pneumonie, la bronchite (Patrigeon).

La dose est de 10 à 20 grammes par jour chez le cheval.

IODIPINE.

L'iodipine est une combinaison chimique de l'iode avec l'huile de sésame. Dans le commerce, on trouve l'iodipine à 10 p. 100 d'iode et l'iodipine à 25 p. 100 d'iode. Elle se présente sous forme d'un liquide jaune clair, huileux, dont l'odeur et le goût rappellent l'huile de sésame.

Localement l'iodipine n'est pas irritante ; elle est *antiseptique* et *cicatrisante*.

L'injection sous-cutanée n'est suivie d'aucun accident local ; l'absorption s'effectue, et l'iode agit sur l'organisme en produisant ses effets ordinaires.

Administrée par la bouche, l'iodipine est facilement supportée par l'estomac ; dans l'intestin, elle passe à l'absorption sans troubler la digestion.

L'iodipine agit plus lentement que les préparations ordinaires d'iode et d'iodures alcalins ; mais son action est plus prolongée, plus persistante. L'élimination de l'iode se fait lentement par les urines.

Elle provoque de l'hyperleucocytose et augmente la force de résistance de l'organisme contre les infections.

L'iodipine répond à toutes les indications des iodés en général.

Elle a donné de bons résultats, surtout dans l'*actinomycose*, les *maladies des organes respiratoires*, la *cirrhose du foie* (Mitteldorf).

A l'extérieur, en badigeonnage ou en injection, elle convient sur les plaies, les fistules, qu'elle déterge et guérit rapidement.

Les doses sont en injection sous-cutanée de 40 à 100 grammes d'iodipine à 10 p. 100 et même à 25 p. 100 chez le cheval et le bœuf et de 5 à 10 grammes chez le chien. A l'intérieur on peut donner l'iodopine à dose encore supérieure dans du lait ou du mucilage de graine de lin.

Préparations iodées.

1° *Teinture d'iode* (Codex).

Iode..	1
Alcool à 95°..	9

Cette teinture renferme un dixième de son poids d'iode.

2° *Teinture d'iode chloroformique.*

Iode..	1
Chloroforme..	9

Cette teinture est violette ; elle a le même pouvoir révulsif que la teinture ordinaire, mais produit moins de douleur (Chassevant).

3° *Glycéré d'iode.*

Teinture d'iode......................	100 grammes.
Glycérine...........................	400 —

4° *Pommade iodée.*

Iode..	1
Axonge...	15 à 25

5° *Pommade d'iodure de potassium iodée* (Codex).

Iodure de potassium.........................   10
Iode...   2
Eau distillée................................   8
Axonge.......................................   80

6° *Iodure d'amidon.*

Teinture d'iode..............................   10
Amidon   40

Arrosez l'amidon avec la teinture d'iode, passer au pilon et laisser sécher à l'air libre.

Cette poudre, d'un beau bleu très foncé, ne tache pas les doigts, n'est ni irritante ni toxique, n'a pas de mauvaise odeur, est antiseptique, absorbante, siccative, et remplace avantageusement l'iodoforme dans le traitement des plaies (Pécus).

Pour faire des injections dans les cavités synoviales ou séreuses, on emploie de préférence les liquides suivants :

Solution de Lugol.

Iode...   1
Iodure de potassium..........................   1
Eau ou glycérine.............................   30

Solution de Guibourt.

Iode...   1
Iodure de potassium..........................   1
Alcool.......................................   10
Eau..   30

Autre solution.

Teinture d'iode..................................)
Eau ....) āā
Iodure de potassium, q. s. pour dissoudre le précipité.

Brome.

Br.

Le brome est un liquide rouge foncé, très volatil, d'une odeur suffocante, d'une saveur caustique. Il est soluble dans 40 parties d'eau, très soluble dans l'alcool, le chloroforme, l'éther, les solutions légères de tanin et de bromure de potassium. Il jouit des mêmes propriétés chimiques que le chlore qui le déplace de ses combinaisons. Il décompose un grand nombre de matières organiques en s'emparant de leur hydrogène ; dans ce cas, il se dégage de l'acide bromhydrique, et le brome remplace l'hydrogène, éliminé pour donner des produits de substitution. A cause de sa grande affinité pour l'albumine, il est caustique.

Effets. — Sur la peau intacte, le brome employé en frictions, la colore d'abord en jaune, puis l'irrite et produit la vésication. Sur les solutions de continuité, il agit comme *caustique* : il décompose la surface des tissus en leur enlevant l'hydrogène pour former de l'acide bromhydrique. Il est fortement *antiseptique, antiputride, antivirulent* et *désinfectant*. Son affinité très grande pour l'hydrogène le rend très propre pour amener la désorganisation des germes figurés qui constituent la plupart des virus. Les vapeurs de brome, mélangées à 500 fois leur volume d'air, tuent les bactéridies ; à 50 fois leur volume d'air, les spores de ce microbe (Koch). Il détruit le virus desséché du charbon symptomatique (Arloing, Cornevin, Thomas) et tous les ferments de dédoublement à 0,2 p. 100 dans l'air humide (Fischer et Rosteman). En inhalation, les vapeurs de brome sont irritantes et toxiques.

Emploi. — Le brome en solution très étendue peut toujours remplacer l'iode à l'extérieur sur les plaies, les ulcères, les engorgements ; il est d'ailleurs d'un prix beaucoup moins élevé. Il est employé aussi en fumigations contre les *maladies parasitaires* des voies respiratoires, telles que le croup, la diphtérie, etc. Pour faire ces fumigations, on ne se sert pas du brome pur, qui donnerait des vapeurs trop concentrées ; on fait un mélange de 1 à 2 parties de bromure, 50 à 100 parties d'eau ou d'eau-de-vie et 1 à 2 parties de brome de potassium. On verse un peu de ce mélange sur un linge ou sur une éponge, et on fait respirer les vapeurs plusieurs fois par jour, chaque fois une demi-heure.

Charbon de bois.

C.

Le charbon végétal se présente en poudre noire impalpable, qui a un pouvoir *absorbant* considérable. Lorsqu'il est frais, il peut absorber 35 volumes d'acide carbonique, 55 volumes d'acide sulfhydrique, 90 volumes d'ammoniaque, 10 volumes d'oxygène, 7 volumes et demi d'azote, etc. L'absorption d'oxygène donne lieu à une véritable oxydation ; en présence du charbon, la leucoaniline se transforme en rosaniline par oxydation. Il jouit aussi de la propriété de fixer certains principes, qui sont en dissolution dans les liquides, et d'empêcher la *putréfaction* et les fermentations. Sous son action, la bière perd son principe amer, l'huile phosphorée son phosphore, l'encre devient blanche, et les matières en putréfaction sont *désodorisées*. Le charbon préserve les matières organiques de la putréfaction.

Effets et usages. — A l'intérieur, le charbon excite mécaniquement la muqueuse digestive, active les sécrétions, les contractions de l'estomac et de l'intestin, absorbe les gaz, mais avec moins d'énergie que lorsqu'il est sec, et s'oppose aux fermentations exagérées et anormales des matières alimentaires.

Il convient dans les atonies digestives, les indigestions chroniques accompagnées de ballonnement, les *diarrhées* fétides, l'empoisonnement par l'huile phosphorée, etc.

A l'extérieur, on utilise ses propriétés *absorbantes*, *désinfectantes* et *désodorisantes* pour traiter les plaies de mauvaise nature à sécrétion purulente infecte. La poudre de charbon non seulement fait bientôt cesser toute mauvaise odeur, mais, en excitant mécaniquement la surface des plaies, elle réprime le bourgeonnement mollasse et donne aux tissus de la fermeté et une teinte rosée.

On peut substituer au charbon de bois ordinaire le *noir de fumée* et le *charbon animal*. Ce dernier surtout a un pouvoir décolorant et désinfectant considérable.

b. *Antiseptiques acides*.

Les acides en général sont défavorables aux microbes. Lorsque, dans un milieu, l'acidité atteint un certain chiffre, les germes ne peuvent plus s'y multiplier ; parfois même ils y sont tués. On emploie souvent les acides pour renforcer le pouvoir antiseptique du sublimé, du phénol, etc.

A titre d'antiseptiques directs, on utilise surtout l'acide sulfureux et l'acide borique.

Acide sulfureux. — Sulfites.

L'acide sulfureux (SO^2) est gazeux ; il prend naissance quand on brûle du soufre au contact de l'air. Il est très soluble dans l'eau ; celle-ci en dissout 50 volumes à la température ordinaire.

Les sulfites et les hyposulfites agissent par l'acide sulfureux qu'ils dégagent.

En présence de l'eau, l'acide sulfureux exerce sur les matières organiques une action réductrice très énergique. Il est désoxydant et hydrogénant, et se transforme en acide sulfurique.

Effets et usages. — L'acide sulfureux est très irritant pour les muqueuses, principalement pour la muqueuse respiratoire, et ne peut recevoir aucune application thérapeutique en médecine vétérinaire.

Cependant, en raison de ses actions chimiques si puissantes, il constitue un excellent *désinfectant*. A dose suffisante et en présence de la vapeur d'eau, il tue tous les microbes pathogènes et arrête les fermentations diastasiques.

Cependant, d'après Koch, Wolfhügel et d'autres, les fumigations d'acide sulfureux ne donnent pas toujours une désinfection certaine. Pour obtenir la désinfection complète, il faut employer au moins 40 grammes d'acide sulfureux par mètre cube d'air et en présence de la vapeur d'eau.

On peut utiliser les solutions d'acide sulfureux, de sulfites ou d'hyposulfites en injection intraveineuse pour empêcher la putréfaction des cadavres qu'on veut conserver longtemps.

Acide borique et borate.

ACIDE BORIQUE.
$B.(OH)^3$.

L'acide borique est solide, en petites écailles nacrées, légères, onctueuses au toucher, incolore, inodore, de saveur légèrement acide, soluble dans 25 parties d'eau à 20°, dans 15 parties d'alcool et dans 5 parties de glycérine. Il ne coagule pas l'albumine.

Effets physiologiques et usages. — L'acide borique est un bon *antiseptique*. Il n'a pas une valeur microbicide considérable, mais il réalise un mauvais terrain, un milieu stérile, et, comme il n'est pas irritant, il présente souvent de grands avantages.

Il agit d'une manière spécifique sur le champignon du muguet, qu'il rend inactif. A la dose de 2 à 3 p. 100, il empêche la putréfaction des liquides organiques et conserve fraîche la viande pendant vingt-quatre heures. Le lait additionné de 2 p. 100 d'acide borique se conserve sans altération. Il exerce une action destructive marquée sur les *diastases* diverses. Pour augmenter son pouvoir antiseptique, on l'unit avantageusement au thymol et à l'essence de girofle.

A l'intérieur, l'acide borique, donné à doses moyennes, ne produit aucun effet appréciable sur les grandes fonctions ; il provoque cependant quelquefois le vomissement. A fortes doses, il se montre irritant pour la muqueuse gastro-intestinale et peut déterminer une gastro-entérite et une néphrite parenchymateuse. Il est éliminé par toutes les voies, même par la peau, à l'état de borate de soude. Mais ce sont les reins qui constituent la principale voie d'élimination.

D'après les expériences de M. Neumann, de l'Institut vétérinaire de Dorpat, l'acide borique peut être supporté par le chien à la dose de 5 à 6 grammes ; au-dessus de 10 grammes, il produit la mort par paralysie des muscles et des nerfs.

Le cheval résiste à la dose de 120 grammes ; les volailles peuvent recevoir jusqu'à $1^{gr},5$.

A l'extérieur, outre ces propriétés antiseptiques, l'acide borique manifeste des vertus *cicatrisantes* et analgésiantes locales très développées. Il a aussi l'avantage d'empêcher la formation des toxalbumines, des ptomaïnes et autres toxines. C'est un des meilleurs médicaments pour favoriser le bourgeonnement et produire une rapide cicatrisation de toutes sortes de plaies. Il peut être appliqué sur les muqueuses et les tissus les plus délicats. On fait usage de solutions à 4 p. 100. Comme *cicatrisant*, il est préférable à l'acide phénique, dont il n'a ni l'action irritante, ni la toxicité. Les solutions aqueuses d'acide borique conviennent particulièrement contre les *conjonctivites*, les *brûlures* et pour faire des injections antiseptiques dans le vagin et la matrice.

Les effets locaux de l'acide borique sont persistants, de sorte qu'on peut sans inconvénient laisser les pansements plus longtemps en place. On emploie souvent, pour les pansements, de la toile qu'on a fait plonger dans une solution bouillante de 3 parties d'acide borique, 2 parties d'acide phénique et 100 parties d'eau. On emploie aussi la pommade boriquée à 1 p. 5 ou la gomme boriquée formée de 1 partie d'acide borique pour 5 de gomme arabique.

On l'administre à l'intérieur, à faibles doses, contre les indigestions gazeuses chroniques et contre l'entérite infectieuse.

Préparations.

1° Poudre.

Solutions aqueuses à 2-4 p. 100 pour faire des collyres dans la conjonctivite et l'ulcération de la cornée.

2° Poudre cicatrisante.

Acide borique...................... 25 grammes.
Créoline............................ 0^{gr},5

3° Glycérine boriquée.

Glycérine neutre.................. 120 grammes.
Acide borique.................... 80 —

Sur les plaies et les muqueuses enflammées en solution dans l'eau à 1 p. 10.

BORAX, BORATE DE SOUDE.

$$Na^2B^4O^7 + 10H^2O.$$

(Biborate de soude.)

Ce sel est en cristaux blancs, solubles dans 17 parties d'eau froide et très solubles dans la glycérine.

Il constitue, comme l'acide borique, un *antiseptique* puissant et un bon *cicatrisant*. A l'intérieur, il est plus facilement supporté que l'acide borique ; il produit une *diurèse* assez marquée et, d'après quelques auteurs, facilite la dissolution des calculs vésicaux.

On le donne à l'intérieur, à la dose de 10 à 20 grammes chez le cheval et le bœuf, de 5 à 10 grammes chez le mouton et la chèvre, de 1 à 3 grammes chez le chien.

Pour l'usage interne, on l'associe généralement aux baies de genièvre ou à d'autres diurétiques.

A l'extérieur, on l'utilise sous forme de solutions à 2-5 p. 100 pour les plaies et les inflammations des muqueuses apparentes.

Il faut une solution de borax de 7 p. 100 pour empêcher la putréfaction du bouillon (Miquel). Par contre, une solution à 1 p. 250 tue les bacilles du charbon. Il a donc des propriétés microbicides réelles et peut être considéré comme un antiseptique léger et non irritant. Il convient surtout dans la conjonctivite, la stomatite et l'otite, la vaginite, etc.

c. *Bases antiseptiques.*

Les bases alcalines, potasse, soude, ammoniaque, ont un pouvoir microbicide assez développé, surtout à chaud. Le linge lessivé est stérile. Nous n'étudierons ici que la chaux.

Chaux.
CaO.
(Oxyde de calcium.)

On distingue la chaux vive ou anhydre et la chaux éteinte. La première n'est guère employée que pour confectionner certaines préparations caustiques avec la potasse et les composés arsenicaux. La chaux éteinte forme la base de quelques préparations médicamenteuses destinées à l'usage externe et interne. La chaux n'est que peu soluble dans l'eau ; 1 litre en dissout environ 1 gramme. Pour favoriser la dissolution de la chaux dans l'eau, on peut y ajouter du sucre.

Effets. — La chaux à 1 p. 1000 tue le bacille du choléra, le bacille typhique, et, à 1 p. 100, empêche la putréfaction des liquides. Les matières fécales sont désinfectées complètement avec 50 p. 100 de chaux. Quand la chaux entre en combinaison pour former des carbonates, des sulfates, des sels organiques, elle perd son pouvoir antiseptique. Le lait de chaux détruit facilement les insectes et leurs œufs.

La chaux éteinte produit sur la peau des animaux une brûlure plus ou moins grave, suivant la durée du contact. D'après Tabourin, elle provoque d'abord la tuméfaction de la peau, le soulèvement de l'épiderme et une vive douleur ; la brûlure est légère si le contact ne s'est pas prolongé au delà de quelques heures ; dans le cas contraire, on observe l'escarrification plus ou moins complète de la peau et même des parties sous-jacentes. Ces brûlures se remarquent souvent sur les régions inférieures des membres chez les chevaux employés aux travaux de construction. La chaux vive, pulvérisée et mélangée, à parties égales, avec le goudron de bois et appliquée sur la peau, la tuméfie au bout de vingt-quatre heures, produit des phlyctènes et un peu de suppuration ; puis bientôt la peau se durcit, perd sa sensibilité et sa vitalité, puis forme une escarre dure et sèche qui intéresse toute l'épaisseur du derme.

Sur les solutions de continuité, la chaux vive agit comme un *caustique* énergique, mais elle n'est guère employée que mélangée à la potasse dans la préparation appelée poudre de Vienne. Le lait calcaire et l'eau de chaux agissent comme légers *astringents* et comme antiseptiques et désinfectants.

L'action escarrifiante de la chaux est due à son affinité pour l'eau, l'albumine et la graisse. Les tissus sont déshydratés, et leurs éléments albuminoïdes entrent en combinaison avec la chaux et se mortifient; les graisses sont saponifiées.

Dans le tube digestif, la chaux, même vive, est loin d'être aussi caustique que le feraient supposer ses effets extérieurs, ce qui provient évidemment de sa neutralisation partielle par le suc gastrique et par l'acide carbonique contenu dans le tube digestif. Cependant elle est encore dangereuse, puisque Ortila a vu mourir un chien en lui donnant 12 grammes de chaux vive; le tube digestif était enflammé dans divers points de son étendue, mais trop légèrement pour expliquer la mort du sujet. Hertwig l'a administrée aux chevaux et a trouvé que cette substance irrite la bouche, produit de la salivation et du dégoût; beaucoup de sujets refusent de la prendre d'eux-mêmes; enfin, après l'emploi de ce médicament pendant trois à quatre semaines, il a vu mourir plusieurs chevaux, dont la fin était précédée d'une respiration très laborieuse, d'engorgements œdémateux, de beaucoup de faiblesse. Le lait de chaux (1 p. 100) est supporté assez facilement à l'intérieur, mais seulement pendant un temps court; si l'usage en est prolongé, on observe la perte d'appétit, une digestion difficile et de la constipation.

Après son absorption, la chaux produit de la *diurèse* et diminue toutes les autres sécrétions. Après un usage prolongé, elle fluidifie le sang, diminue le nombre des globules rouges, détermine une diminution de volume des ganglions lymphatiques, des glandes, et provoque l'amaigrissement général.

La chaux aide à la dissolution des fausses membranes, des matières muqueuses. Elle attaque aussi la carapace chitineuse des parasites qui vivent sur la peau de nos animaux et constitue un *antiparasitaire* externe assez puissant.

L'eau de chaux agit localement comme un *léger astringent*; elle tonifie les surfaces et les dessèche.

Indications thérapeutiques. — L'*action escarrifiante* de la chaux vive est utilisée pour modifier la surface des ulcères, des plaies de mauvaise nature, etc. Généralement, la poudre de chaux vive est mélangée au charbon, à l'écorce de chêne ou à d'autres poudres astringentes.

L'effet légèrement *astringent* de l'eau de chaux est mis à profit pour tarir les sécrétions pathologiques. On l'emploie en injections dans le nez, l'oreille, le vagin, etc., lorsque la muqueuse de ces conduits est le siège d'une sécrétion muco-purulente; elle est également utile dans les trajets fistuleux, les clapiers des grands abcès. Le lait de chaux constitue un *dessiccatif* et un *désinfectant* excellent contre le crapaud et le piétin.

Dans les *maladies croupales*, l'eau de chaux favorise la dissolution des fausses membranes et réprime leur formation. Elle a rendu de grands services en médecine humaine dans le traitement de la diphtérie.

La réaction alcaline de la chaux a pour effet de neutraliser l'excès d'acidité du suc gastrique. L'eau et le lait de chaux conviennent donc pour favoriser et régulariser la digestion chez les animaux dont le suc gastrique est trop acide. Ils conviennent aussi pour *absorber l'acide carbonique* qui se produit dans la fermentation des aliments, surtout dans les cas de tympanite ou d'indigestion gazeuse du rumen.

Comme l'eau de chaux tonifie et dessèche un peu les muqueuses, elle est indiquée pour combattre les *diarrhées*, principalement chez les jeunes animaux.

Son action *diurétique* la fait employer avec succès contre l'hématurie liée à un état anémique.

Enfin le chaux est encore indiquée à l'intérieur toutes les fois que les aliments sont trop pauvres en sels calcaires pour suffire aux besoins de la nutrition des os. Elle est employée contre le rachitisme, dans les cas de fractures pour favoriser la formation du cal. Elle doit aussi être donnée aux femelles pleines pour activer la formation du squelette du fœtus. Cependant, comme c'est plutôt l'acide phosphorique qui fait défaut dans les aliments, il vaut mieux administrer de la poudre d'os ou du phosphate de chaux.

L'action *antiparasitaire* de la chaux est utilisée à l'extérieur pour combattre les poux, les puces, les acares de la gale.

L'action *désinfectante* de la chaux peut être utilisée pour laver le sol, les murs des locaux infectés : on peut même maintenir un lait de chaux en contact permanent avec les pieds des animaux atteints de maladies transmissibles.

Doses. — Les doses internes d'eau de chaux sont :

    Grands ruminants..................   1   à 5 litres.
    Solipèdes   1   4   —
    Petits ruminants et porc........... 1/4 à 1 litre.
    Chien.............................. 3 cent. à 1 décil.

Préparations. — Principales préparations pharmaceutiques à base de chaux.

1° *Liniment calcaire*.

    Eau de chaux...................... 250 grammes.
    Huile d'olive..................... 32   —

Mettez les deux liquides dans un flacon et agitez jusqu'à ce que le savonule soit formé.

Convient surtout contre les brûlures.

2° *Poudre détersive*.

    Chaux éteinte en poudre fine....... 1 partie.
    Charbon de bois pulvérisé.......... 2 parties

Mélangez et conservez à l'abri de l'air.

3° *Lait de chaux*.

    Chaux éteinte..................... 100 grammes.
    Eau ordinaire.....................   1 litre.

Délayez, conservez dans un vase et remuez avant de vous en servir.

4° *Eau de chaux*.

    Chaux récemment éteinte........... 25 grammes.
    Eau commune.......................   1 litre.

Délayez, passez au filtre ou décantez et conservez à l'abri de l'air.

d. *Sels métalliques antiseptiques*.

Beaucoup de sels métalliques sont antiseptiques ; mais, comme ils sont en même temps caustiques et astringents, nous n'étudierons spécialement dans ce chapitre que le permanganate de potasse, le chlorate de potasse, les mercuriaux et les composés d'argent.

Permanganate de potasse.

$$MaO^4K.$$

Le permanganate de potasse se présente sous forme de petits cristaux bruns très solubles dans l'alcool, solubles en 15 parties d'eau. Les solutions aqueuses ont une coloration d'un beau rouge violet, qui disparaît graduellement si on y ajoute des matières organiques. Cette décoloration est due à ce que les matières organiques désoxydent le permanganate et le décomposent. Le permanganate tache en brun la peau et les linges. Pour faire disparaître ces taches, on se sert d'une solution d'acide chlorhydrique à 2 p. 100, de sel d'oseille à 3 p. 100, d'une solution concentrée d'acide tartrique ou mieux d'une solution de bisulfite de soude à 10 ou 20 p. 100.

Il ne faut pas l'associer à des corps très oxydables, parce qu'il pourrait former des composés explosifs.

Effets. — En raison de son grand pouvoir oxydant, le permanganate de potasse est un *antiseptique* et un *désodorisant* énergique. Son action n'est que fugace à cause de sa décomposition rapide au contact des tissus et des liquides organiques. Appliqué localement sur les tissus, il est *astringent*, *irritant* ou *caustique*, suivant le degré de concentration de ses solutions. Audessous de 1 p. 1000, il est simplement astringent; de 1 p. 1000 à 1 p. 250, il est irritant; en solution plus concentrée, il est caustique.

Le permanganate de potasse est un des meilleurs agents *anti venimeux* contre le venin des serpents.

Indications thérapeutiques. — Le permanganate de potasse est indiqué :

1° Contre les écoulements muco-purulents du vagin, du canal de l'urèthre, de l'oreille, etc. Des injections avec une solution tiède à 1 p. 1000, 1 p. 2000, 1 p. 3000 ou 4000, désinfectent et désodorisent la muqueuse, puis arrêtent l'écoulement ;

2° Contre les ophtalmies purulentes. Les irrigations avec une solution de 1 p. 2000 donnent d'excellents résultats (Kalt) ;

3° Comme *désinfectant*, *astringent*, *cicatrisant* et *désodorisant* sur toutes les plaies, les fistules, les caries, etc., principalement quand il y a suppuration avec mauvaise odeur, en solution à 1 p. 1000 à 1 p. 100 suivant les cas ;

4° Comme *désinfectant* du champ opératoire, des mains et des instruments dans la chirurgie ordinaire et en obstétrique (Voy. *Asepsie*) ;

5° Comme *antivenimeux*, il constitue un antidote sûr du venin de la vipère, si on a le soin d'injecter exactement au point mordu et autour une quantité totale de 1 centimètre cube d'une solution aqueuse à 1 p. 100.

Chlorate de potasse.

$KClO^3$.

Le chlorate de potasse se présente sous forme de petites lames rhomboïdales, incolores et brillantes; il est incolore, inodore, d'une saveur fraiche et légèrement styptique, soluble dans 16 parties d'eau froide et dans 2 parties d'eau bouillante, dans 30 parties de glycérine, insoluble dans l'alcool absolu. Trituré avec des substances organiques, il forme un mélange facilement explosible. Avec le perchlorure de fer, la glycérine, l'hyposulfite de soude, le charbon, le soufre, le sulfure d'antimoine, le chlorate de potasse peut donner également lieu à une explosion. Il y a donc incompatibilité chimique avec ces corps.

Effets physiologiques. — Ce sel en poudre ou en solution n'exerce qu'une action légèrement *excitante* et *antiseptique* sur la peau, les muqueuses et les solutions de continuité. Son action antiseptique est due au dégagement d'oxygène et d'acide chlorique en présence des tissus.

Il est assez facilement supporté par le tube digestif et est absorbé rapidement par la muqueuse gastro-intestinale; il produit un *ralentissement* du pouls et une *diurèse* abondante. Sous son influence l'urine, prend une réaction acide, même chez les herbivores.

Il est éliminé rapidement *en nature* par les urines, la salive, les larmes, le lait, la sueur, la bile, le mucus nasal et bronchique. Généralement, l'élimination est complète trente-six heures après l'administration.

A doses fortes, le chlorate de potasse peut déterminer une intoxication. Il produit un état fébrile marqué, une accélération de pouls et de la respiration, la congestion des muqueuses, de la salivation, des convulsions, des douleurs néphritiques, de l'hématurie et de l'anurie, de la tristesse, la perte des forces et enfin la mort par arrêt du cœur. Les jeunes animaux sont plus sensibles à l'action de ce sel que les adultes.

A l'autopsie, on trouve le sang noir, le poumon et le foie couleur chocolat. La coloration noire du sang est due à l'altération de l'hémoglobine et à sa transformation en méthémoglobine (Marchand).

Emploi thérapeutique. — Le chlorate de potasse convient, à titre d'*antiseptique*, contre les affections de la bouche, de la gorge, telles que la stomatite mercurielle, la stomatite couenneuse, les aphtes, le muguet, l'angine couenneuse, le croup, etc. On s'en sert aussi avantageusement pour laver les plaies, dont il hâte la cicatrisation, et en injection dans les cavités tapissées par les muqueuses pour modifier et tarir les écoulements muco-purulents.

À l'intérieur, il agit favorablement sur les fausses membranes, qui se développent dans un conduit quelconque et facilite leur dissolution et leur expulsion. Il a donné d'excellents résultats à l'intérieur contre la bronchite et le cancroïde de la lèvre chez le chat et le cheval.

Doses. — On l'utilise en solutions aqueuses de 1 à 4 p. 100.

Doses médicamenteuses.

Cheval et bœuf......	5	à 10 grammes.
Petits ruminants....	2	à 6 —
Porc	1	à 4 —
Carnivores	0,50	à 2 —

Doses toxiques.

Cheval	150 grammes.
Chien.......................	10 à 12 —

Incompatibilités. — Il ne faut pas associer les chlorates et les iodures, car il se forme dans l'estomac de l'iode libre qui est irritant (Rabuteau) et dans l'intestin de l'iodate de potasse toxique (Melsens).

Préparations.

Gargarisme (Codex).

Chlorate de potasse.........................	10
Eau distillée.............................	250
Sirop de mûres	50

Faites dissoudre le sel dans l'eau et ajoutez le sirop.

Glycérolé de chlorate de potasse (Martinet).

Glycérine.............................	10
Chlorate de potasse.....................	1

Contre les ulcères, la stomatite ulcéreuse.

Mercuriaux.

Tous les composés de mercure sont *antiseptiques* et *antipara-*

sitaires, mais les plus puissants sont le sublimé, les cyanure et oxycyanure de mercure et le biiodure de mercure.

BICHLORURE DE MERCURE.

$$HgCl^2.$$

(Sublimé corrosif. Chlorure mercurique.)

Le sublimé corrosif est un sel cristallisé en prismes très petits, qui forment une poudre blanche, inodore, d'une saveur caustique. Il est soluble dans l'eau froide dans la proportion de 1 p. 15 et dans l'eau chaude dans celle de 1 p. 2 ; dans la glycérine à 1 p. 13,3 ; plus soluble dans l'alcool, dans l'éther. La solution a une légère réaction acide et se décompose partiellement à la lumière. Les acides chlorhydrique, nitrique, l'acide tartrique et les chlorures alcalins augmentent sa solubilité dans l'eau. Il *précipite* rapidement toutes les *matières protéiques* en s'y combinant. Le coagulum formé est soluble à la fois dans un excès de ce sel, dans l'albumine et dans la solution des chlorures alcalins, y compris le chlorhydrate d'ammoniaque. Il se combine avec le chlorure de sodium pour former $HgCl^2NaCl^2 + H^2O$.

Effets. — Des solutions à 1 p. 20000 tuent les microorganismes et détruisent les virus. La solution au 1 p. 1000 est sûrement toxique pour tous les microbes à l'état de bacille et de spores (Voir les tableaux).

Il ne faudrait pas en conclure cependant que le sublimé est toujours l'antiseptique le plus avantageux. En présence de l'albumine, il se précipite et perd sa vertu microbicide. Il n'empêche la putréfaction du sang qu'à 1 p. 400, et les solutions à 2 p. 1000 ne suffisent pas à désinfecter les crachats tuberculeux. D'autres antiseptiques moins puissants peuvent avoir, dans bien des cas, un effet, plus sûr.

Le bichlorure de mercure est de tous les sels caustiques celui qui agit le plus énergiquement. Aussitôt qu'il est mis en contact avec un tissu, il se combine avec ses matières albuminoïdes et le transforme en une escarre. La cautérisation par le sublimé corrosif est prompte, douloureuse, mais n'est pas très profonde : elle suscite toujours une *inflammation* considérable, une exsudation plastique abondante et une suppuration copieuse.

L'escarre est d'abord molle et fragile, puis elle devient sèche et grisâtre en se resserrant. Elle ne se détache des tissus qu'avec lenteur et à mesure que la suppuration se développe. Les plaies laissées par la chute de l'escarre ne se cicatrisent que lentement, ce qui constitue un certain inconvénient. L'absorption du bichlorure de mercure n'est pas à craindre dans les cas ordinaires ; l'empoisonnement mercuriel ne survient que lorsqu'on applique ce sel sur une trop grande surface ou quand on introduit des trochisques dans le tissu conjonctif sous-cutané. Dans ce cas, l'escarre est en partie dissoute par les liquides albumineux en excès, et le sel de mercure devient absorbable.

En solutions très étendues, le bichlorure de mercure peut être administré en petite quantité à l'intérieur sans occasionner aucun désordre local. Arrivé dans l'estomac et l'intestin, il forme un chlorure double de sodium et de mercure qui se combine à l'albumine. Il est absorbé et produit les effets ordinaires des mercuriaux. A doses extrêmement faibles, le sublimé excite la nutrition, augmente le nombre des globules du sang ou favorise l'engraissement. Mais, aussitôt que les doses sont un peu plus fortes, il produit des effets inverses, c'est-à-dire qu'il amène l'amaigrissement, l'anémie et tous les signes de l'infection mercurielle.

Administré à l'intérieur à l'état de solutions fortes, il désorganise la muqueuse digestive et tue rapidement les animaux en produisant une gastro-entérite et une infection mercurielle aiguë.

C'est un *désinfectant* et un *antiparasitaire* très énergique.

Indications thérapeutiques. — 1º *Comme caustique*, le sublimé corrosif est surtout employé avantageusement dans le traitement des caries osseuses, cartilagineuses, tendineuses ou ligamenteuses, dans celles qu'on remarque dans le clou de rue pénétrant, dans le javart cartilagineux, le mal de garrot, le mal de taupe, les plaies articulaires, etc. A cause de son *action coagulante* énergique et de l'inflammation intense qu'il développe, ce caustique convient très bien pour obtenir la fermeture des fistules articulaires ou tendineuses. M. Saint-Cyr, qui a surtout étudié ce puissant moyen, recommande d'appliquer sur l'orifice de la fistule un emplâtre de poix noire saupoudré convenablement de sublimé corrosif. Quand la fistule est profonde, on y introduit le caustique avec un petit tampon de coton ou une sonde cannelée ;

2º *Comme irritant cutané et antiparasitaire*, le sublimé est indiqué contre les exanthèmes humides de toute nature, les maladies parasitaires de la peau, telles que : teigne, prurigo, pityriasis, gales, contre les eaux aux jambes, le crapaud, etc. Il faut toujours se servir de solutions étendues, les appliquer sur une petite surface à la fois et empêcher les animaux de se lécher. Le sublimé est un antigaleux dangereux et moins efficace que le crésyl.

3° *Comme fondant*, il est efficace contre la plupart des tumeurs indolentes, telles que : les tumeurs de l'appui du collier, le capelet, l'éponge, les mollettes et vessigons indurés, les kystes, les engorgements ganglionnaires, les exostoses, les ostéosarcomes, etc. ;

4° *Comme revulsif énergique*, il est employé sous forme de trochisque contre les boiteries anciennes de l'articulation coxofémorale ou scapulo-humérale ;

5° *Comme destructeur*, pour mortifier rapidement le cordon testiculaire dans la castration avec les casseaux ;

6° *Comme antiseptique et cicatrisant*, il est employé en solutions étendues pour faire les pansements après les opérations chirurgicales ou pour laver les plaies ou les surfaces suppurantes.

7° *Comme désinfectant*, il est indiqué pour détruire les virus, les agents infectieux, attachés à la surface du champ opératoire, aux instruments et aux mains du chirurgien, ou disséminés dans les locaux où ont logé des animaux atteints de maladies contagieuses. Les solutions à 1 p. 1000 sont très antiseptiques surtout à chaud, mais elles offrent le grave inconvénient d'altérer le tranchant des instruments. Pour la désinfection des muqueuses, surtout de la muqueuse génito-urinaire, en obstétrique, il faut n'employer que des solutions très diluées à 1 p. 4000. Les empoisonnements sont à craindre surtout chez les femelles des ruminants. Il y a donc lieu d'être prudent dans l'emploi des injections et des lavages antiseptiques au sublimé dans les voies génito-urinaires. D'ailleurs les injections sont douloureuses et suivies d'efforts expulsifs violents ;

8° *Comme irritant astringent*, il peut rendre des services dans les conjonctivites et l'opacité de la cornée, en solution à 0,05 à 0,20 p. 100 ;

9° Pour l'usage interne, le sublimé corrosif répond aux indications ordinaires des mercuriaux.

Préparations.

1° *Poudre.*

2° *Pastilles de sublimé de 1 gramme.*

Les pastilles dans lesquelles entre exactement 1 gramme de sublimé sont très avantageuses dans la pratique pour la préparation instantanée de solutions antiseptiques et désinfectantes.

3º *Papier imprégné d'une dose déterminée de sublimé.*

Pour obtenir une solution titrée, il suffit de faire tremper dans de l'eau distillée un carré de papier contenant une quantité connue de sublimé.

4º *Solutions titrées pour divers usages.*

Pour l'antisepsie chirurgicale, on fait des solutions à 1 p. 1000, ou 1 p. 2000, ou 1 p. 5000. — Pour tuer les parasites cutanés, on fait des solutions plus fortes, de 0,5 à 1 p. 100.

Solution à 1 p. 1000.

```
Sublimé..............................        1
Chlorure de sodium...................        2
Eau distillée........................     1 000
```

5º *Ouate sublimée.*

Pour la préparer, on stérilise le coton dans une étuve à vapeur et on le trempe dans une solution formée de :

```
Sublimé..............................       10
Glycérine............................      500
Alcool...............................    1 000
Eau..................................    1 500
```

Puis on laisse sécher.

6º *Collodion caustique.*

```
Sublimé..............................        1
Collodion............................       40
```

7º *Eau phagédénique.*

```
Bichlorure de mercure................     0gr,40
Eau de chaux.........................     125
```

Dissolvez le sublimé corrosif dans un peu d'eau distillée, ajoutez la solution à l'eau de chaux et agitez vivement.

8º *Eau phagédénique vétérinaire* (Lecoq).

```
Bichlorure de mercure............     1 gramme.
Eau de chaux.....................    10 grammes.
Alcool...........................     Q. S.
```

9º *Eau phagédénique de Solleysel.*

```
Sublimé corrosif.............. }
Acide sulfurique.............. }  32 grammes.
Alcool........................    250      —
Eau de chaux .................    1 500    —
```

Versez doucement l'acide dans l'alcool ; faites dissoudre le sel et ajoutez ensuite l'eau de chaux.

10° *Topique fondant de Girard.*

Bichlorure de mercure..............   32 grammes.
Térébenthine de Bordeaux.........   380   —

Incorporez à froid.

11° *Topique fondant de Duthreil.*

Sublimé corrosif..................   16 grammes.
Collodion.......................   100   —

12° *Liqueur de Chevry.*

Sublimé........................   4 grammes.
Alcool.........................   32   —

13° *Pommade de sublimé corrosif.*

Sublimé corrosif..................   64 gra   es
Huile de laurier..................   260   -
Huile d'olive....................   100

14° *Collodion caustique.*

Collodion......................   30 grammes.
Sublimé corrosif..................   5   —

15° *Trochisques. Formule n° 1.*

Sublimé corrosif..................   1 gramme.
Amidon.......................   2 grammes.
Mucilage de gomme adragante......   Q. S.

Faites une pâte consistante qu'on divise ensuite en petits fragments de forme conique.

Formule n° 2.

Sublimé corrosif..................   2 grammes.
Minium.......................   1 gramme.
Amidon et gomme adragante.......   Q. S.

16° *Trochisques simples.*

Sublimé corrosif en masse, taillé en petits cônes du poids de 2 à 3 grammes au plus pour les grands animaux.

17° *Liqueur de Van Swieten.*

Sublimé corrosif..................   1 gramme.
Alcool à 80°....................   100 grammes.
Eau distillée....................   900   —

18° *Liqueur de Mialhe.*

Sublimé........................   1 gramme.
Sel marin......................   2 grammes.
Sel ammoniac...................   2   —
Eau distillée....................   1 litre.

19°

Solution employée en obstétrique humaine :

Sublimé .... 25 centigrammes.
Acide borique...................... 1 gramme.
Solution alcoolisée de carmin d'indigo. 1 goutte.

Mêlez et réduisez en poudre impalpable.

N. B. — Cette dose est pour 1 litre. Cette solution étant colorée en bleu, on se met sûrement à l'abrî des erreurs.

20° *Glycéré de chlorure mercurique* (Codex).

Chlorure mercurique....................... 1
Alcool à 90°............................... 10
Glycérine................................. 500

Dissolvez le sublimé dans l'alcool et mélangez le soluté à la glycérine.

Administration et doses. — La poudre est appliquée directement sur les parties à cautériser. On la transporte au fond des fistules avec une sonde cannelée. Les autres préparations sont appliquées d'une manière spéciale suivant leur nature.

Pour l'usage interne et l'injection hypodermique, on fait surtout usage de la liqueur de Van Swieten ou de celle de Mialhe.

1° *Doses toxiques.*

Cheval.............   8 gr. (estomac)   4 gr. (veines).
Bœuf..............   8   —
Mouton............   4   —
Chien............. 0gr,20 à 0gr,30 $\begin{cases} 0^{gr},15 \text{ (tissu conjonct.).} \\ 0^{gr},04 \text{ (veines).} \end{cases}$

2° *Doses thérapeutiques* (estomac).

Grands herbivores.........................   0gr,10 à 0gr,50
Porc......................................   0gr,01 à 0gr,02
Mouton....................................   0gr,01 à 0gr,02
Chien.....................................   0gr,005 à 0gr,01

BIIODURE DE MERCURE.

HgI^2.

(*Iodure mercurique.*)

Le biiodure est en poudre d'un rouge-coquelicot magnifique, inodore, insipide, presque insoluble dans l'eau froide, soluble dans 130 parties d'alcool à 90°. Les chlorures et les iodures alcalins facilitent sa dissolution dans l'eau.

Effets et usages. — La pommade de biiodure de mercure produit d'abord la vésication, puis l'engorgement de la peau et des parties sous-jacentes, la chute de l'épiderme et des poils. Dans le tube digestif, les effets irritants de ce sel sont identiques ; aussi ne l'emploie-t-on jamais à l'intérieur.

A l'extérieur, la pommade de biiodure de mercure est indiquée en frictions pour résoudre les engorgements glandulaires et les tumeurs indolentes, les diverses espèces de dilatations synoviales des gaines tendineuses, des bourses séreuses, les engorgements tendineux, les tumeurs osseuses. Cette pommade réussit souvent là où le feu et les vésicants ont échoué. Pour éviter les tares qui pourraient résulter de ces frictions, il est nécessaire de les interrompre de temps en temps pour laisser calmer l'irritation locale.

C'est un *désinfectant* des plus puissants ; il est plus *antiseptique* que le sublimé, mais moins toxique aux mêmes doses.

Préparations.

Pommade de protoiodure de mercure.

Protoiodure de mercure	1
Axonge	8

Pommade de biiodure de mercure.

Deutoiodure de mercure	1
Axonge	8

Selon l'exigence des cas, on augmente ou on diminue la proportion de sel mercuriel. Pour augmenter les vertus fondantes de ces pommades, on y ajoute de l'iodure de potassium.

Traitement du capelet, d'après Payron.

Biiodure de mercure	1
Acide phénique cristallisé	50
Alcool à 90°	250

Dissolvez.

Badigeonner quatre jours de suite la surface de la bourse séreuse avec ce mélange.

Ce traitement, qui ne produit que l'exfoliation de l'épiderme sans chute de poils, amène la disparition complète du capelet en vingt-cinq jours. Il est propre, simple et efficace (*Rep. de police san.*, 1907).

Solution antiseptique.

Biiodure de mercure	0gr,25
Iodure de potassium	0gr,50
Eau	1 000

Dissolvez.

Cette solution peut être employée aux mêmes usages antiseptiques et désinfectants que les solutions de sublimé.

CYANURE ET OXYCYANURE DE MERCURE.
SILICOFLUORURE DE MERCURE.

D'après M. Chibret, le cyanure et l'oxycyanure de mercure ont une puissance antiseptique six fois plus grande que le sublimé et offrent les avantages suivants : La solution HgOHgCy à 1 p. 1500 ne précipite que très peu l'albumine et est bien tolérée par les plaies et les muqueuses; l'absorption est moindre qu'avec le sublimé, elle n'attaque que d'une façon insignifiante les métaux usités en chirurgie: acier, cuivre, maillechort, argent ; cette supériorité a été confirmée depuis par divers auteurs.

Le *silicofluorure de mercure* serait un antiseptique plus énergique que le sublimé et dont les propriétés toxiques ne seraient pas à redouter (Hallion, Lefranc et Poupinel).

HERMOPHÉNYL.

L'hermophényl est un composé organométallique dont le nom est *mercure phénoldisulfonate de sodium* et qui contient 40 p. 100 de mercure. C'est une poudre blanchâtre, amorphe, très soluble dans l'eau et dans la glycérine, inodore et peu sapide.

Effets et emploi. — Il possède des propriétés bactéricides remarquables sans être très toxique, sans irriter les tissus et sans coaguler les liquides albumineux. En solution à 1 p. 100, il détruit les principaux agents pathogènes après quelques minutes ; les solutions à 1 p. 1000 agissent aussi, mais moins rapidement. Les solutions d'hermophényl même concentrées peuvent être maintenues longtemps au contact des muqueuses, des plaies et de la peau sans provoquer d'irritation.

Le savon antiseptique à 1 p. 100 d'hermophényl peut être avantageusement employé pour la désinfection des mains du chirurgien. Les objets de pansement (ouate ou gaze) imprégnés d'hermophényl peuvent rendre les mêmes services que la gaze iodoformée et le coton salicylé. On emploie avec succès l'hermophényl dans la désinfection des plaies anfractueuses et de grande

étendue ; il est surtout très avantageux chez le chien et chez le
bœuf, animaux très sensibles à l'intoxication mercurielle. Employé en poudre, il a donné d'excellents résultats dans les clous
de rue. Les solutions d'hermophényl conviennent à titre d'antiseptique, dans le catarrhe auriculaire du chien, les conjonctivites,
les vaginites, les lavages de l'utérus.

Argent et ses composés.

ARGENT (NITRATE D').

AgAzO³.

Ce sel, encore appelé azotate d'argent, pierre infernale, est
sous forme de petites lames brillantes, blanches, inodores,
caustiques. Chauffé, il fond et peut être coulé en bâtons (pierre
infernale). Exposé à l'action de la lumière, il noircit et se
décompose partiellement, d'où la nécessité de le conserver
dans des flacons opaques. Il est soluble dans son poids d'eau
froide, et dans l'eau chaude en plus forte proportion encore ;
il est insoluble dans l'alcool. Ses solutions aqueuses ont une
réaction neutre.

Effets. — Le nitrate d'argent est très *antiseptique*, mais il est
difficile de l'utiliser à ce titre en raison de sa *causticité*, de son
action coagulante sur l'albumine, de la facilité avec laquelle
il se *laisse réduire* et de son *affinité* pour les chlorures.

Sur la peau sèche, le nitrate d'argent solide, en cristaux ou
en bâtons, n'a aucun effet, à moins que le contact dure très
longtemps. Si la peau est humide ou si on emploie des solutions
concentrées, ce sel colore rapidement la surface touchée, en
violet, puis en noir. L'épiderme est désorganisé, perd sa vitalité et tombe au bout de quelques jours en laissant au-dessous
un nouvel épiderme. Quand l'action du nitrate d'argent est
continue, le derme est mortifié à son tour sur une profondeur
plus ou moins grande, et il en résulte une escarre rétractile
noire. Au moment de l'escarrification, ce sel produit une vive
douleur.

Sur les solutions de continuité et les muqueuses, l'*effet caustique*
est encore plus prompt et plus énergique que sur la peau. L'escarre produite est d'abord molle et superficielle, de couleur
blanche avec reflet argentin ; puis, à mesure que le caustique con-

tinue son action, elle devient plus épaisse, plus consistante, et prend bientôt, sous l'influence de la lumière, une coloration violette, puis bistre, et enfin noire.

La formation de l'escarre doit être attribuée, d'après les travaux les plus récents, à la grande affinité de ce sel pour l'albumine, dont la précipitation rapide forme une couche d'abord blanche, puis violette, puis noire. Ces changements de coloration de l'escarre sont dus à la formation de chlorure d'argent, sel qui est très altérable à la lumière. L'escarre est toujours superficielle; elle se détache promptement par petits fragments et laisse une surface qui se cicatrise rapidement. L'inflammation périphérique est toujours modérée et la suppuration presque nulle.

Le nitrate d'argent n'est caustique que lorsqu'il est employé solide ou sous forme de solutions concentrées à 1 p. 5 ou 1 p. 10. En solution plus étendue, il est seulement *astringent* et antiseptique. Il resserre énergiquement les petits vaisseaux et produit une anémie locale très forte. Des solutions concentrées n'ont pas d'effet vaso-constricteur local; elles agissent à la façon des caustiques et des inflammatoires.

Le nitrate d'argent *coagule* rapidement la surface des plaies et des muqueuses suppurantes, *tarit les sécrétions* et hâte la cicatrisation.

Introduit dans les voies digestives, dilué et à petites doses, l'azotate d'argent est facilement supporté. Dans l'estomac, il se combine avec l'albumine et perd ainsi une partie de ses effets caustiques. C'est pourquoi son action irritante est moins énergique dans le tube digestif qu'à la surface du corps. Des solutions qui attaquent l'épiderme ne produiraient aucun effet escarrotique sur la muqueuse digestive. Dans l'estomac, il se forme aussi du chlorure d'argent. Les solutions étendues produisent sur la muqueuse gastro-intestinale un effet astringent et antisécrétoire.

Quand le nitrate d'argent est administré à doses plus fortes et surtout à l'état solide, il détermine une *inflammation de la muqueuse* et souvent aussi des *ulcérations* dans les points où les parcelles du caustique séjournent.

Pendant son séjour dans le tube digestif, le nitrate d'argent peut passer à l'absorption. Une partie cependant reste insoluble et est rejetée avec les excréments sous forme de sulfure d'argent. La partie absorbée ne produit pas de modifications sensibles sur la circulation, la respiration et la calorification, mais agit sur la *nutrition* et les *fonctions nerveuses*.

Après un usage interne un peu prolongé de ce médicament, la peau se colore en violet ou en noir, surtout dans les régions exposées à la lumière ; on observe aussi un amaigrissement rapide. Si l'administration est arrêtée à temps, les animaux reviennent peu à peu à leur état normal, mais la coloration pigmentée de la peau persiste très longtemps à cause de la lente élimination de l'argent métallique déposé dans le tissu du tégument. Si l'administration continue, l'amaigrissement se prononce de plus en plus, des maladies catarrhales apparaissent, puis arrivent la paralysie de la sensibilité et de la motilité, et enfin la mort. Ce médicament atteint assez rapidement le système nerveux, dont il affaiblit les propriétés vitales.

A l'autopsie, on retrouve l'argent dans les os, le pancréas, les plexus choroïdes, les intestins, le foie, les bronches, le cerveau.

Antidotes. — Les contrepoisons du nitrate d'argent, encore contenu dans le tube digestif, sont le sel marin (Orfila) et le protosulfure de fer récemment précipité (Mialhe).

Indications. — A l'intérieur, le nitrate d'argent est indiqué :

1° Contre l'*épilepsie*. Beaucoup de cas de guérison ont été observés. Il n'est pas possible, avec l'état actuel de nos connaissances, de donner l'explication du mécanisme de ces guérisons. Il est vrai que la nature de l'épilepsie est fort peu connue en pathologie vétérinaire ;

2° Pour combattre la *diarrhée rebelle* et arrêter l'état catarrhal de la muqueuse gastro-intestinale. Le nitrate d'argent est contre-indiqué quand il y a inflammation aiguë du tube digestif.

A l'extérieur, le nitrate d'argent est indiqué :

1° *Comme caustique*, pour réprimer le bourgeonnement trop actif des plaies, pour détruire les néoplasmes superficiels. Ce caustique n'agissant jamais profondément sur les tissus, ne convient pas pour détruire des tumeurs épaisses ; dans ce dernier cas, il lui faut préférer les acides minéraux ou le chlorure de zinc ;

2° *Comme astringent*, en solutions plus ou moins fortes, pour dessécher les plaies, pour les rendre *aseptiques*, pour modifier leur surface et hâter la cicatrisation. Les plaies atoniques surtout sont modifiées très favorablement par le nitrate d'argent. On s'en sert aussi très avantageusement en injection sur les muqueuses qui sont le siège d'un catarrhe chronique ou dans des fistules difficiles à tarir. Ainsi on l'emploie avec succès contre l'*otorrhée*, la *carie du cartilage* de la conque ; contre le *coryza chronique*, l'*ozène* ; contre la *vaginite* et l'*urétrite* chroniques, l'*acrobustite* ; contre les maladies cutanées sécrétantes, l'*érysipèle grave*, les *crevasses*, les *eaux aux jambes*, le *crapaud*, etc. Enfin le nitrate d'argent est un remède héroïque contre les *maladies inflammatoires des yeux*. Il réussit surtout bien contre les affections de la conjonctive et des paupières. Il n'a aucune action curative sur la fluxion périodique.

Préparations.

1° *Nitrate d'argent* (pierre infernale).

On fait fondre les cristaux de nitrate d'argent et on coule le liquide dans des tubes de verre graissés à l'intérieur. Après refroidissement, le nitrate d'argent est en petits bâtons cylindriques de la grosseur d'une plume à écrire, d'une teinte ardoisée extérieurement, et d'une couleur grise en dedans avec disposition radiée et cristalline. On conserve ces bâtons dans des flacons remplis de graine de lin sèche.

2° *Solutions aqueuses titrées* à 1/2, 1, 2, 5, etc., p. 100

3° *Solution albumineuse Delioux*.

Nitrate d'argent cristallisé....	0gr,50 à 5 grammes.
Blanc d'œuf................	n° 1
Eau distillée...............	250 —
Sel marin..................	0gr,50 à 5 —

Faites d'abord l'eau albumineuse et ajoutez successivement, en agitant sans cesse le sel d'argent, puis le sel marin dissous.

4° *Pommade de nitrate d'argent*.

Azotate d'argent...........................	1
Axonge..................................	100

Administration. — Pour l'*usage interne*, on se sert de solutions aqueuses (eau distillée) ou glycérinées à 1 p. 1000 qu'on administre en lavements ou en breuvages. On emploie aussi les pilules, lorsqu'on veut obtenir l'absorption du sel d'argent. On peut l'employer aussi en injections intratrachéales pour combattre le catarrhe bronchique chronique, mais ce procédé ne paraît pas donner de bons résultats dans la pratique.

Pour l'*usage externe*, on se sert surtout du crayon de nitrate d'argent ou de solutions aqueuses plus ou moins fortes, suivant les cas. Le crayon suffit presque à tous les besoins externes, mais il faut savoir graduer convenablement son action. En touchant légèrement une plaie, on ne produit qu'un effet astringent et désinfectant énergique ; si on touche un peu plus fort, on détermine une légère escarre superficielle, et on obtient une action caustique. Le praticien qui sait bien manier son crayon de nitrate d'argent peut à volonté réprimer le bourgeonnement trop actif ou l'exciter quand il n'est pas suffisant ; il peut ainsi régulariser les plaies les plus irrégulières et hâter leur cicatrisation.

Les solutions caustiques sont de 5 à 10 p. 100 quand on veut les faire servir à cautériser des néoplasmes ; elles sont à 3 p. 100 quand elles doivent cautériser seulement une surface muqueuse ou une plaie.

Pour l'œil, on emploie, outre le crayon, des solutions de 1/2 à 2 p. 100. Le crayon sert surtout pour les granulations, les érosions, les boursoufflements de la cornée, le staphylome, etc. ; les solutions faibles pour les conjonctivites simples. Pour les conjonctivites purulentes graves, on peut employer les solutions jusqu'au titre de 5 p. 100. Pour faire les injections dans le canal de l'urètre, le vagin, etc., on utilise les solutions de 0,50 p. 100 à 1 p. 100.

Les taches noires produites par le nitrate d'argent sur la peau sont facilement enlevées en les lavant avec une solution de sel marin. Ce dernier peut être remplacé par le cyanure de potassium, la permanganate de potasse, une solution ammoniacale ou une solution étendue d'acide chlorhydrique.

Doses :

Doses thérapeutiques (estomac).

Cheval......................	0,50 à 1 gramme.
Bœuf.......................	1 à 1gr, 50
Mouton, porc.............	0gr, 10 à 0gr, 30
Chien, chat................	0gr, 01 à 0gr, 05

En injection hypodermique, les doses sont moitié moindres.

COLLARGOL OU ARGENT COLLOÏDAL.

C'est une forme allotropique de l'argent qui se présente sous forme d'une poudre noire, inodore, soluble dans l'eau, dans la proportion de 1 p. 25, mais non dialysable, d'où son nom d'argent colloïdal. Les solutions ont une couleur brun olivâtre ou noirâtre. Ce ne sont d'ailleurs pas des solutions parfaites, mais plutôt des suspensions de particules extrêmement tenues à peine visibles au microscope. Les sels et les acides précipitent le collargol de ses solutions. Celles-ci sont rendues plus stables par l'addition d'environ 1 p. 100 d'albumine. La chaleur précipite également le collargol, d'où la nécessité de faire les solutions à froid.

Effets et emploi. — Introduit en thérapeutique humaine par le chirurgien Crédé, ce médicament a fait depuis l'objet de nombreuses recherches. On l'a vanté dans le traitement des maladies infectieuses, médicales et chirurgicales, chez l'homme et les animaux.

Diekerhoff l'a conseillé en injection intraveineuse à la dose quotidienne de 0^{gr},50 dans 50 centimètres cubes d'eau chez le cheval atteint de fièvre pétéchiale. Les résultats obtenus par de nombreux praticiens avec ce mode de traitement ont été parfois entièrement négatifs. Ils n'ont pas été meilleurs lorsque le collargol a été employé contre d'autres maladies infectieuses, comme la diarrhée des veaux, la fièvre vitulaire, la fièvre aphteuse, etc. De même le collargol ne peut pas servir utilement au diagnostic de la morve, comme le croyait Diekerhoff. Avec cet agent employé en injection intraveineuse, beaucoup de chevaux morveux ne montrent aucune réaction caractéristique.

SELS D'ARGENT A ACIDES ORGANIQUES.

Les composés d'argent à acides organiques comme l'*actol* ou lactate d'argent, l'*itrol* ou citrate d'argent, constituent de bons *désinfectants*.

Ils ont un pouvoir microbicide puissant, ne sont ni irritants ni toxiques et combattent efficacement la sécrétion purulente. On les a employés avec succès pour faire des lavages antiseptiques dans les voies génitales de la vache atteinte de non-délivrance. On emploie des solutions de 1 à 2 p. 1000.

Antiseptiques organiques.

Formol.

CH^{2}O.

(Formaline. — Formaldéhyde. — Aldéhyde formique.)

Sous ce nom de *formol*, on préconise une solution aqueuse commerciale de 40 p. 100 d'aldéhyde formique. On le prépare industriellement en oxydant l'alcool méthylique.

Il se présente sous forme d'un liquide incolore, sirupeux, à odeur piquante. Les vapeurs ne sont pas inflammables. Il coagule fortement l'albumine (Trillat).

La formaldéhyde peut se combiner avec l'amidon (*amyloforme*), avec la dextrine (*dextroforme*), avec l'ichtyol (*ichtyoforme*) et donner lieu à des poudres qui s'emploient à la place de l'iodoforme.

La solution de 0,5 à 2 p. 100 constitue un bon liquide pour conserver les pièces anatomiques et pathologiques.

Effets et usages. — De nombreuses recherches faites sur ce corps, il résulte que le formol constitue un *antiseptique très puissant* comparable au sublimé et qui offre l'avantage d'être volatil et moins toxique. On l'a appliqué surtout à la conservation de la viande, du lait et à la *désinfection*. On doit le proscrire pour la conservation des matières alimentaires, car il n'est pas toujours inoffensif.

Dans le *crapaud*, les *eaux aux jambes*, des badigeonnages au formol pur, ou dilué dans l'eau à 1 p. 2 ou 1 p. 4, ont donné d'excellents résultats. Associé au goudron dans les proportions variant de 1/2 à 1/5, le formol rend de grands services dans les traitements des *fourchettes pourries, échauffées* ; il tarit les sécrétions fistuleuses et les désodorise d'une façon remarquable (Chenot). — On l'emploie aussi fort avantageusement en solution contre la carie dentaire et les fistules osseuses.

D'après Fröhner, la formaline officinale à 40 p. 100 est irritante et peut être dangereuse. On ne doit jamais l'administrer à l'intérieur. D'après plusieurs auteurs, Hammert, Mushold et Zunbar, le formol ne désinfecte pas à coup sûr les tissus en laine, poils et crins, surtout quand ils sont secs. Quand les microbes sont humectés, les vapeurs d'aldéhyde formique ont sur eux une action nocive plus énergique.

Le formol est considéré par beaucoup d'auteurs comme un agent de *désinfection* de premier ordre en même temps qu'un excellent *désodorisant*.

On peut s'en servir utilement en solution de 1 à 2 p. 1 000 pour laver les plaies infectées et pour les pansements en cas de gangrène.

D'après les expériences récentes de M. Miquel, le procédé le plus avantageux pour la désinfection consiste à ajouter 1 partie de chlorure de calcium cristallisé à 2 parties de solution commerciale concentrée de formol ; la liqueur finale doit avoir une densité voisine de 1,20. Cette liqueur sert à imbiler des linges que l'on suspend ensuite dans les placards, les armoires ou petits locaux qu'il s'agit de désinfecter. Après vingt-quatre heures, la stérilisation est complète, il n'y a plus qu'à aérer jusqu'à disparition de l'odeur d'aldéhyde formique.

Voici un procédé d'une application facile, qu'on peut utiliser pour la désinfection de grands locaux tels que étables, écuries, laiteries, fromageries, etc.

Pour désinfecter une pièce de 100 mètres cubes, il faut prendre 2 kilogrammes de permanganate de potasse, 2 kilogrammes de formol du commerce, c'est-à-dire de la solution à 40 p. 100, et 2 litres d'eau, placer le tout dans un récipient à large ouverture en versant d'abord le permanganate puis le mélange formol eau, se retirer en fermant le local à désinfecter, qui aura dû être préalablement calfeutré en collant des bandes de papier le long des joints des ouvertures, pour empêcher le formol de se dégager au dehors.

Le mélange mousse beaucoup; aussi faut-il un récipient d'au moins 50 litres ou deux de 25 litres chacun pour recevoir le mélange de l'ingrédient.

Au bout de six heures, la désinfection est achevée. Il suffit alors d'ouvrir les portes pour chasser les vapeurs de formol, ou bien les neutraliser en laissant évaporer de l'ammoniaque.

A cause de son action irritante sur la peau, il ne peut pas servir pour désinfecter le champ opératoire.

Il est employé beaucoup pour la conservation des pièces anatomiques.

Formules de solutions de formaline pour la conservation des pièces anatomiques :

1° *Solution de Gluge.*

Eau... 1 000
Formaline... 750
Nitrate de potassium.............................. 10
Acétate de potassium.............................. 30

2° *Solution de Van Harrevelt.*

Eau... 1 000
Formaline... 100
Sulfate de sodium.............................. ⎰ aa 10
Sulfate de magnésium........................... ⎱
Chlorure de sodium................................ 20

En sortant de la solution de formaline, les pièces sont mises dans l'alcool de 85 à 95°.

Tannoforme.

$$CH^2 \Big\langle \begin{matrix} C^{14}H^9O^9 \\ C^{14}H^9O^9 \end{matrix}$$

Le tannoforme est le produit de la combinaison du tanin avec l'aldéhyde formique. Il s'obtient à l'état d'une poudre blanc rougeâtre, très légère, *inodore*, à saveur légèrement astringente, insoluble dans l'eau, soluble dans l'alcool, l'éther et les solutions alcalines faibles. La solution a une couleur jaune ou brun rouge. Par l'addition d'une goutte de perchlorure de fer, il se forme un précipité bleu foncé de tannate de fer soluble dans l'acide chlorhydrique. Il possède des incompatibilités avec les sels de fer, les alcaloïdes végétaux, les albumineux et les mucilagineux.

Effets et usages. — D'après les essais faits en Allemagne par Fröhner, Bass, Wulf, en France par Bissauge, etc., le tannoforme jouit des propriétés combinées de ses deux composants, tanin et aldéhyde formique, et constitue un excellent *astringent* et un *désinfectant* puissant.

Les plaies saupoudrées avec de la poudre de tannoforme sont désinfectées et cicatrisées rapidement. La *suppuration*, les *sécrétions morbides* sont *taries et rendues inodores*. D'après Fröhner, c'est de tous les médicaments connus actuellement celui qui offre le plus d'avantages dans le traitement des plaies, des ulcérations.

Il est avantageusement employé aussi à titre d'*antiparasitaire externe* dans les gales, principalement dans la gale des oreilles chez le chien, l'herpès, l'impétigo, le lichen, le pityriasis, le psoriasis et toutes les inflammations cutanées.

En raison de son *bon marché*, de l'*absence d'odeur* et de ses *vertus cicatrisantes*, il est bien supérieur à l'iodoforme, dont il remplit d'ailleurs toutes les indications externes.

A l'intérieur, le tannoforme est peu toxique et manifeste à un haut degré ses propriétés astringentes et désinfectantes, ce qui le fait employer avec avantage dans toutes les affections accompagnées de diarrhée, de catarrhe et de fermentations anormales du côté du tube digestif.

Le tannoforme se décompose dans le canal intestinal en présence des sucs alcalins en ses deux éléments, l'acide tannique, qui est un astringent, et l'aldéhyde formique, qui est un antiseptique. Aussi donne-t-il d'excellents résultat dans les *diarrhées* chez tous les animaux. Il arrête la diarrhée chez les veaux et les chiens à la dose de 1 à 3 grammes répétée deux à trois fois par jour ; chez le cheval et les grands ruminants adultes, à celle de 20 à 25 grammes (Bass, Bissauge). Il s'est montré efficace également contre l'*hématurie* chez les bovins à la dose de 20 à 30 grammes par jour.

Mode d'emploi. — a. *Pour l'usage externe*, on emploie le tannoforme :

1° *En poudre* soit seul, soit mélangé en proportion variable avec l'acide borique, l'alun, le sucre pulvérisé, le talc, l'amidon, le charbon, la poudre de quinquina, le cachou, la colophane, etc. ;

2° *En pommades*. Formules indiquées par Bissauge :

1°

| Tannoforme | 10 grammes. |
| Paraffine | 100 — |

Protecteur antiseptique et cicatrisant.

2°

| Tannoforme | 5 grammes. |
| Vaseline ou lanoline | 25 — |

Plaies, eczéma, dermatoses.

3°

Tannoforme	10 grammes.
Beurre de cacao	⎞
Huile de ricin	⎠ Q. S.

Fistules, javart.

4°

Tannoforme	5 grammes.
Huile de bouleau	1 gramme.
Vaseline	25 grammes.
Essence d'eucalyptus	0^{gr},50.

Blépharite.

5°

Tannoforme	3 grammes.
Huile d'amandes douces	50 —
Blanc de baleine	30 —
Cire blanche	2 —
Eau de roses	2 —

Dartres, eczéma.

6°

Tannoforme	2 grammes.
Savon vert	20 —
Alcool de lavande	10 —

Eczéma, psoriasis.

3° *Associé au goudron, à l'huile de cade :*

1°

            Tannoforme....................... |
            Goudron végétal................. } ãã 10 grammes.

Dermatoses humides.

2°

            Tannoforme ....   10 grammes.
            Huile de cade....................   30   —
            Alcool..........................   Q. S.

Ezcéma humide.

4° *En solution alcoolique ou éthérée, glycérinée,* ou associé au
collodion :

1°

            Tannoforme.....................   10 grammes.
            Alcool..........................   50   —
            Glycérine.......................   30   —

Plaies articulaires.

2°

            Tannoforme.....................   5 à 10 grammes.
            Éther...........................   Q. S.
            Collodion.......................   100 grammes.

Sutures, plaies articulaires.

3°

            Tannoforme.....................   10 grammes.
            Alcool ou éther.................   Q. S.

Brûlures, plaies, kystes.

4°

            Tannoforme.....................   10 grammes.
            Alcool..........................   50   —
            Essence de Wintergreen..........   3   —
            Glycérine   10   —

Catarrhe auriculaire.

b. *Pour l'usage interne*, le tannoforme est donné *en potion,
breuvage,* en suspension dans une infusion froide, dans du vin,
dans une décoction d'avoine ou d'orge ; *en électuaire* mélangé à la
poudre d'écorce de saule, de quinquina et au camphre, *en bols, en
poudre.*

1°

            Tannoforme ....   25 à 30 grammes.
            Poudre de gentiane............. |
               —   de quinquina........... } ãã 50   —
            Excipient.....................   Q. S.

Pour deux bols (grands animaux). Entérite, diarrhée.

2°

Tannoforme.........................	20 grammes.
Acétate d'ammoniaque..............	30 —
Infusion froide de camomille........	1 litre.

Hématurie, entérite du bœuf.

3°

Tannoforme...............	)
Extrait de colombo.........	} ãã $0^{gr},20$ à $0^{gr},50$
Poudre de Dower..........	$0^{gr},50$
Sucre blanc...............	5 grammes.

Pour cinq paquets. Un par heure.

Diarrhée profuse du chien.

4°

Tannoforme.......................	)
Acide salicylique................	} 1 gramme.

En plusieurs fois dans la journée dans la diarrhée et la dysenterie du chien.

5°

Tannoforme.................	0,50 à 1 grammes.
Éther......................	Q. S.
Teinture de cannelle..........	10 grammes.

Une cueillerée à café trois fois par jour dans la diarrhée du chien.

6°

Tannoforme....................	1 gramme,
Teinture de ratanhia	} ãã 10 grammes.
— de cannelle	

1 à 5 grammes par jour dans l'entérite du chien.

7°

Tannoforme.....................	1 gramme.
Alcool......................	Q. S.
Potion gommeuse.................	150 grammes.

A prendre en vingt-quatre heures. Hématurie, néphrite du chien.

Ichtyoforme.

C'est un thiodydrocarbosulfate de formaldéhyde. Il se présente sous l'aspect d'une poudre fine à grains brillants, presque incolore et insipide, d'une couleur qui varie du brun au vert foncé. Il est insoluble dans l'eau et les dissolvants ordinaires ; il s'émulsionne dans la glycérine.

Emploi et doses. — On l'utilise avec succès à l'extérieur comme *antiseptique* et *cicatrisant* ; à l'intérieur, comme *anticatarrhal* dans les affections du tube digestif, principalement dans les cas de diarrhée profuse des chiens et des veaux.

Le formulaire est le même que pour le tannoforme

Les doses thérapeutiques sont d'après Bass :

Cheval........................	15 grammes.
Bœuf.........................	20 —
Poulain.......................	5 —
Veau.........................	5 —
Chien	3 —

Iodoforme.

CHI³.

L'iodoforme a la constitution du chloroforme, mais le chlore est remplacé par l'iode. Il se présente sous forme d'une poudre jaune-citron, formée de cristaux hexagonaux. Il a une odeur forte, caractéristique, s'attachant longtemps aux objets qui en ont été une fois pénétrés. Il est très peu soluble dans l'eau, 1 p. 5000 ; il est soluble dans 80 parties d'alcool à 90°, dans 6 parties d'éther, dans 7 parties de collodion, très soluble dans le chloroforme, les huiles grasses et les essences. Il est volatil.

Effets physiologiques. — L'iodoforme agit localement sur les tissus comme *anesthésique* et *antiseptique*. Lorsqu'il est mis en contact avec les plaies ou les solutions de continuité, il est lentement décomposé et dégage de l'iode à l'état naissant. C'est à cette production incessante d'une petite quantité d'iode qu'il faut attribuer ses vertus antiseptiques. Une plaie traitée par l'iodoforme montre dans les liquides qui la recouvrent des iodures alcalins, quoique à ce moment ces iodures fassent défaut dans l'urine. Binz attribue la décomposition de l'iodoforme aux graisses des tissus. En effet, lorsqu'on dissout de l'iodoforme dans une huile, il y a toujours production rapide d'une petite quantité d'iode. A l'état sec, l'iodoforme se décompose même simplement sous l'influence de la lumière. Dans un liquide alcalin quelconque, l'iodoforme se décompose lentement en fournissant de l'iode. Il empêche le développement des microbes du pus, facilite le bourgeonnement des tissus vifs et fait disparaître le prurit et les démangeaisons.

Introduit dans l'estomac, il est facilement supporté à doses faibles ; il s'oppose aux fermentations anormales des matières alimentaires et passe en partie à l'absorption.

A fortes doses, il devient irritant, provoque des vomissements chez les carnassiers et de l'inappétence, la paralysie et la mort chez tous les animaux.

Son absorption se fait dans l'intestin à la faveur des matières grasses émulsionnées. Une fois parvenu dans le torrent circulatoire, il est décomposé; l'iode est mis en liberté et forme avec les alcalis du sang des iodures qui sont rapidement éliminés par les urines et les autres liquides excrétés. Ses effets généraux sont exactement ceux de l'iode, c'est-à-dire qu'il agit surtout sur la nutrition. Il produit l'amaigrissement progessif, la fluidité du sang, une hypersécrétion des muqueuses et quelquefois des éruptions cutanées.

L'iodoforme n'est pas un *microbicide* très énergique. S'il a une action germicide marquée vis-à-vis du vibrion du choléra, du bacille tuberculeux, etc., il y a beaucoup de microbes qui cultivent très bien dans des milieux imprégnés d'iodoforme. L'explication de ses excellents effets dans le traitement des plaies ne doit pas résider exclusivement dans le pouvoir bactéricide. Son action résulte de la mise en liberté d'une façon continue de petites quantités d'iode et de propriétés physiques spéciales.

Le fait de la décomposition de l'iodoforme au contact des tissus vivants est hors de conteste, mais on peut discuter encore sur le mécanisme de cette décomposition. Quoi qu'il en soit, l'iode naissant agit comme oxydant, puis se transforme en iodure alcalin.

Si l'iodoforme est peu microbicide, il est par contre fortement *antitoxique*. Mélangé à dose convenable aux toxines diphtériques, tétaniques ou autres, il les rend inoffensives (Behring, Stchegoleff). Il neutralise puissamment les poisons microbiens qui existent dans les plaies infectées.

Indications thérapeutiques. — On l'emploie comme *antiseptique* et *cicatrisant* sur les plaies fraîches et sur celles qui sont déjà le siège d'une suppuration plus ou moins abondante. On en a obtenu d'excellents résultats en chirurgie comme agent de pansement. Après les opérations, on saupoudre la solution de continuité de poudre d'iodoforme, et on applique un pansement antiseptique. On prévient ainsi la formation du pus, on calme la douleur. Cette poudre se fixe solidement sur la plaie et met les parties à l'abri de l'air; au contact des tissus, l'iode naissant se dégage constamment et agit comme microbicide et antitoxique. Il a été employé avec succès contre le *crapaud*, les diverses affections du pied du cheval et contre les fistules articulaires et autres.

D'après les recherches récentes de Querruan (1), l'iodoforme est pour ainsi dire un spécifique contre le crapaud. Après curettage complet, on saupoudre abondamment d'iodoforme les points atteints. Pour assurer la pénétration de l'iodoforme dans la profondeur des lacunes et des fissures, il est bon de panser avec l'éther iodoformé à saturation, qui est doué d'un pouvoir de pénétration plus grand que la poudre.

Chez nos animaux, il n'y a jamais à craindre l'empoisonnement après son application sur des plaies, car il reste en grande partie insoluble, et la petite quantité d'iode qui se forme est insuffisante pour déterminer des accidents généraux. Mais des effets toxiques peuvent se manifester avec une grande intensité, quand les animaux se lèchent et ingèrent l'iodoforme. Il faut donc mettre les animaux dans l'impossibilité de lécher les plaies.

A l'intérieur, l'iodoforme n'est que rarement employé. Il pourrait être administré à la place de l'iode. Siedamgrotzky dit en avoir obtenu de bons résultats à la dose de 2 grammes dans la fièvre typhoïde du cheval.

Préparations. — Administration et doses. — On l'emploie sous des formes diverses : en poudre plus ou moins fine sur les plaies ; pur ou associé au tanin, au charbon, à l'acide borique ; sous forme de collodion iodoformé pour recouvrir les plaies sur lesquelles les pansements tiennent difficilement ; sous forme d'éther iodoformé lorsqu'on veut faire des pulvérisations à la surface des tissus ; sous forme de pommades ; enfin on l'utilise pour rendre aseptiques les matières des pansements, pour confectionner la ouate iodoformée, la gaze iodoformée, etc.

Pour lui enlever son odeur forte et désagréable, on le mélange avec du marc de café, du tanin, de l'essence de lavande, du baume du Pérou, de l'aniodol, de la cannelle de Ceylan. Cette dernière substance masque le mieux l'odeur de l'iodoforme. Elle-même est fortement antiseptique, et son odeur pénétrante éteint celle de l'iodoforme et la domine. L'essence de térébenthine fait aussi disparaître l'odeur désagréable de l'iodoforme.

Éther iodoforme.

Iodoforme 1
Éther 10

(1) *Rec. de méd. vét.*, p. 173, 1908.

Collodion iodoformé.

    Iodoforme   1
    Collodion..   10

Les *doses toxiques* sont de $0^{gr},5$ par kilogramme d'animal lorsque
la substance est injectée dans les cavités séreuses (Potjäkow);
de 1 gramme lorsqu'elle est prise à l'intérieur, et de 1 à 2 grammes
lorsqu'on l'injecte sous la peau.

Une vache a succombé trente-six heures après l'administration
interne de 50 grammes d'iodoforme. Un veau âgé de cinquante
jours n'a rien présenté d'anormal après avoir reçu 10 grammes
de cette substance en une fois (Fröhner).

Succédanés de l'iodoforme.

IODOFORMOSOL.

C'est une solution d'iodoforme à 3 p. 100 dans le vasogène.
Cette préparation s'émulsionne parfaitement dans l'eau et n'a
que faiblement l'odeur de l'iodoforme. L'iodoformosol est indiqué
dans les mêmes cas que l'iodoforme : affections du pied, plaies,
fistules, caries, etc.

IODOL.
C^4I^4AzH.

L'iodol est obtenu en faisant réagir l'iodure de potassium ioduré
sur le pyrrol C^4H^4AzH.

Il se présente sous forme d'une poudre fine cristalline ou
amorphe, d'un brun jaunâtre, inodore et insipide. Il se dissout
dans 5 000 parties d'eau, dans 1 partie d'éther, dans 3 d'alcool
et dans 15 d'huile. Il renferme 88,6 d'iode.

L'iodol est un *antiseptique* peut-être plus énergique que l'iodoforme, et il offre sur ce dernier quelques avantages ; il n'a aucune
odeur et est moins toxique. On s'en sert pour l'usage externe
dans les mêmes cas que l'iodoforme. Il est employé en poudre,
en pommade ou mélangé au collodion, à la glycérine, à l'alcool,
à l'éther, etc.

Solutions pour les pansements.

    Iodol...   1
    Alcool..   60
    Glycérine...   34

Sozoïodol.

Sous le nom impropre de *sozoïodol*, on désigne des corps résultant de la combinaison de l'acide diiodoparaphénolsulfonique avec le sodium, le potassium, le zinc ou l'aluminium, le mercure, etc. Ils ont la formule générale C^6H^2, OC, I^2SO^3R.

La sozoïodol sodique et le sozoïodol potassique cristallisent sous forme d'aiguilles fines parfaitement incolores et *inodores*. Le premier se dissout dans l'eau et la glycérique dans la proportion de 7 à 8 p. 100. La solution glycérinée exposée à la lumière reste complètement inaltérée, tandis que la solution aqueuse se colore peu à peu. Le sozoïodol potassique ne se dissout que peu dans l'eau et la glycérine (environ 2 p. 100); il est préférable, sous forme de poudre, dans tous les cas où il s'agit de maladies demandant un traitement par des antiseptiques peu solubles et dont l'effet doit être durable.

Effets et indications. — Les sozoïodols sont fortement *antiseptiques* et peu *toxiques*. Des solutions à 2 p. 100 rendent la gélatine absolument stérile.

On les emploie pour le *pansement des plaies*. On peut se servir des solutions aqueuses d'acide libre et de sels de sodium, d'aluminium à 2 ou 3 p. 100. Il est facile aussi d'en imprégner la gaze ou l'ouate. Dans les cas où l'on a besoin d'une action longtemps prolongée, il est préférable de se servir du sozoïodol potassique, en poudre, soit seul, soit mélangé avec du talc ou du sucre de lait dans la proportion de 5 à 10 p. 100.

Le sozoïodol mercurique est très *antiseptique* et beaucoup moins toxique que le sublimé ; il peut être avantageux employé chez les ruminants pour désinfecter les voies génitales dans les affections catarrhales. On peut l'employer sous forme de poudre ou de *bougies* qu'on place dans le vagin ou dans le fourreau et qui fondent graduellement.

Pour les pommades, on emploie le sozoïodol potassique, sodique, plombique, aluminique à la dose de 5 à 10 p. 100 avec la lanoline.

La poudre en nature ou mélangée au sucre de lait sert aussi à faire des insufflations sur les muqueuses enflammées.

DIIODOFORME.
C^2I^4.

Corps plus stable que l'iodoforme, inodore, insoluble dans l'eau, très soluble dans le chloroforme. En médecine humaine, on l'a préconisé dans le pansement des plaies en général. Les résultats sont bons. On l'a employé fort avantageusement en insufflation dans la tuberculose laryngée.

LOSOPHANE.
$C^6HI^3.CH^3.OH$.
(Crésol triiodé.)

Corps antiseptique contenant 80 p. 100 d'iode, se présentant en poudre blanche soluble dans l'alcool, insoluble dans l'eau. Étant sans odeur tout en étant antiseptique et légèrement analgésique, quelques praticiens le préfèrent à l'iodoforme.

EUROPHÈNE.
(Iodure d'isobuthylorthocrésol.)

Poudre légère, jaune, à odeur aromatique, renfermant 28 p. 100 d'iode, insoluble dans l'eau, soluble dans l'alcool, l'éther, les huiles, le collodion. Elle adhère facilement à la surface des plaies et cède lentement de l'iode, tout en étant dépourvue de toxicité. Cet antiseptique semble avoir une valeur égale à l'iodoforme sans avoir sa mauvaise odeur.

On emploie : 1° la poudre d'europhène pur (pour saupoudrer) ; 2° un mélange de poudre d'europhène et d'acide borique parties égales ; 3° l'huile d'europhène à 1 p. 5 ou 1 p. 2 (on fait dissoudre l'europhène dans l'huile d'olive au bain-marie à 60°).

ARISTOL.
$C^{20}H^{26}O^2I^2$.
(Biiodure de dithymol).

On a donné le nom d'aristol à un composé d'iode et de thymol obtenu sous la forme d'un précipité rouge brun, en versant une solution alcaline de thymol dans une solution d'iode iodurée. Ce corps possède les avantages des deux substances composantes sans en présenter les inconvénients.

L'aristol est une poudre amorphe, acajou, insipide et à peu près inodore contenant 46 p. 100 d'iode, insoluble dans l'eau, la glycérine, l'alcool, soluble dans l'éther et les huiles grasses. Il se décompose à l'air, à la lumière ou la chaleur ; c'est pourquoi ont doit le tenir renfermé dans des flacons bleus et dans un lieu frais.

Il possède toutes les propriétés *antiseptiques* et cicatrisantes de l'iodoforme sans avoir son odeur nauséabonde et sa toxicité.

Il ne développe aucune action irritante locale et est très efficace dans les maladies de peau. On obtient d'excellents résultats contre le *psoriasis*, les *mycoses*, l'eczéma, la gale, les plaies douloureuses, les ulcérations ordinaires, les ulcères épithéliomateux, l'otorrhée.

On l'emploie en pommade, ou incorporé à 10 parties de collodion.

DERMATOL. — GALLATE BASIQUE DE BISMUTH.

$(C^7H^5O^5B).2(H^2O)$.

Le corps, découvert par M. B. Fischer, est une poudre jaune amorphe ou cristallisée, insipide, inodore, insoluble dans l'eau, l'alcool, l'éther, rougissant le papier bleu de tournesol, soluble à chaud dans l'acide sulfurique étendu, dans la lessive de soude.

Usages. — Antiseptique proposé pour remplacer l'iodoforme. A l'intérieur, on l'administre comme succédané du salicylate de bismuth pour obtenir l'antisepsie du tube intestinal.

Le chien peut supporter la dose de 1 à 3 grammes pendant plusieurs jours sans grand inconvénient. Il détermine cependant de la constipation. Des doses de 5 grammes produisent une entérite.

Des petites doses administrées pendant longtemps peuvent provoquer la formation de calculs intestinaux et une néphrite (Cadéac et Guinard).

Dans la diarrhée, on ne doit l'administrer que pendant deux à trois jours à la dose de 1 ou 2 grammes chez le chien.

Le dermatol en poudre agit très bien sur les plaies, l'eczéma du chien, le catarrhe auriculaire.

Il ne tue pas les bacilles *coli communis* et pyocyaniques.

Hoffmann signale ses propriétés dessiccatives et le recommande contre les affections cutanées humides, eczéma, suppurations cutanées, crapaud.

Bass le recommande contre les fistules sécrétantes, les ulcères, l'otite, l'eczéma, l'inflammation de la muqueuse vaginale. Étant inodore, inoffensif et bon marché, il peut remplacer l'iodoforme.

DIAPHTOL.

Guinard a donné le nom de diaphtol à l'acide orthoquinoléine-métasulfonique préparé récemment par Merck.

D'après Guinard, ce corps, peu soluble dans l'eau, jouit de propriétés antiseptiques prononcées. A la dose de 1 p. 100, il empêche la végétation des *Bacillus anthracis* dans le bouillon. Une solution de diaphtolate de soude à 2 p. 1 000 détruit la virulence de la bactéridie charbonneuse, du bacille pyocyanique, du bacille pyogène *fetidus* et des streptocoques de l'infection purulente après trente-cinq à cinquante minutes de contact.

Administré à l'intérieur, le diaphtol est absorbé grâce à sa transformation en sel alcalin. Il s'élimine sous cette forme par les urines et leur communique un certain pouvoir antiseptique. Chez le chien, il est bien toléré et ne produit pas de phénomènes toxiques, même à forte dose.

Comme ce corps communique aux urines la propriété de se conserver longtemps sans se putréfier, Guinard le recommande de préférence au salol pour obtenir l'antisepsie des voies génito-urinaires.

Phénol. — Acide phénique.
$$C^6H^6O.$$

Le phénol offre plusieurs variétés :

1° *L'acide phénique cristallisé.* — Cristaux incolores ou légèrement rosés, à odeur empyreumatique particulière, fusibles à 35°, solubles dans 50 parties d'eau, en toute proportion dans l'alcool, l'éther, le chloroforme, le sulfure de carbone, les huiles, la glycérine ;

2° *Le phénol absolu.* — C'est le précédent parfaitement purifié ; il est incolore en petits cristaux détachés, fond à 40°, a une odeur peu prononcée, soluble dans 19,5 parties d'eau froide, très soluble dans l'alcool, l'éther, la glycérine, les huiles grasses. A la longue, le phénol même le plus pur prend une coloration rouge ;

3° *L'acide phénique liquide.* — C'est un mélange de 90 parties d'acide phénique et de 10 parties d'alcool ; il se présente sous la forme d'un liquide incolore à odeur d'acide phénique, miscible à 18 parties d'eau ;

4° *L'acide phénique coloré.* — Phénol impur à coloration plus ou moins foncée, à odeur désagréable. Son prix peu élevé permet de l'employer pour la désinfection des locaux.

Effets. — Le phénol précipite l'albumine, propriété qui a une grande importance au point de vue de l'action locale.

Les solutions concentrées d'acide phénique sont *caustiques* et *antiseptiques* ; elles ont en même temps une action *anesthésique locale*.

Appliqué sur la peau du cheval sous forme liquide ou de pommade, le phénol produit un gonflement et un durcissement considérable du derme, avec anesthésie locale. D'après Delsol (1), une simple application de l'acide phénique sur la peau de nos animaux domestiques blanchit d'abord l'épiderme, puis celui-ci se crispe et se fendille ; au bout de dix minutes, le derme se congestionne et se tuméfie comme après l'emploi des rubéfiants ; enfin une escarre légère se forme d'abord, puis tombe au bout de quinze à vingt jours, en entraînant les poils ; mais l'épiderme se régénère, les poils repoussent, et avec le temps toute trace d'application irritante disparaît.

Appliqué sur les solutions de continuité et les muqueuses, l'acide phénique pur en coagule la surface, les momifie et produit un léger effet caustique superficiel ressemblant à celui produit par le nitrate d'argent. Cependant une seule application ne suffit pas généralement pour détruire complètement la vitalité des tissus. Plusieurs applications produisent une escarre véritable, mais qui reste toujours superficielle.

Lorsqu'on dépose l'acide phénique sur une grande étendue de la surface cutanée, on peut observer son absorption, qui s'annonce par l'apparition de phénomènes toxiques graves. Ces accidents sont surtout à redouter chez le mouton, le chien et le chat.

Après l'injection *hypodermique* des solutions d'acide phénique

____

(1) *Rec. de méd. vét.*, 1872, p. 532.

on observe généralement une inflammation locale très vive, une momification des tissus touchés suivie d'une plaie ulcéreuse. Dans ce cas, l'absorption est rapide et l'intoxication à craindre avec de fortes doses.

L'acide phénique donné à l'*intérieur*, à dose faible et en solutions très diluées, n'influence que peu la digestion : les excréments deviennent de plus en plus consistants. *A dose forte*, le phénol produit toujours une irritation gastro-intestinale et une intoxication générale. Absorbé facilement par la muqueuse digestive, il se combine dans le sang, avec des sulfates, pour former des sulfophénates alcalins, de l'acide carbonique, de l'hydroquinone $C^6H^6O^2$, de l'acide oxalique $C^2H^2O^4$, produits qui sont éliminés par les urines. L'acide phénique est aussi en partie éliminé par les bronches, car l'air expiré prend, après son administration, une odeur de goudron des plus marquées. Pendant son élimination par les reins, il excite la fonction de ces glandes, provoque une *diurèse* abondante et communique aux urines une *teinte brunâtre* très foncée due à la transformation du phénol en dihydroxylbenzol, c'est-à-dire en hydroquinone et pyrocatéchine. L'élimination par les urines est rapide. Au contact de l'air, la coloration brune s'accentue de plus en plus.

Les effets les plus saillants produits par l'acide phénique, absorbé en petite quantité, sont : un mouvement fébrile assez intense, mais de courte durée, des contractions musculaires dans la région du coude, du grasset, de la croupe. A la dose de 20 grammes chez les grands herbivores et à celle de 4 grammes chez le chien, l'acide phénique produit rapidement une grande faiblesse, de la stupeur, puis des tremblements musculaires et des convulsions tétaniques ressemblant à celles produites par la noix vomique; enfin des mouvements choréiformes suivis de la paralysie du système locomoteur et de la mort. L'acide phénique est, comme on le voit, un poison violent pour les animaux; il agit sur le sang et le système nerveux.

Quand l'intoxication se produit à la suite de l'administration interne, on observe une inflammation intense de la muqueuse stomacale et intestinale, des bronches et des poumons. Pendant l'intoxication, le phénol s'accumule dans les centres nerveux en beaucoup plus forte proportion que dans les autres organes.

Dans l'emploi interne, l'acide phénique est plus toxique en solution aqueuse qu'en solution glycérinée.

Il est à remarquer que les sulfophénates formés dans le sang et éliminés par les urines ne sont que peu toxiques pour les animaux. On peut utiliser cette particularité pour chercher à combattre les effets toxiques de l'acide phénique. Quand ce corps a été absorbé à dose dangereuse, il faut, autant que possible, favoriser sa combinaison avec les sulfates, afin de le rendre inoffensif ; il en résulte qu'on doit administrer aux animaux empoisonnés des sulfates et principalement du sulfate de soude. Le sucrate de chaux serait aussi un excellent antidote (Husemann). Les injections intraveineuses d'ammoniaque arrêteraient également ment les effets toxiques de l'acide phénique (Baumann).

Le phénol jouit de propriétés *antiseptiques*, *antiputrides* et *antiparasitaires*. A la dose de 0,5 p. 100, il empêche la putréfaction du pus ; à la dose de 1,5 p. 100, il s'oppose à la fermentation de l'urine ; à celle de 2 p. 100, il conserve intacte l'albumine et la viande. Les fermentations lactique et alcoolique sont arrêtées par l'addition aux liquides de 1 p. 100 d'acide phénique. D'après les recherches d'un grand nombre d'auteurs, les bactéries et les vibrions sont détruits par des solutions de 0,2 à 0,5 p. 100. Les spores des moisissures perdent leur faculté germinative dans une solution à 1 p. 100 ; les mycéliums des moisissures sont anéantis par des solutions de 1 à 2 p. 100. Le vaccin reste actif avec 1 p. 100 ; mais il devient inactif avec 2 p. 100 d'acide phénique. Le virus du charbon symptomatique perd également ses propriétés dans une solution d'acide phénique, d'après les recherches de MM. Arloing, Cornevin et Thomas. Le bacille de la tuberculose est tué après un séjour de vingt-cinq heures dans une solution d'acide phénique à 5 p. 100.

L'acide phénique ne conserve ses propriétés antiseptiques et antiparasitaires qu'autant qu'il est dissous dans l'eau. Les solutions huileuses ou alcooliques sont à peu près inactives, d'après Koch.

L'acide phénique ne détruit pas les gaz qui s'échappent des produits organiques en putréfaction ; il n'est pas *désodorisant* ; mais, en s'opposant aux fermentations, il prévient la formation des mauvaises odeurs.

Indications. — L'acide phénique est indiqué :

1° Comme *antiputride*, comme *antiseptique*, pour traiter les plaies suppurantes, les clapiers, les solutions de continuité quelconques, la non-délivrance, la métrite chronique, l'eczéma, l'otorrhée, etc. ;

2° Comme *antivirulent*, toutes les fois qu'un virus ne peut pas être détruit par les caustiques et qu'il est encore localisé ; il convient aussi pour désinfecter les écuries, étables et objets contaminés par des germes de maladies contagieuses ;

3° Comme *antipédiculaire* et *antipsorique*, pour détruire tous les parasites ectozoaires ;

4° Comme *antivermineux*. Krœnig a pu guérir rapidement la bronchite vermineuse du mouton en injectant dans la trachée 5 grammes d'une solution phéniquée à 1 p. 100 ;

5° Comme *calmant* et léger *astringent*, on l'emploie en solutions glycérinées étendues contre les brûlures légères ;

6° Comme *caustique*, lorsqu'il est en solutions concentrées, contre le javart cartilagineux et les javarts tendineux, etc. Ces mêmes solutions conviennent contre les aphtes des ruminants et les ulcères des pieds dans la fièvre aphteuse.

Cet acide produisant, au point d'application sur la peau, un gonflement dur, résistant, est utilisé pour guérir les hernies ombilicales à la place de l'acide azotique. Le gonflement inflammatoire a pour effet de réduire la hernie et de produire la fermeture de l'ouverture herniaire.

A l'*intérieur*, ses effets *astringents* et *antiputrides* le recommandent contre l'atonie du tube digestif, contre la diarrhée, la dysenterie, les fermentations anormales.

L'acide phénique est indiqué aussi contre les maladies débilitantes infectieuses, accompagnées de catarrhe des diverses muqueuses : dans la maladie des jeunes chiens, la pneumonie, la bronchite chronique, les écoulements urétraux anciens, etc.

En *injections sous-cutanées*, l'acide phénique en solution à 2 p. 100 prévient l'avortement épizootique. L'injection sous la peau de 20 centimètres cubes d'une solution d'acide phénique aux vaches pleines d'une écurie infectée renouvelée trois fois à quinze jours d'intervalle arrête complètement l'avortement épizootique (Rafin). L'administration interne journalière d'une solution de phénol à 1 p. 100 à la dose de 1 litre à 1',5 par vache, pendant cinq à dix jours, prévient également l'avortement (Nuesch).

Il est *contre-indiqué* chez les chats, chez tous les animaux jeunes ou fortement débilités, et chez les animaux de boucherie, à la viande desquels il pourrait donner une odeur désagréable.

Il n'a aucun effet pour arrêter la marche du charbon, de la

morve, de la rage et d'autres maladies virulentes, quand ces maladies sont déclarées.

Administration. — On administre l'acide phénique par la voie
digestive ou par la voie respiratoire. Par la première voie, on le
donne en boisson, en breuvage ou en lavement. En le faisant
dissoudre dans une assez grande quantité d'eau, on lui enlève
sa saveur et son odeur trop prononcées. Pour favoriser la dissolution, on peut employer l'alcool, l'acide acétique ou la glycérine.
Pour le faire pénétrer dans les bronches, on met l'eau phéniquée
dans une casserole en terre, et on la fait bouillir; on dirige les
vapeurs dans les voies respiratoires, à l'aide d'un conduit en toile.
On peut également injecter une solution à 1 p. 100 directement
dans la trachée.

Préparations.

a. Solutions aqueuses 1-2-3 p. 100.

Ces solutions sont utilisées comme antiseptiques pour les
besoins chirurgicaux, pour laver les plaies purulentes, en injections dans les cavités qui sont le siège d'une suppuration ou d'une
décomposition putride. On les emploie aussi en injections hypodermiques lorsqu'on veut développer les effets généraux. Pour
les inhalations, on emploie les solutions à 0.5 p. 100.

b. Pommade phéniquée à 5 p. 100.

Antipsorique.

c. Savon phéniqué à 1-10 p. 100.

Antipsorique.

d. Glycérine phéniquée $\frac{1}{2}$ à 5 p. 100.

Antipsorique, brûlures.

e. Solution phéniquée alcoolique.

Acide phénique...................... 5 grammes.
Alcool............................. 250 —

Contre l'otorrhée.

f. Solution contre la diphtérie des volailles.

Acide phénique..................... 5 grammes.
Glycérine et eau distillée........... āā 75 —

Porter le liquide sur les parties malades à l'aide d'un pinceau.

g. Bain de Zundel contre la gale des moutons.

Acide phénique brut......................	1^{kg},5
Chaux vive...............................	1 kilo.
Carbonate de soude.......................	3 —
Savon noir...............................	3 —
Eau......................................	260 litres.

Pour 100 moutons.

Durée du bain cinq minutes ; puis frictions énergiques.

h. Pour les pansements aseptiques.

On utilise l'ouate phéniquée, la gaze phéniquée.

Le catgut et les fils sont rendus aseptiques en les conservant dans une solution phéniquée à 5 p. 100.

Doses. — Les doses thérapeutiques par la voie stomacale sont :

Cheval......................	5	à	8 grammes.
Bœuf.......................	5	à	15 —
Mouton.....................	1	à	3 —
Porc.......................	0^{gr},50	à	2 —
Chien......................	0^{gr},05	à	0^{gr},2
Chat.......................	0^{gr},02	à	0^{gr},05

A la vache menacée d'avortement infectieux, on peut administrer à l'*intérieur* 1 litre à 1^l,5 d'eau phéniquée à 1 p. 100 par jour pendant cinq à dix jours. En injection sous-cutanée, on peut administrer à la vache 20 centimètres cubes d'une solution à 1 ou 2 p. 100.

Aseptol.

$$C^6H^4OH.SO^3H.$$

(Acide orthophénylsulfureux ou sozolique (Serrant).

L'aseptol s'obtient en laissant en présence, à la température ordinaire, de l'acide phénique et de l'acide sulfurique. Il cristallise en aiguilles déliquescentes et forme avec les bases des sels cristallisables. Il est très soluble dans l'eau, l'alcool et la glycérine.

Propriétés. — L'aseptol est doué de propriétés antiseptiques énergiques et est préférable à l'acide phénique, non seulement sous le rapport de la puissance microbicide, mais aussi parce qu'il est moins caustique et moins toxique.

Phényforme.

Combinaison du phénol avec l'aldéhyde formique. C'est une poudre inodore, de couleur gris jaunâtre, inaltérable à l'air et à la lumière, non hygroscopique, insoluble dans l'eau, l'éther, le chloroforme et la benzine ; soluble dans les alcalis et l'alcool.

Le phényforme est antiseptique et cicatrisant et peut remplacer l'iodoforme pour le traitement des plaies. Ce produit est inodore, non toxique, non virulent et coûte moins cher que l'iodoforme.

Parachlorophénol.

C'est une combinaison du chlore avec l'acide phénique. Il se présente en cristaux blancs peu solubles dans l'eau, facilement solubles dans l'alcool et l'éther.

Il est très *antiseptique*, moins *irritant* et moins toxique que l'acide phénique. Il peut être employé sur les plaies.

Il a été recommandé par Le Dentu pour les besoins chirurgicaux.

Acide picrique.
$$C^6H^2(AzO^2)^3OH.$$

Cet acide, encore appelé acide *carbazotique*, *acide trinitrophénique*, résulte de l'action de l'acide azotique fumant sur l'acide phénique. Il est cristallisé en prismes ou en lamelles jaunes, brillantes, soluble dans 86 parties d'eau à 15°, très soluble dans l'alcool, l'éther, le chloroforme. Il est inodore, a une saveur très amère et teint en jaune la peau, les poils, la laine et les tissus. Il précipite fortement l'albumine. L'acide picrique et les picrates font explosion lorsqu'on les chauffe.

Effets. — L'acide picrique agit comme *antiseptique* plus puissant que l'acide phénique et l'acide salicylique (Sozewitsch). Les picrates sont moins actifs que l'acide libre.

En solutions *concentrées*, l'acide picrique est *irritant* et détermine une douleur cuisante sur les surfaces sensibles et délicates. S'il est *dilué* dans l'eau à 1 p. 100 et au-dessous, il provoque, après une légère cuisson, une insensibilité presque complète. Il active la production épidermique et la kératogénèse :

A l'intérieur, l'acide picrique est difficilement toléré ; il produit facilement une inflammation gastro-intestinale.

Après son absorption, il dissout les globules du sang et produit une teinte ictérique de la peau. Le chien succombe à la dose de $0^{gr},6$. Les symptômes d'empoisonnement consistent dans des vomissements, des convulsions et une diarrhée très forte.

Cet acide tue rapidement les vers intestinaux ; il constitue un *anthelminthique* puissant, mais un peu dangereux et par suite peu recommandable. Comme les picrates alcalins sont moins toxiques et moins irritants, on les emploie de préférence contre les parasites intestinaux.

Usages. — Contre l'infection vermineuse des agneaux, on administre l'acide à la dose de $0^{gr},1$ à $0^{gr},2$ et le picrate de potasse à la dose de $0^{gr},5$ à 1 gramme par jour sous forme de pilules.

Dans l'helminthiase intestinale du porc, on donne le picrate de potasse dans de l'eau farineuse ou dans une décoction mucilagineuse à la dose de $0^{gr},20$ à $0^{gr},50$ par jour. On a obtenu aussi du succès avec ce corps dans la bronchite vermineuse des bêtes bovines en injectant dans la trachée 150 à 200 grammes d'une solution à 2 p. 1 000 (Peters).

C'est à l'extérieur que l'acide picrique peut rendre les meilleurs services. Il est utilisé dans les affections de la peau accompagnées d'exsudations et de sécrétions, dans le traitement des eczémas, des dermatites, du crapaud, etc. Dans toutes les affections locales accompagnées de sécrétions et d'exsudations, l'acide picrique est utile comme *dessiccatif* et *calmant*. Il dessèche et désinfecte les plaies et il supprime la suppuration.

Chez l'homme, il est préconisé contre l'hyperhydrose plantaire. En solution à 5 p. 100, il supprime la transpiration des pieds ou l'atténue considérablement.

C'est surtout dans le *traitement des brûlures* que l'acide picrique donne d'excellents résultats. Il enlève toute mauvaise odeur, supprime la douleur, désinfecte la surface et active la régénération de l'épiderme. On applique sur la brûlure des compresses de gaze ou de tarlatane imbibées d'une solution aqueuse d'acide picrique à 1 p. 100. Ce pansement est recouvert d'ouate ou d'étoupes et fixé par des bandes.

Mode d'emploi. — Les solutions qu'on emploie varient de 1 p. 100 à 5 p. 100 suivant la délicatesse des tissus. On en fait des bains, des badigeonnages, des lotions ou des compresses.

Pyoctanines.

Ce nom fut donné par Stilling à plusieurs dérivés du triphé-
nylméthane.

On connait la pyoctanine jaune, la blanche et la bleue. Cette
dernière (violet de méthyle), qui colore fortement les tissus en bleu,
a surtout été recommandée comme *antiseptique* utile dans le
traitement des plaies et des surfaces suppurantes. Mais il semble
démontré que son emploi ne présente aucun avantage sérieux
ni en chirurgie, ni en ophtalmologie.

On se sert de la poudre pure ou mélangée sur les plaies, les
ulcères, de la pommade de 2 à 10 p. 100, des solutions de
1 à 10 p. 1 000.

Résorcine.
$$C^6H^6O^2.$$

La résorcine est un oxyphénol obtenu par synthèse, en faisant
réagir la potasse sur l'acide chlorophénylsulfureux.

Elle se présente sous forme de cristaux incolores, qui prennent
une coloration rougeâtre à l'air lorsqu'ils ne sont pas absolument
purs. Ils ont une légère odeur phéniquée, sont très solubles dans
l'eau et l'alcool, la glycérine et l'éther et insolubles dans le chloroforme. Les solutions aqueuses rougissent à l'air et à la lumière.

Effets et emploi — La résorcine est un *antiseptique* puissant,
et à ce titre elle convient en solution à 1 p. 100 sur les plaies
cutanées, sur les muqueuses qui sont le siège d'une sécrétion
purulente, et pour faire des pansements antiseptiques après les
opérations chirurgicales. En chirurgie, on utilise le coton et la
gaze à la résorcine.

Sous l'influence de cette substance, l'albumine est coagulée,
les plaies suppurantes ou ulcéreuses se couvrent de granulations
et se réparent rapidement.

Outre l'effet *antiseptique*, elle développe une action *anesthésiante* locale et convient particulièrement contre les maladies
inflammatoires des yeux, des mamelles, de l'utérus et du vagin, etc.
On a obtenu d'excellents résultats par l'emploi de la pommade
à la résorcine dans la conjonctivite, la kératite et les taches de la
cornée chez le cheval (Küffner).

A l'état concentré, les préparations de résorcine sont légèrement *caustiques* et modèrent le bourgeonnement. Sous cette forme, elle coagule la surface des plaies, produit une escarre blanchâtre au-dessous de laquelle se forme une surface rosée bien nette qui tend rapidement à la cicatrisation. A titre de *caustique*, elle convient contre la nécrose, la diphtérie, les plaies de mauvaise nature, le crapaud, les papillomes, les fibromes, etc.

Elle produit aussi d'excellents résultats dans les *maladies cutanées*, le psoriasis, l'érythème, l'herpès, l'eczéma du chien. On l'applique sur les parties malades préalablement lavées au savon, sous forme de solutions de 1 à 10 p. 100 ou de pommade de 5 à 20 p. 100.

Elle jouit aussi de propriétés *hémostatiques* et convient localement surtout pour arrêter les hémorragies capillaires.

A l'intérieur, les faibles doses sont facilement supportées et agissent en désinfectant le tube digestif et en empêchant les fermentations anormales. Elle a donné d'excellents résultats contre la *diarrhée* des veaux et contre les affections catarrhales de l'intestin. Elle est beaucoup moins toxique que le phénol; son élimination se fait par les urines, qui, agitées avec de l'ammoniaque, prennent une coloration verte qui devient bientôt brune. L'urine contenant de la résorcine peut même laisser déposer spontanément un précipité bleu.

Chez le chien, elle est toxique à la dose de 30 centigrammes par kilogramme d'animal. La mort est précédée de convulsions et de coma. A l'autopsie, on constate une hyperémie pulmonaire comme dans l'empoisonnement par le phénol et des congestions de la rate, du pancréas et du mésentère.

Doses. — A l'intérieur, on l'administre généralement sous forme de pilules à la dose de 15 grammes chez les grands animaux et de 2 à 4 grammes chez les veaux. Ces doses peuvent être administrées deux ou trois fois dans les vingt-quatre heures. A l'extérieur, on utilise les solutions de 1 à 10 p. 100 et les pommades de 10 à 20 p. 100.

HYDROQUININE ET PYROCATÉCHINE.

L'hydroquinine et la pyrocatéchine sont des substances isomères de la résorcine. Elles ont des propriétés analogues, sont antiseptiques mais moins irritantes. On les emploie dans les mêmes cas à l'extérieur en solutions de 1 à 2 p. 100.

Créosote.

La créosote est un liquide oléagineux incolore ou de couleur jaune pâle, d'une odeur de suie, d'une saveur amère, âcre et caustique, qu'on obtient dans la distillation du goudron de bois. Elle est peu soluble dans l'eau froide, soluble en toute proportion dans l'alcool, l'éther, la glycérine, les essences, les huiles grasses, l'acide acétique, le sulfure de carbone, etc. Elle dissout à son tour le phosphore, l'iode, le soufre, les corps gras, les résines, le camphre, les principes colorants. Cette substance coagule immédiatement l'albumine, le sang et tous les liquides animaux.

La créosote est un mélange à parties variables de créosol, de gaiacol, de crésylol, de phorol, de petites quantités de phénol, etc.

Effets physiologiques. — Appliquée pure sur la peau, la créosote y détermine une brûlure ; sur les muqueuses apparentes et sur les tissus dénudés, elle blanchit subitement les surfaces comme le nitrate d'argent ou le beurre d'antimoine et agit à la manière des *caustiques coagulants* ; elle cause peu de douleur et occasionne même assez vite un sentiment d'engourdissement, une véritable anesthésie locale.

Étendue d'eau ou d'alcool, la créosote perd ses propriétés escarrotiques, devient un *astringent énergique,* un *hémostatique* assez puissant et un *bon antiseptique.*

Donnée pure à l'intérieur, elle détermine une irritation gastro-intestinale et est assez toxique.

Les effets généraux sont presque semblables à ceux produits par l'acide phénique ; excitation suivie de paralysie du système nerveux central.

La créosote possède surtout à un très haut degré la propriété de *tuer les êtres inférieurs* qui vivent en parasites sur le corps de nos animaux ; elle s'oppose aussi énergiquement aux *fermentations* et à la *putréfaction.* Comme *bactéricide*, elle se place avant l'acide phénique (Bouchard).

Emploi thérapeutique. — Ses propriétés *astringentes* et *antiseptiques* la font employer :

1° A l'extérieur, dans le traitement des plaies suppurantes, des ulcères, des fistules, des nécroses, etc., et à l'intérieur pour combattre les fermentations anormales des matières alimentaires dans l'estomac et l'intestin ; contre la diarrhée, la dysenterie, la maladie du jeune âge chez le chien ;

2° En *inhalation* ou en injection intratrachéale, on l'utilise dans les affections putrides ou parasitaires de l'appareil respiratoire. La bronchite vermineuse des bovins guérit facilement en pulvérisant dans l'appareil 1 gramme de créosote dissoute dans 100 grammes d'un mélange à parties égales d'eau et d'alcool (Scheibel).

En médecine humaine, elle est employée avec avantage contre la tuberculose soit sous forme d'huile créosotée injectée dans le larynx, soit à l'intérieur par la voie antérieure et postérieure.

3° Ses *propriétés antiparasitaires* la font employer contre les différentes gales et les autres parasites de nos animaux ;

4° Enfin *comme hémostatique*, pour arrêter les hémorragies en nappe.

Préparations. — On emploie les préparations suivantes :

1° Eau de créosote.

Créosote pure.. 1
Eau distillée 100

2° Teinture de créosote.

Créosote pure.. 4
Alcool... 16

3° Teinture composée de créosote.

Créosote..........................
Teinture d'iode................... } Parties égales.

Étendez ce liquide des deux tiers de son poids d'eau avant de l'injecter.

4° Liniment de créosote.

Créosote... 1
Essence de térébenthine.............................. 2
Huile d'olive.. 2

Mettez les trois substances dans une fiole et agitez vivement.

5° Pommade de créosote.

Créosote pure.. 1
Axonge 4

Incorporez.

Doses. — A l'intérieur, on donne les doses suivantes :

Cheval....................... 2 à 5 grammes.
Bœuf. .... 3 à 8   —

```
Mouton, porc...................   1     à 2 grammes.
Chien ......................   0,05 à 0gr,50
Volailles ...................   0,01 à 0gr,05
```

Ces doses peuvent être répétées deux ou trois fois par jour.

L'administration se fait sous forme d'émulsions, de bols, de pilules, d'électuaires.

Gaïacol.
$$(C^7 H^8 O^2).$$

Le gaïacol est un des composants de la créosote. Parfaitement pur, il est cristallisé, fond à 28° et bout à 205° (Béhal et Choay), a une saveur sucrée et brûlante, une odeur de créosote, est soluble dans 60 parties d'eau à 20°, dans son poids de glycérine officinale, $D = 1,242$, très soluble dans l'alcool et l'éther. Mais le gaïacol du commerce n'est généralement pas pur, c'est même un produit à composition assez variable.

Le gaïacol agit comme la créosote, dont il est un succédané. Il est quatre fois plus antiseptique que le phénol et est beaucoup moins toxique. Dans la tuberculose humaine, il est préféré à la créosote par certains médecins.

Sciolla et Bard ont découvert que le badigeonnage d'une partie de la peau avec du gaïacol produit un abaissement énorme de la température interne, effet qu'on peut utiliser dans les pyrexies.

Cette action antipyrétique est expliquée en partie par une excitation périphérique et une mise en jeu par voie réflexe du système nerveux (Guinard), en partie par l'absorption cutanée du gaïacol, qui est absorbé à l'état de vapeurs (Guinard et Stourbe, Linossier et Lannois). On a reconnu aussi au gaïacol une *action anesthésique locale*. On peut donc l'utiliser comme la cocaïne à titre d'analgésique.

Toutes les vertus du gaïacol se trouvent plus ou moins développées dans la créosote.

Ichtyol.

L'ichtyol est un liquide huileux, d'aspect goudronneux, qu'on obtient en distillant une roche bitumineuse du Tyrol riche en débris de poissons fossiles.

L'ichtyol est d'un brun foncé, comme le goudron ; il répand une odeur de bitume ; il est soluble dans l'eau, dans un mélange à parties égales d'alcool et d'éther, dans le benzol, dans l'huile, dans la vaseline.

Effets et usages. — L'ichtyol est un *antiseptique* et un *antiparasitaire* énergique.

A l'extérieur, on l'utilise contre la gale sarcoptique et l'eczéma chronique des chiens. On l'emploie généralement sous forme d'un liniment à 10 p. 100 ou d'une pommade au même titre. L'application doit être renouvelée pendant deux ou trois jours, et le cinquième jour on lave la région, ou bien on fait prendre un bain.

On en a obtenu de bons résultats contre les inflammations chroniques des articulations, les contusions, les gerçures des mamelons, les mammites (Wolff) la kératite (Rabe), la vaginite infectieuse (Rœbiger).

A l'intérieur, c'est un *antiseptique intestinal*. Rabe a eu des succès, en l'administrant au chien par cuillerées à café, sous forme de solution aqueuse à 2 ou 4 p. 100, dans les catarrhes de l'estomac, de l'intestin et la maladie du jeune âge. Lustig signale aussi ses bons effets dans la fièvre pétéchiale du cheval, lorsqu'on l'administre à la dose de 50 grammes.

Préparations.

Liniment.

Ichtyol	10
Alcool..	
Éther..	āā 30
Eau distillée..	

Contre la gale, l'eczéma.

Pommades.

1°

Ichtyol..	10
Eau	10
Lanoline..	30

2°

Ichtyol..	10
Axonge..	100

Solutions.

Ichtyol....................................	5	4	2
Eau distillée....................................	100	100	100

Pour injections, tamponnements, lavages, etc.

Thiol.

C'est un succédané de l'ichtyol, qu'on prépare à l'aide de l'huile de gaz du commerce, du soufre et de l'ammoniaque. Il se présente sous l'aspect de petites paillettes brillantes d'un brun noir que l'on pulvérise. La poudre ainsi obtenue est le *thiol sec*.

Le thiol, qui est un mélange de carbures sulfurés et non un corps bien défini, est très soluble dans l'eau, et sa solution à 40 p. 100 représente le *thiol liquide* du commerce.

Il est *antiseptique* et a un pouvoir *kératinisant* remarquable.

Il répond pour l'usage externe aux mêmes indications que l'ichtyol.

Goudrons.

On distingue deux variétés : le goudron végétal ou le goudron minéral ou coaltar.

1° GOUDRON VÉGÉTAL OU GOUDRON DE NORVÈGE.

Le goudron de bois résulte de la distillation des pins et des sapins. Il se présente sous l'aspect d'une masse demi-fluide de couleur brune, d'une odeur empyreumatique, d'une saveur âcre et désagréable, ayant une réaction franchement acide. Il est très peu soluble dans l'eau, soluble dans l'alcool, l'éther, les essences, les corps gras. Sa composition chimique est très complexe.

On y trouve : de l'acide acétique, de l'acétone, de l'alcool méthylique, de la créosote, de l'acide phénique, de la naphtaline, de la benzine, de la paraffine, du phlorol, du crésol, du gaïacol, du benzol, du toluol, du xylol, du styrol, de la poix noire, etc.

Lorsqu'on soumet le goudron à la distillation, on obtient l'huile de goudron ; celle-ci peut se diviser en huile *légère* et huile *lourde*. La première est formée surtout d'acétone, d'alcool méthylique, d'essences diverses, de benzine, etc. ; la seconde contient principalement la créosote et les acides pyrogénés du goudron. Pour l'usage médical, on peut se servir du mélange des deux huiles ou les employer séparément ; dans la médecine des animaux, il faut préférer l'huile lourde, parce que, en raison de sa richesse en créosote, elle est beaucoup plus active que l'huile légère.

Effets physiologiques. — Appliqué sur la peau intacte, le goudron produit d'abord des effets *astringents*, puis, après un contact prolongé, il devient irritant et peut déterminer de la *rubéfaction* et même de la *vésication*. Ces effets irritants se manifestent d'ailleurs avec une intensité variable suivant les sujets, dont les uns sont beaucoup plus susceptibles que les autres.

Sur les muqueuses, le goudron agit comme sur la peau. A petite dose, il ne montre que des effets astringents ; il resserre les surfaces et tarit les sécrétions qui y existent.

Introduit dans l'estomac, le goudron est favorable à la digestion à dose très faible ; ainsi, sous l'action de l'eau goudronnée, on voit l'appétit augmenter ; mais, à dose un peu forte, il resserre l'estomac et l'intestin, tarit les sécrétions digestives et produit une constipation opiniâtre.

Après l'absorption des principes du goudron, il se produit une légère *excitation nerveuse* et *cardiaque*, une *diurèse* abondante et une diminution de toutes les autres sécrétions. Les principes empyreumatiques sont éliminés par le poumon et les reins. L'urine prend une coloration un peu plus foncée.

Comme le goudron n'a pas toujours une composition absolument constante, il en résulte que les effets ne sont pas toujours les mêmes. On a déjà vu survenir des phénomènes d'empoisonnement par l'administration de ce produit chez les carnassiers, notamment chez le chat ; les symptômes étaient ceux de l'intoxication par la créosote ou l'acide phénique.

Le goudron tue rapidement les *divers parasites* de nos animaux et s'oppose aussi à la *putréfaction* et aux *fermentations*. Il est donc *antiparasitaire, antiseptique* et *désodorisant*.

Indications thérapeutiques. — L'eau de goudron, ayant la propriété de resserrer les tissus et de tarir les sécrétions, répond à toutes les indications locales des astringents.

Le goudron, ayant des effets *astringents* et *antiseptiques* très puissants, convient surtout pour les maladies du pied du cheval et du bœuf caractérisées par le ramollissement de la corne ou des tissus sous-cornés, ou par une sécrétion morbide quelconque. Il donne d'excellents résultats contre la fourchette pourrie, le crapaud et les plaies du pied, etc. On l'emploie pur ou associé à l'alcool, aux graisses, au plâtre, à l'acide borique.

A cause de ses propriétés *antiparasitaires* et *antisécrétoires*, on l'utilise avantageusement contre la gale, les dartres, les crevasses, les eaux aux jambes, l'eczéma chronique et autres maladies cutanées.

Appliqué sur les plaies, le goudron en modère le bourgeonnement, les dessèche, les garantit contre la vermine, contre les germes de la septicémie et hâte la cicatrisation.

A l'intérieur, il est indiqué pour *accroître l'appétit*, pour tonifier l'estomac et l'intestin, pour arrêter la diarrhée, la dysenterie, et pour *tuer les vers*.

Les effets généraux qu'il développe après son absorption ont pour résultat de combattre la laxité des tissus, les maladies hydroémiques, l'hématurie, les hypersécrétions muqueuses ou mucoso-purulentes de l'*appareil respiratoire* et des *voies génito-urinaires*. C'est surtout contre les *maladies catarrhales* chroniques de ces appareils que le goudron agit efficacement.

Administration. — Pour combattre les maladies catarrhales des voies respiratoires, on l'emploie souvent en fumigations. On réduit le goudron en vapeurs, soit en y plongeant un fer chaud, soit en le projetant sur des charbons ardents, soit en le chauffant dans un vase ou en le faisant bouillir avec de l'eau. C'est ce dernier procédé qui est le meilleur ; on fait ainsi respirer à l'animal la vapeur d'eau chargée de vapeurs de goudron. Pour rendre ces vapeurs moins irritantes, il convient de neutraliser, avec le carbonate de soude, l'acide pyroligneux contenu dans le goudron. Ces fumigations conviennent aussi très bien contre la *pneumonie vermineuse*, les *œstres*, le *pentastome ténioïde*. Les parasites, il est vrai, ne sont pas tués par les vapeurs, mais ils sont forcés d'émigrer et de quitter les voies respiratoires.

On a conseillé les *fumigations* de goudron pour désinfecter les étables où sont morts des animaux atteints de maladies contagieuses. Mais il est reconnu qu'elles ne sont pas assez actives. Il vaut donc mieux employer les vapeurs de chlore, l'acide sulfureux, l'acide hypoazotique ou l'aldéhyde formique, désinfectants infiniment plus énergiques.

A l'extérieur, il faut prendre garde de ne pas appliquer le goudron sur de trop larges surfaces à la fois, afin d'éviter la mort par le procédé des enduits cutanés.

Doses. — A l'intérieur, le goudron est administré aux doses suivantes :

Cheval et bœuf...............	10	à 20 grammes.
Porc, mouton, chèvre........	2à	5 —
Chien............	$0^{gr},3$ à 1 —
Volailles..................	$0^{gr},1$ à $0^{gr},2$	

Préparations. — Les principales préparations du goudron
sont :

1° Eau de goudron.

Goudron... .... 100 grammes,
Eau ordinaire...................... 1 litre.

Laissez en contact pendant quatre ou cinq jours et décantez.

2° Pommade de goudron (Codex).

Goudron .... 10 grammes.
Axonge............................ 90   —

Incorporez.

Pour donner plus d'activité à cette *préparation antipsorique*, on
y ajoute parfois du savon vert, de la potasse, de la pommade mercurielle, du soufre, des cantharides, de l'ellébore noir ou blanc,
du sulfure d'antimoine, etc. En y ajoutant de la glycérine, on
rend son emploi plus commode.

3° Topique caustique.

Goudron .... 100 grammes.
Sublimé corrosif.................. 60   —
Acide arsénieux................... 30   —

Incorporez à froid ou à chaud, selon la consistance du goudron.

Charge ou topique de Lebas (Codex).

Goudron végétal................... } āā 125
Axonge .... }
Essence de térébenthine........... } āā 100
Teinture de cantharide............ }

Faites fondre l'axonge à une douce chaleur ; ajoutez le goudron, retirez du
feu et mélangez.

2° GOUDRON DE HOUILLE. — COALTAR.

Le goudron de houille ou goudron minéral s'obtient dans la distillation de la houille. C'est un liquide épais, d'un noir foncé, d'une
odeur forte et d'une saveur âcre et désagréable.

Le goudron de houille (coaltar) renferme sensiblement les
mêmes principes que le goudron de bois, mais ce sont les corps
irritants et toxiques qui y prédominent.

Effets et emploi. — Le goudron de houille, ayant une composition chimique assez analogue à celle du goudron de bois,
produit sur l'organisme des animaux des effets à peu près identiques, mais plus intenses. C'est un astringent local qui peut deve-

nir *irritant* ; il est fortement *antiseptique* et *antiparasitaire*.

A l'intérieur, il produit facilement la constipation et un arrêt de la digestion. Ses principes actifs sont absorbés rapidement et produisent souvent des effets toxiques. — Il n'est pas employé à l'intérieur.

A l'extérieur, il est indiqué dans les maladies parasitaires cutanées et les plaies de mauvaise nature à odeur fétide. Quand on en fait usage comme antipsorique, il est prudent de ne l'appliquer que sur de petites surfaces à la fois, car en applications étendues il pourrait amener la mort.

Préparations.

Poudre désinfectante (Corne).

Plâtre de mouleur...................... 100
Goudron minéral..... .... 1-2-3 à 5

Cette poudre est très désinfectante.

Saponine coaltarée vétérinaire.

Savon vert... 1
Eau... 2
Alcool à 90°..................................... ⎰ ãã 1
Coaltar... ⎱

Dissolvez le savon dans l'eau chaude, ajoutez l'alcool et le coaltar, agitez en refroidissant.

Poudre désinfectante.

Plâtre de mouleur..................... 100
Noir animal pulvérisé................. 20
Goudron minéral..................... 5

Mêlez exactement dans un mortier.

Cette poudre n'a pas d'odeur désagréable et est très antiseptique.

Teinture coaltarée.

Goudron de houille............. .... 100 grammes.
Teinture alcoolique de Panama..... 240   —

On emploie de 20 à 40 grammes de ce mélange par litre d'eau pour toutes les plaies.

3° Huile de cade.

Obtenue par la combustion incomplète du bois de genévrier (*Juniperus oxycedrus* L.), l'huile de cade est un goudron liquide brunâtre, huileux, à odeur empyreumatique, analogue à celle du goudron de bois, d'une saveur âcre et caustique.

Elle a une composition très complexe, voisine de celle du goudron de bois.

Effets. — Appliquée sur la peau saine, elle ne provoque ni douleurs ni démangeaisons ; sur la peau dépouillée de son épiderme et les muqueuses enflammées, elle détermine une cuisson légère, mais de courte durée. Longtemps continuée en frictions et en applications, elle produit une éruption papulo-pustuleuse.

Elle est *antiseptique*, *antiparasitaire*. Les acares de la gale et les parasites végétaux de la teigne et de l'herpès sont tués par cette huile. Elle agit aussi sur les entozoaires, surtout sur les vers du tube digestif.

Indications thérapeutiques et administration. — A l'extérieur, on l'emploie en frictions contre les diverses gales et les mouches ou autres parasites qui vivent à la surface de la peau de nos animaux. Ses propriétés antiseptiques et astringentes la font employer aussi contre les gerçures, les crevasses, les plaies suppurantes. Malheureusement, son odeur forte et la couleur que cette huile donne à la laine, aux poils et à la peau font qu'on lui préfère souvent d'autres médicaments antigaleux.

A l'intérieur, elle est astringente et anthelminthique.

On l'administre soit sous forme d'eau, dans laquelle on fait macérer de l'huile de cade, soit sous forme de pilules ou d'électuaires.

Doses.

Grands animaux	30	à 50 grammes.
Moyens	4	à 8 —
Petits	$0^{gr},50$ à 2	—

Naphtalan.

C'est un produit obtenu par la distillation fractionnée du naphte du Caucase associé à du savon. Il se présente sous forme d'un corps mou, presque fluide, d'un brun verdâtre, d'une odeur aromatique.

Le naphtalan est *antiseptique*, *antiparasitaire*, *calmant*, *antiphlogistique* et *sédatif*. Il a donné d'excellents résultats contre l'eczéma chronique du chien, les brûlures, les gerçures et crevasses, l'herpès, le psoriasis. Il calme bien la démangeaison et fait cesser le grattage.

On peut l'employer pur en onctions ou associé à d'autres produits :

Formules.

1°

Naphtalan....................... ⎫
Lanoline........................ ⎬ Parties égales.
                                 ⎭

2°

Glycérine......................   10 grammes.
Naphtalan......................   20   —

3°

Tanin..........................   1 gramme.
Naphtalan......................   20 grammes.

4°

Naphtol........................   5 grammes.
Soufre précipité...............   4   —
Naphtalan......................   40   —

5°

Précipité blanc................   4 grammes.
Sous-nitrate de bismuth........   4   —
Naphtalan......................   40   —

Crésyl ou créoline.

Le crésyl ou créoline est un produit retiré du goudron de
houille. C'est un liquide brun foncé, sirupeux, à odeur de goudron, dont la densité varie de 1023 à 1080, qui a un goût aromatique et un arrière-goût âcre. Lorsqu'on verse la créoline
goutte à goutte dans l'eau, elle forme d'abord des nuages blanchâtres, qui ne tardent pas à se confondre en une émulsion uniforme laiteuse ; cette solution ou émulsion dans l'eau possède
une réaction légèrement alcaline ; la proportion de crésyl qui
s'émulsionne le plus parfaitement dans l'eau est de 2,5 p. 100
(Fröhner). La créoline est soluble en toute proportion dans l'éther,
le chloroforme, l'éther de pétrole, l'alcool absolu ; elle est insoluble
dans l'esprit de bois et forme avec la glycérine une émulsion brune
et épaisse.

Le crésyl est un composé très complexe, obtenu par la saponification du goudron au moyen de la *soude* et de la *résine*. Il
renferme des *crésols*, de la *naphtaline*, de l'*anthracène* et des
bases pyridiques.

La créoline fut découverte en Angleterre, en 1875, par Jeyes, et
ses propriétés furent étudiées d'abord par le professeur Attfield

(de Londres). Vers 1887, la compagnie Pearson s'est mise à fabriquer industriellement ce produit, qui devint presque aussitôt l'objet de nombreuses recherches dans les laboratoires et les hôpitaux de tous les pays. Parmi les travaux les plus remarquables sur les propriétés et l'emploi thérapeutique de la créoline, il faut citer ceux de Fröhner (*Berliner Archiv für Thierheilkunde*, 1887), d'Esmarch (*Centralblatt für Bacteriologie und Parasitenkunde*, 1887), de Biel (*Chemiker-Zeitung*, Saint-Pétersbourg, 1887), de Fischer (*Pharmaceutische Zeitung*, 1887), de Nocard (*Recueil de vétérinaire*, 1888), etc.

Effets. — Localement, la créoline est *antiparasitaire*, *désinfectante*, *désodorisante*, *hémostatique* et *astringente*. Après son absorption, elle est peu toxique.

Les recherches bactériologiques du professeur Nocard démontrent la puissance de cet antiseptique. En émulsion 2,5 à 5 p. 100, il détruit presque instantanément la bactéridie du charbon (sans spores) et les microbes du choléra des poules, de la morve, de l'araignée, de la mammite des vaches et ceux du pus (*Streptococcus* et *Staphylococcus*). Une émulsion à 3 p. 100 détruit en quelques minutes la virulence du bacille tuberculeux. Les spores de la bactéridie du charbon sont tuées en vingt-quatre heures par l'émulsion de créoline à 5 p. 100 ; le virus du charbon symptomatique a perdu toute sa virulence après dix-huit heures de contact avec une émulsion à 3 p. 100.

D'autres expérimentateurs : Forster, Esmarch, Eisenberg, etc., sont arrivés à des résultats analogues. La créoline tue plus rapidement que l'acide phénique le *bacille typhique*, le *vibrion* du *choléra*, le *Streptococcus de l'érysipèle*, le *Micrococcus aureus*, les *Staphilococcus pyogenes albus et aureus*, le *Micrococcus tetragenus*, etc. Elle tue également, mais un peu plus lentement, les spores des divers microorganismes. Son *action antiseptique* et désinfectante est près de dix fois plus forte que celle de l'acide phénique ; elle peut être comparée à celle du sublimé en solution à 1 p. 1000.

La créoline est un des meilleurs *désodorisants*. Les recherches de tous les auteurs concordent sur ce point. D'après Ed. Nocard, l'émulsion à 2 p. 100 supprime absolument la mauvaise odeur du sang, de l'urine et des pièces anatomiques en putréfaction.

La créoline constitue également un excellent *antiparasitaire*.

Les observations de Fröhner, Nocard, Esmarch, Eisenberg,

Lichwitz, etc., démontrent de la façon la plus nette que la créoline agit comme un toxique puissant sur tous les êtres inférieurs. Elle tue rapidement la vermine de la peau de nos animaux : les *poux*, les *puces*, les *ricins* ou *ixodes*, les *mouches*, les *mites*, etc. ; elle détruit les acares divers qui occasionnent la gale : les *sarcoptes*, les *psoroptes*, les *dermatophages*, les *dermatoryktes* ; elle s'attaque également aux parasites d'origine végétale tels que : le *trichophyton*, le *favus*, les *parasites de la diphtérie des volailles* ; enfin elle est même *vermifuge*, puisque Nocard a obtenu sur un chien auquel il avait fait prendre d'un seul coup 250 grammes d'émulsion à 5 p. 100, une expulsion d'une grande quantité d'ascarides et de ténias.

La créoline n'attaque pas les tissus, mais elle exerce sur eux une action *styptique* assez énergique et, par suite, un certain effet *hémostatique*, qui peut être utilisé dans les hémorragies. Sur les plaies, elle exerce une action *siccative* et *antisécrétoire*.

Administrée à l'intérieur, la créoline développe dans le tube digestif son action antiseptique et antiputride sur les matières alimentaires.

A faible dose et diluée fortement, elle empêche les fermentations intestinales et prévient tout dégagement gazeux. A forte dose, elle peut provoquer de la diarrhée et même du vomissement.

Chez le chien, les doses isolées, même fortes, ne sont pas mortelles ; mais, si on répète les fortes doses, on peut provoquer de l'albuminurie et de l'hématurie.

Son *innocuité* a été reconnue par une foule d'expérimentateurs. Fröhner n'a observé aucun effet nuisible après l'administration de la créoline à la dose de 250 grammes sur la vache, de 100 grammes chez le cheval, de 50 grammes chez le chien, de 25 grammes chez la chèvre et le mouton. A un chien, il a donné chaque jour, pendant quatre semaines, 2 grammes de créoline sans rien observer d'anormal. Il signale une légère amertume du lait chez la vache. Il en a été de même lorsqu'il a employé la créoline en frictions sur la peau ou sous forme de bains.

Nocard, en expérimentant la créoline pendant une année à l'école d'Alfort, formule sa conclusion de la manière suivante : « Le crésyl n'est pas toxique ; du moins peut-on en administrer de très hautes doses par ingestion ou par injection intraveineuse aux moutons, aux chiens, aux lapins, sans provoquer d'accidents sérieux. — Les recherches faites sur l'homme par Späth, Kortun, Neudorfer, Klamann, etc., ont donné des résultats analogues.

Il ne faudrait pourtant pas croire que la créoline soit toujours inoffensive. Dix a observé deux cas d'empoisonnement chez le cheval à la suite de lavages cutanés faits contre les poux (1), Hobday a vu les jeunes chiens et chats succomber à la suite de l'administration interne et d'applications cutanées de créoline Jeyès (2).

Il est fort probable que la composition de la créoline n'est pas toujours identique ; la proportion de phénols et de crésols peut varier.

Emploi thérapeutique. — La créoline est employée :

1° Comme *antiseptique chirurgical* remplaçant avantageusement l'acide phénique et le sublimé, corps qui ont l'inconvénient d'être d'un prix assez élevé, d'attaquer les mains et les instruments et de provoquer facilement des empoisonnements. La créoline, outre qu'elle n'exerce aucune action nuisible ni sur les mains et les instruments, ni en général sur l'ensemble de l'économie, a encore l'avantage d'arrêter les hémorragies en nappe, de favoriser le bourgeonnement des plaies, de hâter l'élimination des parties mortifiées ou nécrosées et de provoquer la cicatrisation. D'après Neudörfer, la créoline est l'antiseptique le plus sûr, le plus commode, le meilleur marché et le plus inoffensif.

Pour la chirurgie, on emploie deux solutions de différente force : l'une à 2 p. 100 et l'autre à 0,5 p. 100. La solution à 2 p. 100 sert à la désinfection des mains, des instruments, ainsi que des parties à soumettre à l'opération. La solution à 0,5 p. 100 est employée pour le lavage des blessures, pour imbiber les tampons, pour humecter les bandages, etc.

Les émulsions de crésyl étant opaques rendent invisibles les instruments qui y sont plongés ; de plus, elles donnent du glissant aux objets et aux mains du chirurgien. Ces deux inconvénients font parfois renoncer à son emploi comme antiseptique chirurgical.

Sur les plaies et les ulcères, on peut aussi employer l'acide borique mélangé à 2 p. 100 de créoline.

2° Comme *antiparasitaire*, la créoline est efficace contre les diverses gales de nos animaux, contre la vermine, et cela sans

(1) *Zeitschr. für Thirheilkunde*, VIII, p. 66.
(2) *The J. of. comp. Path. and Therap.*, vol. IX, p. 1.

grand danger d'empoisonnement, contrairement à ce qui arrive avec l'acide arsénieux ou les préparations de tabac. Nocard en a obtenu d'excellents résultats contre la *gale sarcoptique* du chien. Fröhner a débarrassé des moutons des tiques qui couvraient leur corps par un seul bain de créoline à 2,5 p. 100. Il en a également obtenu d'excellents résultats dans la gale du mouton (Voir *Antiparasitaires*).

Contre la *teigne tonsurante* et le *favus*, on emploie de préférence des solutions alcooliques de créoline à 5 ou à 10 p. 100; contre les poux, les tiques, les émulsions aqueuses à 3 p. 100. Fröhner a aussi employé avec succès des solutions aqueuses de 2 à 5 p. 100 contre la diphtérie des volailles.

3° Comme *désinfectant, astringent* et *désodorisant*, la créoline est indiquée en injections dans *les cas de non-délivrance, de métrite, de catarrhe purulent du vagin et des diverses muqueuses*. On utilise alors des solutions aqueuses à 0,5 ou 1 p. 100. Cette même solution a été employée par Fröhner contre les *cystites purulentes*, les *stomatites ulcéreuses*, l'*otorrhée*, etc. Nocard, Reul et d'autres en ont obtenu d'excellents résultats dans le traitement du *catarrhe auriculaire*, des *dartres*, des *rougeurs*, des *dépilations*, etc. (solutions aqueuses de 1 à 1,5 p. 100). Contre l'*eczéma chronique*, Fröhner emploie le liniment composé de : créoline et savon vert parties égales, alcool moitié, ou l'alcool créoliné à 1 p. 5 et 1 p. 10, ou des pommades à la créoline à 1 p. 10 ou 1 p. 5.

Dans la *fourchette pourrie* et autres affections du pied des solipèdes et des ruminants, on emploie des solutions de crésyl à 5 p. 100.

On peut utiliser les solutions de 2 à 5 p. 100 pour *désinfecter* les locaux dans lesquels ont séjourné des animaux atteints d'affections contagieuses. C'est un bon désinfectant pour les abattoirs et les marchés d'animaux. Pour désinfecter les mains, on emploie le savon créoliné.

4° *A l'intérieur*, la créoline est administrée pour combattre la diarrhée, la dysenterie, les fermentations anormales, les ballonnements, les indigestions et les catarrhes chroniques, les affections chroniques des reins et de la vessie. On en a obtenu aussi de bons résultats dans le charbon bactéridien chez les bovins à la dose de 50 à 100 grammes.

5° En *inhalation*, on emploie la créoline à titre de *désinfectant* et d'*expectorant* dans la bronchite, la pneumonie catarrhale, la pneumonie gangreneuse, etc. ;

6° En *ophthalmologie*, on a vanté beaucoup la créoline contre la conjonctivite, les kératites ulcéreuses du chien et du chat, etc., en solution de 0,5 à 1 p. 100.

Doses. — A l'intérieur, la créoline est associée à des poudres diverses et généralement administrée sous forme de pilules, de bols aux doses suivantes :

Cheval et bœuf..............   10   à 25 grammes.
Chien.....................   0gr,5 à 2   —

Préparations. — Solutions aqueuses, alcooliques, glycériques à des titres divers. Pommades créolinées de 1 p. 10 à 1 p. 100. Ouate créolinée. Gaze créolinée, etc. Savon créoliné. Liniment créoliné.

Crésols.

$$CH^3C^6H^4OH.$$

(Crésylols. Acides crésyliques.)

On connaît trois variétés de crésol : le para, l'ortho et le méta-crésol. L'industrie fournit actuellement un produit contenant les trois crésols, c'est le *crésylol officinal*. Il est liquide, miscible à l'eau dans la proportion de 1 p. 45. La solution aqueuse n'est pas caustique, mais elle est fortement antiseptique et légèrement analgésique. La solution à 1 p. 100 convient pour les besoins de l'antisepsie chirurgicale et de la désinfection.

On emploie aussi le crésylol sodique dissous (*Codex*) :

Crésylol officinal........................   1 000
Soude caustique..........................   1 000

Effectuer le mélange dans un récipient en grès ou en métal. La réaction dégage beaucoup de chaleur et pourrait provoquer la rupture des récipients en verre.

On n'emploie pas le crésylol sodique pur ; on le dissout dans de l'eau commune dans des proportions convenables.

Les crésols forment la base du lysol, du bacillol, du solutol, du solvéol et du sapocarbol.

Lysol.

Le lysol s'obtient en faisant bouillir ensemble l'huile de goudron, une huile douce et du savon de potasse. Sa composition chimique n'est qu'incomplètement connue ; mais on sait que c'est un mélange de composés alcalins des divers phénols et de savons gras résineux. C'est un liquide jaune, alcalin, à odeur de goudron, oléagineux et parfaitement soluble dans l'eau. Ses solutions aqueuses sont transparentes, plus ou moins colorées en jaune, suivant leur degré de concentration. Ce corps a conquis une des premières places dans la médication antiseptique en médecine vétérinaire.

Effets et usages. — Le lysol en solution à 5 p. 1000 tue les spores du charbon bactéridien en cinq jours ; en solution à 2,5 p. 1000, il détruit en cinq minutes le staphylocoque pyogène, le streptocoque et tous les microbes qui jouent un rôle dans l'infection des plaies (Gerlach). La désinfection des déjections cholériques est réalisée en sept heures par l'addition de lysol dans la proportion de 3,5 p. 1000 (*Vincent*). Cet antiseptique est supérieur à l'acide phénique, et il est beaucoup moins toxique que le sublimé. Sa toxicité est presque nulle, puisque Gerlach a pu injecter sous la peau du lapin 2 grammes de lysol par jour, pendant quinze jours, sans produire aucun accident sur cet animal. Il a pu prendre sans inconvénient la même dose à l'intérieur.

Les essais thérapeutiques entrepris avec le lysol sont très satisfaisants. Une solution à 3 p. 100 a les propriétés d'un savon et peut être employée avec le meilleur succès pour la *désinfection des mains et des instruments du chirurgien*. Les bistouris et les ciseaux peuvent séjourner pendant des heures dans le lysol sans s'émousser, mais les instruments deviennent glissants, ce qui est un inconvénient. La soie pour sutures et ligatures, le catgut sont stérilisés dans une solution de lysol à 2 p. 100, et cela sans perdre leur ténacité. Appliqué sur les plaies, le lysol les désinfecte sans les irriter. On emploie des solutions de 0,5 à 1 p. 100 contre les affections catarrhales, pour les lavages de l'appareil génital chez les femelles, etc., ces solutions déterminent sur les muqueuses une légère douleur qui disparaît au bout de une à deux minutes.

Pour les maladies cutanées, on peut faire usage sans aucun inconvénient de solutions à 20 p. 100.

Quoique en général inoffensif, le lysol *peut devenir toxique* dans certains cas :

Un cheval frotté sur tout le corps avec une solution de lysol à 3 p. 100, dans le but de détruire les poux, a présenté, vingt minutes après, des phénomènes d'intoxication très graves : agitation, sudation, accélération de la respiration et du pouls, tremblements dans tous le corps, incapacité de se tenir debout, urines brunes comme du café (Reinhardt). Plusieurs chevaux ont succombé après un lavage pareil (Borchardt). Uthof ayant lavé un cheval tondu atteint de gale sur tout le corps, avec une solution de lysol à 2 p. 100, a vu survenir des accidents d'empoisonnements : inflammation de la peau les jours suivants, pneumonie, mort. A l'autopsie, on a trouvé de la myocardite, de la néphrite, de l'hépatite hémorragique et de l'œdème pulmonaire.

Des poules lavées avec une solution de lysol à 5 p. 100 pour détruire les poux ont succombé (Albuxo). Un perroquet a succombé à la suite de frictions de lysol faites dans le but de le débarrasser de parasites cutanés (Schiney).

Noack, Möbius, Röbert ont observé des phénomènes d'empoisonnement chez les chiens, frottés sur les deux tiers du corps avec du savon lysolé à 50 p. 100.

Bacillol.

Ce produit, formé de crésol, est un succédané du crésyl et du lysol. Il est parfaitement soluble dans l'eau, agit localement comme léger irritant et est très *antiseptique, désodorisant, désinfectant* et *antiparasitaire*. Il a donné de très bons résultats en solution à 0,5 p. 100 en injection contre les affections catarrhales infectieuses des voies génitales des femelles. Il paraît supérieur au crésyl dans le traitement de la gale du mouton.

Solvéol et solutol.

Ce sont, comme le lysol, des dissolutions alcalinisées ou non de divers phénols et principalement des crésylols émulsionnés au moyen de savons oléo-résineux. Les solutions aqueuses sont presque transparentes.

En solution à 2 p. 100, ils sont antiseptiques et sont à recommander pour l'usage externe, plaies, abcès, otite, vaginite, etc.

Ils conviennent également comme agents désinfectants des écuries, des locaux (abattoir).

Contrairement au sublimé, ils continuent à agir dans un milieu qui contient de l'albumine.

Pour Maisel, le solutol est moins actif comme désinfectant pour les abattoirs, etc., que le lysol. Il préfère ce dernier, qui empêche même la putréfaction.

En Allemagne, les solvéols et solutols sont employés de préférence au phénol et à la créoline. Leurs solutions sont *neutres*, non *irritantes* et très *antiseptiques*.

Naphtaline.

$C^{10}H^8$.

La naphtaline est extraite des huiles lourdes de goudron de houille. Elle forme des cristaux minces en tables rhomboïdales brillantes, d'une odeur goudronneuse, d'une saveur âcre et aromatique. Elle est très soluble dans l'eau bouillante, dans l'alcool, l'éther, les huiles grasses, le benzol, les acides acétique, oxalique et chlorhydrique, mais elle est insoluble dans l'eau froide.

Effets physiologiques. — La naphtaline constitue un toxique assez puissant pour les ferments figurés, les microorganismes pathogènes, les champignons et les parasites divers. Elle est donc *antiseptique, désinfectante* et *antiparasitaire*.

Appliquée sur la peau, les muqueuses, les plaies, elle ne provoque aucun effet apparent, si ce n'est une action désinfectante.

A l'intérieur, elle n'est que peu absorbée à cause de sa faible solubilité; elle ne produit guère que de la diarrhée. Cependant, si on continue son administration pendant plusieurs mois, elle peut produire un amaigrissement général et une altération de diverses parties de l'œil. Le cristallin devient opaque comme dans la cataracte (Bouchard et Charrin), la rétine se couvre de petites taches blanches ou jaunâtres et la cornée s'ulcère. Les animaux qui succombent à cet empoisonnement lent montrent aussi les lésions de la *néphrite parenchymateuse*. La naphtaline s'élimine principalement par les urines et leur communique souvent des propriétés irritantes assez marquées. On croit que la naphtaline produit dans le tube digestif des naphtols et que ce sont ces nouveaux produits qui agissent comme antiseptiques et toxiques.

Indications thérapeutiques. — Elle est indiquée :

1° Comme *antiseptique*, et cicatrisant sur les plaies suppurantes, les ulcérations diverses, les javarts cutanés, les fistules, l'eczéma chronique;

2° Comme *antiectozoaire*, contre la vermine qui pullule quelquefois sur la peau de nos animaux telle que : les poux, les puces, les acares, les ricins, etc., ainsi que contre le parasite de la teigne tonsurante ;

3° Comme *vermifuge*, chez le chien ; on obtient souvent l'expulsion des ténias à l'aide de la naphtaline ;

4° Comme *antifermentescible* et *désinfectant* du tube digestif, lorsque les matières alimentaires fermentent anormalément, comme cela a lieu dans les indigestions chroniques caractérisées par du ballonnement, ou dans les *diarrhées des jeunes veaux* ;

5° Comme *antipyrétique*, et modificateur des voies urinaires et des voies respiratoires, quand elles sont le siège d'inflammations catarrhales.

Administration et doses. — *A l'extérieur*, la naphtaline s'emploie sous forme de poudre, seule ou associée à l'alun, à l'acide borique, au sucre, etc. ; sous forme de pommade au cinquième, au dixième, etc. ; sous forme de liniment au cinquième, etc.

A l'intérieur, on l'administre en *pilules*, en *bols*, en *électuaires*, en *breuvages* à l'huile, à la glycérine, etc.

Les doses internes sont :

Cheval et bœuf..............	5	à 10 grammes.
Veau, porc et mouton.......	2	à 5 —
Chien.....................	0^{gr},1	à 1
Chat et volailles............	0^{gr},05	à 0^{gr},2

Les *doses toxiques* sont chez :

Cheval...................	20 grammes.
Chien....................	2 —

Naphtol.

$$C^{10}H^7(OH).$$

On distingue les naphtols α et β. Ce sont des dérivés de la naphtaline.

Le naphtol β, le plus employé, se présente sous la forme d'une poudre blanche, cristalline, à odeur phéniquée, à saveur piquante, très peu soluble dans l'eau (0,2 p. 1000), très soluble dans l'alcool, l'éther et les huiles. D'après Anotta, l'acide borique, à saturation dans l'eau, élève au quadruple la solubilité du naphtol. Pour faciliter sa dissolution dans l'eau, on mélange celle-ci à l'alcool.

On peut dissoudre par litre $0^{gr},33$ dans l'eau contenant 1 d'alcool
p. 1000; 1 gramme dans l'eau contenant 50 d'alcool p. 1000;
2 grammes dans l'eau contenant 200 d'alcool p. 1000.

Le naphtol α est plus soluble dans l'eau et plus irritant pour les
tissus.

Effets et emploi. — Le naphtol β est un *antiseptique* puissant (Bouchard) et un bon *antiparasitaire* (Kaposi). Il suffit d'une
solution à 0,5 p. 1000 pour préserver la viande de la putréfaction.
En solution à 1 p. 3000, il empêche le développement des microbes de la morve, de la mammite de la brebis, du charbon, du
choléra des poules, de la pneumonie, de la suppuration, et il
retarde énormément, mais sans l'arrêter complètement, le développement du bacille de la tuberculose et du bacille typhique
(Bouchard).

Le naphtol est seize fois moins antiseptique que le biiodure de
mercure, cinq fois plus que l'acide phénique et trois fois plus que
la créosote.

Ce corps agit aussi énergiquement sur les animaux supérieurs.

Après l'absorption de doses toxiques, le naphtol produit une
vive excitation des diverses muqueuses, excitation qui se manifeste par des éternuements, des ébrouements, de la salivation,
de la toux, des nausées, de la diarrhée, de la dysurie, etc. (Willenz). A doses plus fortes, on remarque chez le chat et le cheval
des convulsions épileptiformes; chez le chien, ces convulsions
manquent, mais il se produit chez lui un coma et un abaissement
de la température. On observe souvent de la néphrite accompagnée d'albuminurie et d'hémoglobinurie (Cagny, Lesage). L'élimination du naphtol se fait par les reins; on le retrouve dans les
urines sous forme de naphtol sulfo-conjugué.

M. Bouchard n'a jamais obtenu le moindre symptôme d'empoisonnement quand il n'a pas fait ingérer le naphtol au delà de la
dose quotidienne de $1^{gr},10$ par kilogramme d'animal.

On l'emploie *à l'extérieur* :

1° Contre l'*eczéma*, la *gale*, etc., en pommade à 1 p. 5 ou en
solution alcoolique. Il ne convient pas chez le chat, qui est très
sensible à son action ;

2° Contre les plaies, les maladies catarrhales des muqueuses
apparentes (vagin, urètre, cavités nasales), sous forme de lotion
et d'injections d'eau naphtolée ou de solutions boriques naph-
tolées.

A l'intérieur :

1° Comme *anthelminthique* contre les ascarides et les ténias (Willenz);

2° Comme antiseptique intestinal dans toutes les maladies accompagnées de putridités intestinales ou qui sont la conséquence d'une infection microbienne par cette voie.

Les doses toxiques internes de naphtol β ne sont pas les mêmes chez les diverses espèces animales. Par ingestion, le chien supporte $1^{gr},10$ par kilogramme; le chat, $0^{gr},15$; le lapin, $3^{gr},50$. Le cheval peut recevoir une dose de 5 grammes par jour.

Préparations.

1°

Salicylate de bismuth............... $7^{gr},50$
Naphtol β finement pulvérisé....... 15 grammes.

Mêlez intimement et divisez en 30 paquets.

Pour l'antisepsie intestinale et gastrique. Un paquet par jour chez le chien et dix par jour chez le cheval.

2° *Eau naphtolée.*

Naphtol β .... 40 grammes.

Alcool à 90° q. s. pour faire 100 centimètres cubes.
Ajoutez de cette solution alcoolique 5 ou 10 centimètres cubes dans :

Eau bouillante..................... 10 litres.

Filtrez après refroidissement.

Pour injections désinfectantes dans le vagin, l'utérus, les cavités nasales, etc.

3° *Camphre naphtolé.*

Naphtol β pulvérisé................ 10 grammes.
Camphre en poudre................. 20   --

Triturez jusqu'à liquéfaction du mélange des poudres.

Pour onction de la peau sur les parties qui doivent être le siège d'une opération; pour toucher les éruptions suppurantes, les excoriations, les plaies; pour rendre aseptiques les croûtes et les escarres.

Thymol.

$C^{10}H^{14}O$.

Le thymol, ou acide thymique, se retire de l'essence de thym. Il est solide en cristaux transparents ayant une odeur douce aromatique et une saveur piquante et poivrée. Il est peu soluble dans l'eau (1 p. 1200 environ), très soluble dans l'alcool, l'éther et la glycérine.

Effets. — Le thymol est un *antiseptique* environ quatre fois plus puissant que le phénol. Il empêche le développement du *Staphylococcus aureus* et du *Bacillus anthracis* à 1 p. 3000. A 1 p. 1000 il arrête la putréfaction et la fermentation. La dose de 1 p. 100 empêche l'action de l'émulsine.

Localement, le thymol est irritant ; ses solutions sont, suivant leur degré de concentration, *caustiques* ou *astringentes* pour les muqueuses et les plaies.

Après l'administration interne, le thymol est rapidement absorbé puis éliminé par les reins en partie sous forme d'acide thymolglycuronique, en partie sous celle de sulfate de thymolhydroquinone. Il est environ dix fois moins toxique que le phénol. Le chien peut en supporter 2 grammes. Des doses plus fortes peuvent déterminer de la gastro-entérite, de la néphrite, de l'albuminurie, de l'hématurie, du collapsus, de l'hypothermie, un ralentissement du pouls et de la respiration, et enfin la mort. Les lésions consistent dans une congestion énorme des poumons et des reins, une dégénérescence graisseuse du foie.

Indications. — L'acide thymique étant antiseptique, désodorisant, dessiccatif et cicatrisant, peut être employé pour le pansement des plaies en solution à 1 p. 1000, contre les *brûlures*, l'*eczéma*, la *stomatite ulcéreuse*, la *stomatite aphteuse*. Malheureusement il a l'inconvénient d'être d'un prix très élevé.

A l'intérieur, il a été employé avec succès comme *anthelminthique* contre les oxyures, le *Strongylus armatus* chez le cheval et contre l'ankylostome duodénal chez l'homme.

Mode d'emploi et doses. — A l'extérieur, pour l'usage chirurgical, pour la désinfection des mains, on emploie la solution de 1 à 4 p. 1000. On augmente la solubilité du thymol par l'addition d'un peu d'alcool ou de glycérine. On emploie aussi la pommade de 1 à 4 de thymol pour 200 de vaseline.

A l'intérieur, on donne au chien de 0,50 à 2 grammes de thymol en solution aqueuse ou alcoolique.

A cause du prix élevé du thymol, on peut employer en médecine vétérinaire le thym en infusion à la fois pour l'usage externe et interne.

Salol.

$$C^{12}H^{10}O^3.$$

Le salol résulte de la combinaison de l'acide salicylique et du phénol; on l'appelle encore *salicylate de phénol* ou *éther phényl-salicylique*.

A l'état de pureté, le salol se présente sous la forme d'une poudre blanche légèrement amère à odeur aromatique, formée de lamelles cristallines losangiques fusibles à 42°. Il est insoluble dans l'eau, dans la glycérine et les huiles lourdes de pétrole, soluble dans l'alcool (1 p. 10), l'éther (3 p. 1), le chloroforme, la benzine, l'essence de térébenthine, les huiles grasses et volatiles.

Action physiologique. — Le salol est un *antiseptique* comme les deux corps (l'acide phénique et salicylique) qui entrent dans sa composition.

Après son administration, il est dédoublé en phénol et acide salicylique, sous l'influence de la salive, du suc pancréatique et du suc entérique. Par ses produits de dédoublement, il entrave la pullulation des microbes, qui produisent les fermentations intestinales et les résidus digestifs sont ainsi rendus plus ou moins aseptiques. Sur l'animal à jeun, le salol ne subit aucun dédoublement (Gley).

Après son absorption, le salol produit un abaissement notable de la température et constitue un *antithermique* puissant. Il est éliminé par l'urine sous forme d'acide salicylique, d'urate de salicyle et de sulfo-phénol. L'urine prend une *coloration noire* comme après l'administration de l'acide phénique. On peut y déceler facilement la présence de l'acide salicylique et du phénol. On a constaté aussi qu'il *accélère* les mouvements respiratoires et qu'il diminue leur amplitude. Il exerce aussi une *action calmante* sur le système nerveux et n'est toxique qu'à très forte dose.

Indications. — Le salol est indiqué :

1° Comme *antiseptique* chirurgical, dans les mêmes cas que l'iodoforme; il offre l'avantage de ne pas être toxique et de ne pas avoir d'odeur désagréable ;

2° Comme *désinfectant* des plaies suppurantes et des muqueuses qui sont le siège d'un catarrhe muco-purulent. Il a produit de bons résultats dans la vaginite, les ulcérations du col de l'utérus, les conjonctivites, l'otorrhée, la stomatite, l'ozène ;

3° A l'intérieur, comme *antifermentescible* et *antiputride*, dans les affections putrides du tube digestif accompagnées de fermentations anormales et de ballonnements fréquents : catarrhes, ictère, fièvre typhoïde;

4° Comme *antipyrétique* et *analgésique*, dans le rhumatisme articulaire et musculaire. Il paraît que son administration n'offre pas les inconvénients de l'acide salicylique et du salicylate de soude, qu'il ne fatigue pas l'estomac. Fröhner en a obtenu d'heureux résultats chez le chien dans le rhumatisme aigu et chronique, dans le lombago rhumatismal.

Administration et doses. — A l'intérieur, le salol est employé en poudre, en électuaire, en pilules.

Doses thérapeutiques de salol.

Chien....................... 0gr,25 à 1 gramme.
Cheval .... 15 à 25 grammes.

Pour produire un effet antipyrétique et antirhumatismal, ces doses peuvent être données trois ou quatre fois dans les vingt-quatre heures.

A l'extérieur, on l'emploie sous forme de liniment, de poudre, de pommade. On peut aussi l'incorporer au collodion.

Poudre à pansements.

Salol pulvérisé.................................... } ãã
Amidon pulvérisé................................. }

Pommade de Capitan.

Salol 4
Cocaïne... 0gr,25
Vaseline.. 50

Cette pommade est recommandée contre les brûlures et toutes les irritations cutanées douloureuses.

Chrysarobine.

$$C^{30}H^{26}O^7.$$

La chrysarobine $C^{40}H^{26}O^7$ existe dans la poudre de Goa et dans la racine de rhubarbe.

La poudre de Goa se trouve dans les cavités dont se creuse le tronc d'un arbre du Brésil, l'*Andira araroba*, de la famille des Légumineuses Papilionacées.

Cette poudre est jaune, inodore, d'une saveur âcre et amère, soluble dans l'éther, le chloroforme, la benzine et les alcalis dilués ; elle est presque entièrement constituée par de la *chrysarobine*. Lorsque cette substance est purifiée, elle se présente sous forme de cristaux en lamelles, inodores, solubles en petite quantité dans l'alcool et très solubles dans l'éther et les alcalis.

Effets. — La poudre de Goa et la chrysarobine pure agissent localement à la façon des *irritants*. Cette action irritante doit être attribuée à leur pouvoir réducteur considérable et à leur avidité pour l'oxygène. La chrysarobine, en effet, absorbe de l'oxygène et se transforme en acide chrysophanique d'après l'équation suivante :

$$C^{30}H^{26}O^7 + 4O = 2C^{15}H^{10}O^4 + 3H^2O.$$

Chrysarobine.   Acide chrysophanique.

A l'intérieur, la poudre de Goa produit rapidement des nausées, des vomissements, de la diarrhée, des coliques, tous les signes d'une gastro-entérite et de l'albuminurie. Après son absorption, la chrysarobine est transformée en acide chrysophanique dans le sang, acide qui est éliminé par les urines, auxquelles il communique une coloration rouge.

Emploi. — La poudre de Goa n'est jamais employée à l'intérieur ; on l'utilise à l'extérieur dans le traitement des affections de la peau et principalement de l'*eczéma chronique*, de l'*herpès tonsurant*, de l'*herpès circiné*, dans le pityriasis, le psoriasis. On l'applique sous forme de pommade.

Pommades.

1°

Poudre de Goa....................	2 à 4 grammes.
Axonge............................	30 —
Acide acétique...................	1 à 2 —

2°

Chrysarobine.....................	10 grammes.
Axonge...........................	90 —

3°

Chrysarobine.....................	5 grammes.
Lanoline.........................	25 —

Anthrarobine.

L'anthrarobine est retirée de la garance. C'est une poudre d'un blanc jaunâtre, soluble dans l'alcool et la glycérine. En solution alcaline, elle absorbe l'oxygène avec avidité et se colore en violet sombre. En s'oxydant, elle donne de l'alizarine.

L'anthrarobine colore la peau en jaune, mais ne l'irrite pas.

Elle peut être employée comme la chrysarobine dans le psoriasis, l'herpès tonsurant, le pityriasis, etc., sous forme de pommade ou de solution.

1° Pommade.

```
Anthrarobine.................    10 à 20 grammes.
Huile d'olive................    30 à 40    —
Lanoline ou axonge, q. s. pour 100 grammes de pommade.
```

2° Solution.

```
Anthrarobine.....................    20 grammes.
Alcool à 60°......................    80    —
```

Aniodol.

L'aniodol est une combinaison de triméthanal avec une substance de la série allylique, le tout en solution dans une glycérine spécialement distillée. Il existe aussi en poudre.

Ce corps aurait un pouvoir batéricide supérieur à tous les autres antiseptiques connus et présenterait en outre l'avantage d'être inodore, incolore, non irritant et non toxique. Il aurait aussi un pouvoir désodorisant de premier ordre ; il ferait disparaitre complètement l'odeur d'iodoforme.

Les plaies sont désinfectées et désodorisées avec des solutions à 1 p. 3000. Pour les mains et les instruments, on emploie une solution à 1 p. 2000.

On peut aussi employer le savon à l'aniodol à 1 p. 100.

Asepsie et antisepsie.

L'*asepsie*, c'est la méthode prophylactique qui consiste à préserver les tissus sains ou malades du contact des microbes pathogènes, surtout de ceux qui produisent les accidents septiques.

L'asepsie est surtout très importante en chirurgie et en obstétrique. Tous les accidents d'infection consécutifs aux opérations sanglantes ou aux accouchements laborieux doivent être attribués aux microbes ou à leurs toxines.

Les germes infectieux viennent tous de l'extérieur. Ils pénètrent dans les tissus *avant*, *pendant* ou *après* l'intervention chirurgicale.

Étant disséminés et déposés sur tous les objets en contact avec l'atmosphère, les germes infectieux existent toujours en plus ou moins grand nombre *sur la peau*, à l'endroit où doit se faire l'opération chirurgicale, *à la surface des instruments*, sur les *mains du chirurgien* et enfin sur les *objets de pansement*. Rien d'étonnant donc si les accidents de l'infection sont à redouter à la suite des opérations chirurgicales, des lésions traumatiques accidentelles et de la parturition laborieuse.

Dans les opérations sanglantes ou autres, l'indication essentielle à remplir consiste certainement dans l'*asepsie* des surfaces. En effet les chirurgiens ont, depuis longtemps, constaté que, si les mains de l'opérateur et tous ses instruments, ainsi que la peau de la région où se fait l'opération, sont bien lavés, désinfectés, si les pansements sont bien faits, on obtient des plaies propres, à cicatrisation rapide, régulière, c'est-à-dire des *plaies aseptiques*.

Mais, dans la pratique, il est assez difficile d'empêcher toujours et complètement les germes d'arriver jusqu'à la plaie. En médecine vétérinaire, une plaie, parfaitement aseptique au moment de l'opération, est généralement envahie quelque temps après par des microbes divers, provenant de l'air, de la litière et du fumier. Nos opérés sont indociles, dérangent leurs pansements, et par suite les causes d'infection des plaies sont chez eux nombreuses et agissent presque fatalement.

Nous devons donc nous efforcer d'empêcher les germes d'arriver jusqu'aux plaies, au moment de l'opération, et chercher à les détruire quand ils s'y sont introduits.

On appelle *antisepsie* la méthode qui consiste à détruire les microbes pathogènes fixés sur un tissu de l'organisme, afin de prévenir leur multiplication et, par suite, d'éviter les accidents locaux et l'infection générale.

En médecine vétérinaire, ces deux modes, l'*asepsie* et l'*antisepsie*, se complètent et doivent être employées ensemble. Elles ne diffèrent pas essentiellement, car toutes les deux ont pour but la destruction des microbes pathogènes ; par l'asepsie, on détruit ceux qui sont fixés sur la peau, les objets et les instruments mis en contact avec les tissus vifs ; par l'antisepsie, on détruit ceux qui, étant déjà implantés dans un point de l'organisme, menacent de l'envahir. L'asepsie intervient avant et pendant l'opération chirurgicale ou obstétricale ; l'antisepsie intervient surtout après l'opération pendant la période de cicatrisation.

1° **Asepsie chirurgicale**.

Elle consiste à stériliser le champ opératoire et tout ce qui doit arriver au contact de la plaie : instruments, matières de pansement, mains du chirurgien et de ses aides.

La stérilisation s'obtient par la chaleur et par les agents chimiques étudiés précédemment.

Avant toute chose il y a une règle qui s'impose : c'est la *propreté la plus minutieuse du chirurgien*. Cela suffit le plus souvent dans la pratique vétérinaire.

Pour assurer la stérilisation, on ne doit employer que les instruments simples, entièrement métalliques, autant que possible sans rainures ni cavités étroites et profondes.

ACTION MICROBICIDE DE LA CHALEUR. — La chaleur élevée et prolongée constitue l'agent microbicide par excellence. Aucun germe ne résiste à son action.

Son intensité microbicide dépend de plusieurs facteurs : 1° de son degré ; 2° de la durée de son action ; 3° de son état hygrométrique ; 4° de l'espèce de microorganisme ; 5° de la forme (mycélium ou spores) des microbes.

La chaleur humide agit toujours plus énergiquement que la chaleur sèche. Les microbes à l'état de spores résistent mieux qu'à l'état de mycélium.

Le tableau suivant, emprunté à Vinay, montre le pouvoir microbicide de la chaleur humide sur les divers microorganismes et virus.

Température à laquelle périssent les microorganismes.
(Chaleur humide.)

I. — MICROCOQUES.

	En 10 minutes.	En 1 min. 1/2.
Staphylococcus pyogenes aureus......	58°	80°
— — citreus......	62°	
— — albus	62°	
Streptocoque de l'érysipèle...........	54°	
Gonocoque........................	60°	
Péripneumonie contagieuse...........	»	
Micrococcus tetragenus..............	58°	
Microcoque de Pasteur..............	52°	
Sarcina luta......................	64°	
— aurantiaca..................	62°	

II. — Bacilles.

Bacillus anthracis (Chauveau).........	54°
Bacille de la fièvre typhoïde.........	56°
— de la pneumonie de Friedländer.	56°
— de la morve (Löffler)...........	53°
— de la diphtérie (Zarinko).......	60°
— de la tuberculose (Galtier)	60° résiste pend. 20 min.
— — —	71° — 10 —
— du choléra asiatique..........	52°
— — nostras...........	50°
— du rouget du porc............	58°
— de la septicémie de la souris..	58°
Bacillus napolitanus.................	62°
Bacille du choléra des poules........	56°
Bacillus cavicida...................	62°
— crassus sputigenus..........	54°
— pyocyanus.................	56°
— indicus..................	58°
— prodigiosus...............	58°
— cyanogenus................	54°
Bacille de l'acide lactique............	56°

En 1 minute.

Bacillus subtilis (Duclaux) :	
Tyrothrix tenuis...................	à 100° (résiste).
— filiformis...............	—
— distortus................	à 90°-95°
— geniculatus..............	à 80° (succombe).
— scaber	à 90°-95°

III. — Spores.

Au bout de 10 minutes sont détruits

Bacillus anthracis..................	100°
— alvei	100°
Bacille butylique...................	100°
Bacillus mycoïdes..................	100°
Bacille de la tuberculose (Schill et Fischer)........................	100°
Bacille de la tuberculose (Yersin).....	70°
— de la fièvre typhoïde, au-dessus de.......................	60°
— de l'œdème malin (Courboulès) état frais...................	100°
— de l'œdème malin (Courboulès) état sec....................	120°
— de la diarrée verte...........	100°

Résistent pendant quelques minutes.

Bacillus subtilis (Duclaux).	
Tyrothrix tenuis	115°
— filiformis..............	120°
— distortus..............	100°-105°
— geniculatus	110°
— scaber................	105°-110°

IV. — Virus divers.

	Sont détruits en 10 minutes.
Vaccine (Carstens et Cœrt)............	52° à 54°
Peste bovine (Semmer et Raupach)...	55°
Clavelée...............................	55°
Rage...................................	60°
Charbon symptomatique (Arloing).....	70° (en 2 h. 20 min.).
— — —	80° (en 2 h.).
— — —	100° (en 20 min.).

La chaleure de 120° prolongée pendant un quart d'heure suffit pour tuer tous les microbes, quel que soit leur état (mycélium ou spores).

1° **Stérilisation des instruments**. — Les instruments métalliques sont stérilisés par la chaleur. On emploie le flambage, l'autoclave, l'étuve sèche, l'ébullition.

Flambage. — Il consiste à promener l'instrument dans la flamme d'une lampe à alcool ou d'un bec de gaz pour brûler tous les germes qui peuvent exister à sa surface. Mais ce procédé simple n'est pratique que pour stériliser un instrument isolé. On rend le flambage pratique en chirurgie de la manière suivante : les instruments sont placés dans une boîte métallique formant cuvette ; on les arrose d'alcool, qu'on allume. Sous l'influence de la combustion de l'alcool, les instruments sont portés à une température très élevée qui les stérilise parfaitement. On les refroidit en versant dessus de l'eau *bouillie froide*. Celle-ci, au contact des instruments surchauffés, se volatilise en partie en produisant un sifflement caractéristique qui est la preuve qu'ils ont été chauffés suffisamment. Le flambage ainsi pratiqué convient particulièrement en médecine vétérinaire.

Autoclave de Chamberland. — C'est une sorte de marmite de Papin, dans laquelle l'eau est portée à 120 ou 130°. La vapeur sous pression mouille et pénètre bien tous les objets placés dans l'appareil et par sa haute température les stérilise parfaitement. Ce mode de stérilisation est utilisé dans les laboratoires, les écoles vétérinaires, mais n'est guère à la portée des praticiens, à cause du prix élevé de l'appareil.

Étuve sèche. — C'est une sorte de boîte métallique qu'on peut porter à la température de 140 à 150° à l'aide d'un foyer quelconque. Il n'y pas de vapeur, c'est l'air sec qui enveloppe les instruments et les désinfecte. Ce procédé de stérilisation, très en usage en chirurgie humaine, convient pour les instruments métalliques.

ÉBULLITION. — L'ébullition de l'eau se fait à nos altitudes à 98 ou 99°. Or certains microbes résistent à cette température même prolongée pendant plusieurs heures. On ne peut donc pas compter sur une stérilisation absolue par ce procédé. Cependant, dans la pratique, il donne de bons résultats et paraît suffisant dans la grande majorité des cas. On peut d'ailleurs augmenter la puissance stérilisante de l'ébullition en dissolvant dans l'eau 2 p. 100 de benzoate de soude. Cette solution bout à 106° (Roux). A cette température, presque tous les germes sont tués après une demi-heure.

On a recommandé des liquides dont le point d'ébullition est encore plus élevé, tels que la glycérine et l'huile; mais, outre que ces liquides sont coûteux, leur chauffage est difficile à régler et nécessite des thermomètres spéciaux. On peut donc, dans la pratique vétérinaire, se contenter de faire bouillir les instruments dans l'eau ordinaire ou dans l'eau à laquelle on ajoute du benzoate, ou du borate de soude, ou du chlorure de sodium, afin d'élever son point d'ébullition. *Pour éviter la rouille*, on ne doit plonger les instruments dans l'eau que lorsque celle-ci est déjà en ébullition.

Après la stérilisation, les instruments sont maintenus pendant l'opération dans un bain d'eau phéniquée à 5 p. 100, ou dans une solution de formol ou simplement dans de l'eau bouillie refroidie.

2° **Stérilisation des matières de pansement**. — Les *fils de lin* et les *soies* peuvent êtres stérilisés à l'autoclave ou soumis à une ébullition prolongée. On peut se procurer dans le commerce des fils et des soies stérilisés qui sont enroulés sur des bobines placées dans des tubes stérilisés et hermétiquement clos.

Les *fils de catgut* sont obtenus avec les boyaux de brebis ou de chat. Après les avoir débarrassés de leur graisse par l'éther et les avoir séchés lentement, on les soumet à l'action des vapeurs d'alcool absolu chauffées à 120° sous pression. On les enroule sur des baguettes de verre. Ces baguettes sont enfermées dans des tubes stériles et bien bouchés. Le commerce les livre tout préparés et stérilisés.

L'*ouate*, l'*étoupe*, la *gaze* et toutes les matières de pansement de même nature sont fournies aseptiques par l'industrie. Elles sont même souvent imprégnées d'antiseptiques divers, tels que : le sublimé, l'acide phénique, l'acide borique, l'acide salicylique, l'iodoforme, etc.

En médecine vétérinaire, l'ouate de tourbe stérilisée par la chaleur est une excellente matière de pansement. D'après Cadiot et Waldteuffel, elle est élastique, légère, douce, très absorbante pour les liquides des plaies, d'un prix minime et très facile à conserver.

« L'emploi de l'ouate de tourbe permet de combattre les fâcheux effets de la suppuration abondante des plaies. Elle peut remplacer les drains en raison de son pouvoir absorbant ; elle est supérieure à l'étoupe, à la filasse, même à la ouate de coton, et s'applique mieux qu'elles sur les plaies. Sa douceur, son élasticité rendent la confection des pansements plus facile et moins douloureuse ; ses propriétés hémostatiques sont mises à profit dans les opérations sanglantes, notamment pour celles du pied. Enfin, avec elle, les pansements occlusifs et rares sont possibles » (Cadiot).

ÉPONGES. — Elles ne supportent pas la chaleur élevée, elles doivent être stérilisées par des agents chimiques. Voici un procédé qui paraît donner de bons résultats. Après les avoir battues pour les assouplir et briser les coquillages et les graviers qu'elles peuvent contenir, on les lave à l'eau courante ; quand elles sont bien propres, on les place pendant douze heures dans une solution de permanganate de potasse à 1 p. 1000. Il faut 20 litres de liquide pour 500 grammes d'éponge. On les lave ensuite à l'eau et, après les avoir exprimées, on les décolore par une solution de bisulfite de soude saturée du commerce, dont on verse 500 centimètres cubes dans 20 litres d'eau. On ajoute au liquide 50 centimètres cubes d'HCl, et on obtient un dégagement abondant de SO^2, qui les blanchit instantanément. Il suffit ensuite de les laver parfaitement et de les plonger pendant quinze jours dans une solution de phénol à 5 p. 100. On les lave ensuite à l'eau filtrée au Chamberland ou bouillie, pour les débarrasser de l'acide phénique en excès. Puis on les conserve dans des bocaux stérilisés. Les éponges étant d'une stérilisation fort difficile et souvent insuffisante, le mieux est de ne pas les employer. On les remplace avantageusement par de la gaze ou du coton hydrophyle, qu'il est facile de stériliser à 150° dans une étuve sèche.

DRAINS ET SONDES. — On doit les choisir en caoutchouc rouge et les stériliser à l'autoclave, c'est-à-dire à la chaleur humide et non à l'étuve sèche. On peut aussi les désinfecter en les plongeant dans une solution de permanganate de potasse à 5. p. 1000 et en décolorant ensuite par le bisulfite. On les conserve ensuite dans une solution phéniquée à 2 p. 100.

Cuvettes, cristallisoirs. — Après les avoir bien lavés et brossés, on les sèche et on les stérilise à l'étuve sèche, soit, à défaut de celle-ci, en y faisant brûler une petite quantité d'alcool. Il faut avoir soin d'incliner la cuvette en différents sens afin que la flamme lèche bien toute la surface.

3° Désinfection des mains du chirurgien et de ses aides. — La *désinfection des mains* doit être très minutieuse, car elle est difficile à réaliser. Les lavages à l'eau et au savon ne suffisent pas. Il est en effet démontré, par les analyses bactériologiques, qu'après le lavage simple le mieux fait on peut encore obtenir de nombreuses colonies de microbes avec le produit du raclage de la peau et des ongles. Il est reconnu aujourd'hui que la désinfection des mains est à la fois plus importante à réaliser et plus difficile à obtenir que celle des instruments et des objets de pansement. Il est bien établi que le dernier réceptacle des germes se trouve dans le bord libre des ongles, dans l'espace sous-onguéal.

Quand le chirurgien a touché des matières septiques, du pus, il ne doit pas opérer avant quarante-huit heures au moins. Terrillon a en effet démontré que, lorsque, après désinfection très sérieuse des mains, on ensemence avec les doigts des tubes de culture, ceux-ci cultivent toujours lorsque les mains ont touché du pus le jour même ou la veille; ce n'est qu'au bout de quarante-huit heures que les mains redeviennent stériles.

Voici la technique conseillée par Terrillon et Chaput pour la désinfection des mains :

1° Curage des ongles à sec;

2° Lavage au savon, à la brosse et à l'eau bouillie pendant plusieurs minutes;

3° Second nettoyage des ongles. Ce curage des ongles encore humides est beaucoup plus parfait que le curage à sec ;

4° Nouveau lavage à la brosse ou au savon ;

5° Troisième curage des ongles ;

6° Stérilisation chimique :

a. Les mains sont lavées dans une solution de permaganate de potasse à 1 p. 100. Cette solution n'est nullement caustique, mais elle colore les mains en brun ;

b. Lavage des mains dans une dissolution de bisulfite de soude à 10 p. 100, acidulée pour décolorer le permanganate. Les mains sont alors blanches et douces.

c. Immersion et brossage dans l'alcool, ou dans le sublimé à 1 p. 1000 ;

d. Lavage ou formol à 1 p. 1000.

Cette technique rend les mains blanches, lisses, souples et douces.

Les mains des aides doivent être désinfectées avec le même soin que celles du chirurgien.

4° **Désinfection du champ opératoire.** — En médecine vétérinaire, il est absolument impossible de préparer la malade dès la veille. On se contente, avant l'opération, de couper les poils ou de raser la peau. Puis on savonne et brosse avec soin, autant que possible avec une brosse stérilisée, du savon stérile et de l'eau bouillie chaude. On enlève le savon avec de l'eau stérilisée, puis on la sèche avec une compresse, afin de mieux la disposer à la désinfection chimique. On frotte ensuite la surface d'abord avec de l'éther, puis avec de l'alcool pour enlever les matières grasses ; puis on termine par un lavage au sublimé à 1 p. 1 000 ou du formol à 1 p. 1 000.

On emploie depuis peu en chirurgie humaine un procédé d'asepsie de la peau très simple et efficace. Après avoir rasé les poils de la région opératoire à sec, on badigeonne à la teinture d'iode toute la surface et la peau environnante, sans aucun lavage préalable. Après suture de la plaie opératoire, on badigeonne encore la ligne de réunion, et on termine par un pansement à la gaze stérile. La guérison par première intention est constante (Grossich). Ce procédé rendra certainement des services en chirurgie vétérinaire.

RÈGLES A OBSERVER PENDANT L'OPÉRATION. — Pendant l'opération, il importe de ne laisser contaminer ni les mains, ni les instruments, ni les appareils et objets de pansement, par des contacts *impurs*. On ne doit, sous aucun prétexte, se servir d'instruments déposés sur une table ou qui seraient tombés à terre ou qui auraient été essuyés avec un linge suspect.

2° Antisepsie des plaies et des surfaces enflammées
et infectées.

Si l'asepsie pouvait être réalisée facilement et complètement, l'antisepsie deviendrait souvent inutile. Mais, en médecine vétérinaire, nous ne pouvons obtenir ordinairement qu'une asepsie relative. Presque toujours, les plaies ainsi que les surfaces enflammées s'infectent plus ou moins, malgré les précautions aseptiques dont on dispose dans la pratique. Il en résulte que, si l'on veut arriver à supprimer ou à restreindre la pullulation microbienne, chez nos animaux, *on doit unir l'antisepsie à l'asepsie.*

Pour les plaies fortement infectées, l'antisepsie seule donnera des résultats sérieux ; pour celles, au contraire, qui sont propres, l'asepsie suffira très souvent.

On sait, depuis les recherches de Metchnikoff que, si les tissus ne recèlent qu'un très petit nombre de microbes, l'animal peut se défendre contre eux par les cellules migratrices, les *phagocytes.* Ce savant a démontré que ces cellules, qui s'accumulent toujours en grand nombre dans les points enflammés, ont un goût spécial pour les bactéries, qu'elles absorbent dans leur substance protoplasmique et digèrent, empêchant ainsi leur propagation indéfinie dans les tissus. Ce fait nous permet de comprendre pourquoi certaines plaies incomplètement aseptiques se cicatrisent sans suppuration et sans autre complication d'infection, malgré l'absence de soins antiseptiques spéciaux. Dans ce cas, les cellules phagocytes en dévorant les microbes produisent une asepsie consécutive complète. Dans la lutte qui s'engage entre les agents infectieux et les leucocytes, la victoire reste aux plus nombreux et aux plus aptes à la lutte. Si les microbes sont rares, ils succombent fatalement devant les voraces cellules migratrices, qui les tuent par les antitoxines qu'elles sécrètent et les digèrent ensuite ; si, au contraire, ils sont dejà très abondants au moment de l'arrivée des phagocytes, ceux-ci sont impuissants pour réaliser l'asepsie, et l'infection microbienne se poursuit.

C'est dans ces derniers cas surtout qu'il y a lieu d'intervenir à l'aide des *agents antiseptiques.* En engourdissant, en affaiblissant ou en détruisant à l'aide de ces agents, les microbes qui ont envahi les tissus, nous rendons plus facile et plus efficace le rôle de défense dévolu aux phagocytes dans l'organisme animal.

Par l'asepsie et l'antisepsie bien comprises et bien appliquées, nous pouvons empêcher d'une façon certaine la multiplication des microbes dans les tissus, *prévenir la suppuration*, ainsi que les *accidents fébriles et infectieux* et assurer une *cicatrisation rapide* et *régulière.*

Quelques préparations antiseptiques pour plaies, fistules et surfaces infectées.

1°

Bichlorure de mercure............	1 à 2 grammes.
Chlorure de sodium..............	2 —
Eau.............................	1 litre.

Dissolvez.

2°

Biiodure de mercure.....................	0gr,25
Iodure de potassium.....................	0gr,50
Eau....................................	1 litre.

Dissolvez.

3°

Sulfate de cuivre...............	0gr,50 à 1 gramme.
Eau...........................	100 grammes.

Dissolvez.

4°

Acide phénique.................	1 à 5 grammes.
Eau...........................	100 —

Dissolvez.

5°

Permanganate de potasse......	0gr,25 à 1 gramme.
Eau...........................	1 litre.

Dissolvez.

6°

Créoline.......................	1 à 5 grammes.
Eau...........................	100 —

Mélangez.

7°

Iode..........................	1 gramme.
Iodure de potassium..............	1 —
Eau...........................	1 litre.

Dissolvez.

8°

Iodoforme.....................	2 grammes.
Acide borique.................	20 —

Mélangez.

En saupoudrer les plaies.

9°

Acide borique.....	25 grammes.
Créoline.......................	0gr,50

Mélangez.

Appliquer la poudre sur les plaies.

10°

Poudre d'iodoforme.

Saupoudrez les plaies.

Ce corps se dissout très lentement dans les liquides organiques, dégage de l'iode libre et exerce une action analgésique et antiseptique prolongée. Il convient surtout quand les pansements doivent être rarement renouvelés.

11°

    Chlorure de zinc pur......................   10
    Eau...   100
Dissolvez.

C'est un des meilleurs destructeurs des microbes de la suppuration. Aucun agent ne lui est supérieur pour la purification d'une région où existent des fistules (Lucas Championnière). A côté de son bas prix et de son efficacité, il est surtout à recommander en médecine vétérinaire. Au lieu de chlorure de zinc pur, on peut employer le produit qu'on appelle désinfectant de Saint-Luc et qui n'est autre chose qu'une solution de chlorure de zinc à 33 p. 100 colorée par des traces de fer.

12°

    Oxyde de zinc......................   50 grammes.
    Chlorure de zinc..................   5   —
    Eau...............................   50   —
Faites une pâte.

Recommandée par le Dr Socin (de Bâle) pour recouvrir les plaies. On projette à la surface de la charpie fine ou du coton découpé en petits morceaux pour en augmenter la résistance.

13°

    Alun calciné pulvérisé......................   25
    Poudre de tan..............................   25
Mélangez.

Saupoudrez les plaies.

14°

    Iodoforme..................................   5
    Éther......................................   50
Dissolvez.

Convient surtout en injections dans les fistules.

15°

    Acide salicylique..................   1 grammе.
    Glycérine..........................   100 grammes.
Dissolvez.

Bon antiseptique local, peu toxique.

16°

Acide salicylique	1
Poudre d'amidon	5

Mélangez.

Saupoudrer les surfaces enflammées.

17°

Créosote	25
Alcool	250

Dissolvez.

En injection dans les fistules osseuses.

18°

Huile d'olive	500 grammes.
Essence de térébenthine	500 —
Sulfure de carbone	50 —
Soufre en poudre	10 —

Mélangez.

Badigeonner avec un pinceau la surface de la plaie (Cagny).

Préparations antiseptiques spécialement employées pour laver et irriguer les voies vaginales et utérines infectées.

1°

Chlorure de sodium	5 grammes
Eau bouillie	100 —

Dissolvez.

2°

Sulfate de soude	10 grammes.
Glycérine	6 —
Eau	100 —

Dissolvez.

3°

Acide phénique	1-2 à 3 grammes.
Eau	100 —

Dissolvez.

4°

Acide salicylique	1 à 2 grammes.
Eau	1 000 —

Dissolvez.

5°

Permanganate de potasse	1
Eau	1 000

Dissolvez.

6°

Sulfate de cuivre	1
Eau	180

Dissolvez.

C'est une des meilleures préparations.

7°

Sublimé ....   1 gramme.
Chlorure de sodium...............   2 grammes.
Eau .... 2 000   —

Dissolvez.

Peut devenir dangereuse chez les ruminants par un usage prolongé.

8°

Biiodure de mercure...... .... 0ᵍʳ,25
Iodure de potassium....................... 0ᵍʳ,50
Eau....................................... 1 litre.

Dissolvez.

Peut devenir dangereuse chez les ruminants par un usage prolongé.

9°

Acide phénique.................. } āā 50 grammes.
Alcool......................... }
Eau tiède......................   5 litres.

Dissolvez.

Faire des lavages des voies génitales dans l'endométrite.

3° Antisepsie médicale.

Elle cherche à réaliser la destruction des microbes et de leurs toxines après leur pénétration dans la profondeur de l'organisme.

Pour montrer comment il faut la comprendre, je ne puis mieux faire que de reproduire ce qu'en dit le professeur Bouchard.

« On ne conteste plus, dit-il, la valeur de l'antisepsie chirurgicale, mais on oppose à l'antisepsie médicale une fin de non-recevoir absolue. On dit que l'agent infectieux étant dans l'intimité des tissus, il faudra, pour l'atteindre, imprégner tout l'organisme de la substance antiseptique, qui impressionnera également les cellules du malade et les cellules pathogènes, qui tuera le malade avant de tuer le microbe.

« Ce sophisme peut être réfuté par trois arguments :

« 1° Il est des substances inoffensives pour l'organisme qui tuent, je ne dis pas les microbes, mais certains microbes. L'oxygène indispensable à l'homme empêche la vie de toute une catégorie de ferments ; l'argent, à dose insignifiante pour un organisme animal, arrête le développement d'un *Aspergillus*.

« 2° Il y a des maladies médicales, la dysenterie, la fièvre typhoïde, la diphtérie, etc., où l'agent infectieux est au moins pour un temps limité à la surface de certains organes et pourrait être atteint localement, sans imprégnation de toute l'économie par la substance antiseptique.

« 3° La thérapeutique antiseptique médicale ne se propose pas de tuer le microbe, comme on le répète faussement, elle se propose seulement d'entraver sa pullulation. En effet, quand dans les maladies infectieuses la victoire se décide en faveur des germes, c'est que ces derniers se renouvellent incessamment pour que de nouveaux combattants, toujours plus nombreux, succèdent à ceux qui sont usés dans la lutte pour la vie contre les cellules animales. On peut espérer que des modifications peu considérables de l'organisme infecté pourraient entraver la pullulation indéfinie de certains microbes qui l'auraient déjà envahi. »

ANTISEPSIE GASTRO-INTESTINALE. — Elle a pour but de s'opposer au développement exagéré des germes nuisibles dans la cavité digestive de nos animaux.

A l'état physiologique, le tube digestif est rempli dans toute sa longueur d'innombrables organismes inférieurs et en particulier d'organisme de la putréfaction. Les matières alimentaires tendent donc à s'y putréfier. Mais, grâce à l'intervention des sucs digestifs, le milieu alimentaire est modifié ; il devient moins propre au développement et à la multiplication des germes ; il en résulte qu'à l'état normal les produits putrides engendrés sont peu abondants.

Parmi les produits solubles, qui prennent normalement naissance dans le tube gastro-intestinal par l'action des microorganismes sur les substances albuminoïdes, quelques-uns sont peu connus. Ces produits sont résorbés au moins en partie, puis détruits dans le foie et dans le sang, ou éliminés par les émonctoires, principalement par les reins. Ils n'ont une action réellement nuisible que lorsqu'ils sont produits en surabondance, comme cela arrive lorsque les sécrétions digestives sont arrêtées ou altérées, lorsqu'ils s'accumulent dans les tissus par suite de l'insuffisance de leur oxydation ou de leur élimination. Alors on peut constater de la diarrhée, des coliques, de la dysenterie, des troubles généraux et un véritable empoisonnement de l'organisme.

Beaucoup de maladies infectieuses ont aussi leur point de départ dans le tube digestif, parce que les germes pathogènes y sont introduits avec les aliments ou les boissons : exemple, la fièvre typhoïde, la dysenterie, la pneumo-entérite infectieuse, etc.

D'après M. Bouchard, il se forme dans le tube digestif sain et malade des alcaloïdes d'origine microbienne ; ces bases sont partiellement absorbées par la muqueuse et éliminées par les reins, après qu'elles ont exercé leur action funeste sur toutes les fonctions organiques.

Pour débarrasser le tube digestif des germes putrides ou autres, ainsi que de leurs produits toxiques solubles, on peut employer les *évacuants* et les *microbicides non toxiques* pour l'animal.

En médecine vétérinaire, nous obtenons l'évacuation des matières nuisibles contenues dans le tube digestif, à l'aide des *vomitifs* et des *purgatifs*.

Les *antiseptiques gastro-intestinaux* complètent la médication. Ils doivent offrir certaines qualités qu'on ne recherche pas pour ceux employés à l'extérieur. Il faut qu'ils ne soient que faiblement absorbés, afin de prévenir l'empoisonnement du sujet et qu'ils n'exercent aucune action irritante locale sur la muqueuse digestive. C'est pourquoi on s'adresse surtout aux substances insolubles, ou tout au moins assez peu solubles, afin qu'elles puissent traverser le canal intestinal sans être sensiblement absorbées.

Les principaux antiseptiques gastro-intestinaux sont le *charbon*, l'*iodoforme*, le *sulfure noir de mercure*, la *naphtaline*, le *naphtol*, le *calomel*, le *salicylate de bismuth*, l'*acide salicylique*, l'*hyposulfite de soude*, la *créoline*, la *quinine* et ses *sels*, le *sous-nitrate de bismuth*, le *salol*, le *thymol*.

Quelques préparations antiseptiques gastro-intestinales.

<pre>
        Charbon de peuplier finement pul-
             vérisé........................... 100 grammes.
        Iodoforme.........................   1 gramme.
    Mélangez.
</pre>

Bouchard a recommandé cette poudre pour combattre chez l'homme typhique la fétidité des selles.

Salicylate de bismuth.

Administrer cette poudre dans les cas de diarrhée abondante qui accompagne certaines affections infectieuses, comme la fièvre typhoïde. Ce sel est fort instable et se décompose à peu près complètement dans l'estomac en acide salicylique et oxyde de bismuth. Il a l'avantage de combattre à la fois la fièvre et la diarrhée.

                Naphtol β...... .... 10 grammes.
                Camphre.......................... 4   —
            Mélangez.

Administrer sous la forme d'électuaire dans le cas de diarrhée chez le cheval (Cagny).

                Naphtaline pure................... 5 grammes.
                Sucre blanc....................... 10   —
                Essence de bergamote............. 3   —
            Mélangez et faites 20 paquets.

Un ou deux paquets par jour contre la diarrhée infectieuse chez le chien.

                Salicylate de bismuth..........
                Magnésie anglaise.............. } āā 10 grammes.
                Bicarbonate de soude...........
            Mélangez et divisez en 30 paquets.

Administrer au chien un ou deux paquets par jour dans ses aliments.

                Salicylate de bismuth..........
                Naphtol β...................... } āā 10 grammes.
                Charbon ....
            Mélangez et divisez en 30 paquets.

Administrer au chien deux paquets par jour dans ses aliments.

                Salicylate de bismuth..........
                Naphtol β......................
                Craie préparée................. } āā 10 grammes.
                Phosphate de chaux............
            Mélangez et divisez en 40 paquets.

Administrer au chien deux paquets par jour dans ses aliments.

Naphtaline en poudre

Administrer à titre de désinfectant digestif dans le catarrhe intestinal, la fièvre typhoïde, la pneumo-entérite, la diarrhée, etc.

                Créoline.................................. 0ᵍʳ,50
            Faites 10 capsules.

En donner 1 à 2 par jour au chien dans le catarrhe stomacal.

                Créoline........................... 50 grammes.
                Poudre de réglisse................. 100   —
                Extrait de réglisse et cire jaune, q. s. pour faire 4 bols.

Administrer deux bols par jour au cheval atteint de catarrhe gastro-intestinal.

Quinine et ses sels.

Ces composés sont antifébriles et antiseptiques gastro-intestinaux.

Calomel.

On l'administre à dose purgative. Il peut être considéré non seulement comme un évacuant, mais encore comme un excellent désinfectant intestinal dans la dysenterie, la fièvre typhoïde, etc.

                Calomel............................. 0^{gr},05
                Sucre............................... 0^{gr},2
            Mélangez. Divisez en 6 paquets.

Trois paquets par jour chez le chien atteint de la maladie du jeune âge.

                Calomel............................. 5 grammes.
                Poudre de guimauve................. 100   —
                Eau, q. s. pour faire un électuaire.

Administrer en une fois au cheval atteint d'influenza.

                Calomel............................. 4 grammes.
                Opium............................... 8   —
                Poudre de racine de guimauve...... 50   —
                Eau................................. Q. S.
            Faire 2 bols.

Administrer dans la journée au cheval atteint de gastro-entérite.

                Calomel............................. 0^{gr},05
                Opium............................... 0^{gr},1
                Sucre............................... 0^{gr},5
            Mélangez.

Administrer au chien atteint de catarrhe intestinal, en plusieurs fois dans la journée.

                Sous-nitrate de bismuth............. 0^{gr},5
                Sucre............................... 0^{gr},5
            Mélangez.

Pour le chien atteint de catarrhe gastro-intestinal.

Sous-nitrate de bismuth.............. 1 gramme.
Bicarbonate de soude................ 5 grammes.

Mélangez.

Donner par petites prises au chat atteint de diarrhée.

Sous-nitrate de bismuth............. 1 gramme.
Poudre de gomme.................... 2 grammes.

Mélangez. Faites 6 paquets.

Deux par jour chez le chien atteint d'entérite catarrhale.

Immunisation.

Un microbe pathogène ne peut provoquer de maladie infectieuse ou virulente que si l'organisme animal, dans lequel il tend à s'implanter, offre des conditions favorables à sa pullulation. Or le terrain organique est parfois impropre au développement d'un microbe donné ; alors l'animal est réfractaire à l'infection que produit ordinairement ce microbe.

Cet état réfractaire constitue l'*immunité*. Celle-ci peut être *innée* ou *acquise*.

L'immunité est innée lorsque l'animal la possède naturellement par hérédité ; elle est acquise lorsqu'il en est privé naturellement, mais qu'on la lui confère par des moyens artificiels. L'immunisation, c'est-à-dire la création artificielle de l'immunité, *s'obtient* par les moyens suivants : 1° les inoculations virulentes ou vaccinations ; 2° les injections sous-cutanées de produits solubles d'origine microbienne ; 3° les injections sous-cutanées de sérum provenant d'animaux qui jouissent de l'immunité naturelle ou acquise.

1° Inoculations virulentes ou vaccinations.

On sait depuis longtemps que les individus ou les animaux qui guérissent de diverses maladies contagieuses sont ultérieurement réfractaires à ces mêmes maladies. A une certaine époque, on inoculait le virus varioleux à l'homme pour le préserver de la variole naturelle, toujours très grave. Mais cette inoculation préventive offrait par elle-même un grand danger, car elle déterminait parfois une variole mortelle. Aussi ne fut-elle que peu appliquée.

L'inoculation virulente préventive n'entra définitivement dans la pratique courante qu'après la découverte de la vaccine par

Jenner, en 1776. Cet illustre médecin anglais a démontré que, si on inocule le virus vaccin (vaccine) pris sur la vache à l'homme, celui-ci, tout en ne contractant qu'une maladie bénigne avec fièvre insignifiante, est cependant préservé ultérieurement des atteintes de la variole. Il est inutile d'insister sur les services immenses que rend journellement la vaccination dans la prophylaxie contre la variole.

La grande découverte de Jenner a montré qu'une maladie virulente bénigne (vaccine) est capable de préserver l'organisme d'une maladie virulente très grave (variole).

Nous n'avions pas d'autre exemple de virus inoffensif, préservant de maladies graves, lorsqu'une nouvelle découverte due au génie de Pasteur vint compléter celle de Jenner.

Pasteur a démontré la nature microbienne des maladies virulentes et trouvé le moyen d'atténuer la virulence des microbes pathogènes, tout en leur conservant la précieuse propriété de conférer l'immunité aux animaux. Aujourd'hui, nous sommes en mesure de transformer les virus les plus redoutales en virus bénins, absolument inoffensifs, et dont l'inoculation rend l'homme et les animaux réfractaires aux maladies infectieuses et virulentes ordinairement graves. Ces virus bénins immunisants constituent des *vaccins*.

L'*atténuation des virus* peut être obtenue à l'aide de procédés variables. Le plus souvent, on fait agir sur la matière virulente naturelle ou sur les cultures des microbes pathogènes la *chaleur*, l'*oxygène* ou les *antiseptiques*; d'autres fois, on obtient l'atténuation en cultivant le virus sur des organismes vivants, qui constituent un terrain peu favorable à son évolution normale ; ainsi le vaccin contre la rage s'obtient par l'inoculation du virus rabique du chien à une série de lapins. En passant par le lapin, le virus rabique s'affaiblit et constitue après quelques passages un vaccin contre la redoutable maladie.

La préparation des virus atténués, des vaccins et des sérums se fait aujourd'hui industriellement dans des laboratoires spéciaux. Les produits immunisants sont livrés dans des flacons, des tubes ou des vases stérilisés. Une note spéciale délivrée par le laboratoire producteur indique leur mode d'emploi ainsi que les doses pour les diverses espèces animales.

La vaccination est couramment utilisée pour conférer aux animaux l'immunité contre le charbon bactéridien, le charbon symptomatique, la clavelée. la péripneumonie contagieuse, la diphtérie des volailles, le rouget du porc, la mammite gangreneuse des brebis laitières, etc.

Parfois l'immunisation s'obtient plus sûrement par un mélange de vaccin et de sérum : cette dernière méthode constitue la *séro-vaccination*.

2° Immunisation par les sécrétions microbiennes.

Lorsqu'on sépare par filtration ou autrement le microbe pathogène de son liquide de culture, on constate que l'injection de ce liquide entièrement dépourvu de germes peut conférer l'immunité. Le microbe n'est donc pas indispensable ; ses produits de sécrétion suffisent pour provoquer dans l'organisme animal la réaction nécessaire à la création de l'immunité.

Ce procédé est usité dans les laboratoires spéciaux, surtout pour immuniser les animaux producteurs de sérums thérapeutiques, contre le tétanos, la diphtérie, le rouget du porc, etc.

Les produits solubles fournis par les microbes peuvent être utilisés par le praticien comme *moyen de diagnostic* de certaines affections.

Ainsi la *tuberculine*, substance extraite des cultures du bacille de Koch, injectée à un animal atteint de tuberculose, même à un très faible degré, produit une *hyperthermie* caractéristique, tandis qu'elle ne modifie pas notablement la température chez les animaux non atteints de tuberculose.

La *malléine*, substance spécifique extraite du bacille morveux, provoque sur le *cheval morveux* qui la reçoit en injection sous-cutanée de l'*hyperthermie*, des *phénomènes généraux* rappelant l'état typhoïde et une *tuméfaction* locale au point d'inoculation. Sur l'animal normal ou atteint d'une affection autre que la morve, la malléine ne produit pas ces phénomènes réactionnels.

3° Immunisation par les sérums. — Sérothérapie.

Cette méthode consiste à injecter à l'animal qu'on veut rendre réfractaire à une maladie virulente, ou guérir de cette même maladie, le sérum sanguin provenant d'un animal qui jouit de l'immunité naturelle ou artificielle contre cette affection. Les faits qui ont servi de base à la sérothérapie datent de 1888 et sont dus à Richet

16.

et Héricourt, qui ont annoncé qu'on peut rendre le lapin réfractaire à l'action du *Staphylococcus pyosepticus* par transfusion du sang de chien, espèce animale naturellement insensible à l'action de cet agent pathogène. Peu après (1890), les mêmes auteurs ont reconnu que le sang d'un chien tuberculeux a, contre la tuberculose, un pouvoir thérapeutique supérieur à celui d'un chien normal. On a appliqué ces faits dans la pratique et créé ainsi l'*hématothérapie*. Mais Bouchard et Charrin (1890), ayant reconnu que le *sérum sanguin* avait les mêmes propriétés que le sang total, on a substitué la *sérumthérapie* ou *sérothérapie* à l'hématothérapie.

Cette méthode nouvelle s'est imposée à la suite des travaux de Behring et Kitasato (1890), de Roux (1894). Dès 1890, les deux premiers auteurs ont montré que le sérum des animaux immunisés artificiellement contre le *tétanos* ou la *diphtérie* rend réfractaires à ces affections les animaux qui le reçoivent en injection, que ce sérum peut *neutraliser in vitro* la toxine tétanique ou diphtérique, qu'il contient une substance qui agit comme contrepoison, substance appelée par eux *antitoxine*.

Ces faits ont été confirmés à l'Institut Pasteur, et, en 1894, Roux a communiqué au Congrès de Budapest le résultat de ses propres recherches et montré les merveilleux résultats pratiques qu'on peut tirer de l'emploi du sérum contre la diphtérie. A la suite de cette communication, la sérothérapie a pris une extension considérable.

On sait aujourd'hui que la sérumthérapie peut être appliquée avantageusement non seulement contre les *toxines microbiennes*, mais aussi contre les *venins des serpents* (Calmette, Phisalix et Bertrand), contre certaines *toxalbumines végétales*, telles que l'abrine et la ricine (Ehrlich). Quelques faits autorisent même à espérer de bons résultats par l'emploi de la sérumthérapie contre les empoisonnements en général.

On prépare aujourd'hui sur le cheval un sérum antidiphtérique, d'une puissance antitoxique énorme puisqu'il peut devenir capable d'immuniser jusqu'à 50 000 fois son poids de cobaye contre une injection de culture virulente du bacille diphtérique. Il est inutile ici de décrire les modes de préparation et d'utilisation des sérums pathologiques. Les laboratoires spéciaux qui se sont créés pour la production de ces sérums donnent le mode d'emploi et les doses à la livraison.

Cette nouvelle méthode, pleine d'avenir, est surtout reconnue efficace pratiquement contre la diphtérie, le tétanos, la clavelée, le rouget du porc, la peste, le choléra, la méningite cérébro-spinale et certaines affections streptococciques. Le jour n'est peut-être pas éloigné où la sérothérapie s'appliquera utilement à une foule d'autres affections d'origine microbienne ou toxique.

Défense de l'organisme contre les infections microbiennes.

En général, les microbes ne constituent pas simplement des parasites vivant de la substance de leur hôte ; ils agissent aussi et surtout par les *toxines*, c'est-à-dire par les poisons solubles qu'ils sécrètent.

L'organisme animal menacé d'*infection* doit donc se défendre à la fois contre les microbes et contre leurs toxines.

Il se défend contre les microbes par la phagocytose et le pouvoir microbicide de ses humeurs : il réagit contre l'intoxication en produisant des substances antitoxiques.

1° **Phagocytose.** — Elle consiste dans le fait que certaines cellules de l'organisme englobent et dissolvent en les digérant les particules étrangères et notamment les microbes. Les cellules douées de la propriété d'incorporer et de digérer les microbes sont appelées phagocytes. Ce sont surtout, d'après Metchnikoff, les leucocytes, les cellules fixes du tissu conjonctif, les cellules de l'épithélium pulmonaire.

Les *leucocytes*, globules blancs du sang ou cellules migratrices, possèdent des mouvements amiboïdes qui leur permettent de traverser la paroi des vaisseaux et de se déplacer. La sortie des globules hors des vaisseaux constitue la *diapédèse*. On distingue plusieurs variétés de leucocytes : les *polynucléaires* et les *mononucléaires*. Les premiers sont les uns neutrophiles et les autres, en beaucoup plus petit nombre, éosinophiles ou acidophiles. Les mononucléaires sont désignés, suivant leur taille, en grands, moyens et petits ; ces derniers sont encore appelés *lymphocytes*. Les mononucléaires se forment dans la rate et les ganglions lymphatiques ; les polynucléaires se développent dans la moelle des os. Le nombre des diverses variétés de leucocytes du sang peut varier beaucoup. Les chiffres qui expriment le nombre de chaque variété dans 1 millimètre cube de sang constituent ce qu'on appelle la *formule hémoleucocytaire* ou simplement la formule *leucocytaire*.

Les leucocytes sont très sensibles. Ils sont surtout excités par le contact de particules étrangères et par les agents chimiques. En présence d'une granulation solide quelconque, les leucocytes étalent leur protoplasma à sa surface et l'englobent. C'est ainsi qu'ils englobent les microbes qui arrivent à leur contact. Ils sont encore plus sensibles aux agents chimiques ; c'est la *chimiotaxie*.

Certaines substances chimiques attirent les leucocytes : *chimiotaxie positive*; d'autres les repoussent, *chimiotaxie négative*.

La phagocytose s'exerce à l'état physiologique vis-à-vis de cellules usées qui se comportent comme de véritables corps étrangers ; elle s'exalte dans l'état pathologique et s'exerce contre les microbes qui tendent à envahir l'organisme. Contre les corps étrangers, ce sont surtout les *gros mononucléaires* ou macrophages qui interviennent ; contre les microbes, ce sont surtout les *polynucléaires* ou *microphages* qui agissent (Metchnikoff).

D'après Metchnikoff, la diapédèse de globules blancs, leur migration dans les cavités et les tissus à travers la paroi vasculaire, est un des principaux moyens de défense de l'organisme. Aussitôt que les agents infectieux ont pénétré dans l'organisme, toute une armée de globules blancs se dirigent vers l'endroit menacé et engagent la lutte avec les microbes. Ce sont d'abord les microphages qui passent à travers la paroi des vaisseaux. Les macrophages suivent les microphages et se mêlent en quantité plus ou moins grande aux exsudats. Les leucocytes polynucléaires forment l'avant-garde ; les mononucléaires, l'arrière-garde de la défense organique.

Arrivés à l'endroit où se trouvent les microbes envahisseurs, les leucocytes les saisissent à la façon des amibes et les soumettent dans leur intérieur à la digestion intracellulaire. Celle-ci se fait à l'aide des *ferments* digestifs contenus dans le protoplasma des leucocytes. Ces ferments digestifs, *cytases*, *alexines* ou *compléments*, sont des ferments solubles voisins de la trypsine qui se détruisent facilement par un chauffage à 55° à 56°. On admet l'existence de deux cytases principales : la *macrocytase*, qui digère surtout les éléments d'origine animale, et la *microcytase*, qui digère plus facilement les microbes.

Les cytases ne sortent pas des phagocytes tant que ceux-ci restent intacts. Mais, aussitôt que les phagocytes sont lésés, elles s'échappent de leur protoplasma, diffusent dans le sérum et lui communiquent des *propriétés hémolytiques* et *bactéricides*.

2° Pouvoir microbicide du sérum. — Nous venons de voir que les phagocytes ne laissent échapper leur cytase que sous l'influence de causes qui tendent à les altérer.

Or, dans la lutte qui s'engage entre les microbes et les phagocytes, un certain nombre de ces derniers étant lésés, de la cytase est déversée dans le sang. A partir de ce moment, les microbes sont soumis à deux causes de destruction : d'une part, à l'action phagocytaire des leucocytes intacts et, d'autre part, à l'action digérante exercée sur eux par la cytase libre contenue dans la sérosité qui les baigne.

L'action phagocytaire et le pouvoir microbicide des humeurs sont encore augmentés dans le cas d'immunité acquise par la production de substances appelées *fixateurs* ou *substances sensibilisatrices*. Ces substances, comme les cytases, sont d'origine leucocytaire ; elles sont élaborées par les phagocytes, qui réagissent contre les microbes.

Les fixateurs sont des ferments solubles qui ne sont détruits qu'à la température de 65° et qui favorisent d'une façon remarquable l'action bactéricide des cytases. Par eux-mêmes les fixateurs ne sont pas bactéricides : ainsi des bactéries qui en sont imprégnées peuvent continuer à vivre et à se multiplier ; mais ils exercent sur elles une sorte de mordançage qui les sensibilise à l'action digérante des cytases (Bordet). La plupart des fixateurs ne sont capables de se fixer que sur une seule espèce de bactérie ou une seule catégorie de cellules animales, tandis que les mêmes cytases peuvent attaquer toutes sortes de microbes et toutes sortes de cellules animales. Les fixateurs, contrairement aux cytases, passent acilement dans les liquides qui baignent les cellules protectrices ; aussi les trouve-t-on souvent dans le plasma du sang, dans les liquides des exsudats et des transsudats. Ils sont engendrés dans les organes hématopoiétiques, la rate, les ganglions lymphatiques et la moelle des os. On leur attribue un grand rôle dans la production de l'immunité acquise et, en général, dans la défense de l'organisme contre les infections microbiennes.

3° **Pouvoir antitoxique du sérum**. — Le sérum normal et celui des animaux naturellement réfractaires ne détruit pas les toxines microbiennes et les venins ; il n'est pas antitoxique ou ne l'est qu'à un degré insignifiant. Mais le sérum des animaux immunisés est fortement antitoxique. Behring et Kitasato ont montré les premiers (1890) que le sérum des animaux vaccinés contre le tétanos et la diphtérie détruit les toxines tétaniques ou diphtériques *in vitro* et dans le corps de l'animal. Mélangées au sérum d'animaux immunisés, ces toxines peuvent être injectées impunément aux animaux. Elles ne produisent pas plus leurs effets funestes, si on injecte séparément et à des moments rapprochés les toxines et le sérum. C'est cette propriété neutralisante antitoxique du sérum qui est utilisée surtout dans la sérothérapie de la diphtérie. Le sérum antidiphtérique a assez de puissance antitoxique pour neutraliser le poison diphtérique dans l'organisme déjà atteint du croup.

A quoi est dû le pouvoir antitoxique du sérum ?

Les antitoxines sont peu connues. On croit qu'il s'agit de substances de nature albuminoïde sécrétées par les leucocytes et même les cellules organiques en général, sous l'influence de l'excitation particulière exercée sur eux par les toxines. Peut-être certains organes jouent-ils un rôle prépondérant dans la production de l'antitoxine : la rate, d'après Tizzonni et Cantini, les capsules surrénales, d'après Abelous et Langlois ? On voit, en effet, le pouvoir antitoxique du sérum augmenter à mesure qu'on renforce l'immunité par des injections répétées de toxines à dose croissante.

Les substances antitoxiques sont différentes des substances bactéricides, car elles résistent à un chauffage à 65° pendant vingt-cinq minutes. Le sérum conserve son pouvoir antitoxique même en présence des antiseptiques. Ces agents ne détruisent l'antitoxine qu'à forte dose. Comment l'antitoxine empêche-t-elle les effets de la toxine? Le fait que les toxines ne produisent plus leurs effets quand on les mélange préalablement au sérum antitoxique semble indiquer une véritable action chimique neutralisante. Cependant il ne parait pas que l'antitoxine détruise réellement la toxine, elle ne fait qu'empêcher son action. Si on mélange du venin de serpent à des sérums antivenimeux et qu'on chauffe ensuite ce mélange à 70°, on constate que le pouvoir antivenimeux disparait, tandis que la toxicité persiste (Calmette, Phisalix et Bertrand). Il n'y a donc pas destruction des toxines du venin par le fait du mélange ; les deux substances antitoxines et toxines en présence conservent leurs qualités respectives. Roux a montré aussi qu'un mélange de toxine et de sérum inoffensif, pour un sujet sain, est capable d'empoisonner un sujet rendu malade par une injection préalable de vibrion septique. Arloing, dans son étude sur le mécanisme de l'action antitoxique, conclut également à l'absence d'une neutralisation purement chimique.

On admet que l'antitoxine n'altère pas chimiquement la toxine; que les deux substances en présence conservent leurs caractères propres et agissent simultanément sur les tissus organiques, mais dans un sens antagoniste. L'antitoxine rend simplement les cellules organiques et principalement les cellules nerveuses impropres à être impressionnées par la toxine. Il s'agit là d'un antidotisme biologique et non chimique. L'antitoxine augmente la force de la résistance de la cellule organique à l'égard du poison et renforce ses moyens de défense naturels. Lorsque ces moyens de défense sont trop fortement déprimés, l'antitoxine est impuissante à arrêter les effets des toxines. C'est ce qui a lieu quand l'injection de sérum antidiphtérique est faite trop tardivement.

En résumé, la phagocytose, le pouvoir microbicide et antitoxique du sérum constituent des moyens de défense normaux de l'organisme. Ils sont mis en œuvre lors d'une invasion microbienne ou d'une intoxication.

Dans la lutte contre les virus et les toxines, les phagocytes montrent plus de voracité et de puissance digestive et sécrètent en même temps une plus forte proportion de substances bactéricides et antitoxiques. On peut admettre que ces propriétés ainsi accrues peuvent se conserver pendant un temps plus ou moins long dans les cellules organiques et même se transmettre par hérédité. L'immunité naturelle, ainsi que l'immunité acquise, ne seraient qu'une adaptation prolongée de l'organisme à l'état biologique dans lequel il est mis par l'exercice de la lutte contre l'infection et l'intoxication.

DEUXIÈME GROUPE.

MÉDICAMENTS A ACTION LOCALE. — TOPIQUES.

Emollients. — Adoucissants. — Protectifs.

La classe des émollients, adoucissants ou protectifs comprend un grand nombre de médicaments très différents au point de vue de leur composition chimique et de leurs caractères physiques, ayant tous pour effet de protéger les tissus sur lesquels ils sont appliqués contre les causes d'irritation et, par suite, favorisant la réparation spontanée des lésions inflammatoires. Ces médicaments n'ont pas d'affinité chimique pour la substance organisée ; elles garantissent les surfaces en les recouvrant d'une couche protectrice. Ce sont des agents dont l'action est pour ainsi dire passive. Cependant certains d'entre eux peuvent se modifier au contact des tissus et acquérir de nouvelles propriétés ; ils peuvent aussi passer à l'absorption au moins en partie et aller agir au loin soit pendant qu'ils circulent dans le sang, soit au moment de leur élimination.

Appliqués sur une surface organique, les émollients ramollisent, relâchent les tissus, émoussent la sensibilité et diminuent l'irritabilité. Administrés à l'intérieur, ils adoucissent la muqueuse digestive, diminuent son excitabilité réflexe, rendent les sucs digestifs plus abondants mais moins actifs et favorisent en général la marche des matières. A doses fortes et quand leur usage se prolonge, quelques-uns peuvent amener un relâchement excessif des voies gastro-intestinales, produire la diarrhée, la diminution de l'appétit, le ralentissement de l'absorption et de l'assimilation et, par suite, l'anémie. Il y a d'ailleurs sous ce rapport de grandes différences suivant les corps envisagés ; un grand nombre d'entre eux sont de véritables aliments très nutritifs, pouvant être supportés sans inconvénient pendant longtemps.

La plupart des médicaments émollients, tout en adoucissant et relâchant les surfaces digestives, produisent aussi un ralentissement de la nutrition générale et une diminution de la respiration, de la circulation et de la calorification. Sous leur influence, les urines sont généralement plus abondantes et acquièrent des propriétés adoucissantes pour les voies d'excrétion.

Indications thérapeutiques. — Les indications thérapeutiques des émollients dérivent directement des effets ci-dessus.

Puisque les émollients ramollissent et relâchent les tissus, ils sont indiqués dans tous les cas où la dureté trop grande d'un organe compromet son fonctionnement normal ou peut être nuisible à la guérison d'une maladie locale. La corne du sabot du cheval, durcissant par l'effet de la dessiccation, perd son élasticité normale, comprime les parties profondes sensibles et occasionne des boiteries. Celles-ci disparaissent souvent sous l'influence des émollients

qui, en ramollissant la substance cornée, lui restituent son extensibilité, sa souplesse et son élasticité. Quand une inflammation légère
siège dans les parties sous-cornées, le gonflement inflammatoire
qui se produit comprime les tissus et provoque une douleur d'autant
plus vive que la corne opposera une plus grande résistance au
gonflement inflammatoire. Il en sera exactement de même quand
une inflammation prendra naissance sous une peau épaisse, dure,
résistante, ou sous une aponévrose inextensible. Dans tous ces
cas, l'effet ramollissant et relâchant des émollients a pour conséquence de faire disparaître les souffrances et d'accélérer la résolution de l'inflammation.

La propriété qu'ils ont d'*adoucir* les surfaces et de les rendre
plus *glissantes* les rend précieux pour faire cheminer des corps
étrangers arrêtés dans un conduit de l'organisme. Ainsi on
administre avec succès de l'huile, du mucilage, pour faire progresser une pomme, une poire, ou un corps étranger quelconque
arrêté dans le trajet de l'œsophage. On donne des lavements émollients pour ramollir les pelotes arrêtées dans le gros intestin et provoquer leur expulsion par le rectum. Quand les eaux de l'amnios
s'écoulent trop vite pendant l'accouchement, que la surface vaginale tend à se dessécher et à s'enflammer, on fait des injections
d'eau mucilagineuse. On pourrait multiplier les exemples.

Enfin l'action dépressive que produisent les émollients sur la
nutrition des tissus, ajoutée à la diminution de la sensibilité qu'ils
provoquent, les rend précieux pour combattre les inflammations
superficielles très vives et très douloureuses. Quand l'inflammation débute, ils l'arrêtent ; quand elle est déjà établie, ils abrègent
sa durée et diminuent les souffrances. Ils favorisent la formation
des abcès et augmentent la sécrétion du pus sur les plaies et les
muqueuses ; ils constituent d'excellents *maturatifs*.

Dans les maladies cutanées, ils diminuent le prurit, adoucissent les surfaces et arrêtent quelquefois les sécrétions pathologiques.

Les émollients combattent directement la constipation, les
spasmes intestinaux et l'irritation de la muqueuse gastro-intestinale. Ils sont bien indiqués aussi dans tous les cas de fièvre,
parce qu'ils diminuent la suractivité des fonctions respiratoire,
circulatoire et calorifique. En diluant le sang, en le rendant moins
excitant, les émollients ont une action curative assez puissante
sur les maladies internes, surtout les maladies des muqueuses

profondes caractérisées par une grande sécheresse ou par une vive douleur.

Les émollients sont *contre-indiqués localement* lorsqu'on veut prévenir l'augmentation de volume d'un organe ; ils doivent être proscrits également lorsqu'on veut tarir la sécrétion muqueuse ou purulente. Il ne faut jamais baigner la matrice renversée dans un liquide émollient, car elle se gonflerait, augmenterait de volume, et sa réduction deviendrait impossible. Lorsqu'une muqueuse ou une plaie sécrète du pus en grande quantité et qu'on juge le moment venu pour tarir les sécrétions pathologiques, il faut suspendre l'usage des émollients. Ceux-ci, en effet, favorisent la suppuration et retardent par conséquent la cicatrisation.

Principaux émollients. — Les principaux émollients sont les suivants :

1° *Féculents*. — Amidon et fécule. Dextrine. Farine de céréales. Orge perlé. — Avoine. Riz.

2° *Sucrés*. — Sucre cristallisable. Cassonnade ou sucre brut. Miel. Mélasse. Glycose. Lait. Petit-lait. Lactose. Réglisse. Betterave. Carotte. Autres racines sucrées.

3° *Gommeux*. — Gomme arabique. Gomme du Sénégal. Gomme adragante. Gomme de Bassora. Gomme du pays.

4° *Mucilagineux*. — Mucilage. Graine de lin. Racine de guimauve. Mauve. Bourrache. Bouillon blanc. Grande consoude. Figuier de Barbarie. Lichen d'Islande. Rhizome de chiendent.

5° *Albumineux*. — Albumine. Jaune d'œuf. Coquilles d'œuf. Gélatine. Fibrine. Lait.

6° *Corps gras*. — Huiles. Beurre. Graisses diverses. Blanc de baleine. Cire. Savon. Glycérine. Vaseline. Vasogènes. Lanoline.

7° *Corps pulvérulents*. — Carbonate de chaux. Salicylate de bismuth. Sous-nitrate de bismuth. Poudre de lycopode.

8° *Autres corps protecteurs*. — Collodion. Gutta-percha. Caoutchouc. Poix noire. Plâtre. Silicate de potasse.

1° Émollients féculents.

Amidon. Fécule.

$$C^6H^{10}O^5.$$

L'amidon est retiré des graines des céréales et la fécule de la pomme de terre.

Lorsqu'on chauffe l'amidon avec de l'eau, il se gonfle, de sorte que, si la quantité d'eau n'est pas considérable, l'eau est emprisonnée et on obtient l'*empois*. Lorsque la quantité d'eau est très grande, on obtient l'eau *amidonnée*.

L'amidon a pour caractère de bleuir avec de très petites quantités d'iode. Par une ébullition prolongée, il se transforme en *dextrine* : la présence d'une petite quantité d'acide sulfurique active cette transformation. La diastase de l'orge germée, la diastase salivaire transforment l'amidon en sucre à une douce chaleur.

Effets et emplois. — L'amidon en poudre est un corps avide d'eau. Appliqué sur une surface humide, il absorbe le liquide et forme une légère croûte protectrice, adoucit la surface et diminue la douleur. Cette propriété *absorbante* et *calmante* fait utiliser l'amidon contre les *inflammations cutanées prurigineuses* et *sécrétantes*, contre les *diarrhées*, etc.

L'empois sert à faire des cataplasmes adoucissants. Mélangé au plâtre, à parties égales, et gâché avec de l'eau, l'amidon constitue un bandage contentif pour les fractures.

On l'administre sous forme de poudre, d'empois ou d'eau amidonnée. Pour les *lavements*, on fait cuire 8 grammes d'amidon dans 500 grammes d'eau.

Dextrine.

La dextrine dérive de l'amidon. Elle est amorphe, légèrement jaunâtre, très soluble dans l'eau et insoluble dans l'alcool et l'éther concentrés. Elle forme des solutions visqueuses et collantes qui ne sont pas précipitées par le sous-acétate de plomb. Ce dernier caractère la distingue de la gomme arabique.

Effets et emploi. — La dextrine est très adoucissante pour les tissus sur lesquels elle est appliquée. Elle convient très bien pour confectionner les électuaires ou pour faire des liquides émollients. Elle sert aussi à préparer des bandages contentifs, que l'on peut enlever ensuite facilement en mouillant les bandes avec de l'eau tiède.

Le mélange agglutinatif dont on se sert habituellement est formé de 100 parties de dextrine, 50 parties d'eau et 50 parties d'eau-de-vie camphrée.

Orge. Avoine. Riz.

Ces grains se présentent à l'état de *grains entiers* ou dépouillés de l'enveloppe superficielle.

Avec l'*orge perlé*, le *gruau d'avoine* ou le *riz décortiqué*, c'est-à-dire les grains débarrassés de l'enveloppe externe, on fait des liquides fort adoucissants en les faisant bouillir un certain temps dans l'eau. Sous l'influence de la cuisson, les grains se gonflent puis éclatent. Quand les grains sont crevés, on laisse refroidir, et on administre le liquide sous forme de breuvage ou de boissons.

Quand on emploie les grains entiers, il est bon de les faire bouillir d'abord légèrement et de jeter le liquide, afin de séparer la matière âcre contenue dans le péricarpe. Les décoctions de grains sont employées avantageusement dans toutes les *irritations gastro-intestinales*, surtout dans la *diarrhée*.

2° *Émollients sucrés*.

Sucre cristallisable.

$$C^{12}H^{22}O^{11}.$$

Le sucre cristallisé est soluble dans l'eau, insoluble dans l'alcool. Chauffé à 180°, il fournit un produit transparent appelé sucre d'orge ; à 220°, il se transforme en caramel. Les acides, les ferments et un grand nombre de sels acides, surtout en présence de la chaleur, transforment le sucre ordinaire en glucose. La fermentation le décompose en alcool et en acide carbonique. Il se combine avec la chaux pour former un sel insoluble.

Effets et emplois. — A l'état de poudre, le sucre cristallisé est légèrement *excitant* pour les tissus. Cette action excitante est due à l'état physique du sucre, dont les particules anguleuses agissent mécaniquement ; il est, en outre, très *hygroscopique* et tend au premier moment à déshydrater les surfaces. L'effet véritablement émollient suit l'effet excitant. Cet effet est surtout utilisé pour les *inflammations de la cornée*, de la *conjonctive* et pour les *plaies blafardes*.

La propriété qu'a le sucre de former un sel insoluble avec la chaux le fait utiliser comme antidote contre les empoisonnements par la chaux vive. Administré en petite quantité, il constitue un excellent aliment très léger. A doses fortes, il provoque la soif, la diarrhée, puis la purgation. D'après Viborg, des poules sont purgées par 30 à 45 grammes de sucre et les moutons par 200 grammes ; chez ces derniers, la purgation se montre neuf heures après l'administration. Il exerce une action sur les glandes rénales, la muqueuse pulmonaire et bronchique, dont il augmente la sécrétion. Il est *diurétique* et *expectorant*.

Glucose ou glycose.

$$C^6H^{12}O^6.$$

Le glucose pur ou sucre incristallisable se présente en petites masses mamelonnées, comme les choux-fleurs ; il est d'une saveur sucrée qui est deux fois plus faible que celle du sucre ordinaire à poids égal. Dans le commerce, le glucose est sous la forme d'un sirop épais, transparent, de couleur blanche ou jaunâtre, inodore, de saveur sucrée et collant fortement aux doigts comme la térébenthine. Cette variété de sucre réduit les sels métalliques avec une grande facilité.

Usages. — Le glucose sert à édulcorer les boissons et les breuvages et entre dans la confection des électuaires et des bols. Comme il précipite les sels de cuivre, de plomb, de mercure, d'argent, etc., il peut servir *d'antidote* dans les cas d'empoisonnement par ces sels métalliques.

Miel.

Le miel de bonne qualité est solide ou mou ; sa couleur est d'un blanc plus ou moins pur ou d'un jaune plus ou moins foncé ; son aspect est grenu, il est onctueux au toucher et collant comme un sirop ; son odeur est aromatique ; sa saveur est sucrée et agréable. Soluble dans l'eau froide ou chaude, ainsi que dans l'alcool faible ; le miel est insoluble dans l'alcool absolu, l'éther, les essences et les corps gras. Exposé à l'air, il s'altère facilement, entre en fermentation et acquiert une saveur aigre due à la présence de l'acide acétique.

Le miel renferme trois espèces de sucre : du sucre cristallisable, du glucose et du sucre de fruit ; il contient, en outre, une matière sucrée analogue à la mannite, de la cire, un acide libre, un principe aromatique, une matière colorante.

Effets et indications. — Le miel est *très adoucissant* pour les tissus. Il ne fait pas gonfler les parties sur lesquelles il est appliqué ; au contraire, il tend à diminuer leur volume ; il a donc une action *résolutive*.

Sous son influence, les solutions de continuité sont légèrement excitées et se cicatrisent.

A l'intérieur, c'est un aliment très adoucissant à faible dose, et il devient *laxatif* à dose forte. C'est un *expectorant* et un des meilleurs *calmants* des voies respiratoires. Ces propriétés le recommandent dans tous les cas de fièvre et de phlegmasies internes, surtout des organes respiratoires.

Il rend de grands services aussi *à l'extérieur*, sur les plaies, les parties mortifiées, les crevasses et autres inflammations locales. Il paraît excellent contre les ophtalmies.

Doses.

        Grands animaux............   50 à 250 grammes.
        Moyens   —   ....   14 à   90   —
        Petits   —   ....   8 à   20   —

Ces doses peuvent être répétées plusieurs fois par jour. On l'administre sur du pain, en électuaire ou délayé dans les boissons.

Mélasse.

La mélasse est un produit secondaire de la fabrication du sucre ; elle est sous forme d'un sirop épais, d'un rouge brun foncé, d'une odeur de caramel, d'une saveur sucrée mêlée d'amertume et d'âcreté. La mélasse est formée de sucre cristallisable, de glucose, de caramel, d'un principe mucoso-sucré, d'acide acétique et d'acétates ; ces derniers principes sont surtout abondants quand elle a vieilli. Elle est riche en sels de potasse.

Elle est donnée comme aliment et sert, à la place du miel, pour édulcorer les boissons, les breuvages et pour confectionner les électuaires.

A faible dose, elle est adoucissante ; à forte dose, elle produit de la diarrhée et irrite un peu le tube digestif.

Lait, petit-lait et lactose.

Le lait est à la fois un excellent aliment et un médicament. Au point de vue nutritif, ce liquide représente l'aliment le plus complet.

Il renferme dans les proportions convenables toutes les substances indispensables à l'organisme : eau, matière sucrée ou lactose, matière grasse ou crème, matière albuminoïde ou caséine avec trace d'albumine et des sels divers.

Le lait est miscible à l'eau en toute proportion ; il est incoagulable par la chaleur, mais coagulable sous l'influence de certains acides, des sels métalliques et des matières tannantes. Exposé à l'air, il s'acidifie assez rapidement par suite de la transformation de la lactose en acide lactique sous l'influence des ferments figurés.

Usages thérapeutiques. — Il constitue aussi un bon agent thérapeutique, d'abord parce qu'il est en général d'une digestion facile et ensuite parce qu'il agit comme *adoucissant, calmant, diurétique* et enfin comme *antidote* de certains poisons.

Il est indiqué :

1° Dans toutes les inflammations du tube digestif, surtout chez les jeunes animaux. Il agit comme *topique émollient* sur toute l'étendue de la muqueuse gastro-intestinale et en même temps fournit à l'absorption des matières nutritives.

2° Comme *antidote* dans les empoisonnements par les sels métalliques, les alcaloïdes, le phosphore, la cantharide. Pour combattre l'action toxique produite par ces deux dernières substances, il faut donner le lait écrémé, car la graisse pourrait les dissoudre et favoriser leur absorption.

3° Comme *diurétique, expectorant*, dans toutes les inflammations pulmonaires, bronchiques, rénales et vésicales. Les propriétés diurétiques du lait doivent être attribuées à la lactose ou sucre de lait $C^{12}H^{22}O^{11} + H^2O$ (G. Sée). Ce médicament peut donc remplacer le lait, quand ce liquide est mal digéré. On administre la lactose dans des infusions à la dose de 50 à 100 grammes par jour chez les petits animaux et à celle de 200 à 300 grammes chez les grands herbivores.

Au lieu de lactose pure, on peut avantageusement faire usage, en médecine vétérinaire, du petit-lait, qu'on obtient dans la fabrication du fromage. Il est moins nutritif que le lait entier, mais, comme il renferme encore la lactose et les sels, ainsi que de l'acide lactique qui s'y est développé, il a conservé toutes ses *propriétés diurétiques*.

Réglisse.

(Glycyrrhiza glabra L.)

Cette plante légumineuse croît dans le midi de l'Europe et fournit sa racine, qui est jaune, à odeur particulière et à saveur sucrée.

D'après Robiquet, elle renferme un principe sucré, non fermentescible, appelé *glycyrrhizine*, de l'albumine, de l'amidon, de l'asparagine, un principe oléo-résineux, du ligneux et des sels.

Effets. — Cette racine traitée par macération, infusion ou décoction, cède son sucre et ses sels et fournit des boissons *adoucissantes* et *béchiques*. La macération et l'infusion sont préférables à la décoction, parce que l'eau bouillante dissout aussi le principe oléo-résineux qui est âcre et amer, ce qui diminue les qualités émollientes de la préparation.

La poudre de réglisse sert à la confection des bols, des pilules et des électuaires.

Doses.

Grands animaux	50 à 100 grammes.
Petits ruminants et porcs	15 à 30 —
Carnivores	4 à 8 —

3° *Émollients gommeux.*

Gommes.

Les gommes sont plus ou moins solubles dans l'eau froide ou chaude, qu'elles rendent épaisse, visqueuse et collante aux doigts; elles sont insolubles dans l'alcool, l'éther, les essences et les corps gras. Leur composition chimique les rapproche de l'amidon et du sucre. Sous l'influence de l'acide azotique et de la chaleur, elles donnent naissance à de l'acide mucique; leur dissolution est précipitée par le sous-acétate de plomb.

Effets et usages. — Les gommes constituent d'*excellents émollients*, surtout pour l'usage interne. Le liquide mucilagineux et visqueux qu'elles forment agit localement en couvrant la surface malade d'une couche protectrice, très adoucissante. Dans l'estomac, la gomme est partiellement transformée en sucre sous l'influence de la pepsine et de l'acide du suc gastrique; la plus grande partie n'éprouvant aucune altération, séjourne d'abord dans l'intestin, puis est expulsée avec les excréments. Les solutions à 10 p. 100 conviennent très bien dans les *inflammations gastro-intestinales*, dans les *diarrhées*, les *empoisonnements*, etc.

Les gommes ne sont pas absorbées dans le tube digestif ; il n'y a que la petite quantité de sucre qu'elles donnent dans l'estomac qui passe à l'absorption. Il n'a jamais été possible, jusqu'à présent, de démontrer le passage direct de la gomme dans le sang. Il résulte de ce défaut d'absorption que les gommes ne peuvent pas avoir une action énergique sur les muqueuses éloignées du tube digestif sur lesquelles les molécules médicamenteuses ne peuvent arriver que par l'intermédiaire du sang. Ainsi les gommes administrées à l'intérieur n'agissent que faiblement sur les bronches, les reins, la vessie, etc.

Ces matières rendent de grands services dans l'allaitement des jeunes animaux. Mélangées au lait, elles le rendent plus facile à digérer, parce que, dans l'estomac, la caséine, au lieu de se précipiter en bloc, se précipite lentement et sous forme de petites masses facilement attaquables par le suc gastrique.

Il ne faut jamais associer la gomme au plomb, au fer et autres métaux, qui la précipitent et lui font perdre ses propriétés adoucissantes.

A l'extérieur, les solutions gommeuses, épaisses, sont utiles contre les brûlures, les excoriations, les plaies, la conjonctivite.

La gomme arabique est généralement employée à titre d'excipient dans la confection des bols, des pilules et des électuaires.

Doses.

Grands herbivores	80	à 100 grammes.
Petits ruminants	10	à 25 —
Porc	5	à 10 —
Chien	2	à 5 —
Chat	0gr,5	à 2 —

Ces doses peuvent être augmentées sans aucun inconvénient.

4° *Émollients mucilagineux*.

Lin (graine).

(Linum usitatissimum L.)

Les graines de lin contiennent dans leur enveloppe une forte proportion de mucilage et, dans leur partie interne, une huile grasse, siccative, l'huile de lin.

Le tourteau qui reste après l'extraction de l'huile ne contient plus que le mucilage et les matières albuminoïdes des graines. C'est le mucilage qui communique aux graines de lin et au tourteau leurs propriétés adoucissantes. Si on en fait une décoction (10 grammes par litre d'eau), on obtient une eau fortement mucilagineuse.

Effets et emploi. — Le mucilage est de tous les émollients le plus *franchement adoucissant, relâchant et calmant*.

Localement, il ramollit fortement les tissus, les gonfle, les rend insensibles. Dans l'estomac, il subit une fermentation acide qui le décompose en partie et le rend assimilable. Pendant cette fermentation, il se forme de l'acide saccharique et de la mucine. La partie non absorbée constitue un enduit émollient pour la muqueuse digestive, qui est ainsi préservée du contact irritant des matières intestinales. La graine de lin ou son mucilage diminue la consistance des excréments et facilite leur évacuation.

La partie du mucilage qui est absorbée agit sur les organes éloignés tels que : le larynx, les bronches et la muqueuse urinaire, dont l'irritation diminue et dont les sécrétions augmentent. Sous l'influence du mucilage, les urines deviennent adoucissantes. De très fortes doses de mucilage peuvent devenir irritantes pour le tube digestif à cause de la fermentation acide qui s'y développe.

Sous l'influence du mucilage convenablement administré, les sécrétions catarrhales deviennent plus abondantes, plus faciles et plus fluides.

A l'extérieur, le mucilage est indiqué comme topique *calmant* et *maturatif*.

La farine et le tourteau de graine de lin servent à confectionner des cataplasmes adoucissants et calmants qu'on applique sur les régions fortement douloureuses.

Pour faire ces cataplasmes, on emploie 1 partie de farine pour 3 parties d'eau. La farine doit toujours être de préparation récente ; en vieillissant, elle rancit, devient acide et perd en grande partie ses propriétés émollientes.

A l'intérieur, il convient contre les irritations des voies digestives, urinaires et respiratoires, etc. On emploie l'eau mucilagineuse en injections pour faire glisser les corps étrangers arrêtés dans un point d'un conduit, pour remplacer les eaux de l'amnios dans les accouchements laborieux. Pour faire arriver le liquide muci lagineux dans les cavités, on emploie une seringue ou un tube de caoutchouc adapté à un entonnoir ou un bock.

Guimauve.

(Althea officinalis L.)

La racine de guimauve contient du mucilage 35 p. 100, de la gomme, de l'amidon, de l'albumine, de l'asparagine, du sucre, une matière colorante, une substance grasse et des sels alcalins.

Emploi et doses. — Traitée par décoction à la dose de 15 à 30 grammes par litre d'eau, la racine de guimauve fournit un liquide mucilagineux et amylacé constituant des boissons ou des breuvages très adoucissants qui conviennent dans toutes les inflammations gastro-intestinales, dans les diarrhées, les empoisonnements.

La poudre entre dans la composition des électuaires, des pilules et des bols.

Les doses sont les suivantes :

Cheval	50 à 100	grammes.
Bœuf	100 à 250	—
Mouton	25 à 30	—
Porc	10 à 25	—
Chien	5 à 10	—
Chat	2 à 5	—

Lichen d'Islande.

(Cetraria islandica.)

Le lichen d'Islande contient une petite proportion d'une matière amyloïde appelée *lichénine*, une substance amère, la *cétrarine* ou *acide cétrarique*, de la gomme, du sucre et des sels calcaires.

La lichénine bleuit par l'iode et se transforme dans l'eau chaude en une substance qui se prend en gelée par le refroidissement. La cétrarine ou matière amère est très soluble dans l'eau froide et peut être séparée facilement de la lichénine, qui y est insoluble.

Effets et emploi. — Le lichen d'Islande jouit de propriétés adoucissantes par sa lichénine et de propriétés toniques par sa cétrarine. Il est très utile dans les affections catarrhales des voies respiratoires ainsi que dans les diarrhées.

On le donne en poudre, en gelée, en électuaire ou en infusion. Les doses ordinaires sont :

Bœuf et cheval...............	40 à 50 grammes.
Mouton et porc...............	5 à 10 —
Chien.......................	1 à 2 —

Mauve.
(Malva sylvestris L.)

Les feuilles de mauve sont très riches en mucilage et partant très émollientes. Cuites dans l'eau, elles fournissent deux produits : 1° un liquide verdâtre, doux, mucilagineux, qu'on emploie en lavements, injections, bains, lotions et fomentations ; 2° une pulpe verte, avec laquelle on fait des cataplasmes adoucissants et maturatifs d'un usage vulgaire.

Bourrache.
(Borrago officinalis.)

Les infusions de feuille de bourrache sont *émollientes*, *pectorales*, *sudorifiques* et *diurétiques*. Leur emploi est surtout indiqué dans les affections de la poitrine.

Bouillon blanc ou molène.
(Verbascum thapsus L.)

Les feuilles et les fleurs sont émollientes et antispasmodiques. Elles remplacent la mauve et la guimauve.

Grande consoude.
(Symphytum consolida.)

La racine traitée par décoction fournit un liquide émollient et un peu astringent. Elle convient surtout dans la diarrhée, la dysenterie, la plupart des hémorragies internes et le pissement de sang.

Figuier de Barbarie.
(Cactus opuntia L.)

La tige de cette plante grasse, appelée raquette, renferme une pulpe verte, friable, qui est très riche en mucilage. Une de ces feuilles fendue en deux selon sa longueur et appliquée par la face divisée sur une partie enflammée remplace très avantageusement un cataplasme émollient. — Par décoction ou infusion, on obtient un liquide très mucilagineux qui répond à toutes les indications ordinaires des émollients. Cette plante constitue en Afrique, où elle croît en abondance, une ressource pour la médecine vétérinaire.

5° *Émollients albumineux.*

Albumine ou blanc d'œuf (albumen).

Propriétés chimiques et physiques. — C'est un liquide visqueux, transparent, inodore, insipide, plus lourd que l'eau et moussant beaucoup par l'agitation en emprisonnant l'air. Soumise à une douce chaleur, l'albumine se dessèche et forme des plaques translucides, jaunâtres, vitreuses, et conserve sa solubilité dans l'eau. Mais à une température supérieure à 70° C., l'albumine se coagule entièrement, forme une masse blanche, élastique, complètement insoluble dans l'eau. L'albumine liquide ou desséchée est très soluble dans l'eau, mais elle est précipitée de sa solution par un grand nombre de corps, tels que : l'alcool, l'éther, les essences, la plupart des acides minéraux ou organiques concentrés, tous les sels métalliques, etc. Par contre, les alcalis caustiques et les carbonates alcalins dissolvent l'albumine, même lorsqu'elle a été coagulée par la chaleur ou les acides. Les acides acétique, chlorhydrique, phosphorique hydraté, très étendus d'eau, exercent aussi une action fluidifiante sur l'albumine. On devra tenir compte de ces réactions dans les alliances pharmaceutiques de cette substance.

Dans l'œuf, le blanc constitue environ les deux tiers de la masse totale. Il est composé de 85 parties d'eau, de 12 d'albumine et de 2,7 de matière muqueuse, de 0,3 de soude libre, de soufre et de matières salines.

Effets et emploi. — Le blanc d'œuf battu avec de l'eau tiède constitue un liquide très *émollient* et très *nutritif*, qui est indiqué dans les *inflammations des voies gastro-intestinales* : la gastrite, l'entérite, la dysenterie, la diarrhée, etc. La solution albumineuse convient dans le cas d'empoisonnement par les sels métalliques et spécialement par les sels mercuriels : seulement il ne faut pas exagérer la dose, car l'expérience a démontré que le coagulum primitivement formé tend à se dissoudre dans un excès d'albumine.

Le blanc d'œuf sert aussi à *l'extérieur* comme émollient, défensif et comme moyen de contention dans les cas de fracture. — On applique des solutions aqueuses concentrées sur les brûlures, l'érysipèle, les éruptions cutanées, etc. En se desséchant sur la peau, l'albumine forme une sorte de vernis protecteur favorable à la cicatrisation. Comme moyen défensif, on l'utilise sur les entorses, les distensions, etc., après l'avoir battu avec de l'alun, de l'alcool camphré, etc. Pour en faire un appareil contentif d'une fracture, on le bat avec l'extrait de Saturne (étoupade de Moschati) ou avec de l'alun, et l'on y trempe les pièces de l'appareil avant de les appliquer. En ajoutant de l'amidon au mélange d'albumine et d'alun, on le rend plus épais et plus agglutinatif.

Jaune d'œuf.

Le jaune d'œuf dissous dans l'eau tiède forme ce que l'on appelle vulgairement un *lait de poule*, préparation adoucissante, pectorale et nutritive. Dissous dans l'huile et émulsionné avec une petite quantité d'eau, le jaune d'œuf est éminemment *adoucissant* et convient dans les inflammations violentes des entrailles, les empoisonnements irritants, etc.

L'émulsion de jaune d'œuf dans l'eau est l'excipient le plus fréquemment employé pour l'administration à l'intérieur du camphre, des résines, des baumes, de la térébenthine, des corps gras, des essences, du phosphore, etc.

Mélangé à la térébenthine et à l'huile d'olive, il constitue l'onguent digestif.

Gélatine.

La gélatine desséchée se présente sous forme de plaques plus ou moins épaisses ; elle est incolore, inodore, insipide, transparente, dure, flexible et plus dense que l'eau. Dans l'eau froide, elle se gonfle considérablement, mais ne se dissout pas ; dans l'eau bouillante, elle se dissout à la longue et par le refroidissement se prend en gelée. La dissolution aqueuse de gélatine est précipitée par l'alcool, l'éther, les essences, le tanin, le sulfate de zinc, le sublimé corrosif, le nitrate de mercure, le chlore, etc. Il faut tenir compte de cette incompatibilité dans les préparations pharmaceutiques.

Effets et emploi. — La gélatine est émolliente et *hémostatique*. Une solution de gélatine à 5 p. 100 dans du sérum physiologique fait rapidement coaguler le sang (Dastre et Floresco). On utilise cette propriété pour arrêter les hémorragies. La gélatine est employée comme hémostatique *local* en application ou comme hémostatique général sous forme d'injections sous-cutanées de sérum artificiel gélatineux. On a même constaté que l'action hémostatique générale s'exerce également après l'ingestion par le tube digestif.

Elle est avantageusement employée localement contre toutes les hémorragies externes en nappe. En injection sous-cutanée, elle donne de bons résultats dans les métrorragies, la dysenterie et les hémorragies qui se produisent dans diverses maladies infectieuses.

Les solutions de gélatine doivent toujours être soigneusement stérilisées par la chaleur pour éviter le tétanos. Pour les applications locales, on emploie les solutions de 5 à 10 p. 100 dans du sérum physiologique. Pour les injections sous-cutanées, les solutions sont à 1 ou 2 p. 100. Les doses sont 100 centimètres cubes de cette dernière solution chez le cheval et 10 centimètres cubes chez le chien.

Administrée à forte dose à l'intérieur, la gélatine provoque la diarrhée. La colle forte sert aussi à confectionner des bandages contentifs pour les fractures.

6° *Corps gras et leurs dérivés*.

Les corps gras sont insolubles dans l'eau, mais solubles dans l'alcool, l'éther, les essences; ils sont également solubles les uns dans les autres. Les graisses saponifiables se dédoublent sous l'influence des alcalis en acides gras particuliers (stéarique, margarique et oléique) et en un principe basique, unique, la *glycérine*. Exposés à l'air, ils absorbent de l'oxygène, s'oxydent, deviennent acides, odorants et irritants; on dit alors qu'ils sont *rances*. Les métaux oxydables s'altèrent à leur contact.

Les corps gras sont solides, mous ou liquides; leur couleur, leur odeur et leur saveur varient; leur densité est toujours inférieure à celle de l'eau. Ils sont doux et onctueux au toucher.

rendent glissantes les surfaces sur lesquelles on les étend et communiquent une transparence incomplète aux corps dans les porosités desquels ils ont pénétré, comme on le remarque pour le papier, les étoffes qu'ils tachent profondément. Soumises à l'action de la chaleur, les graisses solides entrent en fusion entre 30 et 60° C. ; elles bouillent généralement entre 200 et 300° et ne tardent pas à se décomposer à une température plus élevée.

Les corps gras constituent d'excellents dissolvants pour le soufre, le phosphore, l'iode, le brome, les résines, etc. On peut les tenir en suspension dans l'eau grâce à un jaune d'œuf, à du mucilage ou à de la gomme ; on obtient ainsi des liqueurs blanches opalines appelées *émulsions*.

Les principales graisses solides sont : l'axonge, la graisse de cheval, de bœuf, de mouton, de volailles, la moelle de bœuf, le blanc de baleine, la cire, etc.

Les graisses liquides ou huiles contiennent une forte proportion d'oléine ; ce sont les huiles de pied de bœuf, de poisson, d'olive, d'amandes douces, de sésame, d'arachide, de noisette, de faîne, de colza, de navette, etc. : quelques-unes sont siccatives, celles de noix, de lin, d'œillette et de chènevis.

Effets. — Appliqués sur un tissu, les corps gras le pénètrent peu à peu, le ramollissent et lui donnent de la souplesse. Ils diminuent la chaleur, la tension, la rigidité et même la sensibilité dans les cas d'inflammation. C'est surtout quand la surface du tissu ou de l'organe sur lequel on les applique est sèche, rude au toucher, crevassée, que les effets émollients des corps gras sont rapides et salutaires. Mais ils ont le grand inconvénient de rancir et de devenir irritants au bout de peu de temps. Sur la peau, ils peuvent même provoquer de la dépilation. Appliqués sur une trop grande surface du tégument, ils déterminent la mort des animaux, comme l'ont démontré les expériences de Bouley et de Fourcault. C'est surtout chez les ruminants, principalement chez les lamas, les camélidés, que l'application des corps gras sur une grande surface est dangereuse.

Dans le tube digestif, les corps gras produisent des effets qui varient avec les doses. En petite quantité, ils sont digérés, absorbés et servent à la nutrition. Ingérés en quantité un peu forte ou d'une manière suivie, ils échappent en partie à la digestion, causent du dégoût, provoquent le vomissement chez les carnivores et la purgation chez tous les animaux.

Après l'absorption, les corps gras servent à entretenir la chaleur animale et constituent, lorsqu'ils sont un peu trop abondants, des dépôts de graisse dans certaines parties du corps. Administrés seuls, ils ne peuvent pas servir à entretenir la vie. Magendie a, en effet, prouvé que les animaux nourris uniquement avec des corps gras meurent infailliblement au bout d'un mois en moyenne.

Indications thérapeutiques. — L'action adoucissante est utilisée dans les *inflammations superficielles de la peau* produites par le frottement, comme l'érythème aux ars, aux aines, etc. La propriété que les corps gras possèdent de ramollir les tissus secs, durs, et d'entretenir leur souplesse les fait employer contre les *dartres sèches*, les *crevasses*, les *gerçures*, la *dessiccation du sabot du cheval*, etc.

Les corps gras sont *antiparasitaires*, parce qu'ils imprègnent le tégument des parasites et, en entravant la respiration, produisent facilement leur asphyxie. Les poux sont détruits par quelques frictions d'huile tiède.

La propriété qu'ils ont de rendre *glissantes* et *douces* les surfaces sur lesquelles ils sont déposés fait employer avantageusement les corps gras dans les cas d'introduction de matières âcres et irritantes dans le tube digestif, dans les affections vermineuses, dans le cas d'arrêt de corps étrangers dans l'œsophage, lors de l'existence d'une constipation opiniâtre, de pelotes stercorales, de bézoards, d'égagropiles, de dessèchement des aliments dans le rumen ou le feuillet, etc.

Préparations. — Les graisses servent surtout *d'excipients* dans une foule de préparations médicamenteuses, telles que les pommades, les onguents, les cérats, les liniments, etc.

Huiles grasses.

Les huiles grasses sont des corps gras liquides à la température ordinaire.

Exposées en l'air, les huiles ne se comportent pas toutes de la même manière : il en est qui absorbent l'oxygène, se résinifient et se dessèchent ; on les appelle *siccatives* ; d'autres qui, dans les mêmes circonstances, s'épaississent tout en restant grasses : on peut les appeler huiles *onctueuses*.

Les huiles grasses se divisent en : *huiles animales*, *huiles végétales* et *huiles minérales*.

Les *huiles grasses végétales* sont les unes *onctueuses* : huiles d'olive, d'amandes douces, de sésame, d'arachide, de noisette, de faine, de colza, de navette, etc ; les autres *siccatives* : huiles d'œillette, de lin, de noix et de chènevis.

L'*huile de lin* jouit de propriétés purgatives assez prononcées, surtout chez les grands ruminants. Elle a été vantée contre les maladies parasitaires cutanées et contre les chancres des oreilles du chien.

Les *huiles animales* sont l'huile de pieds de bœuf et les huiles de poissons. Elles agissent localement comme les huiles végétales.

L'*huile minérale* la plus connue est l'huile de vaseline. Elle ne rancit pas, est très émolliente et peut remplacer les graisses d'origine animale et végétale.

Beurres.

a. *Beurre animal.* — Le beurre préparé avec la crème s'altère facilement à l'air et devient rance par suite de son oxydation et de la formation d'acides caprique et caproïque qui lui donnent son odeur repoussante.

b. *Beurre de cacao.* — Ce beurre est fourni par les semences du Cacaoyer (*Theobroma cacao*). Il fond à 35° et ne s'altère que lentement à l'air.

c. *Beurre ou huile de muscade.* — Ce beurre est fourni par le fruit du muscadier (*Myritica moschata*). On en fait des *frictions résolutives*.

d. *Beurre ou huile de palme.* — Ce beurre est extrait du fruit d'un palmier qui croît en Guinée et au Sénégal, l'*Elæis guineensis*. Ce corps gras se conserve facilement.

e. *Beurre ou huile de laurier.* — Retirée des bois du laurier sauce (*Laurus nobilis* L.), cette huile est *adoucissante* et *résolutive*. Elle est employée surtout sous forme de pommade de laurier, dont voici la formule d'après Lebas :

<pre>
    Huile de laurier pure................ 4 grammes.
    Axonge 3   —
    Suif......... 2   —
</pre>

Graisses diverses.

Les graisses d'origine animale sont molles, à la température ordinaire et fusibles à celle du sang des mammifères. Les plus employées en vétérinaire sont l'*axonge*, la *graisse de cheval*, celle de *volaille*, la *moelle de bœuf* et les *suifs*.

Elles sont toutes très *émollientes*, *relâchantes* et *résolutives*, mais elles peuvent rancir en vieillissant et devenir alors irritantes.

1° *Blanc de baleine*. — Cette matière, encore appelée spermaceti, cétine, adipocire, est fournie par les sinus de la tête des cachalots. Elle entre dans la composition de pommades et d'onguents.

2° *Cire* (*Cera*). — Composition chimique : La cire est formée de deux principes essentiels, la *cérine*, qui en forme les deux tiers, et la *myricine*, qui constitue l'autre tiers. La cire jaune renferme, en outre, un principe aromatique et une matière colorante.

Cette matière entre dans la composition du cérat simple.

> Cire jaune...................... 125 grammes.
> Huile d'olive.................. 375 —

Cette préparation est très adoucissante.

Savons.

On désigne sous le nom de savons les combinaisons que forment les acides gras avec les bases alcalines, potasse, soude, ammoniaque, etc. Les savons à la potasse sont demi-solides, mous ; les savons à la soude sont durs et solides. En médecine vétérinaire, on emploie surtout les savons à la potasse connus sous les noms de savon noir et de savon vert.

Ces savons sont parfaitement solubles dans l'eau et dans l'alcool ; ils sont à réaction alcaline, car ils contiennent un excès de potasse.

Effets. — Le savon vert ou noir, appliqué en frictions sur la peau, dissout les matières grasses et épidermiques et nettoie parfaitement le tégument. L'action dissolvante du savon est en rapport direct de la quantité de potasse libre qu'il contient. En frictions prolongées, il peut irriter la peau. Lorsqu'on le dissout dans l'eau, il se décompose en un sel acide et en un sel basique ; c'est celui-ci qui dissout les graisses et l'épiderme et qui rend la peau glissante.

Introduits dans l'estomac, les savons se décomposent en présence du suc gastrique ; il se forme du chlorure de potassium et du lactate de potasse ; les acides gras mis en liberté sont absorbés et oxydés dans le sang. Ils ne sont que faiblement irritants dans le tube digestif à cause de leur décomposition rapide, mais ils agissent en suractivant les sécrétions et en facilitant la marche des matières ; ils *provoquent des défécations fréquentes molles* et déterminent rapidement la perte de l'appétit en ralentissant la digestion.

Les effets généraux produits après l'absorption sont ceux des carbonates alcalins ; ils fluidifient le sang et sont légèrement *diurétiques*.

Emploi. — *A l'extérieur*, le savon n'est guère employé que pour *purifier la peau*, pour la débarrasser des matières grasses, épithéliales et sudorales. Il est utile dans les maladies cutanées non seulement pour nettoyer le tégument, mais aussi parce qu'il *excite les papilles* du derme et favorise la poussée des poils et de la corne. Il est insuffisant pour détruire les parasites, mais, en rendant la peau propre et l'épiderme plus mince, il permet au substances antiparasitaires d'agir avec plus d'efficacité. Les lavages au savon doivent être énergiques ; c'est le plus souvent une des premières conditions du succès dans le traitement des maladies parasitaires cutanées.

L'action *irritante* et *résolutive* peut être utilisée contre les inflammations chroniques, les engorgements ganglionnaires et glandulaires, les épaississements de la peau et les engorgements cutanés ou sous-cutanés. Pour rendre cette action plus énergique, on y ajoute du carbonate de potasse, du sulfure de potasse, du sulfate d'ammoniaque, de l'ammoniaque, du camphre, de l'iodure de potassium 1 p. 8, de l'iode 1 p. 20 ou de la pommade mercurielle en quantité égale, etc.

Le savon, en neutralisant les acides, combat les brûlures faites par ces corps.

Les teintures de savon sont d'excellents résolutifs locaux ; la plus employée se compose de 2 parties de savon vert et 1 partie d'alcool.

A l'intérieur, les savons ne sont employés que lorsqu'on n'a pas d'autres alcalins à sa disposition, contre la météorisation chez les ruminants, les constipations accompagnées de coliques, les empoisonnements par les acides.

Les *lavements* au savon sont légèrement excitants pour le rectum, rendent sa muqueuse plus glissante et favorisent ainsi les défécations.

Les doses internes sont :

Cheval	20 à 30 grammes.
Bœuf	30 à 60 —
Porc et petits ruminants	10 à 15 —
Chien	3 à 8 —

Glycérine.

$C^3H^8O^3$.

La glycérine constitue un liquide épais, sirupeux, neutre, incolore, inodore, d'une saveur sucrée, très soluble dans l'eau et l'alcool, insoluble dans l'éther, le chloroforme, les huiles et les essences.

Elle est très hygrométrique et ne s'évapore pas à la température ordinaire.

La glycérine dissout : le soufre, l'iodure et le bichlorure de mercure, le phosphore, la vératrine, l'iode, l'acide arsénieux, le tanin, l'acide borique, les borates, le sucre de saturne, le chlorure de zinc, et constitue par conséquent un véhicule excellent pour l'administration de ces corps.

Effets. — La glycérine est *antifermentescible, antiputride* et *antiparasitaire*. Elle préserve de la putréfaction les matières organiques qu'elle imprègne et est toxique pour certains êtres inférieurs qui vivent en parasite sur nos animaux, tels que les poux, les puces, etc.

Appliquée sur les tissus, elle les pénètre facilement, les assouplit et les adoucit. Sur la peau, elle imbibe l'épiderme, ramollit les croûtes et préserve les surfaces de la dessiccation, des gerçures et des crevasses.

A cause de son avidité pour l'eau, la glycérine pure produit une cuisson passagère lorsqu'on l'applique sur des plaies ou des tissus très fins et délicats.

A l'intérieur, elle est facilement supportée à faible dose. A dose forte (50 grammes chez le chien), elle est laxative ; elle peut même devenir irritante quand elle est donnée pure en très grande quantité.

Donnée en lavements, elle excite vivement les contractions du rectum et du gros intestin et produit l'expulsion rapide des excréments.

Après son absorption, elle est décomposée dans le sang et les tissus : en général, il n'est plus possible de la retrouver en nature dans aucun produit d'excrétion.

Elle exerce une action excitante sur le rein et provoque la *diurèse*. A forte dose, elle dissout les globules du sang et produit de l'*hémoglobinurie*.

Indications thérapeutiques. — *A l'extérieur*, elle est indiquée pour ramollir les croûtes qui se forment sur la peau, dans l'eczéma et les gales diverses. Comme elle dissout facilement les substances antiparasitaires, telles que le soufre, l'iode, etc., elle est employée mélangée à ces substances comme moyen curatif des gales et des démangeaisons produites par la vermine. Elle constitue le meilleur médicament pour *assouplir la peau* dans les cas de crevasse, d'indurations superficielles et d'inflammations diverses prurigineuses. Elle imbibe les pansements, facilite leur renouvellement, est *antiseptique* et *cicatrisante*.

La propriété qu'elle a d'exciter l'évacuation des excréments lorsqu'on l'introduit dans le rectum, même à très faible dose, la fait employer en lavements contre la constipation, l'obstruction causée par le dessèchement des matières dans la partie terminale de l'intestin. Ces lavements sont faits avec de petites quantités de glycérine ; ainsi, pour le cheval, il suffit de 5 à 10 grammes, et chez le chien de 1 à 2 grammes pour obtenir rapidement des défécations abondantes.

Préparations.

1° Glycérat simple.

    Glycérine..................................... 40
    Amidon....................................... 20
    Huile d'amandes douces....................... 5
Mélangez dans un mortier.

2° Glycérat de goudron.

    Goudron de bois .... 100 grammes.
    Glycérine 30   —
Chauffez au bain-marie et ajoutez de l'amidon pour donner la consistance voulue.

3° Glycérine créosotée.

    Glycérine...................... 32 grammes.
    Créosote 15   —
Mélangez exactement à froid.

4° Glycérine phéniquée.

    Glycérine...................... 32 grammes.
    Acide phénique................. 4   —
F. s. a.

Très efficace contre la gale sarcoptique (Zundel).

5° *Glycérine iodée.*

Glycérine.	2 grammes.
Iode.	1 gramme.
Iodure de potassium.	1 —

Faites dissoudre l'iodure et l'iode dans la glycérine.

6° *Glycérine laudanisée.*

Glycérine.	100 grammes.
Laudanum de Sydenham.	5 —

7° *Glycérine saturnée.*

Glycérine.	2 grammes.
Extrait de Saturne.	1 gramme

8° *Pommade de glycérine.*

Glycérine.	32 grammes.
Amidon	Q. S.

9° *Glycocine.*

Jaune d'œuf.	4 parties.
Glycérine.	5 —

Pendant qu'on agite les jaunes, on ajoute lentement la glycérine (Sichel).

Cette préparation convient contre les affections cutanées diverses, les brûlures, etc. Elle forme un vernis qui protège les surfaces contre l'action irritante de l'air.

Vaseline.

La vaseline est un corps gras mou, blanc ou jaunâtre, à réaction neutre, obtenu dans la distillation du pétrole d'Amérique. Cette substance a pour densité 0,85, n'est pas saponifiable; elle ne s'oxyde que peu à l'air et n'est altérée ni par les acides, ni par les alcalis caustiques, ni par les sels métalliques. On ajoute à la vaseline de 2 à 5 p. 100 de paraffine pour en augmenter la consistance.

La vaseline officinale est inodore, insipide, fond à 35°, bout à 150°; insoluble dans l'eau, la glycérine, peu soluble dans l'alcool et l'éther, soluble dans 1 partie de chloroforme, dans 0,50 de sulfure de carbone, les huiles grasses et les essences. Elle dissout le soufre, le phosphore, le brome, l'iode, les acides phénique, benzoïque et presque tous les alcaloïdes.

La vaseline est souvent falsifiée par des matières grasses ou goudronneuses, la cérésine, etc. Dans le commerce, on trouve une

vaseline factice en mélangeant la vaseline avec de la paraffine
et de l'huile de vaseline. Ce produit est bon lorsqu'il n'y a pas
d'autres impuretés.

Effets et usages. — La vaseline a une action adoucissante
marquée ; elle pénètre rapidement dans la profondeur des tissus,
et sa propriété de ne pas rancir la rend, comme excipient, bien
supérieure à l'axonge et même à la glycérine, qui, en raison de
sa solubilité dans l'eau, ne peut pas remplir les mêmes indications. Pour les pommades employées sur la peau du chien, elle
a le précieux avantage de ne pas être, comme l'axonge, un appât
qui engage le chien à se lécher et à absorber le médicament.
Unie au soufre dans la proportion de 30 grammes de soufre
pour 100 grammes de vaseline, elle constitue une pommade dans
laquelle le soufre est dissous en grande partie, tandis qu'il n'est
qu'incorporé dans l'axonge.

Elle entre avantageusement dans la composition de toutes les
pommades antiparasitaires et autres appliquées sur la peau de
tous nos animaux domestiques. Elle ramollit facilement la corne
durcie et lui rend sa souplesse.

Les mélanges des alcalis caustiques et de vaseline peuvent
rendre des services aux vétérinaires pour la cautérisation de
certaines tumeurs.

Vasogène.

Le vasogène est de la vaseline oxygénée. Il est obtenu en
oxydant une portion des hydrocarbures des huiles de naphte du
Caucase débarrassées préalablement des produits les plus volatils
en combinant les produits d'oxydation à l'ammoniaque et en
les mélangeant aux hydrocarbures non transformés, qu'ils englobent de façon à assurer leur émulsion dans l'eau.

Le vasogène possède à peu près la même consistance que la
vaseline liquide ; sa couleur est brun jaunâtre ; son odeur rappelle
celle du pétrole. Sa densité est de 0.891, et sa réaction est légèrement alcaline.

Le vasogène forme avec l'eau des émulsions stables et blanchâtres. Il possède la remarquable propriété de dissoudre un
grand nombre de substances médicamenteuses, notamment l'iode,
l'iodoforme, le camphre, le gaïacol, etc. Lorsque ces médicaments
y sont incorporés, ils se mêlent eux-mêmes intimement à l'eau,

même ceux qui, pris isolément, y sont insolubles. On utilise la propriété qu'a la vaseline de dissoudre certains médicaments et de faciliter leur émulsion dans l'eau pour faire des sortes de pommades liquides ou plus ou moins consistantes qui ont l'avantage de se mélanger aux liquides de l'organisme, d'être plus absorbables que les préparations faites avec les corps gras ordinaires, de se conserver longtemps sans altérations et enfin de n'être pas irritantes pour les tissus.

Les préparations au vasogène les plus employées sont les suivantes : l'*iodosol*, vasogène contenant 6 p. 100 d'iode ; le *cadosol*, vasogène à l'huile de cade à 20 et 50 p. 100 ; le *camphrosol*, vasogène, camphre et chloroforme à parties égales ; le *créosotosol*, vasogène à la créosote à 20 p. 100 ; le *gaïacosol*, vasogène au gaïacol à 10 p. 100 ; l'*ichtyosol*, vasogène à l'ichtyol à 10 p. 100 ; l'*iodoformosol*, vasogène à l'iodoforme à 3 p. 100 ; le *menthosol*, vasogène au menthol à 2 p. 100 ; le *salicylosol*, vasogène à l'acide salicylique à 10 p. 100 ; le *soufrosol*, vasogène au soufre à 3 p. 100 ; le *vasogène mercuriel*, à 33 et 50 p. 100.

Ces préparations, comme les pommades et les liniments, empruntent leurs propriétés au médicament incorporé à l'excipient.

Lanoline.

La lanoline est une graisse semi-solide retirée du suint de la laine des moutons. Elle représente une combinaison de la cholestérine avec des acides gras. Celle du commerce renferme environ 25 p. 100 de son poids d'eau et forme un corps gras, visqueux, jaunâtre, presque sans odeur, fondant à + 42°, soluble dans l'éther, le chloroforme, la benzine, le sulfure de carbone. Elle est capable d'absorber une notable quantité de glycérine.

Effet et emploi. — Ce corps a été surtout bien étudié par Liebreich. D'après cet auteur, la lanoline a un avantage considérable sur les autres graisses : elle ne rancit pas, n'irrite jamais la peau et a un pouvoir d'imbibition très prononcé pour l'épiderme. Elle constitue un *excellent excipient* pour la confection des pommades. Comme elle est épaisse et poisseuse quand elle est pure, on l'additionne souvent d'un peu d'axonge ou d'huile. Elle convient contre toutes les affections cutanées où les corps gras

sont indiqués et sert d'excipient à une foule de pommades à
effets divers.

7° *Corps pulvérulents*.

Tous les corps non irritants, réduits en poussière fine, peuvent
servir à protéger les surfaces nues, à la condition qu'ils restent
à peu près insolubles.

Carbonate de chaux.

$CaCO^3$.

Le carbonate de chaux en poudre n'est pas caustique comme la
chaux. Il est administré chez tous les animaux dans le *rachitisme*,
l'*ostéomalacie* et dans les affections accompagnées d'hyperacidité
ou de diarrhée. On le donne aux volailles dont les œufs présentent
une coquille incomplètement formée. Il convient aussi comme
antidiarrhéique dans l'entérite chronique ; il favorise la cicatrisation des ulcérations intestinales par le savon insoluble qu'il
forme avec les corps gras, savon qui se dépose en une couche
protectrice sur la muqueuse. Il est utile aussi dans l'*empoisonnement* par des acides.

Les coquilles d'œuf peuvent remplacer le carbonate de chaux
pour l'usage interne.

Doses.

Cheval	10 à 25 grammes.	
Bœuf	25 à 50	—
Mouton et porc	5 à 10	—
Chien	0gr,5 à 2	—
Chat	0gr,2 à 0gr,5	

Bismuth (sels).

Les sels de bismuth employés en médecine sont le sous-nitrate
et le salicylate.

1° SOUS-NITRATE DE BISMUTH.

$BiAzO^4H^2O$.

C'est une poudre blanche, amorphe ou cristalline, insoluble
dans l'eau, soluble dans les acides.

Effets et emploi. — La poudre constitue un *antiseptique* et un *absorbant excellent*. Après son administration, il n'y a qu'une petite partie qui est absorbée dans le tube digestif; la plus grande quantité se transforme en sulfure noir de bismuth, qui communique aux excréments une coloration noire. On a pu retrouver le bismuth en petite quantité dans le foie (Orfila), la bile (Brücke), les poumons, le cœur, les reins (Girbal et Kazowski). Pendant son séjour dans le tube digestif, il modifie la vitalité et le fonctionnement de la muqueuse, diminue les sécrétions, favorise la guérison des ulcérations intestinales, s'empare de l'acide sulfhydrique et neutralise les acides divers qui peuvent se former par les fermentations. C'est un *antidiarrhéique* puissant et un *antispasmodique*. On l'emploie dans les *éructations acides*, les *diarrhées*, l'*entérite*. On l'administre seul ou associé à l'opium, au laudanum ou à l'eau de chaux.

A l'extérieur, il convient contre l'*érythème*, l'*eczéma*, les *gerçures*, les *dartres humides*.

Doses.

Chien..........................	0gr,25 à 2 grammes.
Chat...........................	0gr,25 à 0gr,5

Préparations.

Contre la diarrhée.

Sous-nitrate de Bismuth...........	) ää 2 grammes.
Bicarbonate de soude.............	)
Laudanum de Sydenham........	V gouttes.
Mucilage de gomme.............	100 grammes.

En deux fois.

Contre l'acidité trop forte de l'estomac et la diarrhée chez les grands animaux.

Contre le catarrhe stomacal.

Sous-nitrate de bismuth...................	0gr,5
Sucre...................................	0gr,5

Mélangez.

Pour le chien en deux fois.

Contre l'eczéma.

Fleurs de tan......................	)
Amidon...........................	) Parties égales.
Sous-nitrate de bismuth...........	)

Appliquez sur les parties malades.

Contre les gerçures.

    Sous-nitrate de bismuth   5
    Glycérine   1
  Mélangez.

En applications sur les gerçures.

2° Salicylate de bismuth.

Ce sel, insoluble ou à peine soluble dans l'eau, contient presque toujours une certaine proportion d'acide salicylique libre. Il est d'ailleurs peu stable, et, dès son arrivée dans l'estomac, il se décompose presque complètement, sinon entièrement, en acide salicylique et oxyde de bismuth.

S'il y a dans le tube digestif un dégagement d'hydrogène sulfuré, il se forme du sulfure de bismuth qui colore les excréments en noir, et l'acide salicylique absorbé s'élimine rapidement par les urines.

Il possède les propriétés *antiseptiques* et *antipyrétiques* de l'acide salicylique et les propriétés *antispasmodiques* et *antidiarrhéiques* du sous-nitrate de bismuth.

Il est particulièrement indiqué dans tous les cas où il est nécessaire de combattre la fièvre et la diarrhée et d'assurer l'antisepsie intestinale.

M. Bouchard recommande pour l'homme la préparation suivante :

    Charbon . . . .   50 grammes.
    Naphtol 2gr,50
    Salicylate de bismuth 2gr,50
    Sucré . . . .   Q. s. pour granuler.

Les granules s'administrent dans un peu d'eau, par cuillerées.

Poudre de lycopode.

La poudre de lycopode, composée de spores du *Lycopodium clavatum*, est utilisée pour poudrer les pilules. Elle pourrait être employée pour l'usage externe dans les excoriations et les irritations cutanées prurigineuses.

Poudre de talc.

Le talc est un silicate de magnésium hydraté. On l'emploie sous forme de poudre. Celle-ci est blanche, onctueuse au toucher, insoluble, inattaquable par les acides, difficilement fusible. Sa densité varie entre 2,5 et 2,8.

La poudre de talc, étant onctueuse, convient très bien dans l'érythème aux ars, les affections cutanées prurigineuses et sécrétantes.

8° *Autres corps protecteurs*.

Collodion.

Le collodion est une dissolution de fulmicoton $C^{12}H^{18}(AzO^2)O^{10}$, dans un mélange d'éther 16 et d'alcool 1. Le fumilcoton, encore appelé *coton-poudre*, *pyroxyline*, s'obtient en faisant tremper, au moins pendant un quart d'heure, du coton dans un mélange à parties égales d'acide azotique et d'acide sulfurique. On retire, on lave à grande eau et on fait dessécher. Le collodion ordinaire est un liquide neutre, sirupeux, incolore ou légèrement jaunâtre, insoluble dans l'eau, dans l'alcool, et s'enflammant facilement au contact du feu.

On peut communiquer au collodion des propriétés nombreuses par l'addition de substances diverses. On lui donne de l'élasticité par addition de quelques gouttes d'huile de ricin, de glycérine, de térébenthine, de caoutchouc, de glu ; on le rend vésicant par l'addition d'éther cantharidé ; on lui communique des propriétés astringentes avec le sucre de saturne ou des propriétés coagulantes avec le perchlorure de fer, des propriétés antiseptiques avec l'iode, le crésyl, l'acide phénique, etc.

Collodion élastique.

Collodion....	10 grammes.
Huile de ricin....	1 gramme

Collodion élastique d'Amérique.

Collodion....	567
Baume du Canada....	17
Huile de ricin....	6,48

Mêlez et conservez dans des vases bien bouchés.

Collodion vésicant.

Épuisez 25 parties de poudre de cantharides avec un mélange de 25 parties d'éther sulfurique et de 5 parties d'alcool; puis dissolvez dans la liqueur ainsi obtenue 1 partie de fulmicoton.

Collodion styptique ou hémostatique.

Perchlorure de fer 6
Collodion. 50

Collodion antiseptique.

Crésyl. 2
Collodion élastique. 20

Effets et usages. — Lorsque le collodion ordinaire est étendu sur la peau des animaux, il ne tarde pas à se dessécher par la volatilisation de l'éther, qui produit un abaissement de température, et à former une mince pellicule solide, fort adhérente aux tissus secs, mais peu adhérente aux surfaces humides. Il met les surfaces à l'abri de l'air, et, par suite de sa rétraction graduelle, il exerce une compression légère des tissus et des vaisseaux.

Le collodion, rendu *élastique* par l'addition de glycérine ou d'huile de ricin, ne resserre pas les tissus ; il forme simplement une pellicule protectrice. Le collodion est précieux pour panser les inflammations superficielles ; il produit une constriction des vaisseaux, rend l'afflux du sang moins abondant, rapproche les lèvres des petites plaies, les préserve du contact irritant de l'air et hâte la cicatrisation. Il rend de grands services sur les plaies simples, les excoriations, les gerçures du mamelon, les crevasses de la peau, l'érythème, etc. On utilise la pression graduelle qu'il détermine sur les parties, dans les cas de mammite, d'orchite, de thrombus, de gonflements articulaires ou tendineux au début, de varice, etc.

Lorsqu'une inflammation superficielle ou profonde de l'œil est aggravée par l'action de l'air, il peut y avoir avantage à rapprocher les paupières et à les coller ensemble à l'aide d'une forte couche de collodion. Le collodion est encore employé pour *limiter l'action* d'un caustique, pour préserver une partie du *contact irritant d'un liquide*, telle que les larmes, l'urine, une sécrétion ichoreuse, etc.

Pour préserver du contact de l'air et des corps irritants, la surface des larges plaies ordinaires ou des plaies articulaires, sur lesquelles il est impossible d'appliquer un bandage, on emploie la ouate imbibée de collodion additionné de 10 p. 100 de térébenthine ou de gomme arabique glycérinée (glycérine, 1 ; solution gomme arabique, 20). On pourrait aussi se servir du collodion pour y tremper les bandages contentifs, si cette substance n'était pas d'un prix trop élevé.

Contre les *excoriations*, les *plaies récentes*, la *chutes des cornes*, etc., on emploie de préférence le collodion saturné, préparé en agitant une solution concentrée de sucre de saturne avec 10 ou 20 parties de collodion.

Gutta-Percha.

La gutta-percha est le suc concret qui s'écoule d'un arbre qui croît à Bornéo et dans les Indes, l'*Isonandra Gutta* (Sapotacées).

Elle se compose surtout de matières hydrocarbonées ; elle contient aussi des sels, des essences, des graisses et de la matière colorante. Elle se dissout facilement dans le chloroforme, la benzine, l'essence de térébenthine ; elle est soluble dans l'alcool et l'éther et complètement insoluble dans l'eau. Sous l'influence de la chaleur, la gutta-percha se ramollit, ce qui permet de lui donner toutes les formes possibles ; par le refroidissement, elle se durcit.

Emploi. — On peut l'utiliser pour faire des bandages contentifs, pour remplir les cavités creusées dans la corne du sabot du cheval.

Le papier de gutta-percha appliqué sur la peau et maintenu en place, empêche la transpiration cutanée à cause de son imperméabilité. Après quelques heures d'application, l'épiderme est ramolli par le liquide sécrété. Cette propriété est utilisée pour ramollir l'épiderme trop dur et trop épais, surtout dans les maladies épidermiques, telles que l'exanthène, le prurigo, le pityriasis. On utilise aussi ce papier pour remplacer les cataplasmes, ou pour empêcher le rayonnement par la peau.

Une dissolution de 10 p. 100 de gutta-percha dans du chloroforme constitue un enduit collant qui peut avoir souvent son utilité. On peut encore donner plus de puissance à cette colle en y ajoutant un peu de caoutchouc. Lorsqu'on pratique des opérations dangereuses pouvant être la cause d'infection, comme les accouchements laborieux, la délivrance artificielle, il peut être bon d'enduire le bras et la main avec une dissolution de gutta-percha dans la benzine. L'application est faite avec un pinceau, et on laisse se dessécher la solution, qui forme alors un enduit imperméable d'une très grande minceur qui ne nuit pas au toucher.

Caoutchouc.

Le caoutchouc dérive du suc laiteux jaunâtre, légèrement acide, qui s'écoule de certaines plantes de la famille des Euphorbiacées et des Apocynées, originaires du Brésil et de l'Inde.

Le caoutchouc est soluble dans l'éther, le chloroforme, la benzine, le sulfure de carbone. Il est remarquable par son élasticité. Il s'assouplit à une douce température et se durcit au froid.

Emploi. — Son élasticité le fait employer pour confectionner des drains, des bougies, des sondes, des sacs à glace, etc. Le caoutchouc vulcanisé est plus élastique que le caoutchouc ordinaire ; il résiste même à la chaleur et au froid. On en fait des bandes destinées à exercer une compression sur les articulations, ou à produire l'anémie d'un membre pour faciliter les opérations chirurgicales (bandes d'Esmarch). La toile caoutchoutée sert à un grand nombre d'usages ; on l'emploie surtout pour maintenir la chaleur et l'humidité sur une région où l'on veut produire un effet émollient très prononcé.

Le caoutchouc est aussi disposé en fils plus ou moins gros pour les ligatures élastiques, qui sont, en général, préférables aux ligatures ordinaires, quand on veut obtenir la chute d'une tumeur ou d'une partie molle quelconque.

Poix noire.

C'est un produit pyrogéné qui résulte de la distillation, en vase clos, de filtres de paille sur lesquels on a clarifié la térébenthine ou le galipot. Elle est solide, noire, cassante quoique collante aux doigts, d'une odeur spéciale, d'une saveur amère, très fusible et très combustible, soluble dans l'alcool, l'éther, les essences et les corps gras.

Effets et usages. — La poix est exclusivement employée à l'extérieur, comme moyen protecteur ou comme moyen contentif. Elle adhère fortement à la peau lorsqu'on la ramollit légèrement avant de l'appliquer. Étendue sur une toile ou du cuir, la poix forme l'emplâtre de poix noire qui est très utile sur les plaies, sur les contusions produites pas le collier, la selle. Après avoir bien nettoyé celles-ci, on les recouvre avec de la charpie ou de l'étoupe, par-dessus laquelle on applique l'emplâtre qui doit dépasser les bords de la plaie de 2 ou 3 centimètres. Après huit jours, l'emplâtre se détache par suite de la sécrétion de la plaie ; on le renouvelle jusqu'à guérison complète. Ce pansement a l'avantage de permettre l'utilisation des animaux ; mais il a aussi l'inconvénient d'être difficilement enlevé. On peut confectionner un emplâtre moins adhérent avec mélange de poix et de térébenthine à parties égales.

L'emplâtre de poix noire agit aussi comme résolutif sur les engorgements indolents sur lesquels il est appliqué.

Plâtre.

CaSO⁴.

Le plâtre est le sulfate de chaux déshydraté par une température de + 100 à 180°. Lorsque le gypse est chauffé à + 200°, il perd la propriété de se durcir avec l'eau. Réduit en poudre, le plâtre est blanc ou légèrement grisâtre ; sa densité est de 1.87 à 3. Mélangé avec de l'eau, il se combine avec ce liquide et forme en dix ou quinze minutes une masse dure et compacte.

Emploi. — Le plâtre sert à confectionner des bandages contentifs très solides et d'un prix peu élevé.

1° *Bandage simple*. — Le membre malade est enduit d'huile, sa surface est rendue régulière avec du coton ou des étoupes maintenus avec une bande humide ; on applique par-dessus une couche d'une bouillie formée de 2 parties de plâtre et de 1 partie d'eau ; on la régularise avec la main mouillée et on applique une bande. La couche de plâtre doit être plus épaisse au milieu que vers les extrémités du pansement.

2° *Bandages avec bandes plâtrées*. — Des bandes faites avec de la toile, de la gaze, de la flanelle, etc., sont saupoudrées sur leurs deux faces avec du plâtre, puis enroulées ; on les trempe ensuite dans l'eau chaude ; pour faire pénétrer celle-ci partout, on exprime légèrement et on applique les bandes, en ayant soin de faire recouvrir les tours les uns par les autres pour obtenir un accolement général. Pendant qu'on serre les tours de bande, on exprime un peu de liquide plâtré, qu'on a soin de bien étendre partout avec la main ; le tout se prend bientôt en une masse compacte.

Pour que le plâtre prenne bien, il faut qu'il soit frais. Ce bandage, très facile à exécuter, peu coûteux, a l'inconvénient d'être lourd, de ne pas être toléré longtemps par les animaux et d'être difficile à enlever. En outre, comme il se durcit d'abord à la surface et seulement plus tard au centre, il en résulte qu'il est souvent trop lâche et qu'il tombe facilement.

3° *Bandage de Beely*. — On trempe de la filasse dans un liquide fait avec parties égales d'eau et de plâtre, jusqu'à ce qu'elle en soit bien imprégnée ; on la dispose en long autour du membre nu fracturé, en l'exprimant avec la main, et on l'enveloppe d'une bande. Ce bandage est très solide, assez léger; il est facile d'y tailler des fenêtres et des trous pour passer des rubans destinés à le maintenir fixe.

Ces bandages peuvent servir non seulement pour les fractures, mais encore pour les luxations, les tuméfactions articulaires, etc. On peut aussi se servir du plâtre, surtout en le mélangeant à du goudron pour les plaies du pied du cheval, en particulier contre le crapaud.

Silicate de potasse.

La solution officinale de silicate de potasse, ou liqueur des cailloux, est un liquide incolore ou légèrement opalin, visqueux, de densité 1,282, présentant une réaction alcaline. Cette solution absorbant l'acide carbonique de l'air doit être conservée en vase bouché.

La solution de silicate de potasse sert à faire des bandages pour les fractures, les luxations, les inflammations chroniques et les efforts de tendons.

On l'emploie de la manière suivante : On roule sur le membre atteint d'une fracture, par exemple, une lame d'ouate ou d'étoupe que l'on fixe régulièrement avec une bande de toile ou mieux de tarlatane. Alors on applique la bande imprégnée de silicate. L'imprégnation se fait en plongeant la bande déroulée dans la solution siliceuse. On l'exprime et on la roule à nouveau; dès lors, elle est prête à être appliquée.

Le bandage est plus léger que celui de plâtre, mais il n'acquiert une rigidité suffisante qu'après vingt-quatre heures.

Quelques préparations adoucissantes.

Cataplasme de farine de lin.

Farine de lin........................... Q. V.
Eau.................................... Q. S.

Délayez la farine dans l'eau froide, de manière à faire une bouillie très claire, et faites chauffer, en remuant continuellement, jusqu'à ce que la masse ait pris une consistance convenable (*Codex*, 1884).

Cataplasme de fécule.

Fécule de pomme de terre........   100 grammes.
Eau............................   1000   —

Délayez la fécule dans le double de son poids d'eau, ajoutez-y peu à peu en remuant le reste de l'eau portée à l'ébullition. Faites bouillir pendant quelques instants en agitant la masse.

Préparez de la même manière les cataplasmes de *poudre d'amidon* et de *poudre de riz*.

Sachet émollient.

Son...............................   {
Pulpes de pomme de terre..........   }   ãa parties égales.
Eau bouillante....................   Q. S.

Faites une pâte épaisse que vous renfermerez dans un sac de toile pour l'appliquer sur les points malades.

Liniment siccatif (Pick).

Gomme adragante finement pulvérisée.   5 grammes.

Ajoutez par petites portions et en triturant constamment dans un mortier :

Eau distillée...................... 100 grammes.
Glycérine   2   —

F. s. a.

Contre les inflammations cutanées.

Ce liniment, qu'on peut préparer à froid ou, mieux encore, à chaud, présente une consistance sirupeuse; il se laisse facilement appliquer sur la peau en couche fine et uniforme et s'y dessèche très rapidement en formant un enduit protecteur, solide, fin, lisse, sec, qui ne modifie pas d'une façon appréciable la couleur de la peau et qui se laisse ensuite facilement enlever au moyen de lavages à l'eau ordinaire.

On peut facilement incorporer à ce liniment des quantités relativement considérables (5 à 10 p. 100) de différentes substances médicamenteuses, soit solubles, soit insolubles dans l'eau : huile de cade, goudron, ichtyol, baume du Pérou, chrysarobine, oxyde de zinc, iodoforme, iodol, acide salicylique, pyrogallol, naphtol, résorcine, acide borique, créoline, précipités blanc, jaune ou rouge de mercure, etc.

Fomentations émollientes.

    Espèces émollientes................ 30 grammes.
    Eau.. 1000   —
Faites bouillir et passez.

Lotion émolliente.

    Feuilles de mauve .... } āā 2 poignées.
    Son de blé...................... }
    Eau....... ....   4 litres.
Faites bouillir et passez avec expression.

Lotion amylacée.

    Orge mondé.... .... } āā 125 grammes.
    Riz............................. }
    Amidon..,.......................   60   —
    Eau.. ....   5 litres.
Faites cuire le riz et l'orge; passez avec expression et delayez dans l'amidon.

Contre les inflammations cutanées.

Liniment adoucissant.

    Racine de guimauve.... .... 30 grammes.
    Huile d'olive.................... 125   —
    Eau............................. 500   —
Faites bouillir la guimauve jusqu'à réduction d'un tiers, passez, mélangez à l'huile et agitez dans un vase.

Lavement émollient.

    Espèces émollientes............... 30 grammes.
    Eau 500   —
Infusez.

Les espèces émollientes sont représentées par un mélange, à parties égales, de feuilles sèches de mauve, de guimauve, de bouillon blanc, de sèneçon et de pariétaire.

Lavement adoucissant.

    Feuilles de mauve .... 100 grammes.
    Son de froment .. ..   1 poignée.
    Eau.............................   3 litres.
Faites bouillir et passez.

Administrer tiède.

Lavement amylacé.

    Riz.... .... } āā 60 grammes.
    Amidon .... }
    Eau.............................   3 litres.
Traitez par décoction et passez.

Administrer tiède.

Lavement huileux.

Huile grasse........................ 450 grammes.
Décoction de graine de lin......... 3 litres.

Émulsionnez l'huile dans la décoction en agitant vivement le mélange.

Administrer tiède.

Poudre adoucissante.

Réglisse pulvérisée.................... } āā 30 grammes.
Guimauve .... }
Gomme arabique.. .... } 15   —
Dextrine............................. }

Mêlez.

Boisson adoucissante.

Racine de guimauve.............. 125 grammes.
Carotte (racine)................... 250   —
Miel............................... 500   —
Eau................................ 10 litres.

Faites bouillir les racines dans l'eau.

Dans les phlegmasies aiguës.

Breuvage amylacé.

Riz.................................. } āā 30 grammes.
Racine de guimauve................ }
Amidon............................. 15   —
Eau 1¹,5
Miel............................... Q. S.

Faites bouillir le riz, la guimauve dans l'eau, passez avec expression et édulcorez.

Contre les inflammations gastro-intestinales.

Breuvage gommeux.

Dextrine............................. 125 grammes.
Gomme arabique pulvérisée........ 30   —
Miel............................... 60   —
Eau................................ 1 litre.

Faites un breuvage pour grands animaux.

Breuvage sucré.

Betterave ou carotte.............. 250 grammes.
Réglisse.......................... 60   —
Miel.............................. 35   —
Eau............................... 1¹,5.

Faites un breuvage pour grands animaux.

Breuvage mucilagineux.

Racine de guimauve.............. 60 grammes.
Graine de lin.................... 15   —
Miel 30   —
Eau .... 1¹,5.

Faites un mélange pour grands animaux.

Breuvage adoucissant et nutritif.

OEufs . . . . N° 4
Eau . . . . 1 litre.

Battez les œufs de manière à mélanger intimement le jaune avec le blanc ; ajoutez peu à peu l'eau tiède et passez dans un linge fin.

Administrez aux grands herbivores

Electuaire gommeux.

Poudre de gomme arabique . . . . 60 grammes.
Miel . . . . Q. S.

F. s. a.

Astringents.

Les médicaments de cette classe sont encore appelés *styptiques, dessiccatifs*. On les divise en minéraux et en organiques.

Les astringents minéraux comprennent les composés de plomb, de fer, de cuivre, de zinc et d'aluminium.

Les astringents organiques ont pour base le tanin et l'acide gallique.

Effets. — Localement, les astringents produisent sur les tissus : le *resserrement*, la *condensation*, la *diminution de volume*, la *constriction vasculaire*, la *pâleur*, *l'abaissement de la température* *l'arrêt des sécrétions* et la *diminution de la sensibilité*.

Ces nombreux et très importants effets physiologiques sont d'autant plus prononcés que les tissus sur lesquels ces médicaments agissent sont plus fins, plus délicats. Quand l'application astringente est de courte durée, les effets sont éphémères ; ils se dissipent bientôt, et souvent des effets inverses apparaissent ; c'est alors ce qu'on appelle la *réaction*. La réaction consiste dans le retour brusque du sang dans les capillaires sanguins de la partie médicamentée ; celle-ci rougit alors, se gonfle, devient chaude, sensible, et ses diverses sécrétions se réveillent avec activité. La réaction se produit d'autant plus facilement que la durée de l'application des médicaments est plus courte et que les effets passagers provoqués sont plus intenses.

Pour éviter le retour de la réaction, il est indispensable d'insister longtemps sur l'application astringente. Plus la durée de l'application est longue, moins la réaction a de tendance à se produire.

Quand l'action astringente dure trop longtemps, les tissus

deviennent durs, épais, pâles, froids, insensibles et impropres à remplir leurs fonctions : ils sont en quelque sorte tannés.

Les effets immédiats des astringents dérivent de leurs propriétés chimiques, surtout de leur affinité pour les matières albuminoïdes. Tous les astringents coagulent l'albumine et la fibrine, et c'est parce qu'ils se combinent avec les substances albumineuses des tissus qu'ils provoquent leurs effets de resserrement, de condensation, de constriction vasculaire. Ils sont tous plus ou moins *antiseptiques*.

Introduits dans la *bouche*, ces médicaments produisent une action resserrante des plus marquées : ils arrêtent la sécrétion du mucus et de la salive, dessèchent la muqueuse buccale, la décolorent et la crispent, rétrécissent le pharynx, l'œsophage, et rendent la déglutition très laborieuse. Arrivés dans l'*estomac*, ils sont généralement mal supportés ; ils arrêtent la sécrétion du suc gastrique, produisent du dégoût, déterminent la soif, provoquent les vomissements chez les carnivores et rendent la digestion laborieuse chez les herbivores.

Dans l'*intestin*, les mêmes effets se produisent : le mucus et le liquide entérique ne sont plus sécrétés en aussi grande quantité, non plus que la bile et le suc pancréatique ; les tuniques de l'intestin reviennent sur elles-mêmes et, par suite, le calibre de ce conduit diminue ; la marche des aliments se ralentit ; la consistance des excréments augmente ; les défécations sont retardées. Quand on insiste trop longtemps sur l'usage interne des astringents, ils arrêtent entièrement la fonction digestive, irritent la muqueuse, frappent d'inertie le canal intestinal, déterminent d'abord une constipation opiniâtre, puis la rétention complète des matières fécales, et peuvent déterminer la mort, si l'on ne remédie pas bientôt à ces fâcheux effets par les boissons mucilagineuses, les laxatifs, les purgatifs salins.

A dose forte, ils sont irritants et provoquent de la gastro-entérite.

Indications thérapeutiques. — Les astringents, en combattant directement la *tuméfaction*, la *rougeur*, la *chaleur* et la *douleur*, conviennent dans tous les cas d'inflammation locale. Leur action *resserrante, condensante*, les fait employer pour diminuer la laxité et le boursouflement d'un tissu ou d'un organe quelconque. Leur action *antisécrétoire* les rend précieux pour tarir les sécrétions muqueuses, purulentes ou autres. Ils conviennent pour *dessécher* les surfaces qui sont le siège d'une sécrétion morbide, exemple : dans les eaux aux jambes, les crevasses, la fourchette pourrie, la limace, le piétin, les dartres, certains ulcères, les eczémas humides, etc. Leur action antiseptique s'ajoutant à l'action astringente, ils conviennent dans le traitement des plaies suppurantes, dont ils hâtent la cicatrisation.

L'effet *vaso-constricteur* est utilisé dans les cas d'hémorragies superficielles, dans les contusions, les entorses, les efforts divers des articulations et des tendons, dans les cas d'ecchymoses, de tumeurs sanguines, de varices, d'anévrysmes au début.

L'action *tonifiante* et *antisécrétoire* les fait employer à l'intérieur pour combattre la diarrhée.

Astringents minéraux.

Sels de plomb.

Les composés plombiques sont nombreux ; mais, en médecine vétérinaire, on n'utilise guère que les acétates de plomb.

1° ACÉTATE NEUTRE DE PLOMB.

$$(C^2H^3O^2)^2Pb + 3H^2O.$$

Ce sel, encore appelé *sucre de Saturne*, est en cristaux blancs ; il est d'une saveur sucrée d'abord, métallique et astringente ensuite. Il se dissout dans 3 parties d'eau froide, dans 2 d'eau chaude et dans 30 parties d'alcool. Les solutions de sucre de Saturne sont précipitées par l'hydrogène sulfuré, les carbonates, les sulfates, les alcalis, les matières albuminoïdes ; il n'est pas précipité par la mucine. Pour en faire des solutions, il est nécessaire de se servir d'eau distillée ou d'eau de pluie, car l'eau de puits et l'eau de source sont toujours plus ou moins riches en carbonates et sulfates et, par conséquent, décomposeraient en partie le sel de Saturne.

2° ACÉTATE TRIBASIQUE DE PLOMB.

$$(C^2H^3O^2)^2 \ PbO.H^2O.$$

Ce corps, appelé vulgairement *extrait de Saturne*, est un liquide incolore un peu visqueux, d'une odeur spéciale, d'une saveur sucrée d'abord, puis très styptique ; il est insoluble dans l'alcool, qui trouble sa solution aqueuse. Quand on le mélange à l'eau ordinaire, il donne un précipité blanc d'autant plus abondant qu'elle est plus chargée de carbonates, de sulfates, de chlorures, etc. Le liquide blanc ainsi obtenu s'appelle *eau blanche*.

L'acétate tribasique de plomb précipite un grand nombre de principes organiques, tels que la gomme, l'amidon, l'albumine, la gélatine, le tanin, etc.

Action des sels de plomb. — *Localement*, les sels de plomb agissent comme *astringents*. Ils coagulent l'albumine des éléments anatomiques avec lesquels ils sont en contact, densifient les tissus, tarissent les sécrétions locales et diminuent la sensibilité et la douleur. Ils exercent aussi une action *vaso-constrictive* énergique sur les petits vaisseaux, déterminent la pâleur, l'anémie et l'abaissement local de la température. Les effets locaux externes des acétates de plomb, employés en solutions plus ou moins étendues, consistent donc dans une action *astringente, dessiccative* et *analgésique*.

A l'intérieur, les acétates de plomb déterminent à faible dose une *constipation* plus ou moins opiniâtre, et à forte dose une irritation, une *gastro-entérite* accompagnée de violents spasmes intestinaux et de coliques très vives appelées *coliques de plomb*.

Tous les composés plombiques, *même le plomb métallique*, peuvent devenir solubles dans le tube digestif et passer à l'absorption. En présence des sucs digestif et des aliments, les sels plombiques entrent en combinaison avec les peptones et forment des composés organiques peu connus au point de vue de leur constitution chimique, mais qui, dans tous les cas, sont très absorbables. L'absorption peut aussi s'effectuer sur la muqueuse respiratoire, les plaies, dans le tissu conjonctif.

Dans le tube digestif, une partie des sels de plomb administrés se transforme en sulfure de plomb en présence de l'acide sulfhydrique de l'intestin, et une partie seulement passe à l'absorption sous forme de composés organiques solubles. Une fois parvenu dans le sang, le plomb se fixe sur les hématies, qui le transportent ensuite dans tous les organes et le déposent dans les tissus, principalement dans les *os*, les *reins*, le *foie*, les *centres nerveux*, les *muscles*. Là, le plomb fait un séjour très prolongé ; il semble être fixé chimiquement avec les éléments des tissus et ne s'élimine qu'avec une extrême lenteur. L'élimination s'effectue par plusieurs voies, principalement par la bile, la salive et les urines. L'administration d'iodure de potassium rend plus rapide l'élimination de ce métal.

Pendant *l'empoisonnement chronique*, on voit apparaître des modifications fonctionnelles importantes. Il se produit d'abord une grande faiblesse musculaire, de la tristesse, de l'inappétence, des tremblements et des convulsions choréiformes, des coliques persistantes et très douloureuses, de la constipation alternant avec la diarrhée, une certaine difficulté dans la respiration, le cornage chez le cheval, l'abaissement de la température rectale, l'affaiblissement du pouls, le ralentissement des battements du cœur, la diminution de la sensibilité générale, des douleurs rhumatismales et enfin l'amaigrissement progressif, qui aboutit au marasme, à la paralysie et à la mort.

Lorsque l'empoisonnement plombique se produit avec une grande lenteur, on voit apparaître la *sclérose progressive* du rein, du foie, des centres nerveux, de l'intestin. Ces différents organes se trouvent alors envahis par une formation exagérée de tissu conjonctif; ils se rapetissent et deviennent très durs, surtout les reins. A l'analyse chimique, on peut y déceler du plomb.

Dans *l'empoisonnement aigu*, les organes précédents subissent une *dégénérescence graisseuse*. Les symptômes consistent dans des phénomènes de gastro-entérite; il y a des vomissements, de la diarrhée, puis de la constipation, des coliques, ensuite des convulsions épileptiformes, enfin la paralysie et la mort.

Indications thérapeutiques. — *A l'extérieur*, les sels de plomb sont indiqués :

1° Comme *astringents analgésiques* contre les inflammations cutanées, les brûlures, les plaies, les ulcérations, l'eczéma, le crapaud, etc. ;

2° Comme *astringents et dessiccatifs* contre les inflammations catarrhales des muqueuses apparentes ; dans la conjonctivite, la métrite, la vaginite, la stomatite, etc. ;

3° Contre les ulcérations de la cornée, les sels de plomb doivent être proscrits, car les particules de plomb qui se précipitent à la surface de l'ulcération s'enkystent et amènent des taches blanches qui persistent après la cicatrisation. Ils peuvent être employés par contre très avantageusement dans les conjonctivites ordinaires, non accompagnées d'ulcération cornéenne.

A l'intérieur, l'acétate neutre est indiqué :

1° Pour combattre des diarrhées épuisantes et rebelles ;

2° Pour arrêter des hémorragies gastro-intestinales ;

3° On l'a administré quelquefois pour combattre des hémorragies rénales, pulmonaires, etc. ; mais ce moyen est dangereux et doit être abandonné.

Administration et doses. — Le sucre de Saturne s'administre en bols, pilules, électuaires, en poudre ou en solutions très étendues. L'extrait de Saturne sert à faire l'*eau blanche* (1 à 2 p. 100), qu'on emploie pour laver les plaies, les contusions, pour faire des injections dans les fistules sur les muqueuses enflammées.

Doses thérapeutiques (sucre de Saturne).

Cheval	5 à 10 grammes.
Bœuf	1 à 5 —
Mouton, porc	0^{gr},30 à 1 gramme.
Chien	0^{gr},02 à 0^{gr},10

Toxicité. — Les grands ruminants et les volailles sont les animaux les plus sensibles au plomb.

Doses toxiques de sucre de Saturne.

Bœuf	50 grammes.
Cheval	500 —
Mouton	50 —
Porc	8 —
Chien	10 grammes.
Volailles	Sont très sensibles au plomb.

Avec les doses précédentes, on détermine l'empoisonnement aigu. Des doses beaucoup plus faibles administrées régulièrement pendant longtemps déterminent la mort par intoxication chronique. Ainsi, Ellenberger et Hofmeister ont vu mourir deux moutons après trois mois, en leur donnant tous les jours de 0^{gr},5 à 3 grammes de sucre de Saturne.

Sels de fer.

PERCHLORURE DE FER.

$$Fe^2Cl^6 + nH^2O.$$

Le perchlorure de fer anhydre est solide, en écailles violacées, très hygroscopiques ; il est très soluble dans l'eau, l'alcool et l'éther. Ce corps est rarement usité sous cet état : il s'emploie surtout sous la forme hydratée. Il constitue alors un *liquide* sirupeux marquant 20° au pèse-sel de Baumé, d'une couleur rouge brun,

d'une odeur chlorée et d'une saveur âcre et astringente. Il peut
être acide, basique ou neutre ; c'est ce dernier qui doit être préféré. Ce liquide contient environ le tiers de son poids de perchlorure solide.

Avec les matières tannantes, ce sel de fer forme de l'encre ; avec
les cyanures et les ferrocyanures, il donne naissance à du bleu de
Prusse. Il précipite les gommes, le mucilage, l'albumine et forme
avec ces corps des combinaisons spéciales.

Effets physiologiques. — Le perchlorure de fer appliqué sur la
peau intacte condense l'épiderme, le resserre, le tanne en quelque sorte et le rend imperméable. Lorsqu'il est appliqué sur une
plaie ou une muqueuse suppurante, il y détermine immédiatement
une action coagulante si énergique que le coagulum formé ressemble à une fausse membrane ou à une escarre, ce qui fait croire
à une action caustique qui n'existe pas. Il ne devient escarrotique
sur les muqueuses et les surfaces nues que lorsqu'il est concentré.
Il ne produit pas immédiatement de la douleur lorsqu'on l'applique,
parce que le perchlorure de fer n'est pas une substance irritante ;
mais, au bout de quelques heures et par suite de l'action désorganisatrice par coagulation qu'il exerce sur les tissus et les sérosités
et de la mise en liberté d'une certaine quantité de chlore, il provoque une douleur assez vive, quoique peu persistante.

Le perchlorure de fer mis en contact avec le sang, la lymphe,
les sécrétions diverses contenant des substances albuminoïdes,
exerce sur ces divers liquides une action coagulante des plus
énergiques. Quand on verse une quantité de perchlorure égale
à X gouttes à 45° B. par centilitre de sang, en ayant soin
d'agiter le mélange avec une baguette de verre, on obtient un
magma solide, qui a la forme d'une pâte noirâtre, granuleuse,
mais ferme. Abandonné à lui-même à l'air, ce magma complètement imputrescible durcit encore, se dessèche assez rapidement
et se réduit facilement en une poudre brune, qui peut se garder
indéfiniment. Un excès de perchlorure de fer ajouté au coagulum
encore humide le rend d'abord moins solide, et une nouvelle
quantité tend à le redissoudre.

C'est en 1852 que cette propriété *coagulante* a été découverte
par le Dr Pravaz, de Lyon ; elle a été immédiatement appliquée
pour arrêter les hémorragies et guérir les varices.

Le perchlorure de fer est aussi un agent *antiseptique* et *antiputride* d'une assez grande énergie. Les microcoques du pus

sont tués en quinze secondes par une solution à 1 p. 100 (Martens) et le virus rabique perd en deux minutes ses propriétés dans une solution à 2 p. 100 (de Blasi et Russo-Travoli). Il est également *antivenimeux*, car il précipite le venin des serpents et lui fait perdre sa toxicité.

Administré à petites doses à l'intérieur, en solution étendue, il resserre légèrement l'estomac et l'intestin, colore les excréments en noir verdâtre et ne tarde pas à déterminer la *constipation*. A la dose de 30 grammes, il cause du dégoût chez le cheval et rend la déglutition difficile.

Après son absorption, il comunique au sang une plasticité plus grande en augmentant le nombre des globules rouges. C'est un *tonique puissant*. Pendant longtemps on a considéré le perchlorure de fer comme hémostatique capillaire après son absorption et comme pouvant agir sur tous les organes parenchymateux. Cette action hémostatique générale n'existe pas ; le perchlorure n'exerce plus aucune action coagulante sur le sang après son absorption.

L'*action hémostatique* ne peut donc être que locale, c'est-à-dire se borner aux points touchés directement par la solution.

Indications thérapeutiques. — Son action coagulante en fait un *hémostatique local* des plus puissants. Cependant l'efficacité peut dépendre beaucoup du mode d'application.

L'action coagulante du perchlorure de fer est tellement instantanée que, si l'on en verse sur les lèvres sanguinolentes d'une plaie, toute la superficie sera à l'instant coagulée ; mais le liquide ne pouvant pénétrer jusqu'à l'orifice du vaisseau ouvert, l'hémorragie continuera ; il y a donc certaines précautions préliminaires qui sont indispensables à la réussite de l'opération :

1° Il faut, autant que faire se peut, exercer, à une certaine distance de la plaie, une compression momentanée pour suspendre l'hémorragie ; 2° éponger rapidement et aussi complètement que possible ; 3° porter alors promptement un bourdonnet de charpie ou d'étoupe imprégné de liquide à l'orifice du vaisseau ou sur la surface sanguinolente dans les hémorragies en nappe, en pressant légèrement et en le maintenant un instant ; 4° enfin ajouter un autre plumasseau et maintenir encore quelques minutes la compression, afin de donner au caillot le temps d'offrir assez d'adhérence pour ne pas être expulsé par l'écoulement sanguin.

Pour faire des *injections hémostatiques* dans l'épistaxis, la métrorragie, on emploie des solutions à 10 p. 100.

L'action coagulante est encore utilisée pour fermer les plaies, les fistules articulaires et tendineuses.

En solution étendue, son action *astringente* et *antiputride* le rend précieux dans le traitement des solutions de continuité graves (ex. : fistules, abcès, clapiers, etc.).

Son effet *antisécrétoire* est utilisé pour guérir les maladies cutanées sécrétantes, les dartres rongeantes et humides, les eaux aux jambes et le crapaud : il est opposé aussi à la diarrhée, à la dysenterie, aux hémorragies intestinales, etc.

Comme nous l'avons déjà dit, le perchlorure de fer ne doit pas être employé comme hémostatique général, à cause de la nullité de ses effets après absorption.

A l'intérieur, il est indiqué comme *tonique* toutes les fois qu'il faut augmenter la plasticité du sang et relever la nutrition. On l'emploie avantageusement dans l'anémie et pendant les convalescences des maladies graves. A l'état de grande dilution, il peut être administré à l'intérieur pour combattre les hémorragies gastro-intestinales et les diarrhées.

Doses.

Cheval	1	à 3 grammes.
Bœuf	3	à 5 —
Mouton et porc	$0^{gr},05$	à $0^{gr},50$
Chien	$0^{gr},05$	à $0^{gr},15$
Chat	$0^{gr},01$	à $0^{gr},02$

On doit donner ce sel en boissons étendues d'une grande quantité d'eau miellée ou sucrée, en électuaire, en pilules.

Préparations.

Pommade de perchlorure de fer.

Perchlorure de fer	1 gramme.
Axonge	32 grammes.

Incorporez..

Préparation hémostatique puissante.

Perchlorure de fer	1
Collodion	8

CARBONATE DE FER.

$$FeCO_3.$$

C'est un des composés de fer les plus employés à l'intérieur et des plus dignes de l'être; il peut remplacer la plupart des autres avec avantage, à cause de sa facilité de dissolution et d'absorption. Il jouit d'une certaine réputation contre le *pissement de sang*. Quand on en fait un usage un peu prolongé, il provoque facilement la *diarrhée*, que l'on peut d'ailleurs éviter en l'associant à la gentiane.

Chez le cheval et les grands ruminants, on le donne à la dose de 15 à 90 grammes. On l'administre en bols ou en électuaires.

PROTOSULFATE DE FER.
$$FeSO^4 + 7H^2O.$$

Le sulfate de fer, encore appelé *couperose verte*, *vitriol vert*, est soluble dans la moitié de son poids d'eau chaude et dans le double de son poids d'eau froide.

Il est décomposé par les *sels* à base de chaux, de baryte, de plomb, d'argent, de mercure, etc., qui forment avec l'acide sulfurique des composés insolubles; par les oxydes des deux premières sections qui précipitent l'oxyde de fer; par les phosphates et les borates, qui forment des sels de fer insolubles; par les savons, le tanin.

Effets physiologiques. — Ce sel en solutions étendues agit sur l'organisme comme un *astringent énergique*, mais il ne présente aucune particularité notable.

A l'état de poudre ou de solutions concentrées, il cesse d'être astringent; il devient *irritant* pour les tissus fins.

Introduit dans les voies digestives à la dose de 8 grammes chez le chien, ou injecté dans les veines à celle de 1 à 2 grammes, il provoque le vomissement et ne tarde pas à faire périr l'animal après avoir déterminé un abattement général.

Le professeur Gohier administra 350 grammes de ce sel à un cheval, 200 grammes à un âne et 100 grammes à un poulain de six mois; aucun d'eux ne vomit ni n'urina, mais il y eut quelques nausées. Le lendemain, les trois sujets moururent et, à l'autopsie, on trouva les intestins gangrenés.

Dans l'estomac, le sulfate de fer se précipite, en général, en se combinant avec les matières albuminoïdes; mais l'acide chlorhydrique le redissout en partie et le transforme en chlorure de fer, qui est absorbé.

Le fer arrive donc dans le sang à l'état de chlorure de fer.

Avant son absorption, le sulfate ferrique provoque le resserrement de la muqueuse gastro-intestinale et la diminution des sécrétions digestives. Après son absorption, il rend le sang plus plastique, plus riche en globules rouges, et constitue un *tonique hématique*, comme d'ailleurs tous les composés ferrugineux.

Pour que ces effets toniques se manifestent, il ne faut l'administrer qu'à très faible dose, pour éviter son action malfaisante sur la digestion.

Le fer s'élimine en partie par les voies urinaires, ainsi que l'ont démontré Gmelin et Tiedeman, en traitant les urines par les réactifs appropriés ; mais la plus grande partie est éliminée par la bile.

Le vitriol vert est *antiseptique* : il détruit aussi les mauvaises odeurs qui se dégagent des matières organiques en fermentation et est par conséquent *désodorisant*.

Applications thérapeutiques. — Ce sel répond à toutes les indications ordinaires des astringents, sur les plaies, les muqueuses enflammées. A l'intérieur, il relève la nutrition chez les anémiques ; il est cependant avantageusement remplacé par d'autres préparations ferrées. Son action *antiseptique* et *désodorante* peut être utilisée pour désinfecter les locaux en temps ordinaire ; mais il est insuffisant comme désinfectant en cas d'épidémie.

Il est employé en poudre ou en solutions plus ou moins concentrées, de 1 à 10 p. 100.

Doses.

Grands ruminants..........	2	à 5 grammes.
Solipèdes.................	1	à 5 —
Petits ruminants et porc....	$0^{gr},50$	à 1 gramme.
Chien et chat..............	$0^{gr},01$	à $0^{gr},05$

AUTRES SELS DE FER.

Le fer forme, avec les acides organiques, des sels qui sont en général très solubles et qui ne présentent que des propriétés astringentes légères. Ils conviennent donc très bien comme *astringents internes et toniques*, car ils sont absorbés facilement dans le tube digestif. Les principaux de ces sels sont : l'*acétate*, le *lactate*, le *citrate*, le *tannate* et les *tartrates* de fer (Voir *Toniques*).

Sels de cuivre.

1° SULFATE DE CUIVRE.
$$SO^4Cu + 5H^2O.$$

Ce sel, encore appelé *vitriol bleu*, *couperose bleue*, est cristallisé en gros prismes obliques d'une belle couleur bleue. Il n'a pas d'odeur; sa saveur est styptique et désagréable. Exposés à l'air, ses cristaux se recouvrent d'une poudre d'un blanc verdâtre ; chauffés, ils fondent et se dissolvent dans leur eau de cristallisation, puis se transforment par dessiccation en une poudre blanche anhydre, très avide d'eau. L'eau rend au sulfate sa belle couleur bleue. Il est insoluble dans l'alcool, soluble dans l'eau, et sa solubilité croît rapidement avec la température. Ainsi, à 19°, une partie de sel se dissout dans environ 3 parties d'eau et à 100° la même quantité se dissout dans environ une demi-partie d'eau. Il se combine à l'albumine.

Effets physiologiques. — Localement, le sulfate de cuivre agit à la façon des *caustiques*, des *astringents*, des *antiseptiques* et des *antiparasitaires*.

Il n'attaque que difficilement la peau intacte, mais il cautérise assez énergiquement la surface des plaies et des muqueuses. L'escarre qui se forme est sèche, brunâtre, bien circonscrite, généralement superficielle, ne se détachant que lentement et presque sans suppuration.

La cautérisation par le sulfate de cuivre est accompagnée d'une douleur très vive et suivie d'un assez fort engorgement inflammatoire. Après la chute de l'escarre, il reste une plaie aseptique de bonne nature qui se cicatrise rapidement.

Introduit sous la peau sous forme de trochisque, le vitriol bleu détermine l'apparition d'un fort engorgement œdémateux et provoque une suppuration abondante. Pour éviter la mortification des tissus sur une trop grande surface, ainsi que l'absorption du poison, il faut retirer le trochisque après vingt-quatre heures.

En solutions étendues, le sulfate de cuivre perd ses propriétés caustiques, devient fortement *astringent* et *antiseptique*. Il resserre vivement les petits vaisseaux, anémie les surfaces, arrête les sécrétions pathologiques, désinfecte et tonifie les plaies.

Il a des propriétés *antiseptiques* et *antiparasitaires* très développées. En solution à 1, 2, 3, 4 p. 100, il tue la plupart des microbes pathogènes, les ferments figurés, les animalcules de la gale et les vers intestinaux.

Introduit dans l'estomac, le sulfate de cuivre provoque le *vomissement* chez les carnivores, même à faible dose. Ces animaux sont rarement empoisonnés par ce sel, quand il est ingéré, car les vomissements qui surviennent produisent bientôt son expulsion.

A très faible dose, il est assez facilement supporté par les herbivores; il provoque une certaine constipation. A *doses fortes*, il produit chez ces animaux la perte de l'appétit, des nausées, des coliques, de la diarrhée et une gastro-entérite mortelle. Ces accidents surviennent surtout avec le sulfate de cuivre administré en bol ou en électuaire.

Dans l'estomac, le sulfate de cuivre se combine avec l'albumine et forme un composé soluble dans un excès de liquide albumineux. L'absorption peut donc se faire assez vite. Arrivé dans le sang, il est fixé par les hématies qui le transportent dans tous les tissus et le déposent dans les éléments cellulaires des parenchymes, surtout du foie, du poumon et du rein, où il peut séjourner plusieurs mois.

Son élimination est toujours très lente et se fait par la bile, l'urine, la sueur et exceptionnellement par le lait.

Quand le cuivre a été absorbé en trop grande quantité, il détermine l'*empoisonnement*. Les animaux tombent alors dans un grand état d'abattement et de faiblesse; ils maigrissent énormément, présentent de la diarrhée et meurent sans présenter de convulsions.

D'après les expériences d'Ellenberger et Hofmeister, les faibles doses peuvent être supportées pendant longtemps; mais elles finissent néanmoins par produire un *empoisonnement chronique* auquel les animaux succombent. Ayant administré journellement à trois moutons la dose de 0gr,5 à 3 grammes de sulfate de cuivre, ils ont vu succomber l'un après 52 jours, l'autre après 114 jours et le troisième après 50 jours. Les symptômes observés consistaient dans un *amaigrissement* progressif, de la *faiblesse générale*, de l'*albuminurie*, de l'*ictère*, de l'*hémoglobinurie* et de l'*hématurie*.

A l'autopsie, ils ont trouvé une *néphrite hémorragique* et *parenchymateuse*, une *dégénérescence* graisseuse et ictérique du foie, une *dégénérescence graisseuse* des muscles locomoteurs et du cœur, une *couleur ictérique* de tous les tissus et enfin une inflammation gastro-intestinale et de l'œdème du poumon.

Indications thérapeutiques. — A l'intérieur, le sulfate cuivrique est indiqué :

1° Comme *vomitif* chez les carnivores. Son action est rapide et toujours plus sûre que celle de l'émétique et de l'ipécacuanha ; de plus, il n'affaiblit pas les animaux autant que ces dernières substances. C'est le meilleur vomitif après l'apomorphine ; il agit surtout en irritant les extrémités gastriques du nerf pneumogastrique ; le vomissement est donc réflexe comme avec l'ipécacuanha ;

2° Comme *astringent* et *anticatarrhal*, dans les diarrhées chroniques, les vieux catarrhes bronchiques, l'hématurie, l'albuminurie ;

3° Comme *antidote* dans l'empoisonnement par le phosphore. Ce corps se combine avec le cuivre et forme un composé insoluble.

C'est surtout à l'extérieur qu'on peut l'utiliser avantageusement :

1° Pour *exciter*, *tonifier* et *désinfecter* les plaies et les ulcères atoniques à bourgeonnement molasse ou à sécrétion purulente fétide ;

2° Pour *détruire* les caries osseuses, cartilagineuses ou ligamenteuses et faciliter leur élimination. Il convient très bien contre toutes les maladies du pied récentes ou chroniques, contre le mal de garrot, le clou de rue, la limace du bœuf, le piétin, le crapaud, etc. ;

3° Pour modifier l'*inflammation* des paupières, de la conjonctive ou du globe oculaire. C'est un des meilleurs médicaments à opposer aux diverses ophtalmies ; il est souvent préférable au nitrate d'argent ;

4° Pour combattre les *maladies cutanées* sécrétantes, telles que crevasses, eaux aux jambes, fourchette pourrie, crapaud, dartres humides, gale, etc. :

5° Pour tarir les *sécrétions muco-purulentes* des muqueuses enflammées, exemples : gonorrhée, otorrhée, ozène, etc. ; et pour arrêter les hémorragies en nappe.

6° Pour désinfecter les ustensiles, les vases, les habitations, les peaux et autres objets contaminés par des virus.

Préparations. — Les préparations de sulfate de cuivre varient suivant le but à atteindre.

Pour *cautériser* et *désinfecter* rapidement une surface enflammée, on se sert des cristaux en nature ou du bâton ; on touche plus ou moins longtemps les parties. Dans les ophtalmies aiguës ou chroniques, on passe le cristal sous les paupières. On renouvelle cette cautérisation tous les trois ou quatre jours jusqu'à guérison complète. On saupoudre les plaies de mauvaise nature, les ulcères, la fourchette pourrie, etc., avec de la poudre de ce sel.

Pour les cas moins graves, on se sert de solutions aqueuses à 10 p. 100, à 5 p. 100, à 2 p. 100, etc.

Le sel en nature convient aussi pour désinfecter les matières fécales, les urines.

1° Liqueur de Villate.

Sulfate de cuivre	64	grammes.
Sulfate de zinc	64	—
Extrait de Saturne	125	—
Vinaigre	1 000	—

Dissolvez les sels dans le vinaigre, ajoutez l'acétate de plomb et agitez vivement. L'acide acétique transforme l'extrait de Saturne en acétate neutre de plomb, que les sulfates de cuivre et de zinc décomposent entièrement; il se précipite du sulfate de plomb, et il reste en solution des sulfates et acétates cupriques et zinciques.

Cette préparation est surtout employée en injection dans les fistules diverses.

2° Liqueur de Villate laudanisée.

Sulfate de cuivre		
Sulfate de zinc	ãã 4	grammes.
Laudanum		
Sous-acétate de plomb liquide	8	—
Vinaigre	32	—
Eau distillée	1 250	—

En injection sur les muqueuses qui sont le siège d'écoulements.

3° Liqueur de Veyret.

Sulfate de cuivre	10	grammes.
Vinaigre	80	—
Acide sulfurique	12	—

Dissolvez le sel dans le vinaigre, ajoutez l'acide sulfurique goutte à goutte et remuez.

4° Pâte caustique de Payan.

Sulfate de cuivre, jaune d'œufs, q. s. pour faire une pâte épaisse.

Pour l'usage interne, on emploie des solutions aqueuses à 1 p. 100, ou bien on administre une poudre composée de 1 partie de sulfate de cuivre et de 5 parties de sucre. Cette poudre convient surtout lorsqu'on veut provoquer le vomissement. On en administre une forte pincée au chien, et on renouvelle au besoin.

Doses.

1° Doses toxiques.

	Estomac.	Tissu conjonctif.	Veines.
Chien............	20 gr.	1 gr.	0^{gr},025
Cheval...........	»	»	6 grammes
Bœuf............	»	»	3 —

2° Doses thérapeutiques.

	Estomac.
Cheval et bœuf.............	2 à 10 grammes.
Porc.....................	0^{gr},10 à 0^{gr},30
Chien	0^{gr},05 à 0^{gr},10
Chat....................	0^{gr},02 à 0^{gr},05

3° Doses vomitives.

Chien......................	0^{gr},10
Chat	0^{gr},05
Porc......................	0^{gr},50

2° ACÉTATES DE CUIVRE.

Les acétates employés en médecine sont l'acétate neutre et l'acétate bibasique de cuivre.

L'*acétate neutre* de cuivre ou *verdet* $(C^2H^3O^2)^2$ Cu,H^{2}O, est solide, cristallisé en prismes rhomboïdaux d'un vert bleuâtre foncé, d'une saveur styptique et métallique très désagréable. Exposé à l'air, il s'effleurit; chauffé, il perd son eau, se dessèche et devient blanc ; calciné, il se décompose entièrement. Très peu soluble dans l'alcool, il se dissout dans cinq fois son poids d'eau chaude et dans une grande quantité d'eau froide.

L'*acétate bibasique* ou *vert-de-gris* $(C^2H^3O^2)^2$ Cu,H^{2}CuO^2+H^{2}O, se présente sous forme d'une poudre vert bleuâtre, pâle, inodore, d'une saveur très styptique, inaltérable à l'air et facilement décomposable par l'action du feu. Insoluble dans l'alcool, le vert-de-gris se dédouble quand on le met en contact avec l'eau ; il se forme de l'acétate neutre, qui se dissout, et de l'acétate bibasique, qui, étant insoluble, se précipite sous forme de poudre verte.

Pour éviter les répétitions, nous étudierons simultanément les propriétés des deux sels précédents.

Effets locaux. — Les deux acétates de cuivre agissent à peu près de la même manière, mais avec une inégale intensité ; ils forment le chaînon qui unit les *astringents* aux *caustiques*, car ils participent à la fois des propriétés de ces deux sortes d'agents. En effet, quand on les emploie à dose légère, pendant un temps très court, et sur des tissus peu délicats, ils agissent à la manière des astringents les plus énergiques : mais, si on les applique sur des tissus mous, sur des surfaces dénudées, pendant longtemps ou à forte dose, ils désorganisent les parties qu'ils touchent et les mortifient comme des caustiques légers.

Le sous-acétate de cuivre est moins actif que l'acétate neutre. Le vert-de-gris n'agit le plus souvent que par l'acétate soluble, qui prend naissance par l'intervention de l'eau, des liquides animaux, de l'alcool, des principes sucrés, du miel, des corps gras, etc. Les acétates cupriques, bien que coagulants, plus énergiques que le sulfate, ne produisent qu'un coagulum mou et moins bien circonscrit : à quantité égale, ils agissent donc plus profondément que le sulfate : voilà pourquoi la liqueur de Villate, qui contient une forte proportion d'acétate soluble de cuivre, est si efficace, employée en injections, contre les caries osseuses, cartilagineuses ou ligamenteuses, les fistules, les clapiers, etc.

Ingérés dans le tube digestif à très *faible dose*, les acétates cupriques sont inoffensifs et déterminent les effets ordinaires des astringents salins : seulement il est prudent de ne pas trop insister sur leur usage par cette voie, parce que, étant absorbés en partie, ils pourraient, à la longue, déterminer un empoisonnement mortel. A dose élevée, ils sont *irritants*, provoquent le vomissement chez les carnivores et les omnivores, la purgation chez tous les animaux, des coliques intenses, le ballonnement du ventre, une agitation violente, etc.

Après l'absorption, ils agissent comme le sulfate de zinc. Le vert-de-gris est *mortel* pour le cheval à la dose de 64 grammes (Dupuis) ; pour le chien à celle de 1 gramme (Orfila).

Préparations. — Les acétates de cuivre n'étant pas employés à l'intérieur, il suffit de faire connaître les préparations pour l'usage externe. Les plus importantes sont :

1° *Onguent Égyptiac ou oxymellite de cuivre.*

Vert-de-gris...........................	1 gramme.
Vinaigre...............................	1 —
Miel..................................	2 grammes.

Mêlez et mettez dans une terrine d'une capacité triple du volume du mélange, car il y a boursouflement considérable, et faites cuire en remuant sans cesse jusqu'à ce que la préparation ait pris une belle couleur rouge de cuivre et acquis une consistance onguentacée.

2° *Onguent Égyptiac de Schaack.*

Vert-de-gris pulvérisé....................	4 grammes.
Vinaigre.............................	1 gramme.
Miel.................................	1 —

Mélangez intimement les trois substances et laissez fermenter.

3° *Pommade Rodier.*

Sous-acétate de cuivre...................	1 gramme.
Axonge..............................	4 grammes.
Miel.................................	Q. S.

Incorporez à froid. Contre les crevasses, les eaux aux jambes, etc.

4° *Onguent vert.*

Vert-de-gris.........................	1 partie.
Onguent basilicum....................	4 parties.

Mélangez exactement à froid.

5° *Pâte caustique de Gasparin.*

Vert-de-gris.........................	100 grammes.
Vinaigre............................	Q. S.

Faites une pâte épaisse.

6° *Solution dessiccative.*

Acétate neutre de cuivre..............	10 grammes
Eau ordinaire.......................	Q. S.

Indications. — Les acétates de cuivre ou les préparations ci-dessus conviennent, à l'extérieur, toutes les fois qu'il faut produire un effet astringent et antisécrétoire énergique (vieilles plaies, crevasses, crapaud, piétin, limace, etc.). L'onguent égyptiac est recommandé dans le traitement des plaies articulaires.

Composés de zinc et d'aluminium.

ZINC MÉTALLIQUE.

Zn.

On emploie en médecine le zinc métallique en poudre. Il se présente sous forme d'une poussière très fine, inodore, de couleur d'acier, gris foncé, adhérant très bien aux surfaces et ne les irritant pas.

En médecine humaine, on l'emploie avantageusement contre les ulcérations, surtout contre le chancre mou. Après avoir lavé soigneusement et asséché le fond de l'ulcération au moyen d'ouate, on dépose la poudre sur la surface ulcérée, de telle sorte qu'elle recouvre bien toutes les anfractuosités et les inégalités du fond. On applique ensuite de l'ouate, et l'on renouvelle ce pansement tous les jours (Kopitowski).

Oxyde de zinc.

ZnO.

L'oxyde de zinc, encore appelé *fleur de zinc*, ou *blanc de zinc*, est une poudre blanche, soluble dans un million de fois son poids d'eau.

Il n'est employé que pour l'usage externe contre l'eczéma, la dermatite, l'intertrigo, etc.

Il agit alors comme *astringent absorbant* et *sédatif local*. On s'en sert en poudre à l'état de pureté, ou mélangé à l'amidon ou au sous-nitrate de bismuth.

Oxyde de zinc............................	aa 1
Sous-nitrate de bismuth.....................	
Poudre d'amidon...........................	2

Mélangez par trituration.

On emploie aussi avantageusement la pommade à 1 p. 10 à l'axonge ou à la lanoline.

Chlorure de zinc.

ZnCl².

Ce sel pur est solide, amorphe, demi-transparent, peu consistant, incolore, inodore, d'une saveur caustique. Il est très déliquescent à l'air, très soluble dans l'eau, l'alcool et l'éther.

Effets. — Appliqué sur la peau intacte, ce sel ou sa solution attaque rapidement l'épiderme et ensuite le derme. L'action destructive résulte de sa grande affinité pour l'albumine et de la mise en liberté d'une certaine quantité de chlore et d'acide chlorhydrique, qui, à l'état naissant, constituent des caustiques énergiques. Sur les plaies et les muqueuses, l'action destructive est encore plus rapide et plus intense : après douze heures, on a une escarre épaisse de 6 à 8 millimètres, et après vingt-quatre heures de 10 à 12 millimètres. Ce sel se diffuse surtout en profondeur ; il réduit le tissu musculaire en une masse molle grisâtre : il coagule le sang, détruit les fibres nerveuses, mais laisse intacts les tissus fibreux, élastique et osseux. Pendant que l'escarre se forme, ce caustique produit une vive douleur. L'inflammation périphérique est intense. L'escarre grise, solide, devient dure et se détache après sept à neuf heures ; elle laisse une plaie de bon aspect qui se cicatrise rapidement. Le chlorure de zinc constitue pour la chirurgie vétérinaire un caustique précieux ; il agit rapidement ; son action se localise parfaitement ; il est peu coûteux et laisse toujours une surface aseptique à cicatrisation rapide ; il n'occasionne jamais d'empoisonnement.

En solutions faibles (2 à 10 p. 100), le chlorure de zinc agit sur les plaies comme *astringent* et comme *antiseptique*. Il dessèche les surfaces et tarit la sécrétion purulente.

En tant qu'*antiseptique* et *désinfectant*, le chlorure de zinc n'agit que faiblement. Ainsi Koch a constaté que des solutions à 5 p. 100 n'ont pas empêché le développement du *Bacillus anthracis* après un mois de contact. Les mêmes résultats ont été obtenus par beaucoup d'autres microbiologistes, et cela sur les microorganismes les plus variés. C'est donc un désinfectant infidèle.

Indications thérapeutiques. — La chlorure de zinc est indiqué :

1° Comme *caustique*, pour détruire les tumeurs de nature squirrheuse ou cancéreuse, les tumeurs lardacées qui se montrent assez souvent au pli du genou chez les ânes et à l'encolure chez les chevaux, les hygromas, les caries, etc.

Pour détruire les tumeurs ou des tissus pathologiques, on se sert ordinairement de la pâte de Canquoin composée de :

Chlorure de zinc	1
Farine	2
Eau, q. s. pour faire une pâte.	

L'addition d'un peu de glycérine donne plus de souplesse à cette pâte et retarde sa dessiccation.

Une couche de cette préparation est étendue à la surface des tissus qu'on veut détruire. Au bout de quelques heures, l'escarrification est complète sur une profondeur à peu près égale à l'épaisseur de la couche de pâte appliquée, et il n'y a plus qu'à réséquer les parties mortifiées. S'il reste encore des tissus pathologiques, on fait de nouvelles applications jusqu'à leur destruction complète.

On peut aussi se servir d'une solution concentrée de chlorure de zinc, par exemple du désinfectant de Saint-Luc, qui n'est autre chose qu'une solution de chlorure de zinc impur à 77 p. 100 et marquant environ 160° au densimètre Baumé à + 16°.

Ce liquide étendu de son volume d'eau convient particulièrement pour faire des injections dans les fistules où existent des tissus cariés.

2° Comme *astringent*, *dessiccatif* et léger *antiseptique*, le chlorure de zinc en solution étendue, de 2 à 10 p. 100, convient contre les *vieilles plaies suppurantes*, les *fistules* de toute nature. Dans ces cas, il est supérieur à tous les autres agents, et il est très apprécié en chirurgie humaine. En médecine vétérinaire, M. Cagny a obtenu également avec cet agent des guérisons rapides de plaies ou de fistules diverses. Il le considère comme le plus pratique des désinfectants chirurgicaux, à cause de son prix peu élevé et de sa grande efficacité. Pour opérer le lavage des plaies ou des fistules, on se sert de la seringue ou de l'irrigateur en caoutchouc, ou plus simplement de tampons d'étoupe imprégnée de la solution. Les pulvérisations de la solution sous forme d'un brouillard sont aussi très efficaces sur les plaies largement ouvertes.

3° Comme *désinfectant*, le chlorure de zinc a eu autrefois une grande réputation ; mais les travaux des microbiologistes ont montré que son action désinfectante n'est qu'insignifiante. Il faut réserver ce corps pour l'emploi chirurgical et n'en jamais user pour la désinfection (Nocard).

4° On emploie aussi un mélange de chlorure de zinc et d'oxyde de zinc pour confectionner une pâte antiseptique qui peut remplacer les bandages. Cette pâte, préconisée par le professeur Socin (de Bâle), adhère solidement à la peau et rend superflu l'emploi de bandes. Elle se compose de :

Oxyde de zinc...........................	50 parties.
Eau....................................	50 —
Chlorure de zinc.......................	5 à 6 —

Mêlez intimement.

La pâte doit être employée aussi fraîche que possible ; il faudra donc la préparer au moment de s'en servir. Elle sera employée

dans toutes les circonstances où le chirurgien désire, pour une
raison ou l'autre, éviter l'emploi de bandes pour maintenir les
substances antiseptiques en contact avec une plaie suturée. Après
l'opération, aussitôt les sutures achevées et après un dernier
lavage antiseptique du champ opératoire qu'on dessèche ensuite
exactement, on étend avec un pinceau ou avec une spatule la
quantité nécessaire de pâte de Socin sur la plaie suturée et
son voisinage immédiat. La pâte se sèche au bout de quelques
minutes, pendant lesquelles on lui incorpore quelques minces flo-
cons d'ouate pour augmenter sa résistance; finalement on obtient
une croûte solide, fortement adhésive, imperméable à l'air et
aux liquides, qui assure une antisepsie parfaite de la plaie et, par
suite, la réunion par première intention. Après cinq ou six jours,
on décolle avec ménagement le petit emplâtre pour découvrir la
plaie et enlever les sutures. Cette opération terminée, on fait un
nouvelle application de pâte, qu'on laisse en place jusqu'à ce
qu'elle tombe d'elle-même.

ZINC (SULFATE DE)

$SO^4Zn.7H^2O.$

(Couperose blanche, cuivriol blanc.)

Le sulfate de zinc forme des cristaux blancs. Il est insoluble
dans l'alcool et l'éther, soluble dans 6 parties d'eau froide et
beaucoup plus soluble encore dans l'eau chaude. Il coagule
l'albumine comme l'alun, et le coagulum formé ne se redissout pas.

Effets physiologiques. — Les effets locaux sont des effets *astringents* analogues à ceux produits par le sulfate de cuivre, mais ils
sont plus faibles.

D'après les expériences de Tabourin sur le *cheval*, les effets
du sulfate de zinc sur le tube digestif sont essentiellement différents suivant les doses. Ainsi donné à petites doses, c'est-à-dire
de 4 à 5 grammes, dissous dans 1 litre d'eau, ce sel se comporte
purement et simplement comme un astringent fort: il décolore et
dessèche la bouche, augmente la soif, produit la constipation et
durcit les excréments. Mais, administré à doses moyennes de
10 à 20 grammes, ses effets sont entièrement différents : la
déglutition du breuvage est laborieuse, la bouche devient sèche
et pâteuse, l'appétit est diminué et la soif augmentée, la

défécation est rare, difficile, et les excréments sont généralement durs et coiffés ; on remarque souvent des coliques ; le ventre diminue de volume et se relève ; il y a parfois des bâillements suivis de nausées et de violents efforts de vomissement ; alors il y a de la salivation, de l'abattement, du hoquet, des éructations et quelquefois rejet par les naseaux de matières venant de l'estomac. Enfin, à doses élevées et toxiques, comprises entre 30 et 40 grammes, les effets, quoique étant de même nature, sont plus intenses et plus rapides.

Chez le chien, des doses de $0^{gr},50$ à 2 grammes déterminent le *vomissement* sans aucun accident consécutif.

Après l'absorption, le sulfate de zinc à faible dose ralentit la circulation et la respiration et augmente la *sécrétion urinaire*. A forte dose, il produit des nausées, un ralentissement et un affaiblissement des mouvements du cœur, un affaissement profond du système nerveux et enfin la paralysie et la mort.

A l'autopsie d'un animal qui a succombé à une dose trop forte de sulfate de zinc, on trouve les lésions suivantes : ecchymoses disséminées sur la muqueuse de l'intestin grêle et plus encore sur le gros intestin ; réduction du calibre de tout le tube digestif ; cœur petit et ecchymosé sur l'endocarde ; consistance plus grande qu'à l'ordinaire des organes parenchymateux et glandulaires.

Indications thérapeutiques. — Le sulfate de zinc est indiqué :

1° Comme *astringent* et *désinfectant* léger contre les inflammations catarrhales de la plupart des muqueuses apparentes. On l'emploie contre la *conjonctivite* en solution de 1 à 5 p. 100 ; contre la vaginite, le catarrhe préputial, l'otorrhée, l'urétrite et chez l'homme contre la blennorragie ;

2° Comme *vomitif* chez le chien. Le vomissement est rapide, abondant et ne fatigue généralement pas trop les animaux. Son action vomitive est due à l'irritation qu'il développe à la surface de la muqueuse stomacale. Il ne faudrait donc pas l'employer quand l'estomac est enflammé.

3° Comme *antidiarrhéique* et *anticatarrhal*. Dans ces cas, il convient de n'employer que des doses très faibles.

Antidotes. — On combat les effets irritants exagérés que le sulfate de zinc peut provoquer dans le tube digestif par l'administration de lait, de blanc d'œuf, d'eaux sulfureuses, d'eau mucilagineuse.

Doses.

Doses vomitives de sulfate de zinc.

Porc......................... $0^{gr},5$
Chien........................ $0^{gr},1$
Chat......................... $0^{gr},05$

ALUN.

Sulfate d'alumine et de potasse.

$$SO^4K^2 + Al^2(SO^4)^3 + 24H^2O.$$

Les cristaux d'alun renferment 45 p. 100 d'eau de cristallisation. Quand ils sont soumis à une température élevée, ils se boursouflent considérablement, perdent leur eau, deviennent anhydres et donnent *l'alun calciné*. L'alun cristalisé est soluble dans 10,5 parties d'eau froide, dans 5 parties d'eau chaude et dans 1 partie d'eau bouillante; il est insoluble dans l'alcool. Il est inodore et a une saveur styptique.

Certaines substances le décomposent; les principales sont : la potasse, la soude, l'ammoniaque, les carbonates de ces bases, la chaux, la magnésie, les sels de plomb, les substances tannantes. Il est important de tenir compte de ces incompatibilités dans les préparations pharmaceutiques.

Effets physiologiques. — Sur la peau intacte, les effets sont à peine marqués : ce n'est qu'à la longue que la peau est irritée et crispée. Sur la peau dénudée et sur les muqueuses, l'alun produit une légère irritation ; puis il resserre et condense vivement les tissus, et en même temps il arrête leurs sécrétions, les dessèche et exerce une action désinfectante manifeste. Les surfaces sont alors comme tannées et résistent à la putréfaction. Cet effet *astringent* et *antiputride* est dû à la combinaison de l'alun avec l'albumine des tissus, qui est précipitée à l'état insoluble. D'après Mialhe, le précipité que forme l'alun avec l'albumine est soluble dans un excès de ce sel; il en résulte qu'à une certaine dose il cesse d'être *astringent* pour devenir *détersif*. L'alun a un pouvoir bactéricide et antiseptique évident.

L'alun calciné, beaucoup plus actif, non seulement resserre les surfaces, les désinfecte et arrête leurs sécrétions, mais encore il détruit les tissus en les escarrifiant légèrement, si l'application est un peu prolongée ; cet effet est surtout très évident sur les solutions de continuité anciennes avec bourgeonnement mollasse et exagéré. Orfila dit que l'alun calciné, introduit sous la peau, détermine la mortification complète des tissus qu'il touche.

Administré à petites doses souvent répétées, l'alun n'a d'abord aucun effet apparent sur la digestion, si ce n'est la production d'une *légère constipation* : mais, après un certain temps, il resserre le canal digestif, arrête les sécrétions, produit même de l'irritation et une gastro-entérite à doses élevées. D'après Orfila, 30 à 60 grammes d'alun administré en une fois au chien produisent des déjections alvines hâtives et des vomissements si les voies sont restées libres. Dans le cas, au contraire, où l'on a lié l'œsophage, la mort s'ensuit, et l'on trouve à l'autopsie la muqueuse gastro-intestinale enflammée, le mucus coagulé, les tuniques racornies et dures, etc.

Dans l'estomac, l'alun se combine avec des matières albuminoïdes et forme des composés solubles et absorbables. Il passe dans le sang et, après douze heures, on peut le retrouver dans les urines. L'alun *absorbé* ralentit les sécrétions, notamment celle de la sueur, de l'urine et du lait. L'abus de cette substance amène un appauvrissement du sang et un trouble considérable dans la nutrition générale, d'où maigreur, puis marasme. L'élimination se fait surtout par les urines.

Indications. — L'action astringente énergique de l'alun indique son emploi sur les *plaies bourgeonnantes*, les *fistules articulaires*, les *catarrhes des muqueuses*, les *hypersécrétions de toute nature*, les renversements du rectum, du vagin et de l'utérus. En solution de 1 à 2 p. 100, il convient très bien dans la métrite chronique sous forme d'injections. Ces mêmes injections sont aussi très utiles dans les cas de non-délivrance pour exciter les contractions de l'utérus et pour empêcher la putréfaction du délivre.

La poudre d'alun calciné réprime les bourgeons mollasses et détruit les excroissances, désinfecte les plaies et hâte la cicatrisation.

Dans les cas d'hémorragies capillaires (métrorragies, épistaxis), les solutions d'alun employées en injections arrêtent bientôt l'écoulement du sang.

La propriété que possède l'alun de précipiter l'albumine le fait employer pour confectionner des bandages contentifs pour les fractures et les luxations. Pour les entorses et la luxation du boulet chez les solipèdes, on prend six blancs d'œufs et

32 grammes d'alun calciné réduit en poudre ; on bat le mélange et on imprègne des plumasseaux et des compresses qu'on dispose en long tout autour de l'articulation malade ; puis, à l'aide d'une bande de toile ou de flanelle de 2 mètres de longueur et de 6 centimètres de largeur, on exerce une compression bien égale autour du boulet. L'appareil doit rester en place huit jours et le sujet être tenu tout ce temps dans un repos complet (Delorme). On peut aussi employer l'alun de la manière suivante pour les appareils contentifs des fractures. On fait bouillir 1 litre d'alcool faible avec 500 grammes d'alun cristallisé, jusqu'à ce que le mélange ait acquis une consistance sirupeuse ; puis on trempe dans cette préparation des étoupes dont on entoure le point fracturé ; on place ensuite les attelles comme à l'ordinaire, et on termine le pansement, en recouvrant le tout avec une bande imprégnée d'un mélange chaud de résine et de poix noire. Cet appareil est d'une extrême solidité et mérite de passer dans la pratique (Lafontaine).

A l'intérieur, l'action astringente et antisécrétoire de l'alun fait employer cette substance pour combattre la *diarrhée* et le *relâchement* du tube digestif. Les effets généraux ne sont guère utilisés que pour combattre le *pissement de sang*, *l'albuminurie*. On pourrait aussi l'employer à l'intérieur pour tarir certaines sécrétions morbides des voies génito-urinaires, puisque ce sel est éliminé par les urines.

Doses. — A l'intérieur, l'alun cristallisé se donne aux doses suivantes :

Grands ruminants............	10	à 15 grammes.
Solipèdes....................	10	à 15 —
Petits ruminants et porc.......	3	à 4 —
Chien.......................	0,50	à 2 —

Préparations et administration. — Pour les plaies, les muqueuses enflammées et suppurantes, on emploie des solutions aqueuses à 1-2 p. 100, soit seul, soit associé à l'acétate de plomb. Pour arrêter les hémorragies superficielles, on emploie un mélange à parties égales de poudre d'alun calciné et d'écorce de chêne.

Pour l'usage interne, comme antidiarrhéique, on l'associe à la poudre de guimauve, à l'écorce de chêne, à la gomme arabique, à l'opium, et on l'administre sous forme d'électuaire, de breuvage ou de poudre.

Astringents végétaux.

Tanin officinal.

Acide tannique.

Le tanin officinal se présente sous la forme d'une poudre amorphe, blanche ou légèrement jaunâtre, inodore, d'une saveur amère et styptique, soluble dans son poids d'eau, dans 6 parties de glycérine, dans 2 parties d'alcool, insoluble dans l'éther.

Exposée à l'air, la solution d'acide tannique se couvre de moisissures, se colore en brun, dégage de l'acide carbonique et se transforme en acide gallique et en sucre. L'acide tannique précipite tous les liquides de nature *albumineuse* ou *muqueuse* : il précipite aussi un grand nombre de sels métalliques et d'alcaloïdes. Avec les persels de fer, il donne de l'encre, dont la coloration est noire, bleuâtre, verte ou grise.

Le précipité que l'on obtient en versant une solution d'acide tannique dans une solution albumineuse est insoluble dans l'eau, mais soluble dans l'acide acétique, dans un excès de solution albumineuse, dans l'acide lactique et l'acide chlorhydrique étendus et enfin dans les carbonates alcalins et les alcalis.

Lorsque l'acide tannique est complètement saturé par les alcalis et que sa réaction est devenue alcaline, il ne précipite plus les solutions albumineuses. Les *tannates alcalins* n'ont plus aucune action visible sur l'albumine, mais ils possèdent encore la saveur astringente et les propriétés resserrantes de l'acide tannique.

La pepsine et les peptones se comportent comme l'albumine lorsqu'elles sont mises en contact avec l'acide tannique. Quand on ajoute cet acide à une solution de pepsine, on obtient un précipité qui est soluble dans la solution d'acide chlorhydrique à 1 p. 1 000 ; en ajoutant de l'acide tannique à une solution de peptone, il se forme un précipité insoluble dans un excès de tanin, mais soluble dans 1 p. 100 d'acide chlorhydrique. Ni les solutions de pepsine ni celles de peptones ne précipitent lorsqu'elles sont acidifiées préalablement par l'acide chlorhydrique, comme cela a lieu dans l'estomac. Les expériences du Dr Lewin, à l'institut pharmacologique de Berlin, le prouvent suffisamment. Cet auteur a fait voir que, dans les digestions artificielles, la présence de l'acide tannique n'empêche pas la transformation des matières albuminoïdes en peptones. Il a vu aussi que les tannates d'albumine, obtenus en précipitant l'albumine par le tanin, sont transformés en peptones dans les digestions artificielles. L'acide tannique ne subit aucune altération pendant les digestions artificielles ; il n'est pas transformé en acide gallique et glycose, comme on l'a cru pendant longtemps.

Il est utile de connaître l'action directe qu'exerce l'acide tannique sur le sang et la lymphe. Ces connaissances serviront pour expliquer ses effets physiologiques.

Quand on ajoute à du sang quelques gouttes d'acide tannique en solution, il se forme au point de contact des deux liquides une coagulation qui disparaît par l'agitation, aussi longtemps que le sang conserve sa réaction alcaline. Quand on ajoute au sang assez d'acide pour lui faire perdre sa réaction alcaline, le coagulum formé ne se redissout plus par l'agitation. La lymphe se comporte exactement comme le sang vis-à-vis de l'acide tannique.

Ces effets sur le sang et la lymphe se comprennent très bien, puisque nous avons dit plus haut que les tannates d'albumine sont solubles dans les carbonates alcalins. Aussi longtemps que le sang ou la lymphe renferme des carbonates alcalins libres, le coagulum formé par l'acide tannique se redissout ; mais, aussitôt que les carbonates alcalins sont saturés, le coagulum persiste. Ce coagulum disparaît seulement, si on ajoute au sang des carbonates alcalins, ou une nouvelle quantité de sang jusqu'à réapparition de la réaction alcaline.

L'acide tannique a aussi une action sur la matière colorante des globules rouges du sang. Après l'addition de tanin, le sang prend une coloration rouge écarlate, d'autant plus prononcée que la quantité d'acide tannique ajoutée est plus considérable. Ce sang très rouge, abandonné pendant quelque temps, devient ensuite peu à peu brunâtre, puis noir. Au spectroscope, il donne alors la raie de l'hématine acide entre 32 et 34.

L'acide tannique ne s'altère pas dans le sang et la lymphe, même après un contact très prolongé. On peut, en effet, avec des dissolvants appropriés, retirer du sang le tanin pur.

Propriétés physiologiques du tanin. — L'acide tannique est *antiseptique, antiputride*. Il empêche les fermentations produites par des ferments figurés. Cette propriété n'a pas été admise pourtant par tous les pharmacologues ; il en est qui ont enlevé à l'acide tannique la propriété antiseptique, la propriété d'arrêter les fermentations. Ces auteurs se basent principalement sur ce fait que les moisissures se développent dans les solutions d'acide tannique exposées à l'air.

Cet argument est dénué de toute valeur, car les moisissures se développent dans un grand nombre de solutions de substances toxiques reconnues universellement comme jouissant de propriétés antiputrides énergiques. C'est ainsi qu'on voit les solutions d'acide arsénieux, d'acide oxalique, de strychnine, de digitaline, etc., se couvrir de moisissures. D'ailleurs, les moisissures diffèrent considérablement des ferments de dédoublement qui engendrent les fermentations. Il n'y a aucune relation entre le développement des moisissures et celui des ferments. On remarque même une espèce d'antagonisme; en effet, les moisissures ne se développent qu'avec difficulté dans les substances en décomposition putride. Les germes de la putréfaction rendent le terrain moins propre au développement des moisissures.

D'ailleurs, il est facile de démontrer directement que l'acide tannique est antiputride et antiseptique. Il suffit d'ajouter à du sang putréfié une certaine quantité d'une solution d'acide tannique pour voir l'odeur fétide disparaître. Le sang acquiert la propriété de se conserver longtemps sans se putréfier. Les bactéries, très mobiles dans le sang putréfié, sont immobilisées immédiatement par l'acide tannique. On a pu conserver, pendant des mois, des tannates d'albumine obtenus en précipitant une solution d'albumine pure par cet acide. Une culture de vibrion cholérique peut être stérilisée ou du moins arrêtée dans son développement par une solution de tanin à 2 p. 100 (Cantini).

Cette propriété antiseptique doit être attribuée à la grande affinité du tanin pour les matières protéiques et pour l'eau. L'albumine, en se précipitant, entraîne les germes de la putréfaction, les englobe et empêche leur multiplication. Des solutions tanniques concentrées enlèvent au ferment de la levure la propriété de transformer le sucre en alcool. Le tannage des peaux est basé sur la propriété que possède l'acide tannique de rendre le cuir imputrescible.

Les effets locaux produits par l'acide tannique sur l'organisme vivant varient suivant la concentration des solutions employées et la durée et le mode d'application.

Après l'application de l'acide tannique sur les muqueuses et les plaies, on voit se produire une *action astringente énergique*. Le tissu se resserre, les liquides qui l'imprègnent se coagulent. Les solutions concentrées agissent moins profondément que les solutions étendues ; car il y a, avec les premières, formation immédiate d'une couche de tannate d'albumine très dense qui s'oppose à la pénétration du reste du liquide. Mitscherlich, après une injection de 15 grammes de tanin dans 45 centimètres cubes d'eau dans l'estomac d'un lapin mort, a vu qu'après vingt heures le tanin avait à peine pénétré jusqu'à la musculeuse de la paroi stomacale. Des solutions à 10 p. 100 pénètrent au contraire jusqu'à la séreuse péritonéale dans l'espace d'une heure.

L'acide tannique, administré aux animaux, agit d'abord localement sur la muqueuse buccale, l'estomac et l'intestin ; il manifeste ses *propriétés astringentes* en condensant la muqueuse, en arrêtant les sécrétions et en resserrant les voies digestives. Il provoque en général une *constipation* plus ou moins opiniâtre. A dose élevée, il arrête même la digestion et détermine des coliques.

Pendant son séjour dans le tube digestif, l'acide tannique est absorbé et passe dans le sang. Il est intéressant de savoir sous quelle forme il est absorbé. Il y a deux opinions principales sur le mode d'absorption de cet acide. Certains auteurs pensent qu'il forme des composés solubles dans le tube digestif, en se combinant aux matières albuminoïdes, et qu'il est ainsi absorbé sans subir aucune altération ; d'autres prétendent qu'il est décomposé en acide gallique et glycose, et que ce sont ses produits de décomposition seulement qui passent à l'absorption. L'expérience parle en faveur de la première opinion. Une solution de tanin introduite dans l'estomac n'altère en rien les peptones déjà formées, parce que ces peptones sont en dissolution dans un liquide qui renferme de l'acide chlorhydrique. Les matières albuminoïdes non encore transformées en peptones se précipitent et forment des tannates d'albumine. S'il y a un excès d'albumine, les tannates d'albumine formés se redissolvent. S'il n'y a pas d'excès d'albumine, les tannates formés sont transformés par l'effet de la digestion en peptones non précipitables.

De toute façon, on voit que l'acide tannique est susceptible de devenir absorbable. Dans l'intestin, il rencontre des liquides alcalins et forme alors des tannates alcalins solubles et absorbables. L'acide tannique est donc absorbé par les voies digestives à l'état de tannates d'albuminoïdes solubles ou à l'état de tannates alcalins. Il ne se décompose pas dans le tube digestif en acide gallique et sucre (Lewin).

Après l'absorption, l'acide tannique se retrouve dans le sang sous forme de tannates albumineux et alcalins. Le sang devient plus rouge, plus consistant et se coagule rapidement lorsqu'il est tiré des vaisseaux.

En circulant dans le sang, l'acide tannique n'est pas décomposé; il conserve ses propriétés astringentes et les manifeste sur tous les tissus.

C'est le tissu musculaire qui subit les plus grandes modifications sous son influence. Le muscle perd de son extensibilité, mais son élasticité devient plus parfaite. Les petits vaisseaux, dont les parois renferment beaucoup de fibres musculaires, se rétrécissent, et la pression artérielle devient plus forte. La rate diminue de volume, et son tissu se densifie comme sous l'influence de la quinine. Les nerfs deviennent moins excitables, et toutes les *sécrétions* sont diminuées.

Pendant longtemps, on a admis que l'acide tannique est éliminé sous forme d'acide gallique par les urines ; mais les observations de Gohier et les expériences de Lewin démontrent qu'une grande partie s'élimine en nature. Il est expulsé avec l'urine sous forme de tannates alcalins et d'acide tannique libre. On n'a pas pu le retrouver dans la salive, la sueur, le mucus bronchique, le suc pancréatique. Dans certaines circonstances, et surtout chez le chien, une assez grande quantité de l'acide tannique administré se retrouve dans les urines à l'état d'acide gallique.

Emploi thérapeutique. — *Localement* l'acide tannique répond à toutes les indications des *astringents*. Il resserre et densifie, sans les irriter, les tissus mous et atones; il tarit les sécrétions morbides et dessèche les surfaces qui sont le siège d'une sécrétion anormale, les plaies et les muqueuses enflammées. Il agit efficacement contre l'*atonie du tube digestif*, les *diarrhées épuisantes*. Ses propriétés coagulantes le rendent également précieux comme *hémostatique* local, surtout contre les hémorragies en nappe. C'est un bon *antidote* contre l'empoisonnement par les alcaloïdes végétaux, les sels métalliques et l'émétique.

Les effets astringents que ce médicament produit sur tout l'organisme, après son absorption, le rendent précieux pour combattre l'*atonie* des organes, les *hypersécrétions* des muqueuses éloignées, les *hémorragies* dans les organes parenchymateux. Il ne faut pas, en effet, oublier que ce corps, après sa pénétration dans le sang et la lymphe, conserve ses vertus astringentes et qu'il les développe dans tout l'organisme, surtout dans les organes où l'élément musculaire domine. Au moment de son élimination par l'urine, il exerce son action *astringente* et *antisécrétoire* sur les reins, la vessie et le canal de l'urètre.

Administration. — L'acide tannique, administré en grande quantité, sous la forme de poudre, détermine rapidement une perte d'appétit, une certaine difficulté dans la digestion et même quelquefois une véritable irritation gastro-intestinale. Pour éviter ces effets irritants locaux sur le tube digestif, il est utile de ne jamais administrer de tanin sous forme de poudre ni de solutions concentrées. Il faut le donner en solutions diluées ou sous forme de tannate d'albumine ou de tannate alcalin.

La solution de tannate d'albumine est facile à préparer : il suffit de précipiter un liquide albumineux par le tanin et de redissoudre le coagulum par l'addition d'une nouvelle quantité d'albumine. Ces solutions ont l'avantage de pouvoir se conserver longtemps sans altération, et leur saveur astringente est moins prononcée que celle des solutions tanniques pures. On trouve dans le commerce une préparation de tanin et d'albumine connue sous le nom de *tannalbine* qui a été employée parfois avec succès.

On peut aussi transformer l'acide tannique en tannates alcalins, en y ajoutant du carbonate de soude. Cette solution doit se préparer au moment de s'en servir.

On peut encore précipiter une solution albumineuse par l'acide tannique et redissoudre le coagulum par le carbonate de soude.

En employant cet acide sous l'une des formes que je viens d'indiquer, il est supporté facilement par le tube digestif, et ses effets généraux se développent rapidement.

A l'extérieur, on emploie la poudre, les solutions aqueuses ou glycérinées, les pommades, le collodion tannique.

Doses thérapeutiques.

Grands herbivores...............	5	à 15 grammes.
Petits ruminants.................	2	à 5
Chien et chat....................	0gr,05 à	0gr,25
Volailles	0gr,01 à	0gr,05

AUTRES COMPOSÉS D'ACIDE TANNIQUE.

On trouve actuellement dans le commerce beaucoup de préparations à base d'acide tannique, dont quelques-unes peuvent rendre des services soit pour l'usage interne, soit pour l'usage externe.

Les principales sont les suivantes : le **tannocol**, combinaison du tanin avec la gélatine (antidiarrhéique) ; la **tannalbine** ou tannate d'albumine, poudre jaune (antidiarrhéique) ; le **tannal** ou tannotartrate d'aluminium, qui est employé en solutions glycérinées ou en poudre contre les affections des muqueuses ; le **tannigène**, éther acétique du tanin, ne développe ses effets que dans l'intestin où il est dédoublé ; on l'administre dans les diarrhées ; le **tanno-créosoforme**, combinaison d'aldéhyde formique, de créosote et de tanin, poudre brunâtre sans odeur ni saveur, insoluble dans l'eau et la glycérine, soluble dans l'alcool et les solutions étendues de soude et de potasse, non toxique. Succédané de l'iodoforme, bon cicatrisant des plaies, s'emploie à l'extérieur pur ou mélangé à l'amidon ; le **tannoforme** (Voir *Antiseptiques*) ; le **tannon**, ou *tannopine*, combinaison du tanin et de l'hexaméthylènetétramine (urotropine), poudre brune, inodore, insipide, insoluble dans l'eau, l'alcool et l'éther, soluble dans les alcalis étendus. Bon *antidiarrhéique* chez nos animaux (Schindelka). Doses par jour : cheval, 10 à 15 grammes ; bœuf, 20 grammes ; veaux, 4 à 8 grammes ; chien, 3 à 6 grammes ; volailles, 0^{gr},1 à 0^{gr},5.

Acide gallique.

$$C^6H^2(OH)^3.COOH.$$

Au point de vue chimique, l'acide gallique est de l'acide dioxysalicylique. Il est retiré des noix de galle et se présente à l'état de pureté en aiguilles cristallines satinées, incolores, inodores, d'une saveur amère et astringente. Il est soluble dans les alcalis, la glycérine, l'alcool, moins soluble dans l'eau (1 : 100) et presque insoluble dans l'éther. Il ne précipite pas l'albumine, ni le mucus, ni les alcaloïdes, mais il réduit les sels métalliques ; avec les sels de fer il donne de l'encre.

Propriétés et emploi. — L'acide gallique est un léger *astrin-*

gent et un *antiseptique* qui peut être employé à l'extérieur et à l'intérieur. Pour l'usage interne, il doit être préféré à l'acide tannique parce qu'il est moins irritant.

On l'emploie contre la diarrhée, la néphrite, la cystite et l'urétrite à la dose de 5 à 15 grammes chez les grands animaux ; de 2 à 3 grammes chez les petits ruminants et de 0^{gr},10 à 0^{gr},25 chez les carnassiers.

Produits végétaux tannants.

CACHOU (TERRE DE JAPON).

Le cachou est un extrait de l'*Acacia Catechu*, de la famille des Légumineuses, plante qui croît dans l'Indoustan et au Japon. Il se présente sous la forme d'une masse brune ou noirâtre, à odeur aromatique faible et à saveur amère et astringente suivie d'un goût sucré. Il est incomplètement soluble dans l'eau et l'alcool.

Il contient de l'acide *cachoutique* ou *catéchine* et de l'acide *cachou-tannique* ou *tanin du Cachou*.

Action et emploi. — Le cachou est *tonique astringent* sans être irritant, et il peut remplacer avantageusement l'acide tannique, dont il possède toutes les propriétés. Il convient surtout pour l'usage interne, pour combattre les diarrhées, à cause de sa saveur agréable et de son action astringente très douce. On peut le faire prendre en poudre ou en électuaire chez les grands animaux. Chez les petits animaux, le vin est d'un emploi commode.

Vin de cachou.

Vin rouge..........................	1000 grammes.
Teinture de cachou..................	50 à 80 —

Filtrez après une heure de contact.

Teinture de cachou.

Cachou.............................	1 gramme.
Alcool à 60°.......................	5 grammes.

Doses :

Doses thérapeutiques par jour.

	Poudre.	Vin de cachou.
Grands animaux...........	15 à 100 gr.	
Petits ruminants..........	5 à 15	
Porcs.....................	5 à 15	
Carnivores................	0^{gr},5 à 1	5 à 10 gr.

Kino.

Le Kino est le suc naturel desséché du *Pterocarpus marsupium*
de la famille des Légumineuses, qui croît sur la côte de Malabar,
de l'Indoustan, à Ceylan et dans l'Indo-Chine. Il contient beaucoup
de tanin, est soluble dans l'eau et l'alcool, surtout à chaud.
Ses solutions ont une teinte rouge. Il convient dans les mêmes
cas que le cachou et est donné aux mêmes doses.

Noix de galle.

On désigne sous le nom de noix de galle une production
morbide qui se développe sur les rameaux d'un petit chêne
rabougri de l'Orient (*Quercus lusitanica* var. *infectoria*), sous
l'influence de la piqûre d'un insecte, le *Cynips Gallæ tinctoriæ*.

Les noix de galle renferment les principes suivants: acides tannique et gallique, environ 70 p. 100; de la gomme, de l'amidon,
du ligneux, une essence, une matière extractive brune, du sucre
et divers sels à base de potasse et de chaux.

La noix de galle jouit des propriétés du tanin, qu'elle peut très
bien remplacer à doses égales.

Écorces astringentes.

L'*écorce de chêne* est très riche en acide tannique ; elle contient
aussi de l'acide gallique, de l'acide pectique, du mucilage, du
ligneux, des sels de potasse, de chaux et de magnésie (Braconnot).

Ses propriétés et ses usages sont ceux de l'acide tannique.

Doses.

Grands herbivores.............. ...	15 à 50 grammes.
Petits ruminants et porc.......... .	4 à 19 —
Carnivores..................	1 à 4 —
Volailles..........	1 à 2 —

Les écorces de la plupart de nos arbres indigènes et notamment
du *marronnier d'Inde*, du *châtaignier*, du *frêne*, du *hêtre*, du
bouleau, du *charme*, de l'*aune*, etc., jouissent des mêmes propriétés que l'écorce de chêne.

RACINE DE RATANHIA.

Cette racine provient d'un sous-arbrisseau du Pérou, le *Krameria triandra*, de la famille des Polygalacées.

La racine de ratanhia contient les principes suivants : acide tannique particulier (acide ratanhia-tannique), rouge kramérique, extractif, matière muqueuse, gomme, fécule, ligneux, sels alcalins et terreux.

Elle jouit des propriétés *tonique* et *astringente* du tanin.

Doses.

Poudre.

Cheval............................	30 grammes.
Chien............................	1 à 5 —

Cette dose peut être donnée plusieurs fois par jour.

Chez le chien, on donne l'*extrait aqueux* à celle de 0gr,5 à 4 grammes par jour, la teinture à la dose de 5 à 15 grammes par jour, le sirop de ratanhia à la dose de 1 à 4 cuillerées par jour.

Suppositoire astringent (Barnouvin).

Extrait de ratanhia....................	1 gramme.
Axonge............................	1 —
Cire blanche.......................	2 grammes.
Beurre de cacao	1gr,50

L'addition de la cire blanche à cette préparation permet d'y introduire une forte proportion d'extrait.

RACINES INDIGÈNES ASTRINGENTES.

Nous trouvons surtout les racines de plantes suivantes : la tormentille (*Potentilla tormentilla*); la benoîte (*Geum urbanum* L.); l'aigremoine (*Agrimonia Eupatoria* L.); la potentille (*Potentilla anserina* L.); le fraisier (*Fragaria vesca*); la bistorte (*Polygonum Bistorta*); la grande consoude (*Symphytum officinale* L.); la garance (*Rubia tinctorum* L.).

FEUILLES DE NOYER ET BROU DE NOIX.
Juglans regia (Juglandées).

D'après Braconnot, les feuilles de noyer et le brou de noix contiennent les principes suivants : acides tannique, gallique, malique, citrique, une matière résineuse, une huile essentielle, de la chlorophylle, de l'inosite, de l'amidon, du ligneux.

Effets et emploi. — Les feuilles de noyer et le brou de noix jouissent de propriétés *astringentes* et *toniques* très énergiques. Ils conviennent surtout contre les maladies ganglionnaires et lymphatiques. Ils arrêtent la sécrétion du lait. Cette propriété les fait employer pour tarir le lait chez les femelles qui ont perdu leurs petits, comme la jument, la truie, la chienne et la chatte.

Les feuilles de noyer sont également *antiparasitaires*.

Les autres propriétés sont les mêmes que celles de l'acide tannique.

FEUILLES DE BUSSEROLE.

(Uva ursi.)

La busserole ou raisin d'ours est un arbrisseau de la famille des Éricacées, qui croit dans toutes les parties montagneuses de l'Europe. Ses feuilles, employées depuis fort longtemps dans le traitement des maladies des reins et de la vessie, contiennent du tanin, de l'arbutine, de l'éricoline et de l'urson.

L'*arbutine* est un glycoside qui, dans l'intestin, se dédouble en hydroquinone et en sucre. L'*éricoline* se dédouble en sucre et éricinol. L'*urson* est une espèce de camphre.

Grâce à la présence du tanin et des glycosides ci-dessus, les feuilles d'*Uva ursi* sont à la fois *astringentes*, *antiseptiques*, *amères*, *balsamiques* et *diurétiques*.

Après l'administration des feuilles de raisin d'ours, les urines contiennent à la fois de l'arbutine en nature et de l'hydroquinone. La présence d'hydroquinone fait que l'urine prend une teinte vert brun, surtout quand elle a une réaction alcaline.

Les feuilles s'emploient en décoction à raison de 20 grammes pour 100 grammes d'eau dans la néphrite et la cystite.

Doses.

Grands herbivores................	20 à 50 grammes.
Chien..........................	2 à 5 —

AUTRES FEUILLES INDIGÈNES ASTRINGENTES.

Il faut citer celles de chêne (*Quercus robur* L.), de la ronce

(*Rubus fruticosus* L.), du plantain (*Plantago major* L.), de l'aune, du frêne, du peuplier, de la vigne, etc., les queues de cerise.

FLEURS ASTRINGENTES.

Les principales fleurs astringentes sont : les roses de Provins, les fleurs de grenadier (Balaustes), les fleurs du genêt à balai (*Genista scoparia* L.).

FRUITS ASTRINGENTS.

1° *Airelle myrtille* (*Vaccinium myrtillus*). — Éricacées. Les baies de cet arbrisseau contiennent : les acides tannique, malique, citrique, une matière colorante rouge, du sucre, de la mannite et de l'arbutine.

Ces baies constituent un astringent interne excellent contre la diarrhée, l'hématurie.

Doses.

Grands herbivores...............	60 à 100 grammes.
Petits ruminants et porcs.........	16 à 30 —
Carnivores.....................	8 à 16 —

2° *Glands de chêne*. — Ils sont composés d'acide tannique, d'extractif amer, de résine, d'huile grasse, de gomme, d'amidon, de ligneux et de sels. La torréfaction augmente les propriétés astringentes de ces fruits et leur communique des propriétés *toniques vermifuges* et *antiseptiques*.

AIGREMOINE.

(*Agrimonia Eupatoria* L.)

Plante de la famille des Rosacées, croissant dans les pays à climat tempéré. Toutes ses parties sont employées en médecine. On y trouve une huile essentielle qui leur donne une odeur aromatique agréable et du tanin qui les rend *astringentes*. On en fait des cataplasmes et des infusions. A l'intérieur, l'aigremoine convient contre la *diarrhée*.

Quelques préparations astringentes.

Contre l'eczéma.

Oxyde de zinc.......................
Sous-nitrate de bismuth. .... } ãã 1 gramme.
Poudre d'amidon................. 3 grammes.
Mélangez par trituration.

Poudre dessiccative (Zundel).

Sous-acétate de cuivre...........
Alun calciné....... .... } ãã 400 grammes.
Fleur de tan.................... 300 —
Mêlez.

Contre la fourchette pourrie.

Sachet astringent.

Suie tamisée....................
Tan............................ } ãã parties égales.
Craie..........................
Solution légère d'alun........... Q. S.
Faites une pâte épaisse, renfermez dans un sac de toile et appliquez.

Lotion astringente.

Sulfate de fer...................
Alun cristallisé...... .... } ãã 60 grammes.
Sulfate de zinc.................. 30 —
Eau .... 4 litres.
Dissolvez.

Lotion astringente.

Écorce de chêne................ 250 grammes.
Racine de gentiane. .... } ãã 60 —
Écorce de saule................
Vinaigre....................... 1/2 litre.
Eau........................... 3 litres.
Faites bouillir les substances végétales, passez avec expression et ajoutez le vinaigre.

Pommade astringente.

Onguent égyptiac............... 240 grammes.
Axonge....................... 125 —
Sulfate de zinc................. 30 —
Faites fondre la graisse et l'onguent égyptiac dans le même vase, et ajoutez le sulfate de zinc pulvérisé.

Contre les eaux aux jambes du cheval.

Collyre.

Extrait de Saturne..............
Eau distillée.................... } ãã parties égales.

Collyre alumineux.

Alun............................... 1 gramme.
Eau distillée...................... 100 grammes.

Collyre et injection au tanin.

Tanin............................. 1 gramme.
Eau............................... 100 grammes.

La dose de tanin peut être doublée et triplée pour les injections vaginales.

Injection pour cavités muqueuses.

Sulfate de zinc.................... 25 centigrammes.
Eau distillée...................... 100 grammes.
Laudanum de Sydenham........... 1 gramme.

Injection.

Acétate neutre de plomb........... 3 grammes.
Eau distillée...................... 150 —

Pour injections vaginales, on peut employer deux ou trois fois plus d'acétate.

Injection.

Acétate de plomb........ .... ⎰
Sulfate de zinc................ .. ⎱ āā 1 gramme.
Eau distillée........... .... 200 grammes.

Il se précipite du sulfate de plomb, et il se forme de l'acétate de zinc qui reste en dissolution.

Injection astringente.

Feuilles de noyer............... 20 à 30 grammes.
Eau........................... 1 litre.

Décoction.

Contre l'otorrhée du chien.

Acide créosotique................. 10 grammes.
Alcool...... .... 200 —

Dissolvez.

Contre l'otorrhée.

Salol............................. 5 grammes.
Alcool............................ 200 —

Dissolvez.

Pour les plaies.

Acide benzoïque................... 2 grammes.
Lanoline .... 20 —

Faites une pommade.

Breuvage astringent.

Borax . . . .   30 grammes.
Alun   15   —
Petit-lait . . . .   2 litres.
Miel rosat . . . .   60 grammes.
Dissolvez les sels dans le petit-lait et ajoutez le miel rosat.

Tisane de cachou.

Cachou . . . .   10 grammes.
Eau bouillante . . . . 1 000   —
Faites infuser et passez.

Teinture de cachou.

Cachou . . . .   1 gramme.
Alcool à 60° . . . .   5 grammes.
Laissez macérer, puis passez.

Vin de cachou.

Vin rouge . . . .   1 000 grammes.
Teinture de cachou . . . . 50 à 80   —
Filtrez après une heure de contact.

Tisane de ratanhia.

Racine de ratanhia . . . .   20 grammes.
Eau bouillante . . . .   1 000   —
Faites infuser deux heures et passez.

Électuaire astringent.

Tanin . . . .   50 centigrammes.
Conserve de roses . . . .   5 grammes.
Laudanum de Sydenham . . . .   V gouttes.

Faire prendre au chien, en trois fois, dans les diarrhées chroniques.

Potion astringente.

Tanin . . . .   50 centigrammes.
Eau commune . . . .   100 grammes.
Eau de fleur d'oranger   20   —
Teinture de cannelle   2   —

Faire prendre par cuillerée au chien, dans les inflammations gastro-intestinales chroniques.

Pilules de tanin.

Tanin . . . .   1 gramme.
Conserve de roses . . . .   Q. S.
Pour 20 pilules, dont deux à dix par jour chez le chien.

Contre le crapaud.

Acide créosotique .... 5 grammes.
Poudre de tan .... 10 —

Mélangez.

En application sur les parties malades.

Pour les plaies.

Antifébrine .... 5 grammes.
Poudre de tan .... 10 —

Mélangez.

Saupoudrez les plaies.

Lavement astringent.

Borax .... 60 grammes.
Alun cristallisé .... 30 —
Eau de chaux .... 3 litres.

Faites dissoudre les sels dans un peu d'eau et mélangez à l'eau de chaux.

Lavement astringent.

Écorce de chêne .... 125 grammes.
Noix de galle concassée .... 60 —
Racine de guimauve .... 30 —
Eau .... 3 litres.

Faites bouillir, passez et administrez.

Lavement de ratanhia.

Teinture de ratanhia .... ⎱
Extrait aqueux .... ⎰ āā 5 à 10 grammes.
Eau .... 250 —

Pour petits animaux.

Les collutoires et les lotions se font avec des solutions deux à trois fois plus chargées.

Boisson astringente.

Décoction légère de feuilles de ronce. 10 litres.
Alun cristallisé .... 50 grammes.
Borate de soude .... 50 —

Faites dissoudre les sels dans la décoction, et ajoutez une petite quantité d'amidon pour exciter les animaux à boire.

Contre les inflammations chroniques du tube digestif chez les grands herbivores.

Breuvage astringent.

Écorce de chêne pulvérisée .... 60 grammes.
Alun cristallisé .... 5 —

Camphre .... 2 grammes.
Eau .... 2 litres.

Faites une décoction avec l'écorce, ajoutez d'abord l'alun, puis le camphre.

Dans la diarrhée du bœuf.

Sirop de ratanhia.

Extrait de ratanhia................. 25 grammes.
Sirop de sucre .... 975 —

Dissolvez l'extrait dans un peu d'eau et ajoutez le sirop.

Doses, chien : 1 à 4 cuillerées à bouche par jour dans la diarrhée.

Pilules contre la diarrhée.

Alun... .... 6 grammes.
Cachou ... . 12 —
Opium..................... .. .. 2 —
Sirop de roses rouges............... Q. S.

Faites des pilules de 25 centigrammes.

Doses : 2 à 6 par jour dans la diarrhée chez le chien.

Caustiques.

On désigne sous le nom de *caustiques* les corps qui, en se combinant chimiquement avec les matières organiques, produisent la destruction rapide et primitive des tissus sur lesquels ils sont appliqués. La partie mortifiée prend le nom d'*escarre*. Après la mortification organique, il se développe une inflammation locale qui a pour résultat l'élimination de l'escarre. Quelquefois les médicaments irritants, rubéfiants ou vésicants déterminent aussi une mortification des tissus touchés ; mais cette mortification n'est pas primitive, elle est lente et secondaire ; elle succède toujours à l'inflammation au lieu de la précéder. C'est en ce point que les *caustiques* et les *irritants* diffèrent.

Division. — Tous les caustiques détruisent, mortifient les tissus ; mais ils diffèrent les uns des autres par l'intensité de leur action et par les caractères que revêt l'escarre. Si on prend pour base l'intensité de leur action destructive, on peut les diviser en *caustiques légers* ou *cathérétiques* et en *caustiques forts* ou *escarrotiques*. Cette division n'est pas très rigoureuse, car la même substance peut se montrer cathérétique ou escarrotique, suivant son degré de concentration et la durée de son application. En se basant sur les caractères de l'escarre, on peut les diviser en caustiques *coagulants* et en caustiques *fluidifiants*. Les coagulants produisent une escarre solide pouvant devenir dure : les fluidifiants donnent une escarre molle parfois fluide.

Nous les diviserons en caustiques alcalins, caustiques acides et caustiques salins.

Effets communs. — Lorsque les caustiques sont appliqués sur des tissus sains ou malades, ils y déterminent une destruction plus ou moins profonde due à une action chimique. Les uns amènent la mortification des tissus en leur enlevant l'eau et en les desséchant; les autres en se combinant avec leur matière protéique ou grasse, d'autres en agissant par un mécanisme complexe. Les parties touchées par les caustiques se mortifient; la sensibilité, la circulation, les sécrétions y sont anéanties; elles forment, relativement aux parties voisines, un véritable corps étranger qui doit être plus tard éliminé. Cette destruction locale est l'effet primitif, immédiat; elle se produit dans la période *chimique* de l'escarrification.

L'escarrification varie, en intensité et en durée, suivant une foule de conditions inhérentes soit au caustique, soit aux tissus, soit à l'application.

Quelle que soit la nature de l'agent caustique, la durée de son contact avec les tissus, son action destructive s'accompagne presque toujours d'une douleur plus ou moins vive. Lorsque le caustique est énergique et l'action destructive rapide, la douleur est de peu de durée ; lorsque le caustique est faible et son action destructive lente, la douleur est vive et dure plus longtemps. Il va sans dire que la douleur est d'autant plus intense que le tissu renferme plus de filets nerveux sensitifs. En général, la douleur est plus vive sur les tissus sains que sur ceux qui sont altérés par la maladie.

Après la formation de l'escarre, il s'établit, au-dessous et au pourtour de cette partie mortifiée, une inflammation plus ou moins vive, qui produit peu à peu l'élimination de cette espèce de corps étranger. La région devient donc douloureuse, tuméfiée et tendue; de la sérosité, puis du pus, se montrent entre la partie morte et les parties vives placées en dessous. Ces phénomènes inflammatoires sont d'autant plus intenses que la cautérisation est plus profonde; quand la cautérisation n'est que légère et superficielle, l'inflammation et la suppuration sont à peu près nulles.

En général, la suppuration détache d'abord l'escarre à la circonférence, puis peu à peu l'action se propage vers le centre, et fini par la détacher entièrement ; il est des cas, cependant, où les choses se passent dans un ordre inverse et où la suppuration se montre au centre de l'escarre pendant que la circonférence adhère encore fortement aux parties environnantes ; alors on est obligé de fendre circulairement la partie morte pour donner écoulement au pus et faciliter l'élimination de l'escarre. Enfin il est des circonstances où, malgré la formation d'une escarre épaisse, il ne se développe aucune inflammation notable et où les parties se dessèchent au lieu de suppurer ; on remarque surtout cet effet quand on laisse la préparation caustique en contact avec l'escarre comme la pâte de Canquoin, la pâte arsenicale, etc. (Tabourin).

Pendant la période inflammatoire des caustiques, deux accidents peuvent apparaître : 1° une fièvre de réaction plus ou moins intense ; 2° des phénomènes d'empoisonnement produits par l'absorption d'une partie du caustique. L'escarre formée peut être en partie soluble dans les liquides animaux ; c'est le cas pour les préparations de mercure et de cuivre.

L'inflammation consécutive à la formation de l'escarre a pour résultat non seulement d'amener l'élimination de la partie mortifiée, mais encore de provoquer la régénération du tissu et la cicatrisation. Cette dernière s'opère plus ou moins vite suivant la nature du caustique, selon les désordres qu'il a produits et selon les tissus. Sur certains tissus pathologiques, il faut produire plusieurs cautérisations pour obtenir une cicatrisation définitive.

Aussitôt que la cicatrisation est complète, la région revient graduellement à son état normal par suite de la résorption de la sérosité épanchée entre les éléments des tissus constitutifs.

Indications générales des caustiques. — Les caustiques sont indiqués :

1° Pour détruire les tissus pathologiques, les caries, les tumeurs, les venins et les virus ; ils sont en général *antiseptiques* et *désinfectants* ;

2° Pour ouvrir les abcès, les kystes, etc., surtout quand on veut obtenir une ouverture béante pendant longtemps et qu'on veut provoquer préalablement une inflammation adhésive qui empêche les épanchements dans les cavités splanchniques ; exemples : abcès du foie, des reins, de la cavité abdominale, etc. ;

3° Pour empêcher les hémorragies en nappe après certaines opérations, car beaucoup de caustiques sont coagulants ;

4° Pour modifier la surface des plaies de mauvaise nature et d'ulcères malins et obtenir une action antiseptique favorable à la cicatrisation;

5° Pour provoquer une inflammation substitutive adhésive dans les cas de fistules, de kystes, d'hygromas, de mal de taupe, etc.;

6° Pour produire une inflammation substitutive dans les ophtalmies, le chémosis, l'onglet, le catarrhe nasal, vaginal, urétral, l'otite, l'otorrhée, etc.;

7° Pour obtenir un effet révulsif énergique et une forte dérivation dans certaines maladies internes, surtout les maladies articulaires.

Caustiques acides.

Acide sulfurique.

$$SO^4H^2.$$

C'est un liquide visqueux, d'apparence huileuse, inodore, d'une densité de 1,85. Il se dissout en toute proportion dans l'eau et l'alcool, dont il élève considérablement la température. Il détruit la plupart des matières organiques, végétales ou animales. Il a une grande affinité pour l'eau, avec laquelle il se combine en produisant de la chaleur. Il précipite les sels de plomb à l'état de sulfate de plomb insoluble.

Effets. — L'acide sulfurique concentré détruit rapidement les tissus qu'il touche en produisant une douleur très vive et une *escarre noire*. L'effet destructeur de cet acide est dû à son affinité très grande pour l'eau et à la propriété qu'il a de coaguler l'albumine. Son affinité pour l'eau est telle qu'il sollicite une partie de l'oxygène et de l'hydrogène des tissus à s'unir pour former de l'eau et fait prédominer le carbone, d'où la coloration noirâtre de l'escarre. La cautérisation par l'acide sulfurique est toujours très douloureuse, profonde, et s'accompagne de la condensation et du froncement des parties environnantes; elle provoque toujours une inflammation assez intense. Appliqué sur la peau à l'état de pâte, il durcit le derme et produit de la suppuration sous-épidermique; de plus, il pénètre par imbibition à une assez grande profondeur. Après l'avoir appliqué sur la croupe de plusieurs chevaux, Tabourin a pu en retrouver des traces sur les tissus qui entourent immédiatement l'articulation coxo-fémorale.

L'acide sulfurique très dilué, 1 à 5 p. 1 000, n'est pas caustique mais *astringent vaso-constricteur*. L'eau légèrement acidulée par l'acide sulfurique, édulcorée avec du miel, donnée à l'intérieur sous forme de boissons, est rafraîchissante et calme la soif. Mais un excès peut être nuisible à la digestion.

Indications. — L'acide sulfurique concentré remplit toutes les indications générales des caustiques ; en outre, il est indiqué quand on veut provoquer un *engorgement considérable dans le but de réduire les hernies des poulains*. D'après Hertwig, on frictionne la tumeur le matin et le soir, les deux premiers jours ; une fois seulement les jours suivants jusqu'au dixième ou au treizième jour. Ces frictions se font avec un mélange à parties égales d'acide sulfurique, d'huile de lin et d'essence de térébenthine. La guérison a lieu du sixième au vingtième jour.

On a obtenu également d'excellents résultats avec l'acide sulfurique contre l'*arthrite du grasset* chez les ruminants. Pour appliquer le caustique, on se sert d'un petit tampon de linge fixé à l'extrémité d'un bâtonnet de bois. Les vessigons sont rasés d'abord et frictionnés ensuite pendant environ une minute avec l'acide pur placé sur une soucoupe ; on doit prendre des précautions pour préserver les parties voisines, comme le flanc et les mamelles surtout, du contact du caustique. Le lendemain, les points frictionnés sont chauds et douloureux, mais cependant modérément ; au bout de quelques jours, la peau est morte, dure et comme tannée ; cette escarre se détache de la circonférence au centre, au bout de quinze à trente jours, sans suppuration et en laissant une cicatrice indélébile (Pauleau).

Préparations caustiques.

1° Acide sulfurique pur.

2° Eau de Rabel.

Acide sulfurique............................... 1
Alcool ordinaire............................... 3

Ajoutez l'acide par petites portions dans l'alcool et agitez.

3° Liqueur caustique de Mercier.

Acide sulfurique........................... 1
Essence de térébenthine...................... 4

Mettez l'essence dans une terrine placée dans de l'eau froide : ajoutez-y l'acide goutte à goutte, remuez sans cesse et laissez refroidir avant de l'employer.

4° *Pâte caustique de Plasse.*

Alun calciné.......................... 100 grammes.
Acide sulfurique..................... Q. S.

Pulvérisez très finement l'alun calciné et ajoutez peu à peu l'acide pour faire une pâte peu consistante.

5° *Caustique safrané de Velpeau.*

Safran.. 1
Acide sulfurique.................................... 2

Mélangez jusqu'à homogénéité parfaite.

6° *Caustique opiacé de Solleysel.*

Acide sulfurique..................... 500 grammes.
Opium brut........................... 32   —

Laissez en contact pendant vingt-quatre heures et faites par trituration une pâte homogène.

Outre les préparations ci-dessus, le praticien peut en confectionner d'autres présentant une action plus ou moins énergique suivant les cas.

Pour l'usage interne, on utilise les préparations suivantes :

1° *Solution aqueuse.*

Acide sulfurique.................. 5 à 10 grammes.
Eau............................... 1 000   —

Mettez l'eau dans un vase de verre ou de porcelaine et ajoutez-y peu à peu l'acide en agitant constamment pour opérer le mélange.

Il faut édulcorer cette solution avant de s'en servir comme boisson ou breuvage.

2° *Solution alcoolique ou eau de Rabel.*

Acide sulfurique..................... 1 gramme.
Alcool à 85°........................ 3 grammes.

Mettez l'alcool dans un vase, ajoutez-y peu à peu l'acide, en agitant sans cesse jusqu'à mélange complet.

L'eau de Rabel s'emploie à la dose de 10 grammes dans 1 litre d'eau édulcorée avec du miel.

L'acide sulfurique fortement dilué (1 à 5 p. 1 000) constitue un vaso-constricteur utile dans le traitement des inflammations locales. A l'intérieur, il peut être administré sous forme de breuvage ou de boissons édulcorées dans les maladies fébriles pour calmer la soif. On le donne aussi pour combattre l'*empoisonne-*

ment par les composés plombiques et contre les *hémorragies gastro-intestinales*.

Acide azotique.

AzO^3H.

L'acide azotique ou nitrique est un liquide incolore ou jaunâtre, d'une odeur forte et piquante, d'une densité de 1,52 à son maximum de concentration, soluble en toute proportion dans l'eau et l'alcool. Il forme avec l'acide chlorhydrique un mélange très caustique, *l'eau régale*. Il attaque la plupart des matières minérales et désorganise les matières organiques, qu'il colore en jaune par suite de la formation d'acide xanthoprotéique.

Effets. — L'acide azotique pur mortifie rapidement sur une grande profondeur les tissus sur lesquels il est appliqué en produisant une *douleur* très vive et une *inflammation* périphérique consécutive intense. Cet acide désorganise les tissus en leur enlevant l'eau, en décomposant leurs sels, en saponifiant les graisses et en coagulant fortement les matières protéiques. L'escarre est d'abord mollasse, souple, élastique, puis devient dure et cornée ; elle a une coloration jaune, due à l'acide xanthoprotéique que forme l'acide avec les matières azotées.

Le gonflement inflammatoire périphérique étant toujours considérable, l'escarre inextensible se détache bientôt dans son centre par suite de la formation de pus. La cicatrisation n'est complète qu'après trois ou quatre semaines, suivant l'intensité de l'action caustique. En étendant cet acide d'eau ou d'alcool, on peut diminuer à volonté son action jusqu'au point de le rendre simplement astringent.

Indications thérapeutiques. — Comme caustique, cet acide doit être généralement préféré à l'acide sulfurique. Il est surtout indiqué :

1º Pour cautériser les plaies, les ulcères de mauvaise nature, les ulcères calleux du pied, les excroissances fongueuses, les épithéliomes, le crapaud. Contre cette dernière maladie, c'est un des meilleurs remèdes. Quand il est convenablement appliqué, il produit une escarre légère qui se détache du troisième au quatrième jour ; la corne, d'abord molle et de mauvaise nature, ne tarde pas à prendre du corps et de la ténacité sous l'influence de l'application réitérée et méthodique de ce caustique ;

2° Pour détruire les verrues, les fics, les poireaux, les néoformations diverses ;

3° Pour réduire les hernies ombilicales chez les jeunes poulains.

Il est recommandé de couper les poils sur la tumeur herniaire et de frictionner légèrement la surface avec cet acide. Deux frictions faites le premier jour produisent une douleur vive avec inflammation et gonflement intense. La peau se dessèche, se momifie et tombe par la suppuration. Au moment de la cicatrisation, il y a forte rétraction des tissus, et, après trois ou quatre semaines, la guérison est complète (Dayot). Il répond d'ailleurs à toutes les autres indications générales des caustiques.

Préparations. — *Pur* ou mélangé à des substances indifférentes.

Acide chlorhydrique.

$HCl.$

C'est un liquide limpide, incolore ou jaunâtre, d'une odeur suffocante, pesant 1,21, soluble dans l'eau, l'alcool et l'éther.

Action. — Cet acide agit moins énergiquement que les deux précédents. L'escarre formée est toujours plus superficielle, d'une couleur grisâtre. La douleur est vive, mais l'inflammation consécutive est peu intense. Étendu d'eau dans la proportion d'un tiers environ et appliqué sur la peau, il provoque une chaleur et une douleur très intenses et assez prolongées, ce qui en fait un *révulsif prompt et énergique*.

Dilué convenablement, l'acide chlorhydrique est certainement un des meilleurs rafraîchissements. Cet acide joue d'ailleurs dans la digestion un grand rôle physiologique. Il est contenu dans le suc gastrique de tous les animaux (0.25 p. 100 chez le porc et 0,30 p. 100 chez le chien) et constitue avec la pepsine le dissolvant par excellence des matières albuminoïdes. Le ferment pepsique n'agit pas sur les aliments en présence d'un milieu alcalin ou neutre, tandis qu'il acquiert son maximum d'effet dissolvant en présence de l'acide chlorhydrique.

Les solutions d'acide chlorhydrique jouissent, à elles seules, du pouvoir d'attaquer partiellement les matières albuminoïdes et de les transformer en peptones ; mais, en présence de la pepsine, la transformation s'opère avec plus d'énergie. L'acide chlorhydrique rend également solubles un grand nombre de sels métalliques ou terreux qui, sans cela, resteraient insolubles.

Si la présence de l'acide chlorhydrique est indispensable à la digestion gastrique, il faut pourtant que la proportion de cet acide ne devienne pas trop forte. On a remarqué, en effet, que, lorsque le suc gastrique renferme plus de 0,50 p. 100 d'acide chlorhydrique, ses propriétés digestives s'affaiblissent.

L'acide chlorhydrique dilué s'oppose aussi aux fermentations qui tendent à se produire dans le tube digestif; il *rafraîchit la bouche* et *étanche la soif*. Administré en trop grande quantité, non seulement il s'oppose à la digestion, mais il diminue encore l'alcalinité du sang et appauvrit ce liquide en sels. En arrivant dans le sang, cet acide se combine avec les bases pour former des sels qui sont éliminés par les reins; il dissout aussi en partie l'hémoglobine, détermine l'anémie et l'amaigrissement général.

Indications. — A cause de son action caustique modérée, il convient surtout pour cautériser les ulcérations des muqueuses, les aphtes de la bouche, du mamelon, du pied, le muguet des agneaux et des veaux, la muqueuse du pharynx dans l'angine couenneuse.

A l'intérieur l'acide chlorhydrique, dilué à 2 à 3 p. 1 000, à cause de ses propriétés *digestives* et *antiseptiques*, convient pour dissiper les dyspepsies dues au défaut d'acidité du suc gastrique, à la trop grande abondance de matières alimentaires ou à des fermentations qui tendent à s'y établir. Dans les cas de *fièvre* due à une maladie siégeant en dehors du tube digestif, l'acide chlorhydrique est encore indiqué pour calmer la soif et pour favoriser la digestion; il est en effet démontré que, dans les maladies fébriles, le suc gastrique renferme assez de pepsine, mais qu'il est pauvre en acide chlorhydrique. Il convient surtout bien chez les ruminants dans le cas d'*engouement du feuillet* ou dans les cas de ballonnement intermittent. A cause de son action détersive, il est utilisé avantageusement pour laver la bouche, surtout lorsque la muqueuse est enflammée ou présente des éruptions.

Les doses et les préparations sont les mêmes que pour l'acide sulfurique.

Acide chromique.

CrO^3.

Cet acide se présente sous forme d'aiguilles prismatiques d'un rouge-rubis, sans odeur et d'une saveur caustique. Il est très soluble dans l'eau, et la dissolution est jaune tirant sur le rouge ; il est soluble dans l'alcool ordinaire. L'alcool absolu et l'éther s'enflamment et explosent en présence de l'acide chromique, qui est un *oxydant* énergique et qui brûle toutes les matières organiques, lesquelles le ramènent à l'état de sesquioxyde de chrome.

Effets et emploi. — Les effets de l'acide chromique ressemblent beaucoup à ceux de l'acide azotique. L'acide chromique oxyde plus énergiquement la matière organique et la dessèche plus fortement.

Appliqué sur la peau, en poudre ou en solution concentrée, cet acide la dessèche, la colore en jaune, puis en brun et produit une escarre sèche. Sur la peau dénudée, les muqueuses et les plaies, il agit comme un des caustiques les plus énergiques en oxydant fortement les tissus, en coagulant l'albumine et en absorbant l'eau. L'escarre formée est épaisse, dure, sèche et d'une coloration brunâtre ; quand elle se détache, elle laisse une plaie d'un très bel aspect qui se guérit beaucoup plus vite que celle laissée par les acides minéraux précédents. Cet acide ne détermine que peu de douleur et ne produit qu'une inflammation périphérique insignifiante.

En solution étendue, l'acide chromique constitue un *antiseptique* puissant et un des meilleurs agents *antivenimeux* contre le venin de la vipère. D'après mes recherches, le venin de la vipère aspic perd ses propriétés toxiques quand il est mélangé avec une quantité égale d'une solution d'acide chromique à 1 p. 100. Injecté sous la peau des animaux, ce mélange de venin et d'acide ne produit aucun effet local ; les effets généraux manquent aussi complètement ; cependant, si la dose a été très forte, ils apparaissent, mais restent très bénins.

J'ai constaté qu'il suffit d'injecter au point de morsure d'une vipère, et à quelque distance autour de ce point, quelques gouttes de la solution d'acide chromique à 1 p. 100 pour empêcher l'action toxique locale et générale du venin. Quand, au moment du traitement, une tuméfaction s'est déjà formée, il faut injecter à l'aide de la seringue de Pravaz IV à V gouttes de la solution dans divers points de la tumeur. L'injection ne détermine par elle-même aucun désordre ni local, ni général.

Comme *caustique*, il est indiqué dans les mêmes cas que l'acide azotique. Ce dernier lui est généralement préféré à cause de son prix moins élevé. Il sert à cautériser les végétations de la bouche, les ulcérations, les cancroïdes, etc. On l'applique pur en quantité strictement nécessaire.

Comme *astringent* et *antiseptique*, on l'emploie en solution à 5 p. 100 pour dessécher les plaies et hâter leur cicatrisation. Il peut aussi rendre des services dans le traitement des maladies parasitaires et cutanées.

Il n'est jamais employé à l'intérieur, parce qu'il est trop irritant pour le tube digestif.

Préparations. — *Poudre* et *solutions aqueuses* plus ou moins concentrées.

Il ne faut jamais le mélanger à la glycérine ou à l'alcool, car il forme avec ces corps des *composés explosibles*.

Acide trichloracétique.

$$C^2HCl^3O^2.$$

C'est de l'acide acétique dans lequel 3 atomes d'H sont remplacés par 3 atomes de Cl. Il est obtenu en oxydant le chloral par l'acide azotique. Il cristallise ; ses cristaux sont déliquescents. En présence des alcalis, il se dédouble en acide carbonique et en chloroforme.

Pur, l'acide trichloracétique est un excellent *caustique*. Il coagule avec intensité les matières albuminoïdes et produit une escarre superficielle solide.

En solutions aqueuses à 2 et 5 p. 100, il est *antiseptique* et convient pour le pansement des plaies de mauvaise nature. Ce corps est avantageusement employé dans la chirurgie vétérinaire.

Caustiques alcalins.

Potasse caustique.

$$KHO.$$

La potasse est solide, incolore, amorphe, en plaques, en bâtons ou en pastilles; elle a une saveur caustique et urineuse. Elle fond sous l'influence de la chaleur et se solidifie après refroidissement. Elle est très avide d'eau et d'acide carbonique; aussi, quand elle est exposée à l'air, la voit-on devenir déliquescente et se transformer lentement en carbonate de potasse. Elle est également très soluble dans l'alcool. Elle est fortement alcaline, neutralise tous les acides et saponifie les corps gras. On doit la conserver dans des flacons bien bouchés.

Effets. — Appliquée sur la peau intacte, la potasse attaque l'épiderme, qui est complètement dissous après deux ou trois heures; puis elle corrode le derme profondément. L'action *désorganisatrice* est due à son affinité très grande pour l'eau, à la saponification des graisses, à la décomposition et à la dissolution des matières protéiques. L'*escarre* produite est d'un jaune grisâtre, mollasse au centre et plus consistante à la circonférence; elle est presque toujours plus étendue que la surface sur laquelle la préparation caustique a été appliquée. Cette escarre se détache lentement, d'abord sous l'influence d'une suppuration sanieuse, et plus tard par l'effet d'une sécrétion purulente de bonne nature.

Employée en trochisque, la potasse produit de grands délabrements et une suppuration très abondante.

En général, la potasse attaque plus facilement et plus profondément les tissus secs et indurés que ceux qui sont dénudés et recouverts de liquides. Son absorption est facile sur les diverses voies, mais nullement dangereuse, car elle se transforme en carbonate de potasse dans le sang.

La potasse caustique n'est pas employée à l'intérieur.

Indications thérapeutiques. — Ce caustique, à cause de certaines particularités qu'il présente, est indiqué dans des cas spéciaux. Son action s'étendant toujours au delà du point d'application, elle est utilisée pour détruire les *tumeurs à base large, diffuse*. On l'emploie avantageusement contre les tumeurs squirrheuses, les cors, les durillons, les verrues, les polypes, les cerises, le champignon, le crapaud, les plaies et les ulcères à fond et à bords indurés, etc. La potasse n'attaque que difficilement les vaisseaux; elle les respecte généralement au milieu d'autres tissus qu'elle détruit : aussi convient-elle surtout lorsqu'on veut éviter l'emploi du bistouri pour enlever un tissu morbide vasculaire.

Son grand *pouvoir dissolvant* pour les substances épidermiques la fait employer avantageusement pour détruire peu à peu les callosités de la peau et notamment celles qui se montrent au pâturon à la suite d'enchevêtrures profondes. En solution forte (à 10 p. 100), elle convient aussi pour laver les parties de la peau qui sont le siège d'eczéma, d'exanthème chronique chez le chien.

Préparations.

1° *Potasse solide.*

2° *Potasse en dissolution aqueuse.*

3° *Poudre de Vienne.*

Potasse caustique................. 50 grammes.
Chaux vive 60   —

Mélangez vivement dans un mortier sec et chaud ; renfermez immédiatement dans un flacon à large ouverture, bouchant à l'émeri.

Pour faire usage de cette poudre, on en délaye une certaine quantité dans un peu d'alcool, et l'on fait une pâte consistante qu'on applique sur les parties à cautériser ; elle ne coule pas et ne s'étend point au delà du lieu d'application.

4° *Caustique solide Filhos.*

Potasse............................. 120 grammes.
Chaux vive.......................... 40   —

Faites fondre dans une cuiller de fer, et quand le mélange sera bien homogène, coulez dans une lingotière ou dans des tubes, comme pour le nitrate d'argent. Il faut préserver les bâtons de l'humidité.

Sels caustiques.

Protochlorure d'antimoine.

$SbCl^3$.

Ce composé, encore appelé *trichlorure d'antimoine, beurre d'antimoine*, est solide, cristallin, incolore, demi-transparent et d'aspect graisseux. Il est déliquescent et forme avec la vapeur d'eau de l'air un liquide épais, oléagineux. Il est très soluble dans l'eau, mais, lorsque celle-ci est en grande quantité, elle le décompose en acide chlorhydrique et en poudre dite d'Algaroth, qui n'est autre chose que de l'oxychlorure antimonique.

Effets. — L'action *caustique* de ce sel est prompte et énergique. Aussitôt qu'il est appliqué sur une muqueuse ou une solution de continuité, on voit la surface blanchir, se crisper, et l'escarre se former instantanément. Sur la peau intacte, il agit un peu plus lentement. L'escarre formée est blanchâtre, mollasse d'abord, mais elle devient ensuite sèche, dure et est nettement circonscrite ; généralement elle est profonde. La douleur produite est toujours très vive, mais dure peu ; l'inflammation consécutive est médiocre et la suppuration est à peu près nulle ; l'escarre se détache d'elle-même au bout d'un temps plus ou moins long. Les effets caustiques de ce sel ressemblent à ceux produits par le chlorure de zinc, mais ce dernier sel laisse une plaie plus nette et plus facile à cicatriser ; aussi, dans la pratique, doit-il être généralement préféré.

Indications. — Le beurre d'antimoine convient surtout pour cautériser les plaies étroites, profondes, sinueuses et anfractueuses qui recèlent un virus ou une matière putride (virus rabique, venins, etc.), pour détruire les caries osseuses ou cartilagineuses, ou les tissus altérés qu'on ne peut enlever avec l'instrument tranchant. Il a été employé avec succès par quelques praticiens contre le crapaud ancien.

Préparations et application. — Ce sel est généralement employé à l'état de pureté, quand il est tombé en déliquescence. Pour l'appliquer, on se sert d'un petit pinceau souple de crins, ou d'un bourdonnet d'étoupe ou de coton fixé à l'extrémité d'une baguette de bois ; on peut encore en imprégner des boulettes de coton ou de charpie et les appliquer sur la surface à cautériser. Pour ne pas affaiblir l'action caustique, il faut toujours bien enlever l'humidité de la surface à cautériser ; sans cette précaution, le sel se décomposerait en partie au contact du liquide organique, et son action serait d'autant diminuée.

Chromates de potasse.

On connaît le *chromate neutre de potasse* $CrO^3 K^2O$ et le *bichromate de potasse* $(CrO^3)^2 K^2O$.

Le premier est jaune-citron, soluble dans 2 parties d'eau froide ; le second est d'un beau rouge orangé et soluble dans 10 parties d'eau froide. Ils sont tous deux presque insolubles dans l'alcool.

Effets. — Le bichromate de potasse agit comme un caustique puissant. Appliqué pur sur la peau ou à l'état de préparations concentrées, il la coagule et la mortifie rapidement ; elle devient gris jaunâtre et forme une escarre sèche qui ne se détache que très difficilement et au bout de vingt à vingt-cinq jours seulement. Le chromate neutre agit un peu moins énergiquement. L'action de ces deux sels se rapproche beaucoup de celle de l'acide chromique. L'engorgement inflammatoire est toujours peu considérable, et les plaies produites par leur action caustique se cicatrisent difficilement.

Convenablement dilués, ils agissent simplement comme irritants cutanés. En frictions sur la peau, ils produisent une inflammation exsudative et ont une action fondante sur les tumeurs.

A l'intérieur, ils sont très irritants et produisent rapidement une gastro-entérite, de vives coliques et une soif inextinguible. Ils sont absorbables même quand on les emploie à l'extérieur comme caustiques ; aussi ne faut-il pas les déposer sur de trop grandes surfaces.

Après leur absorption, ils provoquent de la dyspnée accompagnée d'abaissement général de la température, une accélération considérable du pouls, quelques mouvements convulsifs, bientôt suivis d'une faiblesse générale et d'une insensibilité qui précède la mort.

A l'autopsie de chevaux qui ont ingéré du bichromate de potasse, on trouve des ulcérations de la muqueuse buccale, des taches noirâtres dans l'estomac, un enduit hémorragique sur la muqueuse de l'intestin grêle, la disparition de la muqueuse sur une étendue plus ou moins grande dans le gros intestin. Le péritoine, le poumon, le cœur, les reins, la vessie, la rate ne présentent pas de lésions apparentes (Desoubry et Simonnet).

Usages et doses. — 1° Comme *caustiques*, ils ne présentent aucun avantage ;

2° Comme *irritants* et *fondants*, ils peuvent rendre des services pour faire disparaître les tumeurs osseuses diverses du cheval et les tumeurs molles articulaires ou tendineuses. Ils ont été recommandés par Fœlen pour réduire les hernies ombilicales chez les jeunes poulains. On fait plusieurs frictions avec la pommade sur la tumeur herniaire jusqu'à développement d'un engorgement.

Doses toxiques.

	Tissu conjonctif.	Estomac.
Lapin	0,05	1
Chien	0,50	3 à 4
Cheval	20	30

On n'en fait jamais usage à l'intérieur.

Préparations.

1°

Bichromate de potasse.

2°

Solutions diverses.

3°

Pommades simples.

	N° 1.	N° 2.	N° 3.
Bichromate de potasse.........	4	6	8
Axonge.......................	32	32	32

En employant le chromate neutre, on obtient des préparations un peu moins actives.

4°

Pommade composée (Schmid).

Bichromate de potasse......................	6
Iodure de potassium........................	2
Pommade mercurielle double.................	64

Employée comme fondante en frictions.

Nitrates de mercure.

Le mercure forme avec l'acide azotique de nombreux composés : les plus employés sont le protonitrate ou azotate mercureux neutre $(AzO^4)^2 Hg^2$ et le deutonitrate ou azotate mercurique neutre $(AzO^3)^2 Hg$. Ces deux sels sont solides. Le protonitrate est cristallisé en prismes incolores ; il est décomposé par l'eau en protonitrate acide soluble et en protonitrate basique insoluble qui se dépose en poudre blanche. La deutonitrate est blanc, incristallisable et déliquescent. Il est également décomposé par l'eau en un composé acide soluble, et un composé basique insoluble qui se présente sous forme de poudre jaunâtre appelée *turbith nitreux*.

Effets. — Ces deux sels, surtout l'azotate mercurique, sont des caustiques coagulants très énergiques, mais dont l'action est un peu moins profonde que celle du sublimé. Ils sont absorbables et par conséquent doivent être employés avec quelques précautions.

Indications. — Ils répondent aux indications générales des caustiques. En outre, ils semblent agir plus favorablement que les autres caustiques sur le *cancroïde épithélial de la lèvre du chat*.

Nitrate d'argent, bichlorure de mercure, chlorure de zinc.
Voir *Antiseptiques* et *Astringents.*

Irritants.

Les médicaments irritants sont ceux qui déterminent une irritation locale sur les points où ils sont appliqués. Cette irritation peut être utilisée dans un but thérapeutique pour combattre certaines inflammations. Suivant la nature et le siège de l'inflammation contre laquelle elle est dirigée, l'irritation artificielle provoque une *action substitutive*, une *action résolutive* ou une *action révulsive*.

Les irritants comprennent les *rubéfiants* et les *vésicants*.

1° Action substitutive Substitution. — La substitution est le procédé thérapeutique qui consiste à remplacer une inflammation locale de mauvaise nature par une inflammation artificielle de bonne nature. Elle repose sur des faits d'observation fort anciens. Depuis longtemps, les médecins ont constaté que les inflammations locales chroniques peuvent guérir rapidement par l'application directe d'irritants. A l'irritation primitive rebelle se substitue une inflammation artificielle, facilement curable.

C'est sur ces faits que s'est appuyé Hahnemann, le célèbre fondateur de l'homéopathie, pour poser son fameux principe thérapeutique : *Similia similibus curantur.* De ce principe, Hahnemann a fait la base de toute sa thérapeutique. Pour lui, on ne peut guérir un mal quelconque par une puissance morbifique dissemblable, quelque énergique qu'elle soit ; mais la cure est exécutable au moyen d'une puissance morbifique apte à produire des symptômes semblables et un peu plus forts.

Aujourd'hui, le champ de la substitution est beaucoup plus restreint, et, avec Fonssagrives, on peut dire : que les médicaments substitutifs sont ceux qu'on applique directement sur les plaies et les parties enflammées de la peau et des muqueuses dans le but de réaliser des inflammations à siège choisi, à limites mesurables et à tendances favorables.

La substitution peut être réalisée à l'aide des astringents, des caustiques et des antiseptiques.

Le choix de l'agent variera avec la nature de la maladie, son intensité, sa durée et souvent la susceptibilité particulière de l'animal malade.

Mode d'action des substitutifs. — Autrefois, on expliquait d'une manière très simple les effets curatifs obtenus à l'aide de ces médicaments. On admettait qu'ils agissaient en modifiant la nutrition localement dans la partie médicamentée.

Aujourd'hui qu'on connaît mieux la pathogénie de l'inflammation et des effets topiques des médicaments placés dans le groupe des substitutifs, on peut reconnaître que la substitution consiste surtout en une *action désinfectante*. Si le nitrate d'argent est efficace contre l'ophtalmie purulente, ce n'est pas uniquement parce que, en provoquant une inflammation, il modifie la nutrition des tissus de l'œil, mais surtout parce qu'il y détruit les microbes pathogènes, ou, autrement dit, parce qu'il les désinfecte (Voir *Antiseptiques*).

A cette action désinfectante, certainement la plus importante, vient s'ajouter une action modificatrice directe de la nutrition des tissus et de leur vascularisation.

2° Résolution. Résolutifs. — Nous appelons *résolutifs* ou *fondants* les topiques irritants qui ont surtout pour effet de faire disparaître les tuméfactions superficielles d'origine inflammatoire, sans faire subir aux tissus aucune transformation morbide consécutive. Cette terminaison de l'inflammation s'appelle la *résolution*.

Les principales préparations résolutives employées sont à base de sels alcalins, d'iode, de mercure, de camphre, de cantharides et autres vésicants (Voir ces mots).

Préparations résolutives.

Pommade hydriodatée.

Iodure de potassium...................	1 partie.
Eau...................................	1 —
Axonge ou vaseline....................	8 parties.

Dissolvez l'iodure dans l'eau, puis incorporez à la graisse.

En frictions contre les tumeurs indolentes.

Pommade iodurée.

Iode.................................	1 partie.
Iodure de potassium..................	3 parties.
Eau.................................	3 —
Axonge...............................	24 —

Dissolvez l'iode et l'iodure dans l'eau; mêlez à l'axonge.

En frictions sur les engorgements chroniques.

Onguent contre les indurations des tendons.

Iodure de potassium..............   2 grammes.
Savon vert...................... 15 à 30   —

Faites une ou deux frictions par jour.

Pommade résolutive.

Pommade mercurielle................   2 parties.
Camphre ....   1 partie.

F. s. a.

Contre les tumeurs indurées et gangreneuses.

Pommade fondante.

Iodure de potassium................   1 gramme.
Bichromate de potasse..............   3 grammes.
Pommade mercurielle...............   65   —

F. s. a.

Cette pommade s'emploie sur les engorgements articulaires, tendineux, osseux, etc.

Charge résolutive.

Poix de Bourgogne.............   240 grammes.
Huile grasse................... }
Essence de térébenthine........ } ãã 90   —

Faites fondre la poix dans l'huile à une douce chaleur; ajoutez l'essence en retirant du feu.

Charge de Lebas.

Goudron végétal...................   125 grammes.
Axonge........................   125   —
Essence de térébenthine...........   100   —
Teinture de cantharide............   100   —

Faites fondre l'axonge à une douce chaleur, ajoutez le goudron, retirez du feu ; mélangez, en dernier lieu, l'essence de térébenthine et la teinture de cantharide.

Charge résolutive.

Coaltar.......................   250 grammes.
Huile de pétrole lampante   75   —
Teinture de cantharide............   75   —

Mélangez exactement.

Onguent résolutif (Trasbot).

Onguent vésicatoire Lebas........ }
    —   mercuriel double........ } ãã parties égales.

Mélangez très exactement.

Alcool camphré.

Camphre........................... 100 grammes.
Alcool à 90°...................... 900 —

Savon camphré.

Savon........................ .... ⎰ ãã 1 gramme.
Camphre .... ⎱
Alcool............................ 8 grammes.
Dissolvez.

En frictions contre le rhumatisme.

Savon camphré.

Savon blanc...................... 90 grammes.
Carbonate de potasse............. 4 —
Alcool camphré................... 250 —
Dissolvez.

Frictions résolutives.

Pommade fondante.

Iodure de plomb................. 1 gramme.
Axonge.......................... 8 grammes.
F. s. a.

Contre les ganglions de l'auge et les tuméfactions peu douloureuses (Reynal).

Teinture fondante.

Alcool ordinaire.................... 100 grammes.
Huile de croton.................... 8 —
Mêlez et agitez.

Contre les molettes et tumeurs indolentes.

Teinture résolutive.

Sel ammoniac..................... 15 grammes.
Vinaigre fort..................... 125 —
Alcool camphré................... 15 —
Dissolvez le sel dans le vinaigre et mélangez avec l'alcool camphré.

En frictions contre les tumeurs indolentes.

Pommade résolutive.

Mercure coulant.................... 16 grammes.
Pommade de laurier............... 24 —
Essence de térébenthine.......... 32 —
Cantharides pulvérisées........... 10 —

Incorporez le mercure à la graisse, ajoutez la poudre de cantharide et
enfin l'essence.

Contre les exostoses.

3° Révulsion. Révulsifs. — Les révulsifs sont des irritants ou inflammatoires qu'on emploie pour provoquer l'apparition de phlegmasies superficielles, bénignes, destinées à améliorer ou à arrêter par la voie réflexe les maladies inflammatoires qui ont leur siège dans les organes profonds.

L'action thérapeutique qui consiste à faire disparaître une inflammation naturelle, profonde, par une inflammation artificielle, superficielle, c'est la *révulsion* d'Hippocrate. Dans le langage du père de la médecine, faire révulsion signifiait : arracher le mal, l'attirer au dehors, ou mieux, le transporter vers une partie où sa présence est moins nuisible.

La révulsion est basée sur des faits d'observation. En effet, dès les premiers temps de la médecine, on a reconnu que certaines maladies phlegmasiques pouvaient disparaître brusquement au moment où, sur la peau ou sur la muqueuse intestinale, apparaissait un état congestif accompagné d'une suractivité sécrétoire (crise des anciens) ; qu'elles pouvaient quelquefois changer de place et se transporter d'une région dans une autre région (métastase) ; ou qu'elles s'évanouissaient au moment où une nouvelle maladie envahissait l'organisme. Elle s'appuie aussi sur cet autre fait physiologique, déjà signalé par Hippocrate : Quand deux douleurs coexistent dans l'économie animale, la plus forte fait taire la plus faible.

Dans la méthode révulsive, le problème à résoudre est le suivant : *Une maladie grave d'un organe interne étant donnée, produire artificiellement, dans un point du corps moins important, une lésion plus énergique et moins dangereuse, afin d'éteindre ou d'atténuer la première.*

On distinguait autrefois la *dérivation* et la *révulsion*. La première dénomination était réservée, par Galien, à l'action irritante artificielle pratiquée au voisinage de la partie malade, tandis que le terme de révulsion était employé pour désigner l'action irritante qui était exercée sur un point opposé à celui où existait l'organe malade. On a complètement abandonné cette distinction aujourd'hui. Ainsi, dans le remarquable ouvrage de Trousseau et Pidoux, la révulsion et la dérivation sont confondues et forment la *médication irritante transpositive*. Pour nous, tous ces termes sont synonymes, et nous les emploierons indifféremment l'un ou l'autre.

La révulsion peut être produite sur la surface cutanée (révulsion *externe*), ou sur la surface gastro-intestinale (révulsion *interne*).

Les agents de la révulsion externe sont tous les irritants cutanés. Ceux-ci comprennent les *rubéfiants* et les *vésicants*.

Les révulsifs internes sont les *vomitifs* et les *purgatifs*.

Théorie de l'action curative des révulsifs. — La médication révulsive doit surtout ses effets curatifs à la modification qu'elle imprime à la répartition du sang dans l'économie animale. Nous savons qu'elle a pour action principale d'attirer le sang à la périphérie du corps et de faciliter par conséquent la décongestion des organes enflammés. Cet effet congestionnant externe et décongestionnant interne est dû à deux causes : à l'action directe de l'inflammation cutanée et à l'effet réflexe vaso-moteur.

Si nous faisons abstraction, pour un instant, de l'action nerveuse vaso-motrice, et que nous fixions notre attention uniquement sur les conséquences qu'entraîne l'inflammation cutanée en elle-même, nous sommes forcés d'admettre qu'une certaine quantité de sang quitte les vaisseaux des organes profonds pour alimenter les tissus externes en voie d'inflammation. Il y a donc déjà, de ce seul fait, une modification de la répartition du sang, qui est favorable à la déplétion et à la décongestion des organes internes. Mais à cette première action, qui reste généralement assez modérée et qui ne peut détourner à l'extérieur qu'une quantité de sang relativement faible, vient s'ajouter l'effet nerveux vaso-moteur qui a son point de départ au point d'application des révulsifs, c'est-à-dire au point même où évolue l'inflammation cutanée créée artificiellement. Sous l'influence de l'excitation des extrémités des nerfs sensitifs de la peau, un double effet vasculaire réflexe se produit ; les vaisseaux des viscères internes se rétrécissent et ceux de la peau, au contraire, se dilatent ; il y a, en d'autres termes, effet vaso-constricteur à l'intérieur et effet vaso-dilatateur à l'extérieur. Ces deux effets opposés, engendrés simultanément par la même cause, produisent nécessairement une nouvelle répartition du sang de l'économie. La peau, très vasculaire et très étendue, constitue un déversoir très important pour le sang, et une grande quantité de ce liquide peut y être détournée momentanément. Sous l'influence de l'afflux du sang vers la peau et de la constriction des vaisseaux des organes internes, la congestion s'atténue, la nutrition pathologique se fait avec moins d'intensité, et l'inflammation diminue nécessairement.

La révulsion cutanée produit sur les organes internes le même effet qu'une forte saignée, mais elle présente le grand avantage de ne pas extraire le sang de l'organisme, mais de le détourner simplement de son cours primitif. Dans la révulsion, il n'y a pas de perte de sang, il y a seulement modification de sa distribution ; la quantité totale de liquide nutritif reste invariable, mais, comme la peau en reçoit une quantité plus considérable, il est évident que les organes centraux doivent en recevoir une quantité moindre. Le mécanisme de l'action des révulsifs n'est pas purement théorique, il repose sur des faits bien constatés dans la physiologie des actions vaso-motrices.

Cette nouvelle distribution du sang sous l'action de la révulsion a aussi pour conséquence une déperdition plus grande de chaleur et, par conséquent, un abaissement de la température interne. L'effet *antipyrétique* vient s'ajouter aux effets vasculaires pour combattre directement la maladie interne.

Dans l'état actuel de la science, l'effet curatif des révulsifs peut donc s'expliquer par la répartition nouvelle qu'ils impriment au liquide sanguin. Il est possible aussi qu'elle amène une modification du milieu sanguin, notamment de la *leucocytose* et de ses *propriétés bactéricides* et *antitoxiques*.

L'inflammation des organes internes est accompagnée d'une accumulation du sang et de la chaleur à l'intérieur du corps ; l'inflammation artificielle, créée à l'extérieur par les révulsifs, est accompagnée au contraire d'un afflux du sang à la peau et d'un échauffement de cette membrane. L'action révulsive combat directement les phénomènes morbides qui caractérisent la maladie interne.

Les révulsifs n'agissent donc pas directement sur la cause morbide, mais bien sur les désordres nutritifs et vasculaires que cette cause tend à produire. Ils détournent le sang du foyer inflammatoire, en le dérivant vers des organes superficiels moins importants. Ils méritent donc bien le nom de *dérivatifs* qu'on leur a donné quelquefois.

Lorsque la révulsion a pour siège la muqueuse gastro-intestinale, le mécanisme de son action est le même. Dans ce cas, le sang, au lieu d'être attiré dans la peau, est dérivé au contraire du côté de la muqueuse digestive. Et comme cette muqueuse est très étendue et extrêmement vasculaire, la quantité de sang qui y est attirée peut devenir considérable. La révulsion gastro-intestinale est ordinairement accompagnée de la pâleur, de l'anémie et du refroidissement de la peau.

Indications générales des révulsifs. — Les maladies dans les-quelles les révulsifs réussissent le mieux sont celles qui consistent principalement en un état congestionnel sans lésions pro-lifératives accusées et sans caractère spécifique.

Les révulsifs externes sont efficaces dans les douleurs nerveu-ses, le rhumatisme, les inflammations internes à leur début, les affections catarrhales des muqueuses, surtout dans l'entérite aiguë ou chronique du cheval.

Les révulsifs internes, qui sont les vomitifs et les purgatifs, sont particulièrement indiqués dans les angines, les bronchites, les mala-dies des yeux, des centres nerveux et dans les affections cutanées.

La révulsion externe ou interne montre toute sa puissance au début des maladies, quand il ne s'est encore développé qu'une simple congestion. Les pleurésies, les pneumonies au début, c'est-à-dire quand il n'y a pas encore de lésion locale autre que la con-gestion, avortent très souvent sous l'influence de l'application des révulsifs. C'est aussi par une révulsion énergique qu'on parvient à arrêter des phlegmons profonds au début.

Mais, dès qu'une inflammation a amené plus qu'une simple congestion et que déjà il existe un véritable travail de proliféra-tion cellulaire, il est rare que la révulsion puisse arrêter l'évolu-tion de la maladie. Mais, même dans cette période déjà avancée de la maladie, la révulsion peut ne pas être inutile, si elle est puissante et si les lésions inflammatoires ne sont pas encore trop avancées. Combien de fois n'a-t-on pas vu des pleurésies et des pneumonies déjà bien établies céder à l'action d'un large vési-catoire appliqué sur la peau qui recouvre la poitrine ? Si les maladies arrivées à la deuxième période de leur évolution sont rarement arrêtées dans leur marche, au moins voit-on que la révulsion les rend moins dangereuses et abrège leur durée. Dans la période de résolution de la maladie, alors que la fièvre tombe et que l'inflammation s'atténue, la révulsion est encore utile, parce qu'elle favorise la résorption des produits morbides épanchés dans la trame parenchymateuse ou dans le tissu conjonctif. A la fin de la pleurésie, lorsque l'inflammation pleurale a cessé, mais qu'il existe dans la plèvre des fausses membranes et un épanchement liquide, l'application des révulsifs est très utile et hâte la résolu-tion complète de la maladie.

Toutes les fois que la révulsion est employée, il faut propor-tionner son étendue et son intensité à l'étendue et à l'intensité de la maladie. Dans les pleurésies graves, il faut recouvrir une grande partie de la poitrine avec de l'onguent vésicatoire et quelquefois en renouveler l'application plusieurs fois. Plus la maladie à faire disparaître est étendue et intense, plus la révulsion doit être énergique.

Le temps pendant lequel la révulsion doit agir est très variable et en rapport avec la nature de la maladie et avec la période de son évolution. Une simple congestion pulmonaire, une indigestion, etc., sont souvent guéries après une révulsion d'un quart d'heure, d'une demi-heure ou d'une heure. Mais, lorsque la pleurésie, la bronchite, la pneumonie, ou toute autre maladie inflammatoire est déjà bien établie, l'amélioration ne se montre guère qu'après douze ou vingt-quatre heures. Si, après ce dernier laps de temps, aucune amélioration ne se manifeste, il faut seconder les effets de la révulsion par l'administration de médicaments spéciaux.

Dans les maladies chroniques, la révulsion doit être lente et spoliative. Elle sera entretenue soit à l'aide de l'onguent vésicatoire souvent renouvelé, soit à l'aide de la pommade stibiée ou d'un séton. C'est grâce à la révulsion lente qu'on parvient à résoudre des engorgements chroniques et à diminuer le volume d'organes hypertrophiés par le travail inflammatoire.

Le lieu d'application des révulsifs doit varier avec le siège de la maladie à combattre. Dans les angines, dans l'irritation bronchique ou pulmonaire au début, dans certaines maladies cutanées, dans les congestions cérébrales, les vomitifs, les purgatifs, agiront généralement avec plus d'avantage que les révulsifs externes. Cependant cela ne s'applique qu'aux petits animaux, qui vomissent facilement et qui sont purgés rapidement. Chez les animaux herbivores, où le vomissement est très dangereux et la purgation lente, il faut, pour les cas aigus, préférer la révulsion externe. Dans les maladies dont l'évolution est relativement lente, comme les ophtalmies et les congestions cérébrales, les purgatifs donnent les meilleurs résultats chez tous les animaux.

Quand on veut déterminer une révulsion externe, il est en général avantageux d'appliquer les révulsifs près du siège du mal; dans les maladies des voies respiratoires et du cœur, l'application se fait sous la poitrine; dans celles de l'appareil digestif, sous le ventre; dans celles de l'encéphale, le long de l'épine dorsale, sur les côtés de l'encolure, etc. Le siège de la révulsion est surtout très important à déterminer, quand on veut amener la résolution d'un engorgement chronique ou l'atrophie d'un organe; ainsi dans le cas de boiterie, par suite d'une lésion articulaire, on applique le séton ou le feu sur l'articulation malade et non sur un point éloigné.

Rubéfiants.

Les médicaments rubéfiants, lorsqu'ils sont appliqués sur la peau, ont la propriété de la faire *rougir* en congestionnant le réseau capillaire du derme et de produire la plupart des phénomènes locaux de l'inflammation, c'est-à-dire la douleur, la rougeur, la chaleur et la tuméfaction. La production de ces effets constitue la *rubéfaction*.

Principaux rubéfiants. — La rubéfaction peut être produite par des *agents mécaniques* : frictions sèches avec une brosse rude ou un bouchon de paille serré; par des *agents physiques* : chaleur, électricité; par des *agents médicamenteux* : farine de moutarde noire, l'ammoniaque, les acides minéraux étendus, acide phénique, essence de térébenthine, essence de lavande, vinaigre, alcool, etc.

Effets communs. — Appliqués sur la peau, les médicaments rubéfiants causent du prurit, augmentent la chaleur et la sensibilité, puis déterminent une douleur qui grandit progressivement et finit par devenir très vive. Sous l'influence de cette irritation de la peau, le système capillaire du derme s'injecte de sang, la surface rougit, se gonfle et peut devenir le siège de sécrétions accidentelles si l'action des rubéfiants est continuée pendant assez longtemps. Les effets locaux immédiats des rubéfiants consistent donc dans le développement rapide des signes caractéristiques de l'inflammation, c'est-à-dire de la *douleur*, de la *rougeur*, de la *chaleur* et de la *tuméfaction*. Ces divers effets ne sont pas toujours également marqués : l'un peut prédominer sur les autres, suivant la nature de l'agent rubéfiant employé.

La *douleur* précède toujours les autres effets locaux ; elle ouvre en quelque sorte la série des désordres que les rubéfiants déterminent sur la peau ; elle est donc très constante et se montre rarement isolée. Cependant elle peut prédominer beaucoup sur les autres accidents, comme on le remarque, par exemple, avec l'essence de térébenthine, qui détermine toujours une violente douleur chez les solipèdes, tout en ne causant qu'une légère hyperémie à la peau.

La *rougeur*, produite par la congestion sanguine que les rubéfiants déterminent sur le derme, ne manque presque jamais ; mais elle est souvent masquée par les poils ou la couleur foncée de la peau chez les animaux domestiques.

La *chaleur* est un effet qui existe toujours et qui est sous la dépendance directe de la rougeur ou de l'hyperémie cutanée.

Enfin la *tuméfaction* se manifeste toujours lorsque les rubéfiants ont été appliqués pendant un temps suffisant et sur des points de la peau susceptibles de se tuméfier aisément. Néanmoins, de tous les rubéfiants, c'est la moutarde qui détermine le gonflement le plus volumineux et le plus étendu.

Les effets précédents sont accompagnés d'une suractivité fonctionnelle des glandes de la peau et d'une perte de chaleur plus considérable, par suite de l'augmentation du rayonnement calorique de l'animal.

Outre ces effets locaux, plus ou moins prononcés suivant la nature du rubéfiant employé, les points de la peau où est faite l'application et la durée de cette dernière, il y a encore développement d'effets réflexes importants. Ces effets varient un peu suivant l'*intensité* de l'irritation cutanée.

Une *excitation faible de la peau* produit un *resserrement vasculaire* dans tous les vaisseaux du tégument cutané. Il en résulte une pâleur plus ou moins grande de la peau, au point excité et même dans les régions éloignées du point excité. On voit aussi se produire une légère accélération du cœur, dont les battements sont plus vigoureux, plus énergiques, le *ralentissement* de la respiration, l'élévation de la température rectale, l'abaissement de la température cutanée.

Des *excitations fortes*, comme celles engendrées par les rubéfiants énergiques, produisent d'abord les mêmes effets que les excitations faibles ; mais bientôt survient une deuxième période pendant laquelle la peau rougit d'abord au point d'application, ensuite dans toutes ses parties ; les battements du cœur se ralentissent, ainsi que la respiration ; la température cutanée augmente, tandis que la température rectale diminue.

L'effet le plus important engendré par les révulsifs est la congestion cutanée. Cette congestion de la peau est en même temps accompagnée d'une anémie des organes internes, comme le démontrent les expériences de Zülzer et les miennes. Zülzer, ayant appliqué du collodion cantharidé sur la peau du dos d'un lapin, a vu apparaître simultanément une congestion très vive du tégument, des tissus sous-jacents, et une anémie des organes splanchniques abdominaux. D'après cette observation, les révulsifs, les rubéfiants ou irritants cutanés, produisent une dilatation vasculaire, une congestion au point d'application, en même temps qu'ils déterminent une pâleur, une anémie des organes profondément situés. Mes propres recherches conduisent aux mêmes résultats. Ayant enregistré le pouls et la tension artérielle avant et pendant l'action de la moutarde appliquée sous la poitrine chez un cheval, j'ai vu la tension s'élever considérablement pendant le développement des effets du sinapisme. Il y avait en même temps, il est vrai, accélération du pouls ; mais cette accélération des battements du cœur était insuffisante pour expliquer l'augmentation énorme de la tension artérielle. Or j'ai établi d'autre part que, sous l'influence du sinapisme, les vaisseaux de la peau se dilatent et amènent une plus grande quantité de sang dans le tissu du tégument, ce qui devrait produire un abaissement de la tension artérielle. Or, puisque la tension artérielle s'élève malgré la dilatation vasculaire cutanée, il faut bien admettre un resserrement vasculaire interne portant sur les organes parenchymateux contenus dans les cavités splanchniques.

J'ai mis en évidence un autre fait d'une certaine importance, c'est que les rubéfiants et principalement la moutarde noire déterminent une vascularisation plus grande et un afflux de sang plus considérable, non seulement au point où ils sont appliqués, mais encore sur tous les points de la surface cutanée. Un sinapisme placé sous le thorax du cheval produit, au point d'application, une élévation de température de 4 à 5°, et, dans tous les autres points de la peau, une élévation de 2 à 3°. Le sinapisme congestionne donc toute la peau, mais plus énergiquement les points directement atteints par le rubéfiant. C'est là un fait qui permet d'expliquer, en grande partie, les effets thérapeutiques si puissants des révulsifs dans le traitement des maladies inflammatoires internes au début. Sous l'influence de l'application d'un sinapisme, il y a aussi, pendant la période d'excitation, une légère élévation de la température rectale. Mais celle-ci ne s'élève jamais autant que la température de la peau ; elle revient

rapidement à son chiffre primitif quand les premiers effets excitants du sinapisme sont dissipés, puis s'abaisse au-dessous de
la normale. De tous ces faits rigoureusement démontrés, il faut
conclure que les révulsifs, en congestionnant le derme cutané et
en augmentant ses fonctions physiologiques, anémient au contraire les organes profonds. La révulsion cutanée produit sur les
organes centraux le même effet que la saignée, mais elle a le
grand avantage de ne pas affaiblir l'ensemble de l'organisme,
puisque le sang reste dans l'appareil vasculaire, où il peut constamment servir à la nutrition. La saignée anémie les organes et
affaiblit l'animal; la révulsion cutanée congestionne la peau et
anémie les organes profonds par action réflexe; elle conserve le
sang, la vigueur et la force de résistance du sujet. Dans la révulsion, il n'y a pas de perte de sang, il y a simplement modification
de sa distribution; la quantité totale du sang reste invariable,
mais, comme la peau en reçoit une quantité plus forte, il est évident que les organes profonds doivent en recevoir une quantité
moindre.

On peut résumer de la manière suivante les effets physiologiques des révulsifs appliqués sur la peau : congestion cutanée accompagnée d'une augmentation considérable de la température
de la peau ; hypersécrétion des glandes sudoripares et sébacées ;
exhalation plus considérable ; perte plus grande de chaleur
par suite d'un rayonnement plus intense ; sensibilité plus vive ;
anémie des organes profonds ; diminution rapide de la température rectale, ce qui indique une diminution des combustions
centrales ; diminution rapide du nombre des pulsations et des
respirations ; conservation de la totalité du sang et, par conséquent, conservation complète des forces.

Les effets des rubéfiants persistent pendant un certain temps
et disparaissent ensuite insensiblement dans l'ordre suivant : la
douleur s'apaise peu à peu, la rougeur et la chaleur diminuent
d'intensité, la tumeur s'affaisse et se résorbe insensiblement.
C'est toujours ce dernier effet qui est le plus long à s'accomplir.
Quand l'engorgement, souvent œdémateux au pourtour, est
prononcé, le sang et la sérosité sont repris par l'absorption ;
mais les désordres survenus dans l'épaisseur de la peau, entre le
derme et l'épiderme, ne sont pas réparés par la résorption, et
alors cette dernière couche, ainsi que les poils qui la traversent
tombent, et la surface se trouve momentanément à nu ; seule-

ment elle reprend bientôt ses premiers caractères, à l'exception des poils, qui repoussent parfois avec une couleur différente de celle qu'ils présentaient primitivement. Enfin la peau altérée superficiellement reste flétrie pendant quelque temps ; mais peu à peu elle revient à son état primitif et reprend ses fonctions sensorielles, exhalantes et sécrétoires normales.

Indications thérapeutiques. — Les agents rubéfiants sont indiqués comme *excitants locaux* toutes les fois qu'il est nécessaire d'augmenter la circulation et la calorification pour guérir un mal local. C'est ainsi qu'on les emploie contre les engorgements indolents, les inflammations chroniques, les paralysies locales, l'atrophie, l'atonie des plaies, les ulcérations, les contusions, etc.

Ils sont indiqués aussi pour produire des réflexes sur certains organes internes dont la fonction menace de s'éteindre : dans le cas de syncope, dans l'asphyxie, les empoisonnements.

Les révulsifs sont surtout très utiles au début des maladies internes. Ils combattent directement les symptômes de la fièvre en produisant une hypothermie centrale. Lorsqu'ils sont appliqués à temps, ils font disparaître très rapidement les maladies inflammatoires internes au début.

Moutarde noire.

(Sinapis nigra.)

La moutarde noire fournit à la médecine ses graines globuleuses de la grosseur d'une tête d'épingle, lisses à la surface, rouges à la maturité, puis violettes, et enfin noirâtres quand elles sont sèches ; elles ont une pellicule noire et une amande intérieure jaune et huileuse. Entières, elles n'ont ni odeur ni saveur ; écrasées et humectées, elles sont d'abord amères, puis deviennent âcres et irritantes pour la bouche et le nez.

Les graines entières sont à peu près inusitées ; réduites en poudre, elles constituent la *farine de moutarde*.

La farine de moutarde est d'un vert jaune foncé, parsemée de points noirs provenant des débris de la pellicule d'enveloppe des graines ; inodore et insipide quand elle est sèche, cette poudre prend une odeur vive, caractéristique et une saveur chaude et brûlante dès qu'elle est mise en contact avec l'eau. Elle doit donc être conservée à l'abri de l'humidité et dans des vases clos ;

quand elle a vieilli, elle est devenue rance et a perdu une partie de son activité.

La farine de moutarde noire doit son activité à un ferment soluble azoté, la *myrosine*, et à un sel de potasse, le *myronate de potasse*. Ces deux principes n'ont par eux-mêmes aucune action ; mais, lorsque la farine de moutarde est humectée d'eau tiède, la myrosine décompose le myronate de potasse, et il se produit un corps nouveau, l'*essence de moutarde*, qui est irritante. La réaction est la suivante :

$$C^{10}H^{15}O^9S^2AzK + H^2O = C^6H^{12}O^6 + C^3H^5AzS + SO^4KH.$$

Myronate de potasse.   Glycose.   Essence   Bisulfate
                                              de moutarde   de potasse.

Au point de vue chimique, l'essence de moutarde est de l'isosulfocyanate d'allyle ou sulfocarbimide allylique $C^3H^5\!-\!Az\!=\!CS$.

Pure, l'essence de moutarde est liquide, incolore, d'une saveur âcre, caustique, d'une odeur vive, pénétrante et excitant le larmoiement comme l'ammoniaque ; elle est plus lourde que l'eau, soluble en partie dans ce liquide, très soluble dans l'alcool et l'éther ; ses solutions possèdent des propriétés irritantes très prononcées. Cette essence est bien le principe actif de la moutarde à l'état de sinapisme, car, quand cette huile volatile est appliquée pure sous la poitrine rasée d'un chien, elle détermine, au bout d'une demi-heure, une vésicule pleine de sérosité, accompagnée d'un engorgement chaud et douloureux, qui peut être suivi d'une escarre et d'une plaie facile à cicatriser. Si cette essence n'était pas d'un prix trop élevé, on pourrait l'employer en dissolution dans l'alcool pour produire des effets rubéfiants prompts et énergiques.

Préparations. — La farine de moutarde est employée sous forme de sinapismes, d'eau sinapisée, de vin et de vinaigre sinapisés, de moutarde en feuilles. On peut employer aussi l'essence de moutarde en solution dans l'alcool.

1° *Sinapismes*. — Ce sont des cataplasmes que l'on fait en délayant 2 parties de la poudre de moutarde dans 1 partie d'eau tiède et qu'on applique sur la peau pour produire une révulsion. Ils doivent être assez consistants et appliqués immédiatement. On peut y mélanger de la farine de lin pour les rendre moins actifs ou des poudres irritantes pour en augmenter l'activité.

Pour faire développer à un sinapisme son maximum d'effet, il ne faut employer pour sa confection que de l'eau tiède, c'est-à-dire à la température de 35 à 40°, et n'ajouter ni acide ni alcali. L'eau trop chaude coagule la myrosine et détruit l'action de ce ferment; les acides et les alcalis arrêtent également la formation de l'essence de moutarde.

Pour accroître les effets irritants du sinapisme, on peut y ajouter de la poudre d'euphorbe, d'ellébore, de cantharide, de l'essence de térébenthine. Si on voulait faire usage de l'ammoniaque, il ne faudrait employer cet alcali qu'un certain temps après l'application du sinapisme ordinaire, c'est-à-dire quand toute l'essence de moutarde s'est déjà développée.

2° *Eau sinapisée.* — Elle se prépare en délayant 1 partie de farine de moutarde dans 4 parties d'eau un peu plus que tiède. Elle sert à faire des lotions, des fomentations, des bains locaux, des lavements et des injections sur les muqueuses apparentes. Elle peut se donner en breuvages quand elle est étendue d'eau.

3° *Moutarde en feuilles* (procédé Rigollot). — La farine de moutarde dépourvue de son huile grasse est fixée sur un papier fort, non collé, à l'aide d'une légère dissolution de caoutchouc. On emploie ces feuilles surtout chez les petits animaux. On rase la surface, on trempe la feuille sinapisme pendant quelques minutes dans l'eau froide et on la fixe avec un tour de bande.

La poudre Rigollot agit aussi fortement que la farine de moutarde entière. On en fait des sinapismes à la manière ordinaire.

4° On se sert aussi très avantageusement de l'essence de moutarde en solution alcoolique de 5 à 10 p. 100 chez le cheval, de 10 à 20 p. 100 chez les ruminants, de 2 à 5 p. 100 chez le chien. On l'emploie en frictions.

Mode d'application. — Les *sinapismes* sont appliqués sur le tronc ou sur les membres ; on maintient la pâte en contact avec la peau au moyen d'un bandage, ou bien on l'applique à rebrousse-poil de manière que la pâte sinapisante adhère d'elle-même.

Pour appliquer les sinapismes sous le ventre ou la poitrine, on se sert d'un *porte-sinapisme.* Il se compose de deux pièces. La première est une dossière, allongée, en toile, rembourrée de manière à laisser un vide dans son milieu et dans le sens de sa longueur, propre à isoler la colonne vertébrale et à éviter toute pression sur elle. La seconde, qui porte le sinapisme, est un carré de toile double, renforcé sur ses bords afin qu'il ne se plisse pas lors de son application sur les parois pectorales. Cette pièce est suspendue à la dossière par trois courroies de chaque côté et par une courroie-bricole qui passe devant le poitrail pour empêcher le port en arrière de l'appareil. Dans la pratique usuelle, on improvise un porte-sinapisme en pliant un sac en deux et en attachant aux quatre coins du rectangle formé des rubans ou des cordelettes. On place le sinapisme sur le sac et on lie les cordelettes en haut de la colonne vertébrale. Il importe, pour éviter les blessures de la peau par suite de la pression qu'exercent les attaches du porte-sinapisme improvisé, de disposer des bourrelets de paille aux points où portent les liens.

Effets de la moutarde. — La farine de moutarde, appliquée sous forme de sinapisme sur la peau de nos animaux, produit au point d'application des effets inflammatoires plus ou moins prononcés suivant les espèces animales et la finesse de la peau. En général, chez le cheval, au bout de quinze minutes, la moutarde produit une *douleur cuisante* que les malades manifestent par leur agitation, leurs mouvements désordonnés, l'action de frotter la partie médicamentée contre les corps environnants et quelquefois de la déchirer avec les dents. La douleur est accompagnée presque immédiatement d'une *élévation de température* de la région, et, au bout de deux à six heures, on voit nettement un *gonflement inflammatoire* plus ou moins volumineux. Quelquefois l'œdème n'apparaît pas dans le temps ordinaire, ou même ne se produit pas : c'est lorsque les animaux sont atteints d'affections graves, accompagnées de coma et d'oppression des forces. Après l'apparition de la tumeur, si l'on répète l'application de ce rubéfiant sur le même point, on est exposé à tarer les animaux ; en effet, si l'on persiste dans l'application pendant six ou douze heures, le tissu cellulaire s'œdématie, et des vésicules apparaissent sous l'épiderme ; après vingt-quatre heures, la partie est le siège d'une vésication suppurante ; enfin, si l'on renouvelait l'application pendant plusieurs jours sur le même point, on pourrait mortifier la peau et même les tissus sous-jacents à une certaine profondeur.

La mortification de la peau est surtout à craindre sur les régions où elle est épaisse et fort adhérente aux tissus sous-jacents. Dans les parties où, au contraire, elle est fine, lâche, souple, la mortification cutanée est rare. La différence dans les résultats obtenus suivant que la peau est dure, inextensible, ou lâche, souple et fine, s'explique facilement. La moutarde tend toujours à produire un gonflement inflammatoire par suite de l'accumulation de sérosité dans le tissu conjonctif sous-cutané. Quand ce tissu conjonctif est lâche et abondant, quand la peau est fine et souple, elle se prête au gonflement inflammatoire, et la circulation du sang dans son tissu n'est pas gênée ; mais, si le tissu conjonctif est dense, si la peau est adhérente, épaisse et inextensible, le gonflement inflammatoire qui tend à se produire comprime fortement la peau sus-jacente et y aplatit les vaisseaux au point d'entraver la circulation. La peau ainsi privée de sang perd sa vitalité, se mortifie et se gangrène. Après une chute de peau, il reste une plaie suppurante dont la cicatrisation est lente et laisse une *trace indélébile*. Quand le derme n'a pas été atteint sur toute la profondeur, les poils peuvent repousser, mais ils prennent une couleur différente et affectent une direction anormale ; quand la peau est ulcérée sur toute son épaisseur, la surface reste nue, les poils ne repoussent pas ; il persiste une tare toujours visible.

Les sinapismes n'agissent pas avec la même activité chez tous les animaux ; ce sont ceux qui ont la peau la plus mince et la plus sensible qui en ressentent le plus rapidement et le plus énergiquement les effets ; on peut les classer dans l'odre suivant : chien, mouton, cheval, bœuf, mulet, âne et porc.

En même temps que la moutarde agit localement, on voit se développer des *effets réflexes éloignés*. La peau s'échauffe dans tous ses points de plusieurs degrés ; la température rectale s'élève quelquefois à peine ; d'autres fois, quand l'agitation du sujet est considérable, elle s'élève de $1°$ à $1°,5$. Jamais l'élévation de la température rectale n'atteint celle de la température cutanée. Quand l'excitation douloureuse a cessé, on voit la température rectale revenir rapidement à son chiffre primitif et même s'abaisser au-dessous. L'élévation de la température cutanée persiste, au contraire, pendant plusieurs jours. La respiration et le cœur accélérés pendant les premiers effets se ralentissent ensuite considérablement quand les effets douloureux ont fait cesser l'excitation de l'animal. Il arrive souvent, sur les animaux malades, que la période d'excitation fait défaut ; alors les effets antifébriles se produisent d'emblée.

Administrées à l'intérieur à forte dose, les graines de moutarde noire entières ne déterminent qu'un léger *effet laxatif*. A dose faible, elles ne produisent aucun effet appréciable sur le tube digestif, quand elles sont données en électuaire ou en breuvage. La farine de moutarde stimule assez fortement le tube digestif, quoique avec une énergie infiniment moindre que celle qu'elle déploie sur la peau. Elle excite vivement la muqueuse buccale et produit le ptyalisme. Arrivée dans l'estomac, elle excite ce viscère, augmente l'appétit, accélère la digestion. Sur l'intestin, elle n'a presque aucun effet ; il semble qu'elle ne modifie pas sensiblement ni les sécrétions ni les contractions péristaltiques (Hertwig, Vogel). Cependant, d'après les expériences faites par Tabourin, la moutarde agit beaucoup plus activement lorsqu'on la donne en breuvage que quand on l'administre en électuaire. Sous la première forme, la farine de moutarde à la dose de 500 grammes chez le cheval produit une excitation passagère avec sueurs générales et une irritation gastro-intestinale qui peut devenir dangereuse ; tandis que, sous forme d'électuaire, la même quantité est facilement supportée par un cheval de taille moyenne.

Quand l'essence de moutarde est absorbée, elle provoque d'abord un léger mouvement fébrile avec transpiration, puis, lorsque la fièvre s'est apaisée, une diurèse abondante (Hertwig, Tabourin).

Effets thérapeutiques. Emploi. — L'effet rubéfiant puissant engendré par la moutarde employée sur la peau de nos animaux domestiques sous forme de sinapisme rend ce médicament précieux, comme *révulsif* énergique dans les maladies inflammatoires internes au début. Il produit une dérivation considérable du sang. La peau s'échauffe et fonctionne avec plus d'activité : les organes internes se décongestionnent par suite d'une constriction vasculaire réflexe et reviennent plus rapidement à leur état normal. L'effet révulsif s'oppose directement à la fièvre morbide en abaissant la température rectale, en augmentant la température cutanée, en diminuant le nombre des respirations et des battements cardiaques.

L'excitation cutanée provoquée par les applications de farine de moutarde a aussi pour effet de *provoquer des contractions et des sécrétions intestinales*. L'emploi des sinapismes ou de l'eau sinapisée est donc indiqué pour combattre les indigestions, les coliques, les paralysies intestinales, etc.

L'expérience démontre que les sinapismes agissent avec une grande efficacité dans les maladies graves des voies digestives, de l'appareil génito-urinaire, des organes respiratoires, dans les affections aiguës des centres nerveux, des séreuses splanchniques.

Les effets irritants locaux favorisent la *résolution* des engorgements indolents, des contusions, des ecchymoses, des thrombus, des mollettes naissantes, des gonflements articulaires légers, des engorgements divers.

A l'intérieur, la farine de moutarde est indiquée dans le relâchement du tube digestif, l'atonie de l'estomac et de l'intestin, l'inappétence, l'indigestion chronique.

Doses.

Cheval......................	30 à 100	grammes.
Bœuf.......................	50 à 200	—
Mouton.....................	20 à 50	—
Petits animaux	2 à 5	—

Ammoniaque.

AzH^3 dans 10 parties d'eau.

L'ammoniaque liquide est une dissolution aqueuse de gaz ammoniac à 10 p. 100, qui est limpide, incolore, d'une odeur vive et piquante, provoquant l'éternûment et le larmoiement, d'une saveur âcre, urineuse, caustique, d'une densité de 0,92 et marquant 22° à l'aréomètre de Baumé.

Exposée à l'air, la solution s'affaiblit par suite de l'évaporation d'une partie du gaz et par la combinaison d'une autre partie avec l'acide carbonique de l'atmosphère. Pour conserver l'ammoniaque liquide, il faut la mettre dans des flacons bouchés à l'émeri et les placer dans un lieu bien frais.

Effets physiologiques de l'ammoniaque. — L'ammoniaque liquide, versée sur la peau, s'évapore rapidement, produit une sensation de froid et ensuite une légère cuisson avec rougeur ; mais, si l'on empêche son évaporation en imbibant des compresses ou des étoupes qu'on recouvre d'une toile cirée ou de coton, ou si on la place dans un verre à boire et qu'on renverse celui-ci sur la peau, l'ammoniaque détermine rapidement la *rubéfaction*, puis la *vésication* et ensuite la *cautérisation*, qui est plus ou moins profonde selon la durée de l'application et la quantité de médicament employée. Si on fait une friction sur la peau avec du liniment ammoniacal double, on voit survenir, au bout de douze à vingt-quatre heures, de petites vésicules remplies de sérosité transparente d'abord, puis jaunâtre et même sanguinolente, si la peau est délicate et que la friction a été forte. La douleur qui accompagne les frictions est très vive, mais elle est de courte durée ; l'engorgement inflammatoire est rapide, mais peu développé, et les poils, quand ils tombent, repoussent promptement et sans changement de couleur. Sur les muqueuses et les solutions de continuité, l'alcali volatil produit des effets plus énergiques encore que sur la surface cutanée.

En tant que *caustique*, l'ammoniaque désorganise les tissus en s'hydratant aux dépens de leur eau, en dissolvant les cellules épidermiques et épithéliales, en liquéfiant les matières albuminoïdes et en saponifiant les matières grasses; l'escarre qui en résulte est molle, pultacée, grisâtre ou brunâtre lorsqu'elle est imprégnée de sang, analogue à celle que forment les alcalis caustiques. C'est donc un caustique fluidifiant.

Lorsqu'on fait arriver le gaz ammoniac qui se dégage d'une dissolution dans les voies respiratoires d'un animal, on voit se produire, par action réflexe, la sécrétion des larmes, la salivation, l'éternûment, la toux, et enfin, si on insiste, la contraction tétanique des muscles respirateurs, de la dyspnée et des convulsions. Si on soustrait l'animal à temps à l'action du gaz ammoniac, il échappe à la mort; mais on observe consécutivement une inflammation croupale et même une nécrose partielle de la muqueuse bronchique, buccale, pharyngienne et de la conjonctive. L'ammoniaque tend toujours à produire comme effet secondaire une sécrétion pseudo-membraneuse.

L'administration de l'ammoniaque par la bouche entraîne avec elle des effets très variables selon la dose employée. *Ingérée pure*, ou trop concentrée, cette substance dissout l'épithélium de la muqueuse digestive, irrite vivement la bouche, le pharynx, l'œsophage, puis les bronches par les vapeurs qui sont entraînées dans les voies respiratoires avec l'air inspiré, et ensuite l'estomac et les intestins à un degré variable selon les cas ; chez les carnivores, on remarque parfois des vomissements de matières sanguinolentes, et, chez les herbivores, une purgation très violente. A *doses modérées* et convenablement *étendu d'eau*, ce médicament détermine seulement une excitation énergique du tube digestif, sans l'irriter vivement; enfin, à doses très petites diluées, l'ammoniaque étant en partie neutralisée par l'acide du suc gastrique ne produit qu'une excitation légère des muqueuses et du côté de l'intestin des contractions plus énergiques et des sécrétions plus abondantes. L'ammoniaque, en se combinant avec les gaz acides du tube digestif, les condense et réduit considérablement leur volume. Avec l'acide carbonique, elle forme du carbonate d'ammoniaque ; avec H^2S, du sulfhydrate d'ammoniaque.

A l'intérieur, il ne faut jamais employer l'ammoniaque liquide pure, il faut toujours l'étendre d'au moins cinquante fois son volume d'eau ou d'infusion aromatique *froide*, afin d'éviter l'effet irritant et caustique.

Après l'absorption, l'ammoniaque détermine chez tous les animaux une exagération du pouvoir réflexe se traduisant par une excitation générale : la vivacité du regard augmente, les mouvements sont plus faciles, la peau s'échauffe, le cœur et le pouls s'accélèrent. Ces effets excitants sont assez fugaces, car ils durent tout au plus deux heures.

L'ammoniaque agit comme excitant sur la moelle épinière et les muscles. En effet, après l'injection intraveineuse de cette substance, on voit apparaître un *tétanos violent généralisé*. Si on coupe un nerf moteur, les muscles correspondants ne sont pas tétanisés, mais on y observe des contractions fibrillaires.

Pendant la période d'excitation générale produite par l'ammoniaque, il y a une augmentation manifeste de la *sécrétion sudorale* et des sécrétions muqueuses diverses, surtout de la *sécrétion bronchique*. Le cœur est accéléré et la tension artérielle est élevée. La respiration, un peu ralentie au début, s'accélère ensuite. Ces effets disparaissent insensiblement à mesure que l'ammoniaque s'élimine. L'élimination se fait surtout par les reins, sous forme d'urée engendrée par synthèse. Pendant cette élimination, il y a une légère excitation rénale, et on observe de la *diurèse*.

Si on insiste sur l'emploi des ammoniacaux, on observe, après un certain temps, une dissolution des globules sanguins, une véritable cachexie ammoniacale. Cette action chimique poussée trop loin abaisse les fonctions nutritives et peut devenir nuisible ; mais, bien dirigée, elle peut contribuer à désagréger, à dissoudre, à fluidifier certains produits pathologiques et à remplir les indications de la médication *fondante* ou *résolutive*. Lorsqu'on fait arriver du gaz ammoniac dans du sang, celui-ci se colore en rouge foncé, puis les globules se désagrègent se dissolvent, et la coloration devient noire : l'ammoniaque produit donc dans le sang d'abord une désoxygénation, puis une dissolution des globules, et enfin une destruction de l'hémoglobine. Cette dernière substance se transforme en hématine. L'albumine du sang se combine aussi avec l'ammoniaque et forme un albuminate ammoniacal qui rend le sang incoagulable.

Après l'absorption de doses toxiques, on observe d'abord une période d'excitation violente, du tétanos, puis survient du coma, de l'insensibilité et de la paralysie.

Indications thérapeutiques. — Comme *antiacide* et *absorbant des gaz*, elle rend de grands services dans les indigestions gazeuses de tous les animaux, mais principalement des ruminants. Elle se combine avec l'acide carbonique et l'acide sulfhydrique, qui constituent la plus grande partie des gaz qui distendent le rumen, et réduit considérablement leur volume.

Son pouvoir *excitant local* la fait employer aussi contre les indigestions ordinaires ; en excitant l'estomac, elle réveille les sécrétions et les mouvements péristaltiques.

L'ammoniaque combat l'ivresse avec le plus d'efficacité.

L'effet excitant *général* produit par l'ammoniaque après son absorption indique son emploi dans les maladies internes au début pour réchauffer la peau et dériver le sang à l'extérieur.

En inhalation, l'ammoniaque est recommandée avec raison dans les maladies des voies respiratoires au début ; elle dissout le mucus et accélère la marche du processus morbide ; elle est indiquée aussi contre les catarrhes chroniques, dont elle abrège la durée en les rendant aigus ; elle réveille la circulation cardiaque et la respiration dans les cas de syncope et d'asphyxie menaçante.

A l'extérieur, l'ammoniaque est recommandée pour combattre les effets des piqûres venimeuses faites par les mouches, les abeilles, le scorpion et la vipère. Cependant j'ai pu constater, et Fontana l'a vu, il y a un siècle, que l'alcali volatil, appliqué localement, n'a aucun effet utile dans les cas de morsures de vipère.

En instillations dans l'œil, il modifie favorablement les conjonctivites accompagnées d'opacité de la cornée.

Ce médicament est en outre indiqué soit seul, soit associé à d'autres substances pour produire la *rubéfaction*, la *vésication*.

Employé pendant longtemps sous forme de pommade sur des engorgements, on voit se produire un effet fondant et résolutif très net.

Injecté dans des fistules glandulaires, il provoque une inflammation qui obstrue le canal excréteur et détermine l'atrophie de la glande.

Administration. Doses. — L'ammoniaque liquide administrée à l'intérieur doit toujours être diluée dans 50 à 100 parties d'eau ou d'infusion froide.

Doses thérapeutiques.

Cheval...................... ...   10 à 15 grammes.
Bœuf. ....   15 à 30   —
Mouton et chèvre............ ....   1 à 2   —
Chien....: ....   II à X gouttes.
Chat et volailles.............   I à II   —

Dans l'indigestion gazeuse des ruminants, on peut répéter l'administration à plusieurs reprises et employer concurremment d'autres moyens propres à combattre la tympanite.

Doses toxiques.

Cheval..........................   30 grammes.
Bœuf..........................   70   —
Chien.........................   2   —

Pour faire respirer l'ammoniaque, on la mélange généralement avec une égale partie d'alcool, et on présente le vase devant les narines de l'animal pour que l'air inspiré entraine une certaine partie de gaz. On y ajoute aussi souvent 10 à 15 p. 100 d'acide phénique.

Pour les lavements ammoniacaux, on emploie, pour les grands animaux, 5 grammes par seringue.

Pour combattre les inflammations et l'opacité de la cornée dans les affections du globe oculaire, on utilise l'ammoniaque en solution à 3 p. 100.

Préparations diverses.

1° Liniment ammoniacal.

Alcali volatil.............. ....   1 partie.
Huile d'olive...................... ....   4 parties.
Mélangez dans un flacon bouché à l'émeri et agitez vivement.

On peut faire plusieurs frictions sur la peau de nos animaux domestiques sans amener d'altérations profondes.

2° Liniment ammoniacal double.

Alcali volatil...................,....   1 partie.
Huile grasse...... ....   2 parties.

3° Liniments ammoniacaux composés.

Alcali volatil.....................   1 partie.
Huile médicinale.....................   2 parties.

4° Liniment ammoniacal camphré.

On remplace simplement l'huile ordinaire par de l'huile camphrée.

5° *Pommade de Gondret*.

Ammoniaque liquide.....................   1 partie
Axonge et suif, de chaque.............   1   —

6° *Sachet excitant*.

Chaux vive..... ....   1 partie.
Sel ammoniac.........................   1   —

7° *Alcool ammoniacal*.

Ammoniaque liquide...................   1 partie.
Alcool ....   2 parties.

8° *Eau sédative*.

Ammoniaque liquide ....   100 grammes.
Alcool camphré...   10   —
Chlorure de sodium................   60   —
Eau ordinaire.....................   1 litre.

Faites dissoudre le sel dans l'eau ; ajoutez la solution à l'ammoniaque et à la teinture de camphre préalablement mélangées.

9° *Liniment savonneux ammoniacal*.

Solution de savon dans 30 parties d'eau ; on ajoute 10 parties d'alcool et 15 parties d'alcali volatil.

Employé en frictions comme résolutif.

10° *Liqueur ammoniacale anisée*.

Ammoniaque liquide...............   5 grammes.
Alcool............................   24   —
Essence d'anis.................... .....   1 gramme.

Cette préparation constitue un excitant général excellent chez les petits animaux. On la donne à la dose d'une demi-cuillerée chez le chien dans la maladie du jeune âge, dans l'atonie du tube digestif ou dans les maladies des organes respiratoires.

Térébenthine (Essence de).

$$C^{10}H^{16}.$$

L'essence de térébenthine est obtenue par la distillation des térébenthines.

C'est un liquide très mobile, incolore, à odeur forte, d'une saveur âcre et chaude, d'une densité de 0,87. Elle est inflammable et brûle avec une flamme fuligineuse. Exposée à l'air, elle s'épaissit,

se colore et s'oxyde en produisant de l'ozone. Elle est presque
insoluble dans l'eau, soluble dans l'alcool, l'éther, les huiles
essentielles et les huiles grasses. Elle dissout le soufre, le phosphore et les résines, le caoutchouc.

Effets physiologiques. — Sur la peau de tous nos animaux,
l'essence de térébenthine agit comme un *irritant énergique*. En
frictions chez les solipèdes, elle détermine, après quelques minutes, une excitation générale très vive ; les animaux se secouent,
s'agitent, cherchent à se frotter, frappent du pied, grattent le sol,
agitent la queue, mordent la partie médicamentée et se livrent à
des mouvements désordonnés et presque convulsifs. La surexcitation est quelquefois telle, surtout chez les chevaux de race distinguée, qu'ils se mettent dans une véritable fureur. La douleur
très vive produite par l'essence de térébenthine appliquée sur la
peau dure de quinze à trente minutes, rarement plus. Si les
frictions n'ont été pratiquées qu'une seule fois, elles ne laissent
aucune trace sensible, et tout disparaît avec la douleur ; mais, si
elles ont été très prolongées ou réitérées, la peau devient chaude,
se congestionne, se tuméfie, et il se forme de petites vésicules à
sa surface. Quand les poils tombent à la suite de ces frictions, ils
ne tardent pas à repousser avec les caractères normaux.

Chez le bœuf, la douleur produite est moins vive que chez le
cheval, mais en revanche les phénomènes inflammatoires locaux
sont plus intenses.

Sur les *plaies* et les *muqueuses*, l'essence de térébenthine est
beaucoup moins irritante que sur la peau intacte. Dans le tube
digestif, de faibles doses d'essence de térébenthine excitent
l'appétit, augmentent les sécrétions des différentes glandes, surac-
tivent les mouvements péristaltiques et déterminent un léger effet
laxatif.

A fortes doses (600 grammes chez les solipèdes, 80 grammes
chez les carnassiers), elle irrite assez énergiquement le tube
digestif, provoque des vomissements chez les carnivores, des
coliques et une forte purgation chez les grands herbivores.

L'essence de térébenthine agit comme un poison énergique sur
les êtres inférieurs qui vivent en parasites sur nos animaux domestiques. Elle tue les poux, les acares, etc., et produit l'expulsion
des vers intestinaux. Elle est donc *antiparasitaire*.

Elle exerce la même action toxique sur les micro-organismes
et constitue un *bon antiseptique*.

Quand l'essence de térébenthine est absorbée, elle communique aux différentes excrétions une odeur caractéristique ; l'air expiré prend l'odeur de térébenthine ; il en est de même de l'exhalation cutanée et du *lait* des femelles ; l'urine coule plus abondamment et acquiert une bonne *odeur de violette*. Sous l'influence de cette essence, le sang devient plus rouge, rutilant et plus riche en globules blancs (Binz) ; il y a diminution de l'excitation nerveuse, ralentissement du pouls et de la respiration et abaissement de la température rectale. Quand, après son administration, on observe une excitation vive, un pouls accéléré et dur, une respiration pressée, une rougeur des muqueuses et une élévation de la température, il faut attribuer la production de ces phénomènes à l'irritation locale exercée sur le tube digestif. En émulsionnant convenablement l'essence de térébenthine avec de l'huile, un liquide gommeux ou mucilagineux afin d'éviter l'irritation gastro-intestinale, son administration détermine toujours la diminution de l'activité nerveuse et le ralentissement graduel des fonctions ; jamais on n'observe de surexcitation.

L'essence de térébenthine absorbée exerce aussi une *action énergique sur le rein*. Portée dans cet organe par le sang, elle s'y transforme en essence de violette et excite vivement la sécrétion rénale ; l'urine coule abondamment et exhale une odeur très agréable de violette. *A trop fortes doses* données d'emblée, ou à faibles doses trop souvent renouvelées, elle irrite la substance rénale, la ramollit, diminue la sécrétion de l'urine et produit de l'*hématurie*.

Après son absorption, cette essence exerce aussi une *action excitante* marquée sur les sécrétions de la peau ; elle ne provoque pas une véritable sudation, mais de la *diaphorèse*. La plupart des expérimentateurs ont également constaté une augmentation de la *sécrétion lactée* sous l'influence de petites doses d'essence de térébenthine. De fortes doses, en altérant la digestion et la sécrétion urinaire, ont pour effet de *diminuer* la sécrétion du lait.

L'essence de térébenthine, administrée par *inhalation* chez le cheval à raison de 30 grammes par litre d'eau, ne tarde pas à exercer une *dépression nerveuse* très nette avec alourdissement de la tête, relâchement des extenseurs, vacillement très accusé du tronc sur les membres. L'abus des inhalations trop fortes peut provoquer chez le cheval une toux violente qui produit la rupture des alvéoles et détermine l'*emphysème* (Schelameur).

D'après le Dʳ Lévi, de l'Université de Pise, les injections intratrachéales d'une dissolution d'essence de térébenthine dans l'huile d'olive sont facilement supportées par le cheval et produisent des effets rapides.

Les *injections sous-cutanées* d'essence de térébenthine provoquent une vive *inflammation* locale avec *formation d'abcès*.

Indications thérapeutiques. — *A l'extérieur*, l'essence de térébenthine est employée comme *irritant cutané*, comme *antiparasitaire* et *antiseptique*.

1° Pour exciter momentanément les forces chez les chevaux faibles qui, étant couchés, refusent de se relever. Des frictions faites sur les membres engendrent une vive douleur, qui engage les animaux à faire des efforts pour se redresser.

2° Pour engendrer des *réflexes* sur le tube digestif dans les cas d'*indigestions*, de *coliques*. Les physiologistes ont en effet démontré que les excitations vives des nerfs sensitifs du tégument externe engendrent dans le tube digestif des mouvements péristaltiques intenses et une hypersécrétion glandulaire. C'est en ranimant les mouvements de l'intestin et en réveillant les sécrétions que les frictions irritantes cutanées agissent pour guérir les coliques, les indigestions.

3° Pour augmenter la chaleur de la peau et suractiver les fonctions sécrétoires de cette membrane dans les maladies par refroidissement. Les frictions avec cette essence sont surtout très efficaces chez le cheval. Comme l'essence pure produit une douleur trop vive, on la mélange à l'alcool pour atténuer son action et pour provoquer simplement un effet diaphorétique ou sudorifique. On se sert souvent du mélange contenant 1 partie d'essence pour 15 parties d'alcool.

4° A titre de *révulsif*, Salenave recommande l'essence de térébenthine non rectifiée en injection hypodermique dans les affections de poitrine chez le cheval. On fait trois ou quatre injections de 1 gramme chacune sous la poitrine. Les abcès qui se forment guérissent facilement sans laisser de traces (*Recueil*, 1892-1893).

5° En frictions pour obtenir la *résolution* et la fonte des tuméfactions anciennes, chroniques. On l'associe dans ce but au savon vert, à l'onguent mercuriel dans la proportion de 1 d'essence pour 5 de ces dernières substances.

6° Pour calmer la douleur dans le rhumatisme, les névralgies ou les boiteries indéterminées. Les *injections hypodermiques* ont été quelquefois utilisées dans ce but; mais, comme elles sont très douloureuses et produisent le plus souvent des abcès, il vaut mieux avoir recours aux injections hypodermiques d'éther; cette dernière substance est très calmante, moins douloureuse, chez le cheval et n'occasionne jamais d'abcès.

7° Comme *antiectozoaire*, l'essence de térébenthine est indiquée contre toutes les affections parasitaires de la peau des divers animaux. On l'unit généralement à d'autres substances antiparasitaires, telles que : le savon vert, l'huile de colza, le styrax. On fait trois ou quatre frictions par jour.

8° Comme *antiseptique*, elle peut être utilisée pour modifier et désinfecter les vieilles plaies, les caries.

A l'intérieur, elle est indiquée :

1° Comme *excitant local du tube digestif* dans les indigestions, la paralysie ou l'atonie des parois gastro-intestinales, l'arrêt des sécrétions digestives. Elle convient surtout chez les grands herbivores, le cheval et le bœuf. On a obtenu des succès nombreux contre les pelotes stercorales, les constipations opiniâtres, l'obstruction du feuillet, le météorisme chronique, les indigestions produites par le froid, etc. L'essence de térébenthine ne doit pas être administrée dans les cas de météorisation aiguë, car elle communique son odeur à tous les tissus et rend la *viande inutilisable* en cas de mort de l'animal.

2° Comme *vermifuge*, elle convient à la fois contre les nématoïdes et les cestoïdes. C'est un des vermifuges les plus fidèles. Elle produit aussi de bons effets contre les larves d'œstres du cheval et les douves du foie de mouton. Pour obtenir des résultats certains, il convient de l'administrer à fortes doses, plusieurs fois renouvelées ; on peut aussi la donner en lavements huileux contenant 1 partie d'essence pour 5 ou 10 parties d'huile d'olive.

Dans la bronchite vermineuse du mouton et de la chèvre, elle donne de bons résultats en fumigations.

3° Comme *contrepoison du phosphore*, elle jouit d'une grande réputation. Dans ce cas, il faut toujours faire usage de l'essence vieille. Celle-ci, renfermant beaucoup d'ozone, forme avec le phosphore un composé insoluble et absolument inoffensif.

Les effets généraux qu'elle développe après son absorption sont utilisés dans un grand nombre de cas :

1° La dépression qu'elle produit sur la circulation, la respiration et la température, la rend précieuse dans toutes les maladies fébriles caractérisées par une grande accélération du pouls et de la respiration et par une élévation de la température rectale. On peut d'ailleurs l'associer dans ces cas au camphre et à la vératrine, substances qui agissent aussi comme antifébriles.

2° L'action antifébrile ajoutée à l'action spéciale qu'elle exerce sur l'appareil respiratoire pendant son élimination la font employer, avec un grand succès, contre les maladies chroniques du poumon ou des bronches. C'est certainement l'expectorant le plus énergique et le meilleur calmant de l'irritation bronchique. Elle rend de grands services dans toutes les maladies catarrhales, croupales, des diverses parties de l'appareil respiratoire. Quand il existe des cavernes pulmonaires ou de la gangrène, c'est le remède le plus héroïque à cause de la propriété qu'elle a de former de l'ozone. Dans ce cas, on l'administre généralement sous forme d'*inhalations*. On verse l'essence sur une infusion bouillante dont on fait respirer les vapeurs au malade, ou bien dans l'appareil spécial servant aux fumigations. On peut aussi faire inhaler l'essence qui se dégage d'une dissolution d'essence dans l'éther à 5 p. 100. Ces inhalations communiquent bientôt à l'urine le parfum de la violette; elles doivent avoir une durée de vingt minutes environ chez le cheval dans la *gourme* (Schelameur).

3° L'*action diurétique* très marquée que détermine l'essence de térébenthine la fait employer contre les *hydropisies diverses*, les *exsudations plastiques* des séreuses. Elle favorise la résorption des liquides et hâte la désagrégation des exsudats, des fausses membranes. Elle est éliminée par les urines sous forme d'essence de violette. Celle-ci, en agissant sur la muqueuse vésico-urétrale, arrête les sécrétions muqueuses et tarit les écoulements muco-purulents. Elle convient donc pour combattre tous les *catarrhes* de la *muqueuse urétrale* ou *vésicale*, surtout les catarrhes chroniques. Elle ne peut pas être employée contre l'inflammation du rein, parce qu'en irritant le parenchyme de cet organe elle augmenterait la phlegmasie.

4° L'*effet diaphorétique* que produit l'essence de térébenthine pendant son élimination par la peau doit faire recommander son emploi dans toutes les maladies par refroidissement et dans tous les cas où la peau est sèche et froide (pneumonie, pleurésie, courbature accompagnée de fièvre, etc.).

5° L'*effet calmant* et *hypnotique* que provoquent chez le cheval les inhalations d'essence de térébenthine peut être utilisé pour atténuer l'irritabilité de certains chevaux difficiles au ferrage, pour diminuer l'excitabilité nerveuse chez les chevaux de pur sang et chez les sujets très nerveux auxquels on fait subir une opération grave nécessitant l'abatage.

Administration. — Par la *bouche*, on l'administre sous forme de *bols*, d'*électuaires* confectionnés avec du miel, du jaune d'œuf, du savon et des poudres adoucissantes. On la donne aussi en *breuvages* en la délayant convenablement dans une huile grasse, un liquide mucilagineux ou gommeux. Par les *voies respiratoires*, on la donne en fumigations en la versant dans une infusion bouillante ou en la mélangeant à l'éther. Les *lavements* à l'essence se donnent purs, ou mieux après l'avoir mélangée avec de l'huile douce. Ces lavements sont bien supportés, ils stimulent énergiquement la partie postérieure de l'intestin dans la constipation, l'atonie du rectum, etc. Généralement un lavement pour les grands animaux contient 20 grammes d'essence mélangée avec du mucilage de graine de lin. Pour les petits, un lavement en contient 1 à 2 grammes.

Pour les *injections intratrachéales*, M. Lévi conseille une dissolution de l'essence de térébenthine dans l'huile d'olive, à parties égales. On injecte chaque fois 5, 10, 15 grammes de liquide, selon l'intensité de l'affection et les caractères du jetage.

A l'extérieur, on l'emploie en frictions, seule ou mélangée à l'essence de lavande, à la teinture de savon, à l'ammoniaque, à l'alcool camphré, à la teinture de cantharides, etc.

Doses.

Dose toxique.

	Essence pure.
Cheval	1 litre.

Doses thérapeutiques.

	Essence émulsionnée.		
Cheval	5	à 10	grammes.
Bœuf	10	à 20	—
Mouton et chèvre	1	à 5	—
Porc	0gr,50 à	3	—
Chien	0gr,10 à	1	—
Chat	0gr,05 à	0gr,30	

Ces doses sont faibles; elles conviennent lorsqu'on veut prolonger l'administration. Quand on veut agir énergiquement, on peut porter la dose chez le cheval jusqu'à 300 grammes ; chez le chien, jusqu'à 20 grammes.

Lavande (Essence de).

Cette essence est liquide, jaunâtre, d'une odeur aromatique forte, assez agréable, d'une saveur chaude et amère comme le camphre, qu'elle renferme toujours en quantité notable.

Effets et usages. — Sur la peau, l'essence de lavande a une action excitante assez marquée ; elle provoque cependant difficilement une inflammation locale ; elle ne fait pas tomber les poils et ne tare pas les animaux. A l'intérieur, elle excite la muqueuse digestive et accélère la digestion comme la plante elle-même.

Elle convient, en frictions, pour résoudre les engorgements chroniques, les ecchymoses, etc. ; elle est *antiparasitaire* et est indiquée dans la gale ; sur les plaies, elle est *excitante* et *cicatrisante*.

A l'intérieur, elle convient pour favoriser la digestion dans les embarras gastriques et les indigestions.

Administration et doses. — A l'intérieur, on la donne émulsionnée dans de la gomme ou du mucilage, à la dose de 30 à 60 grammes chez les gros animaux ; à celle de 8 à 12 grammes chez les petits ruminants et le porc, et à celle de 1 à 2 grammes chez le chien.

Acide acétique. — Vinaigre.

L'acide acétique se présente sous la forme concentrée (acide acétique cristallisable) ou sous la forme diluée (vinaigre).

L'*acide acétique cristallisable* $C^2H^4O^2$ ou CH^3COOH est solide, en cristaux blancs au-dessous de 16°. A une température supérieure, il est liquide, incolore, d'une odeur suffocante, d'une saveur brûlante. Densité 1,064. Il est soluble en toutes proportions dans l'eau, l'alcool, l'éther. Il ne précipite pas l'albumine, mais la gonfle et la rend gélatineuse ; il précipite la mucine et empêche la précipitation de la fibrine.

Sous l'action du chlore et de la lumière solaire, l'acide acétique donne naissance à trois composés chlorés : l'acide monochloracétique CH^2Cl, $COOH$; l'acide bichloracétique $CHCl^2$, $COOH$ et l'acide trichloracétique CCl^3COOH.

L'acide acétique cristallisable n'est jamais employé à l'intérieur à l'état de concentration.

Effets. — L'*acide acétique étendu* ou *vinaigre* a une action locale en rapport avec son degré de concentration.

Appliqué sur la peau par des frictions, le vinaigre fort du commerce détermine les effets des *rubéfiants*, surtout quand il est appliqué chaud. Le tégument rougit et s'enflamme, l'épiderme se gonfle, se ramollit et tombe au bout de quelques jours. Sur les tissus dénudés ou sur les muqueuses, le vinaigre produit une irritation assez vive, mais passagère.

Introduit dans les voies digestives, à l'état de pureté et à forte dose, il irrite vivement la muqueuse, gonfle l'épithélium, qui devient d'abord blanchâtre, puis brunâtre, œdématie le tissu sous-épithélial, produit une soif intense, des coliques, de la diarrhée et une gastro-entérite qui peut devenir mortelle.

A petites doses et dilué, le vinaigre favorise l'action digestive du suc gastrique, surtout chez les ruminants, et s'oppose à la fermentation des matières alimentaires.

Après l'absorption, l'acide acétique s'oxyde dans le sang, forme de l'acide carbonique et de l'eau, produits qui sont éliminés par les *reins* et par la *peau*. Pendant cette élimination, il y a *diurèse* et légère *sudation*.

Après un usage prolongé, ou sous l'influence de fortes doses, le sang devient moins riche en globules; il se produit un amaigrissement rapide en même temps qu'une diminution de l'activité cardiaque, une certaine difficulté dans la respiration, un abaissement de la tension artérielle et une chute de la température; on trouve alors l'acide acétique en nature dans les produits d'excrétion.

Fröhner, ayant administré à une chèvre pesant 20 kilogrammes une solution à 5 p. 100 d'acide acétique à la dose de 150 grammes, a vu la mort survenir après vingt-six heures. Les symptômes toxiques étaient les suivants : difficulté de la respiration, sensibilité très grande des reins, hématurie, salivation, puis affaiblissement général et paralysie consécutive. Les lésions consistaient dans un œdème et une hyperémie du poumon, une inflammation de la muqueuse stomacale et intestinale; des points hémorragiques dans le gros intestin, du gonflement des plaques de Peyer et enfin une néphrite et une hépatite parenchymateuse.

En injections intraveineuses, l'acide acétique dissout les globules du sang, dont les débris forment des embolies dans le tissu pulmonaire, engendrent une difficulté très grande de la respiration et un grand abaissement de la température.

Indications thérapeutiques. — *A l'intérieur*, le vinaigre remplit les mêmes indications que les autres acides. La propriété qu'il a de favoriser la digestion gastrique et d'arrêter les fermentations le recommande dans les cas d'indigestion gazeuse, d'obstruction du feuillet, de météorisation périodique, etc. Il est avantageux aussi pour combattre les *empoisonnements* par les alcalis caustiques, parce qu'on le trouve partout et qu'il forme des sels inoffensifs qui deviennent même légèrement purgatifs.

Dans les maladies inflammatoires, le vinaigre n'a d'autre effet utile que de calmer la soif et de rendre la bouche moins sèche et moins pâteuse.

Employé en lavements, le vinaigre excite les contractions de l'intestin et peut avoir son utilité dans le cas d'obstruction intestinale.

Les vapeurs de vinaigre, produites en versant ce liquide sur un corps métallique chaud, agissent comme *désinfectantes* ; on utilise cette propriété contre les catarrhes infectieux, la pneumonie gangreneuse, le croup. etc.

Ces vapeurs excitent vivement les surfaces muqueuses, ce qui les recommande aussi en inhalation contre les syncopes et l'asphyxie, etc.

Le vinaigre chaud est un rubéfiant, un *révulsif* précieux contre les maladies inflammatoires internes au début. On trempe un drap dans du vinaigre bien chaud, et on en entoure complètement le corps de l'animal ; par-dessus, on applique une couverture de laine. La peau ne tarde pas à se congestionner, à s'échauffer : il se produit de la *diaphorèse* et une *révulsion extérieure* très puissante.

On l'associe soit à des teintures, soit à des plantes aromatiques pour faire des applications dans les cas de mammite.

L'action désorganisatrice du vinaigre sur les cellules organiques est utilisée pour exciter et lubréfier les plaies de mauvaise nature, pour détruire les cancroïdes, les papillomes, etc.

Il jouit aussi de propriétés *antiparasitaires* et est employé contre les poux et contre les oxyures du rectum.

Les principales préparations à base de vinaigre sont les suivantes :

1° *Oxycrat.*

Vinaigre fort..........................	1 gramme.
Eau commune..........................	10 grammes.

2° *Oxymel simple.*

Bon vinaigre........................   1 gramme.
Miel ordinaire ....   2 grammes.

Délayez le miel dans le vinaigre : faites cuire à feu ménagé jusqu'à consistance de sirop, et passez dans un linge clair.

Il est employé à la dose de 100 à 200 grammes par litre d'eau ou de décoction émolliente pour faire des boissons ou des breuvages acidulés et béchiques.

3° *Vinaigre alcoolisé.*

Vinaigre de vin.....................   1 gramme.
Eau-de-vie ordinaire................   1   —

Mélangez et dissolvez dans suffisante quantité d'eau, tant pour l'usage interne que pour l'usage externe.

Doses. — La quantité d'oxycrat qui peut être administrée aux divers animaux est indiquée par le tableau suivant :

1° Grands ruminants........ ....   500 à 1000 grammes.
2° Solipèdes ....   250 à 500   —
3° Petits ruminants et porc......   30 à 100   --
4° Carnivores ....   5 à   15   —

Ces doses peuvent être, selon les exigences des cas, répétées plusieurs fois dans le courant d'une même journée.

Vésicants.

Les vésicants sont des irritants qui provoquent entre le derme et l'épiderme l'accumulation de sérosité et la formation d'ampoules analogues à celles que produisent les brûlures superficielles. Ils ne se distinguent des rubéfiants que par leur degré d'activité.

Principaux vésicants. — Les agents vésicants principaux sont : la chaleur, l'électricité, les acides minéraux concentrés, les alcalis caustiques, plusieurs sels métalliques, l'émétique, l'ammoniaque, certaines essences, certaines huiles grasses comme celle de croton tiglium, l'euphorbe, l'écorce de garou, les racines de thapsia, d'ellébore, et enfin la cantharide, qui est l'agent le plus usité.

Effets communs aux différents vésicants. — On distingue

les effets *immédiats* ou primitifs et les effets *consécutifs*
(M. Tabourin).

1° *Effets primitifs.* — On peut reconnaître dans les effets des
vésicants trois périodes distinctes : une de *rubéfaction*, une de
vésication et une de *suppuration*.

a. Durant la première heure de son application, un topique
vésicant développe les mêmes effets qu'un rubéfiant, c'est-à-dire
qu'il détermine de la douleur, de la rougeur, de la chaleur, et
enfin une tuméfaction plus ou moins intense du derme.

b. Après un temps d'application variant beaucoup suivant les
animaux, mais qui est compris généralement entre six et vingt-
quatre heures, les médicaments vésicants déterminent entre le
derme et l'épiderme la production d'une sérosité albumino-fibri-
neuse analogue à celle que provoquent les brûlures, et amènent la
formation d'ampoules ou phlyctènes caractéristiques. D'abord très
petites, nombreuses, disséminées çà et là sans ordre, ces petites
vésicules s'agrandissent peu à peu à mesure que le contact du
topique se prolonge, et finissent, en s'élargissant, par se réunir
en une seule ampoule de l'étendue de l'application vésicante. La
sérosité qui les gonfle, d'abord peu abondante et claire, de nature
albumineuse, s'épaissit de plus en plus et devient fibrineuse à
mesure qu'elle prend de la consistance. Au début, ce liquide tend
à transsuder à travers l'enveloppe qui l'emprisonne : mais l'épiderme s'imbibant de sérosité devient opaque, s'épaissit et forme
dès lors une barrière infranchissable aux produits sécrétés,
d'autant plus que ces derniers acquièrent de la consistance.

c. Si, après le développement des phlyctènes, on se contente
d'en évacuer le contenu par une petite ouverture et sans enlever
l'épiderme, comme cela se pratique dans ce qu'on appelle un vésicatoire volant, les désordres sécrétoires cessent bien vite, et la
couche épidermique ne tarde pas à se réunir de nouveau au derme.
Mais si, au lieu de procéder ainsi, on enlève les phlyctènes de
manière à mettre le derme à nu, le contact de l'air sur cette face
dénudée, très sensible et vivement enflammée, change le caractère
des sécrétions qui ont lieu jusqu'alors, et à la place de la sérosité on obtient du pus de bonne nature et plus ou moins abondant.
En appliquant pendant un certain temps des préparations irritantes sur cette plaie accidentelle, qu'on appelle un exutoire, on
entretient une suppuration plus ou moins durable ; sans cette
précaution, la plaie ne tarderait pas à se fermer en se cicatrisant.

Tels sont les phénomènes les plus habituels de la vésication sur une peau peu épaisse, comme celle de l'homme, du chien, du mouton, et celle qui entoure les ouvertures naturelles chez les grands animaux. Mais sur la peau épaisse du cheval, du bœuf et du porc, la vésication offre d'autres caractères. D'abord, il faut qu'elle présente une assez grande intensité pour entamer le cuir épais de ces animaux ; les cantharides elles-mêmes, ce type admirable des vésicants, sont souvent insuffisantes, et il faut presque toujours le secours d'un vésicant escarrotique, comme l'euphorbe, pour amener une action assez énergique. Quoi qu'il en soit, on peut distinguer *deux périodes* dans la vésication intense de la peau des *grands herbivores*.

Dans la première, qui dure de un à trois jours, l'épiderme est soulevé par de la sérosité ; celle-ci suinte à travers les fissures qui se forment dans l'épiderme et se concrète sous forme de larmes jaunâtres, comme gommeuses. Dans la seconde période, beaucoup plus longue, la sérosité est remplacée par un pus de bonne nature, quand la vésication est régulière, et par un pus sanguinolent, lorsque la vésication est accompagnée d'une action escarrotique.

En médecine vétérinaire, on n'emploie jamais que des vésicatoires temporaires ou volants. Il y aurait, en effet, un inconvénient fort grave à entretenir un vésicatoire suppurant sur la peau du cheval, pendant quelques jours seulement, car la suppuration finit par altérer sa texture à une certaine profondeur, et, par conséquent, par détruire les bulbes pileux et amener une tare indélébile, ce qu'il faut éviter avec le plus grand soin, pour ne pas diminuer la valeur des animaux.

L'épiderme soulevé par la suppuration ainsi que les croûtes doivent être enlevés.

Indépendamment de ces effets locaux, les vésicants provoquent souvent, surtout chez les petits animaux, et sur ceux des grandes espèces qui sont jeunes ou irritables, une *fièvre de réaction* plus ou moins intense, mais rarement prolongée, à moins qu'elle ne soit entretenue par l'absorption du principe actif des vésicants, comme on le remarque parfois avec les cantharides.

Si, au lieu d'appliquer les vésicants sur la peau, on les introduit dans le *tissu conjonctif sous-cutané*, on obtient des effets qui sont analogues au fond, mais qui se présentent sous un tout autre aspect, à cause de la position du point irrité et de la manière dont se déposent les produits exsudés. La présence d'un corps irritant sous le tégument y détermine bientôt une inflammation vive et la formation d'un engorgement plus ou moins étendu. La sérosité albumineuse qui se forme, ne pouvant se faire immédiatement jour au dehors, s'infiltre dans l'intérieur des tissus et leur communique une consistance anormale ; mais, quand l'air peut pénétrer dans la plaie, il s'établit une suppuration abondante autour du corps irritant, et les produits sortent à mesure qu'ils se forment, si l'ouverture est déclive. Dès lors la douleur et la fluxion disparaissent, et l'engorgement diminue graduellement, comme s'il fondait sous l'influence de la suppuration.

2° *Effets consécutifs.* — Les effets consécutifs des vésicants varient un peu selon qu'ils suivent un vésicatoire volant, un vésicatoire fixe ou un trochisque. Il est nécessaire de dire quelques mots de chacun de ces cas :

a. Quand on réapplique l'épiderme soulevé par l'ampoule sur le derme, après avoir évacué la sérosité, ces deux couches de la peau ne tardent pas à se souder entre elles intimement. Cependant cette adhésion n'est jamais que momentanée, et, quand tous les phénomènes inflammatoires ont entièrement disparu, l'épiderme recollé s'exfolie peu à peu et finit par disparaître entièrement, souvent en entraînant les poils qui le traversent. Cette chute épidermique est toujours accompagnée d'une vive démangeaison qui porte les animaux à se gratter.

b. Lorsque l'épiderme a été enlevé et que le derme a été mis entièrement à nu, l'application de nouvelles préparations irritantes provoque la suppuration. Quand celle-ci cesse, la surface dénudée tend rapidement à la cicatrisation ; la plaie se dessèche, et les produits qu'elle excrète s'enlèvent par écailles furfuracées jusqu'à ce que l'épiderme soit reformé. Dans quelques cas, les poils qui étaient tombés pendant la vésication repoussent avec leur couleur primitive, et toute trace de lésion disparaît ; mais il arrive souvent que la cicatrice reste nue et qu'une tare indélébile en est le résultat. Cet accident arrive surtout lorsque l'application vésicante est restée trop longtemps en place et que le derme a été profondément attaqué par la suppuration. Il faut éviter autant que possible cet inconvénient grave, parce qu'il déprécie les animaux.

c. Les trochisques, étant placés sous la peau, laissent rarement des traces visibles, à moins qu'ils ne soient demeurés trop longtemps en place ; dans ce cas, il reste presque toujours des indurations du tissu cellulaire ou une adhérence exagérée entre la peau et les parties sous-jacentes. Un phénomène consécutif à l'emploi des trochisques, qui se présente assez fréquemment, consiste dans la chute de l'épiderme et parfois aussi des poils de la partie lésée ; mais cette dépilation n'est jamais que momentanée.

Emploi thérapeutique. — On emploie les vésicants à titre de *résolutifs*, de *substitutifs* et de *dérivatifs*.

Comme agents *résolutifs* et *substitutifs*, ils favorisent la diapédèse, activent la phagocytose qui détruit les microbes pathogènes et sont en général indiqués contre les *engorgements aigus* et *chroniques*, les *névralgies*, le *rhumatisme*, les *plaies atoniques*, *de mauvaise nature*, etc.

Comme dérivatifs, ils sont indiqués lorsque l'effet doit durer longtemps, et surtout quand on veut provoquer une abondante suppuration pour dégager un organe profond. Quand on en fait usage pendant longtemps, pour provoquer la suppuration, on fait de la *médication spoliatrice*, qu'on pourrait encore appeler médication *anémiante*. La suppuration prolongée et abondante affaiblit l'animal ; celui-ci maigrit, son sang diminue de quantité, s'appauvrit en globules ; et comme ce fluide tend constamment à se reconstituer et à reprendre ses caractères normaux, il attire activement les liquides épanchés. Sous l'influence de cette résorption des produits pathologiques, les engorgements inflammatoires diminuent de volume, puis disparaissent.

Cantharides. — Cantharidine.

Les cantharides (*Lytta* ou *Cantharis vesicatoria*) sont des insectes vésicants du groupe des Coléoptères. Elles se montrent vers la fin de mai et le courant de juin sur le frêne, le lilas, le chêne et quelquefois le saule et l'orme, dans la partie méridionale de l'Europe, surtout en France, en Espagne et en Italie.

Desséchées et telles qu'on les trouve dans le commerce, les cantharides sont légères, friables et se réduisent aisément en une poudre grisâtre parsemée de points verts dorés, débris des élytres et des pattes. Entières ou pulvérisées, elles exhalent une odeur forte, désagréable, qu'on a comparée à celle de la souris ; leur saveur est d'abord amère, puis chaude et enfin âcre.

Pour conserver les cantharides sèches, entières, ou en poudre, il est nécessaire de les enfermer dans des vases bien clos et exempts d'humidité. Elles deviennent souvent la proie d'une espèce de mite (*Anthrenus musæorum*) et perdent alors à peu près complètement leur activité. Pour empêcher le développement de ce parasite, il faut placer dans les bocaux à cantharides un peu de camphre, du carbonate d'ammoniaque ou encore du mercure métallique.

D'après Robiquet, les cantharides renferment les principes suivants : *cantharidine, huile volatile, huile verte, matière noire et matière jaune,* les *acides formique, acétique, urique, phosphorique,* des *phosphates de chaux et de magnésie.*

Les cantharides doivent leur activité à la *cantharidine* et à l'*huile volatile.*

La *cantharidine* ($C^{10}H^{12}O^4$) est une substance cristallisée en petites paillettes blanches, micacées, inodores et d'une saveur excessivement âcre et irritante. Elle est volatile, insoluble dans l'eau, l'éther de pétrole et le sulfure de carbone, peu soluble dans l'alcool froid, soluble dans 34 parties d'éther, dans 68 parties de chloroforme, dans les essences, les corps gras, la plupart des acides et des alcalis. Elle est sans action sur le papier de tournesol et ne forme pas de sels avec les acides. Avec les alcalis, elle forme des sels cristallisables, des cantharidates. Elle est contenue dans les cantharides de bonne qualité dans la proportion de 1 p. 200 ou 1 p. 250, c'est-à-dire qu'il faut 200 à 250 grammes de cantharides pour obtenir 1 gramme de cantharidine.

Effets physiologiques. — Appliquées en frictions sur la peau intacte, les préparations cantharidées déterminent une congestion intense, une élévation de la température locale, une forte cuisson et enfin une formation de vésicules par suite de l'accumulation de sérosité entre la couche profonde et la couche superficielle de l'épiderme. *La cuisson porte les animaux à se gratter, à se frotter aux corps environnants; on doit les mettre dans l'impossibilité de le faire, en les fixant convenablement.* Les vésicules apparaissent en général dans l'espace de six à douze heures. Elles sont d'abord pleines d'une sérosité limpide, citrine, qui devient ensuite trouble et souvent sanguinolente. Le liquide exsudé renferme des sels analogues à ceux du sérum du sang, de l'albumine, de la fibrine, des globules blancs et quelques globules rouges.

Dès que les phlyctènes ont paru, la douleur et le prurit diminuent d'intensité; le derme mis à nu est gonflé, rouge et très sensible. Si on ne détruit pas les vésicules, elles se dessèchent, forment des croûtes qui tombent après huit ou dix jours en entraînant les poils et en laissant une surface épidermique nouvelle, sur laquelle les poils repoussent avec leurs caractères normaux. L'action vésicante produite par les cantharides est intense chez le cheval et le chien, un peu moins prononcée chez les ruminants et légère seulement chez le porc. Pour augmenter leur activité vésicante, on y ajoute de la poudre d'euphorbe, de l'huile de croton tiglium ou du tartre stibié.

Si, sur la surface enflammée par l'application de préparations cantharidées, on fait de nouvelles applications, la surface sécrète activement du pus de bonne nature, le derme s'ulcère sur une grande profondeur, les follicules pileux sont altérés ou détruits, la cicatrisation est lente et, lorsqu'elle est achevée, il reste une surface sur laquelle les poils ne repoussent plus et qui représente une tare indélébile.

Sur les plaies et les ulcères, les préparations de cantharides activent l'inflammation et modifient favorablement la suppuration. Déposées dans le tissu conjonctif, elles ont une action destructive énergique. Les sétons animés par la pommade cantharidée produisent des engorgements énormes qui quelquefois se gangrènent. Il faut donc en user avec beaucoup de ménagements.

L'action inflammatoire est encore plus prononcée sur les muqueuses. Quand les animaux lèchent les préparations cantharidées appliquées sur une partie extérieure du corps, la muqueuse buccale s'enflamme, devient le siège d'une douleur brûlante; il se produit aussi une forte salivation, une grande difficulté de la déglutition, puis surviennent les effets généraux.

L'*absorption* des principes actifs des cantharides peut se faire par toutes les surfaces, même par la peau. On a constaté en effet que le liquide renfermé dans les vésicules contient de la cantharidine. Celle-ci produit rarement des accidents après l'application cutanée, à moins qu'on n'ait fait des frictions trop fortes ou trop étendues. Les accidents d'empoisonnement sont, au contraire, fréquents après l'introduction des cantharides dans le tube digestif, où l'absorption est rapide.

La cantharidine s'*élimine principalement par l'urine* et communique à ce liquide des propriétés irritantes pour les voies qu'il traverse, c'est-à-dire pour les reins, la vessie et le canal de l'urètre.

Administrées à très faible dose, les cantharides activent l'appétit, accélèrent la digestion, améliorent momentanément la nutrition, augmentent l'excitabilité des *organes génito-urinaires* et produisent une *diurèse* assez abondante.

A doses plus fortes, ces insectes produisent une sensation de brûlure dans la bouche et la gorge, une douleur vive dans la région de l'estomac, de la salivation, du ténesme et des défécations hâtives chez tous les animaux, des vomissements chez les carnivores et les omnivores, de la dysurie, une ardeur brûlante des organes sexuels, toujours plus marquée chez les mâles que chez les femelles.

A doses très fortes, les symptômes précédents sont plus intenses : on observe alors une *dysurie* quelquefois extrême ; l'urine est rare, sanguinolente et albumineuse ; les testicules se rétractent et leurs cordons sont douloureux ; le pénis devient le siège d'un priapisme continu ou intermittent, qui produit quelquefois l'inflammation de cet organe ; le clitoris se contracte ; la plupart des animaux donnent des signes d'ardeur vénérienne ; les excréments sont rendus fréquemment et sont sanguinolents ; il y a un ténesme atroce. Les animaux sont dans une grande agitation : la respiration est accélérée, les mouvements du cœur sont plus nombreux et plus forts ; les muqueuses sont rouges, et la température rectale est très élevée. Ces phénomènes d'excitation et de fièvre cessent après un certain temps ; puis surviennent des phénomènes inverses ; un abattement général, une respiration lente, pénible et fétide, un abaissement de la température de la peau, surtout des extrémités ; des sueurs froides exhalant l'odeur de souris, des tremblements musculaires, des convulsions, la paralysie des membres postérieurs chez les chiens, de l'immobilité, de l'assoupissement, une station chancelante, puis la chute sur le sol et la mort sans agitation.

Certaines espèces animales n'éprouvent aucun mauvais effet après l'administration de cantharidine ; ce sont : la poule, le hérisson et la grenouille.

A l'autopsie des animaux qui ont succombé à l'action de la cantharide, on trouve les lésions suivantes : inflammation gastro-intestinale caractérisée par des ecchymoses, une congestion très vive, des vésicules, des ulcérations disséminées sur la muqueuse ; inflammation parenchymateuse des reins ; inflammation de la muqueuse de la vessie ; les uretères sont toujours sains ;

souvent aussi il y a congestion des synoviales articulaires.

Antidotes. — Si les cantharides ont été ingérées, il faut hâter leur expulsion en administrant un vomitif chez les carnivores et les omnivores et un laxatif chez les herbivores. En outre, on administrera abondamment des boissons albumineuses, gommeuses, mucilagineuses, farineuses, mais non huileuses, parce que les corps gras dissolvent la cantharidine et facilitent son absorption. Quand l'absorption est déjà effectuée et que l'empoisonnement se poursuit, il faut employer les mucilagineux et le camphre pour calmer les organes génito-urinaires et des boissons alcooliques pour soutenir les forces des malades.

Indications thérapeutiques. — 1° *A l'extérieur*, les préparations cantharidées sont employées pour produire la dérivation, la révulsion, la substitution et la résolution.

Comme *dérivatifs* et *révulsifs*, elles conviennent surtout quand on veut obtenir un effet vésicant lent, durable et persistant. On les emploie surtout dans les maladies de poitrine, principalement les pleurésies, les péricardites, les péritonites, les maladies articulaires, etc.

Comme *substitutifs*, on emploie avantageusement les préparations cantharidées en application sur les plaies *contuses*, les plaies *sanieuses*, les plaies *articulaires* ; on en fait des injections dans les fistules de mauvaise nature ; on les applique sur le bourrelet pour accélérer et régulariser la poussée de la corne, et sur les régions qui sont en voie d'atrophie pour rétablir la nutrition normale. Avec des frictions de teinture de cantharide, on obtient aussi de bons résultats dans l'*alopécie*; elles favorisent la pousse des poils.

Comme *résolutif*, la cantharide est employée sur la plupart des tuméfactions chroniques et aiguës, telles que phlegmons, engorgements glandulaires, lymphatiques, sanguins, hygromas, tumeurs molles articulaires et tendineuses. On fait aussi des frictions cantharidées contre les douleurs rhumatismales des articulations.

A titre d'*antigaleux*, la pommade cantharidée donne de bons résultats en alternant les frictions avec des bains sulfureux (Brusasco).

2° *A l'intérieur*, les divers effets excitants exercés par la cantharide sur la digestion, la sécrétion urinaire et l'appareil génital ne trouvent guère d'applications thérapeutiques. On possède en effet d'autres substances qui agissent aussi favorablement sur ces différentes fonctions sans offrir les mêmes dangers. On ne doit guère les employer à l'intérieur que pour exciter les fonctions génitales chez le mâle indolent et même, dans ce cas, vaut-il mieux faire usage des sels d'yohimbine (Voir *Aphrodisiaques*).

Doses.

Doses thérapeutiques.

	Poudre.	Teinture.
Cheval...................	0gr,50 à 2 gr.	10 gr.
Bœuf....................	2 à 4 —	20 —
Mouton, porc, chèvre.....	0gr,20 à 0gr,60	2 gr.
Chien....................	0gr,05 à 0gr,10	0gr,25 à 1 —
Chat....................	0gr,01 à 0gr,05	0gr,05 à 0gr,1

Ces doses peuvent être répétées deux fois par jour.

L'*administration* se fait en pilules, bols, breuvages ou dans des tranches de pain.

Doses toxiques.

	Poudre.
Cheval....................	15 grammes.
Bœuf....................	30 —
Mouton....................	5 —
Chien....................	3 à 4 —

Préparations.

1° Poudre de cantharides.

Elle sert de base à une foule de préparations vésicantes.

2° Teinture de cantharide.

Cantharides pulvérisées..........	50 grammes.
Alcool à 70°......................	q. s.

Faites par lixiviation 500 grammes de teinture (*Codex*, 1908.)

3° Huile cantharidée.

Poudre de cantharides............	1 à 3 grammes.
Huile d'olive	10 —

Faites digérer au bain-marie pendant six heures en vase clos, agitez souvent, passez et filtrez.

4° Onguent vésicatoire (Lebas).

Cantharides pulvérisées,.............	6 grammes.
Euphorbe pulvérisée.................	2 —
Poix noire et poix résine āā.........	4 —
Cire jaune......................	3 —
Huile d'olive....................	12 —

Faites fondre la poix, la résine et la cire; ajoutez l'huile grasse et incorporez les cantharides et l'euphorbe en remuant le mélange jusqu'à complet refroidissement.

5° *Onguent vésicatoire* (Codex).

Cantharides en poudre demi-fine, tamis n° 15.   600
Euphorbe en poudre...........................   200
Poix noire....................................   400
Colophane....................................   400
Cire jaune....................................   300
Huile de vaseline............................. 1 000

Divisez la cire, écrasez la poix et la colophane ; faites fondre ces trois substances à la plus basse température possible ; ajoutez la moitié de l'huile, en remuant continuellement la masse, puis la poudre d'euphorbe. Faites digérer au bain-marie pendant quatre heures en agitant de temps en temps. Passez à travers une tarlatane. Laissez refroidir à demi, ajoutez peu à peu la poudre de cantharide préalablement délayée dans le reste de l'huile, en ayant soin de remuer la masse jusqu'à refroidissement.

6° *Onguent vésicatoire mercuriel.*
(Onguent résolutif.)

Onguent vésicatoire.... ....   } āā P. E.
Mercure ....

Éteignez le mercure dans l'onguent vésicatoire et mélangez très exactement.

7° *Onguent vésicatoire non dépilant* (Coculet).

Onguent vésicatoire. ....   } āā 200 grammes.
Pommade mercurielle...............
Suie de cheminée....................   100   —
Poudre de cantharides..............   15   —

Cet onguent peut être appliqué plusieurs fois sur la même région sans altérer les follicules pileux.

8° *Pommade cantharidée.*

Cantharides pulvérisées............   32 grammes.
Axonge.............................   280   —
Cire jaune.........................   64   —

Faites digérer les cantharides dans la graisse fondue, passez avec expression et ajoutez la cire pour donner plus de consistance.

9° *Pommade vésicante pour le bœuf* (Fergusson).

Cantharides pulvérisées.............   125 grammes.
Huile de croton tiglium............   7   —
Essence de térébenthine............   31   —
Axonge.............................   500   —

Mêlez et faites un onguent.

10° *Collodion cantharidé.*

Épuisez dans un appareil à déplacement 25 parties de poudre de cantharides avec un mélange de 25 parties d'éther sulfurique et de 5 parties d'alcool ; puis dissolvez dans la liqueur ainsi obtenue 1 partie de fulmi-coton.

Cardol.

Le cardol est un extrait éthéré et alcoolique des graines de l'*Anacardium occidentale* et de l'*Anacardium orientale*, plantes de la famille des Térébinthacées qui croissent dans les Indes.

Le cardol se présente sous la forme d'un liquide brun épais, à odeur caractéristique, insoluble dans l'eau, mais très soluble dans l'alcool, l'éther, la benzine et les huiles grasses.

Il jouit de *propriétés vésicantes* très prononcées. Il présente sur les cantharides l'avantage de ne pas être absorbé et, par conséquent, de ne pas déterminer d'accidents d'empoisonnement.

Euphorbe (Gomme-Résine d').

(Gummi Euphorbia.)

En pharmacie, on donne le nom d'Euphorbe au suc concrété et desséché de l'*Euphorbia resinifera* (Berg.), plante de la famille des Euphorbiacées qui croît spontanément en Afrique, en Arabie, aux îles Canaries, aux Indes.

Dans le commerce, cette substance se présente sous forme de *larmes* ou de *poudre*.

L'Euphorbe renferme les principes suivants : résine, euphorbone, essence, cire, malate de chaux, gomme et ligneux.

La *résine* ou euphorbine $C^{20}H^{32}O^4$ et l'*euphorbone* $C^{28}H^{44}O^2$, principes actifs de l'euphorbe, forment environ la moitié en poids de sa masse. Mise en contact avec les dissolvants, la gomme-résine d'Euphorbe cède à l'eau 1/7 de son poids, 1/4 à l'alcool et les 3/5 à l'éther.

Effets. — L'euphorbe produit sur la peau du cheval des effets *vésicants* plus prompts, plus énergiques, mais moins persistants que ceux engendrés par les cantharides. Elle produit, en même temps qu'une action vésicante, un effet *escarrotique*, ce qui explique à la fois son action peu prolongée et la destruction fréquente des bulbes pileux. La teinture d'euphorbe détermine une vésication prompte, assez énergique, mais qui n'entraîne jamais la destruction de la racine des poils ; c'est donc une bonne préparation. Par contre, la pommade et les autres préparations à excipients gras ou résineux altèrent la peau sur une plus grande épaisseur, détruisent souvent les follicules pileux et exposent à tarer les animaux (Boiteux et Tabourin).

Toutefois, en raison même de ses vertus vésicantes exagérées, l'euphorbe convient très bien pour la confection de l'onguent vésicatoire, qui est destiné à agir sur la peau épaisse et peu sensible du bœuf. En outre, lorsqu'on a quelques raisons de craindre l'absorption de la cantharidine, on peut aisément confectionner un excellent vésicatoire avec l'euphorbe et le garou, à l'exclusion des cantharides.

L'euphorbe, introduite dans le tube digestif, agit comme un *éméto-cathartique* des plus énergiques chez les carnivores. D'après Orfila, le chien meurt dans l'espace de vingt-quatre heures, au milieu des plus vives douleurs avec la dose 12 à 16 grammes ; 8 grammes introduits dans le tissu cellulaire de la cuisse d'un animal de cette espèce ont suffi pour amener le même résultat le deuxième jour, sans avoir déterminé de désordres locaux bien notables. Chez les grands animaux, elle agit comme un violent *drastique* et produit la mort à la dose de 60 grammes.

Indications. — A cause de l'action irritante si énergique, l'euphorbe n'est pas indiquée à l'intérieur. Tout au plus pourrait-on l'employer sur certaines muqueuses pour provoquer quelques phénomènes réflexes ; ainsi dans l'asphyxie, la syncope, on l'insuffle dans les cavités nasales pour réveiller par action réflexe le cœur et la respiration. Vallon l'a introduite avec succès dans l'urètre pour provoquer l'émission de l'urine, lors de la rétention de ce liquide chez le cheval.

A l'extérieur, l'euphorbe est employée généralement associée aux cantharides pour provoquer une *vésication énergique* ayant pour but de produire une *révulsion* ou la *résolution* d'un engorgement local. Il faut toujours faire les frictions avec modération et empêcher les animaux de se lécher.

Préparations.

1° Pommade d'euphorbe.

Euphorbe pulvérisée.................. 2 grammes.
Axonge................................ 32   —

Incorporez.

2° Huile ou liniment d'euphorbe.

Euphorbe.............................. 15 grammes.
Huile grasse.......................... 1 kil.

Faites digérer pendant huit jours et passez à l'étamine.

3° *Teinture d'euphorbe.*

Euphorbe en poudre............... 2 grammes.
Alcool à 70°...................... 20 —

Dissolvez.

Garou.

(*Daphne gnidium* L.).

Le garou ou sain bois est un arbrisseau de la famille des Tymé-lacées, qui croît dans le midi de la France. L'*écorce* est la seule partie employée en médecine, quoique les fruits et les feuilles jouissent aussi de propriétés irritantes. Cette écorce a une odeur faible, un peu nauséeuse, une saveur âcre et brûlante. Sa composition chimique est complexe et encore incomplètement connue. Elle contient de la *cire*, un glycoside, la *daphnine*, plusieurs résines et sous-résines, une matière colorante jaune, de la gomme, du ligneux et une matière demi-fluide *très âcre*. On ne sait pas encore exactement quel en est le principe actif, mais on est certain qu'il est insoluble dans l'eau, très soluble dans l'alcool, l'éther, les essences et les corps gras.

Effets physiologiques. — Le garou, convenablement préparé, constitue, après les cantharides, le meilleur *vésicant* dont on puisse faire usage dans la pratique vétérinaire. Quoique moins actif que l'euphorbe, il convient mieux pour la confection du vésicatoire, à la condition d'en augmenter la dose. La teinture de garou, bien qu'irritante, ne produit jamais qu'une vésication insuffisante; elle est donc inférieure à celle de cantharide et d'euphorbe. Par contre, une pommade au sixième, un onguent formé dans la même proportion, constituent des vésicants qui ne le cèdent pas en puissance à l'onguent vésicatoire, quoique agissant un peu plus lentement (Boiteux et Tabourin).

Les préparations grasses de garou ne produisent guère, dans les deux premiers jours, qu'une intumescence légère de la peau et un peu de douleur ; mais généralement, le troisième jour, les phlyctènes apparaissent ; elles sont remplies de sérosité albumineuse, et l'épiderme est facile à détacher du derme ; puis, vers le cinquième ou le sixième jour, la sérosité est remplacée par une sécrétion purulente de bonne nature qui se prolonge encore quelques jours et se tarit ensuite ; enfin la surface se dessèche peu à peu, l'épiderme s'exfolie, et bientôt la cicatrisation se complète par la naissance de poils de même couleur et ne laissant aucune trace de la vésication.

Ramollie dans l'eau ou le vinaigre, l'écorce de garou insinuée sous la peau y détermine lentement un engorgement considérable et une exsudation séreuse très abondante. Elle agit surtout très bien chez les ruminants, où elle est d'un usage fréquent; chez le cheval, elle produit des effets exagérés, et il convient de retirer le trochisque aussitôt que l'engorgement s'est développé, autrement la peau s'ulcère et se perfore.

Donné à l'intérieur sous forme de décoction, le garou est assez facilement supporté par les solipèdes jusqu'à 50 grammes. A la dose de 15 à 30 grammes, il excite le tube digestif et augmente l'appétit; mais, quand la dose s'élève à 40 ou 50 grammes, il détermine des coliques, produit un mouvement fébrile assez intense, cause de l'agitation, des mouvements désordonnés et des contractions spasmodiques des muscles de la face.

Les expériences d'Orfila font voir que le garou, donné en poudre à des chiens, cause de la salivation, des vomissements, des cris plaintifs, et amène la mort à la dose de 12 grammes. La poudre, déposée sur une plaie de la cuisse d'un chien, a déterminé la mort de l'animal au bout de vingt-six heures.

Indications thérapeutiques. — *A l'intérieur*, l'écorce de garou a été employée à très faible dose pour augmenter l'appétit et améliorer la nutrition dans les maladies lymphatiques anciennes, les tumeurs osseuses, le rhumatisme chronique, les hydropisies, etc.

A l'extérieur, on l'emploie à titre de *vésicant* et d'*antipsorique*, seule ou combinée à l'action des cantharides, de l'euphorbe, etc. Les *trochisques* de cette écorce sont d'un usage fréquent dans la médecine du bœuf. Ils conviennent surtout sur les jeunes ruminants, parce qu'ils développent leurs effets peu à peu et sans occasionner beaucoup de douleur. Par contre, il faut éviter d'en faire usage chez les solipèdes, parce que leur action est toujours trop énergique, à moins de prendre la précaution de retirer le trochisque aussitôt que l'engorgement s'est développé.

Préparations :

1º Teinture de garou.

Poudre de garou............................. 1
Alcool ordinaire............................ 5

2° Huile de garou.

Écorce de garou divisée...................... 1
Huile grasse............................. 8

Faites macérer à une douce chaleur et passez avec expression.

3° Pommade de garou.

Poudre de garou........................ 1
Axonge............................. 4

Incorporez.

Thapsia.

THAPSIA GARGANICA L.

(Faux fenouil, Faux turbith, Bou-nefa, Brize.)

Cette plante de la famille des Ombellifères, croît abondamment sur les terrains secs et arides du Tell algérien. On la trouve aussi dans les parties méridionales de l'Espagne, de l'Italie et en Grèce.

La racine est la partie la plus usitée et la plus active. Elle doit son activité à une résine qui semble constituée par de l'acide caprylique $C^8H^{16}O^2$, de l'acide thapsique $C^{16}H^{30}O^4$ et des matières neutres. Cette résine sert à préparer le Sparadrap de thapsia.

Effets physiologiques. — Les effets du thapsia sur la peau du cheval ont été bien étudiés par Souvigny et Viardot (1). La décoction de cette racine, appliquée en frictions sur une région, détermine d'abord la rubéfaction de la peau, qui se tuméfie et devient chaude, douloureuse. Au bout de vingt-quatre heures, la tuméfaction s'étend au tissu cellulaire sous-cutané, et le tégument se recouvre d'un grand nombre de petites vésicules pleines d'une sérosité citrine ; bientôt ces petites phlyctènes crèvent, et le liquide qu'elles contiennent se concrète à la surface de la peau, en formant une croûte d'un brun jaunâtre. Enfin la tuméfaction du derme et des tissus sous-jacents se dissipe peu à peu, et, au bout de quinze jours, tout est réparé. Viardot, qui s'est servi surtout de l'huile de thapsia mélangée au goudron de bois, a obtenu de forts engorgements. Quand on y associe l'essence de térébenthine, l'action est très prompte et très énergique.

Dans le tube digestif, le thapsia a des effets éméto-cathartiques très prononcés. C'est un purgatif drastique très dangereux ; aussi

(1) *Recueil de mém. et d'obsev. de méd. et d'hyg. vétér. milit.*, t. XIX, p. 514.

détermine-t-il souvent la superpurgation et la mort des animaux qui en mangent accidentellement.

Après l'absorption du principe actif, le thapsia produit, à petite dose, une *diurèse* très marquée. Les autres effets généraux sont inconnus.

Indications thérapeutiques. — Comme *révulsif*, *vésicant*, le thapsia est connu depuis les Romains et les Grecs. Il a ensuite pénétré dans la médecine des Arabes. Depuis, il était tombé dans un oubli profond, en Europe, jusqu'à l'année 1857, où le Dr Reboullaud, médecin en chef des établissements hospitaliers de Constantine, essaya et réussit à faire revivre le thapsia comme révulsif pour l'homme ; il lui donna la forme de sparadrap ou d'emplâtre. En 1865, il proposa pour la médecine des animaux une teinture irritante qui est beaucoup employée aujourd'hui.

Cette teinture a toutes les qualités de la teinture de cantharide et l'avantage d'être exempte des inconvénients de celle-ci, notamment des accidents d'absorption causés par la cantharidine (Saint-Cyr).

Contre les eaux aux jambes, la teinture de thapsia jouit d'une véritable efficacité ; elle est aussi employée avec succès contre les crevasses du paturon et plusieurs affections cutanées de nature herpétique.

Pour produire des effets révulsifs, on se sert spécialement de l'huile de thapsia préparée par décoction.

Préparations.

1° Teinture de thapsia.

> Résine de thapsia.. 1
> Alcool à 85°.......................... 10

Faites dissoudre à froid et filtrez.

En frictions irritantes, dans les mêmes cas que la teinture de cantharide.

2° Emplâtre de thapsia.

> Cire jaune......................... 180 grammes.
> Colophane...................... 150 —
> Résine élémi..................... 125 —
> Térébenthine.................... 50 —
> Résine de thapsia................ 85 —

Faites fondre la cire, la colophane et l'élémi, et ajoutez successivement la térébenthine et la résine de thapsia. Cette préparation doit s'étendre sur une pièce de toile ou un fort papier pour être appliquée sur les petits animaux ; chez les grands herbivores, on peut l'employer à titre de charge irritante.

Ellébore noir.

(Helleborus niger.)

Cette plante, de la famille des Renonculacées, encore appelée *Rose de Noël*, *Herbe de feu*, croît en Suisse, en Italie et en France. On emploie sa *racine*. Celle-ci a une odeur très prononcée et irritante quand elle vient d'être récoltée, et presque nulle quand elle est sèche.

La racine d'ellébore noir renferme les principes suivants : *elléborine et elléboréine, essence, huile grasse, acide volatil, matière résineuse, cire, principe amer, muqueux, gallate de potasse et de chaux et sels à base d'ammoniaque.*

L'*elléborine* et l'*elléboréine* sont deux glycosides cristallisables qui forment les principes actifs de la racine d'ellébore noir. L'elléborine a pour formule $C^{36}H^{42}O^6$; elle a une saveur amère très désagréable ; elle est soluble dans l'eau, l'éther et surtout l'alcool. L'elléboréine a pour formule $C^{26}H^{44}O^{15}$; elle est cristallisée en aiguilles microscopiques, très hygroscopiques, solubles dans l'eau, moins solubles dans l'alcool et insolubles dans l'éther.

Effets physiologiques. — Sur la peau intacte, les diverses préparations d'ellébore noir déterminent d'abord la *rubéfaction*, puis la *vésication*. Ce dernier effet est généralement peu marqué sur la peau épaisse de nos animaux domestiques ; ainsi, sur le cheval, on n'obtient qu'une vésication légère et insuffisante. Quand la peau est entamée, le principe peut passer à l'absorption et faire apparaître des effets généraux. Sur les muqueuses et les tissus dénudés, l'action irritante est toujours plus forte et s'accompagne à peu près constamment de l'absorption des principes actifs de l'ellébore, qui déterminent alors le vomissement et la purgation chez les animaux, tels que le porc et le chien (Tabourin).

Introduite sous la peau, la racine d'ellébore noir y détermine des effets prompts et énergiques. Comme elle est surtout employée chez les ruminants pour animer des sétons et provoquer l'apparition d'une *forte révulsion*, il est important de les décrire.

D'après Drouard (1), les engorgements produits par cette racine

____

(1) *Recueil de méd. vétér.*, 1837, note des pages 550, 551, 552.

attachée à un séton deviennent énormes au bout de deux ou trois jours ; ordinairement ils suppurent peu et se terminent par résolution au bout de quinze à vingt jours. Le tissu cellulaire qui était en contact avec la racine d'ellébore noir est frappé de mort ; il se détache et sort de lui-même par une des ouvertures du séton, quand l'engorgement inflammatoire a presque entièrement disparu ; il forme une masse noirâtre de la grosseur d'un œuf de poule ou de dinde et ressemble assez exactement au bourbillon d'un javart.

Quand on veut obtenir une suppuration abondante, on doit scarifier profondément la tumeur ; celle-ci laisse écouler alors une grande quantité de sang. Chez les moutons, les effets sont les mêmes. Sur les solipèdes et surtout les carnassiers, on a à craindre l'empoisonnement pendant le développement des effets locaux.

Administré à l'intérieur, l'ellébore noir détermine le *vomissement* et la *purgation*. Chez les herbivores, le vomissement ne peut pas se produire, mais il y a toujours des nausées et des coliques intenses. Chez les autres animaux, il y a le plus souvent vomissement abondant. La purgation n'a rien de régulier ; souvent elle manque entièrement, quoique les animaux présentent des coliques vives ; lorsqu'elle se manifeste, c'est presque toujours avec une intensité exagérée ; il y a alors salivation, agitation, coliques violentes, diarrhée sanguinolente, fétide, amaigrissement rapide, etc.

Après leur absorption, les principes actifs de l'ellébore noir agissent très énergiquement sur l'économie animale. Ils déterminent la mort, même à doses relativement faibles. A la dose de 30 grammes chez le cheval, la racine d'ellébore provoque, deux à quatre heures après l'administration, une inquiétude se traduisant par le regard anxieux et par une certaine agitation ; puis survient une irrégularité de la respiration, dont les mouvements sont tantôt ralentis, tantôt accélérés ; le pouls s'accélère et devient petit ; puis apparaît la purgation, qui cependant n'est pas constante. Lorsque la purgation se produit, elle est très violente, les matières excrémentitielles se ramollissent, deviennent liquides, sanguinolentes et prennent une odeur infecte ; plus tard, il y a simplement rejet de sérosité et de mucus. En même temps que les troubles précédents se déroulent, on voit apparaître des contractions (secousses) dans les muscles abdominaux et dans les muscles du cou, des tremblements de la queue et une grande faiblesse. Les animaux perdent l'appétit, sont de plus en plus agités, se jettent sur le sol et se débattent ; les muqueuses deviennent cyanosées, froides, le pouls imperceptible, et la mort arrive généralement après quarante ou cinquante heures.

Avec des doses variant de 60 à 90 grammes, la racine d'ellébore noir entraîne toujours la mort du cheval ; les troubles fonctionnels sont alors plus intenses ; les excréments sont toujours sanguinolents ; les animaux salivent beaucoup ; l'encolure est raccourcie par des secousses musculaires ; il y a des nausées et des efforts de vomissement, une expulsion copieuse d'urine, et enfin survient la mort.

Les mêmes doses produisent chez les grands ruminants des effets semblables.

Les *lésions* que l'on trouve à l'autopsie consistent toujours dans une inflammation plus ou moins vive du tube digestif, dans l'engorgement sanguin des parenchymes et du cœur, dans la coloration noire et l'état fluide du sang.

Emploi thérapeutique. — A *l'extérieur*, on utilise les effets irritants et parasiticides de l'ellébore noir.

On l'emploie sous forme de trochisque chez le bœuf, pour produire un effet *résolutif* et *dérivatif*.

Cette racine constitue un *antiparasitaire* externe excellent contre la gale et la vermine. D'après Tessier, les bergers espagnols guérissent leurs moutons de la gale par des applications d'une décoction faite avec 100 grammes de racine fraîche, ou avec 50 grammes de racine sèche par litre d'eau.

A *l'intérieur*, on a utilisé l'effet *vomitif* et *diurétique* de la racine d'ellébore noir. Hertwig l'a employée avec succès contre le vertige sous forme d'injections intraveineuses. On en a obtenu également de bons effets dans quelques hydropisies.

L'*elléboréine* produit des effets anesthésiques locaux. On l'a employée pour produire l'anesthésie de la cornée, de la conjonctive, dans les inflammations diverses de l'œil. Elle ne produit aucun phénomène d'irritation consécutif et semble parfois préférable à la cocaïne. Cette anesthésie locale dure une demi-heure, n'occasionne aucun relâchement des paupières et ne produit ni modification de la pupille, ni variation de la pression intra-oculaire.

Si elle est absorbée en assez grande quantité, elle agit comme un poison du cœur.

Doses toxiques.

Doses toxiques d'ellébore noir (estomac).

	Racines sèches.
Cheval et bœuf.......................	60 à 90 grammes.
Mouton, chèvre.......................	4 à 12 —
Chien...............................	4 à 8 —

En injection sous-cutanée ou intraveineuse, les doses toxiques sont infiniment moindres.

Succédanés de l'ellébore noir : 1° ellébore vert (*Helleborus viridis*); 2° ellébore fétide (*Helleborus fetidus*).

TROISIÈME GROUPE.

MODIFICATEURS DES GRANDES FONCTIONS.

Évacuants gastro-intestinaux.

Ils comprennent les vomitifs, les purgatifs et les évacuants intestinaux spéciaux.

Vomitifs.

On appelle vomitifs les médicaments dont l'action principale consiste dans la production de la nausée et du vomissement.

Le vomissement est très facile chez les animaux carnivores et omnivores ; il est très pénible et très rare chez les herbivores. Quand il se produit chez ces derniers animaux, c'est toujours un signe grave indiquant l'existence de désordres profonds qui peuvent compromettre la vie, principalement chez les solipèdes. Les médicaments vomitifs, en tant qu'*évacuants*, ne doivent donc être employés que chez les espèces animales qui vomissent facilement, c'est-à-dire chez les carnivores, les omnivores et les oiseaux. On peut administrer des substances du groupe des vomitifs aux grands herbivores, mais à la condition de donner des doses non vomitives; alors on utilise d'*autres propriétés* de ces médicaments.

Effets communs. — Un animal soumis à l'action d'un vomitif présente les troubles fonctionnels suivants : 1° une hypersécrétion salivaire, gastrique, biliaire, intestinale, sudoripare, lacrymale et

bronchique ; — 2° de violentes contractions de l'estomac, de l'intestin, des muscles abdominaux et du diaphragme ; — 3° le rejet
par la voie antérieure des matières contenues dans l'estomac et les
premières portions de l'intestin grêle ; il y a aussi souvent en même
temps des évacuations par la voie rectale ; — 4° une congestion de
toute la muqueuse digestive ; — 5° une accélération du pouls, une
élévation de la tension artérielle et de la température rectale.

Quand les vomissements ont cessé et que le calme est revenu,
on constate souvent un ralentissement du pouls et de la respiration
et un abaissement de la température rectale.

Emploi thérapeutique. — Quelle que soit la nature du vomitif
administré, les effets ci-dessus se produisent toujours avec une
intensité plus ou moins grande. Ces effets physiologiques communs doivent servir de base aux indications thérapeutiques.

Les vomitifs, produisant l'*évacuation* des matières contenues
dans l'estomac, sont indiqués toutes les fois qu'il y a trouble de la
digestion gastrique par suite d'excès d'aliments ou par suite de
la présence des matières nuisibles. Ils conviennent notamment
dans les empoisonnements lorsque la matière toxique est encore
contenue en totalité ou en partie dans la cavité stomacale.

L'effet congestionnel qu'ils déterminent sur la muqueuse gastro-intestinale les fait employer comme *substitutifs* dans les
maladies chroniques des voies digestives ; comme *décongestion-
nants* et comme *dérivatifs* dans les maladies des organes respiratoires, dans la pneumonie, la pleurésie, la bronchite, etc.

L'effet *hypersécrétoire* produit une déplétion du système vasculaire, déplétion qui favorise la résorption des produits morbides
et leur élimination par la voie des glandes. Cette propriété hypersécrétoire les rend utiles dans toutes les maladies inflammatoires
des organes parenchymateux, surtout quand ces maladies sont
encore à la période de début. En provoquant l'évacuation de la
bile, les vomitifs sont indiqués chez les carnivores et omnivores
dans l'ictère et les calculs biliaires.

La dépression consécutive qu'on remarque sur les grandes
fonctions étant accompagnée d'un effet antifébrile est très favorable au retour de l'état normal dans les maladies fébriles.

Chez les ruminants, les troubles digestifs connus sous le nom
de *pica* sont favorablement influencés par les vomitifs, quoique
le vomissement n'ait pas lieu.

Division des vomitifs. — On peut reconnaître trois sortes de vomitifs en se basant sur les points où se localise leur action élémentaire : 1° les vomitifs réflexes, qui produisent le vomissement en irritant l'estomac ou les extrémités gastriques des nerfs vagues ; 2° les vomitifs centraux qui n'agissent qu'autant qu'ils sont absorbés et transportés par l'intermédiaire du sang jusqu'au centre vomitif, sur lequel ils agissent directement ; 3° les vomitifs mixtes, qui agissent par une action mixte, c'est-à-dire qui excitent à la fois les extrémités gastriques des nerfs vagues et le centre vomitif.

Les principaux vomitifs réflexes sont la racine d'ipécacuanha et ses principes actifs la céphaline, l'émétine, le sulfate de cuivre, le sulfate de zinc, etc.

Les vomitifs centraux les mieux connus sont : l'apomorphine et ses sels.

Le principal vomitif mixte est l'émétique.

Ipécacuanha annelé.

[*Cephælis Ipecacuanha* (Rubiacées).]

Cette plante croit dans les forêts du Brésil et de la Nouvelle-Grenade et fournit à la matière médicale sa racine vomitive, connue sous le nom d'*ipéca*. Le mot ipécacuanha est d'origine portugaise ; il est formé de *i* (petit), *pe* (au chemin), *caa* (plante), *goene* (vomitif).

Cette racine contient trois alcaloïdes, la *psychotrine*, la *céphaéline* et l'*émétine* ; en outre on y trouve de l'amidon, de la résine, de la cire, de la gomme, un acide gallique spécial, appelé *acide ipécacuanhique*.

La *céphaéline* est éminemment *vomitive* ; l'*émétine* est à la fois *vomitive et expectorante*, et l'*acide ipécacuanhique* est surtout *antidiarrhéique*.

La poudre d'ipéca de bonne qualité ne contient pas moins de 2 p. 100 d'alcaloïdes totaux (*Codex*, 1908).

L'*émétine* $C^{30}H^{44}Az^2O^4$ est solide, en poudre blanche, cristalline, inodore, d'une saveur amère, peu soluble dans l'eau (1 p. 1000), facilement soluble dans l'alcool, le chloroforme, l'éther, le sulfure de carbone, les huiles grasses et essentielles. Elle forme des sels : l'azotate n'est soluble dans l'eau qu'à 1 p. 100 ; le sulfate d'émétine est plus soluble.

Effets physiologiques. — L'ipécacuanha agit localement sur les tissus à la façon d'un *irritant*. Mise en rapport avec la peau dépouillée de son épiderme, elle suscite une inflammation locale

des plus énergiques ; une petite pincée de poudre insufflée dans
l'œil d'un chien donne lieu à une phlegmasie oculaire tellement
intense que la cornée est quelquefois perforée. Appliquée sur la
peau intacte du cheval, sous forme de pommade, elle ne produit
qu'une légère vésication.

Introduite dans le tube digestif, elle est encore irritante, mais
à un degré moindre qu'à l'extérieur. *A très faible dose*, l'ipéca
agit sur la muqueuse digestive de tous les animaux comme un
tonique astringent et produit la constipation. Il n'excite pas sensiblement le péristaltisme du gros intestin et n'augmente pas les
sécrétions intestinales ; c'est pourquoi il ne purge pas.

A dose convenable, la poudre d'ipéca détermine le *vomissement*
chez les carnivores, les omnivores et les oiseaux. Ce vomissement
s'établit lentement, mais en revanche il dure plus longtemps que
celui produit par le tartre stibié ; il n'est d'ailleurs que rarement
accompagné d'un effet purgatif.

Chez les herbivores, de fortes doses d'ipécacuanha déterminent
de violents efforts de vomissement, un ptyalisme abondant, de la
tristesse, de l'abattement, effets qui ne se dissipent qu'au bout
de quelques jours. On a constaté une grande différence dans
l'activité de ce médicament chez les grands herbivores, suivant
qu'il est administré sous forme solide ou liquide (Tabourin).

A la dose de 50 grammes chez le cheval, sous forme de bol, la
poudre d'ipéca ne produit qu'un léger mouvement fébrile, tandis
que la même dose donnée sous forme de breuvage produit des
efforts de vomissement très violents.

Après leur absorption, les principes actifs de la racine d'ipécacuanha agissent fortement sur la sécrétion bronchique, dont le
produit devient plus fluide et plus abondant. C'est donc, à faible
dose, un *expectorant* énergique. Elle active également la sécrétion
biliaire et passe pour un *cholagogue* puissant.

Lorsque de fortes doses ont passé à l'absorption par une voie
quelconque, on voit apparaître, outre l'effet expectorant, des nausées et le vomissement chez les carnivores. Pour produire le
vomissement par l'injection hypodermique, intratrachéale ou
intraveineuse, il faut des doses plus fortes que si on administre le
médicament par la voie buccale.

Mécanisme de l'action vomitive. — L'ipécacuanha produit le
vomissement parce que son principe actif irrite directement les
extrémités nerveuses sensitives qui se distribuent dans la mu-

queuse stomacale. Le vomissement est réflexe et a pour point de départ l'excitation des extrémités gastriques des fibres des nerfs vagues. Ce mode d'action de la *céphaéline* et de l'*émétine* est établi par un grand nombre de faits :

1° Après la section des deux nerfs vagues, ces alcaloïdes ne produisent plus de vomissement, quelle que soit la voie d'administration ;

2° Introduits dans l'estomac d'un animal, l'ipécacuanha produit le vomissement plus vite que quand ses principes sont absorbés par une autre voie. Après l'ingestion stomacale, le vomissement apparait au bout de trois ou quatre minutes, tandis qu'après l'injection intraveineuse il ne se montre qu'au bout de dix minutes ;

3° L'ipécacuanha mis en contact avec la partie postérieure de la muqueuse intestinale, même à forte dose, ne provoque pas de vomissement. On peut attribuer l'absence de vomissement dans ce cas à ce que l'absorption se fait lentement ; les doses d'alcaloïdes qui sont éliminées à un moment donné par la muqueuse gastrique restent trop faibles pour exciter suffisamment les nerfs sensitifs de cette muqueuse.

Ces faits démontrent que les principes actifs de l'ipéca n'agissent pas sur le bulbe, mais excitent directement la muqueuse gastrique ; l'excitation transmise au bulbe par la voie des pneumogastriques est, de là, réfléchie et déversée par la moelle et les nerfs moteurs jusqu'à la tunique musculaire de l'estomac et jusqu'aux muscles du vomissement. Le vomissement que produit l'ipécacuanha après l'injection intraveineuse, sous-cutanée ou intratrachéale, s'explique par l'excitation de la muqueuse stomacale au moment de l'élimination des principes actifs par les glandes gastriques.

Emploi thérapeutique. — Comme *vomitif*, l'ipécacuanha est indiqué chez les animaux jeunes, faibles, surtout quand il faut éviter un effet purgatif consécutif. La purgation qui suit le vomissement avec certains vomitifs affaiblit beaucoup les animaux ; or l'ipéca n'offre pas cet inconvénient.

L'*effet tonique* local que développe la poudre d'ipéca, à faible dose, la recommande dans l'atonie du canal gastro-intestinal, dans les diarrhées épuisantes, les douleurs intestinales, les catarrhes chroniques de l'estomac et la surcharge de la panse chez les ruminants. On l'unit alors généralement à la gomme, à l'amidon, à la quinine, au laudanum, etc. C'est un bon *antidiarrhéique*.

L'*effet expectorant* indique l'emploi des préparations d'ipéca à dose non vomitive dans les maladies chroniques des voies respiratoires, pour rendre le mucus plus fluide, moins adhérent et plus facile à éliminer.

Doses. — 1° *Doses vomitives :*

Poudre d'ipéca (estomac).

Porc.................................... 1gr,00 à 3gr,50
Chien................................... 0 ,50   3 ,00
Chat.................................... 0 ,25   0 ,75

On délaye la poudre dans l'eau tiède, et on fait avaler ce breuvage. Si, au bout de dix minutes, les doses ci-dessus n'ont pas produit d'effet suffisant, on fait une nouvelle administration d'une quantité égale.

Émétine (estomac).

Chien................... 0gr,025 à 0gr,10 (Chouppe).
Homme................... 0gr,001   0 ,010 (Büchheim).

2° *Doses non vomitives (expectorantes) :*

Poudre d'ipéca (estomac).

Porc.................................... 0gr,10 à 0gr,30
Chien................................... 0 ,05   0 ,10
Chat.................................... 0 ,01   0 ,05
Grands herbivores....................... 5   15
Petits ruminants........................ 2   4

3° *Doses toxiques :*

Émétine.

Chien................... 0gr,30 à 0gr,50 (Magendie).
Chat.................... 0 ,02

Poudre d'ipécacuanha.

Cheval..................... }
Bœuf...................... } environ 100 grammes.

Administration. — Dans les maladies de poitrine, on administre des infusions chaudes dans lesquelles on a fait dissoudre l'ipéca ou l'émétine, et on les donne par cuillerées à café, cinq ou six fois dans la journée. L'emploi du sirop d'ipécacuanha est commode et avantageux pour les chiens et les chats aux doses de 5 à 10 grammes par jour en plusieurs fois.

Sirop d'ipécacuanha

Extrait alcoolique d'ipécacuanha.... 10 grammes.
Alcool à 70°........................ 30   —
Sirop simple........................ 1000 —

Dissolvez l'extrait dans une petite quantité d'eau et versez dans le sirop.

20 grammes de ce sirop contiennent 20 centigrammes d'extrait d'ipécacuanha.

Apomorphine.

$C^{17}H^{17}AzO^2$.

L'apomorphine a été découverte en 1868, par Gee et Pierce, qui l'ont obtenue en faisant agir l'acide chlorhydrique sur la morphine. En 1869, Mathiessen et Wright ont mis en évidence sa remarquable propriété vomitive.

Ce corps se présente sous la forme d'une poudre blanche, amorphe. Exposé au contact de l'air, il se colore rapidement en vert et absorbe de l'oxygène. L'apomorphine est soluble dans l'alcool, l'éther, le chloroforme, les solutions alcalines, mais peu soluble dans l'eau (1 : 40). Elle forme des sels, le *sulfate* et le *chlorhydrate d'apomorphine*, qui jouissent des mêmes propriétés physiologiques et qui présentent le grand avantage d'être facilement solubles dans l'eau. Les solutions se teintent en vert au bout de quelques minutes. Cette coloration augmente, mais sans influer en rien sur les propriétés physiologiques du produit. Des solutions aqueuses vieilles de deux ans, qui sont d'un vert foncé, ont conservé presque toute leur activité.

Effets physiologiques. — Les effets locaux des sels d'apomorphine sont nuls. Les injections hypodermiques ne sont pas douloureuses et ne produisent habituellement aucun accident local. Par *leur absorption*, on obtient le vomissement, même à doses faibles, chez les carnivores et les omnivores. Ce vomissement présente les particularités suivantes : 1° il est sûr, quelle que soit la voie d'absorption du médicament; 2° il est très rapide, puisqu'il apparait de deux à cinq minutes après l'injection intraveineuse, hypodermique ou intratrachéale ; 3° il est abondant et n'affaiblit pas sensiblement les animaux ; 4° il est suivi du retour rapide à l'état normal. Le *porc* est réfractaire à l'action vomitive de l'apomorphine.

Les très faibles doses ne produisent pas de vomissement, mais seulement des nausées, de la salivation et un peu d'inappétence. En outre, l'apomorphine *active la sécrétion bronchique*, rend le mucus plus fluide, l'*expectoration plus facile* et plus abondante.

Des doses très fortes produisent, outre le vomissement, une excitation générale pendant laquelle l'animal s'agite, se déplace et tourne en manège; puis, survient un affaiblissement du train postérieur qui traîne sur le sol; enfin il y a paralysie motrice complète. La mort arrive après une *accélération* de la respiration et du pouls, une *diminution* considérable de la tension artérielle et un *abaissement de la température rectale.*

Chez le cheval, l'injection sous-cutanée de chlorhydrate d'apomorphine à la dose de 25 centigrammes peut produire un véritable empoisonnement qui s'annonce par une très forte excitation générale suivie de faiblesse et de paralysie. La chèvre est très peu sensible à l'apomorphine (Guinard).

Les animaux de l'espèce bovine qui reçoivent de $0^{gr},25$ à $0^{gr},30$ de chlorhydrate d'apomorphine en injection sous-cutanée présentent des phénomènes d'excitation énorme; ils sont comme furieux, ruent, donnent des coups de cornes, salivent; les yeux pirouettent dans les orbites.

L'*élimination* de l'apomorphine se fait surtout par la muqueuse gastro-intestinale, car dix minutes après l'injection intraveineuse on peut retrouver cet alcaloïde dans les matières vomies chez le chien.

Mode d'action. — L'apomorphine ne produit pas le vomissement par le même mécanisme que la céphaline et l'émétine. Elle n'excite que faiblement l'estomac, mais elle a une action énergique sur le *centre vomitif*, situé dans le bulbe rachidien. Ce vomissement n'est pas d'origine réflexe, il résulte de l'action directe du médicament sur le centre bulbaire. Après la section des deux pneumogastriques, les sels d'apomorphine produisent le vomissement aussi vite que lorsque ces nerfs sont intacts. L'effet vomitif se fait attendre plus longtemps après l'injection de l'apomorphine dans l'estomac qu'après son injection hypodermique.

D'après Bordier, une injection préalable de morphine empêche les effets vomitifs des sels d'apomorphine. L'atropine diminue aussi leur action, mais sans l'arrêter complètement.

Indications thérapeutiques. — L'apomorphine et ses sels tiennent le *premier rang* parmi les vomitifs. Le vomissement étant toujours très sûr, rapide, abondant et facile, on doit choisir ces médicaments dans tous les cas d'empoisonnement lorsque la substance toxique est encore contenue dans l'estomac. Comme son action se porte sur les centres nerveux et qu'elle n'a presque aucun effet direct sur l'estomac, l'apomorphine est indiquée toutes les fois qu'il faut éviter d'irriter la muqueuse stomacale, comme cela arrive lorsque le viscère est enflammé. C'est un vomitif excellent chez les animaux jeunes, faibles, débilités, parce que la fatigue consécutive est presque nulle et, dans tous les cas, peu durable. D'après Feser, il n'agit pas comme vomitif sur le *porc*, même aux doses les plus élevées.

L'apomorphine, comme *expectorant*, est indiquée dans les maladies catarrhales des voies respiratoires, la maladie du jeune âge chez le chien ; mais alors on emploie des doses non vomitives. On la donnera fractionnées en plusieurs fois dans la journée, soit dans des liquides sucrés et par cuillerées, soit en injections hypodermiques fractionnées.

On en obtient de bons résultats aussi chez les grands ruminants, atteints de pica, de la maladie du lécher, à la dose de 0gr,10 à 0gr,20 en injection hypodermique. Ce traitement ne réussit pas toujours.

Doses et administration. — Les doses hypodermiques vomitives de chlorhydrate d'apomorphine sont les suivantes :

Gros chien................	10 à 50 milligrammes.
Petit chien................	5 à 8 —
Chat......................	20 à 50 —
Homme....................	6 à 7 —

Dans chaque espèce, il y a des susceptibilités individuelles.

Ainsi deux chiens de même taille et de même poids ne vomiront pas avec la même dose. Il est bon d'employer d'emblée des doses un peu fortes, car il n'y a pas à craindre d'empoisonnement, la dose toxique étant bien au-dessus de la dose thérapeutique ; il en faut environ 2 grammes pour tuer le chien.

Pour les *injections hypodermiques*, on se sert de solutions aqueuses titrées de chlorhydrate d'apomorphine à 1/100, à 1/200 ou 2/100, etc.

Doses expectorantes.

Cheval et bœuf..........	20 à 50 milligrammes.
Mouton et chèvre........	5 10 —
Porc.	10 20 —
Chien et chat...........	1 3 —

Ces doses peuvent être administrées plusieurs fois dans la journée.

Les doses suivantes ne doivent jamais être dépassées chez les ruminants auxquels on injecte le chlorhydrate d'apomorphine contre le pica et les indigestions chroniques (Detchevers) :

Gros bœuf................................   0ᵍʳ,20
Petit bœuf...............................   0 .15
Petite vache............................   0 .12
Veaux..................................   0 .03

Préparation expectorante.

Chlorhydrate d'apomorphine....   1 à 3 centigrammes.
Eau distillée....................   120 grammes.
Acide chlorhydrique...........   V gouttes.
Sirop simple..................   30 grammes.

Une cuillerée à bouche toutes les deux heures chez le chien,
dans les affections catarrhales des voies respiratoires.

Solution vomitive.

Chlorhydrate d'apomorphine......   1 centigramme.
Eau distillée...................   1 gramme.

Dissolvez.

Apocodéine.

L'apocodéine est un vomitif moins sûr et moins puissant que
l'apomorphine ; de plus elle est d'un prix plus élevé. Il n'y a
donc aucun avantage à l'employer.

Émétique.

Tartrate de potasse et d'antimoine.

$$C^4H^3O^7SbK + 1/2\ H^2O.$$

Le tartrate double de potasse et d'antimoine ou *émétique,
tartre stibié*, est un sel formé de cristaux tétraédriques ou octaédriques, demi-transparents d'abord, puis devenant opaques en
s'effleurissant à l'air, incolores, inodores et d'une saveur âcre,
désagréable et nauséeuse. Il est soluble dans 15 parties d'eau
froide et dans 3 parties d'eau chaude, insoluble dans l'alcool,
l'éther et tous les liquides non miscibles à l'eau. L'émétique est
en partie décomposé par les acides, les bases alcalines et leurs
carbonates, les sulfures solubles, la plupart des sels métalliques,
les savons, les matières tannantes. On doit tenir compte de ces
réactions dans les associations de l'émétique avec ces diverses
substances. Les solutions aqueuses d'émétique doivent être faites
avec l'eau distillée et non l'eau ordinaire ; ces solutions d'ailleurs

s'altèrent assez vite par le développement d'une algue, le *Siro-crosis stibica*.

Effets physiologiques. — L'émétique en poudre, en solution ou en pommade, détermine toujours, sur les tissus où il est appliqué, une *irritation* plus ou moins intense qui peut varier depuis l'inflammation légère jusqu'à la mortification des parties touchées.

Appliqué sur la peau de l'homme ou des animaux, l'émétique détermine une *inflammation pustuleuse* pouvant produire la chute des poils, l'ulcération du derme avec persistance de cicatrices indélébiles. Une solution concentrée de tartre stibié, appliquée sur la peau du cheval, fait naître, dit H. Bouley, « une éruption confluente de petites pustules rougeâtres, acuminées, très denses, qui donnent sous les doigts la sensation de granulations tuberculeuses et se couvrent à leur sommet d'une croûte très adhérente, à la dernière période de leur développement ». On obtient un résultat analogue sur les bovins. Des frictions répétées, au même point, avec la pommade stibiée ou d'Autenrieth, produisent d'abord une *vésication*, puis une *escarrification* et une *ulcération* de la peau. Cette inflammation violente ne se borne pas à la surface du tégument, elle se propage aux parties sous-jacentes, les désorganise profondément et amène toujours une nécrose des tissus, suivie d'une cicatrisation fort lente.

Dans le *tissu conjonctif sous-cutané*, l'action irritante de l'émétique est également très prononcée, et des sétons animés avec cette substance produisent un engorgement considérable.

Mis en contact avec les muqueuses, l'émétique développe également une inflammation ulcéreuse. Introduite dans l'estomac, sous la forme de poudre ou de solutions concentrées, il produit rapidement une gastrite assez dangereuse, provoque des nausées, des vomissements et de la diarrhée. Pendant son séjour dans l'estomac, le tartre stibié est décomposé en partie par l'acide libre du suc gastrique ; mais une certaine proportion est absorbée en nature. La plus grande proportion de ce corps, en arrivant dans l'intestin, devient insoluble sous l'influence des bicarbonates alcalins de l'intestin, et une faible partie seulement est absorbée par cette voie. Il se développe souvent, avec des doses fortes, une inflammation pustuleuse sur la muqueuse intestinale.

L'émétique absorbé s'élimine lentement par plusieurs voies :

par la sueur, le lait et les sécrétions stomacales. Après l'injection hypodermique ou intraveineuse d'émétique, on peut retrouver cette substance dans l'estomac et dans l'intestin; elle est donc éliminée par ces surfaces. Après l'injection intraveineuse ou hypodermique, le vomissement se produit, mais il faut des doses un peu plus fortes qu'après l'administration interne, parce que les alcalis du sang le décomposent en partie.

Il résulte des recherches de Baum que l'élimination de l'émétique par la mamelle est insignifiante et que le lait provenant de femelles médicamentées avec ce corps peut être consommé sans danger.

L'émétique introduit dans l'estomac, ou absorbé en quantité suffisante par une voie quelconque, détermine le vomissement chez les carnivores et les omnivores, animaux qui peuvent vomir, et des coliques, des nausées, chez les animaux herbivores.

Cause du vomissement. — C'est par un double mécanisme que le tartre stibié produit le vomissement ; il agit à la fois comme irritant de l'estomac et comme excitant direct du centre vomitif. C'est donc un vomitif mixte.

Après la section des deux nerfs pneumogastriques, le vomissement, quoique plus difficile et moins parfait, se produit encore si on fait absorber une quantité suffisante d'émétique. Après l'extirpation de l'estomac, les efforts de vomissement se produisent encore par l'injection d'émétique dans les veines (Magendie). Ce sel fait vomir à plus faible dose quand il est introduit dans l'estomac que lorsqu'il est injecté dans les veines. Tous ces faits, parfaitement établis, démontrent que l'émétique a une action double : il irrite directement la muqueuse stomacale et après absorption il agit sur le centre vomitif bulbaire.

Viborg prétend que l'émétique ne détermine jamais de nausées ni d'efforts de vomissement chez les solipèdes et les ruminants. Mes observations démontrent le contraire. Sur un cheval, après une injection intraveineuse de 1 gramme d'émétique, j'ai constaté, au bout de quelques minutes, des efforts de vomissement, une grande inquiétude, une dilatation très forte des naseaux et, de temps en temps, un brusque abaissement de la croupe, comme si l'animal éprouvait de fortes douleurs dans le ventre.

Généralement l'émétique détermine, outre le vomissement, une *action purgative* marquée. Celle-ci est surtout forte chez les herbivores, animaux chez lesquels le vomissement n'a pas lieu. Cette purgation semble être le résultat de l'irritation de la muqueuse, qui devient le siège d'une hypersécrétion de mucus et de suc entérique; le suc pancréatique et la bile sont également déversés en plus grande quantité, et les mouvements péristaltiques de l'intestin sont exagérés.

Après le passage de l'émétique dans le sang, on voit apparaître des modifications dans presque toutes les fonctions.

On constate toujours une exagération de la sécrétion muqueuse des voies respiratoires. La toux devient grasse, *l'expectoration est rendue plus facile*. A forte dose, il arrive même souvent que le tartre stibié développe sur les voies respiratoires une véritable inflammation catarrhale.

La plupart des auteurs admettent aussi une action *diaphorétique* marquée sous l'influence de l'émétique. Delafond assure avoir observé, sur les bêtes bovines qu'on tenait couvertes pendant l'action de l'émétique, « une forte chaleur, une douce moiteur s'établir à la peau et celle-ci être humectée bientôt d'une sueur abondante ». Chez les animaux qui transpirent difficilement, on constate une congestion de la peau, ce qui doit entraîner une exagération des sécrétions insensibles ou de l'exhalation cutanée. Chez l'homme, de fortes doses déterminent quelquefois une véritable éruption pustuleuse à la surface du tégument.

L'émétique est éliminé principalement par le rein, dont il augmente l'activité sécrétoire. Continué pendant un certain temps, il produit l'inflammation du rein et provoque de *l'albuminurie*.

Outre l'augmentation des sécrétions intestinale, cutanée et urinaire, on observe, pendant l'action de l'émétique, des modifications remarquables de la circulation, de la respiration et de la calorification.

Circulation. — Chez l'homme, les auteurs signalent une *accélération* et une *faiblesse* des battements du cœur à la dose de 0^{gr},10.

Chez les animaux, on remarque, avec des doses moyennes, une *accélération* cardiaque, suivie d'une période de *ralentissement* considérable avec *faiblesse* des battements. Ces effets semblent être le résultat de l'action de l'émétique sur les ganglions accélérateurs intracardiaques, qui sont d'abord excités, puis paralysés.

Le pouls subit les mêmes variations que le jeu du cœur: il s'affaiblit à tel point qu'il devient quelquefois presque imperceptible.

D'après tous les auteurs, la tension artérielle s'abaisse notablement pendant l'action de l'émétique.

Respiration. — Chez l'homme, on voit que, sous l'influence de l'émétique, la respiration devient petite et qu'elle s'accélère, à la dose de 0^{gr},1. D'après mes propres expériences, l'émétique donné en injections intraveineuses à un chien de 15 kilogrammes, à la dose de 0^{gr},02, a produit d'abord une accélération passagère de la respiration, suivie d'une période de ralentissement. La respiration est devenue surtout abdominale. L'administration prolongée de l'émétique entraîne toujours un *ralentissement* considérable de la respiration. Voici comment s'exprime Bouley (1), qui a démontré cet effet sur le cheval : « Nous avons vu des animaux chez lesquels la respiration était tellement ralentie après l'administration de l'émétique que, dans certains moments, les flancs semblaient comme immobiles et qu'il fallait, au commencement de l'inspiration et de l'expiration, autant d'attention pour voir se produire le mouvement d'élévation et d'abaissement du flanc qu'il en est nécessaire pour suivre la marche de la grande aiguille d'une horloge dans son parcours d'une minute. » Parfois on ne compte que deux et demie et trois respirations par minute chez le cheval ; mais ces cas sont rares et, dans les circonstances ordinaires, les mouvements de la respiration ne sont diminués que d'un *tiers* ou de la *moitié* de leur nombre normal. D'après II. Bouley, ce ralentissement de la respiration, quoique assez constant, manque complètement chez certains sujets et peut même, chez quelques autres, être remplacé par un phénomène inverse, sans qu'il soit possible, le plus souvent, d'en dire la cause.

Calorification. — Après un usage un peu prolongé, le tartre stibié produit un *abaissement marqué de la température rectale* ; on voit aussi que la peau, les oreilles, les cornes et les extrémités sont plus froides qu'à l'état normal, la bouche est fraîche si des dérangements notables ne sont pas survenus dans le reste de l'appareil digestif.

Nutrition. — Le tartre stibié, après un certain temps d'administration, fluidifie le sang dont le nombre des globules rouges diminue ; la sérosité devient plus abondante et le caillot diffluent (Delafond). En même temps que le sang s'appauvrit, on voit survenir un amaigrissement rapide et un affaiblissement musculaire

(1) *Recueil de méd. vétérin.*, 1846, p. 385 et 386.

prononcé. La nutrition est altérée, il se produit une dégénérescence graisseuse du foie et des muscles, de l'albuminurie, de la diarrhée, et si cet état se prolonge, la mort survient. Pendant cet état typhoïde provoqué par l'émétique, l'arrachement des crins est très facile, d'après les remarques de M. C. Spooner.

Effets toxiques. — Les animaux malades sont, en général, plus vivement impressionnés par l'émétique que les animaux sains. Il suffit de doses plus faibles pour produire l'empoisonnement chez les premiers. Les principaux phénomènes qu'on observe après une dose toxique sont : chez les petits animaux, vomissements abondants et répétés ; chez les herbivores, évacuations anales fréquentes et de plus en plus fluides, salivation, tristesse profonde, abattement complet, station peu prolongée, marche incertaine et chancelante, mouvements automatiques, branlement continuel de la tête, appui contre la mangeoire, coliques violentes, refroidissement de la surface du corps et des parties placées en appendice, prostration des forces, adynamie profonde, parfois paralysie du train postérieur, chute sur le sol, puis mort sans convulsions.

Lésions. — On trouve les veines gorgées de sang noir et poisseux, les bronches remplies de mucosités sécrétées sous l'influence de l'émétique, des ecchymoses et quelquefois des ulcérations sur la muqueuse gastro-intestinale, des ecchymoses sur le poumon et sur l'endocarde.

Antidotes. — Les mucilagineux, l'albumine de l'œuf, l'huile, le lait, le savon, et les tannates ou les matières tannantes (écorce de chêne, quinquina), qui précipitent l'émétique et le rendent insoluble. Le sulfure de fer hydraté, en décomposant entièrement l'émétique, peut aussi être employé avec avantage. Si l'usage trop prolongé de l'émétique a plongé l'économie dans une anémie profonde, il faut employer les amers, les aromatiques, pour relever les forces.

Emploi thérapeutique. — 1° Comme *vomitif*, l'émétique tient le milieu entre l'ipécacuanha et l'apomorphine. Il irrite facilement l'estomac et excite les centres nerveux. On pourra l'employer lorsque ces effets irritants sur l'estomac et les centres nerveux n'offriront aucun inconvénient. Il est indiqué soit comme *substitutif*, soit comme *dérivatif* dans les cas d'appétit capricieux et dépravé, de catarrhe gastrique chronique, de fièvre rhumatismale et au début des maladies de l'appareil respiratoire.

Chez les animaux herbivores, on pourrait utiliser l'*effet purgatif*
que produit l'émétique ; mais il est généralement plus avantageux
d'employer un véritable purgatif.

2° Les effets *antifébriles* de l'émétique peuvent être utilisés,
chez tous les animaux, dans les cas de maladies internes aiguës.
Ce médicament convient surtout dans les maladies des voies respiratoires, des plèvres, des méninges, chez les animaux forts et
vigoureux. Son action, fortement débilitante, doit le faire rejeter
dans le traitement des maladies non franchement inflammatoires,
surtout chez les sujets faibles, épuisés par les fatigues.

Pour combattre une maladie fébrile aiguë, il faut donner l'émétique à doses assez fortes et rapprochées ; mais, après cinq ou six
doses, il faut suspendre l'administration. Généralement, la fièvre
ne s'abaisse sensiblement qu'après deux ou trois jours ; mais alors
l'action antifébrile est très marquée, quelquefois même accompagnée de prostration. Quand on veut combattre des maladies
catarrhales, il ne faut user que de petites doses, qui ont l'avantage
d'activer la sécrétion d'un mucus plus fluide, sans amener un
affaiblissement notable.

Chez les ruminants, il réveille la rumination et peut être avantageusement employé toutes les fois que celle-ci est laborieuse.

L'émétique jouit aussi de *propriétés antiparasitaires*, ce qui l'a
fait employer à l'intérieur comme *vermifuge* chez les solipèdes.

L'action irritante cutanée que produit l'émétique à l'extérieur
le fait employer comme *vésicant* ou *rubéfiant*, lorsque l'on a à
craindre l'absorption de la cantharidine. Comme dérivatif externe,
il convient surtout dans l'inflammation des reins, du cerveau,
des articulations, etc.

Doses et administration.

Doses vomitives.

Porc............................	0gr,20 à 0gr,50
Chien...........................	0gr,05 à 0gr,15
Chat............................	0gr,02 à 0gr,05
Oiseaux de basse-cour..........	0gr,02 à 0gr,05

Ces doses peuvent être données sous forme de poudre ou de
solutions.

Doses antifébriles et expectorantes.

Cheval..........................	0gr,5 à 2 grammes.
Bœuf............................	2gr. à 5 —
Porc, mouton....................	0gr,10 à 0gr,20
Chien...........................	0gr,005 à 0gr,05
Chat............................	0gr,005

Ces doses conviennent dans toutes les maladies fébriles de moyenne intensité. On peut les doubler quand il s'agit de combattre un état fébrile très intense ou pour réveiller la rumination. A l'intérieur, l'émétique est toujours donné en solution étendue sous forme de *breuvages* ou mieux de *boissons*. La forme solide doit être proscrite.

Doses toxiques (estomac).

Cheval et bœuf...................... 25 grammes.
Mouton et chèvre.................... 4   —
Porc............................... 6   —
Chien.............................. 0^{gr},20

Chez ce dernier animal, l'empoisonnement mortel ne survient que quand on lie l'œsophage pour empêcher le vomissement.

Une dose de 10 à 15 grammes d'émétique administrée en une fois au cheval, à *titre de vermifuge*, peut provoquer un empoisonnement grave avec les symptômes de la fourbure aiguë. Il ne faut jamais dépasser la dose de 8 grammes en une fois chez cet animal.

Un cheval a succombé après avoir reçu 24 grammes d'émétique dans ses boissons dans l'espace de deux jours (Kramer). Un poulain est mort après l'ingestion de 12 grammes d'émétique dans un seau d'eau (Luer).

Dans l'*ascaridiase* du cheval, l'émétique administré tous les soirs dans un demi-seau d'eau à la dose de 16 grammes par jour pendant plus de trois mois à tous les chevaux d'une écurie n'a pas produit d'intoxication, mais n'a pas non plus guéri les chevaux (Cadéac, *Journ. de méd. vétér. et de zoot.*, 1906, p. 221).

Möller considère l'émétique comme un *anthelminthique inefficace et dangereux* chez le cheval. Theurer, Fixle, prétendent au contraire que l'émétique administré au cheval à la dose de 12 à 20 grammes dissous dans de l'eau constitue un bon anthelminthique parfaitement bien supporté.

Préparations. — *A l'intérieur*, on emploie les solutions aqueuses, le vin émétisé et le vinaigre stibié. Ces deux dernières préparations sont étendues d'eau.

Vin émétisé.

Émétique...................... 2 grammes.
Vin blanc..................... 1/2 litre.

Vinaigre stibié.

Émétique.................................. 4 grammes.
Vinaigre .... 1/2 litre.

Pour l'usage externe, on emploie des *pommades stibiées*.

Pommades stibiées.

Émétique.............................. 1 1 1
Axonge 2 3 4

Formules vomitives.

Émétique........................... 1 gramme.
Eau distillée....................... 100 grammes.
Dissolvez.

Administrez au chien et au chat une cuillerée à thé tous les quarts d'heure jusqu'à vomissement.

Émétique........................... 1 gramme.
Ipécacuanha....................... 3 grammes.
Miel................................ 1 cuillerée.
Mélangez.

Administrer au porc pour déterminer le vomissement.

Purgatifs et purgation.

On donne le nom de *purgatifs* à un groupe de médicaments qui agissent spécialement sur le canal intestinal et qui, par suite de cette action, déterminent des évacuations abondantes et fréquentes d'excréments ramollis ou liquides. Ces médicaments provoquent toujours, comme phénomène essentiel, une *diarrhée passagère* plus ou moins intense. Ils font perdre à l'organisme une grande quantité de substances fluides dans un temps très court et constituent, par conséquent, un des groupes les plus importants de la grande classe des médicaments évacuants.

L'évacuation de matières diarrhéiques, provoquée artificiellement par l'administration des purgatifs, constitue la *purgation*.

Conditions organiques modifiant la purgation. — Tous les animaux domestiques sont capables d'éprouver les effets des purgatifs : mais la purgation offre des caractères spéciaux dans chaque espèce animale. Chez les carnivores et les omnivores (chien, chat, porc), la purgation est facile à produire ; elle est rapide et généralement peu douloureuse. Chez les herbivores, au contraire, elle apparaît difficilement ; elle se déroule avec lenteur et détermine presque toujours des douleurs plus ou moins violentes.

Chez les carnivores et les omnivores, l'estomac est petit et resserré pendant l'abstinence ; il laisse passer rapidement les purgatifs dans l'intestin ; celui-ci est court, ses parois sont lisses, épaisses et capables de contractions énergiques ; sa surface totale est bien inférieure à celle de la peau ; chez ces animaux, la digestion est de courte durée, et, dans l'intervalle de deux digestions, l'estomac et les premières portions de l'intestin, étant à peu près vides, éprouvent rapidement l'action des purgatifs administrés.

Chez les herbivores, la portion abdominale du tube digestif offre une grande complication. Chez les solipèdes, l'estomac est petit et livre un passage facile aux purgatifs ; mais l'intestin grêle est long, les parois sont minces et moins contractiles que chez les carnivores. Arrivés dans le cæcum, les purgatifs rencontrent une grande masse d'aliments, même pendant l'abstinence, et leur activité diminue en proportion de leur dilution. Enfin, en sortant du cæcum, ils pénètrent dans le côlon très long, très bosselé, où leur dilution augmente encore. Il y a donc, chez les solipèdes, plusieurs causes d'atténuation de l'activité de ces médicaments. Les dispositions anatomiques surtout sont défavorables à la marche rapide des matières. La complication du tube digestif des solipèdes rend bien compte de la lenteur avec laquelle apparaît la purgation et de la difficulté qu'on éprouve pour la provoquer.

Chez les ruminants, l'appareil gastrique est divisé en quatre compartiments distincts. Les médicaments administrés tombent dans la panse et le réseau et là se mélangent à une grande quantité de matières alimentaires En général, ils ne parviennent que tardivement dans l'intestin et sous un grand état de dilution ; les effets des purgatifs sont donc lents à s'établir et restent incertains chez les animaux de cet ordre. Ce qui retarde encore les évacuations, c'est la grande longueur de l'intestin.

Les dispositions anatomiques de l'appareil digestif influent donc d'une façon très marquée sur les caractères de la purgation chez les différentes espèces animales.

Physiologie de la purgation. — Après l'administration d'un purgatif, on voit apparaître successivement un certain nombre de modifications fonctionnelles, que nous allons passer brièvement en revue :

La plupart des purgatifs concentrent leur action sur l'intestin. Quelques-uns n'exercent aucune action spéciale, ni sur la muqueuse buccale, ni sur l'estomac, et ne produisent leurs effets qu'après leur arrivée dans le tube intestinal : tels sont la plupart des purgatifs doux (laxatifs et salins). D'autres excitent assez vivement les premières voies digestives et provoquent souvent des *vomissements* chez les carnivores et les omnivores ; tels sont : les purgatifs irritants.

Dans tous les cas, qu'il y ait vomissements ou non, les animaux deviennent tristes, perdent plus ou moins l'appétit et accusent une soif vive.

Chez les solipèdes, on observe des bâillements fréquents, des frissons et de l'horripilation passagère. La peau, ordinairement sèche, présente des alternatives de froid et de chaud. Le pouls est d'abord petit, concentré, inégal et intermittent. Les muqueuses apparentes sont injectées et sèches. Il survient toujours des borborygmes plus ou moins intenses et qui sont entendus parfois à distance ; d'autres fois, il est nécessaire d'ausculter la paroi abdominale pour les percevoir. En même temps, les animaux sont inquiets, ils s'agitent, se déplacent fréquemment, ce qui dénote l'existence de coliques plus ou moins vives. Les animaux se ballonnent souvent un peu ; ils regardent leur flanc, se couchent et se relèvent ; en un mot, ils présentent des symptômes de coliques plus ou moins vives. Ils expulsent des vents et relèvent souvent la queue comme pour effectuer la défécation ; l'anus se relâche et se resserre alternativement, ce qui annonce des épreintes vives. Bientôt des excréments sont rendus fréquemment, en quantité plus ou moins considérable ; ils présentent d'abord leur consistance et leur aspect ordinaires ; mais bientôt ils sont plus mous et chargés de mucosités. La fluidité des matières excrémentitielles augmente de plus en plus, à mesure que les évacuations sont plus nombreuses, et, à un moment donné, les déjections sont complètement liquides ; alors elles sont lancées avec une certaine force derrière les animaux. Les matières non seulement se fluidifient, mais elles se modifient dans leur couleur et leur odeur. Les caractères qu'elles prennent varient d'ailleurs avec la nature des purgatifs employés.

Pendant la purgation, il se produit toujours une *hypercrinie* à laquelle s'ajoute une diminution dans l'absorption des matières alimentaires. D'après Rabuteau, les purgatifs salins neutres produisent sur des sujets sains des *selles séreuses* ne précipitant, après leur filtration, ni par la chaleur ni par l'acide nitrique. Avec beaucoup de purgatifs, les selles diarrhéiques rendues contiennent beaucoup de mucus, des ferments digestifs, des cellules épithéliales altérées, des leucocytes, et sont riches en sels de sodium.

Une fois l'évacuation bien établie, les coliques sont moins vives, la tristesse se maintient et augmente même quelquefois ; l'animal s'affaiblit de plus en plus. Pendant ce temps, la peau est froide, ses fonctions sont diminuées, et l'animal est sensible aux variations de température, surtout aux refroidissements. Le pouls devient moins fréquent et prend de la force et de la régularité.

L'évacuation diarrhéique dure un certain temps, puis les défécations deviennent de moins en moins nombreuses, les excréments reprennent une consistance plus ferme et enfin récupèrent leurs caractères normaux.

A mesure que la purgation s'épuise, l'animal devient plus calme, les muqueuses pâlissent et s'humectent, la peau reprend sa chaleur et sa souplesse, le ventre devient souple, moins volumineux, et l'appétit reparaît.

Après la purgation, il persiste toujours un *affaiblissement* très notable des forces musculaires ; aussi doit-on s'abstenir entièrement de soumettre au travail ordinaire et d'exposer aux intempéries les animaux qui viennent d'être purgés, car ils suent au moindre exercice et par suite sont exposés aux refroidissements. Cet affaiblissement de tout l'organisme tient à plusieurs causes, telles que la diète qui précède, accompagne et suit la purgation, les pertes humorales faites par le tube digestif, la dépense d'influx nerveux provoquée nécessairement par les purgatifs irritants. Les purgatifs, surtout ces derniers, excitent en effet les extrémités des nombreux nerfs intestinaux et produisent une *révulsion* interne plus ou moins intense qui vient compliquer la purgation.

Les pertes subies par l'organisme sous l'influence de la purgation ont pour effet constant d'amener un *amaigrissement* plus ou moins prononcé et de produire une suractivité des *résorptions* interstitielles. Le sang, dépouillé en partie de ses principes aqueux, est devenu plus concentré ; il tend à reprendre sa composition normale en appelant dans les vaisseaux les liquides épanchés dans le tissu conjonctif des organes ou dans les cavités splanchniques.

Une autre conséquence de la déshydratation du sang sous l'action de la spoliation purgative, c'est la *diminution de toutes les sécrétions* qui n'appartiennent pas au tube digestif. Ainsi, après la purgation, il y a constamment diminution des sécrétions cutanées, de la sécrétion urinaire et de la sécrétion lactée.

Mécanisme de la purgation. — La purgation résulte toujours d'une action spéciale exercée par les purgatifs sur le canal intestinal. Cette action est généralement complexe et varie avec la nature des substances purgatives administrées. Les résultats fournis par l'observation clinique et l'expérimentation physiologique démontrent que la purgation est due *à l'afflux d'une grande quantité de liquide dans la cavité intestinale et au transport rapide des matières vers l'orifice anal sous l'influence de l'exagération des mouvements péristaltiques.*

L'abondance exagérée de liquide dans la cavité intestinale peut avoir pour cause soit une action *osmotique*, soit une *hypersécrétion glandulaire*, soit un *catarrhe* créé par l'irritation de la muqueuse, soit une *congestion simple*.

Ces différentes causes interviennent le plus souvent simultanément dans la production de la purgation ; mais il est rare qu'elles contribuent toutes au même degré à ce phénomène. Pour quelques purgatifs, ce sont l'*exosmose* et l'*hypersécrétion glandulaire* qui prédominent ; pour d'autres, l'osmose fait défaut et la purgation est surtout le résultat de l'hypersécrétion associée à la congestion, *à l'action catarrhale et au péristaltisme intestinal.*

Examinons successivement le degré d'importance de chacune de ces actions particulières.

1° *Exosmose.* — L'opinion qui pendant longtemps a compté le plus de partisans, c'est que certains purgatifs, notamment les purgatifs salins, agissent par osmose. Introduits dans l'intestin, ces médicaments détermineraient un courant exosmotique, se faisant du sang vers la cavité intestinale ; de là, la fluidification des matières et par suite leur marche rapide vers l'orifice anal. Poiseuille est le premier qui ait établi un rapport entre l'équivalent endosmotique des substances salines et la purgation. Il a vu que tous les sels à équivalent endosmotique élevé étaient capables de provoquer la purgation, tandis que les sels à équivalent endosmotique faible ne produisaient pas la purgation même à dose forte. Il a conclu de ces observations que les *purgatifs salins* agissent surtout par osmose sur les liquides qui circulent dans les nombreux vaisseaux des parois intestinales.

Évidemment, après l'administration des purgatifs salins (sulfate de soude, sulfate de magnésie), toutes les conditions d'un courant exosmotique se faisant du sang vers l'intestin se trouvent réalisées, et il est par conséquent impossible de nier cette action purement physique. Ce phénomène, très évident dans un endosmomètre inerte, doit forcément se produire aussi dans l'intestin vivant. La solution saline placée dans la cavité intestinale n'est séparée du sang et de la lymphe que par des parois très minces. Toutes les conditions physiques d'un endosmomètre très sensible se trouvent donc réalisées, et par suite un double courant osmotique doit se produire entre la substance saline et les principes aqueux du sang, de la même manière qu'il se produit dans l'endosmomètre inerte dont se servent les physiciens. Voici d'ailleurs quelques faits expérimentaux qui viennent confirmer la conclusion à laquelle conduit le simple raisonnement.

En 1868, Rabuteau, après avoir injecté dans les veines d'un chien 7 grammes de sulfate de soude dissous dans 40 grammes d'eau, a remarqué avec surprise que ce médicament, au lieu de purger l'animal, produisait chez lui une constipation remarquable. L'expérience a donné le même résultat chez un autre chien avec 14 grammes du même sel. D'autres recherches faites avec le chlorure de magnésium, avec les hyposulfites de soude, de magnésie, avec le phosphate, le sulfovinate de soude, l'hyposulfate de magnésie, etc., toutes substances qui sont purgatives après leur introduction dans le tube digestif à doses suffisantes, lui prouvèrent que le fait était général, qu'en un mot ces substances constipaient au lieu de purger, lorsqu'elles étaient introduites dans le torrent circulatoire. Il arriva à poser cette règle générale que les purgatifs salins constipent lorsqu'ils sont injectés dans le sang, et que les effets qu'ils produisent lorsqu'ils sont introduits dans le tube digestif sont des effets exosmotiques, c'est-à-dire des effets d'ordre physique.

Cette différence dans les résultats, suivant le mode d'administration des sels purgatifs, s'explique facilement : lorsque les sels sont introduits dans l'intestin, ils déterminent le passage osmotique de la sérosité des vaisseaux sanguins vers l'intestin, d'où l'effet purgatif, tandis que, au contraire, si la solution pénètre par les

veines, le passage se fait en sens inverse, d'où diminution de la
fluidité des matières, d'où constipation.

Jolyet et Frémy (1869) sont arrivés aux mêmes résultats que
Rabuteau.

En outre, Bucheim, Wagner, Funke et Krugg ont fait voir
que la propriété purgative d'un sel est, jusqu'à un certain point,
proportionnelle à son pouvoir osmotique. Ainsi le sulfate de soude,
qui a un équivalent endosmotique trois fois plus fort que le chlorure de sodium, purge beaucoup plus énergiquement que ce dernier sel.

2° *Hypersécrétion glandulaire.* — Les purgatifs mis en contact
avec la muqueuse intestinale produisent toujours une hypersécrétion réflexe plus ou moins intense. Sous leur influence, les nombreuses glandules disséminées dans la muqueuse intestinale et les
glandes agglomérées éloignées, telles que le foie et le pancréas,
sécrètent avec une plus grande activité. Les produits de sécrétion,
déversés en abondance dans la cavité intestinale, augmentent la
fluidité des matières.

Le produit sécrété par les glandes suractivées diffère par plusieurs caractères de celui qui résulte d'un simple phénomène
osmotique.

Le liquide appelé dans l'intestin par osmose est séreux et ne
renferme pas de ferments digestifs. Celui, au contraire, qui est
dû à une hypersécrétion glandulaire réflexe contient les ferments
digestifs normaux. Dans l'osmose, c'est l'eau chargée de sels,
provenant directement du sang, qui forme le liquide intestinal ;
dans l'hypersécrétion, au contraire, c'est du suc entérique, du suc
pancréatique et de la bile qui s'accumulent dans l'intestin.

Le fait de l'hypersécrétion réflexe est démontré par plusieurs
expériences :

1° *Expérience de Moreau.* — Cet auteur, après avoir isolé par
deux ligatures une anse intestinale vidée, a injecté dans la cavité
de cette anse une solution de 4 grammes de sulfate de magnésie
dans 20 grammes d'eau, c'est-à-dire 24 grammes de liquide.
Après vingt-quatre heures, l'anse contenait 130 à 135 grammes
de liquide formé de mucus et le suc intestinal. On trouvait
aussi toujours dans ce liquide de nombreuses cellules et des leucocytes.

2° *Expérience de Jolyet et Vulpian.* — Ces auteurs ont montré sur la grenouille, le rat, le chien, que le sulfate de magnésie

fait exsuder des liquides à la surface des muqueuses sur lesquelles on le dépose. On obtient sur la muqueuse intestinale une sécrétion de liquide qui se fait non seulement au point où il y a contact, mais encore dans le voisinage de ce point ; cependant l'effet est beaucoup plus marqué à l'endroit où l'on dépose le sel. L'exsudation de liquide à une certaine distance du point touché directement par le sel démontre qu'il n'y a pas seulement exosmose, mais encore hypersécrétion réflexe.

Radziejewsky a pu retrouver dans les selles diarrhéiques la matière colorante de la bile, de l'urine, de la tyrosine, des peptones, de l'indol, un ferment saccharifiant et pepsique.

Tous ces faits expérimentaux démontrent clairement que les purgatifs produisent une hypersécrétion glandulaire qui contribue puissamment à la fluidification des matières intestinales.

3° *Irritation catarrhale de la muqueuse intestinale.* — La plupart des purgatifs agissent non seulement en provoquant l'exosmose ou l'hypersécrétion glandulaire, mais encore en produisant un véritable catarrhe inflammatoire de l'intestin. Cette irritation a été démontrée par les nombreuses expériences de Vulpian.

« En résumé, dit cet auteur, les purgatifs introduits dans les voies digestives agissent en irritant la membrane muqueuse de ces voies. Cette irritation détermine des modifications de l'épithélium intestinal et une excitation des extrémités périphériques des nerfs intestinaux centripètes. Cette excitation est portée jusqu'aux ganglions nerveux thoraciques inférieurs et intra-abdominaux (ganglions des plexus solaires et mésentériques, ganglions des plexus de Meissner et d'Auerbach) ; puis elle se réfléchit, par les nerfs vaso-moteurs, sur les vaisseaux des parois intestinales et par les nerfs sécréteurs, sur les éléments anatomiques de la membrane muqueuse, entre autres sur ceux des glandes de Lieberkühn. Il en résulte une *congestion* plus ou moins vive de la membrane muqueuse intestinale (action réflexe vaso-dilatatrice) ; une desquamation épithéliale, avec production rapide et abondante de mucus, diapédèse ou non de leucocytes, et une sécrétion active du suc intestinal, auquel se mêlent sans doute, dans certains cas, les produits d'une transsudation profuse formés surtout d'eau et de certains sels du sang et due au travail exagéré et vicié, dont les éléments de la membrane sont le siège.

« C'est là, ce me semble, ce qu'il y a d'essentiel dans le mécanisme de l'action des substances purgatives, quelles que soient, d'ailleurs, ces substances.

« Dans un certain nombre de cas, les actions réflexes, dues à l'irritation déterminée par les purgatifs, ne s'effectuent pas uniquement suivant les arcs diastaltiques que je viens d'indiquer : l'excitation peut être assez vive pour être transmise jusqu'à la moelle épinière et pour provoquer des douleurs. Tel est le mode de production des coliques : on voit qu'elles se manifestent plus fréquemment et avec plus d'intensité, lorsqu'on fait usage de certains purgatifs (les drastiques) que lorsqu'on en emploie d'autres (purgatifs salins). »

4° *Péristaltisme exagéré*. — Un certain nombre de purgatifs ont aussi pour effet d'accélérer les mouvements péristaltiques.

Quand les mouvements intestinaux deviennent plus énergiques par une cause quelconque, les liquides sont poussés de l'intestin grêle vers le gros intestin, et de celui-ci vers l'anus, sans qu'ils puissent séjourner assez dans la cavité abdominale pour pouvoir être résorbés ; ils sont donc expulsés.

Il est certain que beaucoup de purgatifs ont une action très marquée sur le péristaltisme intestinal. Vulpian a vu des mouvements péristaltiques très nets sur un chien qui avait reçu de la teinture de jalap. Legros et Onimus ont aussi vu ces mouvements exagérés en mettant en contact avec la muqueuse intestinale de la poudre d'ipécacuanha, ou de l'huile de croton ; ils n'ont pas constaté une augmentation des mouvements péristaltiques sous l'influence des sels purgatifs.

Ce qui démontre l'exagération des mouvements intestinaux, ce sont les borborygmes bruyants qu'on observe souvent pendant la purgation, ainsi que l'expulsion fréquente de vents.

En résumé, nous arrivons à cette conclusion que la plupart des purgatifs agissent par un mécanisme complexe. Ordinairement la purgation est le résultat des effets combinés de l'osmose, de l'hypersécrétion, de la congestion catarrhale et enfin de l'exagération des mouvements péristaltiques. Ces quatre actions interviennent le plus souvent simultanément, mais avec une part inégale. Avec les uns (purgatifs salins), ce sont l'exosmose et l'hypersécrétion qui prédominent ; avec d'autres (purgatifs, laxatifs et cathartiques), on observe surtout de l'hypersécrétion et de la congestion intestinale catarrhale et du péristaltisme exagéré, et enfin, avec quelques-uns, ce sont l'irritation et les mouvements péristaltiques qui paraissent être les phénomènes essentiels.

Précautions à prendre avant, pendant et après la purgation. — Avant de purger les grands animaux, il convient de les soumettre à une diète graduée pendant deux jours et de les laisser en repos. Le jour qui précède la purgation, on leur supprime le foin, et on leur donne exclusivement des barbotages et des boissons farineuses. On fait bien aussi de leur administrer quelques lavements. Ces précautions diététiques doivent être prises également chez les ruminants et les autres animaux.

Dans les cas pathologiques, les animaux ayant perdu l'appétit peuvent recevoir le plus souvent les purgatifs sans préparation préalable ; souvent même il faut se hâter de les administrer, aussitôt que la maladie qu'il s'agit de combattre s'est déclarée.

Pendant la purgation, les animaux sont très sensibles au froid ; il faut donc les préserver des changements brusques de température durant la purgation et les tenir dans un lieu plutôt chaud que froid. On ne doit leur donner aucune nourriture solide. Quand les grands animaux ne manifestent aucune agitation, il faut les laisser dans un repos absolu ; mais, dès que les coliques apparaissent, il est bon de les promener doucement pour faciliter les évacuations.

Après la purgation, le vétérinaire doit veiller encore pendant quelques jours à ce que les malades purgés soient préservés avec soin des intempéries de l'air ; à ce qu'ils soient ramenés graduellement à leur régime habituel ; à ce qu'ils ne soient soumis à aucun travail pénible avant qu'ils aient repris leurs forces.

Quand la purgation a été trop forte, il faut soumettre les sujets à une diète rigoureuse pendant quelques jours, leur administrer des lavements adoucissants et ne les soumettre que graduellement à leur régime habituel.

Influence de l'opium sur la purgation. — Parmi les influences qui contrarient l'action purgative, il faut surtout signaler celle de l'opium ou de la morphine.

De nombreuses recherches prouvent que l'administration simultanée ou préalable de morphine empêche les purgatifs de produire leurs effets chez tous les animaux.

Voies d'administration des purgatifs. — 1° *Administration par la voie stomacale.* — Les effets purgatifs se manifestent avec leur maximum d'intensité quand ils sont administrés par la voie naturelle de l'estomac. Ils arrivent ainsi directement en contact avec la muqueuse intestinale, sur laquelle ils doivent exercer leur action spéciale.

Ils impressionnent successivement des parties de plus en plus postérieures pour envahir, après un certain temps, toute l'étendue de l'intestin. Dans ces conditions, la purgation non seulement s'établit graduellement, mais encore elle se montre à son maximum.

2° *Lavements purgatifs.* — Les lavements de liquides purgatifs non seulement ramollissent les matières contenues dans le rectum à la manière des lavements ordinaires, mais ils agissent encore par *action réflexe* ou *après absorption* sur des parties intestinales situées en avant et même sur l'intestin grêle. Vulpian, ayant administré à des chiens des lavements purgatifs et les leur ayant fait garder de une heure et demie à deux heures, obtint des selles diarrhéiques, et, l'animal étant sacrifié, on put voir non seulement la muqueuse du gros intestin rouge, mais aussi de la congestion sur celle de l'intestin grêle jusqu'au duodénum ; un mucus opaque, jaunâtre, tapissait les parois ; dans le duodénum, il y avait de la bile ; enfin la muqueuse gastrique elle-même paraissait affectée.

Ellenberger a obtenu des défécations molles sur le cheval et le mouton, après l'administration des lavements glycériques d'aloïne au 1 dixième. Avec des lavements de colocynthine pure, cet auteur n'a obtenu aucun effet sur le cheval et le mouton.

3° *Applications cutanées.* — En applications sur la peau intacte ou dépouillée de son épiderme par un vésicatoire, les purgatifs restent généralement sans action.

4° *Injection intraveineuse des purgatifs.* — Les purgatifs injectés dans le sang ne purgent qu'exceptionnellement.

Le professeur Bagge, de l'école de Copenhague, ayant injecté l'infusion de rhubarbe dans la veine jugulaire d'un cheval, a constaté que l'animal ne tardait pas à rendre des excréments d'abord durs, puis de plus en plus ramollis.

5° *Injection hypodermique des purgatifs.* — La difficulté que l'on éprouve pour administrer les purgatifs aux animaux, l'incertitude d'une purgation régulière chez nos herbivores et le temps souvent très long qui s'écoule avant l'apparition de la purgation, lorsque l'on fait l'administration par le tube digestif, sont les raisons qui ont déterminé les vétérinaires à essayer l'administration des purgatifs par la voie hypodermique.

Voici les principaux résultats obtenus :

M. Colin, ayant injecté 2 grammes d'*huile de croton tiglium* sous la peau d'un cheval, n'a vu survenir aucune action purgative. Gsell a fait la même remarque après l'injection hypodermique de 1 gramme de cette huile sur un cheval.

Ce dernier auteur a obtenu la purgation sur le chien à la suite d'une injection de 2 grammes d'une solution aqueuse d'*aloès soco-trin* à 1/10. Les injections d'aloès n'ont aucun mauvais effet local ; il se produit une simple hyperémie passagère au point d'injection.

L'*aloïne* essayée hypodermiquement par Ellenberger, à la dose de $0^{gr},5$ à 2 grammes chez le cheval et $0^{gr},1$ à $0^{gr},2$ chez le mouton sous forme de solution glycérique chaude au 1/10, n'a pas produit la purgation. Il a observé aux points d'injections des tuméfactions douloureuses, qui ont cependant disparu à la longue, sans s'abcéder.

La *podophylline* injectée sous la peau du cheval à la dose de 1 à 2 grammes en solution alcoolique détermine des coliques, mais sans expulsion d'excréments ramollis. Souvent il se déclare, deux ou trois jours après l'administration, une paralysie du train postérieur, de la vessie et de l'intestin. Les points d'injections deviennent douloureux et œdémateux. La température rectale s'abaisse, le pouls devient petit et accéléré. Dans les expériences d'Ellenberger, deux chevaux d'expérience ont succombé après cinq jours, à la suite de ces injections.

La *podophyllitoxine* injectée à un petit chien à la dose de $0^{gr},001$ a produit un abaissement considérable de la température, une paralysie, de la diarrhée et la mort.

Les préparations de podophylline et de podophyllitoxine employées en injection sous-cutanée sont donc très toxiques, produisent des tuméfactions locales et ne peuvent pas être employées par cette voie à titre de purgatifs.

La *nitropentane* n'a produit aucun effet purgatif chez le cheval à la dose de $0^{gr},03$ à $0^{gr},1$. Elle a déterminé des défécations assez nombreuses chez le chien à la dose de $0^{gr},1$ à $0^{gr},2$. A la dose de $0^{gr},3$, elle produit chez le chien de la salivation, des convulsions, de la diarrhée et une grande faiblesse consécutive.

La *colocynthine* pure, à la dose de $0^{gr},05$ à $0^{gr},25$, reste sans effet chez le cheval. A la dose de $0^{gr},3$ à $0^{gr},4$, elle détermine une grande excitation, un besoin fréquent d'uriner et une diarrhée liquide. Il se forme aux points d'injection des tuméfactions suivies d'abcès. Chez le mouton, Ellenberger a obtenu des résultats analogues avec des doses variant entre 0^{gr},005 et 0^{gr},01.

Hiller, qui a essayé hypodermiquement l'aloïne, la colocynthine, la citrulline, l'extrait de coloquinte, l'éléatérine, l'acide cathartrique, la léplandrine, l'éronymine et la baptisine, conclut de ses expériences qu'il est toujours préférable d'administrer les purgatifs par la bouche et non par la voie sous-cutanée.

D'après quelques auteurs, le *podophyllin* dissous dans de l'eau légèrement ammoniacale produirait une purgation régulière. On recommande de l'employer chez le chien à la dose de 0^{gr},05.

Vulpian et Carville ont obtenu un effet purgatif réel en injectant à un chien 10 centigrammes de sulfate de magnésie sous la peau. Ils attribuent l'effet purgatif à l'élimination du sel de magnésie par la muqueuse intestinale.

Conclusions. — Des faits précédents, il résulte que l'injection hypodermique des purgatifs est rarement avantageuse. Chez les carnivores et les omnivores, la purgation se produit quelquefois, mais elle est rarement aussi régulière, aussi complète et aussi inoffensive que par l'administration à l'intérieur. Les herbivores ne sont purgés que si les doses deviennent toxiques, et de plus on observe souvent des accidents locaux aux points d'injection. La méthode hypodermique ne convient donc pas pour l'administration des purgatifs ordinaires. Lorsqu'on voudra provoquer des évacuations anales abondantes et que les purgatifs sont contre-indiqués, il faudra employer les injections hypodermiques ou intraveineuses de pilocarpine, d'ésérine, d'aréoline ou de chlorure de baryum, substances qui sont douées de propriétés évacuantes énergiques, mais ne sont pas de véritables purgatifs. Ces substances évacuantes sont les seules que l'on doit employer hypodermiquement dans la pratique.

Indications thérapeutiques de la purgation. — Les applications thérapeutiques des purgatifs découlent directement de leurs effets physiologiques. Les purgatifs produisent : l'évacuation des matières contenues dans le tube digestif, la diminution de l'absorption, une spoliation séreuse plus ou moins intense, une congestion intestinale, un catarrhe de la muqueuse digestive, et enfin en général une diminution de la respiration, de la circulation et de la calorification.

A titre de *simples évacuants* de l'intestin, ils sont indiqués pour débarrasser le tube digestif des matières dures qui y séjournent pendant la *constipation*, des *pelotes* et des *calculs* qui s'y forment si souvent chez les solipèdes, des *vers* qui obstruent l'intestin, des matières indigestes étrangères aux aliments avalés par les animaux. En un mot, les purgatifs sont des médicaments propres à débarrasser mécaniquement les voies digestives des *corps étrangers* qui les obstruent ou à vaincre par la violence tout obstacle au cours des matières dans l'intestin.

La propriété qu'ils ont de *diminuer l'absorption*, tout en hâtant l'expulsion des matières, rend les purgatifs utiles pour *combattre l'action de substances toxiques* qui n'ont pas encore passé complètement à l'absorption. Chez nos grands herbivores, la purgation peut encore intervenir utilement comme évacuant, plusieurs heures et même deux et trois jours après l'ingestion de substances toxiques peu solubles. En effet, il est démontré par les expériences de Colin, d'Ellenberger, etc., que, chez le cheval et le bœuf, les aliments d'une ration mettent au moins trois jours avant d'arriver dans les parties terminales de l'intestin. Donc, malgré une purgation tardive, on aurait encore des chances de provoquer l'expulsion d'une partie du toxique ingéré, surtout si celui-ci n'agissait qu'avec lenteur.

La *spoliation séreuse* qui accompagne la purgation rend cette médication utile pour soustraire à l'économie, par la voie de l'intestin, les toxines qui résultent des fermentations digestives ou les poisons (ptomaïnes, leucomaïnes) qui existeraient dans le sang. On sait aujourd'hui que, dans beaucoup de maladies, l'organisme fabrique des substances toxiques qui, lorsqu'elles ne sont pas éliminées ou détruites, peuvent occasionner un empoisonnement mortel.

La purgation, en débarrassant l'intestin des *matières en putréfaction et des toxines microbiennes* et en facilitant l'élimination des toxines qui peuvent exister dans le sang, est donc indiquée dans la plupart des maladies infectieuses telles que la fièvre typhoïde. Il s'agit, dans la pratique, de savoir adapter son intensité à la maladie qu'il faut combattre. Le plus souvent, il suffit d'entretenir la liberté du ventre ou de produire un effet laxatif.

La purgation, en dépouillant le sang d'une partie de son eau, provoque consécutivement une *résorption active* qui amène la disparition des épanchements pathologiques.

L'*effet hyperémiant* sur l'intestin est utile, lorsqu'on peut produire une dérivation du sang d'un organe malade éloigné. C'est ainsi que, dans les maladies de peau rebelles, la purgation fré-

quente est souvent le seul moyen de guérison. Le sang se portant
en grande abondance vers l'intestin, la peau s'anémie, ce qui est
une condition très favorable à la disparition des inflammations
qui y ont leur siège. Il en est de même dans les inflammations
du poumon, des bronches, des centres nerveux. Dans toutes ces
phlegmasies, les purgatifs peuvent rendre de grands services à
titre de dérivatifs.

L'effet catarrhal et irritant que beaucoup de purgatifs exercent
sur l'intestin les fait employer à titre de révulsifs internes. Ils
agissent dans l'entérite chronique en y substituant une entérite
aiguë qui marche plus facilement vers une guérison radicale. Les
purgatifs agissent donc sur l'intestin comme substitutifs excellents
et sur les organes éloignés comme des dérivatifs et des révulsifs
puissants. Ils facilitent toujours l'élimination des principes morbides
solubles qui infectent le sang et l'intestin. Les nombreuses propriétés dont les purgatifs sont doués rendent ces médicaments
précieux dans la plupart des maladies de nos animaux domestiques.

Division des purgatifs. — La division la plus simple consiste
à les classer d'après l'intensité de l'action évacuante qu'ils provoquent. On peut ainsi reconnaître les purgatifs doux ou laxatifs,
les purgatifs cathartiques et les purgatifs drastiques.

Les *laxatifs* sont ceux qui purgent doucement sans provoquer
de fortes coliques et sans irriter vivement les voies digestives. Les
principaux sont la manne, la casse, l'huile de ricin, le soufre, les
sels neutres de magnésie, les sels neutres de soude.

Les *cathartiques* congestionnent et irritent la muqueuse gastro-
intestinale ; ils provoquent des coliques assez vives. On place
dans ce groupe le calomel, les feuilles de séné, la racine de rhubarbe, l'aloès, le nerprun.

Les *purgatifs drastiques* sont les plus énergiques ; ils irritent
très fortement le tube digestif, produisent des évacuations extrêmement abondantes, accompagnées parfois de coliques vives. Les
principales sont : le jalap, la bryone, la gomme-gutte, la scammonée, la coloquinte, le podophyllin, l'huile de croton tiglium.

1° *Purgatifs laxatifs.*

Manne.

On donne ce nom à un suc concret fourni par plusieurs

espèces de frênes, arbres de la famille des Jasminées, et notamment par le *Fraxinus rotundifolia* et le *Fraxinus ornus* L., qui croissent dans la Calabre et la Sicile.

On distingue dans le commerce trois variétés : 1° la *manne en larmes*, c'est la plus estimée et la plus active ; 2° la *manne en sorte*, c'est la plus commune et la plus fréquemment employée chez les animaux ; 3° la *manne grasse*, c'est la moins pure et aussi la moins chère.

Elle renferme un sucre non fermentescible, appelé *mannite*, $C^{12}H^{14}O^{12}$ dans la proportion de 60 à 80 p. 100 ; en outre, on y trouve de la saccharose, de la glucose, du mucilage, de la résine, un acide organique indéterminé.

Effets et usages. — La manne est un laxatif très doux, d'une saveur sucrée agréable, mais elle est peu active et d'un prix très élevé. A cause de cela, on ne l'utilise que *chez les petits animaux*. La purgation n'est jamais accompagnée d'irritation et de douleurs ; elle résulte du faible pouvoir diffusif de la manne. Cette substance est également *expectorante* et *béchique*.

Doses :

Doses purgatives.

Gros chien	30 à 60 grammes.
Moyen chien,	20 à 30 —
Petit chien	10 à 20 —
Chat	5 à 10 —
Grands herbivores	500 à 1 000 —
Petits ruminants	60 à 150 —

On l'administre sous forme liquide après l'avoir fait dissoudre dans du lait ou dans une infusion chaude, ou en électuaire quand on l'emploie chez les grands animaux. Généralement les malades la prennent facilement.

Casse officinale.

C'est le fruit du Casséficier (*Cassa fistula* L.), arbre de la famille des Légumineuses, qui croît en Arabie, dans l'Inde et dans l'Amérique méridionale. La gousse qui constitue le fruit du casséficier est ce qu'on appelle la *casse en bâtons* ; la pulpe retirée des loges et mélangée aux graines s'appelle *casse brute* ou *à noyaux* ; quand la pulpe est dépourvue de graines, c'est la *casse mondée* ; elle est *cuite* lorsqu'on la fait délayer dans l'eau et qu'on la concentre sous forme d'extrait après l'avoir filtrée.

D'après Vauquelin, la pulpe de casse contient de la *pectine*, du *sucre*, de la gomme, du gluten, de l'eau, de la cellulose.

Effets et emploi. — C'est un *purgatif* très doux comme la manne; malheureusement, son prix élevé et sa faible activité ne permettent pas d'en faire usage sur les grands animaux. On ne l'emploie guère que chez les *chiens*, les *chats* et autres *petits animaux*, parce qu'en raison de sa saveur agréable ces animaux la prennent facilement. Pour l'administrer, on la dissout dans de l'eau, du lait ou des infusions. Les doses sont de 40 à 50 grammes de pulpe et de 10 à 30 grammes d'extrait pour le chien.

Huile de ricin.

(Huile de Castor. — Huile de Palma Christi, etc.)

Le ricin est une plante de la famille des Euphorbiacées qui croit dans l'Inde et l'Afrique. Il fournit à la médecine des graines desquelles on retire une huile laxative, l'huile de ricin.

Composition chimique. — D'après M. Bower, les graines de ricin contiennent une *huile grasse*, de l'*amidon*, de la *cellulose*, de l'*émulsine* semblable à celle des amandes amères, et qui développe, dans l'émulsion des graines de ricin, un principe analogue à l'essence de moutarde. D'après quelques chimistes, ces graines renfermeraient un alcaloïde âcre, la *ricinine*, dont la nature n'est pas encore parfaitement connue.

L'huile de ricin est blanche, visqueuse, épaisse, inodore, d'une saveur douce et fade, à arrière-goût légèrement âcre. Elle rancit à l'air et finit par se dessécher comme une huile siccative. Elle est soluble à froid dans l'alcool rectifié, ce qui permet de découvrir immédiatement toute fraude dont elle aurait été l'objet. Au lieu d'acides oléique et margarique, l'huile de ricin contient des acides *ricinique*, *margaritique* et *élaiodique* combinés avec la glycérine ; enfin elle renferme souvent, quand elle a été mal préparée, un principe oléo-résineux, qui lui communique une grande âcreté.

Effets. — La purgation produite par l'huile de ricin est douce, régulière et n'est pas accompagnée de coliques. Cette huile doit ses propriétés : 1° à l'*huile grasse*, qui est peu *diffusible* et revêt la muqueuse intestinale d'un enduit glissant; 2° à l'*acide ricinique*, qui devient libre dans l'intestin et qui, en excitant la muqueuse, produit une hypersécrétion entérique et pancréatique ainsi que des contractions péristaltiques plus intenses.

L'effet purgatif ne se développe qu'autant que l'huile de ricin est introduite dans l'intestin, soit par la voie antérieure, soit par la voie postérieure. Elle ne purge pas, si on l'injecte dans les veines, la trachée ou le tissu conjonctif.

C'est un excellent purgatif doux pour les animaux carnassiers; mais elle manque quelquefois ses effets sur les grands herbivores ou ne les purge qu'incomplètement.

Emploi. — La purgation par l'huile de ricin est celle qu'on emploie généralement chez l'homme, même sans consulter le médecin. La douceur de l'effet purgatif rend cette huile inoffensive, même quand l'appareil digestif est irrité ou enflammé. Chez les animaux, elle est bien indiquée dans les cas de coliques dues à un arrêt des matières alimentaires dans une portion de l'intestin, par suite de l'existence de pelotes, de calculs ou de corps étrangers. Elle ne produit des coliques que lorsqu'elle est rance; alors elle détermine souvent aussi des vomissements chez les carnivores.

Doses.

Cheval	250 à 500	grammes.
Bœuf	500 à 1 000	—
Porc	50 à 150	—
Mouton	30 à 100	—
Chien	15 à 50	—
Chat	5 à 15	—

Sels de magnésie.

CITRATE DE MAGNÉSIE.

Ce sel se présente sous forme d'une poudre blanche grenue, plus dense que la magnésie calcinée et formée d'un amas de cristaux prismatiques. En le dissolvant dans l'acide citrique, on obtient le citrate acide employé de préférence comme purgatif.

Effets et usages. — Le citrate de magnésie purge doucement sans produire de coliques et en provoquant des évacuations aqueuses, promptes et abondantes. Il est recommandé surtout chez les petits animaux; pour les grands, il deviendrait trop dispendieux. Il convient surtout dans les affections de l'estomac et du petit intestin, dans les empoisonnements, les indigestions, la jaunisse, etc.

La dose pour les petits animaux est de 30 à 70 grammes.

On peut le préparer extemporanément d'après la formule suivante de Dorvault :

Acide citrique cristallisé...........	100 grammes.
Magnésie blanche................	60 —
Eau	100 —

Dissolvez l'acide dans l'eau, ajoutez la magnésie et administrez immédiatement.

SULFATE DE MAGNÉSIE.
(Sel d'Epsom, de Sedlitz, sel amer.)

Effets et usages. — Ce sel, très soluble dans l'eau, jouit des mêmes proprétiés purgatives que le sulfate de soude. Il y a cependant quelques différences à signaler.

Sur les animaux dont le tube digestif est sain, il agit exactement comme le sulfate de soude ; mais, sur ceux dont les intestins sont malades, l'action est beaucoup plus énergique et peut devenir nuisible. D'après N. Tabourin, on l'a employé à l'école vétérinaire de Lyon, dans la gastro-entérite, à la dose de 125 grammes chez les solipèdes ; il a souvent déterminé des coliques violentes, tandis que le sulfate de soude, administré à doses bien supérieures, n'a jamais causé d'accidents sérieux dans les mêmes circonstances. D'après beaucoup d'auteurs, le sulfate magnésien serait un mauvais purgatif pour les chevaux, tandis qu'il conviendrait très bien pour les ruminants. Il n'exerce aucune action notable sur la sécrétion de la bile.

Doses.

Cheval......................	300 grammes.
Bœuf.......................	500 —
Chien..........	5 à 10 —

Le sulfate de magnésie n'est que faiblement absorbé dans l'intestin ; il subit dans ce canal une décomposition partielle, parce qu'il rencontre des sels de potasse et de soude, qui, par affinité, lui enlèvent une partie de l'acide sulfurique, de sorte qu'une certaine quantité de magnésie est mise en liberté, s'arrête dans les plis intestinaux et irrite la muqueuse. C'est à cette cause qu'il faut attribuer les coliques qu'on observe chez le cheval, après son administration à dose purgative.

Sels neutres de soude.

SULFATE DE SOUDE.
$(Na^2SO^4 + 10H^2O)$.
(Sel de Glauber, sel admirable.)

Ce sel se présente sous forme de cristaux rhomboédriques qui sont très solubles dans l'eau froide ou chaude. Le maximum de solubilité est à la température de 33°, à laquelle l'eau dissout environ trois fois son poids de sel. En se dissolvant dans l'eau froide et l'acide chlorhydrique, le sulfate de soude abaisse la température de ces liquides, propriété qu'on met à profit dans la préparation de certains mélanges réfrigérants.

Effets. — *A faibles doses* (50 grammes chez les grands animaux et 3 à 5 grammes chez les petits), le sulfate de soude ne produit pas d'effet purgatif, même lorsqu'il est administré longtemps. Il *active* simplement la fonction digestive en excitant légèrement les sécrétions et en tonifiant la muqueuse. On n'observe pas d'effet diurétique malgré son élimination par le rein. Il s'élimine aussi par le lait, mais faiblement.

A doses moyennes, le sel de Glauber diminue la consistance des excréments, qui sont évacués plus fréquemment et plus abondamment. Jamais ces doses ne produisent une véritable purgation ; elles exercent simplement une action excitante plus énergique sur les fonctions de l'intestin.

Le sulfate de soude est absorbé, mais avec une certaine lenteur ; il fluidifie le sang, diminue le nombre des battements du cœur et produit un abaissement de température. C'est un tempérant énergique qui peut être employé comme antiphlogistique. Les doses moyennes n'ont pas d'action sensible sur la sécrétion urinaire.

Les *doses fortes* seulement déterminent une *véritable purgation*, c'est-à-dire l'évacuation abondante de matières liquides. Cette purgation n'est pas accompagnée de *coliques* et de perte d'appétit, mais on constate des borborygmes intenses. Il y a toujours une notable augmentation de la *sécrétion biliaire*. Chez les carnassiers, les effets purgatifs apparaissent quelques heures après l'administration ; mais, chez les herbivores, ce n'est souvent qu'après vingt-quatre heures que la purgation a lieu. La purgation est accompagnée d'un appel de sérum sanguin dans la cavité intestinale, d'une hypersécrétion réflexe et d'un péristaltisme plus énergique.

Le sulfate de soude est donc un *excitant* pour l'intestin, et non un *relâchant*, comme on le croyait autrefois.

Emploi thérapeutique. — Comme *condiment*, le sulfate de soude convient surtout chez les grands herbivores ; il entretient la liberté du ventre, augmente l'appétit, la puissance digestive et relève la nutrition.

Doses toniques.

Cheval	50 à 100 grammes.	
Bœuf........................	100 à 150	—
Mouton, porc...............	15 à 30	—
Chien	2 à 10	—

Les propriétés *rafraîchissantes* indiquent son emploi dans la constipation, dans les dyspepsies avec sécheresse de la bouche, dans les cas d'indigestion périodique, quand les crottins sont coiffés, dans l'entérite catarrhale chronique.

L'action *antiphlogistique* du sulfate de soude est utilisée dans toutes les maladies aiguës des organes situés en dehors du tube digestif ; on le donne alors aux doses suivantes :

Doses antiphlogistiques.

Cheval......................	30 à 50 grammes.	
Bœuf........................	50 à 100	—
Mouton et porc.............	5 à 10	—
Chien......................	2 à 6	—

Ces doses sont données plusieurs fois par jour dans les boissons ou les breuvages.

L'*effet purgatif* est utilisé chez tous les animaux toutes les fois qu'on veut produire une purgation douce, mais énergique.

Doses purgatives.

Solipèdes....................	500 à 1000 grammes.	
Grands ruminants...........	250 à 500	—
Petits ruminants...........	100 à 140	—
Porc........................	80 à 100	—
Chien......................	10 à 80	—
Chat.......................	2 à 10	—

Il y a des sujets qui sont beaucoup plus sensibles que d'autres à l'action purgative du sulfate de soude.

On l'administre aussi pour combattre l'*empoisonnement par l'acide phénique*. Il forme avec le phénol du sulfophénate de soude inoffensif.

Administration. — L'administration se fait sous forme solide mélangé au son, en solution dans les boissons et les breuvages, rarement sous forme d'électuaire.

A l'extérieur, on emploie le sulfate de soude comme réfrigérant, sur les contusions, soit sous forme d'une masse pâteuse qu'on fait en ajoutant de l'eau au sel, soit sous forme de *mélange réfrigérant* placé dans un sac imperméable.

Les principaux mélanges réfrigérants sont :

<pre>
1° Sulfate de soude....................... 3
   Acide azotique........................ 2
</pre>

Ce mélange produit un abaissement de température de 26°.

<pre>
2° Sulfate de soude....................... 5
   Acide sulfurique étendu................ 4
3° Sulfate de soude....................... 8
   Acide chlorhydrique.................... 5
</pre>

Ces deux derniers produisent un abaissement de 27°.

CITRATE, TARTRATE, PHOSPHATE DE SOUDE.

Tous ces sels jouissent exactement des mêmes propriétés que le sulfate de soude.

En médecine vétérinaire, ils n'offrent aucun avantage sur ce dernier sel. Ils sont donc peu employés.

2° *Purgatifs cathartiques.*

Protochlorure de mercure.

$(Hg^2Cl^2.)$

(Mercure doux, calomel, calomélas.)

Le calomel se présente sous la forme d'une poudre blanche, insoluble dans l'eau, les solutions acides, l'alcool et l'éther, mais légèrement soluble dans l'eau alcaline et dans la bile.

Effets. — Le calomel étant insoluble dans un liquide acide ne subit aucune modification dans l'estomac ; mais, dans l'intestin, il se dissout en partie dans la bile alcaline et le contenu intestinal.

En présence de la bile, il donne une certaine quantité d'oxydule mercurique qui, en agissant sur la bilirubine, la transforme en biliverdine d'après l'équation suivante :

$$C^{16}H^{18}Az^2O^3 + 2Hg^2O = C^{16}H^{18}Az^2O^4 + HgO + 3Hg.$$
Bilirubine.   Biliverdine.

On voit que, dans la réaction précédente, du mercure métallique est mis en liberté. On peut en effet retrouver des globules de mercurique métallique dans la muqueuse intestinale des chiens qui ont reçu du calomel (Lawadzki).

Dans l'estomac, le calomel ne se transforme pas en sublimé et ne donne pas de mercure métallique, même en présence du chlorure de sodium. On peut administrer le calomel avec des aliments salés ou non ; le chlorure de sodium n'est pas incompatible avec ce médicament (P. Adam).

Dans le tube digestif, il n'y a qu'une petite quantité de calomel qui devient soluble et absorbable ; la plus grande partie est rejetée avec les excréments sous forme de *métal*, de *calomel* et de *sulfure de mercure*. Après l'administration de doses fortes, l'absorption est généralement faible ; il se développe un effet local qui engendre la *purgation*.

Les petites doses souvent répétées sont les plus facilement absorbables et partant les plus dangereuses ; elles déterminent un effet altérant puissant comme les autres mercuriaux. Cependant les doses purgatives peuvent aussi devenir dangereuses et occasionner sur nos animaux, surtout chez les herbivores, des accidents d'empoisonnement mercuriel et une gastro-entérite hémorragique ; aussi ce purgatif est-il généralement délaissé avec raison par les praticiens chez les herbivores. La purgation par le calomel dure toujours longtemps et affaiblit beaucoup les animaux, car l'effet altérant s'ajoute à l'effet purgatif. Les symptômes et les lésions de l'empoisonnement mercuriel sont étudiés à propos des mercuriaux.

Les excréments, expulsés sous l'action purgative du protochlorure, prennent une couleur vert grisâtre chez les herbivores et noirâtre chez les carnivores ; de plus, ils exhalent une odeur infecte qui se prolonge pendant plusieurs jours après la cessation de l'usage du purgatif.

La coloration spéciale des excréments est due, d'une part, à la formation d'une certaine quantité de sulfure noir de mercure par l'action de l'acide sulfhydrique contenu dans l'intestin, sur le calomel et d'autre part, à la biliverdine qui se forme aux dépens de la bilirubine et enfin à la partie de cette dernière substance colorante qui est préservée de l'altération par l'action antiseptique du calomel. D'après les expériences faites par Rutherford sur le chien et qui consistaient à recueillir la bile par la fistule pratiquée sur le canal cholédoque, il résulte que le calomel n'augmente pas la sécrétion de la bile, mais qu'il provoque seulement une *excrétion plus active* de ce liquide.

L'élimination du mercure est lente et s'effectue un peu par toutes les voies, mais principalement par la bile.

Chez les animaux atteints de maladies cardiaques accompagnées d'épanchements hydropiques, le calomel provoque une *abondante diurèse* et la *résorption* des liquides épanchés.

Indications thérapeutiques. — Les *effets altérants* et *diurétiques* que produisent les faibles doses de calomel font utiliser ce médicament pour amener une certaine déplétion dans les vaisseaux et favoriser la résorption de produits morbides qui apparaissent sous forme d'engorgements ou d'épanchements liquides dans les cas d'hydropsies. Il faut surveiller avec soin l'administration pour ne pas produire l'empoisonnement. Ce corps, comme tous les altérants mercuriaux, affaiblit rapidement les malades, ce qui est un grand inconvénient. En médecine vétérinaire, on n'emploie que rarement le calomel comme altérant.

Comme purgatif, on en fait encore un usage fréquent, mais seulement chez les carnivores et le porc, animaux qui sont beaucoup moins sensibles aux mercuriaux que les herbivores.

Localement, le calomel agit comme *fondant* et *irritant substitutif*. Il est employé surtout dans les ophtalmies graves et dans le trouble de la cornée. Dans ces affections, on insuffle deux fois par jour une petite prise de poudre de calomel sous les paupières.

Doses.

Doses purgatives.

Cheval	4 à 5 grammes.
Bœuf	1 à 4 —
Porc	2 à 3 —
Mouton	1gr,50 à 2 —
Chèvre	0gr,4 à 1 gramme.
Chien	0gr,03 à 0gr,10
Chat	0gr,01 à 0gr,05

Quand on veut obtenir les effets généraux sans purgation, on ne doit donner que la moitié des doses purgatives.

Doses toxiques.

Cheval........................	20 grammes.
Bœuf.........................	10 —
Mouton.......................	5 —
Porc..........................	5 —
Chèvre.......................	2 —
Chien........................	2 —

Séné.

On donne le nom de *séné* à un mélange de feuilles et de fruits de plusieurs arbrisseaux du genre *Cassia*, de la famille des Légumineuses, arbrisseaux qui croissent dans les pays chauds, comme l'Égypte, l'Arabie et l'Amérique du Sud, etc.

Le séné renferme les principes suivants : le principe qu'on appelait autrefois *acide cathartique*, et qu'on considère aujourd'hui comme un glucoside (*glucosennine*) contenant de l'*émodine* et du *chrysophanol*; de la *cathartomannite*, principe sucré ; du *sennacrol*, principe résineux ; du mucilage, les acides tartrique, oxalique et malique ; des sels.

L'*émodine* est un dérivé de la trioxyméthylantraquinone et le *chrysophanol* est un dérivé de la dioxyméthylantraquinone.

Effets. — Le séné introduit dans le tube digestif excite vivement les contractions du canal intestinal. Les mouvements péristaltiques commencent à s'exagérer sur l'intestin grêle, puis se propagent successivement sur des parties plus postérieures et chassent rapidement les matières excrémentitielles dans le rectum, qui les expulse au dehors en grande quantité. Ces mouvements péristaltiques énergiques sont accompagnés de *borborygmes* intenses et d'expulsion fréquente de gaz et d'excréments par l'anus ; il y a aussi souvent des coliques plus ou moins vives. Le séné n'augmente pas sensiblement les sécrétions intestinales ; son action consiste essentiellement en une excitation de la contraction de la musculeuse de l'intestin. C'est donc un purgatif *eccoprotique* par excellence. Pour obtenir des effets évacuants plus sûrs et plus complets, on l'unit généralement à d'autres purgatifs agissant sur les sécrétions, comme le sulfate de soude ou l'aloès. Cette association est avantageuse chez tous les animaux. La purgation produite par le séné n'est jamais suivie de constipation, comme cela s'observe avec la rhubarbe.

Le séné à dose forte excite aussi la musculeuse de la vessie et de l'utérus et peut devenir un *abortif indirect*.

Le séné communique à l'urine une coloration jaune. Les principes du séné s'éliminent aussi par le lait auquel ils communiquent des propriétés purgatives.

Indications. — Le séné est rarement indiqué seul, à cause de sa faible action sur les sécrétions. C'est donc comme adjuvant des autres purgatifs qu'il peut surtout rendre des services. Il est contre-indiqué quand il y a irritation ou inflammation du tube digestif.

Doses. — Les doses thérapeutiques de poudre de feuilles sont :

Grands herbivores............	125 à 150	grammes.
Petits ruminants.............	30 à 70	—
Porc........................	5 à 15	—
Chien.......................	4 à 15	—
Chat	2 à 5	—
Volailles...................	1 à 2	—

Administration. — Le séné ne convient pas sous forme de poudre ou d'électuaire. L'infusion froide administrée en breuvage donne les meilleurs résultats, car l'eau froide dissout les principes purgatifs sans dissoudre les matières résineuses, qui sont surtout irritantes et provoquent les coliques. On empêche aussi les douleurs abdominales en ayant soin de faire macérer les follicules ou les feuilles dans l'alcool avant de les employer. L'alcool enlève les résines et laisse intacts les principes purgatifs. Il faut éviter de traiter le séné par décoction, car l'ébullition altérerait les principes actifs. Il faut toujours préparer l'infusion immédiatement avant de s'en servir, pour éviter la décomposition du principe purgatif, décomposition qui est assez rapide. En ajoutant quelques gouttes d'acide chlorhydrique à l'infusion, on augmente l'activité du purgatif ; on la diminue au contraire par l'addition de bases calcaires.

Rhubarbe.

La rhubarbe du commerce est le rhizome et non la racine du *Rheum officinale* et du *Rheum palmatum*, plante de la famille des Polygonées, qui croissent au Thibet et en Chine.

La poudre de rhubarbe est de couleur jaune orangé clair, à saveur amère désagréable, à odeur forte et caractéristique.

La rhubarbe contient non de *l'acide cathartique*, comme on le croyait autrefois, mais un glucoside complexe donnant en se dédoublant des *tanins particuliers*, de l'émodine, du chrysophanol, de la rhéine, de la rhéochrysidine ; elle contient en outre des *résines diverses*, l'aporétine, la phérétine, l'érythorétine, de l'amidon et des oxalates de chaux.

Effets physiologiques. — A faibles doses, la rhubarbe est un *eupeptique* et un *tonique* excellent du tube digestif. Elle augmente l'appétit, excite la sécrétion des diverses glandes et accélère le travail de la digestion.

Après un certain temps d'administration, elle produit la constipation à cause de l'action astringente exercée par l'acide rhéotannique qu'elle renferme.

A doses plus fortes, elle rend les défécations plus molles et plus fréquentes, surtout chez les petits animaux ; enfin, à doses plus fortes encore, elle détermine une *purgation* chez la plupart des espèces domestiques.

Cette purgation est douce, lente, peu durable et est toujours suivie de *constipation*. Les excréments prennent bientôt une couleur jaune très marquée, ce qui est dû à la fois à la matière colorante de la rhubarbe et à la présence d'une plus forte proportion de matière biliaire. Les *urines se colorent* également en jaune sous l'influence de ce médicament. Le lait acquiert de *l'amertume* et des propriétés purgatives qui se font sentir sur les jeunes animaux qui tètent. Elle semble avoir aussi une action excitante assez marquée sur la *sécrétion biliaire*.

Indications thérapeutiques. — A faibles doses, la rhubarbe est employée comme *tonique* du tube digestif dans toutes les affections atoniques de cet appareil, dans l'inappétence, la diarrhée des jeunes animaux. Son action *cholagogue* la fait employer à dose moyenne contre l'ictère, les hépatites.

A doses fortes, elle est utilisée pour produire la purgation chez les petits animaux ; chez nos grands herbivores, son action est trop faible lorsqu'elle est administrée seule.

Administration et doses. — Chez nos grands animaux, on l'administre généralement sous forme de poudre, d'électuaire ou d'infusion. Aux petits, on donne de préférence la teinture. On l'associe souvent à l'opium, au carbonate de magnésie, au sulfate de soude, etc.

M. le professeur Bagge, de l'école de Copenhague, ayant

injecté l'infusion de rhubarbe dans la veine jugulaire du cheval, a constaté que l'animal ne tarde pas à rendre des excréments d'abord durs, puis de plus en plus ramollis. On pourrait donc essayer les injections intraveineuses dans les cas où l'administration par le tube digestif serait impossible.

Doses toniques.

Cheval	5	à 10 grammes.
Bœuf	8	à 15 —
Mouton et porc	2	à 5 —
Chien	0^{gr},50	à 1 gramme.
Chat et volailles	0^{gr},1	à 0^{gr},5

Doses purgatives.

Cheval		250 grammes.
Porc	90 à 100	—
Chien	1 à 15	—
Chat et volaille	1 à 5	—

La solution aqueuse ou vineuse se donne aux petits animaux à la dose de X à XXX gouttes à titre de tonique et à celle de une à cinq cuillerées à titre de purgatif.

Aloès.

On appelle *aloès* le *suc concret* des feuilles charnues de plantes de la famille des Liliacées, qui croissent surtout dans l'Afrique méridionale et qui forment le genre *Aloe*.

On distingue suivant leur provenance un grand nombre de variétés d'aloès. Les principales sont :

1º L'*aloès socotrin*, variété la plus estimée. Il provient des côtes orientales de l'Afrique. Sa couleur est d'un brun rougeâtre foncé ; son odeur est agréable et comparable à celle de la myrrhe et du safran mélangés. Il contient une grande quantité de cristaux. Parfois il offre une coloration assez analogue à celle du foie et reçoit alors le nom d'*aloès hépatique*. Cette variété a presque complètement disparu du commerce de la droguerie ;

2º L'*aloès du Cap* provient de l'Afrique australe. C'est l'*aloès officinal*. Il se présente sous la forme de masses d'un brun foncé, avec reflets verdâtres à la surface ; les lames minces sont transparentes, d'un rouge foncé ; la poudre d'un jaune verdâtre. Cet aloès a une saveur très amère, une odeur forte, spéciale, peu agréable.

Cette variété est la seule qui soit communément utilisée.

3° L'*aloès des Barbades*, de la Jamaïque ou des Antilles, est en masses solides, opaques, d'un brun-chocolat ou couleur de foie, devenant presque noires à la longue, à cassure terne et cireuse, à odeur rappelant celle de la myrrhe; formant une poudre d'un jaune rougeâtre.

L'aloès est soluble partiellement dans l'alcool, plus soluble dans l'eau chaude, plus soluble encore dans les liquides alcalins, la bile. Dans l'eau tiède, l'aloès du Cap est soluble dans la proportion de 86 p. 100, l'aloès des Barbades dans celle de 72 p. 100; il est insoluble dans l'éther et le chloroforme.

Composition. — L'aloès renferme des glucosides désignés sous le nom générique d'*aloïnes*, des résines, des traces d'*essence*, une matière colorante, de l'acide gallique et des sels alcalins.

L'*aloïne*, $C^{21}H^{20}O^9$, est un glucoside d'oxyméthylanthraquinone et constitue le principe actif principal de l'aloès. Elle se présente en cristaux jaunes, est soluble dans l'eau, la glycérine et l'alcool.

L'aloès du Cap et l'aloès des Barbades contiennent une aloïne appelée *barbaloïne*. Elle se dédouble sous l'influence des alcalis en oxyméthylanthraquinone et un sucre de la famille des pentoses.

L'aloès du Natal contient la *nataloïne*, $C^{33}H^{26}O^{10}$, variété d'aloïne qui en se dédoublant donne une trioxyméthylanthraquinone et qui ne possède aucune propriété purgative. L'aloès du Natal ne doit donc pas être utilisé pour produire la purgation.

Effets physiologiques. — Appliqué sur la peau, les muqueuses et les plaies, l'aloès produit un effet *excitant*, légèrement *astringent* et *cicatrisant*; à l'intérieur, il détermine des effets qui varient selon la dose ingérée.

A dose faible, l'aloès agit essentiellement comme *tonique* et *stomachique*; il excite l'appétit, augmente la tonicité de l'estomac et de l'intestin, favorise la digestion et les évacuations.

A doses moyennes, il rend les défécations plus fréquentes et dissipe les flatuosités.

A dose élevée, l'aloès constitue un excellent *purgatif*. Pour que l'action évacuante se manifeste, il faut qu'il soit pris par l'estomac; les injections sous-cutanées, intraveineuses et les lavements d'aloès ou d'aloïne ne sont pas suivis de purgation.

La purgation par l'aloès de bonne qualité ne s'établit que lentement, mais elle est sûre. Le porc et les carnassiers sont purgés de quatre à six heures après l'administration ; les solipèdes après dix-huit à vingt-quatre heures seulement, et enfin la purgation est rarement complète chez les ruminants, qui rejettent seulement des matières ramollies. Pendant la purgation par l'aloès, les animaux sont inquiets, manifestent des coliques et perdent momentanément l'appétit : mais il est rare qu'il y ait superpurgation dangereuse, même lorsqu'on le donne à doses fortes. Cette drogue *congestionne* et irrite la muqueuse digestive ; elle active les sécrétions intestinales ainsi que les contractions péristaltiques.

L'aloès produit une forte *hyperémie* des organes pelviens et des contractions dans la matrice ; il peut déterminer l'avortement même à doses faibles. L'aloès accroît la *sécrétion biliaire* (Rutherford) ; c'est un *cholagogue* énergique. La bile est d'ailleurs nécessaire au complet développement de son action. Ainsi un lavement aloétique ordinaire n'a pas d'action sur le gros intestin ; mais, si on y ajoute de la bile, il produit une vive irritation.

A cause de sa faible diffusibilité, l'aloès est absorbé très lentement ; on ne peut retrouver les principes actifs dans les sécrétions que vingt-quatre heures après l'administration. Ces principes s'éliminent par les *urines* et par le *lait*. L'urine prend toujours une coloration brune plus ou moins foncée, et le lait acquiert des propriétés purgatives. L'aloès augmente aussi parfois la sécrétion urinaire.

Chez le cheval, on a parfois observé des symptômes inquiétants après l'administration d'aloès, *superpurgation, coliques très vives, pouls très accéléré et très faible, grande faiblesse générale persistante, amaigrissement intense.*

Indications thérapeutiques. — Il peut être employé :

1° Localement pour *tonifier* et *cicatriser* les plaies, surtout les plaies atoniques ;

2° A l'intérieur, comme *stomachique* et *tonique*, à faible dose, dans l'inappétence, les digestions laborieuses, la perte de la rumination, le relâchement et l'atonie du gros intestin, etc., etc. ;

3° Comme *purgatif*, pour vider le canal intestinal dans les cas d'obstruction intestinale par les aliments ou par des vers, etc. ; pour *dériver le sang* sur l'intestin et diminuer la pression dans les autres parties du système circulatoire dans des *inflammations aiguës des centres nerveux*, des organes parenchymateux, tels que le rein et le poumon, dans les maladies avec épanchements séreux. L'aloès constitue un des meilleurs purgatifs chez les solipèdes ;

4° Comme *cholagogue* dans l'ictère, l'hépatite ;

5° Comme *aphrodisiaque*, pour provoquer plus rapidement l'apparition des chaleurs chez les femelles froides.

Contre-indications. — L'aloès ne doit pas être employé comme purgatif, sur les animaux pléthoriques, sur ceux qui sont nerveux, secs, irritables, sur ceux qui sont atteints d'une irritation ou d'une inflammation gastro-intestinale, ni sur les *femelles* en état de lactation, ni sur celles qui sont *pleines*, car il pourrait provoquer l'avortement.

Administration. — Chez les ruminants, l'aloès est administré sous forme de breuvages ; chez les solipèdes et les petits animaux, on préfère la forme de bols et de pilules.

Pendant la purgation, l'animal doit rester à l'écurie et recevoir du barbotage et peu de foin ; il doit toujours être mis à l'abri des refroidissements.

Bols aloétiques.

Aloès..............................	25 grammes.
Coloquinte pulvérisée..............	2 —
Savon noir........................	Q. S.

Pour un bol (*Codex*).

Administrer au cheval.

Doses.

	Doses toniques.	Doses purgatives.
Bœuf...................	5 à 10 gr.	40 à 75 gr.
Cheval	2 à 5 —	25 à 50 —
Mouton, chèvre.........	2 à 5 —	15 à 20 —
Porc...................	1 à 2 —	5 à 15 —
Chien	0gr,1 à 0gr,5	2 à 5 —
Chat..................	0gr,05 à 0gr,2	0gr,2 à 1 —
Poules................	0gr,1 à 0gr,2	0gr,5 à 2 —

Les doses *toxiques* sont environ trois fois plus fortes que les doses purgatives ordinaires.

Pour l'usage externe, on utilise la *poudre* et la *teinture d'aloès*.

Teinture d'aloès.

Aloès en poudre grossière.........	100 grammes.
Alcool à 60°......................	500 —

Faites macérer en vase clos pendant dix jours en agitant de temps en temps. Passez avec expression. Filtrez (*Codex*).

Nerprun purgatif.

(Rhamnus catharticus.)

Le nerprun est un arbrisseau indigène appartenant à la famille des Rhamnacées, qu'on trouve dans la plus grande partie de l'Europe et du nord de l'Afrique. Il fournit à la médecine ses fruits connus sous le nom de *baies du nerprun*.

Ces baies contiennent la *rharmnocathartine*, la *franguline* glycoside émodique, la *rhamnégine*, principe amer cristallisable, soluble dans l'eau et l'alcool faible, insoluble dans l'éther et l'alcool concentré ; la *rhamnine*, matière colorante jaune, susceptible de se cristalliser ; les acides tannique, acétique et malique ; de la gomme, du sucre, une matière albumineuse.

La cathartine et l'émodine qui résulte du dédoublement de la franguline semblent être les matières actives.

Effets et usages. — Les baies de nerprun, administrées entières ou écrasées, irritent énergiquement l'estomac et l'intestin et produisent une *purgation* abondante, mais douloureuse. Cette action irritante qui est la cause de la purgation est due à l'émodine qui résulte du dédoublement de la franguline en présence des sucs digestifs.

On emploie rarement les baies, on s'adresse surtout au rob et au sirop de nerprun, préparations qui produisent une purgation beaucoup plus douce. Chez les porcs et les chiens, qui reçoivent de 50 à 80 grammes de baies fraîches de nerprun, il se développe une gastro-entérite intense qui peut entraîner la mort.

Les *doses purgatives* de sirop de nerprun sont de 1 à 2 cuillerées à soupe chez le chien et de 1 à 2 cuillerées à café chez le chat. Quand on emploie le rob ou extrait, les doses doivent être moitié moindres.

Le *sirop de nerprun* se fait avec parties égales de suc de nerprun et de sucre blanc. Ce dernier corps peut être avantageusement remplacé par la mélasse, la cassonade, la glucose, le miel, etc.

Écorce de Bourdaine.

(Rhamnus frangula. — Rhamnées.)

Le *Rhamnus frangula*, arbrisseau sans épines qui croit dans la plupart de nos bois, fournit son écorce amère et astringente. Elle contient l'*acide frangulique*, la *franguline* glycoside, qui se dédouble en émodine et rhamnodulcite.

Outre les principes anthraquinoniques qui constituent les principes purgatifs de cette écorce, il existe encore un ferment auquel il faudrait attribuer les symptômes douloureux dus à la drogue fraîche ; on évite ces symptômes en employant l'écorce vieille ou en détruisant le ferment par l'ébullition.

A l'état frais, l'écorce de bourdaine est *éméto-cathartique*. Conservée depuis quelques mois, et surtout depuis quelques années, elle perd sa propriété émétique mais conserve son *action purgative*. On l'emploie à titre de purgatif chez le chien sous la forme de décoction obtenue avec 10 à 20 grammes d'écorce vieille dans 500 grammes d'eau ; on laisse réduire à 250 grammes, on administre le liquide par cuillerées jusqu'à production de la purgation.

On peut aussi administrer avantageusement le sirop d'écorce de bourdaine par cuillerées à café chez les petits carnassiers.

Écorce de Cascara sagrada.

(Rhamnus purshiana. — Rhamnées.)

C'est l'écorce d'un arbuste qui croît à la Californie, où elle est connue sous le nom d'*écorce sacrée*. Elle contient un principe résineux cristallisé, la *cascarine* ou *rhamnine*, qui est en aiguilles prismatiques, d'un jaune-orange, inodore, insipide, insoluble dans l'eau, soluble dans l'alcool, peu soluble dans le chloroforme ; de l'*émodine*, qui est le principe purgatif, de l'acide chrysophanique, de l'acide oxalique, etc.

L'écorce de *Cascara sagrada* est un médicament très utile pour combattre la constipation ; on l'administre au chien en poudre à la dose de 20 centigrammes sous forme de pilules. On peut aussi utilement administrer l'extrait fluide à la dose de 2 à 10 grammes par jour chez le chien, ou la teinture à 1/5 par l'alcool à 60° aux mêmes doses.

On ne doit employer que l'écorce récoltée depuis un an au moins.

3° *Purgatifs drastiques*.

Jalap.

Le tubercule appelé *jalap* est fourni par une espèce de liseron, de la famille des Convolvulacées, l'*Exogonium Jalapa* ou l'*Ipomœa Purga*, qui croît au Mexique.

Composition chimique. — On trouve dans la racine de jalap les principes suivants : résine 12 à 16 p. 100, sucre 19, gomme 10, amidon 18, et des matières inertes. La résine constitue la matière véritablement active ; elle renferme un *glucoside* appelé *convolvuline*, ou *jalapine*, incolore, inodore et insipide, difficilement soluble dans l'eau, mais facilement soluble dans l'alcool et les liquides alcalins. En présence des alcalis, la convolvuline se transforme en *acide convolvulique*, $C^{34}H^{56}O^{16}$, qui agit comme purgatif énergique.

Effets. — La racine de jalap constitue un *purgatif puissant* qui irrite l'intestin, le congestionne et augmente notablement ses sécrétions et ses mouvements péristaltiques. La convolvuline, qui constitue le principe actif, se dissout dans la bile, dont la *sécrétion augmente*, et agit alors avec une grande intensité sur l'intestin. On voit apparaître d'abord des mouvements péristaltiques énergiques dans le duodénum et plus tard dans tout l'intestin ; on entend aussi des borborygmes intenses. Quelquefois le jalap détermine des vomissements par suite de l'irritation trop forte de la partie antérieure de l'intestin grêle. Généralement la purgation déterminée par cette substance n'est pas suivie de constipation.

D'après les expériences qui ont été faites par différents auteurs, le jalap purge bien le *chien*, le *porc* et le *chat*, mais il n'a pas l'action purgative bien nette sur le cheval et les ruminants, animaux chez lesquels il détermine souvent une gastro-entérite grave. C'est un *cholagogue* énergique.

Indications. — La purgation par le jalap est indiquée surtout, dans l'obstruction intestinale, dans les hydropisies des séreuses ou du tissu conjonctif, dans les maladies aiguës d'organes éloignés, telles que celles du poumon, des méninges ou des centres nerveux, etc. Elle produit un abaissement de la tension artérielle et une dérivation considérable du sang, qui, étant appelé dans l'intestin, arrive en quantité moindre dans l'organe malade.

Doses et administration.

Poudre de racine de jalap.

Porc	5 à	15 grammes.
Chien	0^{gr},50	4 —
Chat........................	0^{gr},20	0^{gr},5
Volailles	0^{gr},40	1 gramme.

C'est généralement sous forme de *pilules* ou de *bols* qu'on administre le jalap. On l'unit au savon ou à la graisse. On peut aussi le donner dans un peu d'eau-de-vie.

La *résine de jalap* est de deux à quatre fois plus active que la racine. On la donne à la dose de 0^{gr},10 à 0^{gr},50 chez le chien, comme purgatif drastique.

Chez les petits animaux, on peut aussi avantageusement employer la *jalapine* ou *convolvuline* en granules dosimétriques à 1 milligramme.

Bryone.

(*Bryonia dioica* L.)

(*Vigne blanche. — Couleuvrée.*)

Plante indigène de la famille des Cucurbitacées, dont la racine a la forme d'un navet et pour cela appelée vulgairement *racine du diable.* Cette racine, qui est la seule partie employée en médecine, possède une odeur nauséeuse, une saveur âcre et caustique et des propriétés éméto-cathartiques énergiques, surtout lorsqu'elle est récoltée en automne.

Elle contient comme principes actifs : la *bryonine*, la *bryonitine*, une *résine*, une huile, de la gomme et de la fécule.

La *bryonine* est un glycoside qui se présente sous la forme d'une poudre amorphe d'un blanc jaunâtre, à saveur d'abord sucrée, puis amère et âcre. Elle est insoluble dans l'éther et le chloroforme, mais soluble dans l'eau et l'alcool.

La *bryonitine* est un principe cristallisé soluble dans l'eau.

Effets. — La racine de bryone détermine localement des effets *rubéfiants* très marqués. Sur la peau, elle produit de la rougeur, de la douleur et même la vésication si l'application est prolongée. Orfila a vu se développer un phlegmon volumineux et mortel sur le chien après l'application de 10 grammes de poudre de racine de bryone sur le derme dénudé de la cuisse.

Introduite dans l'estomac, la bryone produit des effets complexes : elle est *vomitive, drastique, diurétique* et *expectorante*. A forte dose, elle détermine le vomissement chez les carnassiers et une purgation assez intense chez tous les animaux. Cependant, chez les herbivores, la purgation n'est ni sûre ni régulière. D'après certains auteurs, elle purge bien le bœuf à la dose de 90 grammes; d'après d'autres, on n'obtiendrait la purgation qu'avec 1 kilogramme de racine fraîche et 250 grammes de racine sèche. Elle provoque parfois l'expulsion des vers intestinaux et est par conséquent vermifuge.

A *faibles doses*, elle excite le tube digestif, augmente l'appétit et produit une sécrétion plus abondante du côté des bronches et des reins. Elle est donc *expectorante* et *diurétique*.

A doses toxiques, on voit survenir de la superpurgation, le refroidissement du corps, la petitesse du pouls, des crampes et enfin des convulsions tétaniques et de la stupeur.

Indications. — Dans la pratique, il ne faut accorder qu'une confiance médiocre à cette racine à cause de l'inconstance de sa composition. On peut cependant l'administrer à doses modérées dans les *hydropisies*, pour provoquer la résorption des liquides épanchés ; dans les *helminthiases*, pour tuer les vers, les œstres qui font maigrir les poulains; dans la *pneumonie* et la *bronchite*, pour faciliter l'expectoration.

Administration et doses. — Chez les petits animaux, on peut administrer le vin de bryone à la dose de 30 à 100 grammes par jour.

Vin de bryone.

Racine de bryone..................	60 grammes.
Vin blanc......................	500 —

Faire macérer huit jours et filtrer.

Chez les grands animaux, on mélange la poudre au barbotage ; ou bien on l'associe à la poudre de gomme, de guimauve et à du miel pour former des électuaires.

La dose de poudre est de 25 grammes chez le poulain.

La bryonine est administrée au chien à la dose de 0^{gr}.02 pour déterminer une purgation abondante et la poudre de bryone à celle de 1 à 2 grammes.

Gomme-Gutte.

C'est une gomme-résine qui s'écoule de l'écorce du *Garcinia Morella* ou du *Garcinia Hanburyi*, arbre de la famille des Clusiacées, qui croît en Cochinchine, au Siam, au Cambodge. Elle est insoluble dans l'eau, mais s'y émulsionne facilement et lui communique une coloration jaune magnifique ; elle se dissout facilement dans l'alcool, l'éther, les essences, et donne des solutions d'un jaune doré ; enfin la potasse la dissout également, en exaltant sa couleur jusqu'au rouge intense.

D'après Braconnot et Christisen, la gomme-gutte renferme : de la *résine* 80 p. 100, de la gomme 19,50 p. 100, de la fécule et de la cellulose 0,50 p. 100.

La *résine* est d'une couleur jaune orangé presque rouge transparente, d'une saveur très acre ; elle est insoluble dans l'eau, soluble dans l'alcool, l'éther, le chloroforme, le sulfure de carbone, l'essence de térébenthine et la benzine ; elle a été désignée sous le nom d'*acide cambogique*. Ce principe ne devient actif que dans l'intestin au contact des graisses et surtout de la bile.

Effets. — La gomme-gutte est un *purgatif drastique* des plus énergiques ; elle produit une irritation vive de l'estomac et de l'intestin, irritation qui engendre le *vomissement* et la *purgation* chez les carnassiers et les omnivores et la purgation seulement chez les herbivores. Elle *active* aussi la sécrétion rénale et communique à l'urine une *coloration jaune* prononcée.

A l'extérieur, elle excite les plaies et provoque leur cicatrisation.

Administration et doses. — On l'emploie seule ou mieux associée à d'autres purgatifs pour obtenir la purgation chez nos différents animaux On n'est pas encore exactement fixé sur les doses purgatives, chez les diverses espèces animales. Les écrits des auteurs renferment des résultats contradictoires ; les uns sont partisans des doses fortes, d'autres ont obtenu de meilleurs résultats avec des doses faibles. L'incertitude dans laquelle on se trouve pour fixer les doses est facilement explicable par la composition variable de la gomme-gutte. Il est certain que toutes les variétés de cette drogue n'ont pas exactement la même composition chimique ; on voit même que, dans une variété, certains échantillons sont plus riches en principes actifs que d'autres. L'incertitude des doses dérive toujours de ce que le médicament employé n'est pas un principe fixe parfaitement pur au point de vue chimique.

Les doses suivantes, indiquées par Hertwig, ne sont que des moyennes :

Grands ruminants............	30	à 45 grammes.
Solipèdes....................	15	à 30 —
Petits ruminants et porc.....	3	à 4 —
Carnivores	0gr,50 à 2 —
Volailles....................	0gr,2 à 0gr,1

On l'associe utilement à l'aloès pour les herbivores et au calomel pour les carnassiers.

Pour éviter la superpurgation, on doit donner la gomme-gutte plutôt à doses faibles et renouveler les administrations au besoin.

On l'administre sous forme d'émulsion, d'électuaire, de granules, de bol.

La poudre de gomme-gutte, appliquée sur les solutions de continuité du garrot, de l'encolure, du dos, et sur toutes les plaies contuses, produit une *cicatrisation* rapide (Rey).

Scammonée.

(*Convolvulus scammonia.*)

Le *Convolvulus scammonia* est une plante herbacée de la famille des Convolvulacées, qui croît en Syrie, en Russie et en Grèce. Par des incisions pratiquées sur la racine, on en retire un suc laiteux qui, desséché, forme la gomme-résine, connue dans le commerce sous le nom de *scammonée*.

Composition. — Elle renferme de la *résine*, de la *gomme*, des sels et des matières terreuses en proportion variable.

A cause de l'inconstance dans la composition de cette drogue, on lui substitue ordinairement la *résine*, que l'on peut obtenir parfaitement pure.

La résine est en écailles minces, transparentes, jaunâtres, inodores, insipides, solubles dans l'alcool et l'éther. Elle contient de la *convolvuline* ou *jalapine*.

Effets et emploi. — La scammonée est un *purgatif drastique* dont les effets se rapprochent de ceux du jalap. Elle n'agit qu'à la faveur des sucs alcalins, qu'elle rencontre dans le canal intestinal et qui dissolvent la résine et dédoublent la convolvuline. Dans l'estomac, elle reste inerte, parce qu'elle est insoluble dans le suc gastrique acide.

Après l'absorption de ses principes actifs dans l'intestin, elle excite la sécrétion urinaire et détermine la *diurèse*.

Elle convient contre la *constipation atonique*, les affections catarrhales de l'intestin grêle, des voies biliaires, etc. Elle peut aussi favoriser la résorption des épanchements hydropiques.

On ne l'administre guère que chez le chien, à la dose de $0^{gr},50$ à 1 gramme en poudre, en pilules, ou dans du lait, ou bien on l'associe avantageusement au jalap ou au calomel.

La résine pure de scammonée, qui est blanche, se donne au chien à la dose de $0^{gr},10$ à $0^{gr},20$ en une fois et à celle de $0^{gr},50$ à $0^{gr},60$ par jour.

Coloquinte.

La coloquinte est la pulpe du fruit du *Citrullus Colocynthis* de la famille des Cucurbitacées. Cette plante est originaire de la Syrie et du nord de l'Afrique. Elle contient un glycoside très actif, la *colocynthine*, $C^{56}H^{84}O^{23}$; celle-ci se présente sous la forme d'une poudre amorphe, jaune, amère, insoluble dans l'eau et soluble dans l'alcool. On y trouve aussi un autre principe cristallisable, la *colocynthitine*.

Effets et emploi. — La coloquinte constitue un *purgatif drastique* très énergique. Elle irrite assez fortement la muqueuse gastro-intestinale et provoque une abondante *sécrétion biliaire*. Quand les doses sont fortes, on observe de vives coliques, des évacuations fréquentes d'excréments ramollis ou liquides, quelquefois sanguinolentes. Elle agit non seulement en provoquant une abondante sécrétion liquide sur la muqueuse intestinale, mais encore en accélérant vivement les mouvements péristaltiques. On lui attribue aussi des vertus *diurétiques*.

Elle entre avec l'aloès dans la composition du *bol purgatif* pour le cheval.

Elle est utilisée surtout chez les carnassiers et le porc contre la constipation, l'obstruction intestinale et les hydropisies.

Doses.

Poudre (Hertwig).

Chat et chien	$0^{gr},05$ à 2 grammes.
Porc	8 grammes.

D'après Viborg, elle provoque une gastro-entérite dangereuse à la dose de 180 grammes chez le cheval et de 15 grammes chez le mouton.

La *colocynthine* en solution, *injectée sous la peau* à la dose de 0gr,05 à 0gr,1, provoque chez le chien un effet purgatif qui dure de six à huit heures (Ellenberger). Chez le cheval, elle détermine au point d'injection un engorgement qui s'abcède et ne produit aucune purgation bien nette. Il en est de même chez les ruminants. Pour obtenir une purgation certaine, il est nécessaire, chez les herbivores, d'administrer la colocynthine dans le tube digestif. On la donne à l'intérieur au chien, en granules à la dose de 2 à 3 milligrammes à répéter deux ou trois fois par jour.

La *colocynthitine* est également très irritante localement, lorsqu'on l'injecte sous la peau, et elle ne produit aucun effet purgatif par cette voie.

Pilules purgatives pour le chien.

Aloès........................... 10 grammes.
Coloquinte pulvérisée............... 1gr,5
Savon médicinal................... Q. S.
Pour 20 pilules.

Podophyllin. — Podophylline.

On désigne sous ces noms un extrait alcoolique résineux fourni par le rhizome et la racine du *Podophyllum peltatum*, plante de la famille des *Berbéridées*, qui croît dans les forêts des États-Unis.

En Amérique, on emploie cette racine comme purgatif, et on la désigne sous le nom d'Ipécacuanha de la Caroline. L'extrait se dissout facilement dans l'alcool, les alcalis, et donne des solutions d'un brun foncé.

Cette racine purgative renferme, outre la gomme, l'amidon et les sels de chaux, un principe actif cristallin, la *picropodophylline* associée à l'acide *picropodophyllique*. Leur combinaison a reçu le nom de *podophyllotoxine*.

Effets. — Le podophyllin, connu depuis peu de temps en Europe, tient au point de vue de son énergie purgative le milieu entre le jalap et l'huile de croton tiglium. C'est donc un *drastique puissant*.

A faibles doses (5 grammes cheval, 0gr,05 à 0gr,50 chien), le podophyllin peut être supporté longtemps ; il détermine simplement de légères évacuations qui ne sont pas douloureuses; cependant le chien et le chat peuvent être impressionnés par les premières doses administrées et offrir des nausées et des vomissements. Les excréments évacués sont d'une coloration *jaunâtre* due à la matière biliaire et à la matière colorante de la résine.

Le podophyllin semble activer notablement la sécrétion de la bile et est considéré comme un *cholagogue* énergique.

Les fortes doses déterminent toujours, chez nos différents animaux domestiques, une purgation intense accompagnée de coliques violentes, de nausées et de vomissements chez les carnivores et suivie d'un affaiblissement musculaire considérable. La purgation est le résultat de l'action irritante exercée par le podophyllin sur le canal intestinal; les évacuations sont rapides, abondantes et liquides. A la dose de 4 à 5 grammes, le chien succombe aux suites d'une gastro-entérite. On avait prétendu que la podophyllotoxine pouvait produire la purgation régulière lorsqu'on l'injectait sous la peau; mais les expériences d'Ellenberger ont démontré que l'administration hypodermique de ce produit est dangereuse et produit un empoisonnement fréquemment mortel.

Indications. — Le podophyllin convient pour purger les petits animaux qui sont fortement constipés. Il convient aussi comme *dérivatif intestinal* dans les maladies aiguës ou chroniques d'organes éloignés.

Doses et administration :

Podophylline.

Doses purgatives.

Bœuf	8	à 15 grammes.
Cheval	5	à 10 —
Porc	0gr,50 à	2 —
Chien	0gr,10 à	0gr,25
Chat	0gr,03 à	0gr,04

Ces doses peuvent être renouvelées plusieurs fois si la purgation ne se produit pas. On administre la podophylline sous forme de pilules, de bols, d'électuaires.

Les *injections sous-cutanées*, recommandées autrefois, doivent être proscrites à cause de la toxicité du principe actif. On voit en effet apparaître non seulement de la diarrhée, mais encore une paralysie du train postérieur et une inflammation de l'intestin et des reins.

La *podophyllotoxine* est environ dix fois plus active que la podophylline. Elle cause moins de coliques et constitue un bon purgatif chez les jeunes carnassiers, à la dose de 5 milligrammes à 1 centigramme. On l'emploie en solution alcoolique sucrée.

Huile de croton.

Cette huile est extraite des graines fournies par le *Croton tiglium*, arbuste de la famille des Euphorbiacées, qui croît aux îles Moluques, à Ceylan et aux Indes.

L'huile de *Croton tiglium* ou de Tilly est onctueuse, jaunâtre, d'une odeur nauséabonde et d'une saveur excessivement âcre. Très soluble dans l'alcool, l'éther, le chloroforme, les essences, les corps gras, insoluble dans l'eau, mais s'y émulsionnant facilement par l'intermédiaire d'un jaune d'œuf, d'un mucilage, d'une gomme, etc. ; elle se saponifie aussi très facilement par l'action des solutions alcalines.

Elle renferme de l'*acide crotonique* ($C^3H^{14}O^2$), qui est le principe actif, de la *résine*, des acides gras tels que l'*acide stéarique*, l'*acide oléïque*, l'*acide palmitique*, l'*acide acétique*, l'*acide butyrique*, etc.

Effets physiologiques. — *Sur la peau*, l'huile de *Croton tiglium* produit des effets irritants qui peuvent aller depuis la simple *rubéfaction* jusqu'à la *vésication* la plus profonde. Employée en petite quantité mélangée à une huile douce, à de l'axonge, cette huile irrite superficiellement la peau et fait naître, au bout de quelques heures, une simple éruption vésiculeuse : mais, appliquée *en nature*, elle attaque la peau profondément et provoque bientôt la formation d'un engorgement inflammatoire considérable accompagné de fièvre de réaction, de perte d'appétit, de tristesse ; enfin, après la chute de l'épiderme et des poils qui ne tarde pas à survenir, la surface dénudée marche rapidement à la cicatrisation, mais le plus souvent sans se recouvrir de poils.

Outre les effets irritants locaux externes, l'huile de *Croton tiglium* peut produire des *effets purgatifs* plus ou moins intenses, par suite de l'absorption de son principe actif par la peau et de son mélange avec le sang. Cette huile produit la purgation, quelle que soit la voie d'absorption à laquelle on la confie ; elle purge non seulement lorsqu'elle arrive dans l'intestin, mais encore quand on l'injecte dans les veines, sous la peau, dans la trachée, ou lorsqu'on l'emploie en frictions étendues.

Introduite dans l'estomac, l'huile de *Croton tiglium* constitue le *purgatif drastique* le plus énergique. Elle provoque la purgation en irritant fortement la muqueuse intestinale. Son action purgative, même modérée, s'accompagne toujours, *surtout sur les chevaux*, de tristesse, de perte d'appétit, de coliques, de ténesme, d'une fièvre de réaction très vive. Les évacuations ne se montrent guère qu'après dix-huit, vingt-quatre ou trente-six heures chez les grands herbivores ; mais elles sont presque toujours très abondantes, très fluides et durent en moyenne un ou deux jours.

Cette huile constitue un bon purgatif pour les *animaux de l'espèce bovine*, qui sont si difficilement purgés. Elle présente sur l'aloès l'avantage d'agir plus énergiquement, plus sûrement et dans un temps plus court.

Si la purgation a été modérée et régulière, les animaux reprennent promptement l'appétit et se relèvent rapidement de l'état de faiblesse dans lequel ils étaient tombés. S'il y a eu superpurgation, l'affaiblissement persiste aussi longtemps que la gastro-entérite provoquée par le médicament.

L'huile de croton à dose très faible détermine aussi une *diurèse abondante*, due probablement aux principes résineux éliminés par les reins.

Indications thérapeutiques. — On emploie l'huile de croton à l'extérieur comme *irritant cutané, rubéfiant* ou *vésicant*, lorsqu'on veut agir vite et amener une *dérivation* ou *révulsion* rapide et intense.

A l'intérieur, on l'utilise comme *purgatif drastique* lorsqu'on veut provoquer une évacuation abondante, dans l'obstruction intestinale produite par des vers, des aliments ou d'autres corps étrangers.

On ne l'emploie pas souvent comme dérivatif intestinal dans les hydropisies, les maladies aiguës, car cette huile est trop affaiblissante et trop dangereuse. On lui préfère en général l'aloès, le jalap.

Doses :

Doses purgatives.

		Gouttes.
Bœuf.............	0^{gr},40 à 0^{gr},80	XV à XXX Maxim. XL
Cheval..........	0^{gr},30 à 0^{gr},60	X à XV — XX
Petits ruminants.	0^{gr},10 à 0^{gr},20	VIII à XII — XVIII
Porc.............	0^{gr},06 à 0^{gr},12	III à VI — V
Chien...........	0^{gr},05 à 0^{gr},10	I à V — VIII

Administration. — Pour administrer cette huile, on l'émulsionne dans un jaune d'œuf, dans une solution gommeuse ou mucilagineuse, ou bien on la dissout dans une autre huile, soit l'huile de ricin, soit l'huile d'olive. Beaucoup de praticiens ajoutent IV à VI gouttes d'huile de croton aux bols ou aux pilules purgatives d'aloès pour augmenter leur énergie.

Quand on emploie l'huile de *Croton tiglium* sur la peau à titre de révulsif, on l'applique pure ou mélangée, soit à un corps gras ou une huile essentielle, soit à l'alcool dans la proportion de 1 p. 10, 1 p. 30-50. Il faut, dans tous les cas, éviter de la toucher directement avec la main, à cause de ses propriétés irritantes ; on l'étendra donc avec un pinceau, un tampon d'étoupe très serré ou avec la main recouverte d'un gant de peau ou d'une vessie sèche.

Le topique suivant est souvent employé (*Codex*) :

Huile de croton......................	2 grammes.	
Essence de térébenthine.............	50	—
Huile d'œillette....................	50	—
Mêlez.		

Appliquer avec un pinceau.

Évacuants intestinaux spéciaux.

On peut placer dans ce groupe la *pilocarpine*, l'*éserine*, l'*arécoline*, le *chlorure de baryum*, la *muscarine*.

Ces substances provoquent des évacuations anales abondantes et fluides, quelle que soit la voie d'administration. Il suffit qu'elles passent dans le sang, c'est-à-dire qu'elles soient absorbées, pour que les effets évacuants se produisent. Ces médicaments évacuants offrent le très grand avantage de pouvoir être administrés par injections sous-cutanées ou même intraveineuses.

Pilocarpine.

$(C^{11}H^{16}Az^2O^2)$.

La pilocarpine est l'alcaloïde actif des feuilles du jaborandi (*Pilocarpus pennatifolius*), arbrisseau de la famille des Rutacées, originaire du Brésil méridional.

Elle se présente sous forme d'une masse visqueuse, incolore, non volatile, peu soluble dans l'eau, soluble dans l'alcool, l'éther, le chloroforme, insoluble dans la benzine. Avec les acides, elle forme des sels parfaitement cristallisés, très solubles dans l'eau et produisant exactement les mêmes effets pharmaco-dynamiques. Pour l'usage thérapeutique, on préfère les sels ; les plus employés sont : le chlorhydrate et l'azotate de pilocarpine.

Le chlorhydrate de pilocarpine renferme, sur 100 parties, 85,07 parties de pilocarpine, et l'azotate en renferme 76,75 parties.

Les solutions aqueuses des sels peuvent se conserver long-temps sans subir aucune altération de leurs propriétés physiologiques ; comme elles s'affaiblissent à la longue, il suffit, quand elles sont vieilles, d'en augmenter les doses. Lorsqu'elles sont devenues troubles par suite du développement de germes, il faut les filtrer avant de s'en servir. Elles s'emploient principalement en injections hypodermiques.

Effets physiologiques. — Sur la peau, les plaies et les muqueuses, la pilocarpine ne produit pas d'effets locaux appréciables chez nos animaux. Chez l'homme, son application sur la peau provoque localement une augmentation très nette de la sécrétion sudorale.

Quand on instille dans l'œil d'un animal une goutte d'une solution d'un sel de pilocarpine, on produit la *myose* ; la pupille commence à se *rétrécir* après dix minutes, et elle est arrivée à son maximum de rétrécissement après vingt ou trente minutes. Cette action *myotique* dure environ trois heures.

Après son absorption, cet alcaloïde jouit de la remarquable propriété d'augmenter considérablement les *sécrétions glandulaires* et de provoquer des *contractions* assez énergiques dans les muscles lisses.

Si l'on injecte une dose moyenne d'un sel de pilocarpine dans le tissu conjonctif d'un cheval, on voit survenir, après cinq à dix minutes, une *salivation* extrêmement abondante et une hypersécrétion *lacrymale, bronchique, sudorale, sébacée* et *intestinale*.

La salive afflue dans la cavité buccale avec une telle abondance que l'animal ne peut pas la déglutir en totalité ; une grande quantité s'écoule hors de la bouche vers les commissures des lèvres et tombe sur le sol. La salivation est, de toutes les sécrétions, la première influencée chez nos animaux domestiques ; de très faibles doses d'alcaloïde suffisent pour la mettre en jeu. Avec des doses très faibles, l'hypersécrétion salivaire est le seul phénomène que l'on observe ; les autres glandes ne sont impressionnées notablement que par des doses plus fortes. Cette salivation commence une ou deux minutes après l'injection intraveineuse ; elle dure plus ou moins longtemps, suivant les doses. Des doses moyennes produisent une salivation qui peut durer deux ou trois heures. Un cheval de taille moyenne, ayant reçu une injection intraveineuse de $0^{gr},25$ de chlorhydrate de pilocarpine, a salivé abondamment pendant trois heures ; la première heure, on a pu recueillir 2 litres de salive ; la deuxième heure, plus de 1 litre et un peu moins à la troisième. La salivation a duré pendant trois heures, et la quantité de salive rendue a pu être évaluée à 4 litres environ. Pour recueillir la salive, on empêche, autant que possible, la déglutition en tirant la langue hors de la bouche. Celle qui est recueillie sur le cheval est épaisse, très visqueuse et filante ; elle a une réaction fortement alcaline et ne saccharifie l'amidon qu'avec une extrême lenteur.

La *sécrétion lacrymale* est aussi rapidement mise en activité par la pilocarpine ; elle dure aussi longtemps que la sécrétion de la salive. Les larmes s'écoulent en gouttes claires, mobiles, non visqueuses, soit par le canal lacrymal, soit par l'ouverture des paupières ; elles se succèdent avec plus ou moins de rapidité.

L'*hypersécrétion intestinale* est considérable pendant l'action de la pilocarpine. Immédiatement après l'injection intraveineuse, nous avons vu, sur le cheval dont j'ai parlé plus haut, une expulsion fréquente de matières excrémentitielles. Les premiers crottins rendus étaient durs, sans mélange de liquide ; dans les défécations ultérieures, on a pu remarquer un ramollissement de plus en plus considérable des matières ; après une heure, les défécations étaient fréquentes, très ramollies et accompagnées d'une grande quantité de liquide. Vers la deuxième heure qui a suivi l'injection, l'animal a rendu un véritable jet liquide par l'anus, sans mélange de matières solides ; on aurait dit que l'animal rejetait un lavement abondant. On a pu évaluer approximativement à 1^l,5 ou 2 litres la quantité de liquide expulsé par l'anus pendant les trois heures qui ont suivi l'administration. Les grosses glandes abdominales, dont les produits de sécrétion sont déversés dans l'intestin, sécrètent une grande quantité de liquide.

L'*hypersécrétion sudorale* et *sébacée* est moins nette chez nos animaux domestiques ; cependant cette hypersécrétion existe, et, chez le cheval, une légère moiteur s'établit à la surface de la peau, mais il n'y a pas de véritable sudation. Il en est de même chez les bêtes bovines. Chez l'homme, on observe une sudation très abondante en même temps qu'une hypersécrétion salivaire. Après les injections sous-cutanées d'un sel de pilocarpine, la sécrétion de la sueur débute toujours au voisinage du point d'injection, ce qui indique que cette substance excite les extrémités terminales des nerfs glandulaires.

L'atropine tarit la sécrétion sudorale en paralysant les fibres nerveuses intraglandulaires ; la pilocarpine active cette sécrétion en excitant ces mêmes fibres ; les deux alcaloïdes agissent comme antagonistes ; les effets s'annulent réciproquement. Cet antagonisme est très facile à constater sur les pulpes des pattes du chat. Chez cet animal atropiné, la sécrétion sudorale est complètement tarie ; si alors on fait une injection hypodermique de chlorhydrate de pilocarpine sous le bourrelet d'une patte, on voit la sudation commencer bientôt sous ce bourrelet et ensuite plus tard sous les autres. Une nouvelle injection d'atropine fait encore disparaître la sudation. On peut ainsi à volonté provoquer ou tarir la sécrétion sudorale en injectant alternativement de la pilocarpine et de l'atropine.

D'après Al. Robin, la sueur sécrétée pendant l'action de la pilocarpine est plus riche en urée et en chlorures.

La pilocarpine produit une *hypersécrétion muqueuse* sur toute la longueur de l'appareil respiratoire. L'auscultation de la trachée et de la poitrine permet de constater des râles muqueux qui ne peuvent évidemment s'expliquer que par une accumulation de liquide muqueux dans les voies respiratoires. Sous l'action de fortes doses, la sécrétion bronchique peut devenir tellement abondante qu'il se produit une gêne respiratoire inquiétante et quelquefois un véritable œdème pulmonaire.

La pilocarpine provoque de l'hypersécrétion salivaire, lacrymale, intestinale, biliaire, sudoripare et sébacée, mais elle diminue la quantité d'urine éliminée. L'urine rendue est plus dense, plus concentrée, et se trouble par le refroidissement. Elle est évacuée fréquemment, mais seulement en petite quantité à la fois.

La pilocarpine n'a aucune *action galactopoiétique*, mais le lait sécrété est plus riche en sucre (Cornevin). Outre l'augmentation des sécrétions, la pilocarpine provoque encore des *contractions très énergiques* des muscles lisses de l'estomac, de l'intestin et de la vessie. M. Morat, professeur à la Faculté de médecine de Lyon, a démontré, avec la méthode graphique, que la pilocarpine exagère considérablement les mouvements rythmiques de l'estomac et de l'intestin, tandis que l'atropine les arrête.

Les contractions de la vessie, sous l'influence de la pilocarpine, sont démontrées par ce fait que l'animal expulse fréquemment de l'urine en petite quantité. Le cheval dont j'ai parlé plus haut a rendu de l'urine à plusieurs reprises, mais toujours en petite quantité à la fois ; à certains moments même le liquide s'écoulait goutte à goutte par l'extrémité de la verge : il y avait une véritable incontinence urinaire.

La *circulation* subit également des modifications. Pendant l'action de la pilocarpine, le pouls devient d'abord plus fréquent, plus ample ; puis, après un certain temps, il se ralentit notablement et s'affaiblit jusqu'à devenir filiforme et presque imperceptible ; enfin il se relève de nouveau graduellement jusqu'au retour à l'état normal.

La pilocarpine produit aussi des modifications des températures rectale et cutanée. La *température rectale* s'élève, au début, de quelques dixièmes de degré ; mais, vers la fin de l'action, elle baisse depuis plusieurs dixièmes jusqu'à 1°.5.

La *peau s'échauffe* notablement pendant que la pilocarpine agit : cette élévation de la température du tégument peut être souvent constatée à la main, mais encore plus sûrement avec le thermomètre. Cet instrument, placé sous la peau de l'encolure d'un cheval qui a reçu 0^{gr},25 de pilocarpine dans les veines, a marqué successivement 34°,9, 35°, 35°,1, 35°,3, 36°, 36°,2. Il est resté stationnaire à 34°,9, pendant la première demi-heure de l'action ; l'élévation a alors commencé et a été à son maximum deux heures après l'injection. Dans le même temps, la température rectale ne s'est élevée que de 38° à 38°,6. La peau s'est donc beaucoup plus échauffée que le reste de l'organisme : ceci ne peut être expliqué que par une circulation cutanée beaucoup plus active.

Quand la dose de pilocarpine administrée est forte, on observe souvent du *vomissement* chez les carnassiers et même parfois chez le cheval (Fröhner); l'animal perd toujours l'appétit; il a une soif ardente et présente un peu d'abattement et de fatigue.

Indications thérapeutiques. — 1° A titre de *diaphorétique* et d'*antithermique*, la pilocarpine est indiquée au début de toutes les *maladies fébriles* produites par un refroidissement : *angines*, *laryngites*, *bronchites*, *pneumonies*, *pleuro-pneumonies*, *pleurésies*, etc. En provoquant un afflux de sang à la peau, elle échauffe cette membrane, excite sa sécrétion et favorise la déperdition de calorique.

2° L'action *hypersécrétoire et évacuante* que provoque la pilocarpine fait employer cette substance pour favoriser la *résorption* des liquides hydropiques et des sérosités pathologiques. Elle a donné d'excellents résultats dans l'*immobilité chez le cheval* ayant pour cause l'*hydrocéphalie aiguë ou chronique*, la *méningo-encéphalite*. On a publié de nombreuses observations, tant en France qu'à l'étranger, qui démontrent que le traitement par la pilocarpine employée à haute dose et en injection sous-cutanée produit rapidement une amélioration et la guérison complète de l'immobilité. Cependant il faut faire remarquer que le traitement reste inefficace lorsque la maladie, au lieu de relever d'une simple hydropisie des ventricules cérébraux, est due à une compression de la substance nerveuse par une tumeur ayant son siège sur les méninges ou la face interne du crâne ou à une altération pathologique de cette substance. Pour obtenir des effets curatifs rapides dans l'hydrocéphalie, il ne faut pas craindre d'injecter au cheval le chlorhydrate ou l'azotate de pilocarpine à la dose de 0gr,50, 0gr,60, 0gr,80 0gr,90 ou même 1 gramme (Klemm, *Berliner Archiv*, 1885; Racca, *Giornale di veterinaria militare*, 1891; Parazols, *Revue vétérinaire*, 1892, et d'autres). Dans la *méningite cérébro-spinale enzootique*, Gorayeff a également obtenu un cas de guérison par l'emploi de la pilocarpine.

3° Dans les *néphrites aiguës* ou *chroniques*, la pilocarpine agit efficacement en favorisant l'expulsion des principes toxiques qui encombrent le sang par les sécrétions salivaire, sudorale et intestinale, sécrétions qui sont fortement activées et suppléent l'élimination rénale. Elle a donné également quelques bons résultats dans la *gastro-duodénite* (jaunisse) chez le chien (Cozette).

4° La pilocarpine a été employée avec succès au début de la *fourbure* (Früs, Walther) et dans le *rhumatisme musculaire* chez le cheval (Siedamkrowsky), à des doses variant de 0ᵍʳ,20 à 0ᵍʳ,70 en injection hypodermique.

5° Dans les *coliques*, les *indigestions stomacales* et *intestinales*, dans les *obstructions intestinales* dues à des pelotes, des calculs, des matières durcies, les sels de pilocarpine, en réveillant le péristaltisme et en activant les sécrétions digestives, produisent généralement des évacuations rapides et abondantes. Dans les cas de coliques chez le cheval, on unit avantageusement la pilocarpine et l'ésérine (0ᵍʳ,20 de chlorhydrate de pilocarpine et 0ᵍʳ,05 de sulfate d'ésérine). Quand l'intestin offre sur son trajet un obstacle insurmontable à la marche des matières, comme une invagination, un volvulus, le traitement à la pilocarpine, ou à la pilocarpine-ésérine, échoue fatalement comme tous les autres traitements médicaux.

Chez les *ruminants*, les sels de pilocarpine sont recommandés dans la *surcharge alimentaire*, l'*engouement du feuillet*, l'*indigestion chronique*, la *parésie de la panse*.

6° En agissant sur la peau, la conjonctive et les glandes de l'œil, la pilocarpine exerce une influence favorable à la guérison de la plupart des maladies cutanées et oculaires.

7° On utilise encore avantageusement la pilocarpine contre les maladies chroniques de l'appareil respiratoire. En augmentant la sécrétion bronchique, le mucus se détache plus facilement, et la respiration devient plus facile, plus légère. Dans ces cas, il faut éviter l'administration de doses trop fortes à cause de la production possible d'un œdème pulmonaire qui pourrait compromettre la respiration.

8° Elle a rendu également des services pour provoquer l'expulsion des membranes fœtales dans les cas de non-délivrance.

Contre-indications. — Les injections des sels de pilocarpine sont contre-indiquées dans la pharyngite et le tétanos. Dans ces affections, la salive, qui est sécrétée en abondance sous l'influence de la pilocarpine, ne peut être déglutie ; elle pénètre dans les voies respiratoires, les obstrue et peut provoquer l'œdème pulmonaire et l'asphyxie (Rush, Friedberger, Hutyra).

Administration et doses. — Les sels de pilocarpine sont employés en solution dans l'eau distillée. Pour les injections *sous-cutanées*, *intraveineuses*, *intratrachéales*, on fait des solutions à 1 ou 2 p. 100; pour les instillations dans l'œil, on se sert de solutions plus légères, généralement à 1 p. 200. Pour l'usage interne, la forme pilulaire peut aussi être employée, mais elle offre moins d'avantage que la forme liquide.

Les injections sous-cutanées constituent le meilleur mode d'administration des sels de pilocarpine; elles sont simples et n'exposent à aucun accident local; de plus les effets sont rapides, sûrs et peuvent être gradués avec la plus grande facilité.

L'injection intratrachéale, outre qu'elle est plus difficile à pratiquer, est certainement plus dangereuse. L'injection intraveineuse est inoffensive et peut être employée dans quelques cas, mais il faut agir avec une grande prudence.

Doses. — *Doses toxiques.* — Elles ne sont pas encore bien connues et sont certainement considérables, si on les compare aux doses médicamenteuses.

Il ne faut pas dépasser la dose de 1 gramme chez le cheval. Quoique cette dose ne soit pas toxique, elle peut produire un affaiblissement dangereux et un œdème du poumon. Chez un chien de 10 kilogrammes, une dose de $0^{gr},05$ a produit un abattement et une perte d'appétit pendant deux jours. Un chien de 60 kilogrammes succomba avec la même dose à un œdème pulmonaire (Fröhner).

Doses médicamenteuses. — Pour les injections hypodermiques, on emploie ordinairement les doses suivantes de chlorhydrate de pilocarpine :

Cheval............................	$0^{gr},10$	à $0^{gr},20$
Bœuf.............................	$0^{gr},15$	à $0^{gr},20$
Chèvre et mouton.................	$0^{gr},02$	à $0^{gr},05$
Chien............................	$0^{gr},005$	à $0^{gr},02$
Chat.............................	$0^{gr},001$	à $0^{gr},003$

Dans les affections bronchiques ou pulmonaires, il ne faut faire usage que de faibles doses, $0^{gr},20$ au plus chez le cheval, afin d'éviter l'œdème pulmonaire et l'asphyxie.

Dans l'immobilité, l'hydrocéphalie, la méningite cérébro-spinale, la dose peut être portée à $0^{gr},50$, $0^{gr},60$, $0^{gr},80$ et même 1 gramme.

Ésérine.

$$C^{15}H^{21}Az^3O^2.$$

On donne le nom d'*ésérine* ou de *physostigmine* à l'un des alcaloïdes retirés de la fève de Calabar, fruit du *Physostigmum venenosum*. Cette plante croît dans les terrains marécageux de la région de l'Afrique appelée Calabar.

L'érésine est solide, cristallisée en lamelles incolores, devenant rosées ou jaunes à l'air, peu soluble dans l'alcool, l'éther et le chloroforme, donnant des sels solubles dans l'eau.

On utilise surtout le sulfate et le salicylate d'ésérine. Les solutions aqueuses de ces sels se colorent peu à peu en rouge foncé, mais conservent néanmoins assez longtemps leurs propriétés.

Effets physiologiques. — Sur la peau, les solutions de continuité et les muqueuses, l'ésérine ne produit aucun effet local si ce n'est sur l'œil. Une goutte d'une solution à 1 p. 200 instillée dans l'œil d'un animal ou de l'homme détermine le resserrement de la pupille ou la *myose*. Chez le cheval, l'effet myotique se produit en vingt-cinq ou trente-cinq minutes et en dix à quinze minutes chez les carnassiers. Le resserrement pupillaire est localisé à l'œil sur lequel l'instillation est pratiquée; il réduit la pupille à un point quelquefois à peine perceptible et dure un temps variable suivant les espèces animales, en moyenne de trois à quarante-huit heures. Cet effet myotique se produit nettement chez tous les animaux mammifères, mais il est à peine perceptible sur les oiseaux, les grenouilles et les poissons.

Quand la myose est produite, on peut la faire disparaître par des instillations d'atropine. L'atropine fait disparaître la myose produite par l'ésérine, et l'ésérine dissipe la mydriase produite par l'atropine. En employant successivement les deux alcaloïdes, on peut provoquer dans l'iris des mouvements alternatifs de resserrement et de dilatation.

Première expérience. — A 1 h. 35, une instillation de 1 à II gouttes de solution au 1/200ᵉ est faite dans l'œil droit d'un chat. A 1 h. 45 (10 minutes après), myose déjà très nette sur l'œil droit. A 1 h. 50 (après 15 minutes), myose encore plus forte. A 2 heures (après 25 minutes), l'effet myotique est à son maximum; la pupille du côté droit a presque complétement disparu, les deux bords de la fente pupillaire ne laissent entre eux qu'une ligne noire très mince. La pupille a conservé une certaine mobilité sous l'influence d'intensités lumineuses différentes et de l'accommodation; on la voit exécuter de petits mouvements de dilatation suivis de mouvements de resserrement plus prononcés quand l'animal déplace sa ligne visuelle ou quand on fait arriver sur l'œil des intensités lumineuses différentes. L'œil du côté gauche a sa pupille plus dilatée qu'avant l'instillation faite à droite. A 5 heures (après 3 h. 25) la myose a disparu à peu près complétement. Sa durée a donc été de 3 h. 30 minutes.

Deuxième expérience. — A 1 h. 45, instillation d'une goutte de la solution au 1/200ᵉ sur l'œil droit d'un lapin. A 2 heures (après 15 minutes), légère myose du côté instillé. A 2 h. 10 (après 25 minutes), myose très forte du côté droit ; la pupille est réduite à un point. Légère dilatation de la pupille du côté opposé.

A 5 heures, diminution du degré de la myose. Le lendemain matin, il n'y a plus de myose à droite, les deux pupilles sont dans leur état normal.

Troisième expérience. — A 8 h. 45, on fait une instillation de III gouttes de la solution d'ésérine au 1/200ᵉ dans l'œil droit d'un cheval. A 9 heures, aucune modification des pupilles.

A 9 h. 20 (après 35 minutes), une très légère myose à droite. A 9 h. 50 (après 1 h. 5), myose très forte du côté droit. A 2 h. 46 (après 6 heures), cette myose persiste avec le même degré d'intensité. La myose a persisté le lendemain toute la journée en diminuant graduellement ; elle n'a disparu complétement que le surlendemain dans la journée. Elle a donc duré, en tout, au moins 48 heures.

Quatrième expérience. — A 2 h. 30, instillation dans l'œil droit d'un mouton de II gouttes de la solution au 1/200ᵉ. A 2 h. 45 (après 15 minutes), aucune modification des pupilles. A 3 heures (après 30 minutes), léger rétrécissement de la pupille droite. A 3 h. 20 (après 50 minutes), myose intense du côté droit. La myose avait disparu le lendemain matin. Elle n'a donc pas persisté plus de 18 heures.

Cinquième expérience. — A 2 h. 33, on pratique une instillation de II gouttes d'une solution d'ésérine au 1/200ᵉ dans l'œil droit d'un coq. A 2 h. 40 (après 7 minutes), rien. A 2 h. 55 (après 22 minutes), légère myose à droite. A 3 h. 20, légère myose à droite. Le rétrécissement pupillaire a complétement disparu le lendemain matin.

Sixième expérience. — Sur une grenouille, on fait une instillation à droite d'une solution au 1/200ᵉ à 2 h. 23. L'animal a été observé jusqu'à 3 h. 23, sans qu'on ait constaté aucune modification des pupilles.

Septième expérience. — A 9 h. 12, instillation de II gouttes d'une solution à 1/200ᵉ dans l'œil droit d'une chienne. A 9 h. 25 (après 13 minutes), rien. A 9 h. 35 (après 23 minutes), rien. A 9 h. 45 (après 32 minutes), myose très nette du côté droit. La myose n'a complétement disparu qu'après 36 à 48 heures.

La pression intra-oculaire est d'abord augmentée sous l'influence de l'ésérine, puis ultérieurement elle diminue.

La myose produite par l'ésérine instillée dans l'œil est due à la contraction du sphincter de la pupille ; elle est accompagnée d'un trouble de l'accommodation qu'il faut attribuer à l'excitation du muscle ciliaire. Le nerf oculo-moteur commun est excité, et le nerf sympathique est paralysé (Nothnagel et Rossbach).

Après son absorption, l'ésérine produit des modifications fonctionnelles très nettes. Elle *active les sécrétions* salivaire, intestinale, cutanée et bronchique. Tous les animaux (chat, chien, cheval) auxquels j'ai administré cet alcaloïde ont salivé beaucoup, mais moins cependant qu'avec la pilocarpine ; ils ont expulsé des excréments mélangés de beaucoup de liquide dont la réaction était fortement alcaline ; quelquefois même avec des doses fortes, l'anus laissait écouler une assez grande quantité de liquide sans aucun effort de la part de l'animal. Le cheval a présenté de la sueur sur différents points du corps. Les animaux qui succombent à l'empoisonnement par l'ésérine ont les bronches encombrées de mucosités, et parfois on observe de l'œdème du poumon.

L'hypersécrétion salivaire est due à l'action directe de l'ésérine sur les éléments glandulaires. Quand on a paralysé les nerfs glandulaires avec l'atropine, on peut encore provoquer la salivation avec l'ésérine (Heidenhain).

L'ésérine augmente aussi la sécrétion urinaire.

Elle atteint aussi la *sensibilité* et la *locomotion*. Les animaux deviennent tous plus *excitables*, plus sensibles et offrent des altérations des mouvements. Le chat a des contractions saccadées dans son peaucier de la région dorsale ; le chien présente des contractions musculaires commençant dans les membres postérieurs ; le cheval a des tremblements musculaires qui s'établissent d'abord dans la région rotulienne et olécranienne. Ces contractions, d'abord localisées aux régions indiquées, s'étendent ensuite sur tous les muscles, et les animaux sont fortement agités et secoués dans tout le corps.

Quand ces convulsions sont légères, l'animal peut encore se tenir debout ; mais, quand elles sont très intenses, il tombe sur le sol et devient incapable d'exécuter des mouvements de locomotion. La faiblesse débute dans le train postérieur et gagne ensuite les extrémités antérieures. Pendant que l'animal est couché, ses membres ainsi que ses mâchoires sont fortement agités par des convulsions cloniques et des tremblements continuels. Ces convulsions n'ont pas toujours la même intensité, elles sont continues, mais présentent des moments d'exacerbation correspondant à des crises.

Si les doses sont toxiques, on voit les convulsions, d'abord violentes, diminuer peu à peu d'intensité et faire place à une paralysie ; la respiration devient difficile, elle se ralentit, puis s'arrête complètement, tandis que le cœur continue encore à battre pendant quelques minutes.

Les *convulsions* et les *tremblements musculaires* engendrés par l'ésérine sont d'origine centrale. En effet, quand on coupe les nerfs moteurs d'un membre, on voit que ce membre ne par-

ticipe pas aux convulsions. L'ésérine agit donc à la manière de
la strychnine en augmentant le pouvoir excito-réflexe de la
moelle. A la dernière période de l'empoisonnement, les centres
réflexes médullaires sont paralysés ; alors la paralysie envahit
aussi les muscles respiratoires. Quand la respiration est arrêtée,
on peut prolonger la vie de l'animal ou même le sauver en entre-
tenant la respiration artificiellement pendant un temps suffisant.

L'ésérine produit aussi des *contractions très énergiques* dans
les muscles de la vie organique, principalement dans l'intestin,
la vessie, la matrice, les bronches et la rate.

L'expulsion répétée de matières excrémentitielles, l'apparition
des borborygmes, constituent des indices certains de la contraction énergique du gros intestin ; l'incontinence d'urine qui survient indique que la vessie se resserre. On peut s'en assurer en
ouvrant le ventre d'un animal qui a reçu de l'ésérine ; on voit alors
les intestins animés de mouvements très vifs.

A l'autopsie d'animaux morts par l'ésérine, on trouve toujours
le gros intestin pâle, resserré et dur ; la vessie est vide, revenue
fortement sur elle-même ; la matrice est également dans un état
de contraction manifeste ; Bauer a pu constater la diminution du
volume de la rate, par suite de la contraction des fibres lisses
qui entrent dans sa structure ; les *muscles* et les nerfs moteurs
restent excitables un certain temps après la mort.

L'ésérine agit énergiquement sur la *respiration* et la *circula-*
tion. La respiration n'est presque pas influencée par des doses
très faibles ; mais aussitôt que les doses s'élèvent, elle s'accélère,
puis se ralentit, devient plus difficile, plus pénible et bruyante
par suite du spasme bronchique et de l'accumulation de mucosités.

Le cœur, peu influencé par des doses très faibles, se ralentit
considérablement avec des doses plus fortes. Sur un chien qui
avant l'injection avait 100 battements cardiaques à la minute, j'ai
vu le nombre tomber à 40 pendant l'action de l'ésérine.

Les battements du cœur diminuent de fréquence, et ils augmentent d'*énergie* comme avec la digitaline. A très faible dose,
on a observé chez le chien et le chat une légère *diminution* de
la tension artérielle. A doses plus fortes, il y a toujours *élévation*
notable de cette tension.

Quand les deux nerfs pneumogastriques sont coupés sur un
animal, l'ésérine produit encore le ralentissement et l'arrêt de la
respiration, mais il n'y a plus d'accélération initiale ; elle produit

aussi le ralentissement du cœur et l'élévation de la tension artérielle. L'accélération respiratoire primitive est donc due à l'action de l'ésérine sur le poumon, tandis que le ralentissement consécutif est le résultat d'une action paralysante sur le centre respiratoire. Le ralentissement du cœur et du pouls doit être attribué à l'action périphérique, intracardiaque, et non à l'action sur le centre modérateur du bulbe. L'ésérine rétablit l'excitabilité des fibres cardiaques des nerfs pneumogastriques quand elle a été abolie par l'atropine. Pendant l'action de l'ésérine, la plus légère excitation portée sur les pneumogastriques suffit pour arrêter les battements du cœur; elle augmente donc l'excitabilité de ces nerfs.

L'élévation de la tension artérielle est attribuée à la constriction des petits vaisseaux par suite de l'excitation du centre vaso-moteur et de la forte contraction intestinale.

Un fait assez remarquable, c'est que l'ésérine ne produit pas la myose quand elle a été absorbée par une autre voie que la conjonctive. J'ai toujours constaté sur les mammifères que, pendant l'action générale de la physostigmine, la pupille est plutôt dilatée que resserrée. Cette action mydriatique est probablement d'origine intestinale ; elle semble être l'effet de l'excitation du système nerveux de l'intestin.

D'après l'exposé qui vient d'être fait, on voit que l'ésérine agit comme *antagoniste de l'atropine* et que ses effets sur plusieurs fonctions ont beaucoup d'analogie avec ceux de la pilocarpine.

L'atropine tarit les sécrétions, diminue l'excitabilité réflexe, paralyse l'estomac, l'intestin et la vessie, accélère le cœur par paralysie intracardiaque des fibres modératrices, dilate la pupille après l'instillation et après l'absorption. L'ésérine au contraire augmente les sécrétions, exagère l'excitabilité réflexe, tétanise l'estomac et l'intestin, principalement le gros intestin, la vessie et la matrice, ralentit le cœur par excitation intracardiaque des fibres modératrices, resserre la pupille après instillation, mais pas après absorption.

L'*hypersécrétion* salivaire, intestinale, biliaire et sudoripare est beaucoup plus active avec la pilocarpine qu'avec l'ésérine ; celle-ci anémie l'intestin et le tétanise ; la pilocarpine exalte ses mouvements péristaltiques sans le tétaniser et le congestionne plutôt qu'elle ne l'anémie. L'ésérine produit des convulsions et des tremblements qui n'apparaissent pas avec la pilocarpine. Celle-ci est aussi moins myotique que l'ésérine.

Indications thérapeutiques. — L'ésérine est indiquée :

1° Comme *myotique*, toutes les fois que le resserrement pupillaire peut être utile à la guérison d'une maladie de l'œil. Les instillations d'ésérine combinées avec celles d'atropine conviennent pour empêcher les adhérences de l'iris avec les parties voisines enflammées. L'ésérine diminue la tension intra-oculaire et convient dans toutes les inflammations du globe et surtout de la cornée ;

2° Comme *anémiant* et évacuant intestinal, dans les coliques du cheval. Elle donne surtout des résultats remarquables dans les congestions intestinales (Dieckerhoff, Nocard, etc.) ;

3° Comme *tonique* du tube digestif, chez les ruminants principalement de la panse et du gros intestin dans les cas d'atonie ;

4° Comme *hypersécrétoire*, dans les cas de constipation opiniâtre. Associée à la pilocarpine, elle donne d'excellents résultats.

5° Comme *excitant des contractions* intestinales, dans les cas de paralysie de l'intestin, ou quand il faut provoquer l'expulsion de pelotes, de calculs ou d'autres corps étrangers qui pourraient obstruer la lumière du gros intestin ;

6° On la recommande aussi pour déterminer des contractions de la matrice dans les cas de non-délivrance.

Contre-indications. — Les sels d'ésérine peuvent devenir nuisibles dans les cas suivants : 1° dans les coliques produites par surcharge alimentaire ou lorsqu'un obstacle mécanique s'oppose à la progression des matières. On a observé souvent, dans ces cas, la rupture des parois de l'estomac ou du gros intestin ; 2° dans les affections chroniques du poumon ou des bronches, dans l'emphysème, il rend la respiration plus difficile en déterminant un spasme bronchique et en augmentant les sécrétions ; on a noté, dans des cas de ce genre, la mort par asphyxie ; 3° chez les femelles pleines, il peut provoquer l'avortement.

Administration. — Les sels d'ésérine doivent toujours s'employer en injection hypodermique. Ce mode d'administration convient très bien. Je n'ai jamais vu se produire aucun accident local après les injections sous-cutanées de solutions aqueuses de sulfate ou de salicylate d'ésérine. Les solutions doivent être faites à froid et ne pas être stérilisées par la chaleur. Celle-ci les altère.

L'association d'un sel d'ésérine et du chlorhydrate de pilocarpine est recommandée dans le traitement des coliques du cheval.

Les instillations se font avec des solutions à 1 p. 100, 1 p. 300, ou 1 p. 500.

Doses.

Doses toxiques (injections hypodermiques).

	Gr.
Chien de 5 kilos	0,005
Chien de 10 à 20 kilos	0,006
Chat	0,005
Cheval	0,15
Bœuf	0,30

Doses thérapeutiques (injections hypodermiques).

	Gr.	Gr.
Chien	0,001 à	0,002
Chat		0,004
Mouton, chèvre	0,02	0,05
Cheval	0,04	0,10
Bœuf	0,10	0,15

On observe des susceptibilités individuelles très différentes ; sur certains sujets, les doses indiquées peuvent produire parfois des effets exagérés. Il convient donc de donner d'abord les doses les plus faibles.

Éséridine.

$$C^{15}H^{23}Az^2O^3.$$

L'*éséridine* est un alcaloïde retiré de la fève de Calabar par P. Bœhringer en 1888.

L'éséridine pure se présente en cristaux tétraédriques, incolores, peu solubles dans l'eau, très solubles dans le chloroforme, l'alcool, l'éther, le benzol, les éthers de pétrole et l'acétone.

Cet alcaloïde ne forme que difficilement des sels avec les acides ; mais ceux-ci facilitent considérablement sa dissolution dans l'eau.

Pour la préparation des solutions utilisées dans la pratique, il suffit d'ajouter à l'eau quelques gouttes d'acide sulfurique étendu et de chauffer légèrement. La dissolution se fait bien, et les solutions ainsi obtenues conservent longtemps leurs propriétés physiologiques. Eber conseille de favoriser la dissolution de l'éséridine par l'acide tartrique (éséridine 2, acide tartrique 1 et eau distillée, 100).

Effets et usages. — Les effets de cette substance ont été bien étudiés par Eber sur tous nos animaux domestiques (*Berl. Wochenschr.*, 1888).

L'action de l'éséridine ressemble à celle de l'ésérine ; mais elle est beaucoup moins toxique. Eber a démontré qu'elle a une action puissante sur l'intestin, qu'elle provoque une sécrétion muqueuse et une diarrhée abondante sans affecter pourtant le système nerveux aussi fortement que l'ésérine. Elle est six fois moins toxique que cette dernière et, par conséquent, plus facile à manier dans la pratique.

Elle est indiquée dans les mêmes cas que l'ésérine : pour provoquer les évacuations abondantes, pour exciter l'estomac et l'intestin dans l'atonie, la constipation, etc. ; pour augmenter l'excitabilité de la moelle épinière dans les paralysies, la fièvre vitulaire. C'est le médicament qui agit le plus efficacement sur la *parésie* des parois stomacales. On en obtient d'excellents résultats pour *obtenir le retour de la rumination.*

D'après Eber, son emploi est contre-indiqué dans les maladies de la moelle épinière accompagnées d'excitation, car elle agit sur elle à la façon de la strychnine, mais avec cette différence qu'elle ne produit pas d'effets cumulatifs.

On l'administre en injection hypodermique, en solution aqueuse de 1 à 2 p. 100.

Doses thérapeutiques (injections hypodermiques).

	Gr.	Gr.
Cheval	0,15	à 0,50
Bœuf	0,20	0,60
Porc	0,02	
Chien	0,002	0,01
Chat	0,002	

FÈVE DE CALABAR.

C'est le fruit de la plante que les habitants du Calabar appellent *Eséré*, que les botanistes désignent sous le nom de *Physostigma venenosum* et qui appartient à la famille des *Légumineuses.*

Dans la région de l'Afrique appelée Calabar, la fève sert comme instrument d'épreuve judiciaire. Quand un homme est accusé de quelque délit, il doit, pour se justifier, subir devant le peuple assemblé l'épreuve de la fève. Celle-ci se prend sous forme de poudre ou d'infusion. Les prêtres, tout à fait puissants en ce pays, règlent la dose, qui varie d'une partie de fève à vingt-cinq fèves. Cette latitude leur permet de modifier à l'avance le résultat de l'épreuve selon leurs vues particulières ou les intérêts de leur vengeance.

La fève doit son activité à des alcaloïdes qui sont : l'*ésérine* ou *physostigmine*, l'éséridine et la calabarine.

Les effets et les indications de l'ésérine et de l'éséridine peuvent être appliqués à la fève de Calabar. Elle ne diffère de ses alcaloïdes que par les doses plus fortes qu'il faut pour produire des effets.

Doses.

Doses thérapeutiques.

Extrait de fève.

Cheval.................   1   à 2 grammes.
Chien..................   0gr,005 à 0gr,02

L'extrait alcoolique dont les doses viennent d'être indiquées est 16 à 24 fois plus actif que la poudre de fève.

Arécoline.

$C^8H^{13}AzO^2$.

L'arécoline est le principal alcaloïde de la noix d'Arec, graine fournie par l'*Areca catechu*, palmier des Indes orientales, cultivé à Ceylan et aux îles Philippines.

Elle se présente sous forme d'un liquide huileux incolore, inodore, soluble en toutes proportions dans l'eau, l'alcool, l'éther et le chloroforme. Elle forme des sels cristallisables, dont le plus employé est le *bromhydrate d'arécoline*. Ce sel ($C^8H^{13}AzO^2HBr$) contient 65,68 p. 100 d'arécoline et 34,32 d'acide bromhydrique. Il est en petits cristaux prismatiques, non hygroscopiques, très solubles dans l'eau, peu solubles dans l'éther et le chloroforme.

Action physiologique. — L'arécoline n'exerce localement aucune action spéciale sur les tissus.

Instillée dans l'œil, la solution aqueuse de bromhydrate d'arécoline à 1 p. 100 produit, comme l'ésérine et la pilocarpine, une *action myotique*. — Le myosis devient apparent après deux minutes et atteint son maximum au bout de dix minutes ; il persiste environ une demi-heure, puis s'atténue graduellement pour disparaître après une heure. Cette action myotique ne se produit que lorsque l'arécoline est appliquée directement sur l'œil.

Après son absorption, l'arécoline modifie la plupart des fonctions en agissant à la fois comme l'ésérine et la pilocarpine.

Sécrétions. — L'arécoline est un *hypersécrétoire puissant*. A très faible dose, elle n'excite que la sécrétion salivaire ; à dose un peu plus forte, elle agit sur toutes les glandes digestives et provoque la dilution du contenu intestinal et l'expulsion répétée d'excréments d'abord ramollis, puis liquides. *A dose encore plus forte*, on observe en même temps de la *sudation* de l'*hypersécrétion lacrymale et nasale* (Maumé. Fröhner, Mouquet).

Mouvements et péristaltisme. — L'arécoline est un puissant excitant de la contractilité des fibres lisses. A petites doses, elle exalte le péristaltisme intestinal et les contractions des parois de la vessie ; il en résulte des défécations et des mictions répétées. L'action laxative est souvent accompagnée de légères coliques, d'éructations et même de nausées. A dose forte, son action excitante se propage aux muscles locomoteurs ; elle produit des tremblements, puis des convulsions tétaniques.

Respiration et circulation. — Les petites doses d'arécoline accélèrent les mouvements respiratoires, les fortes doses les paralysent et les arrêtent. L'action paralysante sur la respiration est surtout à redouter chez les bovins (Graefe) et sur les chevaux de race commune et lymphatique (Fröhner). Cet inconvénient fait renoncer à l'emploi de l'arécoline chez le bœuf.

Les faibles doses ralentissent le cœur par excitation des fibres modératrices du pneumogastrique ; les fortes doses l'accélèrent par suite de la paralysie des mêmes fibres. Après l'emploi de doses un peu fortes, on observe toujours une *diminution de la pression sanguine et un abaissement de la température.*

Élimination. — L'arécoline s'élimine en nature par toutes les sécrétions et excrétions. L'élimination est assez rapide, et il n'y a pas d'effets cumulatifs à craindre en espaçant convenablement les administrations.

Antidotes. — Le meilleur antidote de l'arécoline, c'est l'atropine. Celle-ci est surtout utile pour combattre les troubles cardiaques et respiratoires.

Indications. — 1° Les effets hypersécrétoires et évacuants énergiques du bromhydrate d'arécoline indiquent son emploi dans les coliques des solipèdes. De nombreux vétérinaires signalent ses bons effets dans les coliques, notamment dans celles produites par des surcharges alimentaires, par des obstructions, de la constipation. Beaucoup de praticiens estiment que sa puissance curative est supérieure à celle de l'ésérine-pilocarpine (Fröhner, Mouquet, etc.).

2° L'arécoline donne d'excellents résultats dans la *fourbure aiguë chez le cheval*. Fröhner, Eberlein, König, etc., la considèrent comme un remède héroïque contre cette affection, supérieur à l'antifébrine et à la pilocarpine. Ellet agit en faisant affluer le sang des extrémités vers le centre du corps et en favorisant la résorption de l'œdème inflammatoire du tissu podophylleux (Guinard).

3° Elle convient comme la pilocarpine pour *hâter les résorptions* des transsudations et des exsudations, principalement dans l'*hydrocéphalie*, dans l'*œdème cutané* et les *phlegmons*.

Les cas de guérison de l'*immobilité* par l'arécoline sont nombreux.

4° On a signalé aussi les succès par l'emploi de l'arécoline dans l'*hémoglobinémie* du cheval (Fröhner, Guillemard, Chigot Pichard).

5° L'action *excitante sur les fibres musculaires lisses* a fait employer l'arécoline avec succès à faible dose pour réveiller les *contractions de la matrice chez la vache*.

6° L'*effet myotique* peut recevoir une application dans les affections oculaires.

Contre-indications. — Elle est contre-indiquée dans la pharyngite, le tétanos, les coliques nerveuses et chez les femelles pleines. Il ne faut employer l'arécoline qu'avec circonspection chez les ruminants et à très faible dose seulement. Il en est de même chez les chevaux lymphatiques ; il faut s'abstenir de son emploi chez tous les animaux atteints d'affections cardiaques. Un cheval atteint d'endocardite chronique a succombé à la dose de 0^{gr},08 de bromhydrate d'arécoline employé en injections sous-cutanées (Wöhner).

Administration et doses. — On n'utilise que les injections hypodermiques de solutions aqueuses à 1 p. 100 de bromhydrate d'arécoline. Elles ne sont jamais suivies d'aucun accident local.

Doses toxiques.

Cheval	0^{gr},25 à 0^{gr},50
Bœuf	1 gramme.
Chien	0^{gr},05
Chat	0^{gr},01 à 0^{gr},02
Lapin	0^{gr},025

Chlorure de baryum.

$$BaCl^2 + 2H^2O.$$

Ce sel se présente en tablettes cristallines incolores, inodores, à saveur amère, désagréable, solubles dans 1,5 parties d'eau, insolubles dans l'alcool.

Effets. — Tous les composés barytiques solubles, et notamment le chlorure de baryum, constituent des *poisons très énergiques* pour les animaux et pour l'homme.

Après son absorption, le chlorure de baryum exerce une action élective sur le *tissu musculaire strié et lisse*.

A très faible dose, il augmente la puissance de tous les mouvements ; mais son action tonique est surtout manifeste sur le cœur et sur la musculeuse de l'estomac et de l'intestin. Sous son influence, les contractions cardiaques deviennent *plus énergiques*, la pression artérielle s'élève comme avec la digitale, le péristaltisme gastro-intestinal augmente, ce qui rend les *défécations plus fréquentes.*

A dose plus forte, le chlorure de baryum agit comme *évacuant intestinal puissant*. Il augmente alors à la fois les mouvements péristaltiques et les sécrétions intestinales ; il produit des évacuations abondantes et *liquides*. Chez les carnivores, on observe souvent des vomissements. Mais là ne se borne pas son action ; parfois on voit survenir de la parésie, même de la paralysie dans les muscles locomoteurs, ainsi que des troubles cardiaques. Les animaux ne peuvent plus se tenir debout et sont incapables de se déplacer ; les muscles n'obéissent plus à l'influence de la volonté, ils sont paralysés. Le cœur s'affaiblit, se tétanise et s'arrête en systole.

Le chlorure de baryum est donc un *poison musculaire* et surtout un *violent poison du cœur.*

Lésions. — Les animaux qui succombent aux effets du chlorure de baryum ne présentent pas de lésions caractéristiques. On a noté souvent de la *congestion* de la muqueuse intestinale et des méninges, des *ecchymoses* sur l'endocarde du ventricule gauche. L'analyse chimique permet de retrouver le sel de baryum, dans tous les organes, mais en proportion différente ; le foie, le rein, le cerveau, la moelle en contiennent le plus. Dans l'empoisonnement chronique, les os en renferment une assez forte proportion (Linossier).

Emploi thérapeutique. — 1° L'action énergique exercée par le chlorure de baryum sur le *péristaltisme intestinal* a été utilisée pour provoquer des évacuations dans les cas de *coliques chez le cheval*. Dieckerhoff l'a employé le premier en injection intraveineuse dans le traitement des coliques des solipèdes (1895). Dès les premières minutes qui suivent l'injection d'une dose de 0^{gr},25 à 1^{gr},25 de chlorure de baryum en solution aqueuse, le cheval présente des évacuations fréquentes et abondantes d'excréments ramollis et liquides ; cette action laxative peut durer de deux à six heures. Quand le chlorure de baryum est administré à l'intérieur sous forme de breuvage, d'électuaire ou de bol, les effets évacuants apparaissent tardivement, après un temps qui varie de une heure à deux heures.

Le traitement des coliques des solipèdes par les injections intraveineuses de chlorure de baryum a fait l'objet de nombreuses recherches cliniques dans tous les pays. Pour beaucoup d'auteurs, ce traitement est efficace et sans danger quand la solution employée est suffisamment diluée et injectée à faible dose et lentement (Dieckerhoff, Hutyra, Carrey, Cadiot). Pour d'autres, il est très dangereux et peut occasionner la mort presque foudroyante des animaux, même avec de faibles doses, de 0^{gr},25 à 0^{gr},80 (Ries, Mollereau, Müller, Röder, etc.).

Quand on veut employer le chlorure de baryum, il faut se rappeler que ce sel est un *violent poison du cœur* et qu'il est, par conséquent, contre-indiqué chez tous les sujets *atteints d'affections cardiaques* même légères. De plus, les différents sujets n'offrent pas la même sensibilité vis-à-vis de cette substance. Dans la pratique, il convient donc de ne l'utiliser que chez les animaux dont le cœur est sain et de ne l'administrer qu'à doses faibles, fractionnées renouvelées au besoin deux ou trois fois à une demi-heure d'intervalle. L'injection intraveineuse doit toujours être lente, et la solution ne doit jamais présenter une concentration supérieure à 1 p. 20.

2° Dans l'espèce bovine, le chlorure de baryum administré à *l'intérieur* a donné quelques résultats favorables dans l'indigestion, la météorisation, les obstructions, la parésie des viscères, à des doses variant de 5 à 15 grammes dissous dans 1 litre d'eau (Fober, Wolf, etc.).

Doses thérapeutiques. — *A l'intérieur* chez le bœuf, 5 à 15 grammes ; chez le cheval, 3 à 12 grammes.

En injection intraveineuse :

Chevaux de grande taille................	0,40
— de taille moyenne..............	0,30
— de petite taille.................	0,20

Les doses peuvent être renouvelées deux ou trois fois, en laissant environ une demi-heure entre les injections.

Le chlorure de baryum ne convient pas en injections sous-cutanées ni en injections intratrachéales à cause de son action irritante.

Quelques auteurs ont cru voir un antagonisme entre le chlorure de baryum et la morphine ; mais cette action antagoniste n'est pas admise par d'autres (Bezzi).

Muscarine.

$$C^5H^{15}AzO^3 \text{ ou } Az (CH^3)^3.C^2H^5O^2.OH.$$

La muscarine est l'un des alcaloïdes de l'*Amanita muscaria* ou *fausse oronge*. Elle s'obtient aussi par synthèse en oxydant le chlorure de choline. Elle se présente en cristaux très déliquescents ; elle est soluble en toute proportion dans l'eau et l'alcool, peu soluble dans le chloroforme, insoluble dans l'éther.

La muscarine est un *poison très puissant*. Elle a une action pharmacodynamique voisine de celle de l'ésérine, de la pilocarpine et de l'arécoline. A très faibles doses, elle *excite la sécrétion* de toutes les glandes digestives et même des glandes lacrymales et des glandules de la muqueuse respiratoire. Elle provoque également la *contraction des muscles lisses* de l'estomac, de l'intestin, etc.

Ellenberger (1887) a obtenu chez les solipèdes un effet évacuant très énergique par l'injection hypodermique de la muscarine à la dose de 0gr,3. Outre la diarrhée due à l'augmentation du péristaltisme et à l'exagération de la sécrétion des glandes annexées à l'intestin, on observe de la *sudation*, de la sécrétion des larmes et la production de mucus dans l'appareil respiratoire. A la dose de 0gr,4, on observe parfois de l'œdème du poumon et des phénomènes toxiques alarmants. Chez le mouton, la dose de 3 à 8 milligrammes agit énergiquement en augmentant les contractions de la panse.

A dose forte, la muscarine détermine de la dyspnée, l'asphyxie et l'arrêt du cœur en diastole. Elle excite d'abord le centre respiratoire et le paralyse ensuite.

Cet alcaloïde n'a encore guère reçu d'applications thérapeutiques en vétérinaire.

MODIFICATEURS DE LA NUTRITION

Ils comprennent les *toniques* et les *altérants*.

Toniques.

La *médication tonique* comprend l'ensemble des moyens qu'on peut mettre en œuvre pour relever les forces vitales déprimées et rendre à la nutrition languissante son activité normale.

Elle intervient dans l'atonie, l'anémie, la longueur de la nutrition, la débilité et l'affaiblissement général. Ces états morbides peuvent être la conséquence de la misère physiologique qui se produit sous l'influence de conditions alimentaires et hygiéniques défectueuses ou être le résultat d'une maladie quelconque apportant un trouble important dans la nutrition. Dans tous ces cas, il se produit une rupture d'équilibre entre l'assimilation et la désassimilation; celle-ci l'emporte, l'animal maigrit, perd de son poids et par suite s'affaiblit.

Pour éviter l'anémie ou pour la combattre efficacement, il faut d'abord guérir la maladie qui la tient sous sa dépendance, puis enrayer la désagrégation organique par une alimentation appropriée, et enfin exciter la puissance d'assimilation en relevant le fonctionnement du système nerveux.

Les moyens hygiéniques sont souvent les plus importants. Ils suffisent généralement à eux seuls pour faire disparaître l'atonie, la misère physiologique et la faiblesse générale. Il ne faut donc jamais les négliger et se souvenir que même les agents médicamenteux ne peuvent donner de bons résultats curatifs que sur les animaux qui sont placés dans de bonnes conditions hygiéniques et qui reçoivent une nourriture substantielle et abondante.

Les malades doivent être placés dans des locaux bien aérés, éclairés, à température modérée, et autant que possible constante. On doit éviter les courants d'air, qui sont très nuisibles, prédisposent aux affections aiguës. Si la saison le permet, les animaux débilités seront laissés en liberté dans une prairie, un enclos ou une cour. Là ils peuvent prendre leurs ébats, se livrer à une gymnastique salutaire et éprouver en même temps les bienfaits de l'excitation de l'air et de la lumière.

Le pansage doit être bien fait. On sait que les excitations des nerfs cutanés déterminées par l'étrille, la brosse ou le bouchon de paille activent la nutrition générale, favorisent les fonctions sécrétoires de la peau et tonifient par action réflexe le système neuro-musculaire.

Le tondage bien fait peut aussi puissamment contribuer à relever l'énergie vitale, en favorisant l'action de l'air sur la peau et en diminuant la sudation, tout en régularisant la transpiration cutanée. Il rend en outre les pansages plus faciles.

Les *médicaments toniques* agissent par trois procédés principaux. De là leur division en trois groupes : les analeptiques, les eupeptiques et les névrosthéniques.

Les *toniques analeptiques* sont ceux qui apportent au sang des principes indispensables à la réparation organique, c'est-à-dire de véritables éléments alimentaires, tels que le fer, les phosphates, les sels alcalins.

Les *toniques eupeptiques* améliorent la nutrition non en fournissant des matières capables d'entrer dans la constitution des tissus, mais en exerçant une action favorable sur la digestion et l'absorption des aliments. Ils augmentent l'appétit, favorisent la sécrétion des sucs digestifs, rendent ceux-ci plus actifs et accélèrent les mouvements péristaltiques. Ils peuvent en outre exercer sur le système nerveux une action favorable après leur absorption.

Les *toniques névrosthéniques* agissent en relevant principalement les fonctions nerveuses. Ces médicaments peuvent avoir aussi une action favorable sur la digestion; mais toujours leur action principale est exercée sur le système nerveux.

Les principaux médicaments toniques sont consignés dans le tableau suivant :

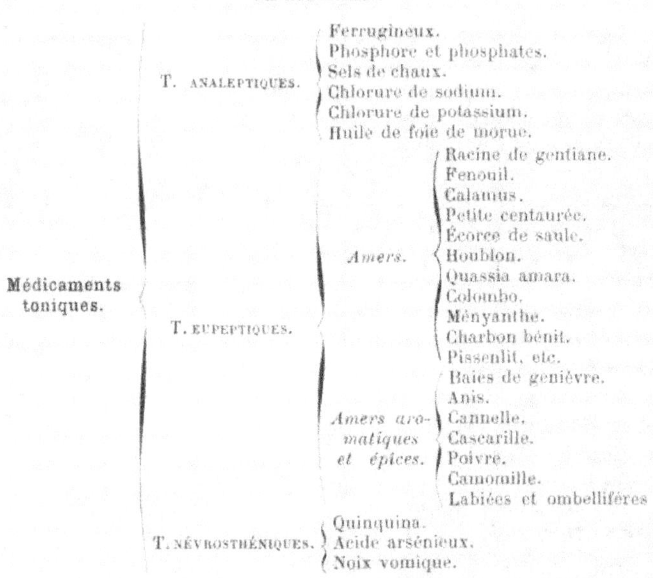

Toniques analeptiques.

Ferrugineux.

Le fer fait partie constituante de l'organisme animal et joue un très grand rôle dans la nutrition ; il se trouve dans tous les tissus, mais principalement dans le *foie* et le *sang*. Dans le sang il est fixé sur les hématies et leur communique la propriété d'absorber l'oxygène dans les voies respiratoires et de le céder ensuite aux différents tissus de l'organisme. Le sang est d'autant plus propre à entretenir la nutrition et la vitalité des tissus qu'il est plus riche en hémoglobine, c'est-à-dire en globules rouges. Or ceux-ci ne peuvent pas exister sans fer ; aussitôt que la proportion de fer devient insuffisante, leur nombre diminue, et il en résulte un défaut d'hématose, un ralentissement de la nutrition, une faiblesse générale et l'*anémie*.

La proportion de fer du sang varie avec les espèces animales et plusieurs autres circonstances. Le sang des oiseaux est le plus riche en fer ; vient ensuite celui des carnassiers et enfin celui des herbivores. La totalité du sang d'un homme ne contient pas

3 grammes de fer. Le cadavre d'un homme du poids de 70 kilogrammes contient 7 à 14 grammes de fer ; celui d'un cheval de taille
moyenne, de 15 à 20 grammes. Ce fer, qu'on trouve dans le sang
et les tissus des animaux, est naturellement emprunté aux aliments. Voici, d'après Boussingault, la proportion de fer contenue
dans les prinpales matières alimentaires : l'analyse a porté sur
500 grammes de chaque substance :

Bœuf	0gr,0048
Veau	0gr,0028
Poisson	0gr,0015 à 0gr,0042
Lait de vache	0gr,0018
Œuf de poule	0gr,0057
Pain blanc	0gr,0048
Riz	0gr,0015
Haricots	0gr,0074
Lentilles	0gr,0083
Pommes de terre	0gr,0016
Avoine	0gr,0131
Feuilles vertes de choux	0gr,0039

Les liquides suivants contiennent pour 100 centimètres cubes :

Vin (Beaujolais)	0gr,000109
Vin blanc (Alsace)	0gr,000076
Bière	0gr,000040

Boussingault a analysé toutes les sécrétions et tous les produits
de déchet expulsés par l'organisme animal dans les vingt-quatre
heures. Il a trouvé que le fer est éliminé dans les proportions
suivantes chez les différentes espèces :

L'homme élimine en 24 heures		0gr,05 de fer.
Le chien	—	0gr,04
Le cheval	—	0gr,20

Pour que le sang puisse conserver sa constitution normale et
servir constamment à entretenir la vie des organes, il faut que la
quantité de fer éliminée soit remplacée par une quantité égale
venant des aliments ingérés. Or, si on examine la quantité de fer
contenue dans la ration journalière, on trouve que le soldat de
l'armée française ingère au minimum tous les jours de 0gr,0061
à 0gr,078 de fer, le cheval de 1gr,10166, à 1gr,5612 La quantité de
fer ingérée par l'homme et les animaux recevant une ration ordinaire est donc en général plus que suffisante pour réparer les
pertes en fer que l'organisme éprouve sous l'influence du mouvement de désassimilation. Il y a cependant des cas où les aliments

sont pauvres en fer et n'apportent à l'organisme qu'une quantité insuffiante, pour les besoins de la nutrition ; il est des cas aussi où le fer contenu dans les aliments s'y trouve sous une forme telle qu'il n'est pas absorbé dans le tube digestif ou qu'il n'est absorbé qu'en trop petite quantité. Dans ces deux cas, le résultat final est le même, le sang s'appauvrit en fer, ses globules rouges diminuent, la nutrition des tissus s'altère et l'anémie ne tarde pas à apparaître.

Dans toutes les maladies, l'organisme s'appauvrit en fer, soit par suite d'une élimination exagérée, soit par suite d'une ingestion insuffisante. Les analyses suivantes, faites sur le sang de l'homme sain et de l'homme malade, le démontrent clairement (Becquerel et Rodier).

Fer contenu dans 1 000 grammes de sang.

Homme en bonne santé............................	0,56
Femme —	0,51
Homme atteint de maladies inflammatoires.	0,49
Femme atteinte — —	0,48
Pleurésie..	0,461
Rhumatisme aigu (4 hommes).................	0,452
Anémie (30 individus)........................	0,366
Chlorose..	0,319

On voit aussi, d'après ce tableau, que le sang de l'homme est, à l'état normal, plus riche en fer que le sang de la femme. Il est fort probable qu'il en est de même chez les animaux, si on compare le sang du mâle à celui de la femelle.

Effets physiologiques des ferrugineux. — Je ne décrirai pas ici les effets locaux produits par les différents composés ferrugineux ; ces effets sont étudiés à propos de chaque substance. On n'envisagera ici que les effets généraux, qui sont la conséquence de l'absorption du fer.

Absorption. — Les ferrugineux ne sont pas absorbés par la peau intacte, mais ils sont faiblement absorbés par les plaies quand ils sont solubles. En *injection hypodermique*, les sels de fer très solubles, tels que le citrate de fer, sont absorbables, mais les composés insolubles ne passent pas dans le sang. Dans le *tissu conjonctif*, les sels de fer solubles se transforment en albuminates solubles et absorbables, et on peut retrouver le fer dans les urines quelques heures plus tard. Les sels très styptiques, par exemple le perchlorure de fer, ne peuvent pas être absorbés par le tissu conjonctif, parce qu'ils déterminent une destruction locale des tissus en se combinant à leur substance et en formant des composés insolubles.

Dans la bouche, les sels de fer exercent une action astringente énergique ; ils ont une saveur métallique, styptique, accusée. Il y a parfois décomposition partielle du sel ferrique sous l'influence de l'acide sulfhydrique qui souvent est contenu dans la salive, et alors il se forme du sulfure de fer qui, en se déposant sur les dents, leur donne une coloration noire.

Dans l'estomac, tous les composés ferrugineux sont rendus solubles, en totalité ou en partie. Le fer métallique entre en combinaison avec les acides du suc gastrique et produit un dégagement gazeux, cause fréquente d'un ballonnement nuisible. Presque toutes les préparations ferrugineuses sont transformées, dans l'estomac, en chlorure et en lactate de fer, qui restent en dissolution dans le liquide albumineux acide et sont absorbés.

Quand la préparation ferrugineuse est administrée à dose un peu forte, la totalité n'est pas rendue soluble et absorbable dans l'estomac ; une certaine quantité se précipite ou reste insoluble, arrive dans l'intestin, irrite la muqueuse et est expulsée ensuite avec les excréments. Il est donc nécessaire, pour obtenir une absorption sûre non accompagnée de troubles digestifs, de faire prendre les ferrugineux aux animaux à doses très faibles et autant que possible à l'état organique. Les aliments naturellement riches en fer constituent les meilleurs médicaments ferrugineux, car ils contiennent le fer à l'état de composé *nucléo-albumine ferrugineux*, forme essentiellement absorbable et utilisable par l'organisme animal. Les préparations ferrugineuses ordinaires sont utiles aussi, car elles protègent le fer organique des aliments contre certaines actions décomposantes dans le tube digestif.

En passant dans l'intestin, le fer se combine en partie avec le soufre de l'acide sulfhydrique pour former du sulfure de fer insoluble qui se précipite sous forme d'une poudre noire et qui communique aux excréments une coloration foncée.

Après son absorption, le fer est fixé par le foie et surtout par les hématies, qui, en augmentant leur hémoglobine, acquièrent un pouvoir respiratoire plus considérable. Après quelques jours d'administration de ce métal, on voit que les globules *rouges* augmentent de *volume* et que leur *nombre* s'accroît notablement. Cette augmentation du nombre des globules rouges se remarque déjà sur les animaux sains, mais elle est surtout très remarquable sur les animaux anémiques, chez ceux où le nombre des hématies est au-dessous du chiffre normal. Chez ces derniers, on voit que, sous l'influence du fer, les muqueuses prennent, au bout de peu de temps, une coloration rosée, la peau aussi se vascularise, le pouls et les battements cardiaques prennent plus de force, l'œil devient brillant et vif, la calorification augmente, les fonctions se régularisent et la nutrition générale s'améliore.

D'après les expériences faites dans notre laboratoire sur les animaux sains, on constate que le fer administré pendant quelque temps s'accumule dans le sang, augmente le nombre des globules rouges et en même temps la quantité d'oxygène contenue dans le sang artériel. Étant plus oxygéné, le sang constitue un milieu plus favorable pour la respiration et la nutrition des éléments histologiques des tissus organiques. Dans le foie, le fer joue le rôle d'un transporteur d'oxygène et facilite les combustions, les oxydations lentes dans cet organe (Dastre). On comprend ainsi très bien pourquoi la vigueur augmente, pourquoi la calorification et la circulation se relèvent sous l'influence des ferrugineux.

Le fer ne reste pas indéfiniment dans le sang et les tissus ; il est entraîné par le mouvement de désassimilation, comme d'ailleurs tous les autres principes constituants de la matière organique, et est ensuite éliminé.

L'*élimination* se fait par toutes les voies, car tous les produits de sécrétion renferment du fer, mais en proportions très différentes. Les principales voies d'élimination sont la bile et le gros intestin. La bile de tous les animaux contient du fer ; elle est une voie universelle d'élimination de ce métal. La proportion du fer de la bile est très variable. En moyenne elle est de $0^{mg},9$ pour 100 centimètres cubes de bile (Dastre). Quand on administre du fer, on voit la quantité de ce métal augmenter dans la bile. L'intestin en élimine aussi beaucoup par sa muqueuse, car les matières fécales contiennent une quantité de fer bien supérieure à celle qui est apportée à l'intestin par la bile. De plus le contenu d'une anse intestinale isolée et ne recevant aucun aliment est riche en fer. Une solution de sel de fer injectée dans la jugulaire d'un animal provoque une sécrétion intestinale et gastrique riche en fer (Buckheim, Mayer, Cl. Bernard). Le méconium du fœtus contient toujours du fer (Guillemonat). Dans l'urine, on retrouve seize fois moins de fer que dans les fèces (Schmidt).

On s'est demandé pourquoi le fer n'est éliminé qu'en très petite quantité par les urines. On admet que cela tient à la combinaison que contracte le métal avec les matières albuminoïdes du sang qui, comme on le sait, ne sont pas expulsées par l'urine. D'après Cl. Bernard, le fer qu'on trouve dans l'urine est combiné à une matière organique qu'il croit être de la mucine.

Indications thérapeutiques. — D'après les résultats fournis par l'étude physiologique et les recherches cliniques, il résulte que les ferrugineux constituent des agents puissants pour combattre les *anémies* et certains *vices de nutrition*.

Le fer convient surtout dans toutes les maladies caractérisées par la pauvreté du sang : dans l'*anémie*, la *chlorose*, l'*hydro-hémie*, la *leucémie*, etc. Pour obtenir de bons résultats, il est nécessaire de donner en même temps une nourriture riche en azote, car le fer ne peut être utilisé par l'organisme que lorsqu'il peut se combiner avec des matières albuminoïdes. Il est évident que, si la pauvreté du sang tient à une altération anatomique d'un ou de plusieurs organes, le fer ne pourra la guérir qu'après la disparition de ces lésions anatomiques. Aussi ce métal ne doit-il pas être employé pendant le cours des maladies aiguës, mais seulement pendant la convalescence.

Les ferrugineux ont, en général, le pouvoir de resserrer la muqueuse digestive, de tarir les sécrétions, de provoquer la constipation ; ils sont donc indiqués dans les cas d'atonie, de relâchement et de diarrhée.

Le fer et ses composés sont *contre-indiqués*, lorsqu'il existe de la fièvre, c'est-à-dire dans toutes les maladies inflammatoires au début, dans la *constipation*, la *pléthore*.

Les principales préparations ferrugineuses employées en médecine vétérinaire sont : le fer métallique, les oxydes de fer, le sulfure, le perchlorure, le sulfate, le carbonate, le citrate de fer, etc.

FER MÉTALLIQUE.

Fe.

1° *Limaille de fer*. — La limaille de fer est une poudre d'un gris cendré, inodore, insipide, s'oxydant rapidement à l'air et se dissolvant avec facilité dans la plupart des acides. Elle renferme toujours, outre le fer, de petites quantités de soufre, de silicium, de manganèse, d'arsenic.

2o *Fer réduit*. — Le fer réduit s'obtient en désoxydant l'hydrate de peroxyde de fer au moyen de l'hydrogène ; il se présente sous la forme d'une poudre noirâtre qui tache les doigts.

Doses et administration. — Le fer en limaille ou réduit est une des meilleures préparations. Employé comme tonique reconstituant général, il doit toujours être administré à très faible dose et pendant une période de temps assez longue. Les fortes doses ont l'inconvénient de fatiguer le tube digestif et n'agissent pas plus vite sur la nutrition que les doses faibles. Il convient de faire l'administration au moment des repas, parce que c'est seulement pendant la digestion que le suc gastrique est sécrété ; or la présence du suc gastrique est une des premières conditions pour que le fer puisse être rendu absorbable. Il faut donc, autant que possible, mélanger le fer avec les aliments, avec le son, l'avoine ou l'administrer sous forme de bol ou d'électuaire ; c'est dans ces conditions qu'il produit son maximum d'effet. On peut aussi faire dissoudre les poudres ferrugineuses dans l'eau des boissons ou des breuvages, dans laquelle on verse quelques gouttes d'acide chlorhydrique pour favoriser la dissolution. On ne doit jamais employer simultanément le fer avec les substances alcalines qui neutraliseraient en partie l'acide du suc gastrique et le rendraient ainsi moins propre à opérer sa dissolution.

Les doses sont :

Cheval	3	à 5 grammes.
Bœuf	5	à 10 —
Mouton et porc	$0^{gr},20$	à 1 gramme
Chien	$0^{gr},10$	à $0^{gr},20$

OXYDES DE FER.

Les oxydes de fer, au nombre de trois, sont : le *protoxyde*, le *sesquioxyde* et l'*oxyde intermédiaire* ou *oxyde noir*. Ces composés deviennent solubles dans l'estomac sous l'action du suc gastrique. Outre des effets toniques, le fer oxydé jouit aussi de la propriété de neutraliser l'acide arsénieux ; on peut donc l'employer comme *contrepoison* de cet acide ; c'est surtout le sesquioxyde, préparé depuis peu, que l'on doit administrer de préférence dans les intoxications arsenicales.

L'*eau rouillée* n'est autre chose qu'un mélange d'hydrate de peroxyde de fer et de carbonate de fer en suspension dans l'eau.

C'est une bonne préparation et bon marché.

SULFURE DE FER.

C'est une poudre d'un jaune brun qui se transforme au contact de l'air humide en oxyde de fer et en soufre.

Effets et emplois. — Le sulfure de fer produit à la fois les effets du fer et ceux du soufre. Dans l'estomac et l'intestin, il donne naissance à une assez grande quantité d'acide sulfhydrique et peut produire le dégoût. Cependant, à faible dose, le dégagement d'acide sulfhydrique ne devient pas nuisible. Il convient pour les jeunes chevaux atteints de maladies lymphatiques.

SELS DE FER.

La plupart des sels de fer ont été étudiés à propos des *astringents*. Ils constituent tous des toniques puissants. Pour les petits animaux, on utilise avantageusement les sels à acides organiques : le *lactate* de fer contenant sur 100 parties 19,44 parties de fer, le *citrate de fer* contenant 18 p. 100 de fer, l'*oxalate de fer* contenant 38,8 p. 100 de fer, le *tartrate de fer et de potasse* contenant 21,6 p. 100 de fer. Ces sels sont mieux supportés que ceux à acides minéraux.

Phosphorés.

On utilise en thérapeutique le phosphore et ses composés, dont les principaux sont : les phophates, les glycérophosphates, la lécithine et la nucléine.

PHOSPHORE.
P.

Le phosphore se présente sous deux formes : phosphore ordinaire, phosphore amorphe.

Le *phosphore ordinaire* ou officinal absorbe facilement l'oxygène et luit à l'obscurité. Il s'enflamme à l'air sous l'influence de frottements légers. Il est peu soluble dans l'eau, un peu plus dans l'acool et l'éther, plus encore dans les essences, les huiles grasses, et très soluble dans le sulfure de carbone. Il est très toxique.

Le *phosphore amorphe* ou rouge se présente sous la forme

d'une poudre rouge, soluble dans le sulfure de carbone. Il n'est pas toxique.

Effets physiologiques. — Les solutions de phosphore employées en frictions sur la peau sont très irritantes ; elles déterminent une vive douleur, une forte rougeur et une inflammation ulcérative plus ou moins violente. L'huile phosphorée à 2 ou 3 p. 100 est un irritant cutané énergique plus dangereux que la teinture de cantharides ; la douleur est plus vive, et l'absorption du phosphore est à craindre. Sur les plaies et les muqueuses, son action irritante est encore plus prononcée ; l'inflammation qui en résulte est de mauvaise nature et d'une guérison difficile et longue.

Administré à doses très faibles, il est supporté par la muqueuse stomacale, et il stimule même la digestion. A dose un peu plus forte, 1 gramme chez les grands herbivores, il est très irritant, provoque des coliques et de la diarrhée. A 2 grammes, il tue les grands herbivores au bout de quelques jours. Dans l'estomac, il se transforme en partie en acide phosphoreux, en acide phosphorique et en hydrogène phosphoré ; il dégage beaucoup de chaleur en s'oxydant. Dans l'intestin, il se dissout à la faveur de la bile et des graisses.

Son élimination se fait surtout par les urines sous forme d'acide phosphorique et par l'air expiré, qui prend l'odeur phosphorée et devient lumineux à l'obscurité.

L'absorption de *très faibles* doses de ce corps détermine une prolifération abondante des cellules parenchymateuses, surtout dans le tissu osseux (Binz). Après quelques semaines de son administration, le tissu spongieux de l'os se transforme en tissu compact. Sur un animal en voie de développement, les os prennent plus vite de la consistance, par suite de la transformation rapide des cellules cartilagineuses en cellules osseuses. Chez un animal complètement développé, la cavité médullaire de l'os disparaît et celui-ci prend une consistance égale sur tous les points de sa coupe. Cette néoplasie s'observe souvent chez les personnes qui travaillent dans les fabriques d'allumettes.

A doses plus fortes, le phosphore produit rapidement une intoxication aiguë, la *dégénérescence graisseuse* des organes parenchymateux : du foie, du rein, du cœur et des muscles du tronc.

Cette dégénérescence graisseuse, qui s'observe dans tous les cas d'intoxication par le phosphore, s'explique par l'affinité très

grande du phosphore pour l'oxygène, par la formation
d'ozone, qui agit comme agent de dédoublement sur les
matières albuminoïdes des éléments anatomiques. Pendant ce
dédoublement des matières protéiques, une grande quantité de
graisse est mise en liberté ; ne pouvant pas être oxydée immédiatement, elle forme des gouttelettes qui remplissent les éléments
anatomiques. Pendant l'action du phosphore, l'élimination de
l'acide carbonique est diminuée au moins de moitié ; celle de
l'urée ou des produits azotés urinaires est, au contraire, trois fois
plus considérable (Bauer, Voit, etc.). Il y a donc diminution des
oxydations et augmentation de la destruction albuminoïde. La
graisse qui résulte du dédoublement de l'albumine, n'étant pas
brûlée, s'accumule, d'où dégénérescence graisseuse des organes.

Indications thérapeutiques. — L'*action irritante* locale produite par le phosphore est utilisée *à l'extérieur* contre les paralysies locales, les atrophies, les douleurs rhumatismales ; mais il
faut se souvenir que ces frictions peuvent devenir dangereuses.

A l'intérieur, il est indiqué toutes les fois qu'il faut augmenter
la compacité des os ou améliorer leur nutrition ; dans le *rachitisme*, dans le ramollissement des os, dans l'ostéomalacie, dans la
tendance aux maladies osseuses, dans les *cas de fracture* pour
favoriser la formation du cal, et dans les cas de *développement
insuffisant* du squelette. On a aussi retiré un certain avantage
de l'administration du phosphore dans la *leucocythémie*.

Kassowitz, ayant étudié l'action du phosphore sur la nutrition des os, conclut de ses expériences que ce corps est
le médicament spécialement indiqué pour combattre le *rachitisme*.
Il conseille de l'administrer à dose très faible. Degive (1) considère le phosphore comme un agent précieux dans toutes les
affections typhoïdes et *adynamiques* de nos animaux domestiques. Il prescrit l'huile phosphorée, chez le cheval, à la dose
quotidienne de 2 à 3 grammes, associée dans un électuaire à la
gentiane (30 grammes), à l'anis vert (30 grammes) et à la créosote
(1 à 2 grammes). L'huile qu'il emploie est composée de 1 partie
de phosphore sur 50 parties d'huile d'olive.

Autrefois, on faisait usage du phosphore contre toutes les maladies nerveuses : l'épilepsie, le tétanos, la chorée, la fièvre vitulaire, les paralysies générales, etc. ; mais cet emploi était purement

(1) *Annales belges de médecine vétérinaire*, 1882, p. 179.

empirique et ne reposait sur aucune connaissance scientifique ; aussi n'a-t-on obtenu que de rares succès.

Préparations.

1° Huile phosphorée................... à 1 p. 100
2° Glycérine phosphorée .... à 1   —
Pommade phosphorée.................. à 1   —

Doses.

Doses thérapeutiques de phosphore.

Cheval.......................... 40 à 50 milligr.
Bœuf.......................... 10 à 50   —
Mouton....................... ⎧
Porc.......................... ⎩ 1 à 5   —
Chien .... 0gr,5 à 2   —
Chat .... 0gr,5 à 1   —

Doses toxiques.

Cheval.............. ⎧ 1gr,50 dans l'estomac.
                    ⎩ 0gr,20 dans les veines.
Chien.............. 0gr,10 à 0gr,30 dans l'estomac.
Porc... .... 0gr,10 à 0gr,30   —

A l'intérieur, on donne l'huile ou la glycérine phosphorée, dans un liquide mucilagineux ou sous forme d'électuaire ou de pilules.

Les *antidotes* du phosphore sont : les vomitifs, les purgatifs et *l'essence de térébenthine vieille*. On combat l'inflammation locale par les mucilagineux, les gommeux et les féculents. Il faut exclure absolument les corps qui dissolvent le phosphore, tels que les corps gras, le lait et les œufs.

PHOSPHATES DE CHAUX.

On connaît trois phosphates de chaux : 1° le phosphate tribasique de chaux $(PO^4)^2 Ca^3$; 2° le phosphate neutre ou bibasique $(PO^4)^2 Ca^2 H^2 + 4H^2O$; 3° le phosphate acide ou monobasique $(PO^4)^2 H^4 Ca$.

Le phosphate de chaux *tribasique* se trouve à l'état naturel dans la terre végétale, dans presque toutes les plantes, dans les os, les dents, la chair, la corne et autres productions épidermiques de tous les animaux. Il forme la base des minéraux que l'on désigne sous les noms de phosphorites, d'ostéolithes, de coprolithes. Il s'obtient en traitant les cendres d'os par l'acide chlorhydrique, filtrant en précipitant par l'ammoniaque. Le phosphate basique de chaux est une poudre blanche amorphe insoluble dans l'eau, mais soluble dans les acides même faibles.

Le phosphate *neutre* ou *bibasique* n'existe qu'en petite quantité à l'état naturel. On le prépare artificiellement en versant une solution de phosphate neutre de soude dans une solution de chlorure de calcium. Il se présente sous la forme d'une poudre blanche, cristalline, insoluble dans l'eau, mais soluble dans les solutions acides.

Le phosphate *acide de chaux* ou *phosphate monocalcique* est très répandu dans la nature ; il paraît indispensable à la formation des cellules vivantes. Il s'obtient en traitant les cendres d'os par l'acide sulfurique. Dans la réaction, il se forme du sulfate de chaux qui se précipite et du phosphate acide de chaux qui reste en dissolution. Ce phosphate est déliquescent et très soluble dans l'eau.

Action physiologique. — Le phosphate tribasique de chaux joue un rôle physiologique très important. Il forme la plus grande partie des substances minérales des os de nos animaux et entre partout pour une certaine proportion dans la constitution des matières albuminoïdes de l'organisme ; il figure au nombre des éléments des lécithines, des nucléines, etc. ; c'est le phosphate de chaux qui communique aux os leur dureté et leur résistance. Des animaux privés d'aliments phosphatés ne tardent pas à montrer des altérations du squelette ; on voit survenir un ramollissement des os, le rachitisme et l'ostéomalacie.

Les animaux puisent les phosphates dans leurs aliments. Les substances végétales ainsi que les matières animales dont ils se nourrissent sont généralement assez riches en phosphates de chaux. Pour apprécier la valeur nutritive des aliments, il est nécessaire d'y doser non seulement l'azote, les matières grasses et hydrocarbonées, mais encore l'acide phosphorique, qui constitue l'un des éléments les plus importants.

Le phosphate de chaux en combinaison organique est beaucoup mieux digéré et absorbé que les phosphates purs administrés sous forme de médicaments. Cependant les phosphates tribasique et neutre de chaux, quoique insolubles dans l'eau, sont susceptibles de passer en partie à l'absorption parce qu'ils se dissolvent dans le suc gastrique acide (Neubauer). D'après Bouchard, tous les phosphates peuvent passer à l'absorption, même le phosphate tricalcique. Ce sel se dédoublerait dans le tube digestif en chlorure de calcium et acide phosphorique s'unissant à la glycérine, qui résulte du dédoublement des graisses pour former de l'acide glycéro-phosphorique. Cependant cette absorption n'est pas admise par plusieurs expérimentateurs ; ainsi pour Sanson, Weiske, etc., le phosphate de chaux soluble ou insoluble n'est pas absorbé et se retrouve en totalité dans les excréments. D'après ces auteurs, il n'y aurait donc aucun avantage à administrer des phosphates de chaux artificiels dans le but d'améliorer la nutrition générale.

En admettant que les phosphates soient absorbés dans le tube digestif, peuvent-ils servir à la nutrition des éléments anatomiques, ou bien sont-ils éliminés simplement sans jouer aucun rôle utile dans la nutrition ?

Les faits cliniques semblent prouver l'utilité de l'administration des phosphates. Ils sont *eupeptiques*, favorisent la *consolidation des fractures* et donnent de bons résultats dans le rachitisme. Si certaines expériences tendent à prouver leur élimination par les urines aussitôt après leur absorption, il n'en est pas moins vrai qu'ils exercent une action favorable sur la nutrition générale. En tout cas, leur administration n'est jamais nuisible.

Indications thérapeutiques. — Les phosphates de chaux exercent localement sur la muqueuse digestive une action légèrement astringente et tonique. Le phosphate de soude constitue un assez bon purgatif chez le chien, à la dose de 50 grammes.

Ils sont indiqués : 1° comme *eupeptiques*, pour réveiller l'appétit, combattre les diarrhées ;

2° Dans les *maladies osseuses* caractérisées par une diminution de la consistance des diverses pièces de squelette, rachitisme, ostéomalacie ;

3° Dans les *fractures*, pour favoriser la formation du cal et la consolidation des pièces osseuses ;

4° Dans l'*anémie*, la faiblesse générale, la convalescence à la suite de maladies graves, dans le pica, la maladie du lécher;

5° Pendant la *grossesse* et l'*allaitement*, pour favoriser la formation du squelette du fœtus ou du nourrisson ;

6° Après le sevrage pour favoriser la croissance des jeunes animaux.

Pour obtenir de bons résultats, il est nécessaire de donner aux animaux, en même temps que des phosphates artificiels, des aliments très nutritifs et de facile digestion, riches en phosphates.

En médecine vétérinaire, on donne le plus souvent la poudre d'os. Il faut la mélanger aux aliments pour permettre au suc gastrique d'exercer sur elle son action dissolvante.

Doses.

Bœuf............................	25-50 grammes.
Cheval..........................	10-25 —
Veau	
Poulain.........................	
Porc............................	5-15 —
Chèvre..........................	
Mouton..........................	
Chien...........................	0gr,5 à 5 —
Poule...........................	0gr,50 à 1 gramme.
Pigeon..........................	0gr,50 à 1 —

ACIDE PHOSPHORIQUE.
$$PhO^4H^3.$$

L'acide phosphorique ordinaire ou orthophosphorique est le seul employé. Sous sa forme officinale, c'est une solution marquant 1,35 au densimètre et contenant 50 p. 100 d'acide phosphorique trihydraté correspondant à 36gr,2 d'acide anhydre.

Cette solution ne coagule pas l'albumine.

Effets et usages. — Ingéré en solution diluée et à petite dose, il *rafraîchit* la bouche, calme la soif et favorise la digestion. Après son absorption, il se transforme en phosphate de soude dans le sang, produit un léger abaissement de température et un ralentissement du pouls.

Pur ou en solution concentrée, l'acide phosphorique est *irritant* comme les acides minéraux concentrés, produit une gastro-entérite et en plus une dégénérescence graisseuse du foie, des reins, des muscles.

Cet acide est indiqué comme *rafraîchissant eupeptique*, et léger antifébrile, en solutions très diluées dans toutes les maladies fébriles. On l'a recommandé aussi contre le rachitisme et l'ostéo-malacie.

On l'administre dans les boissons, sucrées ou non, à la dose de 3 à 5 grammes d'acide officinal par litre d'eau.

GLYCÉROPHOSPHATES.

Glycérophosphate de chaux. — Il s'obtient en chauffant ensemble du phosphate bicalcique, de l'acide phosphorique et de la glycérine. C'est une poudre légère, blanche, soluble dans 20 parties d'eau froide, moins soluble dans l'eau chaude. La solution aqueuse est neutre. L'alcool précipite le sel de sa solution aqueuse. Les dissolutions aqueuses sont très altérables, parce qu'elles sont rapidement envahies par des moisissures.

Il constitue un excellent *tonique stimulant* et *reconstituant*.

On l'emploie de préférence aux phosphates, parce qu'il est beaucoup plus facilement assimilable.

Les doses sont de 1 gramme par jour chez les petits animaux et de 10 grammes chez les grands herbivores.

Glycérophosphates de potasse et de soude. — Ils se présentent sous forme de liquides sirupeux, alcalins au tournesol, neutres à la phénolphtaléine. Jusqu'ici on n'a pas pu les faire cristalliser. Ils remplissent les indications générales des phosphates. Comme le glycérophosphate de chaux, ils sont assimilables. On les donne aux mêmes doses.

Glycérophosphates de fer. — S'obtient en paillettes d'un jaune verdâtre se dissolvant lentement dans l'eau froide et rapidement dans l'eau chaude. Pendant la dissolution à chaud, le sel se décompose. Il faut donc dissoudre à froid dans 4 ou 5 parties d'eau.

Ce sel apporte à la nutrition à la fois de l'acide phosphorique et du fer sous une forme très assimilable. C'est un *excellent tonique* qu'on administre aux mêmes doses que le glycérophosphate de chaux.

LÉCITHINE.

C'est un composé qui résulte de la combinaison de l'acide glycérophosphorique avec la choline et l'acide stéarique. Elle existe dans le jaune d'œuf, le lait, un grand nombre de tissus, cerveau, foie, hématies, spermatozoïdes, capsules surrénales, etc.

La lécithine est extraite du jaune d'œuf qui la contient dans la proportion de 6 à 8 p. 100. Elle se présente sous l'aspect d'une masse jaune brunâtre, translucide, de consistance résineuse ou sous celle d'une poudre blanche cristalline. Elle est insoluble dans l'eau, mais s'y gonfle, soluble dans l'alcool, le chloroforme, la benzine, le sulfure de carbone, l'éther et les huiles ; elle contient environ 4 p. 100 de phosphore et 1.80 p. 100 d'azote. La chaleur de l'ébullition la décompose.

Effets et usages. — Dans le tube digestif, sous l'influence du suc pancréatique ou des ferments, la lécithine subit une décomposition, en acides gras, acide glycérophosphorique et choline, produits qui sont ensuite absorbés.

Elle semble exercer chez les jeunes animaux une action stimulante sur le processus de multiplication des éléments cellulaires, sur la nutrition et la croissance. Les animaux qui la reçoivent soit à l'intérieur, soit en injections sous-cutanées, augmentent de poids, éliminent par les urines une plus forte quantité d'urée et d'azote total, mais une quantité moindre de phosphore (Desgrez, Ali Zaky). D'après C. Carrière, elle augmente aussi le nombre des hématies et la teneur du sang en hémoglobine.

En médecine vétérinaire, la lécithine n'a donné jusqu'à présent que des résultats thérapeutiques incertains. Son prix est élevé, et elle n'est que peu employée. On préfère avec raison administrer directement les jaunes d'œufs d'où elle est extraite et qui constituent d'excellents aliments riches en lécithine.

Sels de calcium.

Le calcium, comme le fer, le phosphore, est un élément normal de l'organisme. Il se trouve dans tous les tissus, dans tous les liquides, soit à l'état de sels (fluorure, phosphate, carbonate, sulfate, chlorure), soit à l'état de combinaisons organiques, principalement avec la substance albuminoïde.

Le calcium est apporté à l'organisme par les aliments et les boissons.

Chez les jeunes animaux, il faut, dans l'alimentation, un excès de calcium pour servir à la formation des tissus, principalement du tissu osseux.

Le calcium s'élimine en partie par les urines, en partie par les excréments. Chez les herbivores, les sels de calcium s'éliminent surtout à l'état de carbonates ; chez les carnivores, à l'état de phosphates. Toutes les irritations intestinales, quelle que soit leur origine, sont accompagnées d'une exagération de l'élimination des sels de chaux par la muqueuse intestinale.

Le calcium joue un rôle physiologique très important ; il donne aux os leur solidité et leur résistance, exerce une action sédative sur les centres nerveux, favorise le phénomène de la coagulation des liquides organiques, principalement du sang et de la lymphe, et semble avoir une action antitoxique dans certains états morbides.

L'insuffisance des sels de calcium dans l'alimentation, leur non-absorption ou leur mauvaise utilisation sont des conditions qui favorisent les ramollissements osseux. On sait que le sang décalcifié reste incoagulé, tandis que la coagulabilité reparaît par l'addition de sels de chaux. A. Froin a montré que l'administration de sels de calcium ou de magnésie supprime les crises tétaniques consécutives à l'ablation des parathyroïdes et la cachexie consécutive à l'extirpation des thyroïdes. Il pense que cette action est due à ce que les sels de calcium et de magnésium neutralisent l'acide carbonique et facilitent son élimination (*Ac. des Sc.*, 14 juin 1909).

En médecine humaine, on a signalé plusieurs cas de guérison de la tétanie infantile par l'administration de sels de calcium. Ces sels, administrés à l'intérieur, ont également donné de bons résultats dans diverses affections cutanées.

Sels de sodium et de potassium.

SEL MARIN, SEL GEMME.

Ce sel, que tout le monde connaît, a une réaction alcaline ; il est soluble dans 3 parties d'eau, 5 parties de glycérine et insoluble dans l'alcool.

Effets physiologiques. — Le chlorure de sodium est *antiseptique* ; il prévient la décomposition des matières organiques et empêche la pullulation des microbes. C'est son pouvoir antiseptique et son innocuité qui le font employer pour la conservation des denrées alimentaires.

En poudre ou en solution concentrée, ce sel détermine une *irritation* et de la douleur sur la peau, les muqueuses et les plaies.

Injectée sous la peau, la *solution saturée de chlorure de sodium* provoque l'apparition d'un œdème volumineux, qui, après avoir persisté quelques jours, diminue ensuite, puis disparaît sans laisser de traces.

Ingéré en quantité convenable, le sel marin excite le travail digestif, augmente l'appétit ; c'est un des meilleurs *eupeptiques*.

Dans l'estomac, il favorise la formation de l'acide chlorhydrique et rend la peptonisation plus rapide et plus complète.

Il se trouve dans toutes les parties de l'organisme et représente à lui seul la moitié des sels contenus dans le corps. Il existe surtout dans les liquides organiques ; on n'en trouve que des traces dans les éléments figurés tels que les hématies, les fibres musculaires et les cellules en général.

Dans le sang et la lymphe, le chlorure de sodium joue un *rôle physique* très important ; c'est le régulateur de la pression osmotique, il augmente les *courants endosmotiques*, attire dans les vaisseaux les liquides situés en dehors de leur cavité ; il agit, d'après Liebig, comme une *pompe aspirante*. Les liquides de la digestion contenus dans la cavité intestinale sont attirés dans les vaisseaux par le chlorure de sodium contenu dans le sang et la lymphe.

En se basant sur ce rôle physique du chlorure de sodium, on peut aussi expliquer les échanges nutritifs qui se font entre les éléments anatomiques et les liquides nourriciers. Les éléments cellulaires produisent dans leur intérieur des produits acides qui s'échappent de leur substance, parce qu'ils sont attirés par le liquide alcalin et salin qui sert de milieu à ces éléments. La cellule organique, pouvant ainsi se débarrasser constamment de ses produits de dénutrition, est toujours en état de fonctionner. La saturation du milieu nutritif ne peut, d'ailleurs, jamais se produire à cause de la circulation qui, en transportant constamment ces produits dans les glandes excrétrices, provoque leur élimination. Il en résulte que la concentration moléculaire du plasma sanguin se trouve remarquablement fixe.

Toutes les analyses démontrent que le sang contient toujours sensiblement la même proportion de chlorure de sodium, quelle que soit la quantité ingérée. Si la dose ingérée devient trop considérable, il n'y a pas absorption de la totalité du sel, parce que, aussitôt que le liquide intestinal en contient une plus forte proportion que le sang, il tend à se produire un courant osmotique, qui marche du sang vers la cavité intestinale (exosmose). Ingéré à forte dose, le sel marin est purgatif. De plus la soif intervient et fait que les animaux ingèrent beaucoup d'eau, ce qui ramène la concentration à la normale.

Quand on prive les animaux pendant longtemps de chlorure de sodium (*déchloruration*), on voit que le sang conserve pourtant, à peu près, la même proportion de ce sel. Celui-ci est retenu dans le sang, il n'est plus éliminé qu'en petite quantité par les urines. Il joue aussi un rôle chimique important, car il sert à former l'acide chlorhydrique du suc gastrique et les sels biliaires, qui opèrent la transformation des matières alimentaires. Si le manque de chlorure de sodium dans les aliments est trop persistant, on voit se produire des troubles dans la nutrition. Ainsi Forster a constaté que les animaux *complètement privés* de ce sel finissent par avoir du dégoût pour les aliments, qu'ils perdent l'appétit, qu'ils ont des vomissements et qu'ils contractent une paralysie générale, à laquelle ils succombent.

Les animaux herbivores qui ne trouvent pas une assez forte proportion de sel dans leurs aliments contractent l'habitude de lécher les murs, de manger de la terre, de rechercher les sources salées.

Kemmerich a nourri un chien pendant dix-sept jours avec des aliments dépourvus de chlorure de sodium, auxquels il a ajouté du chlorure de potassium, et il a trouvé que, dans ces conditions, les sels alcalins du sang sont composés de 96,39 p. 100 de sels de sodium et seulement de 3,61 p. 100 de chlorure de potassium. Dans l'urine du même chien, il a trouvé au contraire 94,94 p. 100 de chlorure de potassium et seulement 5,06 p. 100 de sels de soude. Cette expérience prouve qu'il y a économie de chlorure de sodium quand ce sel n'arrive qu'en faible quantité dans le sang et qu'au contraire le chlorure de potassium est éliminé rapidement.

Boussingault, dans ses expériences sur l'influence du sel marin sur la nutrition, est arrivé aux conclusions suivantes. Le sel de cuisine qu'on ajoute aux aliments des herbivores n'a aucune influence sur la *production de la viande, de la graisse et du lait*; mais les animaux sont plus vigoureux, plus pétulants et ont le poil plus luisant. On voit donc que le sel de cuisine est utile, puisqu'il communique aux animaux une santé meilleure.

Le tableau suivant de Voit indique que le chlorure de sodium a pour effet d'augmenter l'*élimination de l'azote* par les urines, sous forme d'urée.

Sans ingestion d'eau.

	Gr.	Gr.	Gr.	Gr.
Quantité de sel ingéré	0	5	10	20
Quantité d'urine rendue	935	948	1042	1284
Urée	108.2	109,4	109.6	112.6

Avec ingestion d'eau.

	Gr.	Gr.	Gr.	Gr.
Quantité de sel ingéré	0	5	10	20
Urine rendue	828	898	987	1124
Urée	106	110	112	113

Ce tableau fait voir aussi que le sel de cuisine augmente la *sécrétion urinaire* et accélère le mouvement de désassimilation des albuminoïdes.

Élimination. — Le chlorure de sodium est expulsé avec tous les produits de sécrétion ; on trouve ce sel dans l'urine, la sueur, le mucus, les larmes et les excréments. A l'état normal, la quantité éliminée journellement est exactement égale à la quantité absorbée ; mais, à l'état pathologique, le bilan des entrées et des sorties du NaCl ne se balance plus. Souvent les sorties sont inférieures aux entrées. Dans les maladies aiguës, en général, l'élimination de chlorure de sodium diminue beaucoup ; il y a rétention de ce sel ; il s'accumule dans les exsudats pathologiques et les épanchements. Il y a au contraire augmentation de l'élimination, quand les maladies sont en voie de résolution, comme pendant la période de déclin de la pneumonie, de la pleurésie, de la péritonite, et à la période de résorption des épanchements dans les hydropisies.

Effets toxiques. — Des doses très fortes irritent la muqueuse digestive, produisent une gastro-entérite, des coliques, des vomissements, de la diarrhée, des convulsions, puis de la paralysie et la mort.

Chez les animaux à sang froid, l'empoisonnement par le chlorure de sodium est accompagné d'une opacité du cristallin qu'on attribue à la soustraction d'eau déterminée par le sel.

Indications thérapeutiques. — Le chlorure de sodium, étant un *élément indispensable*, doit être donné normalement avec les aliments pauvres en sels alcalins, surtout aux animaux herbivores, qui en sont d'ailleurs très friands.

Comme médicament, il est indiqué contre l'*hémoptisie*, car, quand il est introduit dans l'estomac, il détermine par action réflexe une *vaso-constriction* dans le poumon.

C'est un *contrepoison* excellent du nitrate d'argent, qu'il précipite à l'état de chlorure d'argent insoluble.

A dose modérée, c'est un *stimulant digestif* très utile chez les grands animaux qui ont l'appétit dépravé. Administré régulièrement à dose un peu forte, il produit la diarrhée, augmente la diurèse et hâte la résorption des produits pathologiques, des liquides épanchés et favorise la dissolution des fausses membranes. Il est donc indiqué dans l'hydrothorax, la pleurésie, la péritonite, mais seulement quand ces maladies sont à leur période de déclin.

C'est un assez bon *vomitif* chez les carnassiers. Les lavements au chlorure de sodium activent les mouvements péristaltiques de l'intestin et hâtent les défécations.

Les bains d'eau salée accélèrent les mutations nutritives, les oxydations intra-organiques et conviennent dans les cas d'auto-intoxication.

Les injections sous-cutanées ou interstitielles de solutions salées fortement hypertoniques de 10 à 20 p. 100 ont donné quelques bons résultats dans la luxation de la rotule, le vessigon rotulien chez le bœuf, la hernie ombilicale, les boiteries de l'épaule. Dans ces cas, le sel agit comme irritant local et produit un engorgement.

Plusieurs vétérinaires ont traité avec succès les hernies ombilicales du cheval par les injections sous-cutanées d'une solution saturée de chlorure de sodium au niveau de la tumeur herniaire.

Doses. — Les doses ordinaires sont :

Cheval	30 à 60 grammes.	
Bœuf	50 à 100	—
Mouton et chèvre	10 à 15	—
Porc	5 à 15	—
Chien	4 à 8	—
Chat	1 à 3	—

A l'extérieur, on emploie des solutions isotoniques de ce sel pour laver les plaies, pour faire des compresses, des lotions sur les tissus contusionnés (Voir plus loin, *Sérum artificiel*).

Pour un lavement, on emploie 50 grammes de sel chez les grands herbivores et une cuillerée à café chez les petits animaux. Dans un *bain*, pour le chien, on peut dissoudre 1 kilogramme de ce sel.

Pour faire vomir les petits animaux, on leur fait prendre le chlorure de sodium à la dose de une ou deux cuillerées à café. C'est plutôt en adjuvant des autres vomitifs ; on a recours à ce moyen quand on n'a pas d'autres vomitifs à sa disposition. Pour la purgation, on doit toujours lui préférer le sulfate de soude.

Contre-indications. — Le sel marin est nuisible chez les animaux malades en état de rétention chlorurée. Il aggrave les œdèmes, les hydropisies, chez les cardiaques, les cirrhotiques, les néphrétiques.

Dans ces cas, il faut faire la déchloruration en donnant aux animaux des aliments privés de sel. La déchloruration est également favorable à l'action des iodures et des bromures (Richet et Toulouse).

SÉRUM ARTIFICIEL OU SOLUTION PHYSIOLOGIQUE.

La pression osmotique du plasma et du sérum sanguin est *isotonique* à celle des éléments figurés du sang et des cellules des tissus vivants.

Or la pression osmotique du plasma ou du sérum sanguin doit être rapportée exclusivement aux *substances cristalloïdes : sels, sucre*, qui s'y touvent en dissolution. Connaissant la valeur de la pression osmotique du sérum par la détermination du point de congélation, il est facile de préparer des solutions salines qui ont la même pression osmotique, c'est-à-dire des liquides qui lui sont *isotoniques*. Le sel marin représente à lui seul les deux tiers des molécules salines en solution dans le plasma ou le sérum sanguin. Il est contenu dans ce liquide dans la proportion moyenne de 6 p. 1000.

Aussi les physiologistes ont-ils, depuis longtemps, préparé des solutions de NaCl, dans le but de conserver aux globules sanguins leurs caractères normaux en dehors de l'organisme. Déjà, en 1872, Malassez a proposé la solution de chlorure de sodium à 7 p. 1000 pour diluer le sang dans la détermination du nombre des globules. Depuis, on a reconnu que cette solution est trop faible et que, pour avoir un liquide complètement isotonique avec le sérum sanguin, il faut porter la proportion de sel marin à 9,5 p. 1000. Cette solution constitue la *solution physiologique* ou le *sérum artificiel*.

Dans ce liquide, les globules du sang et les cellules animales conservent leur volume, leur forme et tous les caractères normaux. Mais ce sérum artificiel, constitué exclusivement d'eau et de NaCl, n'est pas un milieu nutritif suffisant pour assurer la vie prolongée des éléments cellulaires qui y sont plongés. On peut s'en assurer facilement en se servant de ce sérum pour les circulations artificielles dans le cœur isolé des mammifères. On constate que les battements du cœur ne tardent pas à s'éteindre lorsqu'on fait circuler à travers le muscle cardiaque isolé une semblable solution.

C'est pourquoi les physiologistes ont abandonné l'usage de la solution ordinaire au chlorure de sodium pour la remplacer par des liquides à composition plus complexe, qui possèdent une minéralisation et une concentration moléculaire très voisines de celles du plasma ou du sérum sanguin et qui, tout en étant isotoniques, sont nutritifs et entretiennent intact pendant longtemps le jeu du cœur isolé.

Le plasma sanguin normal contient environ 1 p. 1000 de glucose et 8,50 p. 1000 de sels.

D'après Schmidt, les sels se répartissent ainsi :

Chlorure de sodium	5,6 p. 100
— de potassium	0,26 —
Carbonate de sodium	1,53 —
Phosphate de sodium	0,27 —
— de calcium	0,30 —
— de magnésium	0,22 —
Sulfate de potassium	0,28 —
	8,46 p. 100

Les *sérums artificiels* utilisés actuellement en physiologie sont surtout les suivants :

Solution de Locke.

Chlorure de sodium	9 grammes.
— de calcium	0gr,20
— de potassium	0gr,20
Carbonate de sodium	0gr,20
Glucose	1 gramme.
Eau	1000 grammes.

Sérum de Hédon et Fleig.

Chlorure de sodium	6gr,5
— de potassium	0gr,3
— de calcium	0gr,2
Sulfate de magnésium	0gr,3
Bicarbonate de sodium	1 gramme.
Glycérophosphate de sodium	1 —
Glucose	1 —
Eau distillée	Q. S. p. 1000. c. c.

Ces sérums, beaucoup plus avantageux que le sérum ordinaire ou chlorure de sodium à 9,5 p. 1000, devraient être employés, de préférence, comme agents thérapeutiques.

Pour bien saisir les applications thérapeutiques des solutions salines physiologiques, il faut examiner leur action sur l'organisme animal.

Effets des injections intraveineuses de sérum physiologique. — Le sérum physiologique étant isotonique et neutre n'exerce aucune action nuisible sur les éléments figurés du sang, ni sur les cellules des tissus. Injecté dans les vaisseaux, il se mélange intimement au sang et augmente par conséquent la masse de liquide en circulation. Mais bientôt l'action régulatrice de la composition du sang entre en jeu, le rein sécrète plus abondamment et rejette une quantité de liquide exactement équivalente à celle qu'on injecte (Dastre et Loye, 1888 et 1889). Le corps de l'animal se comporte comme un vase trop-plein ; le liquide s'échappe par le rein à mesure qu'il est injecté, à la condition que la vitesse de l'injection ne dépasse pas une certaine limite. Ces injections ont donc une *action diurétique* puissante.

Sur les animaux sains, qui ont une pression sanguine normale, l'injection intraveineuse de sérum ne modifie pas la pression artérielle (Dastre et Loye) ; mais, *si la pression est au-dessous de la normale*, elle est ramenée à sa valeur normale (Delbet, 1896).

Sous l'influence des injections salines, la *température de l'animal s'élève*, et ses *réflexes s'exaltent*, ce qui est dû à une *action stimulante* ou *dynamogénique* marquée sur le système nerveux central (Roger).

Indications thérapeutiques. — Les sérums physiologiques relevant la pression artérielle lorsqu'il y a hypotension sont indiqués en injection intraveineuse ou sous-cutanée dans tous les cas pathologiques où la pression sanguine est inférieure à la normale et où il y dépression des forces, collapsus. Ces injections *stimulent* immédiatement toutes les activités organiques, rendent au système vasculaire et nerveux le tonus qui leur manque, activent l'élimination par les émonctoires des déchets de la nutrition et des toxines et augmentent les oxydations intra-organiques. La médication sérothérapique massive, comme l'appelle Landouzy, fait merveille contre les hémorragies graves, qu'il s'agisse d'hémorragies traumatiques ou de pertes sanguines quelconques (épistaxis, entérorragies, métrorragies), contre la dépression circulatoire et nerveuse dans les maladies infectieuses : maladies typhoïdes, paraplégies infectieuses chez le cheval, ictère grave du chien (Bouchet, Cozette), coryza gangreneux du bœuf (Péricaud), maladie du jeune âge chez le chien (Parent), éclampsie, auto-intoxications d'origine digestive et autres, anhématosie (Portet), diarrhée des jeunes bovins (Imminger), pneumonie infectieuse (Desoubry), pleurésie du cheval (Brocheriou).

Dans tous ces cas pathologiques, les injections de sérum physiologique agissent non par un simple lavage ou lessivage du sang, mais bien en relevant la pression artérielle, en tonifiant les vaisseaux et le système nerveux, en améliorant la circulation dans tous les organes et, par suite, en activant la sécrétion dépurative du côté du rein et autres émonctoires.

Il est absolument inutile d'injecter dans les vaisseaux ou de faire absorber par le tissu conjonctif ou par toute autre voie une quantité de liquide physiologique supérieure à elle qui est nécessaire pour faire cesser l'*hypotension*. Les quantités de liquide en excès seraient plutôt nuisibles, comme le démontrent les recherches de Dastre et Loye (1889), de Lejars (1897). Aussitôt que la tension normale est rétablie, l'amélioration qui survient dans le fonctionnement de tous les organes communique à l'organisme une résistance nouvelle aux agents morbifiques.

On a recommandé les injections de solution physiologique dans les intoxications par les poisons médicamenteux comme les alcaloïdes ; mais ici encore elles ne sont réellement utiles qu'autant qu'il y a hopentension artérielle.

Contre-indications. — Elles sont toujours contre-indiquées quand le rein est malade et remplit mal son rôle dépurateur.

Doses de sérum à injecter. — Les quantités de sérum à injecter dans les veines ou sous la peau sont fort variables ; elles dépendent de l'état de dépression de la circulation. Chez le cheval, chez le bœuf après des hémorragies graves, on peut injecter jusqu'à 5 litres de liquide en une seule fois. Dans les cas ordinaires, où la dépression vasculaire est peu accusée, 1 à 2 litres suffisent. Chez le chien, les doses varient de 100 centimètres cubes à 1 litre (Bissauge).

On ajoute quelquefois avantageusement au sérum des alcaloïdes qui assurent une action tonique spécifique sur le cœur, les vaisseaux et le système nerveux, comme la spartéine, la strychnine.

Desoubry utilise avec succès chez le cheval la solution suivante contre la pneumonie infectieuse :

Chlorure de sodium.	9 grammes.
Sulfate de spartéine	0gr,025
Sulfate de strychnine	0gr,01
Eau stérilisée.	1 litre.

Manuel opératoire. — La solution physiologique doit être stérilisée et portée à la température de 38 à 40°. L'injection se fait avec la seringue, l'appareil de Dieulafoy, l'appareil de Potain ou simplement à l'aide d'un bock à injections ou d'un autre récipient quelconque maintenu à une certaine hauteur pour donner la pression. Le tube de caoutchouc qui relie l'appareil à l'aiguille qui pénètre dans la veine doit être parfaitement purgé d'air, et le tout doit être stérilisé.

Pour les *injections hypodermiques* de sérum, les appareils sont les mêmes.

Sels de potassium.

Le potassium est pour l'organisme un élément aussi indispensable que le fer, le phosphore, le calcium et le sodium.

Les composés potassiques existent normalement en forte proportion dans tous les tissus de l'organisme. Ils font partie constitutive de la matière vivante des éléments histologiques au même titre que l'albumine, la graisse, le fer, etc. Les sels de potasse sont plus abondants que les sels de soude dans les éléments solides des tissus ; par contre, ils sont moins abondants dans les liquides qui servent de milieux nutritifs aux éléments cellulaires. Ainsi, dans le plasma sanguin, ce sont les sels de soude qui prédominent, tandis que dans les éléments figurés du sang, c'est-à-dire dans les globules, on trouve beaucoup plus de sels de potasse. La fibre musculaire est également très riche en potassium.

Les sels de potasse sont indispensables à la nutrition ; ils ne peuvent pas être remplacés par les sels de soude. Cela ressort très nettement des expériences de Kemmerich. Cet expérimentateur a nourri deux jeunes chiens en parfaite santé avec la même quantité de viande privée de ses sels par l'ébullition. Aux aliments du chien A, il a ajouté des sels de potasse ; à ceux du chien B, il a ajouté le même poids de sels de soude. Après vingt-six jours de ce régime, les différences survenues chez les deux chiens étaient les suivantes : le chien A avait augmenté de poids de 2085 grammes ; le chien B n'avait augmenté que de 810 gr., il y avait donc une différence de 1275 grammes en faveur du chien A. Celui-ci était vif, intelligent, vigoureux, bien musclé ; le chien B était, au contraire, dans un très mauvais état ; il était

très faible, restait couché, ne pouvait presque plus marcher; ses
yeux avaient perdu leur éclat, et l'appétit avait diminué. Pour bien
faire ressortir l'influence différente des sels de potasse et des
sels de soude, Kemmerich, continua l'expérience, mais en ren-
versant les conditions, c'est-à-dire qu'il donna des sels de potasse
au chien B et des sels de soude au chien A. Après un temps égal,
le chien B avait augmenté de 1850 grammes, tandis que le
chien A n'avait augmenté que de 530 grammes; tous les autres
résultats étaient également renversés.

Des nombreuses recherches faites par Kemmerich sur le rôle
comparatif des sels de potasse et de soude, on peut conclure que
les premiers servent surtout à la formation des éléments anatomiques des tissus, principalement du tissu musculaire, tandis que
les seconds ne semblent avoir aucun rôle direct dans la genèse
des tissus, mais qu'ils servent à la constitution du milieu nutritif
dans lequel vivent les éléments figurés.

A faible dose, les sels de potasse agissent sur l'organisme
comme des *toniques*, c'est-à-dire qu'ils favorisent l'appétit, l'assimilation et le fonctionnement général de l'organisme. A doses fortes,
données pendant un certain temps, ils augmentent notablement
l'alcalinité et la fluidité du sang, ralentissent le pouls, activent les
diverses sécrétions, surtout la sécrétion urinaire, augmentent les
oxydations et la désassimilation, produisent l'amaigrissement et
l'anémie. Ces effets altérants ont pour résultat d'*activer la résorption interstitielle* et celle des liquides épanchés dans les
cavités séreuses.

Les sels alcalins s'éliminent surtout par les urines. Dans les
conditions normales, l'urine est toujours plus riche en sels de
soude qu'en sels de potasse. Dans les cas de fièvre, les sels de
potasse l'emportent sur les sels de soude; quelquefois même ces
derniers disparaissent à peu près complètement de l'urine. Pendant l'état fébrile, la quantité de sels de potasse éliminée est trois
à quatre fois plus considérable qu'à l'état normal. Ces différences
indiquent que la fièvre est toujours accompagnée d'une destruction de la matière organisée, c'est-à-dire des fibres musculaires,
des cellules et des hématies.

Quand les sels de potasse s'accumulent dans le sang, soit parce
qu'ils y affluent en trop grande abondance, soit parce qu'ils ne
sont pas éliminés, ils ne tardent pas à produire des effets
toxiques. D'après les expériences de Falck et de Hermann, les

sels de potasse sont *cinquante-trois fois plus toxiques* que les sels de soude.

Les sels de potasse, injectés dans les veines, paralysent rapidement le cœur et tout le système musculaire.

Les sels de soude, au contraire, administrés aux mêmes doses, ne produisent aucun effet appréciable sur les grandes fonctions, c'est-à-dire sur l'innervation, la motilité, les contractions cardiaques et la calorification. Un sel de potasse injecté dans les veines à la dose de 1 à 2 grammes tue le chien ; administré à l'intérieur à la dose de 100 grammes à une vache, il la fait périr. A ces doses employées dans les mêmes conditions, un sel de soude ne produit aucun effet visible.

Emploi. — Pour produire une action *tonique* et *hématopoïétique*, on emploie presque exclusivement le bicarbonate de potassium et le sulfate de potassium à la dose de 10 grammes chez les grands herbivores et de 0^{gr},50 chez les carnassiers.

Huile de foie de morue.

L'huile de foie de morue est jaune, brune ou noire, selon son état de pureté ; elle a une odeur de poisson ; sa saveur est désagréable et laisse au fond de la gorge un arrière-goût détestable de poisson rance.

Cette huile a une composition chimique très complexe. On y trouve : des *huiles grasses* légèrement acides, des *alcaloïdes* isolés par Gauthier et Mourguès, dont quatre volatils, la *butylamine*, l'*amylamine*, l'*hexylamine*, la *dihydrolutidine* et deux fixes, l'*aselline* et la *morrhuine*, un acide azoté cristallisable appelé *acide gaduinique* ou *morrhuique*; des métalloïdes combinés à l'état organique, le *soufre*, le *phosphore*, le *chlore*, de petites quantités d'*iode* et de *brome* et les matériaux de la bile.

Action physiologique. — L'huile de foie de morue diffère des huiles et des autres graisses par sa *facile digestibilité* et par l'action extrêmement favorable qu'elle exerce sur la nutrition générale. Elle peut être administrée à dose forte et pendant longtemps, sans gêner la digestion et sans amener aucune fatigue stomacale ou intestinale. Cette huile doit sa facile digestibilité à la présence des acides gras libres et des matériaux de la bile qui favorisent son émulsion dans les sucs digestifs et par suite son absorption. Les expériences faites sur les animaux ont démontré que c'est de toutes les graisses celle qui est absorbée le plus rapidement et qui s'assimile le plus vite.

Arrivés dans le sang, les corps gras de l'huile de foie de morue sont oxydés rapidement, sinon en totalité, du moins dans une certaine proportion, et donnent naissance à de l'eau et de l'acide carbonique. Cette huile entretient la chaleur animale et constitue un *thermogène* excellent, en même temps qu'un *aliment d'épargne* de premier ordre. En effet, en s'oxydant dans le sang, elle prévient l'oxydation des matières protéiques qui constituent la substance même des tissus ; ceux-ci étant conservés intacts, il y a économie ou épargne. Quand, sous l'influence d'un état morbide, les matières grasses sont en trop petite quantité dans le sang, il y a d'abord résorption de la graisse interstitielle des organes ; puis, quand cette provision est épuisée, il se forme de la graisse aux dépens de la matière albuminoïde qui constitue la substance de la trame organique ; cette désagrégation de la molécule albuminoïde amène la dégénérescence graisseuse des organes parenchymateux. L'huile de foie de morue prévient cette dégénérescence des organes, parce qu'elle fournit au sang tous les éléments combustibles nécessaires pour entretenir la chaleur animale et pour réparer les pertes faites par la désassimilation.

Toute la puissance thérapeutique de l'huile de foie de morue réside dans sa facile digestibilité et dans la faculté qu'elle possède de préserver de l'oxydation les tissus des organes. Comme elle contient de l'iode, du brome et du phosphore à l'état organique, elle offre ces substances aux tissus qui les utilisent avec la plus grande facilité pour les besoins de leur nutrition.

Les recherches intéressantes de Gauthier et Mourguès nous apprennent que l'huile de foie de morue agit aussi par ses alcaloïdes, dont un grand nombre, la butylamine, l'amylamine et surtout la morrhuine et l'acide morrhuique, excitent le système nerveux, accélèrent la dénutrition, accroissent considérablement la quantité d'urine et de sueur sécrétée, et corrélativement augmentent l'appétit. Il est reconnu que les huiles de foie de morue colorées sont plus efficaces que les huiles incolores, et cela à cause de la plus forte proportion d'alcaloïdes qu'elles contiennent.

On peut donc résumer ainsi les causes de l'efficacité de l'huile de foie de morue. Sous l'influence de ses alcaloïdes, augmentation de l'appétit, des sécrétions rénales, sudorales et intestinales ; assimilation rapide des principes phosphorés présentés à l'économie sous la forme de lécithine ou d'autres matières phosphorées organiques directement utilisables pour les jeunes cellules ; réparation puissante des réserves de calorification, grâce à l'absorption facile des corps gras associés à des matières biliaires qui en provoquent aisément l'émulsion et la saponification ; enfin spécificité d'action de petites quantités d'iode et de brome que cette huile contient sous la forme organique la plus propre à aider leur action excitante sur la nutrition.

Indications thérapeutiques. — L'huile de foie de morue est un médicament alimentaire qui n'a pas d'action spécifique sur les maladies ; elle agit comme aliment gras et convient dans *toutes les maladies anciennes des voies respiratoires, la phtisie, les catarrhes, les hydropisies, la leucémie, la maladie du jeune âge, le rachitisme, les engorgements glandulaires, les affections débilitantes de tous genres, les anémies.* Elle n'agit pas directement sur le processus pathologique, mais, en régularisant la nutrition, elle relève les forces de l'organisme, et le met en état de mieux réagir contre la maladie.

A l'extérieur, l'huile de foie de morue est vantée contre les maladies cutanées invétérées, l'*eczéma sec*, l'*impétigo*, le *pityriasis*, etc. Elle agit aussi favorablement sur les maladies inflammatoires de l'œil ; mais elle est généralement insuffisante pour guérir complètement ces affections.

Doses et emploi. — Le meilleur moyen pour administrer l'huile de foie de morue aux petits animaux consiste à la leur faire prendre par cuillerées, plusieurs fois par jour, ou à la mélanger à la soupe, au bouillon, à la viande ou à d'autres aliments que ces animaux appètent. Au bout de quelques administrations, les animaux la prennent en général facilement. Aux grands herbivores, on la donne ordinairement sous forme d'électuaire.

Doses.

Cheval......................	100 à 200 grammes.
Bœuf.......................	200 à 300 —
Mouton et porc..............	50 à 100 —
Chien et chat	2 à 15 —
Volailles	1 à 5 —

Il ne faut pas donner des doses trop fortes, car il pourrait en résulter des pneumonies graisseuses par suite de son accumulation dans le sang.

Toniques eupeptiques.

Les toniques eupeptiques appelés encore *Stomachiques, Apéri-
tifs,* comprennent toutes les substances qui exercent une action
favorable sur la digestion.

Dans la digestion stomacale interviennent le *suc gastrique* et
les *mouvements de l'estomac.*

Le suc gastrique contient comme agents actifs l'acide chlorhydrique et la pepsine. La digestion peut être troublée soit par
l'acidité trop forte ou trop faible du suc gastrique, soit par la
diminution de la pepsine. L'insuffisance d'acidité est combattue
par les acides minéraux ou organiques dilués convenablement :
acides chlorhydrique, sulfurique, phosphorique, lactique, tartrique, etc. (Voir *Caustiques acides*). On fait disparaître l'excès
d'acidité du suc gastrique par l'administration des alcalins :
bicarbonate et carbonate de soude, carbonate de chaux, eau de
chaux, carbonate d'ammoniaque, magnésie calcinée, carbonate
de magnésie. On supplée à l'insuffisance de pepsine par l'administration de ce ferment peptonisant en nature à la dose de 5 à
10 grammes chez les grands herbivores et de 0gr,10 à 1 gramme
chez le chien.

Un grand nombre de médicaments et de drogues exercent une
action favorable sur la digestion, soit en *provoquant la sécrétion
d'un suc gastrique* plus abondant et plus actif, soit en *activant
les mouvements de la musculeuse* de l'estomac. Ainsi agissent à
faible dose les sels neutres de sodium (chlorure, sulfate), beaucoup de laxatifs (rhubarbe, aloès).

Ici on n'étudiera que les principaux eupeptiques, qui sont les
amers et les aromatiques.

Amers.

RACINE DE GENTIANE.

(Gentiana lutea.)

La gentiane, plante de la famille des Gentianées, croît dans la
plupart des contrées élevées de la France, de l'Espagne, du Por-
tugal, de l'île de Sardaigne, etc. ; sa racine amère est employée
de temps immémorial comme tonique.

Elle contient : un glycoside amer cristallisé, la *gentiopicrine* ($C^{20}H^{30}O^{12}$), très soluble dans l'eau et l'alcool, se dédoublant par l'ébullition avec une solution acide en *gentiogénine* ($C^{14}H^{16}O^5$) et sucre ; du glycose, une matière colorante, de la pectine, de l'acide gentianique ($C^{14}H^{10}O^5$), une faible proportion d'huile essentielle.

Effets. — Dans la bouche, la racine de gentiane a une saveur amère très prononcée et provoque par action réflexe une sécrétion active de salive. Dans l'estomac et l'intestin, elle excite légèrement la muqueuse, produit une certaine hyperémie très favorable à la mise en jeu des fonctions digestives ; on voit en effet bientôt survenir une active sécrétion de suc gastrique et des différents liquides qui se déversent dans l'intestin en même temps que des contractions plus énergiques dans la paroi musculeuse. Si le tube digestif est relâché, s'il y a atonie, on voit le relâchement disparaître sous l'influence de la gentiane et l'intestin reprendre sa tonicité. La digestion étant plus active, plus complète, les animaux montrent un plus grand appétit. La gentiane s'oppose avec une certaine énergie aux fermentations qui se développent quelquefois dans le tube digestif, surtout dans l'estomac, et elle provoque assez souvent l'expulsion de vers intestinaux.

Des doses trop fortes ne favorisent pas la digestion, mais l'arrêtent.

La gentiopicrine exerce, comme la quinine, une action nocive sur l'hématozoaire du paludisme.

Après l'absorption du principe actif de la gentiane, tous les tissus deviennent plus fermes et acquièrent une saveur amère.

L'élimination s'effectue par toutes les voies, même par le lait, qui prend une amertume caractéristique très prononcée.

Indications. — La racine de gentiane est indiquée dans l'*atonie* du tube digestif, dans l'*anémie*, dans l'*inappétence* sans lésions organiques, comme on le remarque à la suite de certaines espèces de coliques, de diverses maladies fébriles épuisantes ; pour combattre la lycorexie, la suspension de la rumination, le ballonnement intermittent, les digestions difficiles, etc. C'est un médicament *eupeptique* et *tonique* surtout très utile chez les ruminants. On peut l'utiliser à la place du quinquina pour combattre la fièvre paludéenne.

Contre-indications. — La gentiane ne doit jamais être administrée dans les maladies fébriles aiguës, quand la bouche est sèche et chaude, quand l'estomac est irrité ou enflammé.

Doses. — La racine de gentiane constitue souvent un remède héroïque pour les affections digestives; mais on en abuse fréquemment dans la pratique en l'administrant à trop fortes doses. Vogel a observé, à la clinique de l'École vétérinaire de Stuttgard, que, lorsque les doses dépassent 15 à 20 grammes chez le cheval et le bœuf, on obtient souvent des effets opposés à ceux que l'on attend. Buchheim et Engel ont constaté également que les amers à fortes doses, au lieu de favoriser la digestion, la gênent et même la suspendent. Souvent aussi elle entrave la rumination à cause de sa saveur amère, qui répugne aux animaux.

Les doses ordinaires sont :

	Poudre ou teinture.	Extrait.
Cheval.....................	10 à 20 gr.	2 gr.
Grands ruminants........	15 à 30	—
Mouton et chèvre........	5 à 10	—
Chien.....................	0gr,5 à 2	0gr,30 à 0gr,50
Chat et volailles.	0gr,2 à 1	

Ces doses peuvent être administrées deux fois par jour.

Chez les petits animaux, on peut utiliser aussi le sirop à la dose de 10 à 20 grammes par jour.

La teinture de gentiane est à 1/5 et se donne aux mêmes doses que la poudre.

Administration. — La poudre de gentiane en nature est la préparation la moins favorable à la digestion. Il vaut mieux faire usage de la *teinture* ou de l'*extrait*. Quand on fait usage de la poudre, il est utile de l'associer à des matières aromatiques ou salines pour en corriger la saveur. On la mélange au sel de cuisine, au fer, au quinquina, à l'anis, au fenouil, ou, ce qui est encore préférable, à l'eau-de-vie ou au vin. Quand on emploie la gentiane pour combattre la fermentation acide de l'estomac, on doit l'associer à des sels alcalins, qui absorbent l'excès d'acide.

MÉNYANTHE OU TRÈFLE D'EAU.

[*Menyanthes trifoliata* (Gentianées).]

Le trèfle d'eau, qui croît dans les prairies humides, renferme un glycoside cristallisé, la *ményanthine* $C^{30}H^{56}O^{14}$, très voisine de la gentiopicrine.

Cette plante amère est un succédané de la gentiane et s'emploie aux mêmes doses.

ACORE VRAI.
(*Calamus aromaticus* L.)

C'est une plante des marais, de la famille des Aroïdées, qui croît dans la plus grande partie de l'Europe, mais surtout en Belgique, en Alsace, dans les Vosges, la Bretagne, la Normandie.

Son rhizome est la seule partie employée en médecine. Il se présente dans le commerce en morceaux un peu tortueux, cylindriques ou aplatis, ayant de 1 à 3 centimètres de diamètre. Chaque morceau est marqué extérieurement, au niveau de sa face supérieure, de cicatrices velues, laissées par la base des feuilles et, sur sa face inférieure, d'une série de cicatrices un peu saillantes, provenant des racines et disposées suivant une ligne courbée en zigzag. Ce rhizome, d'ordinaire rugueux et ridé, a une coloration brune, dégage une odeur aromatique très agréable et une saveur légèrement amère. Quand on substitue au rhizome d'acore vrai celui de l'*Iris pseudo-acorus* ou d'acore faux, la fraude est facile à reconnaître par l'absence d'odeur aromatique.

Le rhizome du *Calamus aromaticus* contient : une essence (*essence de calamus*) ; un glycoside, l'*acorine* ($C^6H^{10}O$) ; un alcaloïde, la *calamine*, du tanin, de l'inuline et de la gomme.

L'essence de *Calamus aromaticus* est un liquide jaune brunâtre, d'une odeur fortement aromatique, d'une saveur amère.

Son action physiologique a été étudiée récemment par MM. Cadéac et Meunier, qui lui ont reconnu des propriétés *épileptisantes* et *tétanisantes* très puissantes. La dose de 25 centigrammes injectée dans les veines de chiens de 5 à 6 kilogrammes suffit pour déterminer un accès d'épilepsie et de tétanos. A faible dose, elle n'est qu'*excitante*, elle augmente les forces sans déterminer l'ivresse.

Propriétés et emploi. — La racine de *Calamus* est un *stomachique* excellent, à la condition que le tube digestif ne soit pas irrité. Elle est prise facilement par tous les animaux et excite les fonctions stomacales et intestinales. Elle peut remplacer avantageusement tous les stomachiques exotiques. Elle convient surtout contre les dyspepsies, l'atonie du tube digestif, le ballonnement et les gastro-entérites chroniques. Elle est administrée aussi pour augmenter l'appétit chez les anémiques ou les animaux en convalescence.

Elle est également *expectorante* et a sur la muqueuse bronchique une action excellente.

Administration et doses. — On administre la poudre de rhizome de *Calamus* sous forme de pilules, de bols, d'électuaires, d'infusions. On l'unit souvent au sulfate de magnésie, au chlorure de sodium, au sulfate d'ammoniaque, au bicarbonate de soude, à la quinine, au fer, au goudron, au sulfure d'antimoine, etc.

Doses thérapeutiques.

Cheval....................	15	à 30	grammes.
Bœuf....................	25	à 50	—
Mouton et porc............	5	à 10	—
Chien et chat..............	0gr,50	à 2	—

Chez les petits animaux, on peut employer le sirop par cuillerées à café.

Centaurée (Petite).

(Erythrea Centaurium Pers.)

Cette plante indigène, de la famille des Composées, est très amère dans toutes ses parties. Elle contient un glycoside très amer, l'*érythrocentaurine* et de l'acide valérianique.

Effets et usages. — Elle est *tonique, stomachique, antipériodique, antiputride* et légèrement *antiparasitaire*. Son principe actif s'élimine en partie par le lait et communique à ce liquide une amertume très marquée. On l'administre dans l'*atonie du tube digestif,* l'*inappétence,* l'*anémie,* la *convalescence,* etc.

On l'emploie surtout sous forme d'infusion aux doses de 10 à 15 grammes chez le cheval, de 15 à 30 grammes chez le bœuf, de 5 à 10 grammes chez les petits ruminants et de 1 à 3 grammes chez le chien. La teinture et le sirop sont des préparations utilisables chez les petits animaux.

Écorce de saule.

L'écorce des divers saules, surtout du saule blanc (Salix alba) contient, outre du tanin, un glycoside actif, la *salicine*.

La salicine ($C^{14}H^{18}O^7$) forme des aiguilles cristallines blanches et soyeuses, solubles dans 30 parties d'eau et très solubles dans l'alcool. Elle est fort amère.

Sous l'influence des acides étendus, de l'émulsine et de la salive, la salicine se dédouble à la température de 20 à 30° en glucose et saligénine :

$$C^{13}H^{18}O^{7} + H^{2}O = C^{6}H^{4}\begin{cases}CH^{2}OH \\ OH\end{cases} + C^{6}H^{12}O\,(OH)^{2}.$$

Salicine.   Saligénine.   Glucose.

Effets et emploi. — La salicine agit comme un *tonique amer* et *apéritif*. Après son absorption, elle produit un effet *antithermique*.

Elle est éliminée par les urines non sous forme de salicine, mais à l'état d'hydrure de salicyle, d'acide salicylique et d'acide salicylurique.

On emploie la salicine ou l'écorce de saule comme *tonique* dans les affections catarrhales et parasitaires du tube digestif.

Dans la cachexie aqueuse du mouton, l'écorce de saule a souvent donné d'excellents résultats. On pourrait l'administrer aussi dans les maladies fébriles, rhumatismales, non seulement pour conserver l'appétit, mais aussi comme *antipyrétique*.

La salicine s'administre chez les petits animaux, à la dose de $0^{gr},50$ à 2 grammes. Chez les grands herbivores et même chez les moyens, on préfère l'écorce de saule, qui est d'un prix minime et qu'on emploie en poudre ou en infusion à la dose de 50 à 200 grammes chez les herbivores.

HOUBLON.
(*Humulus lupulus.*)

Le houblon, plante de la famille des Urticées, fournit les fleurs femelles, chatons ou cônes, qu'on emploie en brasserie pour aromatiser la bière et, en médecine, comme *tonique*. A la base des folioles qui composent les chatons, il existe une poussière jaunâtre appelée *lupulin* et dont la composition est très complexe. On y trouve un alcaloïde, la *triméthylamine*, de la résine, de l'essence, un principe amer, de l'acide lupulique, des corps gras, de la gomme, du tanin, etc.

Effets et emploi. — Les cônes de houblon cultivé conviennent surtout dans les maladies atoniques du tube digestif, dans les maladies hydroémiques, lymphatiques, dans le rachitisme. Par leur principe amer, ils sont *eupeptiques* et *stomachiques*.

On les donne à la dose de 30 à 65 grammes chez les grands herbivores en macération, en décoction ou en infusion aqueuse ou vineuse, à celle de $0^{gr},50$ à 1 gramme chez les petits animaux.

QUASSIA.

Le quassia est le bois de la racine du *Quassia amara*, arbrisseau de la Guyane ou du *Picræna excelsa*, grand arbre de l'île de la Jamaïque. Toutes les parties de ces deux arbres sont douées d'une grande amertume. Elles contiennent un glycoside très amer auquel on a donné le nom de *quassine* et qui, à l'état de pureté complète, se présente à l'état cristallisé sous forme de prismes blancs solubles dans 300 parties d'eau chaude, dans 70 parties d'alcool et dans 40 parties d'éther. Les solutions aqueuses de quassine sont précipitées par le tanin.

Effets et emploi. — Le quassia, ainsi que son principe actif la quassine, agit comme *tonique amer* à la façon de la racine de gentiane. A doses modérées, ce produit excite l'appétit et active la sécrétion des glandes salivaires, du foie et des reins. On lui a reconnu aussi des propriétés *antiseptiques* et *antiparasitaires*.

A très forte dose, la quassine est toxique ; elle peut produire un engourdissement général, paralyser le cœur et le centre respiratoire. Le quassia est employé en thérapeutique pour réveiller l'appétit, pour ranimer la tonicité du tube digestif et relever les forces dans les convalescences, les affections chroniques de l'appareil gastro-intestinal.

Il agit favorablement dans la cachexie aqueuse du mouton et dans les *helminthiases* des divers animaux. Il est *toxique pour les insectes*. On prépare un papier tue-mouches avec un décocté de quassia et de staphisaigre.

On l'administre sous forme d'infusion, de teinture, d'extrait. On pourrait aussi utiliser la quassine, si cette substance n'était pas d'un prix trop élevé.

Doses. — La poudre de bois de quassia se donne aux doses suivantes :

Grands animaux	10	à 30 grammes.
Mouton et porc	5	à 10 —
Chien	$0^{gr},5$ à	1 gramme.

La teinture s'administre, chez le chien, à la dose de V à X gouttes, l'extrait à celle de $0^{gr},1$ à $0^{gr},5$ et la quassine amorphe ou cristallisée à celle de $0^{gr},01$ à $0^{gr},05$ par jour. Cette dernière substance s'administre sous forme de pilules ou de granules dosés à 1 ou 2 milligrammes.

SIMAROUBA.

Le *Simaruba officinalis*, arbre de la famille des Rutacées qui croît à la Guyane, fournit à la matière médicale l'écorce de sa racine. Celle-ci renferme de la quassine, une matière résineuse, une huile volatile à odeur aromatique, des acides gallique et malique.

A faible dose, elle est *tonique*; à dose forte, elle peut agir comme *purgative et vomitive*. On l'emploie en infusion à la dose de 4 grammes par litre d'eau.

COLOMBO (RACINE DE).

Le colombo est la racine du *Chasmanthera palmata*, de la famille des Ménispermacées, qui croît dans l'Afrique orientale. Cette racine charnue, napiforme, a une faible odeur désagréable et une saveur amère. Elle renferme un glycoside amer, la *colombine* ($C^{21}H^{22}O^7$), trois alcaloïdes : la *colombamine*, la *jateorrhizine* et la *palmitine*, l'acide *colombique* et de l'*amidon*. Elle est complètement exempte de tanin.

La *colombine* et les alcaloïdes se dissolvent bien dans l'eau et dans l'alcool. Leurs solutions sont très amères.

Effets et usages. — Les préparations de colombo constituent des *toniques amers* excellents contre les troubles gastriques et intestinaux, la diarrhée, la dysenterie. Elles peuvent cependant être utilement remplacées par les amers indigènes et principalement par la racine de gentiane.

Préparations et doses. — Poudre, teinture de colombo à 1 p. 100. Extrait.

Doses thérapeutiques.

	Poudre.		Teinture.	Extrait.
Grands ruminants.............	25	à 50 gr.	»	»
Solipèdes....................	10	à 25	»	»
Mouton et porc..............	5	à 10	»	»
Chien.......................	$0^{gr},5$	à 2	V gouttes.	$0^{gr},1$-$0^{gr},5$

Administration. — On donne toujours le colombo à l'intérieur, soit seul, soit associé à des préparations opiacées, de la gomme arabique, de la poudre de guimauve ou à une infusion de camomille.

Ne contenant pas de tanin les préparations de colombo peuvent être associées sans inconvénient au fer.

CONDURANGO.

L'écorce de la tige de condurango provient du *Gonolobus condurango*, arbrisseau de la famille des Asclépiadées qui croît dans l'Amérique centrale, l'Équateur, la Colombie, le Vénézuéla. Elle contient plusieurs glycosides voisins connus sous le nom de *condurangines*.

Cette écorce avait pendant un certain temps une assez grande vogue dans le traitement du cancer. On ne l'emploie aujourd'hui qu'à titre de tonique amer. C'est un excellent eupeptique qu'on peut donner aux grands herbivores en poudre à la dose de 10 grammes environ, de teinture à celle de 5 à 10 grammes. Chez les petits animaux, la teinture convient à la dose de quelques gouttes.

La dose de 4 grammes de poudre est toxique chez le chien ; elle amène des convulsions et la mort.

CHARDON BÉNIT.
[*Cnicus benedictus, Centaurea benedicta* (Composées)].

On emploie les sommités fleuries qui renferment la *cnicine*, glycoside cristallisé, très amer ; des sels de potasse, de soude et de magnésie.

Il agit comme amer, tonique, diurétique et légèrement vermifuge. On emploie surtout l'extrait aux mêmes doses que l'extrait de gentiane, c'est-à-dire de 2 grammes chez les grands herbivores et de 0^{gr},30 à 0^{gr},50 chez les carnassiers.

RACINE DE PISSENLIT.
[*Taraxacum dens leonis* (Composées)].

Elle contient la *taraxacine*, qui est un glucoside amer.

On l'emploie à titre de stomachique et de diurétique aux mêmes doses que la gentiane.

Aromatiques.

GENIÈVRE (BAIES DE).
[Juniperus communis L. (Conifères).]

Les fruits du genévrier, appelés vulgairement baies de genièvre, ont une odeur balsamique et agréable ; leur saveur est sucrée d'abord et devient ensuite amère et résineuse.

Elles contiennent une *essence* analogue à l'essence de térébenthine, une *résine* verte et cassante, de la *cire*, de l'*extractif*, du *sucre*, de la *gomme*, des sels de potasse et de chaux, des acides organiques (acides acétique, formique et malique).

Effets. — Les baies de genièvre jouissent de trois propriétés bien évidentes : elles sont *stimulantes, toniques* et *diurétiques*. Leur prix étant peu élevé, elles peuvent remplacer avantageusement un grand nombre de substances exotiques qui jouissent de propriétés analogues. Elles produisent une *diurèse* très nette et communiquent à l'urine une odeur particulière, caractéristique. Elles augmentent l'appétit, excitent la digestion et relèvent la tonicité du tube digestif. Après absorption de leurs principes actifs, elles stimulent toutes les muqueuses et principalement la muqueuse respiratoire et la muqueuse des voies urinaires.

Elles sont également *antiparasitaires* ; c'est surtout l'essence qui jouit de cette propriété à un haut degré.

Indications. — L'action *tonifiante* est utilisée pour combattre les affections atoniques du tube digestif, telles que l'inappétence, l'indigestion chronique, la diarrhée, les coliques dues aux spasmes de l'intestin, etc.

L'action *stimulante générale, tonifiante* et *expectorante* est mise avantageusement à profit pour combattre l'atonie générale, l'anémie, les maladies lymphatiques, les maladies catarrhales des voies respiratoires.

La *diurèse* provoquée par ces baies les recommande dans les cas d'hydropisie des séreuses et du tissu conjonctif des parties déclives, de péritonite, de pleurésie chronique avec épanchements, etc.

Les principes actifs, en s'éliminant par les reins, agissent favorablement sur la muqueuse urinaire dans les cas de cystite, d'urétrite.

Les baies sont *ténifuges* et peuvent rendre des services pour provoquer l'expulsion du ténia chez les agneaux.

En frictions, on a employé avantageusement l'*essence de baies de genièvre contre la gale folliculaire du chien* et contre les rhumatismes. Son pouvoir *antiseptique* l'a fait utiliser aussi dans le traitement des plaies.

Doses et administration.

	Poudre de baies.		
Cheval........................	20	à	50 grammes.
Bœuf........................	50	à 100	—
Mouton.....................	10	à	20 —
Porc.........................	5	à	10 —
Chien.......................	1	à	5 —
Chat........................	0gr,5 à	2	—

La plupart des animaux prennent ces baies assez facilement, surtout quand on les mélange aux aliments. On les unit généralement au sulfate de soude, au chlorure de sodium, au sulfate d'ammoniaque, au fer, au cumin, à l'anis, à la gentiane, à l'essence de térébenthine, au soufre, au sulfure d'antimoine. Pour provoquer une diurèse plus abondante, on les donne sous forme d'infusions. L'extrait aqueux peut être employé chez les petits animaux à la dose 0gr,25 à 1 gramme par jour. On en fait aussi des fumigations en les projetant sur des charbons incandescents, contre les *maladies vermineuses* des voies respiratoires.

ANGÉLIQUE.

(Angelica archangelica L.)

Cette belle plante, de la famille des Ombellifères, croît dans toute l'Europe et fournit à la médecine sa racine à odeur suave et aromatique. Elle contient de l'*essence d'angélique*, de l'*acide angélicique*, une matière cristallisable, l'*angélicine*, un principe amer, du tanin, de l'acide malique, de l'acide pectique, du sucre, de la gomme et de l'amidon.

Action et emploi. — Localement, les préparations de racine d'angélique sont *excitantes* et *résolutives*. A l'intérieur, elles sont *stomachiques* et *carminatives*. Après l'absorption des principes actifs, la racine d'angélique détermine une excitation générale, la congestion et l'échauffement de la peau; elle active aussi la plupart des sécrétions.

Elle est employée dans l'atonie des organes digestifs sous

forme de poudre, d'infusions faites avec 10 à 30 grammes de racine par litre d'eau, de teinture à 1 : 4.

Les *doses* de poudre sont : grands herbivores, 50 à 150 grammes ; petits ruminants et porc, 15 à 35 grammes ; chien, 8 à 15 grammes. La teinture est donnée à la dose de 5 à 10 grammes par jour chez le chien.

ANIS ÉTOILÉ OU BADIANE.

C'est le fruit débarrassé des graines d'un arbre, l'*Illicium anisatum*, de la famille des Magnoliacées, qui croît en Chine et au Japon. Il exhale une odeur très agréable d'anis ; sa saveur est chaude, sucrée et aromatique. Ses principes actifs sont : une *essence* (*anéthol*), une *résine*, un *principe extractif*, de l'*acide benzoïque*, du *tania*, de la *saponine*.

Effets. — C'est un *stimulant* gastro-intestinal, un *stomachique* et un *carminatif* qui est indiqué dans les indigestions chroniques, les diarrhées, l'atonie, les ballonnements fréquents. On l'emploie en poudre à la dose de 10 à 50 grammes chez les grands herbivores et de $0^{gr},50$ à 1 gramme chez les carnassiers, en infusion aqueuse ou vineuse, à l'état de teinture donnée à la dose de 5 à 10 grammes par jour chez les petits animaux.

ANIS VERT.

Fruits fournis par le *Pimpinella Anisum* L., de la famille des Ombellifères. Leur saveur est épicée, saccharine, piquante ; leur odeur est aromatique. L'anis contient de l'*essence d'anis* (2 à 3 p. 100 presque entièrement constituée par de l'anéthol), de l'huile grasse, une sous-résine, de la gomme et des sels.

Effets et usages. — L'anis est un *stomachique aromatique*, un *digestif*, un *carminatif*. — Ingéré en petite quantité, il excite légèrement les sécrétions gastriques, les mouvements péristaltiques et s'oppose aux fermentations anormales des matières alimentaires et à la formation des gaz.

Après son absorption, l'essence d'anis excite les *sécrétions bronchique*, *urinaire* et *lactée*. L'anis est donc *expectorant*, *diurétique* et *galactopoiétique*. Chez les femelles normales, l'action galactopoiétique semble être nulle (Schaffer, Bondzynski, Fröhner). Il diminue aussi l'excitabilité douloureuse du système nerveux ganglionnaire, est antispasmodique et convient contre les *coliques*.

A l'extérieur, il constitue un assez bon *antiparasitaire* contre les poux, les puces et autre vermine, surtout chez les petits animaux.

Doses.

	Semences.	Essence d'anis.
Bœuf..............	25 à 50 grammes.	1 à 5 grammes.
Cheval.............	10 à 25 —	1 à 5 —
Petits ruminants...	5 à 10 —	X gouttes.
Chien..............	0gr,5 à 2 —	I à V —

Préparations. — 1° *Semences d'anis* en infusions de 4 à 8 gr. par litre d'eau ; teinture ; poudre ; électuaires.

2° *Essence d'anis*.

Les semences ou l'essence d'anis entrent dans une foule de préparations employées contre les catarrhes de l'estomac, des bronches, contre les coliques, ou pour activer la sécrétion lactée.

FENOUIL.

[*Feniculum vulgare* (Ombellifères).]

Les fruits du fenouil ont une odeur douce et suave, une saveur aromatique et en même temps sucrée.

Le fenouil contient une *huile volatile* (3,5 p. 100), incolore ou d'un jaune pâle, à odeur aromatique rappelant celle des fruits, une saveur douce.

Même usage que l'anis.

CUMIN.

[*Cuminum Cyminum* (Ombellifères).]

Le cumin est une plante annuelle cultivée principalement à Malte en Sicile. Ses fruits ont une odeur très forte et toute spéciale, une saveur aromatique très prononcée.

Le cumin renferme de l'huile grasse, de la résine, de la gomme, de l'aleurone et de l'*huile essentielle* (24 p. 100).

On l'emploie comme *condiment, carminatif, sudorifique* et *emménagogue*, aux mêmes doses que l'anis.

CANNELLES.

On désigne sous ce nom l'écorce sèche et dépouillée d'épiderme de plusieurs arbres du genre *Laurus*, qui croissent naturellement dans les Indes, en Chine, l'île de Ceylan, etc.

Composition chimique. — Les cannelles contiennent les principes suivants : une essence (*aldéhyde benzoïque*) très facilement oxydable à l'air et qui se transforme facilement en acide cinnamique, de l'acide tannique, une matière colorante rouge, du mucilage, de l'amidon, du ligneux.

Effets. — Localement, la poudre de cannelle agit comme un excitant légèrement *astringent* et *antiseptique*. A l'intérieur, elle excite la muqueuse digestive sur toute son étendue, augmente sa tonicité et accélère la digestion ; elle produit facilement la constipation, et ce n'est qu'à forte dose qu'elle devient irritante pour l'intestin.

Après l'absorption des principes actifs, la cannelle excite toutes les fonctions, le cœur bat plus fort et plus fréquemment, la peau s'échauffe et se vascularise, l'utérus entre en contraction et les muscles, en général, ont leur tonicité augmentée.

Indications et emploi. — La cannelle convient très bien pour faciliter la digestion ou pour la réveiller dans les cas d'indigestion ou de relâchement du tube digestif.

On l'emploie aussi avantageusement pour augmenter la force de contraction de l'utérus, lorsque les douleurs sont trop faibles pendant l'accouchement.

Son action excitante sur les organes génitaux (*action aphrodisiaque*) pourrait être utilisée pour augmenter la vigueur du mâle destiné à la reproduction.

On l'administre sous forme de poudre mélangée avec du sucre, du lait et avec une infusion de thé ou de camomille, ou bien encore sous forme d'électuaire.

Doses.

Grands herbivores...........	30	à 60 grammes.
Petits ruminants et porcs....	8	à 15 —
Chiens, chats...............	0gr,30 à 3 —

POIVRES.

On connaît quatre espèces principales de poivre, qui sont : le *poivre noir*, le *poivre blanc*, le *poivre cubèbe* et le *poivre long*.

POIVRE NOIR (*Piper nigrum*.) — C'est le poivre commun ou vulgaire. Au point de vue chimique, il contient de l'*essence de poivre*, qui est un isomère de l'essence de térébenthine, et qui lui communique son odeur ; de la *pipérine*, alcaloïde isomérique de la morphine, insoluble dans l'eau et dépourvue de saveur ; de la *chavicine*, dérivée de la pipérine, à odeur piquante et à saveur âcre ; du pipérinate de potasse et une matière résineuse.

Effets physiologiques. — Localement, le poivre est *excitant* ou *irritant*, suivant la dose appliquée et suivant la nature des tissus. Sur les plaies, les solutions de continuité, il peut provoquer une vive inflammation locale accompagnée d'une mortification plus ou moins étendue.

A l'intérieur, il excite vivement la muqueuse buccale et provoque la salivation ; dans l'estomac et l'intestin, il augmente les contractions péristaltiques, produit une hypersécrétion de sucs digestifs et accélère considérablement la digestion. Des doses trop fortes peuvent amener une irritation gastro-intestinale.

Après l'absorption, il détermine une légère excitation générale et surtout rend les organes génitaux plus sensibles et plus aptes à remplir leurs fonctions ; c'est donc un *aphrodisiaque*.

Indications. — *A l'extérieur*, il est indiqué comme *rubéfiant*, soit seul, soit mélangé à la farine de moutarde.

A l'intérieur, il convient pour exciter la digestion et pour augmenter le pouvoir digestif de certaines substances alimentaires de qualité inférieure. Comme *aphrodisiaque*, il est indiqué pour réveiller les facultés génésiques chez les animaux indolents.

Doses.

Cheval......................	5	à 15 grammes.
Bœuf......................	10	à 25 —
Mouton et porc..............	2	à 5 —
Chien......	0gr.30 à	0gr,50

On l'administre sous forme de bols, de pilules, d'electuaires, en grains entiers ou en infusions aqueuses ou vineuses.

Les *autres espèces de poivres* possèdent sensiblement les mêmes propriétés que le poivre noir.

Le *poivre cubèbe* est moins irritant et porte son action surtout sur les organes génitaux et urinaires, dont il *tarit les écoulements morbides*. Il est administré aux mêmes doses.

CASCARILLE.

On donne ce nom à l'écorce du *Croton Cascarilla* ou *C. Eluthe-*

ria, arbre de la famille des Euphorbiacées, qui croît aux Antilles.

Elle contient une essence aromatique amère, *l'essence de cascarille*, une substance cristallisée en aiguilles prismatiques, la *cascarilline*, peu soluble dans l'eau, plus soluble dans l'alcool et l'éther ; de l'acide benzoïque et des matières inertes.

Effets et usages. — La cascarille agit comme *tonique amer*, comme *antiputride*, comme *eupeptique* et *stimulant*. Elle est utile dans l'atonie du tube digestif, dans les diarrhées. Associée à la rhubarbe et au fer, la poudre de cascarille est employée comme tonique et reconstituant. D'après Fellenberg, elle activerait considérablement la sécrétion du lait et serait *galactopoiétique*. On ne l'administre guère que chez les petits animaux à la dose de 2 à 4 grammes par jour.

CAMOMILLE ROMAINE.
(*Anthemis nobilis* L.)

Cette plante, de la famille des Composées, fournit à la matière médicale ses fleurs à odeur aromatique, qu'on emploie desséchées. Elles contiennent de *l'acide anthémique* découvert par Pattone, de *l'anthémine*, base alcaloïdique cristallisable soluble dans l'eau, insoluble dans l'alcool et l'éther, de *l'essence* de camomille, de l'acide tannique, *plusieurs substances amères*, une matière grasse, de l'albumine, de la gomme et des sels.

L'essence de camomille fraîchement préparée est un liquide d'un bleu ou vert azuré. Conservée pendant un certain temps, surtout à la lumière, elle prend assez rapidement une coloration brunâtre ou jaunâtre par suite de son oxydation.

Effets et usages. — Localement, les préparations de camomille sont *excitantes, antiseptiques* et *cicatrisantes*. Introduites dans le tube digestif, elles sont *stomachiques, toniques, antiventeuses* et *antispasmodiques*.

Après l'absorption des principes actifs, la camomille excite légèrement toutes les fonctions et augmente la tonicité générale de l'organisme ; elle est en outre *antipériodique* et *antispasmodique*.

On l'emploie *à l'extérieur* pour résoudre les engorgements indolents, surtout les engorgements testiculaires, les ecchymoses, les contusions, pour exciter et désinfecter les plaies de mauvaise nature.

A l'intérieur, elle convient pour favoriser la digestion, pour combattre les indigestions, les douleurs intestinales, la diarrhée, le relâchement gastro-intestinal. C'est également un excellent *tonique* pour relever la nutrition dans l'anémie et la faiblesse générale.

On l'administre sous la forme d'infusion à raison de 10 à 30 grammes de fleurs pour 1 litre d'eau. On la donne aussi en poudre à la dose de 30 à 40 grammes chez les grands animaux et de 2 à 5 grammes chez les petits. Pour ces derniers, on emploie souvent l'essence de camomille à la dose de I à III gouttes avec de l'huile, du sucre, etc.

CAMOMILLE COMMUNE.
(*Matricaria chamomilla.*)

Les fleurs contiennent une huile essentielle qui est d'un bleu foncé, une matière résineuse et un principe amer.

Elles sont surtout employées en Allemagne comme *toniques* et *antispasmodiques*.

Mêmes doses que pour la camomille romaine.

MENTHE POIVRÉE.
[*Mentha piperita* (Labiées).]

Cette plante est cultivée en France et surtout en Angleterre. Elle a une odeur fine, très pénétrante et une saveur piquante, âcre et aromatique, qui laisse dans la bouche une sensation de fraîcheur agréable.

Les feuilles renferment une *huile essentielle*, un principe amer, une matière résineuse, du tanin.

L'essence de menthe est liquide, d'une couleur jaune verdâtre, claire, transparente, d'une consistance légèrement huileuse, d'une densité de 0,89, soluble dans l'alcool. A 0° elle abandonne des cristaux de menthol $C^{10}H^{20}O$.

Effets et emploi. — La menthe est stomachique et *antispasmodique*; elle convient, comme la camomille, contre les indigestions, les coliques, les douleurs provoquées par les crampes de la vessie et de l'utérus.

Le menthol est souvent employé chez l'homme contre la migrainc, les névralgies. C'est aussi un bon *antiseptique* utilisé en poudre contre le coryza.

A forte dose l'essence de menthe est toxique ; elle paralyse la moelle et le centre respiratoire.

La menthe est donnée aux mêmes doses que la camomille romaine.

Toniques névrosthéniques.

Quinquina.

On désigne sous le nom de *quinquina* une écorce exotique fournie par des arbres appartenant au genre *Cinchona*, de la famille des Rubiacées, qui croissent spontanément dans les montagnes de l'Amérique méridionale, notamment au Pérou, en Bolivie, dans les grandes Cordillères, et qui sont actuellement cultivés dans l'Inde.

La poudre d'écorce de quinquina a été connue successivement sous différents noms. Les Européens l'appelaient d'abord la *poudre de la Comtesse*, parce qu'elle avait guéri la comtesse de Cinchon, vice-reine du Pérou, d'une fièvre opiniâtre. Plus tard, elle reçut le nom de *poudre des jésuites*, parce que ces religieux la distribuaient aux malades. Enfin le cardinal du Lugo, en ayant introduit l'usage à Rome, le nouveau médicament y fut connu sous le nom de *poudre du cardinal*.

Pendant longtemps on fit usage du quinquina sans en connaître l'origine botanique ; mais, en 1740 environ, deux savants français, de la Condamine et Joseph de Jussieu, firent connaître les arbres qui fournissent la précieuse écorce et leur donnèrent le nom général de *Cinchona*. Aujourd'hui, l'histoire du quinquina est à peu près complètement éclairée.

L'écorce de quinquina contient :

1º Les *alcaloïdes* principaux sont les suivants :

Quinine.....................	$C^{20}H^{24}Az^2O^2$
Quinidine...................	$C^{20}H^{24}Az^2O^3$
Cinchonine..................	$C^{19}H^{22}Az^2O$
Cinchonidine...............	$C^{19}H^{22}Az^2O$
Quinamine..................	$C^{19}H^{24}Az^2O^2$

2º Les *acides* quinine, quinotannique et quinovique, unis aux alcaloïdes précédents et en partie à la potasse, à la chaux et à la magnésie ;

3° Le *rouge cinchonique soluble* et le *rouge insoluble* ;

4° Une *matière colorante jaune* ; des principes *résineux* et balsamiques ;

5° Des matières grasses, de l'amidon, du ligneux, de la gomme, de l'aricine, etc., des sels minéraux et particulièrement des sels de chaux.

Les espèces officinales d'écorce de quinquina sont :

a. Le *quinquina jaune* ou *calisaya*, fourni par le *Cinchona Calisaya* de Weddel. Il contient principalement de la quinine, de la quinidine et de la cinchonine ;

b. Le *quinquina rouge*, provenant du *Cinchona succirubra*. Les alcaloïdes principaux sont la quinine, la cinchonine et la cinchonidine.

Les principes qui communiquent aux quinquinas leurs propriétés physiologiques et thérapeutiques sont : la quinine et la cinchonine. Les autres alcaloïdes, ainsi que les diverses substances qu'on rencontre dans le quinquina, y sont contenus en quantité trop faible pour produire des effets notables.

La proportion de quinine et de cinchonine varie suivant les espèces de quinquina, suivant leur mode de récolte, leur conservation, etc. C'est ainsi que la proportion de quinine peut varier de 3 à 50 p. 1000 suivant les échantillons ; il en est de même de la cinchonine.

Effets. — Localement, la poudre de quinquina agit comme un tonique, un *astringent* et un *antiseptique* léger. Son action *tonique* et astringente locale est prononcée ; elle est due aux principes qui accompagnent la quinine et la cinchonine et surtout aux matières tannantes que contient l'écorce. Cette action tonique se manifeste surtout dans l'appareil digestif relâché et atonique.

Les animaux supportent bien l'écorce, même à dose relativement forte. Cependant, si la médication est prolongée à forte dose, le quinquina produit une diminution de l'appétit et une certaine gêne dans la digestion. La poudre de quinquina régularise la nutrition, augmente la tonicité des organes, diminue les sécrétions ; mais son action sédative sur le cœur et la température est peu prononcée. C'est pourquoi on doit lui substituer les sels de quinine quand il s'agit de provoquer une action *antithermique* et *antifébrile*. La poudre exerce une action fortifiante plus marquée sur le système nerveux et la nutrition générale que la quinine.

Indications. — Les préparations faites avec l'écorce de quinquina sont spécialement indiquées :

1° Comme *stomachiques* et *toniques* du tube digestif dans l'inappétence, la diarrhée chronique, les indigestions chroniques;

2° Comme *toniques généraux* dans l'hématurie, la fièvre pétéchiale, la néphrite, la cystite, l'hydroémie, etc. ;

3° *A l'extérieur*, comme *cicatrisants*, *astringents* et *antiseptiques* sur les plaies suppurantes.

Préparations. — Les principales préparations officinales sont : la poudre de quinquina, la teinture de quinquina au cinquième, le vin de quinquina, l'extrait aqueux et l'extrait alcoolique de quinquina. Ce dernier doit contenir 10 p. 100 d'alcaloïdes totaux et l'extrait aqueux 6 p. 100.

Vin de quinquina officinal.

Quinquina en poudre..............	25 grammes.
Alcool à 60°....................	75 —
Acide chlorhydrique dilué.........	2 —

Faites macérer pendant vingt-quatre heures, puis ajoutez :

Vin rouge......................	900 grammes.

Faites macérer pendant vingt-quatre heures. Filtrez.

Administrations et doses. — On donne la poudre de quinquina sous forme d'*électuaire* ou de *breuvage*.

Le breuvage se fait en faisant une décoction aqueuse à laquelle on ajoute quelques gouttes d'acide chlorhydrique ou un liquide alcoolique.

Doses thérapeutiques.

	Poudre.
Cheval....................	10 à 20 grammes.
Bœuf.....................	20 à 50 —
Mouton et chèvre............	5 à 15 —
Chien.....................	2 à 8 —
Chat.....................	1 à 2 —

La teinture se donne aux petits animaux (chien, chat) à la dose de V à XX gouttes, l'extrait aqueux à la dose de 0gr,25 à 1 gramme.

Incompatibilités. — Dans les préparations de quinquina, il faut éviter les alcalis, les bromures, les iodures, les phosphates *alcalins*, le benzoate de soude, la caféine, le tanin, l'antipyrine, etc.

Composés arsenicaux.

ACIDE ARSÉNIEUX.
$$As^2O^3.$$

Cet acide, vulgairement encore appelé *arsenic*, se présente sous sa forme officinale en une poudre blanche, cristallisée, inodore, d'une saveur fade d'abord, puis styptique et nauséeuse, soluble dans 82 parties d'eau froide, dans 10 parties d'eau bouillante, dans 140 parties d'alcool, dans 5 parties de glycérine. La présence de l'acide chlorhydrique augmente beaucoup sa solubilité dans l'eau.

Effets physiologiques. — L'acide arsénieux est un *antiputride* énergique dont l'efficacité est démontrée dans la momification des cadavres et la conservation des pièces anatomiques et zoologiques. Les fermentations, dues à des germes figurés, sont suspendues par la présence de l'acide arsénieux ; mais ce corps n'a aucune action sur les ferments solubles, et il ne s'oppose pas complètement au développement des moisissures.

Sur la peau-intacte, l'acide arsénieux n'agit que très lentement ; après vingt-quatre heures, la peau se sèche, se racornit et se plisse autour du point attaqué ; puis une escarre brune, épaisse, se forme et tombe après quelques jours.

Dans le tissu conjonctif, l'acide arsénieux produit une vive douleur, un engorgement inflammatoire très volumineux, la gangrène de la peau et des tissus touchés ; souvent aussi ces phénomènes locaux sont accompagnés d'une absorption dangereuse du poison. D'après Hertwig, il suffit de 4 grammes d'acide arsénieux, appliqué sur les plaies fraîches du cheval et du bœuf, pour amener la mort ; 30 centigrammes produisent le même effet sur le mouton et 10 à 20 centigrammes sur le chien.

La cautérisation produite par l'acide arsénieux se distingue de celle produite par les véritables caustiques : elle est lente, la douleur est très vive et prolongée, l'escarre est grise, très adhérente et d'une élimination difficile ; le gonflement inflammatoire est très intense. Elle n'est pas le résultat de la soustraction d'un élément simple ou composé, ni de la coagulation de l'albumine, mais la conséquence de l'inflammation ulcérative.

L'acide arsénieux diffère des vrais caustiques en ce qu'il n'agit que sur les tissus vivants ; il est sans action sur les tissus morts, tandis que les acides, les alcalis, les sels caustiques détruisent indifféremment les tissus morts ou les tissus vivants.

Sur les muqueuses, l'action irritante se développe avec une grande intensité. Quand on donne l'acide arsénieux en poudre ou en solutions concentrées, on remarque la perte de l'appétit, la sécheresse de la bouche, des vomissements chez les carnivores et les omnivores, des coliques chez les herbivores et une diarrhée infecte à odeur alliacée, parfois sanguinolente. Si les animaux meurent, on trouve, à l'autopsie, tous les signes d'une vive *inflammation gastro-intestinale*, des *ecchymoses* dans le cœur, et une *dégénérescence graisseuse* du foie, du cœur, des reins et des centres nerveux. En général, les cadavres des animaux empoisonnés par l'acide arsénieux se putréfient moins facilement et ont de la tendance à se momifier.

Chez les ruminants, l'administration prolongée de l'acide arsénieux en poudre peut être suivie de la *perforation de la panse*, accident qui entraîne fatalement la mort de l'animal.

Administré à *faibles doses*, l'acide arsénieux exerce sur le tube digestif une excitation légère favorable aux transformations digestives. Dans ces conditions, ce corps peut être supporté pendant très longtemps chez la plupart des animaux ; il est absorbé lentement et produit des effets généraux très remarquables. Il se localise d'abord et surtout dans les globules blancs, les reins et le foie, puis dans les muscles, les os, la substance nerveuse.

Son élimination de l'organisme se fait par les différentes voies : intestin, bile, urine, lait, peau, sueur, poils. Elle est assez rapide. A la suite de l'administration d'une dose unique, elle est complète en trois jours. Elle est lente lorsqu'il s'agit des faibles doses répétées ; alors elle peut durer jusqu'à cinquante jours après la cessation de l'administration.

Sous l'influence de faibles doses d'acide arsénieux, les herbivores et particulièrement les chevaux acquièrent de la vigueur et de l'embonpoint, leur appétit augmente, ils ont le pouls plus fort et les muqueuses plus colorées ; la peau est chaude et les poils prennent un brillant remarquable, le regard est vif, les mouvements sont plus prompts et plus énergiques, la respiration est plus facile, plus légère. Ces *effets toniques* favorables sont connus depuis bien longtemps. Les montagnards du Tyrol font, paraît-il, un usage courant de l'acide arsénieux pour augmenter leur puissance respiratoire et leur force musculaire ; les jeunes gens en consomment souvent pour se donner plus d'embonpoint, pour rendre leurs formes plus arrondies et leur teint plus frais. Il y a des éleveurs qui donnent de l'acide arsénieux à leurs animaux quand ils les soumettent à l'engraissement. On a constaté aussi que les femelles, qui reçoivent de l'acide arsénieux à petites doses, engendrent des produits plus forts, plus vigoureux, et dont les os sont plus durs. Comme l'arsenic s'élimine en partie par le lait, il en résulte que les petits à la mamelle reçoivent de l'arsenic avec le lait, et on les voit augmenter rapidement de poids, acquérir des tissus fermes et des os très compacts.

L'action tonique peut s'interpréter par le fait d'une stimulation de la vie élémentaire ou par l'amélioration du processus de nutrition.

Les recherches de Cornevin établissent que, chez les ruminants, l'acide arsénieux n'exerce aucune action favorable sur l'engraissement.

L'organisme, qui consomme journellement de petites quantités d'arsenic, s'habitue bientôt à cette substance et peut alors supporter des doses considérables sans éprouver le moindre malaise. Les hommes et les animaux arsénicophages ne sont pas impressionnés par des doses qui sont toxiques pour d'autres animaux non habitués à ce poison.

Sous l'influence de doses faibles d'arsenic, la *respiration se ralentit* et devient plus *facile* ; il se produit aussi une *diminution du nombre des pulsations* et un *abaissement* de température évalué de $0°,5$ à $1°$. On note souvent une diminution du nombre des hématies en même temps qu'une augmentation de leur matière colorante.

On a admis que l'arsenic devait diminuer les oxydations et, par conséquent, agir comme un aliment d'épargne ; l'expérience a confirmé cette idée ; ainsi Schmidt et Stürzwage ont constaté une diminution de l'exhalation de l'acide carbonique pendant l'administration d'arsenic et une notable diminution de la quantité d'urée éliminée. Salkowsky a vu le glycose disparaître dans le foie de lapins soumis au régime de l'arsenic et la piqûre du centre diabétique ne produire aucun effet hyperglycémique et glycosurique sur ces animaux.

L'empoisonnement chronique par l'arsenic produit une paralysie du système nerveux moteur et sensitif. On constate d'abord une diminution de la sensibilité, puis de la difficulté dans les mouvements; enfin l'abolition complète des fonctions motrices et sensitives.

En analysant les effets de l'acide arsénieux, on constate qu'à dose très faible il est *tonique, excitant nutritif* et *nerveux*, qu'à dose plus forte il est *altérant* et *paralysant* du système nerveux.

Antidotes. — Pour combattre les effets toxiques de l'arsenic, on peut avoir recours : au lait, au blanc d'œuf, à l'eau de chaux, aux vomitifs, aux purgatifs, à la magnésie calcinée, au protosulfure de fer hydraté, à l'hydrate de sesquioxyde de fer. Ce dernier corps semble être le meilleur contrepoison, car, d'après Orfila, il triomphe presque toujours de l'empoisonnement lorsqu'il est administré rapidement et qu'il est de préparation récente. D'après de nombreuses expériences, Schroff admet cependant que l'hydrate de magnésie est de beaucoup plus efficace que l'hydrate de sesquioxyde de fer.

Indications thérapeutiques. — L'acide arsénieux, étant très bien toléré à faibles doses, est indiqué chez tous les animaux.

1° Pour *augmenter l'appétit, relever la nutrition altérée* et tonifier le tube digestif. Il est donc administré avec avantage quand il y a inappétence, appétit capricieux, atonie du tube digestif, état catarrhal chronique de l'intestin dû surtout à des helminthes, etc. ;

2° Pour combattre les *maladies lymphatiques* et l'anémie. C'est un des meilleurs moyens à opposer aux engorgements ganglionnaires, aux lymphangites chroniques, aux tumeurs malignes, au rachitisme, aux inflammations des séreuses articulaires et tendineuses, aux maladies osseuses, etc. ;

3° Pour *soutenir les forces* et la *nutrition* dans les maladies infectieuses, telles que la fièvre typhoïde, la tuberculose, les fièvres infectieuses diverses, la maladie du jeune âge et toutes les maladies qui abattent rapidement les forces. On a signalé les bons effets curatifs de l'arsenic contre la dourine et le nagana;

4° Pour *diminuer l'excitabilité du système nerveux* dans la chorée, l'épilepsie, l'éclampsie des femelles, la toux nerveuse, les névralgies du trijumeau et les maladies convulsives;

5° Pour *faciliter la respiration chez les chevaux poussifs* et chez tous les animaux qui ont une gêne de l'hématose. Dans la bronchite et la pneumonie chroniques, l'arsenic est le médicament qui réussit le plus fréquemment ;

6° Comme *vermifuge* contre tous les helminthes. On l'administre sous forme de poudre ou de pilules, souvent on l'associe à l'aloès. Cependant, quand on veut simplement provoquer l'expulsion des parasites qui vivent dans le tube digestif, il vaut mieux en général avoir recours aux véritables anthelminthiques, qui sont moins dangereux et souvent plus efficaces.

7° Comme *antiparasitaire externe*, contre toutes les éruptions cutanées : psoriasis, prurigo, eczéma humide, *gales diverses*, *éléphantiasis, crapaud, eaux aux jambes, actinomycose* (Voir *Antiparasitaires*). On l'emploie dans tous ces cas à l'intérieur et à l'extérieur. Les bains arsenicaux ont été recommandés aussi pour tuer les tiques et préserver les ruminants de la fièvre du Texas (Gray, Robertson) ;

8° Comme *caustique*, pour détruire les verrues, les tumeurs malignes et indolentes. Nous possédons cependant des caustiques plus énergiques et moins dangereux ; aussi n'emploie-t-on que rarement l'acide arsénieux pour détruire les tissus morbides. Quand on veut en faire usage, il faut toujours prendre toutes les précautions pour éviter l'absorption et l'empoisonnement.

Administration et doses. — *A l'intérieur*, l'acide arsénieux est toujours administré soit sous forme de poudre, soit sous forme de liquide de Fowler. Les doses ne doivent pas être les mêmes sous ces deux formes, car il est démontré que l'acide arsénieux est incomparablement plus actif en dissolution qu'en poudre. En poudre, il en faut environ 45 grammes pour faire périr les chevaux, tandis qu'il suffit de 3 à 4 grammes quand cet acide est en dissolution. Cette différence d'activité est due uniquement à la différence dans la rapidité de l'absorption. Quand on commence la médication arsenicale, il faut toujours employer de très faibles doses et les élever ensuite graduellement à mesure qu'on constate une tolérance plus grande. Avant de cesser la médication, on diminue peu à peu les doses jusqu'à suppression complète.

Il convient d'être particulièrement prudent dans l'administration de l'arsenic chez les ruminants.

Doses toxiques.

	Poudre (estomac).		Poudre appliquée sur une plaie.
Cheval...............	10	à 45 grammes.	2 grammes.
Bœuf...............	5	à 25 —	»
Mouton...............		5 —	0gr,2
Chien...............	0gr,1 à	0gr,2 à	0gr,02
Porc...............	0gr,5 à	1 gramme	»
Poule...............	0gr,1 à	0gr,15	»
Pigeon...............		0gr,05	»
Homme...............		0gr,01	»

Une vache a succombé après l'administration à l'intérieur de 5 grammes d'acide arsénieux par jour pendant deux jours (Durréchau).

Les effets toxiques que développe l'arsenic dépendent non seulement de la dose administrée, mais encore de son état de pureté, de son état de division, de la masse alimentaire contenue dans le tube digestif et, si on l'emploie à l'extérieur, de l'état de la peau sur laquelle on l'applique.

L'arsenic pur est certainement plus actif que celui qui est fraudé avec des poudres inertes comme du plâtre; il est plus actif à l'état de solution que sous forme de poudre; il est plus toxique quand il est donné à jeun que lorsqu'il est ingéré avec la masse alimentaire; enfin, quand il est appliqué sur une peau dénudée, excoriée, que lorsque le tégument est intact. Il y a à tenir compte de ces diverses conditions dans l'emploi thérapeutique de l'arsenic.

Doses thérapeutiques.

	Poudre (estomac).		Liqueur de Fowler à 1 : 100 estomac.		
Cheval...........	1	à 5 gr.	10	à 50 gr.	
Bœuf...........	1	à 2 —	10	à 30 —	
Petits ruminants et porc...........	0gr,01	à 0gr,05	0gr,50 à	2 —	
Chien...........	0gr,003	à 0gr,005	0gr,05 à 0gr,1	(II à X gouttes).	
Poules...........	0gr,0005	à 0gr,002	0gr,04	(I à II gouttes).	

Préparations.

1° Poudre d'acide arsénieux.

—

2° Liqueur de Fowler.

Acide arsénieux........................	1 gramme.
Carbonate de potasse................	1 —
Eau pure...............................	100 grammes.

Faites bouillir le tout jusqu'à dissolution complète; filtrez après refroidissement et remettez une quantité d'eau suffisante pour reconstituer 100 grammes.

Solution pour injection sous-cutanée.

Acide arsénieux....................	5 grammes.
Carbonate de soude cristallisé	5　—
Eau distillée......................	75　—
Glycérine chimiquement pure......	25　—

En injection sous-cutanée à la dose quotidienne de 1 à 5 grammes chez le cheval atteint de dourine (Novikow).

Pommade contre les verrues (Pécus).

Acide arsénieux	ãã	1
Poudre de cantharide		
Térébenthine grasse......................		1
Huile	ãã	5
Cire......................................		

Pour les verrues un peu épaisses, on peut augmenter la proportion d'acide arsénieux dans cette pommade.

Bain arsenical.
(Voir *Antiparasitaires.*)

CACODYLATE DE SOUDE.

$$O = As (CH^3)^2ONa.$$

(Diméthylarsinate de soude.)

Le cacodylate de soude est une poudre blanche, amorphe ou cristallisée en paillettes nacrées, déliquescente, très soluble dans l'eau et l'alcool. Il contient $36^{gr},05$ d'arsenic, 1 gramme de cacodylate de soude correspond à $0^{gr},70$ d'acide cacodylique et à $0^{gr},30$ d'arsenic métallique.

Le cacodylate de soude est facilement toléré, même à dose forte; c'est ce qui rend son emploi avantageux. Il améliore rapidement l'état général et produit une augmentation de poids des animaux anémiques et ceux qui sont en convalescence de maladies graves. L'élimination a lieu par les urines. Dans l'organisme, le cacodylate se décompose lentement et donne de l'arsenic sous forme *inorganique* qu'on retrouve surtout dans le foie et la moelle osseuse. A. Gauthier pense que le cacodylate se substitue au phosphore dans les lécithines et dans les nucléines phosphorées.

On doit l'administrer en injection hypodermique et non à l'intérieur.

Les injections sous-cutanées de cacodylate de soude ne sont pas douloureuses et ne déterminent aucun accident local. On ne doit pas donner le cacodylate à l'intérieur, parce qu'il est transformé dans le tube digestif en oxyde de cacodyle toxique, produit qui est décelé par l'odeur alliacée de l'air expiré, de la peau et de l'urine.

Dans la *dourine*, l'acide cacodylique, le cacodylate de soude et l'acide arsénieux inorganique ont donné de bons résultats.

Solution pour injection sous-cutanée.

Cacodylate de soude. ... . 20 grammes.
Eau distillée..................... 100 —

Injecter au cheval douriné 2 à 5 centimètres cubes de cette solution par jour pendant huit jours. Reprendre le traitement après huit jours de repos. Résultats favorables dans la *dourine*.

Arrhénal.

Méthylarsinate disodique $AsO.CH^3(ONa)^2$.

Ce corps, analogue au cacodylate ou diméthylarsinate sodique, renferme 39,19 p. 100 d'arsenic. Ce médicament a été vanté beaucoup chez l'homme contre la fièvre palustre et l'anémie. Il excite l'appétit, améliore rapidement l'état général. Dose chez l'homme, $0^{gr},05$ à $0^{gr},10$ en injections hypodermiques, ou à l'intérieur en pilules, ou en solutions.

En vétérinaire, on a obtenu la guérison de mulets atteints de *nagana* avec des injections sous-cutanées d'arrhénal à la dose journalière de 50 centigrammes.

Atoxyl.

On donne le nom d'*atoxyl* à l'anilide de l'acide méta-arsénique. C'est une poudre blanche, inodore, de saveur légèrement salée, soluble dans l'eau. Les solutions aqueuses s'altèrent à l'ébullition et surtout à une température plus élevée. Il faut donc les stériliser à une température inférieure à 100°.

Effets et usages. — L'atoxyl exerce une *action spécifique* sur les *trypanosomes* et les *spirochètes*. Il a été préconisé chez l'homme contre la maladie du sommeil et la syphilis.

En vétérinaire, l'atoxyl soit seul, soit associé au trisulfure d'arsenic ou *orpiment*, a été utilisé avec succès dans le traitement des diverses *tripanosomiases*, dourine, surra, nagana, mal de Caderas, etc. Son action est moins efficace dans la malaria et la piroplasmose. On l'administre surtout en *injection sous-cutanée* à la dose de 0gr,10 à 1 gramme chez le cheval, répétée tous les deux jours.

L'*orpiment* s'administre *à l'intérieur* en bols, électuaires, à des doses croissantes de 15 à 25 grammes par jour chez le cheval. On obtient les meilleurs résultats en donnant l'atoxyl et l'orpiment alternativement.

Strychnés.

Noix vomique.

On donne le nom de noix vomique à la semence du fruit d'un arbre exotique appelé le *Strychnos Nux vomica* L., qui croit spontanément dans la région indo-malaise. Le fruit, du volume d'une orange, est rempli d'une pulpe acide et contient de quatorze à quinze semences aplaties, qu'on nomme improprement *noix vomique*. Ces graines ont exactement la forme d'un bouton d'habit ; l'une de leurs faces est convexe, l'autre est concave et porte au milieu une espèce d'ombilic ; leur surface est grisâtre, douce au toucher et recouverte d'une sorte de duvet ayant l'aspect du velours. Leur substance est dure, coriace, comme cornée et légèrement translucide ; elle ne possède pas d'odeur sensible, mais, quand on la goûte, elle développe une saveur un peu âcre et une amertume très intense. Le poids moyen de chaque semence est d'environ 1gr,50.

Composition. — La noix vomique doit son activité à trois alcaloïdes, qui sont : la *strychnine*, la *brucine* et l'*igasurine* ; elle contient en outre de l'acide *tannique*, des matières grasses, des gommes, de l'amidon et une matière colorante jaune.

La strychnine constitue l'alcaloïde principal ; elle est contenue dans la noix vomique dans la proportion de 0,5 à 2 p. 100. Les deux autres alcaloïdes s'y trouvent en proportion beaucoup moindre. Le Codex fixe la teneur en alcaloïdes totaux à 2 ou 3 p. 100. Il en résulte que la *noix vomique* et ses préparations produisent surtout les effets de la strychnine.

On sait que la richesse de la noix vomique en strychnine ou en alcaloïdes actifs pouvant varier suivant sa provenance, sa conservation et suivant les conditions de végétation de la plante les mêmes doses n'ont pas toujours une activité égale. Les praticiens ont, en effet, constaté fréquemment qu'avec les doses ordinaires l'intensité des effets est fort variable. Cette irrégularité dans l'intensité des effets obtenus avec les préparations de noix vomique étant reconnue, il convient de ne faire usage de ces préparations qu'après avoir constaté leur activité par l'administration de doses faibles fractionnées, ou de ne s'adresser qu'aux alcaloïdes purs qu'on en retire ou à leurs sels.

La brucine et l'igasurine ont exactement les mêmes propriétés biologiques que la strychnine, mais leur activité est beaucoup plus faible. D'ailleurs, n'étant contenue qu'en petite quantité dans la noix vomique, leurs effets sont toujours masqués par ceux de la strychnine. A l'état pur, la brucine et l'igasurine sont d'un prix plus élevé que les sels de strychnine, et, comme ils n'offrent aucun avantage thérapeutique, ils ne sont pas employés dans la pratique. *Voir plus loin, Préparations et Doses.*

STRYCHNINE,

$C^{21}H^{22}Az^2O^2$.

La strychnine est un alcaloïde très toxique qui est contenu dans diverses espèces végétales du genre *Strychnos* de la famille des Loganiacées, principalement dans les semences du *Strychnos Nux vomica*, dans celles du *Strychnos Ignatii* ou fèves de Saint-Ignace, dans l'écorce du *vomiquier* ou *fausse angusture*, du *Strychnos tieuté*, etc.

Elle se présente en cristaux prismatiques inaltérables à l'air, incolores, inodores, d'une amertume excessive, solubles dans 7 000 parties d'eau à 19°, très solubles dans le chloroforme, insolubles dans l'alcool absolu ou l'éther absolu, légèrement solubles dans les acides dilués et dans les essences.

La strychnine forme des sels cristallisés plus solubles dans l'eau que l'alcaloïde et qui, pour cela, sont préférés dans la pratique. Les plus employés sont : le sulfate de strychnine soluble dans 9 parties d'eau froide, le chlorhydrate de strychnine encore plus soluble dans l'eau (1 p. 6).

Effets physiologiques. — Sur la peau intacte, la strychnine et ses sels ne produisent aucun effet local, mais ils peuvent passer à l'absorption, si le contact en est prolongé, et produire des effets généraux plus ou moins intenses. Sur la muqueuse buccale, cet alcaloïde développe une grande amertume qui est encore appréciable avec des solutions à 1 p. 100 000 ; elle fait couler la salive. Dans l'estomac, à faible dose, elle excite légèrement la muqueuse, *augmente l'appétit et accélère la digestion*. Si l'usage en est trop prolongé et surtout si les doses sont fortes, la strychnine produit des douleurs gastriques, de l'inappétence, de la constipation et des digestions laborieuses. Ces effets nuisibles sont dus à l'arrêt des sécrétions, à l'anémie de la muqueuse gastro-intestinale, dont les petits vaisseaux sont fortement resserrés, et aux contractions péristaltiques énergiques de la musculeuse.

Déposée sur les plaies, la conjonctive, ou injectée dans le tissu conjonctif sous-cutané, la strychnine en solution produit une douleur assez vive, mais de courte durée ; elle est absorbée rapidement et manifeste ses effets généraux. Une goutte d'une solution de chlorhydrate de strychnine à 1 p. 100 instillée sur la conjonctive d'un lapin provoque, au bout de quelques minutes, une hyperexcitabilité réflexe caractéristique et des secousses tétaniques au moindre attouchement. En insistant un peu sur l'application, on peut facilement produire l'empoisonnement complet. On arrive au même résultat en versant quelques gouttes d'une solution strychnique dans le conduit auditif d'un animal. Lorsqu'on l'injecte dans le tissu conjonctif, la strychnine développe ses effets généraux avec une plus grande rapidité encore ; jamais, d'ailleurs, il ne survient aucun accident local au point d'injection.

Les composés strychniques constituent des poisons violents pour tous les animaux et même pour les microorganismes qui produisent les fermentations et les putréfactions. Elle est donc jusqu'à un certain point *antiseptique* et *antiputride*.

Des matières organiques imprégnées d'un sel de strychnine résistent à la décomposition putride et à toute fermentation. Cependant il faut dire que ce poison, si violent pour les animaux, n'exerce aucune action toxique sur certaines moisissures. Celles-ci se développent souvent dans les solutions des sels de strychnine.

Localisation. — La strychnine, absorbée par une voie quelconque, est transportée dans toutes les parties du corps par l'intermédiaire du sang, qui la cède rapidement aux centres nerveux et aux organes parenchymateux. Ainsi, si on analyse le cadavre d'un animal mort empoisonné par cet alcaloïde, on le trouve surtout localisé dans la substance grise de l'encéphale et de la moelle épinière, dans le foie, la rate ; on n'en trouve que des traces dans le sang.

Élimination. — La strychnine ne reste pas fixée dans l'organisme ; elle est éliminée par les urines et par la salive ; mais cette élimination est lente ; elle n'est guère complète qu'après trois jours. Si on administre à un animal de petites doses de strychnine souvent répétées, on peut constater que l'intensité des effets croit comme le nombre des doses ; c'est ainsi que la dixième dose peut produire l'empoisonnement, tandis que la première a été sans effets appréciables. Cet accroissement de l'intensité des effets avec le nombre des doses s'explique facilement par l'élimination assez lente de cet alcaloïde. Puisqu'il faut trois jours à une dose pour s'éliminer complètement, il est évident que si, dans cet intervalle, on fait de nouvelles administrations, il se produit une accumulation de strychnine et, par conséquent, il se produit aussi une accumulation d'effets. La susceptibilité de l'organisme ne va pas en augmentant à mesure qu'on prolonge l'emploi de la strychnine, comme le croient quelques auteurs, mais la quantité de strychnine, en s'y accumulant, agit comme une dose unique représentant la somme des doses fractionnées accumulées. Les effets augmentent d'intensité, non pas parce que l'organisme est plus sensible à la strychnine, mais parce qu'une plus grande quantité de cet alcaloïde agit sur lui. Dans la pratique, on ne doit pas trop rapprocher les doses ; il faut les espacer de telle façon que la quantité de strychnine qui circule dans l'organisme reste à peu près la même ; il faut que les doses successivement administrées viennent se substituer à celles qui sont éliminées. On peut ainsi maintenir l'organisme sous l'action constante des effets strychniques sans provoquer aucun accident d'empoisonnement.

Action sur le système nerveux. — A dose très faible, la strychnine augmente notablement la *sensibilité générale* et les *sensibilités spéciales.* Les animaux réagissent avec plus d'énergie sous l'influence des excitations diverses des organes des sens ; les excitations de la peau, les sons, la lumière vive les impressionnent plus énergiquement, ce qu'on remarque par leurs mouvements, qui sont plus prompts, plus énergiques, par l'œil qui est plus brillant, plus vif, par la tête qui est portée plus haut et par les oreilles qui sont plus mobiles. Chez l'homme, on remarque que le goût et l'odorat ont plus de finesse ; il est probable qu'il en est de même chez les animaux.

A doses un peu plus fortes, l'*hyperesthésie* augmente encore d'intensité, et on voit alors les moindres excitations déterminer des réactions vives ; il suffit souvent de frapper légèrement vers la région dorso-lombaire pour déterminer une douleur vive et des mouvements désordonnés, de frapper un coup de pied sur le sol, de claquer des mains pour effrayer l'animal, de faire tomber une vive lumière sur ses yeux pour provoquer une grande agitation. Pendant que cette augmentation de la sensibilité se manifeste, il y a aussi des modifications de la *locomotion*. On voit des tremblements apparaître d'abord dans les membres postérieurs, puis dans les membres antérieurs, enfin sur les muscles du tronc et de la face. En même temps, la marche devient plus raide et les mouvements des membres plus brusques. Si la dose administrée est faible, ces phénomènes se dissipent sans laisser aucune fatigue ; mais, si les doses sont plus fortes, alors la raideur des membres augmente, la flexion des rayons se fait avec plus de brusquerie et est saccadée ; elle devient ensuite plus difficile dans les quatre membres ; l'encolure du cheval est tendue et la tête portée au vent ; l'épine dorso-lombaire est voûtée en contre-haut. Si, à ce moment, on excite les animaux, on voit se produire des convulsions tétaniques qui surviennent par accès ; les membres raides, tendus, sont engagés sous le tronc et ressemblent à quatre colonnes rigides ; le tronc et l'encolure sont raides, la tête est portée en avant, la queue est dirigée horizontalement en arrière, et l'animal prend exactement la physionomie qui caractérise le tétanos. De temps en temps, la tension des muscles diminue, puis les convulsions reviennent par *accès*. On peut d'ailleurs à volonté produire des accès tétaniques en excitant l'animal par un procédé quelconque. L'hyperexcitabilité réflexe est tellement augmentée qu'il suffit souvent d'un bruit faible, d'un attouchement dans la région dorso-lombaire, quelquefois d'un petit courant d'air pour engendrer des attaques tétaniques et pour que l'animal saute en avant et en haut comme un ressort qui se débande. Ces accès convulsifs, après avoir augmenté d'intensité et de fréquence, s'éloignent ensuite et perdent de leur intensité, puis enfin s'éteignent complètement après vingt-quatre à trente-six heures, et l'animal revient complètement à son état normal. Quand l'animal qui reçoit de la strychnine offre une paralysie motrice dans un certain nombre de muscles, on voit souvent que les convulsions tétaniques commencent dans ces muscles et s'y développent avec une intensité plus forte qu'ailleurs.

Si la dose administrée est *toxique*, les phénomènes décrits précédemment sont considérablement exagérés, et les accès tétaniques se produisent avec une intensité effrayante et à des intervalles très rapprochés. Bientôt la station devient impossible, l'animal tombe sur le côté, étend ses membres et les porte en arrière; la queue est relevée fortement, la colonne vertébrale décrit une concavité tournée en haut, l'encolure est tendue et la tête est portée en arrière vers la partie postérieure du cou (opisthotonos). Pendant que cette tétanisation générale se produit, la respiration s'arrête, tous les muscles respirateurs sont fortement contractés : la poitrine reste fixée en inspiration; l'hématose devient alors difficile; l'asphyxie arrive, et l'animal meurt dans un accès. Ces crises intenses se succèdent à des intervalles d'autant plus rapprochés et avec une intensité d'autant plus grande que la dose est plus considérable, à moins que la mort n'arrive immédiatement. La raideur des membres est telle, pendant les accès, qu'il devient impossible de fléchir les rayons osseux les uns sur les autres ; si l'animal est de petite taille, on peut le soulever tout d'une pièce en le tenant par un membre : on croirait qu'il est à l'extrémité d'une barre solide ou en rigidité cadavérique. A mesure que les accès se multiplient, l'animal s'affaiblit, et il ne tarde pas à succomber. La respiration s'arrête toujours avant le cœur; celui-ci continue encore à battre longtemps après que la respiration s'est arrêtée. On pourrait croire que les animaux meurent par asphyxie ; cependant ce n'est là qu'une apparence : en effet, si on fait absorber une petite quantité de strychnine à une grenouille, on voit que celle-ci succombe rapidement, et pourtant on sait parfaitement que la grenouille peut vivre longtemps sans respirer. La mort, chez les mammifères, a donc plusieurs causes, l'asphyxie et l'épuisement nerveux produit par ces accès intenses et réitérés. Déjà, avant la mort, les muscles prennent une réaction acide : aussi le cadavre entre-t-il rapidement en *rigidité cadavérique*.

Action sur la circulation. — La strychnine a aussi une action marquée sur la *circulation artérielle et capillaire*; sous son influence, les petits vaisseaux se resserrent : la peau, les muqueuses et les organes parenchymateux pâlissent parce qu'ils reçoivent moins de sang, la tension artérielle *s'élève* et le cœur se contracte avec une énergie plus grande. De faibles doses ralentissent les battements du cœur ; des doses fortes les accélèrent.

Action sur la température. — Quand les doses administrées sont suffisantes pour provoquer des accès tétaniques, la température rectale s'élève quelquefois de plusieurs degrés ; on la voit atteindre 44° chez le chien.

Action sur la pupille et l'œil. — L'action sur la pupille est variable suivant la dose et la période d'action. Les faibles doses resserrent la pupille ; les fortes doses la rétrécissent d'abord, puis la dilatent quand les accès sont mortels. Pendant les accès convulsifs, il y a propulsion des globes oculaires.

Action sur les muscles lisses. — La strychnine produit aussi souvent des contractions spasmodiques sur les muscles de la vessie et de l'intestin, sur la rate qui est riche en fibres musculaires lisses.

Lésions. — A l'autopsie des animaux qui ont succombé à l'empoisonnement strychnique, on ne trouve pas de lésions macroscopiques caractéristiques. On a noté une congestion intense des centres nerveux, des ecchymoses sous-pleurales, sous-péricardiques et sous-endocardiques, des foyers hémorragiques dans le poumon, la rotule et les reins.

MÉCANISME DE SON ACTION. — La strychnine porte son action sur la substance grise des centres encéphalo-rachidiens, dont elle augmente l'excitabilité réflexe. Ce qui prouve que les convulsions sont d'origine centrale, c'est qu'on peut empêcher un membre de participer aux convulsions tétaniques en coupant ses nerfs moteurs. Si on empêche le sang d'arriver dans un membre par la ligature de ses vaisseaux, on voit que les convulsions strychniques se produisent aussi bien dans ce membre que dans les autres parties du corps irriguées par le courant sanguin. C'est surtout sur la moelle que porte l'action excitante ; en effet, en enlevant le cerveau à une grenouille, on voit que, si on lui injecte un peu de strychnine sous la peau, les convulsions tétaniques se produisent comme sur une grenouille qui a son cerveau. Un lapin dont la moelle est coupée en arrière du bulbe, qui reçoit de la strychnine, éprouve seulement des convulsions dans les membres et le tronc, mais pas dans la tête. Si on coupe toutes les racines rachidiennes sensitives à un animal, on voit que la strychnine ne produit plus de convulsions tétaniques; mais, si on laisse seulement une ou deux racines intactes, le tétanos se produit. Cette expérience démontre que la strychnine augmente le pouvoir excito-réflexe des centres médullo-bulbaires et que l'excitation sensitive la plus légère produit dans ces centres un ébranlement tel qu'ils entrent tous en activité, pour exciter les nerfs moteurs du système musculaire.

Le ralentissement du cœur avec des doses faibles est attribué à l'excitation du centre modérateur bulbaire, et l'accélération avec des doses fortes est due à la paralysie de ce centre.

L'élévation de la tension artérielle, observée pendant l'action de la strychnine, n'est pas due aux convulsions; car on peut empêcher celles-ci avec les anesthésiques et le curare et voir se produire néanmoins l'augmentation de la pression artérielle. Il semble qu'il y a surtout excitation du centre *vaso-constricteur* bulbaire; en effet, la destruction de ce centre empêche en général cette élévation de la tension.

Antidotes. — Si les vomitifs et les médicaments tannants n'ont pas empêché l'absorption d'une dose toxique de strychnine, il faut avoir recours aux anesthésiques et principalement au *chloral,* qu'on emploie en injection intraveineuse. Après de nombreuses expériences comparatives, Oré (de Bordeaux) est arrivé aux conclusions suivantes : 1° le chloral est l'*antagoniste* de la strychnine quand il est employé en injections intraveineuses. La dose de 0^{gr},01 de strychnine, administrée par voie hypodermique, tue toujours un chien de 10 kilogrammes. La mort n'arrive pas si on a le soin d'anesthésier l'animal par des injections intraveineuses de chloral aussitôt que les effets convulsifs se montrent. Pendant l'anesthésie, il n'y a pas de convulsions tétaniques: la respiration se fait régulièrement, mais les accès reparaissent au moment du réveil. Pour rendre ces crises du réveil moins dangereuses, il suffit de maintenir l'animal longtemps sous l'action anesthésique; la strychnine, s'éliminant insensiblement, ne se trouve plus dans l'organisme en quantité suffisante pour tuer au moment du réveil. Oré a sauvé des chiens qui avaient reçu une dose toxique de strychnine par huit injections intraveineuses successives du chloral. Moi-même, dans les démonstrations expérimentales, j'ai pu, par trois ou quatre injections de chloral, prolonger la vie d'un chien pendant trois heures, après qu'il eût reçu une dose de strychnine rapidement toxique pour un autre chien de même poids servant de terme de comparaison. Il est à peu près certain que, si j'avais insisté sur l'emploi de l'anesthésique, j'aurais sauvé l'animal.

Indications thérapeutiques. — La strychnine est indiquée :

1° Comme *tonique général* et surtout comme tonique du tube digestif. Elle convient dans certaines inappétences causées par un état catarrhal du canal intestinal, dans certaines diarrhées rebelles. Elle fait disparaître assez rapidement les hypersécrétions intestinales et les relâchements atoniques de la musculeuse de l'estomac et de l'intestin ;

2° Comme *excitant nerveux*, dans les paralysies qui ne sont pas produites par des désordres matériels considérables. Elle réussit bien quand ces paralysies sont rhumatismales ou succèdent à un refroidissement et qu'il n'y a pour ainsi dire que des désordres fonctionnels soit dans les cordons nerveux, soit dans la moelle.

Les paraplégies, les paralysies du pénis, de la vessie, des sphincters, sont toujours améliorées par la strychnine, quand elles succèdent à un épuisement nerveux simple ou à une congestion ; mais elles résistent à la strychnine, quand elles ont pour cause une congestion trop violente accompagnée d'hémorragies capillaires ou une tumeur qui comprime la moelle ;

3° Comme *excitant respirateur*, dans les cas de pousse, de bronchite chronique. On remarque qu'à très faible dose la strychnine régularise la respiration, rend l'hématose plus facile et fait disparaître le soubresaut caractéristique de la pousse.

La strychnine est toujours *contre-indiquée* dans les paralysies qui succèdent à une compression des centres nerveux par une tumeur quelconque, dans les méningites, dans les cas d'hémorragies ou d'infiltration séreuse des centres nerveux, dans les cas de rupture ou d'ébranlement de la substance nerveuse succédant à un choc.

Administration. — On doit se servir des *sels de strychnine* à cause de leur facile solubilité dans l'eau. Pour déterminer très exactement la dose, ces sels sont employés sous forme de solutions titrées à 1 p. 50, à 1 p. 100, à 1 p. 200, à 1 p. 500, etc.

On peut aussi se servir des *pilules* ou des *granules* contenant des doses parfaitement connues de strychnine. On ne doit faire usage de ces dernières que lorsque les injections hypodermiques des solutions ne peuvent pas être employées.

Ces solutions sont absorbées par toutes les voies ; mais la voie hypodermique est plus sûre. Les accidents locaux sont nuls, l'absorption est rapide, les effets sont prompts et peuvent être gradués à volonté. La voie hypodermique est celle que l'on doit toujours préférer pour les sels de strychnine ; les autres voies offrent toutes des inconvénients plus ou moins graves ; l'injection intratrachéale est plus difficile à réaliser et peut exposer à une inflammation bronchique ou pulmonaire ; les voies stomacale et rectale sont peu sûres à cause de l'irrégularité de l'absorption ; les applications cutanées ne laissent passer à l'absorption qu'une quantité trop faible de strychnine et exposent à des pertes énormes de médicament et quelquefois à des empoisonnements.

Doses des sels de strychnine (injection hypodermique).

Doses toxiques.

Pour 1 kilogramme de poids vif.	Strychnine. Milligr.
Homme	0,40
Lapin	0,60
Chat	0,75
Chien	0,75
Coq	2,00

Doses toxiques (pour un sujet).

	Gr.		Gr.
Cheval	0,20	à	0,30
Bœuf	0,20	à	0,40
Porc	0,01	à	0,05
Chien	0,005	à	0,02

Doses thérapeutiques (pour un sujet).

	Gr.		Gr.
Cheval	0,05	à	0,10
Bœuf	0,05	à	0,15
Porc	0,002	à	0,005
Chien	0,001	à	0,003

Préparations de noix vomiques.

1° Poudre.

On obtient cette poudre en râpant les graines avec une râpe à sucre ou une lime à bois, ou mieux en les faisant ramollir à la vapeur d'eau, les écrasant dans un mortier et les desséchant ensuite dans une étuve ou au soleil.

2° Extrait de noix vomique alcoolique (Codex).

Cet extrait sec contient 16 p. 100 d'alcaloïdes totaux.

3° Teinture de noix vomique (Codex).

Extrait de noix vomique,...............	7.81
Alcool à 70°......	Q. S.

Faites dissoudre l'extrait dans 100 grammes d'alcool en chauffant légèrement ; laissez refroidir et ajoutez le nouvel alcool de façon à obtenir 500 grammes de teinture. Elle renferme 1gr,562 d'extrait sec, et 0gr,25 d'alcaloïdes totaux p. 100.

Doses des préparations de noix vomique.

POUDRE. — Comme la proportion des alcaloïdes est très variable, suivant la provenance de la noix vomique, il en résulte qu'il n'est pas possible d'indiquer des doses parfaitement exactes ; les chiffres suivants n'indiqueront qu'une moyenne :

Doses toxiques (poudre).

Cheval......................	20	à 30 grammes.
Bœuf......................	20	à 35 —
Porc......................	4	à 6 —
Chien	0gr,50	à 1 gramme.
Chat......................	0gr,10	à 0gr,50

Doses thérapeutiques.

Cheval......................	2	à 10 grammes.
Bœuf......................	5	à 20 —
Mouton et porc............	1	à 3 —
Chien.....................	0gr,05	à 0gr,25
Chat.....................	0gr,01	à 0gr,05

TEINTURE. — La teinture et l'extrait de noix vomique ne s'emploient que chez les petits animaux. Chien, teinture X à XX gouttes ; extrait, 0gr,02 à 0gr,05.

Préparations toniques diverses.

Poudre corroborante (Renion).

Cannelle de Chine pulv..........	150	grammes.
Gingembre en poudre...........	500	—
Gentiane...................... }	aa 50	—
Anis vert..................... }		
Carbonate de fer,.............	250	—

Pulvérisez finement, passez au tamis et mélangez exactement.

Une cuillerée à café mêlée, matin et soir, à la pâtée de vingt dindonneaux.

```
Gentiane pulvérisée.....................    20 grammes.
Écorce de saule pulv..............  )
Tan.............................  )  āā  12     —
Houblon pulvérisé...............  )
Camomille......................  )  āā   6     —
Noix vomique râpée..............     1 gramme.
Miel............................   300 grammes.
```
Faites un électuaire.

Chez les grands herbivores. contre la cachexie. les hydropisies, la diarrhée, la faiblesse générale.

Dans l'anémie.

```
Poudre de racine de gentiane......    50 grammes.
   —   de semences de cumin.....   100    —
Chlorure de sodium...............    250    —
```
Mélangez.

Une cuillerée dans du barbotage chez les jeunes herbivores faibles.

```
Sulfate de fer.....................    25 grammes.
Chlorure de sodium...............    500    —
Poudre de semences d'anis........     50    —
```
Mélangez.

Une cuillerée dans du barbotage chez le cheval anémique.

```
Sulfate de fer...................  )  āā   5 grammes.
Carbonate de potasse............  )
Gomme arabique et eau q. s. pour faire pilules nº 25.
```
Une pilule par jour chez le chien.

Bol.

```
Carbonate de fer.................    20 grammes.
Poudre de gentiane...............    50    —
Farine de froment...............    125    —
Eau miellée......................   Q. S.
```
Faites quatre bols.

Administrer deux par jour au cheval.

Bol.

```
Sulfate de fer...................  )  āā   5 grammes.
Aloès...........................  )
Cannelle pulv...................     15    —
Miel............................    Q. S.
```
Faites deux bols.

Administrer un par jour au cheval.

Noix vomique pulvérisée............	4 gramme.
Carbonate de fer...................	1 —
Poudre de gentiane................	20 grammes.
Miel..............................	200 grammes.

Faites un électuaire.

Administrer au cheval. Diarrhée, anémie.

Acide arsénieux pulvérisé..........	1 gramme.
Carbonate de fer.	1 —
Quinquina	20 grammes.

Mélangez et faites trois paquets.

Un paquet par jour au cheval, dans du son frisé.

Altérants.

On place dans ce groupe des médicaments très hétérogènes, dont l'effet est en quelque sorte inverse de celui des toniques. Ces agents modifient profondément la nutrition des éléments vivants, favorisent la désassimilation, fluidifient le sang et diminuent l'activité des grandes fonctions. En *topiques*, ils amènent localement la fonte des engorgements et sont pour cela encore appelés *fondants, résolutifs*.

Les principaux médicaments altérants sont les mercuriaux, les iodés, les alcalins et les arsenicaux.

Mercuriaux.

Les médicaments mercuriels sont les uns *solubles* dans l'eau, les autres *insolubles*. Les premiers sont *irritants* et *caustiques* pour les tissus qu'ils touchent ; les seconds n'ont presque aucune action locale. Tous produisent des effets généraux parce qu'ils sont susceptibles d'être absorbés. Les vapeurs de mercure métallique sont facilement absorbées par la muqueuse pulmonaire. Les sels mercuriels solubles se combinent avec l'albumine pour former des composés solubles dans les liquides organiques ; les composés insolubles deviennent d'abord solubles à la faveur des réactions chimiques qui se produisent dans l'estomac et l'intestin et ensuite sont absorbés par le même mécanisme que les sels solubles. D'après Mialhe (1843), tous les sels mercuriaux se transforment en bichlorure de mercure avant d'être absorbés. Selon

Voit (1857), les composés mercuriels, quels qu'ils soient, se transforment dans le tube digestif en un *chlorure double de mercure et de sodium* qui se combinerait avec l'albumine pour former un composé soluble. Quoi qu'il en soit de l'état sous lequel ils sont absorbés, il semble démontré par les recherches de Merget que, dans le sang, il y a toujours réduction des composés mercuriels et production de mercure métallique infiniment divisé par l'action de l'hémoglobine.

Le mercure s'accumule dans l'organisme; il se fixe de préférence dans certains organes : foie, reins, muscles, cerveau.

L'*élimination* s'effectue par toutes les voies, par l'urine, la surface intestinale, la salive, le lait, la sueur, la bile, le pus et même la peau. Pour une seule dose, elle est complète au bout de vingt-quatre heures; mais, après un traitement mercuriel prolongé, elle est lente et n'est parfois achevée qu'après plusieurs mois.

Lorsque les mercuriaux sont donnés à très faibles doses, les effets ne se montrent qu'après une administration soutenue pendant un certain temps. L'administration prolongée de faibles doses peut donc produire la saturation mercurielle de l'organisme. C'est au moment où le mercure est accumulé en assez forte proportion dans le sang et les organes que l'on voit apparaître nettement les effets de ce métal.

On observe d'abord les modifications de la fonction digestive. La *salivation* est presque toujours le premier symptôme de la saturation mercurielle; les animaux ont la bouche humectée par une salive claire, filante, qui est déglutie quand elle n'est encore que peu abondante, mais qui ne tarde pas à s'échapper par les commissures des lèvres et à tomber en longs filaments sur le sol. L'hypersécrétion salivaire est accompagnée et même parfois précédée de *stomatite* et de *gingivite*. Il y a *rougeur*, infection de la muqueuse buccale et *tuméfaction* des gencives.

On constate aussi une diminution de la sécrétion du lait et un arrêt des sécrétions purulentes. Si, à ce moment, on suspend l'administration des mercuriaux, la salivation diminue d'abord, disparaît ensuite, et la muqueuse buccale reprend graduellement ses caractères normaux. Si, au contraire, on insiste sur leur usage, la sécrétion salivaire ne fait qu'augmenter; la muqueuse buccale s'épaissit et *s'ulcère*; les gencives se ramollissent, les dents se déchaussent; les amygdales, les ganglions de l'auge, les parotides se gonflent et deviennent douloureux; la bouche exhale une odeur très fétide ; l'appétit disparaît ou est considérablement diminué ; la déglutition des aliments est difficile ; la partie intra-abdominale du tube digestif est le siège d'un catarrhe semblable au catarrhe buccal, et on observe une *diarrhée fétide* qui se prononce de plus en plus et qui épuise rapidement l'animal.

En même temps que ces altérations du tube digestif se développent, on voit apparaître un amaigrissement et un affaiblissement progressifs, une raideur des articulations due à la diminution de la sécrétion synoviale, des tremblements convulsifs de tout le corps (*tremblement mercuriel*) et enfin le marasme et la mort. Il faut encore signaler comme symptômes de l'*infection* ou *cachexie mercurielle* certaines autres altérations qui ne se produisent qu'à un moment plus ou moins avancé de l'empoisonnement. La *respiration* est gênée, difficile et souvent accompagnée de toux ; les *battements du cœur* sont faibles et tumultueux ; le *pouls* est petit et mou ; le *sang* devient pauvre en éléments solides, d'où résulte l'anémie progressive ; la *peau* offre souvent une éruption pustuleuse ; les femelles pleines avortent ; des œdèmes et des infiltrations se montrent à la tête, aux membres, au fanon, sous le ventre ; les narines donnent écoulement à un liquide mucoso-purulent ; les urines sont fétides et jaunes ; les plaies prennent une teinte plombée, puis noire, et se dessèchent bientôt ; toutes les solutions de continuité saignent au moindre contact et ont beaucoup de tendance à la gangrène.

A l'*autopsie*, on trouve généralement les lésions suivantes : inflammation plus ou moins vive du tube digestif, sang fluide et séreux ; épanchements séreux dans les plèvres et le péricarde ; inflammation du poumon quelquefois avec formation d'abcès ; chairs décolorées, organes glanduleux et parenchymateux ramollis, os fragiles.

Quand les mercuriaux sont donnés à doses fortes, les effets ci-dessus apparaissent très vite, puis se déroulent avec intensité et une grande rapidité. L'empoisonnement aigu ne diffère de l'empoisonnement chronique que par l'intensité et la rapide évolution des symptômes.

L'intoxication mercurielle ne se produit pas avec la même facilité chez tous les animaux ; on peut placer ceux-ci d'après leur degré de susceptibilité décroissante dans l'ordre suivant : *oiseaux, chat, mouton, bœuf, chien, porc* et *solipèdes.*

Antidotes. — On combat les effets des mercuriaux par le lait, le blanc d'œuf, le sulfure de fer hydraté, qui rendent insoluble la partie contenue encore dans le tube digestif. Les vomitifs et les purgatifs sont usités aussi pour les expulser. Quant aux moyens pour combattre l'infection mercurielle, il n'y en a point qui soient spécifiques; on recommande le soufre, le quinquina, le chlorate de potasse, l'acide phénique.

Indications thérapeutiques. — *A l'extérieur*, les mercuriaux sont indiqués en frictions, pour opérer la *fonte* de certains engorgements indolents siégeant principalement sur les glandes, les articulations, les tendons et les os.

Ils sont tous des *antiparasitaires* énergiques et conviennent pour détruire les poux, les acares de la gale, etc.

Quelques-uns sont *caustiques* et fortement *antiseptiques*.

Sur les tuméfactions aiguës, les préparations mercurielles ont une action *analgésique puissante*, en même temps qu'un effet *résolutif énergique*.

A l'intérieur, les mercuriaux sont relativement peu usités en médecine vétérinaire. Leur action altérante ne peut être avantageusement utilisée que dans les maladies caractérisées par une exsudation considérable, comme dans la métro-péritonite, l'arthrite suraiguë, le rhumatisme articulaire, l'entérite couenneuse, etc. Dans ces maladies, ils empêchent la formation des fausses membranes ou provoquent la résorption des produits plastiques épanchés.

Chez l'homme, les mercuriels sont les meilleurs agents antisyphilitiques.

Mercure métallique.

Hg.

Ce métal liquide s'oxyde légèrement au contact de l'air et assez rapidement au contact des acides forts. Il émet des vapeurs, mais en faible quantité. Sous l'influence d'un courant électrique, des quantités infinitésimales de mercure peuvent entrer en dissolution. Ces solutions métalliques sont encore appelées ferments métalliques (A. Robin et Bardet).

Le mercure constitue la base de plusieurs préparations pharmaceutiques, dont les principales sont :

1° *Pommade mercurielle faible (onguent gris) (Codex).*

> Mercure...   1
> Axonge..   3

F. S. A.

2° *Pommade mercurielle double (onguent mercuriel ou napolitain).*

> Mercure .... ⎫
> Axonge. .... ⎬ āā
>   ⎭

F. S. A.

3° *Pommade mercurielle prussienne.*

> Mercure 12
> Suif..   5
> Axonge...   16

Éteignez le mercure dans le suif fondu et ajoutez ensuite la graisse. Elle est plus consistante que les précédentes et convient mieux par les temps chauds.

Effets. — Le mercure métallique émet des vapeurs qui sont facilement absorbées par la peau et par les voies respiratoires ; elles déterminent, plus ou moins rapidement, les phénomènes généraux des mercuriaux que nous avons fait connaître plus haut.

Introduit sous forme liquide dans le tube digestif, le mercure métallique est inoffensif ; il arrive rapidement dans les parties postérieures de l'intestin sans subir aucune altération et est éliminé en nature par le rectum avec les excréments. Les accidents mercuriels ne se montrent que lorsque le métal demeure trop longtemps dans la cavité intestinale, par suite de l'existence d'un obstacle infranchissable. Alors il y a absorption des vapeurs mercurielles et des composés solubles qui se forment avec les liquides digestifs.

Pendant l'administration du mercure liquide, il y a à craindre l'introduction de ce métal dans les voies respiratoires ; on peut même dire que cet accident est presque inévitable, et j'ai vu plusieurs fois sur des chiens le mercure administré tomber dans le larynx et produire la mort.

Les différentes pommades mercurielles employées en frictions sur la peau déterminent, au point d'application, une légère rougeur, une élévation de la température, une légère intumescence et une diminution de la cohésion des tissus. Les préparations récemment préparées sont infiniment moins actives que celles qui ont vieilli ; cette différence tient à l'état d'oxydation plus ou moins avancée du mercure. L'absorption se fait assez facilement par la peau, et il n'est pas rare de voir apparaître des effets généraux, à la suite des frictions faites sur le tégument. On n'est pas encore fixé sur la forme sous laquelle le mercure est absorbé par la peau ; quelques-uns croient qu'il pénètre à l'état métallique dans le tissu du derme ; d'autres pensent qu'il se forme d'abord des oxydations et des composés solubles ; enfin il y en a qui admettent qu'il pénètre sous forme de vapeurs par les voies respiratoires seulement. Les symptômes de l'empoisonnement sont exactement ceux décrits plus haut.

Indications. — Autrefois on conseillait l'emploi du mercure métallique pour désobstruer l'intestin dans les cas d'invagination, de volvulus ou de pelotes ; on pensait que par son poids il amenait la désobstruction. Ce moyen n'est nullement à recommander ; car, outre que le plus souvent il est impuissant à faire disparaître l'obstacle, il présente l'inconvénient d'être très dangereux, à cause de l'introduction du métal dans les voies respiratoires pendant l'administration et de la production des distensions intestinales, qui sont souvent suivies de rupture de cet organe. Ce moyen doit être banni de la médecine.

Les pommades mercurielles sont *fondantes*, *résolutives* et conviennent contre *toutes* les inflammations cutanées ou sous-cutanées, qu'elles soient aiguës ou chroniques (engorgements ganglionnaires, phlegmons, érysipèle, etc.). Elles calment la douleur en ramollissant les tissus et en leur permettant de se gonfler ; elles augmentent aussi les résorptions locales. Pour obtenir des effets certains, il est nécessaire de les employer avec persévérance et de les unir quelquefois à des irritants plus énergiques, par exemple au vésicatoire. Aussitôt qu'on remarque quelques effets généraux indiquant une absorption, il faut suspendre les frictions, pour les recommencer après que tout danger d'intoxication à disparu. Il ne faut jamais perdre de vue la susceptibilité particulière de certaines espèces animales, telles que les *oiseaux*, les *chats*, les *chiens* et les *ruminants*.

On faisait usage autrefois de la pommade mercurielle contre les inflammations de la conjonctive, de la cornée, de l'iris, etc. ; mais l'insufflation de poudre de calomel est toujours préférable.

On a vanté les frictions de pommade mercurielle contre la mammite chez la vache ; mais elles sont dangereuses. On ne doit em-

ployer que des pommades faibles, en y adjoignant du savon vert
ou de l'axonge et empêcher absolument les animaux de se lécher.

Ses propriétés *antiparasitaires* énergiques sont utilisées pour
détruire les poux, les trichodectes, les acares de la gale. Il ne faut
en user qu'avec prudence chez les ruminants et les carnassiers.

On ne doit jamais employer en frictions plus de 60 grammes
de pommade mercurielle double chez le cheval, 30 grammes chez
les grands ruminants et 2 à 4 grammes chez le chien. Il faut
toujours empêcher les animaux de lécher la partie médicamentée.

Doses toxiques. — Les expériences de H. Bouley ont fait voir
que le *cheval* meurt au bout du huitième jour, à la suite de frictions cutanées, faites avec 120 grammes de pommade mercurielle
double dans les vingt-quatre heures. Lafosse n'a pas constaté
d'effets généraux chez le *bœuf* en faisant une friction sur le
garrot avec 64 grammes de pommade; il a observé des effets
toxiques assez graves avec 100 grammes. Melde a vu survenir
l'empoisonnement chez une vache portant une petite tumeur à
l'épaule qu'on a frottée pendant huit jours avec de la pommade
mercurielle à la dose de 30 à 40 grammes en tout. Lamoureux
a observé l'empoisonnement d'une vache traitée d'un eczéma
à la mamelle par l'application de 40 grammes de pommade
mercurielle. Barbe signale aussi l'intoxication à la suite d'applications locales de pommade mercurielle dans la mammite chez
la vache.

La dose toxique pour les petits ruminants n'est pas déterminée;
mais on sait que ces animaux sont très susceptibles; ainsi on a
vu mourir des agneaux parce qu'on frottait les brebis qui les
allaitaient avec l'onguent gris.

Pour les autres animaux domestiques, les doses toxiques
restent encore à déterminer.

Sulfures de mercure.

On connaît deux sulfures de mercure distingués par leur
couleur différente.

1° Sulfure noir Hg^2S (*protosulfure, sulfure mercureux, éthiops
minéral*). Il est en poudre noire, inodore, insipide, insoluble dans
l'eau, volatil et décomposable par la chaleur, qui le change en
mercure et sulfure rouge;

2° Sulfure rouge HgS, *bisulfure* ou *sulfure mercurique*

(*cinabre*, *vermillon*). En masse, il est d'un rouge violacé, et on l'appelle *cinabre*; réduit en poudre, il est d'un beau *rouge* et reçoit le nom de *vermillon*. Il est inodore, insipide, insoluble, volatil.

Effets et usages. — Ces deux sulfures sont moins irritants localement que la pommade mercurielle. *A l'intérieur*, ils sont rendus difficilement solubles, déterminent la diarrhée, mais ne produisent que rarement des accidents généraux.

On doit se servir de ces sulfures, de préférence chez les ruminants, soit à l'extérieur, soit à l'intérieur, à cause de leur toxicité peu prononcée.

On en fait des pommades pour l'extérieur; et, à l'intérieur, on les donne en électuaires ou en bols.

Protochlorure de mercure.

Voir *Purgatifs*.

Bichlorure de mercure.

Voir *Antiseptiques*.

Oxyde mercurique.

HgO.

(*Oxyde jaune de mercure. — Précipité rouge.*)

Cet oxyde est solide, en poudre jaune ou rouge suivant qu'il est obtenu par précipitation ou par voie sèche. L'oxyde rouge et l'oxyde jaune sont inodores, d'une saveur âcre et presque insolubles dans l'eau.

Effets. — Appliqué sur la peau intacte, l'oxyde rouge de mercure l'irrite légèrement; sur les plaies et les muqueuses, il est plus irritant et même légèrement caustique. Il a une grande affinité pour l'albumine et coagule la surface des tissus vifs.

A l'intérieur, cet oxyde est irritant et rapidement toxique.

Emploi. — *A l'extérieur*, on utilise la propriété coagulante et légèrement caustique du précipité rouge pour modifier les plaies de mauvaise nature et activer le bourgeonnement. Lorsque les plaies ou les ulcères ont des bords indurés, l'oxyde de mercure produit un bon effet fondant sur le tissu malade.

Il est *antiparasitaire*, *antipsorique* et donne de bons résultats sur les dartres ulcérées, les eaux aux jambes, l'herpès lichénoïde.

Ses légers effets *irritants* et *antiseptiques* en font un médicament précieux contre les maladies des paupières, de la conjonctive, des voies lacrymales, de la cornée.

Les principales préparations que l'on emploie sont :

1° La poudre.

2° Pommade d'oxyde de mercure jaune.

Oxyde de mercure jaune.......................   1
Vaseline...............................   19

3° La pommade de Lyon.

Oxyde rouge de mercure porphyrisé.   1 gramme.
Onguent rosat.....................   19 grammes.

4° La pommade du Régent.

Oxyde rouge de mercure...........   4 grammes.
Acétate neutre de plomb...........   4   —
Camphre..................... $0^{gr},30$
Beurre frais ou axonge   72   —

5° La pommade de Desault.

Oxyde de mercure .... ⎫
Oxyde de zinc .... ⎬ āā 4 grammes.
Sucre de Saturne.............. ⎪
Alun calciné................... ⎭
Bichlorure de mercure.............. $0^{gr},60$
Axonge   32   —

Iodures de mercure.

PROTOIODURE DE MERCURE.

Hg^2I^2.

Ce sel, d'un jaune verdâtre, n'est pas employé *à l'intérieur*. *A l'extérieur*, on en fait des pommades que l'on emploie en frictions ; mais, en général, elles ne sont pas assez actives chez nos grands animaux.

BIIODURE DE MERCURE.

HgI^2.

Le biiodure ou iodure mercurique est en poudre d'un rouge-coquelicot magnifique, inodore, insipide, peu soluble dans l'eau froide, plus soluble dans l'alcool, les corps gras, ainsi que dans les solutions de chlorures et d'iodures alcalins.

Effets et usages. — La pommade de biiodure de mercure produit d'abord la vésication, puis l'engorgement de la peau et des parties sous-jacentes, la chute de l'épiderme et des poils. Dans le tube digestif, les effets irritants de ce sel sont intenses, aussi ne l'emploie-t-on jamais à l'intérieur.

A l'extérieur, la pommade de biiodure de mercure est indiquée en frictions pour résoudre les engorgements glandulaires et les tumeurs indolentes, les diverses espèces de dilatations synoviales articulaires et tendineuses, les engorgements tendineux, les tumeurs osseuses. Cette pommade réussit souvent là où le feu et les vésicants ont échoué. Pour éviter les tares qui pourraient résulter de ces frictions, il est nécessaire de les interrompre de temps en temps pour laisser calmer l'irritation locale.

C'est un *désinfectant* des plus puissants, mais il est rarement employé dans la désinfection des plaies à cause de son action irritante et de sa toxicité.

Préparations.

Pommade de protoiodure de mercure.

Protoiodure de mercure	1
Axonge	8

Pommade de biiodure de mercure.

Deutoiodure de mercure	1
Axonge	8

Selon l'exigence des cas, on augmente et on diminue la proportion de sel mercuriel. Pour augmenter les vertus fondantes de ces pommades, on y ajoute de l'iodure de potassium.

Pour obtenir une *solution antiseptique*, on ajoute à 1 litre d'eau 50 centigrammes d'iodure de potassium et 25 centigrammes de biiodure de mercure.

Chez l'homme, on emploie contre la syphilis le sirop et les solutions aqueuses.

Sirop.

Biiodure de Hg	0,50
Iodure de potassium	25
Eau distillée	25
Sirop de sucre	950

Chaque cuillerée à bouche renferme 0gr,01 de biiodure et 1 gramme d'iodure de potassium.

Solution pour injections hypodermiques profondes.

Biiodure de mercure........ ....   0gr,10
Iodure de sodium......... ....   0gr,10
Eau distillée...................   10 grammes.

Chaque centimètre cube contient 0gr,01 de biiodure de mercure.

Iodés.

Ils comprennent l'iode, l'iodosol, l'iodipine, l'iodure de potassium, l'iodure de sodium, les iodures de mercure, l'iodure de plomb.

Iode, Iodosol, Iodipine.

Voir *Antiseptiques*.

Iodure de potassium.
KI.

Ce sel est en cristaux cubiques d'un blanc opaque et laiteux, d'une légère odeur d'iode, d'une saveur âcre et alcaline.

A l'air il s'altère ; une partie de l'iode est déplacée par l'oxygène, ce qui lui communique une teinte jaunâtre. Il est très soluble dans l'eau, qui en dissout son poids ; il est moins soluble dans l'alcool, qui n'en dissout qu'un douzième. La solution aqueuse d'iodure de potassium peut dissoudre une assez forte proportion d'iode. L'iodure de potassium est décomposé par l'eau chlorée, les hypochlorites alcalins, les acides minéraux.

Effets physiologiques. — Localement, l'iodure de potassium n'est que peu irritant. Il est très rare de voir apparaître une inflammation notable sur la peau, sur les muqueuses et sur les tissus dénudés, aux points d'application de ce sel ou de ses préparations.

A la surface cutanée, les iodures éprouvent une décomposition partielle mettant de l'iode en liberté. Cet iode libre peut être absorbé par la peau et provoquer une diapédèse abondante de leucocytes dans le tissu cellulaire sous-cutané, les muscles et autres tissus.

Dans l'estomac, l'iodure ne produit pas d'irritation marquée, et il peut être supporté longtemps par les animaux. On n'a jamais observé d'iode libre dans l'estomac, après l'administration d'iodure de potassium, ce qui conduit à admettre que ce sel ne subit aucune décomposition dans ce viscère (Pelikan).

L'absorption de ce sel est rapide, car, quelques minutes après l'administration, on retrouve l'iode dans les urines. Il est démontré que l'iodure de potassium ou de sodium se décompose partiellement dans le sang et que de l'iode est mis en liberté. En effet, Liebreicht et Issersohn ont observé qu'après l'injection hypodermique d'iodure de potassium l'iode apparaît dans les urines avant le potassium ; ce n'est que plus tard que ce métal est éliminé, et son élimination continue quand celle de l'iode est déjà terminée depuis un certain temps. Après l'injection d'iodure de fer, l'iode s'élimine par l'urine, le fer par l'intestin.

Pouchet a montré que la décomposition de l'iodure s'opère sous l'influence des diastases oxydantes. Les tissus à réaction acide tels que l'estomac et les reins, l'écorce cérébrale, sont ceux dans lesquels cette décomposition des iodures se fait le plus facilement. L'iode ainsi mis en liberté se fixe sur la matière albuminoïde et donne naissance à des produits dans lesquels l'iode se trouve à l'*état dissimulé*.

Action sur la nutrition. — Pendant que l'iodure de potassium circule dans le sang, il se produit une mise en liberté lente et continue d'iode à l'état naissant, d'où résulte une désintégration rapide des matières albuminoïdes. Cette décomposition des iodures se continuant dans les tissus, on observe assez rapidement, par la médication iodurée, une *action atrophiante puissante* sur certains organes, surtout les ganglions lymphatiques, le corps thyroïde, les mamelles, les testicules, organes qui montrent une grande affinité pour l'iode et dans lesquels ce corps se retrouve en plus forte proportion. Ces organes glandulaires diminuent surtout beaucoup de volume quand ils sont hypertrophiés. D'autres organes aussi diminuent de volume, mais d'une manière peu marquée : ce sont la rate, les prostates, les ovaires, l'utérus. L'iodure de potassium, ainsi que tous les iodés, constitue un désassimilateur des matières albuminoïdes des tissus. Il exerce une action élective sur le tissu lymphoïde des ganglions, dont les éléments sont excités ; il provoque une surproduction de cellules lymphatiques et une mononucléose abondante sur les séreuses. Cette action est très importante au point de vue de la défense de l'organisme contre les infections. Ce sel *favorise l'élimination* du mercure et du plomb fixés dans les parenchymes. Il augmente aussi l'élimination d'azote, d'acide phosphorique et des chlorures, et il *augmente la résorption* des produits pathologiques.

Action sur la circulation. — L'iodure de potassium augmente la force et la fréquence des battements du cœur. Au début de son action, il élève la pression sanguine ; plus tard, il la diminue par suite de la vaso-dilatation. Le cœur étant tonifié pendant que la pression sanguine est diminuée, les ondées sanguines lancées dans les artères sont plus volumineuses, d'où résulte un pouls plus fort et plus ample. L'iodure de potassium favorise doublement l'action du cœur : en le tonifiant par l'élément potassium et en diminuant la résistance à vaincre au moment des systoles par suite de la vaso-dilatation produite par l'élément iode.

Action sur la respiration. — L'iode et les iodures ont aussi une action marquée sur la respiration. Ils augmentent le nombre des mouvements respiratoires, déterminant une hyperémie et une hypersécrétion broncho-pulmonaire qui a pour conséquence la liquéfaction des exsudats visqueux et leur plus facile expulsion. Ils favorisent donc l'entrée de l'air dans les alvéoles pulmonaires et facilitent l'hématose. A dose élevée, ils peuvent devenir nuisibles en provoquant dans le poumon une congestion intense avec tendance aux hémorragies.

Élimination. — L'élimination de l'iodure de potassium se fait par la salive ; l'urine, le lait, le mucus bronchique, la bile, la sueur, les œufs ; elle est généralement complète vingt-quatre heures après l'administration.

Action sur les sécrétions. — L'iodure produit assez souvent une *diurèse* marquée, il diminue la sécrétion lactée.

Par un usage prolongé de ce sel, *certaines muqueuses s'enflamment et sécrètent abondamment* : telles sont la conjonctive, la pituitaire, la muqueuse buccale, la muqueuse pharyngienne et la muqueuse bronchique (iodisme chronique).

On observe également souvent une *éruption cutanée* avec prolifération épidermique intense, surtout chez les bovins.

Indications thérapeutiques. — L'iodure de potassium est surtout indiqué pour produire la *diminution* de volume des organes glandulaires hypertrophiés, pour *activer la résorption* des exsudats morbides, pour amener la *fonte* de certains engorgements et pour dissiper une *obésité* trop prononcée.

1° Ce sel est un remède héroïque contre le *goitre* quand celui-ci est dû à une hyperplasie du corps thyroïde ; il réussit moins bien quand le goitre résulte de kystes thyroïdiens ;

2° Il produit de bons résultats contre les *engorgements* lymphatiques chroniques ou aigus, les tumeurs. Dans ces cas, on peut l'employer à la fois à l'intérieur et à l'extérieur. On l'a administré avec succès dans le traitement du champignon chez le cheval à la dose de 10 grammes par jour en deux fois (Thomassen) ;

3° Il hâte la *résorption* des liquides et des fausses membranes qui existent dans les cavités séreuses enflammées comme l'arachnoïde, la plèvre, le péritoine, le péricarde. Il hâte aussi la *résolution* de la pneumonie, de la bronchite et des autres maladies catarrhales. Chez l'homme, il agit bien contre l'asthme et chez le cheval contre la pousse ;

4° Il convient pour faire maigrir les animaux trop bien nourris ; mais le meilleur moyen que l'on peut employer, c'est de les faire jeûner et de leur administrer des sels purgatifs ;

5° L'iodure de potassium est un spécifique contre l'*actinomycose*, surtout contre la *langue de bois* (Thomassen, 1885).

6° En injection dans la mamelle par l'ouverture des trayons, la solution d'iodure à 1 p. 100 donne d'excellents résultats contre la *fièvre vitulaire* (De Bruin). Schmidt-Kolding recommande d'injecter en même temps de l'air et de faire un massage de la mamelle. Plus récemment on a reconnu que les injections d'air pur ou d'oxygène dans les trayons donnent les mêmes résultats favorables ;

7° Dans les empoisonnements par les sels métalliques (mercure, plomb), il est utile pour favoriser l'élimination des métaux déposés dans les parenchymes ;

8° Comme *antitoxique*, l'iodure donne aussi de bons résultats dans les maladies infectieuses en général, le tétanos, la cirrhose hépatique du cheval, la fluxion périodique. On lui attribue aussi une certaine action *immunisante* contre la fièvre aphteuse ;

9° C'est le meilleur médicament à opposer aux *scléroses*, qui dans certaines affections tendent à envahir divers organes, notamment les *centres nerveux*, la *moelle*, le *foie*, etc. ;

10° Comme *dépresseur de la circulation*, il est avantageusement utilisé contre l'hypertrophie du cœur et les palpitations ;

11° Il est contre-indiqué chez les femelles qui allaitent parce qu'il tarit la sécrétion lactée ;

12° Il a été employé aussi avec succès en applications locales contre les taches de la cornée et les granulations de la conjonctive.

Doses et administration.

Doses toxiques.

Chien .... 4 grammes.
Cheval .... Plus de 100 gr.

Certains auteurs disent avoir obtenu des effets toxiques avec des doses plus faibles et même des hémorragies intestinales; mais ces résultats extraordinaires ne peuvent être attribués qu'à l'impureté de l'iodure de potassium employé.

Doses thérapeutiques.

Cheval   5   à 15 grammes.
Bœuf   10   20   —
Porc et mouton   1   5   —
Chien ....   0^{gr},30 à 1 gramme.
Chat, volailles ....   0^{gr},1 à   0^{gr},20

Comme il y a une grande différence dans la susceptibilité des animaux pour l'iodure de potassium, il est toujours utile de commencer avec les doses faibles et d'interrompre de temps en temps l'administration pendant un jour ou deux.

Préparations. — Pour l'administration interne, pour les injections sous-cutanées ou intratrachéales, l'iodure de potassium s'emploie en solutions. Pour bien conserver les solutions, on y ajoute avantageusement un peu d'hyposulfite de soude, qui empêche la mise en liberté de l'iode et qui n'a pas d'effets nuisibles.

A l'extérieur, on emploie les préparations suivantes :

Pommades iodées et iodurées.

1°

Iodure de potassium   1
Axonge   4

2°

Iodure de potassium   2
Iode   1
Axonge   8

3°

Iode   1
Savon vert   10
Alcool   5

4°

Iode. 1
Graisse 5
Pommade mercurielle. . . . . , ... , ... 25

Glycérine iodée.

Iode. 1
Iodure de potassium. 5
Glycérine 20

Pour les *injections intratrachéales*, M. Lévy recommande la
formule suivante :

Iode. . . . . 2 grammes.
Iodure de potassium. . . . . 10 —
Eau distillée. . . . . 100 —

On commence par injecter 2 grammes de cette solution, dilués
dans 3 grammes d'eau distillée ; on augmente ensuite graduellement de 2 grammes la dose de la solution, tous les deux ou trois
jours, en diminuant en même temps la quantité d'eau de dilution
jusqu'à ce qu'on ait atteint 20 grammes de solution pure. Quand
on observe de la fièvre, il suffit de suspendre les injections pendant deux ou trois jours, et tout rentre dans l'ordre. Ce procédé
d'administration peut devenir dangereux si les injections ne sont
pas faites avec le plus grand soin.

Iodure de sodium.

NaI.

Ce sel agit comme l'iodure de potassium ; il est encore mieux
supporté par le tube digestif et est infiniment moins toxique.
Après son absorption, il agit uniquement par l'iode qui entre
dans sa composition ; le métal sodium n'exerce pour ainsi dire
aucune action, car il est incomparablement moins actif que le
métal potassium, qui, lui, agit énergiquement sur le système nerveux central. Il n'y a lieu d'administrer de préférence l'iodure
de sodium que lorsqu'il faut poursuivre le traitement iodique
pendant très longtemps. Les doses sont les mêmes que pour
l'iodure de potassium.

Alcalins.

Les composés alcalins de potassium, de sodium, de calcium,

de magnésium sont tous plus ou moins *altérants*. Les suivants sont principalement employés.

Carbonate de soude.

Na^2CO^3.

Le carbonate de soude est cristallisé en prismes rhomboïdaux qui s'effleurissent à l'air ; il est inodore, de saveur alcaline, soluble dans 2 parties d'eau froide et dans 1 partie d'eau chaude.

Effets. — Ce sel existe à l'état physiologique dans le sang, auquel il communique en grande partie son alcalinité. Il se transforme facilement en bicarbonate et sert à *opérer le transport* de l'acide carbonique des tissus au poumon, où il est ensuite éliminé pendant la respiration.

Le carbonate de soude dissout la mucine et constitue par conséquent un *anticatarrhal* comme l'ammoniaque.

Sur la peau, les solutions concentrées dissolvent les matières grasses et épidermiques et peuvent produire un *érythème* et même une corrosion plus ou moins profonde. Sur les muqueuses, l'action dissolvante s'exerce avec la même intensité ; aussi ne doit-on faire usage à l'intérieur que de solutions étendues.

Dans l'estomac, le carbonate de soude est décomposé, il se forme du chlorure de sodium, et il y a dégagement d'acide carbonique. Avec des doses faibles, cette action neutralisante exercée sur le suc gastrique ne ralentit pas la digestion ; au contraire, l'acide carbonique libre, en excitant la muqueuse, produit une suractivité sécrétoire. Si des fermentations acides se produisent dans l'estomac malade, le carbonate de soude neutralise les acides engendrés et arrête ces fermentations. Quand il y a sécrétion muqueuse trop abondante, ce sel, en fluidifiant le mucus, favorise son élimination et rend les muqueuses plus propres à l'absorption.

Il exerce une action stimulante sur le rein, dont la *sécrétion est activée*, l'urine des carnivores devient alcaline sous son influence. Il a aussi la propriété *d'augmenter la sécrétion biliaire*.

Indications thérapeutiques. — Ce sel est indiqué :

1° Comme le carbonate d'ammoniaque, pour diminuer la trop grande acidité du suc gastrique, lorsque cette acidité est nuisible à la digestion ;

2° Pour *augmenter l'alcalinité* du sang et hâter les résorptions interstitielles, ainsi que les résorptions des fausses membranes ou des liquides pathologiques. Sous ce rapport, ce sel est plus actif que le chlorure de sodium ; mais il est moins actif que le carbonate d'ammoniaque ;

3° Pour *fluidifier le mucus* dans les affections catarrhales chroniques ou à la fin des maladies catarrhales aiguës, pour favoriser l'élimination du mucus ;

4° Pour augmenter la *sécrétion biliaire* dans les affections du foie et dans les cas d'obstruction du canal cholédoque ;

5° Comme *diurétique* ; quand on veut produire une déplétion du système sanguin et une résorption de liquides pathologiques, ou quand il faut produire la dissolution et l'expulsion d'un calcul siégeant dans les reins ou dans les uretères ;

6° Pour changer la nature du lait qui s'altère dans les mamelles et pour augmenter la sécrétion lactée ;

7° Comme antidote des acides.

8° *A l'extérieur*, il convient pour dissoudre et ramollir l'épiderme, les croûtes, pour exciter et nettoyer la peau dans l'eczéma chronique et autres affections externes.

Emploi et doses. — On doit éviter les doses trop fortes ; il vaut mieux faire des administrations plus fréquentes avec des doses faibles.

Cheval	8	à 10 grammes.
Bœuf	10	à 25 —
Mouton, chèvre	1	5 —
Porc	1	2 —
Chien	$0^{gr},10$ à $0^{gr},2$	
Chat	$0^{gr},05$ à $0^{gr},10$	

On l'administre sous forme d'électuaire, de boisson ou de breuvage.

Bicarbonate de soude.

$NaHCO^3$.

Le bicarbonate de soude ou sel de Vichy est moins soluble dans l'eau que le carbonate neutre ; sa solution s'altère par l'action de la chaleur et forme du sesquicarbonate de soude.

Effets et emploi. — Ce sel agit comme le carbonate, mais il est beaucoup mieux toléré. Il n'irrite pas le tube digestif, même à forte dose, et est pour cela le plus souvent préféré pour l'usage interne.

Dans l'estomac, il donne naissance à une grande quantité d'acide carbonique, qui agit très favorablement sur les sécrétions et les contractions du viscère. Dans l'intestin, il fluidifie les matières, dissout le mucus et détermine un léger *effet laxatif*. Ce sel a une action stimulante marquée sur la *sécrétion biliaire* et la *sécrétion urinaire*. Il *stimule la fonction uropoiétique* de la cellule hépatique et accroît le rapport azoturique, ce qui indique une meilleure oxydation des matières albuminoïdes. Il exerce aussi une action manifeste sur la *glycogénie hépatique*; sous son influence, la *fonction glycosofixatrice* du foie augmente, ce qui amène une *diminution de l'élimination du sucre* par les urines chez les diabétiques.

Il est indiqué dans les mêmes cas que le carbonate; il convient surtout dans le diabète et toutes les fois qu'on veut faire un usage prolongé des alcalins sans amener l'irritation du tube digestif.

Doses.

Cheval......................	25 à 50 grammes.
Bœuf......................	50 à 100 —
Mouton, chèvre.............	5 à 10 —
Porc......................	2 à 5 —
Chien.....................	0gr,5 à 2 —
Chat, volailles.............	0gr,2 à 1 gramme

Carbonate de potasse.

$$K^2CO^3.$$

Le carbonate de potasse se dissout en toute proportion dans l'eau; il est insoluble dans l'alcool concentré; les acides le décomposent.

Effets. — Ses effets se rapprochent beaucoup de ceux du carbonate de soude. Cependant le sel de potasse a une saveur plus désagréable, est *plus irritant* pour la muqueuse digestive et est plus difficilement supporté. Par contre, à cause de sa diffusibilité plus grande, ce sel produit une *diurèse* plus marquée et exerce une action dissolvante plus énergique sur les urates.

Indications. — *A l'extérieur*, le carbonate de potasse convient pour nettoyer la peau dans le cas de gale, de dartres, de crevasses, d'eau aux jambes, etc.

A l'intérieur, il doit être préféré aux sels de soude quand on veut provoquer une *diurèse abondante* et une *résorption* très

active des liquides épanchés ou des produits pathologiques. Il
ne convient pas quand le tube digestif est malade.

Doses. — Le chien meurt avec 8 grammes; les gros herbivores avec 100 grammes.

Doses médicamenteuses.

    Grands ruminants......... 10   à 20 grammes.
    Solipèdes................. 5   à 10   —
    Petits ruminants et porcs.... 1   à 2   —
    Chiens.................... 0gr,25 à 0gr,5

On l'administre sous forme de boissons ou de breuvages en
solutions très diluées.

Les principales préparations de ce sel sont les suivantes :

1° Solution détersive.

    Carbonate de potasse.......   15 à 30 grammes.
    Eau ordinaire ....   1 litre.

2° Lessive de cendres.

    Cendres de bois............   1 poignée.
    Eau.....................   1 litre.
On fait bouillir les cendres pendant quelques heures et on filtre.

3° Pommade alcaline.

    Carbonate de potasse...............   1 gramme.
    Axonge.........................   4 grammes.

Acétate de potasse.

$C^2H^3O^2K.$

L'acétate de potasse forme un sel blanc très déliquescent, très
soluble dans l'eau, soluble dans 2 parties d'alcool.

Ce sel se transforme dans le tube digestif et dans le sang en
carbonate de potasse, dont il produit les effets. Il est préféré à ce
dernier quand on veut provoquer la *diurèse* et obtenir un effet
résolutif général.

Bitartrate de potasse.

$C^4H^5KO^6.$

Ce sel, connu sous le nom de crème de tartre insoluble, se
présente sous forme de cristaux; il est incolore, inodore, d'une
saveur faiblement acide, insoluble dans l'alcool et très peu soluble

dans l'eau froide (1 p. 200), plus soluble dans l'eau chaude, un septième environ.

Effets. — Le bitartrate de potasse, en arrivant dans l'intestin, se transforme en carbonate de potasse, passe à l'absorption et provoque la *diurèse*. L'acide tartrique est transformé en acide carbonique dans l'intestin et dans le sang. A haute dose, tout l'acide absorbé ne peut pas être oxydé ; il agit alors comme *fluidifiant du sang*.

Le bitartrate de potasse, étant peu soluble dans le tube digestif, agit mécaniquement sur la muqueuse ; il provoque des contractions péristaltiques, active les sécrétions et détermine un léger *effet purgatif*. Les recherches de Boieldieu ont prouvé qu'il provoque une abondante sécrétion de bile et qu'il constitue un bon *cholagogue*.

Indications. — Comme le prix de ce sel est élevé et qu'il faudrait des doses considérables pour amener la purgation chez nos grands animaux, on ne l'utilise guère qu'à titre de purgatif chez les petits.

Il est indiqué pour produire la *diurèse* et pour entretenir la berté du ventre dans les inflammations chroniques du tube digestif ou dans les affections du foie. On le donne aux doses suivantes :

Cheval	15 à 30	grammes.
Bœuf	30 à 100	—
Mouton	15 à 25	—
Porc	10 à 15	—
Chien	1 à 2	—
Chat	0gr,5 à 1	—

A cause de l'insolubilité de ce sel, on l'administre généralement sous forme de bols, pilules, électuaires, ou bien on le mélange avec les aliments.

Tartro-borate de potasse.

$$C^4H^4O^6KNa + 2(C^4H^4O^7KB).$$

Ce sel ou crème de tartre soluble est sous forme de poudre blanche, inodore, très acide et soluble dans 2 parties d'eau à la température ordinaire.

Effets. — A doses élevées, la crème de tartre soluble est *laxa-*

tive ; en petite quantité, c'est un excellent rafraîchissant qu'on emploie principalement dans la fièvre bilieuse, la jaunisse, l'entérite, les affections cutanées. Comme ce médicament est d'un prix assez élevé, on ne l'emploie que rarement. On donne la dose suivante :

    Poulains.................... 60 à 75 grammes.
    Grands herbivores.......... 50 à 100   —

Arsenicaux.

Voir *Acide arsénieux* aux *Toniques*.

Soufrés.

Voir *Sudorifiques*.

MODIFICATEURS DE LA SENSIBILITÉ

Anesthésie et anesthésiques.

L'anesthésie, c'est-à-dire la suppression passagère de la *fonction sensitive*, peut être *générale* ou *locale*.

D'après Cl. Bernard, on appelle *anesthésiques généraux* (αν privatif; αἴσθησις, sensibilité) les substances qui, étant absorbées suppriment la sensibilité, la faculté d'éprouver de la douleur, qui amènent ainsi la résolution des muscles et par suite l'immobilité de l'homme et des animaux, qu'elles plongent dans une sorte de sommeil.

L'anesthésie locale diffère de l'anesthésie générale en ce qu'elle n'amène pas le sommeil et qu'elle ne supprime la sensibilité que dans une partie restreinte du corps, celle qui est le siège de l'excitation douloureuse.

Les chirurgiens trouvent dans les anesthésiques le moyen d'épargner de la douleur aux patients et de les immobiliser pendant les opérations.

Historique. — De tout temps, les chirurgiens s'étaient préoccupés de supprimer la douleur, et dès la plus haute antiquité on avait essayé divers moyens pour atteindre ce but. Les Assyriens comprimaient le cou des enfants qui subissaient la circoncision.

Les Chinois frottaient, il y a 2000 ans, la partie à anesthésier avec une plante de la famille des Urticées. Chez les Grecs et les Romains, on employait, paraît-il, la pierre de Memphis (carbonate de chaux) broyée dans du vinaigre pour obtenir une certaine insensibilité du membre à opérer. On a utilisé aussi avec plus ou moins de succès l'administration des sucs de certaines plantes narcotiques : opium, morelle, jusquiame, mandragore ou belladone, ciguë, laitue vireuse, chanvre indien. L'ivresse alcoolique constituait également un moyen capable de produire l'obtusion des sens. En 1784, un chirurgien anglais insensibilisa les membres en comprimant leurs nerfs. En 1837, Liégeard pratiquait une compression circulaire totale du membre à opérer pour en obtenir l'anesthésie.

Mais tous ces moyens étaient insuffisants pour amener une véritable anesthésie ; quelques-uns étaient même fort dangereux.

En 1799, Davy, en respirant du *protoxyde d'azote*, constata que ce gaz a la propriété de détruire la sensibilité. Le premier pas était fait dans la découverte des agents anesthésiques.

En 1842, un médecin d'Athènes employa le premier l'éther pour supprimer la douleur ; mais ses observations, n'ayant pas reçu une publicité suffisante, passèrent inaperçues. La connaissance définitive des propriétés anesthésiques nous vient d'Amérique.

En 1846, Jackson et Morton ont réalisé l'anesthésie générale sur l'homme par des inhalations d'éther. Cette nouvelle méthode, essayée d'abord dans les hôpitaux américains, a donné des résultats merveilleux ; elle s'est répandue ensuite rapidement en Angleterre, en France et dans tous les pays d'Europe.

Une fois en possession de ce moyen merveilleux pour supprimer la douleur dans les grandes opérations chirurgicales, on s'est mis à la recherche d'autres anesthésiques. En 1847, Flourens essaya le *chloroforme* sur les animaux et obtint, avec cette nouvelle substance, des effets anesthésiques encore plus rapides et plus énergiques qu'avec l'éther. Simpson, chirurgien d'Édimbourg, ayant eu connaissance des expériences de Flourens, employa le premier le chloroforme sur l'homme, et cela avec un plein succès. L'emploi chirurgical du chloroforme se répandit aussitôt, et cette nouvelle découverte excita une sensation presque aussi vive que celle de l'éther. Depuis on a découvert un grand nombre d'autres substances anesthésiques.

Les principaux anesthésiques généraux connus actuellement sont les suivants : chloroforme, éther sulfurique, chloral, protoxyde d'azote au gaz hilarant, bromure d'éthyle (C^2H^5Br), chlorure de méthyle (C^2H^3Cl), chlorure de méthylène ($C^2H^2Cl^2$), tétrachlorure de carbone (C^2H^4), chlorure d'éthyle (C^2H^3Cl), chlorure d'éthylène ($C^2H^4Cl^2$), chlorure d'éthylédène ($C^2H^3Cl^2$), méthylchloroforme ($C^2H^3Cl^3$), chlorure d'éthylédène monochloré (C^2H^3Cl), acétate d'éthyle ou éther acétique ($C^4H^8O^4$), benzoate d'éthyle, amylène (C^5H^{10}), hydrure d'amyle ($C^{10}H^{11}Cl$), aldéhyde (C^2H^4O), sulfure de carbone (CS^2).

Immédiatement après sa découverte, l'anesthésie chirurgicale a été appliquée avec succès par les vétérinaires à tous les animaux. Mais on ne tarda pas à remarquer que la chair des sujets anesthésiés par l'éther ou le chloroforme conserve toujours un goût insupportable qui empêche d'utiliser la viande pour la boucherie, si l'animal vient à mourir pendant l'opération. On a renoncé très vite, d'une façon absolue, à l'anesthésie du bœuf et du mouton. Aujourd'hui on continue à anesthésier parfois le chien et le cheval. Cependant l'*hippophagie* étant entrée dans nos mœurs, nous sommes forcés de restreindre beaucoup l'emploi de l'anesthésie générale dans la chirurgie des solipèdes. D'autre part, chez ces animaux, l'emploi des méthodes d'anesthésie générale préconisées présente des inconvénients se manifestant au réveil. Les sujets restent assoupis pendant un certain temps ; ils sont exposés à faire des chutes maladroites et de se blesser pendant les efforts qu'ils font pour se relever.

En vétérinaire, l'anesthésie locale, qu'on réalise si facilement aujourd'hui grâce à la cocaïne et ses succédanés, peut avantageusement remplacer l'anesthésie générale dans un grand nombre de cas. Elle est moins dangereuse et ne modifie pas les qualités alimentaires et marchandes des viandes des animaux opérés ; ce sont là deux avantages appréciables.

Propriétés générales des anesthésiques. — UNIVERSALITÉ D'ACTION. — L'action des anesthésiques est très générale ; elle s'exerce sur les animaux, sur les plantes et sur tous les éléments vivants. Les anesthésiques arrêtent les mouvements des feuilles chez la sensitive, ceux des anthères de certaines fleurs (épine-vinette) ; ils abolissent les mouvements des cils vibratiles et rendent inertes les êtres unicellulaires, quels qu'ils soient : amibes, infusoires, microbes, cellules.

Résistance variable des éléments vivants. — Tous les éléments anatomiques vivants qui constituent les corps des animaux supérieurs sont atteints par l'action des anesthésiques, mais à des degrés divers ; quelques-uns, comme les éléments nerveux, perdent très vite leur vitalité, même avec des doses faibles ; d'autres résistent plus longtemps et ne sont atteints qu'à doses plus fortes.

Nécessité du contact de l'agent anesthésique avec les cellules. — Pour que les agents anesthésiques puissent manifester leur action sur des éléments vivants, il faut qu'ils arrivent directement au contact de leur substance. Les cils vibratiles ne perdent leurs mouvements que si les cellules épithéliales ciliées sont imprégnées par les molécules anesthésiques : les mouvements des feuilles de la sensitive ne sont abolis qu'à partir du moment où les vapeurs anesthésiques sont transportées par la sève, dans les éléments anatomiques spéciaux qui produisent ces mouvements ; un animal ne devient insensible que lorsque la substance anesthésique sera arrivée au contact des cellules nerveuses de l'axe encéphalo-rachidien qui tiennent sous leur dépendance la sensibilité.

Or, chez les animaux supérieurs et chez l'homme, les molécules anesthésiques ne peuvent parvenir au cerveau, siège des perceptions, que par l'intermédiaire du sang artériel. Il faudra donc d'abord assurer la dissolution des substances anesthésiques dans le sang artériel, c'est-à-dire le sang rouge.

Nécessité de l'absorption par le poumon. — Pour les anesthésiques volatils, tels que l'éther et le chloroforme, les molécules médicamenteuses ne peuvent arriver dans le sang artériel qu'après leur administration par la voie pulmonaire. Si, en effet, ces corps sont confiés à toute autre voie, ils seront d'abord absorbés par les veines et par conséquent arriveront dans le cœur droit. De là, le sang veineux se rend dans le poumon, où il se dépouille de son acide carbonique ainsi que des autres principes volatils et, par conséquent, des vapeurs anesthésiques d'éther ou de chloroforme qu'il peut contenir. Ces vapeurs s'échappent dans l'air des poumons et des bronches et sont rejetées au dehors. Il en résulte qu'à sa sortie du poumon le sang, qui est devenu artériel, ne contient plus de vapeurs anesthésiques ou n'en contient plus qu'une petite quantité très faible, insuffisante pour impressionner au degré convenable les éléments nerveux centraux encéphaliques.

La grande volatilité de l'éther, du chloroforme, du protoxyde d'azote, etc., est une condition qui impose leur administration par le *poumon lui-même*. Les anesthésiques gazeux ou volatils, en pénétrant dans le poumon avec l'air inspiré, se dissolvent dans le sang comme l'oxygène et sont fatalement entraînés par ce liquide, puis répartis dans tous les points de l'organisme.

Les recherches de Nicloux, de Tissot (*Soc. de biol.*, 1907), montrent que, dès le début de l'inhalation, les vapeurs anesthésiques se dissolvent dans le sang, que la quantité augmente graduellement dans ce liquide, que les tissus, surtout le tissu nerveux, en fixent une certaine proportion, que l'anesthésie se produit lorsque les éléments du centre nerveux ont subi un certain degré d'imprégnation sensiblement fixe pour un anesthésique déterminé.

Lorsque l'administration cesse, les vapeurs anesthésiques s'éliminent rapidement, leur proportion diminue d'abord dans le sang, puis dans les tissus, et le réveil survient quand les éléments du centre nerveux se sont dépouillés d'une quantité suffisante d'anesthésique. Pendant l'établissement de l'anesthésie, le sang porte les agents anesthésiques au contact des éléments vivants des tissus, et pendant la période de réveil il enlève aux tissus les anesthésiques dont ils sont imprégnés et les transporte dans le poumon, où ils sont éliminés avec l'air expiré.

La surface pulmonaire si étendue et si fine offre une égale perméabilité pour les gaz qui tendent à s'échapper du sang et pour ceux qui tendent à s'y dissoudre. Elle constitue à la fois une excellente voie d'absorption et d'élimination. Elle absorbe les principes volatils qui lui arrivent par l'air inspiré et élimine par l'intermédiaire de l'air expiré ceux qui lui parviennent par l'intermédiaire du sang.

Modifications fonctionnelles produites par les anesthésiques. — Pendant les premiers moments de l'inhalation de vapeurs anesthésiques (éther et chloroforme), les animaux s'agitent, se débattent, crient et gémissent. Cette période de l'action anesthésique, appelée *période d'agitation* ou *d'excitation*, dure un temps généralement très court. Après deux à dix minutes, la perception des sensations s'éteint, l'agitation se calme, les mouvements réflexes cessent, et les animaux tombent alors dans un *sommeil profond* accompagné d'une *résolution musculaire complète*; c'est la *période d'anesthésie confirmée*. A ce moment, les fonctions cérébrales et médullaires sont abolies; il n'y a plus ni perception, ni sensation, ni mouvements volontaires, ni mouvements réflexes de la vie animale. La vie de relation est éteinte. L'animal est étendu inerte; ses membres sont flasques et retombent sans résistance lorsque, après les avoir soulevés, on les abandonne. Les fonctions végétatives (*circulation et respiration*) subsistent seules et entretiennent la vie végétative. C'est le moment marqué pour l'intervention chirurgicale.

Si l'inhalation continue, la vie végétative va bientôt s'éteindre à son tour; le cœur s'arrêtera ainsi que la respiration. Alors c'est l'*empoisonnement général* et la *mort*. L'issue fatale arrive d'autant plus vite que la quantité de vapeurs inhalées est plus considérable.

L'action des anesthésiques s'exerce d'abord sur la *substance grise du cerveau* et de la *protubérance*, puis sur la *moelle* et enfin en dernier lieu seulement sur le *bulbe rachidien*.

L'anesthésie est généralement accompagnée d'une assez forte salivation, de toux, de râles se produisant dans la trachée, quelquefois de nausées, de vomissement chez les carnivores.

1° *Période d'excitation*. — Au moment de l'inhalation, les vapeurs anesthésiques se trouvent d'abord en contact avec la membrane muqueuse des cavités nasales, du larynx, de la trachée et des bronches.

Cette muqueuse, très riche en terminaisons nerveuses sensitives, est excitée par les vapeurs anesthésiques, il en résulte : 1° des sensations désagréables, auxquels l'animal cherche à se soustraire par des mouvements de défense volontaire ; 2° des actions purement réflexes portant sur la respiration, la circulation, les sécrétions, etc.

Pendant l'agitation défensive à laquelle se livre l'animal dès le début de l'inhalation, on note ordinairement un ralentissement ou un arrêt plus ou moins prolongé des mouvements respiratoires, un ralentissement ou un arrêt plus ou moins durable des battements du cœur, une constriction spasmodique des petits vaisseaux dans toutes les parties de l'organisme. Cette constriction vasculaire réflexe a pour conséquence le maintien de la pression artérielle à son niveau primitif ou même l'augmentation de cette pression malgré le ralentissement ou l'arrêt passager des battements cardiaques.

Le *ralentissement* réflexe de la respiration et des battements du cœur au début de l'inhalation peut aller quelquefois jusqu'à l'arrêt complet et définitif. A ce moment, deux accidents mortels peuvent donc survenir : la syncope respiratoire, appelée *syncope laryngo-réflexe* ou *primitive*, et la *syncope cardiaque primitive*. Ces deux formes de syncope sont dues à l'irritation qu'exercent les vapeurs anesthésiques sur les extrémités nerveuses sensitives qui se distribuent dans la muqueuse nasale et laryngienne. En effet, elles ne se produisent plus si on fait inhaler les vapeurs anesthésiques par une ouverture pratiquée à la trachée en évitant de les faire arriver en contact avec la muqueuse des premières voies aériennes (P. Bert), ou en injectant les anesthésiques directement dans les veines (Arloing), et elles se montrent encore si, par un dispositif approprié, on fait arriver les vapeurs anesthésiques exclusivement sur les muqueuses nasale et laryngienne sans les faire arriver dans la trachée, les bronches et le poumon (Recherches personnelles inédites).

Quand l'inhalation est bien dirigée et que l'on évite les syncopes respiratoire et cardiaque d'origine réflexe, l'anesthésie s'établit graduellement. Mais, avant d'être complète, il persiste une certaine agitation générale secondaire due à l'excitation directe des éléments nerveux centraux par les molécules anesthésiques qui leur arrivent par l'intermédiaire du sang. Il faut se rappeler, en effet, que tous les éléments vivants, avant d'être paralysés dans leurs fonctions, présentent une période de surexcitation plus ou mois longue, plus ou moins marquée suivant les circonstances (Cl. Bernard).

L'arrivée des anesthésiques dans les centres nerveux a donc pour premier effet de les surexciter passagèrement. Cette surexcitation se manifeste chez l'homme par le désordre dans les idées, le délire, les rêves et les hallucinations, que traduit une loquacité excessive. Chez les animaux, elle s'annonce par des cris incohérents, des gémissements, des plaintes, des mouvements désordonnés, etc. De cette surexcitation directe des centres nerveux peut naître un second péril. Si le bulbe rachidien est trop fortement excité, il ralentit les battements du cœur par l'intermédiaire du pneumogastrique et peut même déterminer, dans certains cas, la *syncope cardiaque secondaire*. Quand cet accident se présente, la respiration continue encore pendant un certain temps.

Cette syncope *cardiaque bulbaire secondaire* se distingue de celle qui arrive dès les premières inhalations. Celle-ci est le résultat d'une action réflexe : celle-là, d'une action directe de l'anesthésique sur la substance du bulbe. C'est cette forme de syncope qui se produit le plus souvent chez le chien et les autres animaux quand l'inhalation est trop brusque et fait arriver aux centres nerveux un sang trop riche en principes anesthésiques. Alors l'excitation est rapidement remplacée par la paralysie de la substance du bulbe.

2° *Période d'anesthésie confirmée.* — Après la phase d'agitation, survient l'abolition progressive des fonctions des centres nerveux. Les hémisphères cérébraux sont les premiers centres paralysés. Cette paralysie abolit les phénomènes de conscience, de perception sensorielle et détermine le *sommeil* et le *repos*.

Le sommeil reconnaît pour cause une modification spéciale des éléments nerveux corticaux par la substance anesthésique qui les imprègne. Quelques auteurs ont voulu faire intervenir une cause de nature vasculaire : la congestion ou l'anémie du cerveau. Mais Cl. Bernard a démontré que ni la congestion ni l'anémie ne sont des conditions suffisantes du sommeil anesthésique. L'un ou l'autre de ces phénomènes vasculaires peut se montrer suivant l'agent anesthésique employé, mais ils ne jouent qu'un rôle très secondaire dans la production du sommeil anesthésique.

Toutes les formes de sensibilité ne sont pas éteintes du même coup. C'est la sensibilité générale, la sensibilité à la douleur qui disparaît d'abord, puis les différentes formes de la sensibilité tactile, ensuite la vue et l'ouïe.

La disparition de la sensibilité générale n'a pas lieu simultanément partout ; c'est d'abord la peau des membres et du tronc qui devient insensible, puis celle de la face, puis la muqueuse nasale et enfin la conjonctive.

A mesure que l'insensibilité s'accentue, on voit les réflexes devenir moins accusés, et, au moment où la résolution musculaire est établie, ils ne persistent que dans certains points spéciaux.

On peut donc apprécier la marche de l'anesthésie en explorant, au point de vue de la sensibilité et des réactions réflexes, successivement la peau des membres, celle du tronc, les narines, les commissures des lèvres, la conjonctive.

Les derniers mouvements réflexes qu'il est possible de provoquer pendant l'anesthésie poussée à ses dernières limites sont : le *réflexe oculo-palpébral*, le *réflexe labio-mentonnier* ou *ultimum réflexe* de Dastre.

Lorsque l'attouchement de la cornée ou de la conjonctive recouvrant la sclérotique et les paupières ne donne lieu à aucun mouvement des paupières (suppression du réflexe oculo-palpébral), on juge que l'on a atteint le degré extrême de l'anesthésie qui ne doit pas être dépassé.

Lorsque, après la disparition du réflexe oculo-palpébral, on excite chez le chien la muqueuse de la gencive supérieure au niveau des incisives, on provoque encore souvent un mouvement localisé dans la lèvre inférieure. Cette lèvre est tirée en avant par une secousse brusque, de manière à recouvrir plus complètement la base des incisives inférieures (Dastre).

Pendant la période d'anesthésie confirmée, la circulation et la respiration subissent aussi des modifications importantes.

Circulation. — Le bulbe rachidien, excité d'abord, ralentit le jeu du cœur par l'intermédiaire des pneumogastriques ; plus tard, le centre modérateur cardiaque est paralysé et le cœur s'accélère. A ce moment, les réflexes modérateurs cardiaques ne peuvent plus se produire ; les syncopes par arrêt réflexe du cœur sont devenus impossibles ; les battements cardiaques sont réguliers et énergiques ; le pouls est serré et plein, la pression artérielle reste élevée.

Mais, si l'imprégnation anesthésique se poursuit, on voit à un moment les battements du cœur s'affaiblir, le pouls s'accélérer, devenir petit et mou, et la pression artérielle s'abaisser. Ces effets sont dus à la paralysie progressive des éléments nerveux accélérateurs et des nerfs vaso-moteurs. Ils annoncent la mort prochaine par intoxication complète du bulbe. Dans ce cas, l'arrêt respiratoire précède de quelque temps l'arrêt du cœur (*syncope tertiaire* de Duret).

Respiration. — La respiration se ralentit pendant l'anesthésie et devient surtout abdominale. La force expulsive du thorax est diminuée de moitié et même des deux tiers, et l'effort *expiratoire* est très notablement atténué (Langlois et Richet). Par contre, l'effort inspiratoire n'est pas sensiblement modifié, l'animal peut donc inspirer à travers une colonne de mercure normale, tandis qu'il ne peut pas expulser l'air dans l'expiration.

Une conséquence pratique découle de ce fait. Il faut éviter le plus léger obstacle à l'expiration. Un obstacle imperceptible pour l'animal normal sera infranchissable pour celui qui est anesthésié.

La respiration peut s'arrêter de trois manières : par l'excitation réflexe du bulbe par la voie nasale et laryngienne (arrêt respiratoire, laryngo-réflexe) ; par l'excitation directe exagérée suivie de paralysie des centres nerveux (syncope secondaire respiratoire), et par l'imprégnation anesthésique lente complète qui amène la paralysie du bulbe (syncope tertiaire ou apnée toxique).

Température. — Pendant le sommeil anesthésique, la température rectale diminue toujours et d'autant plus que le sommeil dure plus longtemps. Il n'est pas rare de voir la température tomber de 1 et 2° ou plus au-dessous de la normale.

Yeux et pupille. — Pendant l'anesthésie confirmée, les yeux sont renversés en haut et en arrière, et ils ont leurs axes divergents (*strabisme*). La pupille reste généralement *contractée* et *immobile*; elle ne se dilate que lorsque l'intoxication mortelle est imminente. La dilatation se fait alors très brusquement. L'anesthésie très prolongée s'accompagne aussi d'une diminution de la tension du globe oculaire.

Résumé. — En analysant la manière dont les fonctions diverses s'éteignent, on arrive à cette conclusion, à savoir que les anesthésiques exercent une action sur tous les éléments anatomiques, sur tous les tissus, sur tous les organes, mais que cette action ne se fait pas sentir partout avec la même rapidité ni avec la même intensité. Les éléments nerveux sont les premiers affectés, et ils le sont dans l'ordre de leur hiérarchie fonctionnelle. Les phénomènes s'éteignent en effet dans l'ordre suivant :

1° Suspension des fonctions des lobes cérébraux. *Perte de la volonté et des perceptions conscientes* ;

2° Suspension des fonctions de la moelle et de la protubérance en tant que centres réflexes de la vie animale. *Résolution musculaire*;

3° Suspension des fonctions du bulbe en temps que centre excitateur et régulateur des mouvements respiratoires et cardiaques. *Cessation de la respiration, puis de la circulation.*

Dans la pratique de l'anesthésie, il importe d'éviter l'apparition de la troisième période; il faut ménager les inhalations de façon à conserver le sommeil et la résolution musculaire sans porter une atteinte grave à la respiration et à la circulation cardiaque.

Accidents de l'anesthésie. Moyens de les combattre et de les prévenir. — Les accidents mortels qui peuvent survenir pendant l'anesthésie sont déjà indiqués précédemment. Ce sont : 1° les *syncopes primitives* (respiratoire et cardiaque) ; 2° les *syncopes secondaires* (respiratoire et cardiaque) ; 3° la *syncope respiratoire* ou *apnée toxique*. Nous avons fait connaître le mécanisme de la production de ces accidents ; il nous reste à indiquer les moyens de les combattre ou de les prévenir.

Quand une syncope respiratoire se produit, il faut immédiatement pratiquer la respiration artificielle en pressant méthodiquement sur les parois thoraciques pour imiter la respiration naturelle. Aussi longtemps que le cœur bat, on a presque la certitude de ranimer le sujet en prolongeant la respiration artificielle pendant un temps suffisamment long. J'ai souvent fait revivre des chiens qui paraissaient morts, en pratiquant la respiration pendant dix minutes ou un quart d'heure.

Contre les syncopes cardiaques, nous sommes à peu près désarmés ; le seul procédé vraiment rationnel consiste dans l'électrisation du segment cervico-dorsal de la moelle dans le but de ranimer l'action des accélérateurs cardiaques. D'après Mlle Robinovitch, les excitations électriques rythmiques, surtout avec le courant Leduc, la cathode étant appliquée en avant de la région dorsale et l'anode sur les reins, réveillent rapidement la respiration et le jeu du cœur chez le chien en état de syncope respiratoire ou cardiaque causée par le chloroforme ou l'électrocution (*Soc. de biol.*, 1908). Malheureusement ce moyen n'est pas toujours à la portée du praticien. Quand cet accident se produit, le praticien peut ici encore essayer avec quelque chance de succès la respiration artificielle.

Il est plus rationnel de prévenir ces accidents que de les combattre. Voici quelques règles générales qui permettront de les éviter :

1° Faire usage d'anesthésiques purs. Cela s'applique surtout au chloroforme, qui renferme souvent des acides chlorés très irritants ;

2° Opérer sur des animaux à jeun ;

3° Écarter tout obstacle à la respiration et à la circulation de l'air dans les voies aériennes ;

4° Faire arriver dans le poumon non pas l'anesthésique à l'état de concentration, mais l'anesthésique mélangé à l'air pur ;

5° Éviter d'administrer des doses massives. Donner de petites doses à la fois et interrompre l'administration de temps en temps ;

6° Diminuer l'excitabilité du bulbe et du pneumogastrique par l'injection hypodermique préalable de sulfate d'atropine et de chlorhydrate de morphine ;

7° Surveiller avec soin la marche de l'anesthésie en explorant le réflexe oculo-palpébral et en surveillant la respiration et la circulation ;

8° Cesser les inhalations aussitôt qu'un arrêt respiratoire ou cardiaque est imminent.

Pratique de l'anesthésie. Éthérisation. Chloroformisation. — En tant qu'anesthésiques, l'éther et le chloroforme ne sont administrés que par la voie pulmonaire, c'est-à-dire par inhalation. L'absorption ainsi que l'action de la vapeur anesthésiante sont réglées par sa *tension partielle* dans l'atmosphère respirée par l'animal et non par sa quantité absolue. Cette loi, découverte par Paul Bert, a conduit à la méthode des *mélanges titrés*.

PROCÉDÉS DES MÉLANGES TITRÉS. — Avec un mélange déterminé d'air et de vapeur anesthésiante, l'organisme absorbe l'anesthésique jusqu'à ce que la tension de la vapeur dans le sang soit égale à sa tension dans l'atmosphère offerte. A partir de ce moment, le sang et les tissus saturés n'empruntent plus rien à l'atmosphère anesthésiante ; l'état de saturation ne fait que s'entretenir.

Paul Bert a démontré que, pour le chien, on obtient l'anesthésie tranquille et complète en quatre ou cinq minutes, avec un mélange de 10 grammes de chloroforme dans 100 litres d'air. Ce mélange titré à 10 p. 100 peut être respiré impunément pendant deux heures et entretenir pendant tout ce temps une anesthésie parfaite.

Cette méthode des mélanges titrés donne une anesthésie idéale ; celle-ci s'établit régulièrement, sans excitation, sans complication, sans danger d'accidents de syncope. Malheureusement, elle nécessite l'emploi d'appareils spéciaux encombrants et coûteux. L'appareil le plus commode est celui imaginé par R. Dubois. On l'emploie dans quelques écoles vétérinaires ; mais son usage ne pourra guère se généraliser dans la pratique.

PROCÉDÉ ORDINAIRE. — Les animaux étant convenablement fixés, on place, devant l'ouverture des cavités nasales et de la bouche, des compresses ou des étoupes imbibées de chloroforme, d'éther ou d'un mélange de ces deux liquides. Il ne faut jamais faire arriver le liquide anesthésique directement en contact avec la muqueuse des voies aériennes, surtout si l'on fait usage du chloroforme, car ce corps exerce une action irritante. On recouvre l'extrémité antérieure de la tête d'un linge qui concentre les vapeurs anesthésiques au-devant des voies respiratoires. A l'inspiration, l'air traverse la cavité limitée par le linge et se mélange avec la vapeur anesthésiante avant de pénétrer dans l'appareil respiratoire. On peut aussi faire respirer l'animal dans une sorte de muselière en cuir ou en métal, au fond de laquelle sont ménagées des ouvertures permettant l'entrée de l'air. Une petite éponge, de l'étoupe ou de l'ouate placée dans la muselière reçoit le liquide anesthésique, qu'on verse goutte à goutte. Pour éviter les accidents, il y a lieu de rappeler qu'il ne faut apporter aucune gêne à la respiration.

Le chien doit pouvoir respirer librement, non seulement par les narines, mais encore par la bouche. M. Guinard a remarqué que, si l'on obture la bouche en liant les mâchoires avec une muselière, on a presque toujours des accidents pendant la chloroformisation. L'une des causes les plus fréquentes d'accidents mortels réside dans ce fait que, par suite d'une vieille routine, on lie les mâchoires du chien et qu'on l'empêche ainsi de respirer par la bouche. Aussi conseille-t-il la fixation des mâchoires sur un mors qui les tient écartées et qui permet la respiration librement par la bouche.

Les petits chiens, les chats, les lapins peuvent être anesthésiés par un procédé très simple, qui consiste à les enfermer sous une cloche de verre contenant une petite éponge imbibée de chloroforme ou d'éther. Aussitôt qu'on voit l'animal chanceler, on le retire pour l'opérer rapidement. L'anesthésie obtenue ainsi ne dure que quelques minutes ; on peut cependant l'entretenir plus longtemps par des inhalations ordinaires consécutives. Les chats sont très sensibles au chloroforme, et ils meurent souvent pendant l'anesthésie ordinaire. M. Guinard a obtenu de bons résultats chez cet animal par la méthode mixte, morphine, chloroforme.

Procédé mixte. — L'anesthésie mixte consiste à associer les anesthésiques à des narcotiques dans le but de rendre l'anesthésie plus rapide, plus régulière et inoffensive.

Le procédé de Dastre et Morat : atropine, morphine et chloroforme, donne d'excellents résultats et devrait être préféré à tout autre moyen d'anesthésie chez le chien.

D'après ces auteurs, on procède de la manière suivante : dix minutes avant l'opération, on injecte sous la peau de l'animal un demi-centimètre cube par kilogramme d'animal de la solution suivante :

> Chlorhydrate de morphine....   0gr,20
> Sulfate d'atropine...........   0gr,020
> Eau distillée...............   10 grammes.

Puis on fait respirer le chloroforme; 2 ou 3 grammes de chloroforme suffisent pour une anesthésie parfaite de deux heures de durée.

J'ai essayé ce procédé bien souvent et je n'ai eu qu'à m'en louer. Cependant je trouve les doses de morphine et d'atropine trop élevées.

Je préfère la solution suivante, employée par Aubert chez l'homme :

> Chlorhydrate de morphine......   10 centigrammes.
> Sulfate d'atropine.............   5 milligrammes.
> Eau distillée..................   10 grammes.

De quinze à trente minutes avant l'opération, on injecte 2 centimètres cubes de la solution sur le chien de taille moyenne.

Les avantages de ce mode d'anesthésie sont les suivants : 1° suppression de l'agitation du début à cause de l'action somnifère de la morphine ; 2° suppression des accidents de syncope cardiaque, puisque l'atropine annihile la fonction d'arrêt du pneumogastrique ; 3° sommeil plus rapide ; 4° économie de l'anesthésique, puisqu'il faut de vingt à trente fois moins de chloroforme.

L'anesthésie mixte présente un inconvénient chez le chat; M. Guinard a constaté que la morphine produit chez cet animal une surexcitation énorme. Celle-ci, il est vrai, disparait pendant l'anesthésie, mais elle se montre de nouveau au réveil ; malgré cet inconvénient, c'est encore le meilleur procédé d'anesthésie chez cet animal.

REMARQUE. — Le mouton et la chèvre ne doivent jamais être anesthésiés par le chloroforme, parce qu'ils succombent fatalement à une broncho-pneumonie consécutive à l'anesthésie.

Pour les animaux de l'espèce bovine, le meilleur agent anesthésique semble être l'alcool administré à l'intérieur, soit dilué à 40 ou 45°, soit sous forme de rhum, cognac, eau-de-vie (Voir *Alcool*).

Anesthésiques généraux.

Chloroforme.

CHCl³.

Le chloroforme est un liquide très limpide, incolore, d'une odeur de pomme de reinette, d'une saveur fraiche, sucrée, peu soluble dans l'eau (1 p. 100), très soluble dans l'alcool et l'éther, bouillant à + 61° C., ayant une réaction neutre. Au contact de la lumière et de l'air, le chloroforme pur s'altère facilement ; il devient acide et prend une odeur brûlante, désagréable, par suite de la formation d'oxychlorure de carbone et d'acide chlorhydrique.

Pour empêcher son altération, il faut le conserver dans des flacons bleus complètement pleins et bien bouchés, ou bien y ajouter 1 p. 100 d'alcool, d'éther et de toluène.

Le chloroforme pur est neutre, ne se trouble pas par l'eau avec laquelle on l'agite ; il ne produit aucune coloration par l'addition d'acide sulfurique concentré, et il ne précipite pas par le nitrate d'argent.

Il dissout un grand nombre de corps, tels que le soufre, le phosphore, l'iode, les corps gras, les résines, beaucoup d'alcaloïdes, le caoutchouc, etc.

Effets physiologiques. — Le chloroforme agit comme un toxique assez énergique sur les être inférieurs ; il enraye les fermentations engendrées par des ferments figurés et s'oppose à la putréfaction. Il est donc *antifermentescible* et *antiseptique*. Il paralyse aussi certains parasites qui vivent sur l'homme ou les animaux et est par conséquent *antiparasitaire*.

Localement, le chloroforme est *irritant*. Sur la peau, les plaies et les muqueuses, il produit la vésication, l'inflammation et même la mortification, quand on l'empêche de s'évaporer.

A l'intérieur, il est moins bien supporté que l'éther : à dose forte, il irrite l'estomac, détermine des coliques, des nausées, des vomissements et produit une gastro-entérite.

Les inhalations de vapeurs de chloroforme produisent d'abord une *excitation générale* très énergique, pendant laquelle l'animal crie, se débat avec violence. Après cette période d'excitation, qui est due principalement à l'action irritante qu'exercent les vapeurs de chloroforme sur la muqueuse nasale, buccale, laryngienne et qui dure de trois à dix minutes, survient une perte de l'intelligence, des mouvements et de la sensibilité, avec conservation des fonctions végétatives : c'est la *période d'anesthésie confirmée*. Enfin, si l'anesthésie continue, on voit s'éteindre successivement la *respiration*, la *circulation* ; enfin la mort survient. Le chloroforme agit d'abord sur les cellules nerveuses corticales de l'encéphale, puis sur celles de la moelle qui président aux réflexes et aux actions chimiques ; ensuite sur les cellules nerveuses respiratoires du bulbe ; puis sur les nerfs du cœur ; enfin sur les cellules terminales nerveuses des muscles striés.

Pendant l'excitation initiale, la pupille est dilatée : elle est contractée pendant la période d'anesthésie confirmée, et elle se dilate subitement à l'approche de la mort. L'état de la pupille nous renseigne sur les progrès de l'anesthésie ; aussitôt qu'elle commence à se dilater, il faut cesser les inhalations.

La sensibilité se conserve en dernier lieu dans la conjonctive, qui recouvre la sclérotique et les paupières, tandis qu'avec l'éther elle est plus longtemps conservée dans la cornée.

Le chloroforme communique aux battements du cœur une énergie plus grande ; les courbes prises dans le cœur sont plus élevées et plus brusques pendant la période anesthésique ; ce n'est qu'à l'approche de l'empoisonnement complet que les battements du cœur s'affaiblissent. Administré avec précaution, le chloroforme produit souvent, au début, une légère action vaso-dilatatrice et une vive excitation cardiaque. La première, très fugace, est bientôt remplacée par une action vaso-constrictive accompagnée de systoles cardiaques plus énergiques.

Le chloroforme expose le moins aux hémorragies en nappes ; c'est un *anémiant*, un *vaso-constricteur*. Il faut se rappeler que, pendant la chloroformisation, il peut se produire chez tous les animaux une syncope respiratoire ou cardiaque mortelle.

A la suite d'une chloroformisation prolongée ou après l'injection sous-cutanée répétée de fortes doses de chloroforme, on voit se produire une dégénérescence graisseuse dans les organes parenchymateux notamment, dans le cœur, le foie et les muscles du squelette.

Le chloroforme s'élimine en nature; une petite quantité semble cependant se décomposer dans l'organisme et donner naissance à de l'oxyde de carbone (CO).

Les *injections sous-cutanées* de chloroforme sont suivies d'une inflammation locale douloureuse, qui se dissipe généralement sans laisser de traces.

L'action du chloroforme se manifeste non seulement sur les animaux, mais encore sur les végétaux ; ainsi Cl. Bernard a démontré que, si on fait absorber des vapeurs de chloroforme par une sensitive, elle perd ses mouvements et tombe dans un état anesthésique comme les animaux. Si l'action anesthésique se prolonge, la plante peut même succomber.

Indications thérapeutiques. — Le chloroforme est peu employé *à l'intérieur*, à cause de son action irritante sur la muqueuse digestive. Très dilué dans de l'huile de ricin ou sous forme d'eau choroformée, il peut cependant être utile dans les *cas de coliques*, dans les *affections vermineuses*, dans l'éclampsie de la chienne.

A l'extérieur, on n'utilise pas ses propriétés irritantes, parce qu'on a d'autres substances qui agissent mieux.

On s'en sert surtout *en inhalations* pour produire l'anesthésie; celle-ci est rapide et plus durable qu'avec l'éther, mais elle est quelquefois plus dangereuse; aussi l'inhalation doit-elle être surveillée soigneusement.

Le cheval, le chien, le porc et les volailles supportent généralement assez bien la chloroformisation ; mais le mouton, la chèvre et le chat succombent ordinairement. Le chloroforme même le mieux purifié produit chez les petits ruminants une bronchopneumonie mortelle. Il ne faut donc jamais les chloroformer. Quant au chat, il est tellement sensible au chloroforme qu'il succombe parfois pendant l'inhalation.

Pour éviter les syncopes cardiaques et les syncopes respiratoires, il est toujours bon d'avoir recours à l'anesthésie mixte. Celle-ci consiste à ne faire les inhalations le chloroforme que lorsque l'animal est déjà légèrement hypnotisé par une injection préalable de sulfate d'atropine et de chlorhydrate de morphine. Ces deux substances diminuent l'excitabilité du bulbe et du pneumogastrique et préviennent les arrêts respiratoires et cardiaques.

L'anesthésie par le chloroforme doit être préférée à celle obtenue

par l'éther sur les malades qui ont une insuffisance mitrale ou
une insuffisance aortique et toutes les fois qu'on veut éviter, pendant les opérations, les hémorragies en nappes.

On obtient ordinairement les *meilleurs résultats* en employant
un mélange à parties égales de chloroforme et d'éther.

Les inhalations de chloroforme et l'administration interne
donnent ordinairement d'excellents résultats dans l'*éclampsie des
chiennes*. Sur les chevaux méchants, excitables, difficiles à ferrer,
de faibles inhalations de chloroforme faites sur les animaux debout
suffisent souvent pour les calmer et les rendre maniables.

Les injections hypodermiques étant irritantes engendrent
une inflammation substitutive ou dérivative utile dans certaines
névralgies; cependant, dans la plupart des cas, les injections
hypodermiques de morphine donnent de meilleurs résultats.

Doses.

Doses anesthésiques en inhalation.

Cheval......................	40 à 100	grammes.
Bœuf.......................	50 à 100	—
Porc.......................	20 à 100	—
Chien	5 à 15	—

Avec l'anesthésie mixte, atropine-morphine, il faut une quantité
de chloroforme moindre.

Chez le cheval, la chloroformisation, ordinairement inoffensive,
peut parfois être accompagnée ou suivie d'accidents graves. On a
observé même avec des doses ordinaires des syncopes mortelles,
l'asphyxie, des vomissements, le cornage et la pneumonie gangreneuse. On évite généralement ces accidents par une anesthésie
peu profonde et peu durable.

Contre les vers, contre les coliques et l'éclampsie, on le donne
à l'intérieur, mélangé à l'huile de ricin ou à l'huile d'olive, à parties égales, aux doses suivantes :

Doses internes de chloroforme.

Cheval et bœuf............	25	à 50 grammes.
Mouton, chèvre............	5	10 —
Chien.....................	0^{gr},5 à 4	—
Chat.....................	0^{gr},25 à 1 gramme.	

Dans les douleurs intestinales des petits animaux, on recommande le glycérolé de chloroforme suivant :

Chloroforme pur.................... 1 gramme.
Glycérine neutre................... 15 grammes.

Mélangez.

Administrer par cuillerée dans de l'eau.

Eau chloroformée.

Chloroforme officinal.............. 5 grammes.
Eau distillée...................... 1 000   —

Faites dissoudre par agitation et conservez dans un flacon soigneusement bouché.

100 grammes d'eau chloroformée renferment $0^{gr},50$ de chloroforme.

Bromoforme.

$CHBr^3$.

Le bromoforme est l'analogue du chloroforme.

C'est un liquide incolore, d'une odeur agréable et d'une saveur sucrée rappelant le chloroforme. Il a une densité de 2,13 et se volatilise moins facilement que le chloroforme. Insoluble dans l'eau, il se dissout facilement dans l'alcool et l'éther.

Avec les alcalis, il se décompose en bromure et en formiate alcalin d'après la réaction suivante :

$$CHBr^3 + 4KOH = 3BrK + CHO,OK + 2H^2O.$$

Bromoforme. Potasse. Bromure   Formiate   Eau.
                        de   de
                        potassium. potasse.

Le bromoforme possède les mêmes propriétés physiologiques que le chloroforme ; comme lui, c'est un *antiseptique*, un *anesthésique général*, un *irritant* et même un *caustique*.

En inhalation, il peut être employé à titre d'anesthésique ; mais comme il est plus dangereux que le chloroforme, on ne l'utilise pas d'ordinaire.

Il combat avantageusement la toux dans les affections bronchiques.

Éther sulfurique (éther ordinaire).

$C^2H^5.O.C^2H^5$.

C'est un liquide limpide, très mobile, incolore, d'une odeur suave, très volatil, très inflammable, bouillant à 36° ; soluble dans 10 parties d'eau, très soluble dans l'alcool et les graisses. L'éther sulfurique constitue un excellent dissolvant pour le brome, l'iode, le soufre, le phosphore, le bichlorure de mercure, les corps gras, les essences, les résines, le camphre. Il doit être conservé dans des flacons bruns bien bouchés placés dans un lieu frais.

Effets physiologiques. — La grande volatilité de l'éther communique à ce corps la propriété de déterminer un froid plus ou moins vif lorsqu'on le verse ou qu'on le pulvérise sur la peau. Le froid occasionné par l'éther est surtout intense lorsqu'on le pulvérise sous forme de vapeurs ; dans ces conditions, on voit d'abord se produire une excitation locale ; celle-ci disparaît ensuite, la région s'anémie, se refroidit de plus en plus et *enfin s'anesthésie*. Sur les plaies, les pulvérisations occasionnent d'abord une douleur vive ; mais bientôt l'anesthésie survient et on constate que les plaies pâlissent. Par les pulvérisations on peut, en insistant, produire la congélation des tissus et leur mortification. Après la cessation des applications, une réaction plus ou moins forte survient.

Administré *à l'intérieur*, l'éther excite d'abord la muqueuse buccale et provoque une *forte salivation*. Parvenu dans l'estomac, il se vaporise immédiatement, car il est à une température supérieure à son point d'ébullition. Ses vapeurs distendent l'estomac, produisent des borborygmes bruyants dans l'intestin et des expulsions gazeuses fréquentes par l'anus. Cl. Bernard a constaté que, chez les lapins, l'éther, en se réduisant en vapeur, peut distendre l'estomac au point d'en déterminer la rupture.

A forte dose, 500 grammes chez le cheval, l'éther provoque des nausées, des efforts de vomissement et du ballonnement.

A dose modérée, il détermine une excitation de la muqueuse dans toute l'étendue du tube digestif, excitation qui a pour conséquence une sécrétion abondante des sucs qui s'y déversent. On trouve la muqueuse gastro-intestinale rouge et lubréfiée par *d'abondantes sécrétions* ; le pancréas est rouge et turgescent comme pendant la digestion, et sa fonction sécrétoire est notablement augmentée. L'éther augmente aussi la rapidité de l'absorption dans le tube digestif ; ainsi la strychnine ou la nicotine, administrées en même temps que l'éther, causent plus rapidement la mort des animaux que quand ces poisons sont donnés seuls.

L'absorption de l'éther par les voies digestives est rapide ; mais, comme après son mélange avec le sang, il est transporté dans le poumon, il s'échappe en grande partie par l'air espiré, et le sang artériel qui se rend aux centres nerveux reste privé d'éther ou n'est chargé que de très faibles quantités de ce corps. Aussi est-il très difficile d'obtenir l'anesthésie par l'absorption digestive.

Lorsque l'on veut produire l'anesthésie, il est nécessaire de faire respirer l'éther avec l'air, en suivant les indications ordinaires de l'anesthésie (Voir *Anesthésie*).

L'anesthésie par inhalation d'éther se produit en cinq ou six minutes chez le chat, en huit ou quinze minutes chez le chien et les autres animaux. La durée de la période d'excitation varie avec la quantité d'éther inhalée et la susceptibilité des sujets. Elle est toujours plus longue qu'avec le chloroforme.

Dans l'anesthésie par l'éther, la sensibilité persiste dans la zone de distribution du nerf trijumeau quand elle a déjà disparu partout ailleurs. La cornée transparente conserve la dernière sa sensibilité; celle-ci disparaît sur la conjonctive du globe oculaire et des paupières avant de disparaître sur la cornée. C'est donc la *cornée* que l'on devra explorer pour s'assurer du degré d'anesthésie; quand cette membrane n'est plus excitable, quand son attouchement ne provoque plus la fermeture des paupières, il faut arrêter les inhalations, car on est près de l'empoisonnement complet de l'animal.

Pendant l'anesthésie par l'éther, les animaux ont souvent des rêves érotiques; on les voit entrer en érection, exécuter des mouvements du bassin et pousser des hennissements ou des cris caractéristiques.

Quand l'inhalation a introduit dans le sang artériel une trop forte dose d'éther, on voit, après disparation complète de la sensibilité, survenir l'arrêt de la respiration, puis l'arrêt du cœur. L'éther arrête toujours la respiration avant le cœur. Il faudra donc, dans l'anesthésie par ce corps, surveiller surtout la respiration et suspendre les inhalations aussitôt que cette fonction menace de s'éteindre. Quand, malgré toutes les précautions, il y a arrêt respiratoire, il faut pratiquer la respiration artificielle jusqu'au retour de la respiration naturelle.

L'éther n'a pas la même action sur la circulation artérielle à tous les moments de l'anesthésie. Au début, c'est-à-dire pendant la période d'excitation, il élève la *pression veineuse* et la *pression artérielle*. Ce premier effet est dû à la constriction brusque des petits vaisseaux dont le sang est déversé dans les gros troncs. Après ce premier effet, qui est passager, on voit les deux *pressions* baisser, puis la pression veineuse remonter graduellement, tandis que pendant le même temps la pression artérielle s'abaisse. Cet écartement angulaire des deux courbes représentant les tensions artérielle et veineuse est dû à une dilatation graduelle des petits vaisseaux pendant l'anesthésie confirmée. Le sang traversant facilement dans les capillaires se répand en abondance dans les veines ; la pression doit donc augmenter dans ces vaisseaux, tandis qu'elle doit diminuer dans les artères.

L'éther produit toujours une accélération du cœur et un *abaissement de la température rectale*. La chute de la température est proportionnelle à la durée de l'anesthésie et surtout à son degré ; elle est due surtout à la diminution des oxydations, comme le prouvent les analyses des gaz de la respiration et des gaz du sang faites par M. Arloing.

L'*injection hypodermique* d'éther n'est pas suivie d'anesthésie. Immédiatement après l'injection, l'animal est agité ; il a des ébrouements ou des éternuements fréquents : il secoue la tête, remue les mâchoires comme s'il mâchait ; il offre des bâillements : des borborygmes fréquents s'entendent dans l'abdomen ; la bouche est humectée de salive ; la respiration s'accélère considérablement ainsi que le pouls ; la température rectale s'élève, et quelquefois l'animal manifeste une ardeur génésique non équivoque. J'ai observé quelquefois, immédiatement après l'injection, un abaissement de la température rectale d'un dixième de degré, suivi ensuite d'une élévation beaucoup plus considérable.

Les effets d'excitation disparaissent en général de quinze à vingt minutes après l'injection hypodermique. Toutes les fonctions reviennent graduellement à leur état normal, sans que l'animal présente le moindre signe d'anesthésie.

L'éther introduit sous la peau se transforme en vapeurs, celles-ci se répandent dans le tissu conjonctif et produisent une tuméfaction crépitante qui persiste encore quand tous les effets généraux de l'éther ont disparu. Je n'ai jamais vu survenir *aucun accident local* consécutivement à ces injections hypodermiques d'éther sulfurique.

F. Forgeot a observé sur les chevaux de demi-sang et de pur sang, au point d'injection, une plaque cutanée qui était le siège d'une sécrétion sudorale persistante pendant plus d'un mois. Après la disparition de la sudation, les poils avaient pris chez les chevaux de robe alezan clair une teinte plus foncée que celle des régions voisines (*Soc. centr.*, 1906).

L'administration de l'éther *par le rectum*, soit sous forme liquide, soit sous forme gazeuse, n'est jamais suivie d'anesthésie complète chez nos animaux. Cagny a pourtant pu obtenir une certaine anesthésie en associant à l'action de l'éther celle du chloral et du chlorhydrate de morphine. Les essais que j'ai faits sur les chiens et les lapins m'ont démontré que l'administration de vapeurs d'éther par le rectum peut occasionner des distensions et même des ruptures intestinales. Ce mode d'administration ne me semble donc pas pouvoir donner un bon résultat dans la pratique.

Indications thérapeutiques. — *A l'extérieur*, l'éther employé en pulvérisations convient pour produire *l'anesthésie locale* par réfrigération rapide des tissus superficiels (Richardson).

A l'intérieur, il est indiqué pour exciter la digestion, activer les sécrétions et augmenter les mouvements péristaltiques dans les cas d'indigestion, de météorisation, de coliques chez le cheval. Il agit à la fois comme *stimulant* et comme *antispasmodique*.

En inhalations, c'est l'anesthésique le plus inoffensif pour les animaux adultes. Il ne convient pas aussi bien pour insensibiliser les jeunes, car il produit souvent chez eux des arrêts respiratoires dangereux. L'anesthésie par l'éther doit être préférée chez les sujets emphysémateux, chez ceux atteints d'affections chroniques du poumon, dont la conséquence est une dilatation du cœur droit et de ses orifices, chez ceux qui ont des anévrysmes. L'éther ne convient pas quand on veut opérer sur les testicules du mâle, parce qu'il détermine des contractions du crémaster quelquefois difficiles à vaincre.

Comme le chloroforme, il communique à tous les tissus une odeur désagréable. Il ne faut donc pas l'utiliser chez les animaux de boucherie.

D'après plusieurs auteurs, l'éther constitue l'anesthésique de choix pour le *chat*.

Les *injections hypodermiques* d'éther sont indiquées pour exciter les fonctions respiratoire et circulatoire chez les animaux fortement déprimés par la maladie, le surmenage ou dans les empoisonnements par certains alcaloïdes. Il convient aussi pour distinguer la mort apparente de la mort réelle. Dans la mort apparente, les mouvements respiratoires se rétablissent très vite et prennent de l'ampleur après l'injection sous-cutanée d'éther.

Il faut se rappeler que les vapeurs d'éther s'enflamment facilement au contact d'une flamme et constituent durant la nuit un danger d'incendie.

Doses (estomac).

Cheval....................	15 à 30	grammes.
Bœuf.....................	20 à 50	—
Mouton, chèvre, porc........	5 à 10	—
Chien....................	0^{gr},50 à 4	—
Chat....................	0^{gr},50 à 1	gramme.

Inhalations (anesthésie).

Grands herbivores..........	100 à 150	grammes.
Chien....................	10 à 50	—
Chat....................	10 à 30	

Injections hypodermiques.

Grands herbivores..........	10 à 30	cent. cubes.
Porc et mouton.............	5 à 10	—
Chien	1 à 2	—

Formule.

Éther.....................	15	grammes.
Huile de ricin.............	150	—

Mélangez.

Administrer cette dose au cheval atteint de coliques. Au besoin, renouveler l'administration après deux heures.

Anesthésiques locaux ou analgésiques.

L'anesthésie locale ou analgésie consiste dans l'insensibilisation d'une partie restreinte du corps. Elle est précieuse pour la pratique des petites opérations, parce que le sujet conserve intactes ses fonctions nerveuses générales et qu'il n'est privé de sensibilité que dans la région opératoire.

Les principaux agents d'anesthésie locale utilisables en médecine vétérinaire sont : le froid, la cocaïne, les eucaïnes, l'holocaïne, l'orthoforme, le gaïacol, la stovaïne, la novocaïne, l'atypine, la ciguë officinale, l'anesthésine.

Froid.

La réfrigération constituait pendant longtemps le seul procédé courant d'anesthésie locale.

On sait que le froid intense, appliqué localement, détermine un léger engourdissement des tissus avec diminution, puis perte de la sensibilité. Mais son action reste toujours superficielle ; elle ne dépasse pas l'épaisseur de la peau et, par conséquent, ce procédé ne peut convenir que pour la pratique des opérations superficielles.

Les procédés de réfrigération sont nombreux. On peut appliquer sur la partie à anesthésier de l'eau froide, de la glace, des mélanges réfrigérants ou des liquides très volatils, comme l'éther, le bromure de méthyle, le chlorure de méthyle, dont l'évaporation rapide détermine un froid intense.

Ces moyens sont rarement employés en médecine vétérinaire ; ils pourraient cependant rendre des services dans beaucoup de cas.

L'*éther* et le *chlorure de méthyle* sont pulvérisés à l'aide de l'appareil de Richardson. Le premier de ces corps fournissant des vapeurs inflammables ne doit jamais être employé au voisinage d'une lampe ou d'un feu.

Le *chlorure de méthyle* n'est liquide à la température ordinaire que s'il est soumis à une forte pression. A la pression ordinaire, il bout à — 33°. Pour s'en servir, on l'enferme dans un siphon à parois métalliques très résistantes. Le jeu d'une vis permet de le faire écouler par un petit orifice, sous forme d'un jet pulvérulent. Le liquide ainsi divisé en gouttelettes extrêmement fines s'évapore aussitôt et produit un froid intense, capable de congeler la partie qui reçoit le jet.

Cocaïne.
$$C^{17}H^{21}AzO^4.$$

La cocaïne est le principe actif principal des feuilles de la coca (*Erythroxylon coca*), arbrisseau cultivé depuis un temps immémorial dans plusieurs contrées de l'Amérique du Sud, notamment au Pérou, au Brésil, en Bolivie et dans la République Argentine.

C'est un alcaloïde qui cristallise en prismes à quatre ou six pans, incolore, amer, peu soluble dans l'eau (1 p. 700 à 12°), assez soluble dans l'alcool et très soluble dans l'éther, déviant à gauche la lumière polarisée. Avec les acides, la cocaïne donne des sels cristallisables qui offrent l'avantage d'être très solubles dans l'eau. Le plus employé de ces sels est le *chlorhydrate de cocaïne*, que, dans la pratique et par abréviation, on désigne ordinairement sous le nom de *cocaïne*.

En raison de sa faible solubilité dans l'eau, la cocaïne n'est pas directement utilisée pour les besoins de la médecine et de la chirurgie ; on préfère le chlorhydrate de cocaïne, qui est très soluble dans l'eau, insoluble dans l'alcool, dans l'éther, le pétrole, la benzine, le benzol et le toluol.

La cocaïne est peu stable ; elle se décompose dans diverses conditions, notamment quand on la chauffe avec des acides ou des alcalis. Elle se dédouble en donnant de l'*ecgonine*, de l'*acide benzoïque* et de l'*alcool méthylique* :

$$C^{17}H^{21}AzO^4 + 2H^2O = C^9H^{15}AzO^3 + C^7H^6O^2 + CH^4O$$

Cocaïne.   Ecgonine.   Acide   Alcool
benzoïque.   méthylique.

Elle est considérée comme de la méthylbenzoylecgonine.

Pendant longtemps, la cocaïne a été retirée exclusivement des feuilles de coca ; aujourd'hui on la prépare aussi par synthèse.

Dans les feuilles de coca, elle fut isolée pour la première fois en 1855 par Gaedeke sous le nom d'*érythroxyline* et obtenue à l'état de pureté en 1859 par Niemann, qui lui donna le nom de cocaïne.

Préparations. — Pour les besoins de la médecine et de la chirurgie, on emploie le chlorhydrate de cocaïne sous forme de solutions aqueuses et de pommades.

Les *solutions aqueuses* ordinaires s'altèrent rapidement. Au bout de trois à quatre jours, elles perdent déjà de leur qualité, puis finissent bientôt par devenir à peu près inactives. Si l'on veut assurer à ces solutions une conservation indéfinie, il est nécessaire de les stériliser et de les conserver en ampoules de verre hermétiquement fermées. La stérilisation des solutions se fait par la chaleur à la température de 100°, ou même 120°. A cette température, le chlorhydrate de cocaïne *parfaitement pur* n'est altéré que dans une proportion négligeable.

Les solutions doivent en outre être parfaitement neutres ; en effet, lorsqu'elles sont franchement acides, leurs propriétés anesthésiques sont atténuées ou masquées en partie.

Les pommades cocaïnisées conservées perdent également de leur activité. On a constaté que l'altération des pommades faites avec la cocaïne est plus rapide que celle des pommades faites avec le chlorhydrate de cette base.

Action physiologique. — Le chlorhydrate de cocaïne exerce sur l'organisme animal une double action : action locale et action générale.

a. ACTION LOCALE. — Si l'on dépose directement sur un tissu vivant quelconque une solution de chlorhydrate de cocaïne, on voit se produire, après quelques minutes, une modification dans les manifestations vitales de ce tissu. A dose extrêmement faible, elle excite le fonctionnement des éléments touchés et exalte leurs propriétés physiologiques ; à dose plus forte, elle ralentit leur fonctionnement et diminue leur excitabilité, et enfin, à dose forte, elle arrête pendant un temps plus ou moins long toutes les manifestations vitales et plonge les éléments dans l'état anesthésique ou de mort apparente.

La cocaïne agit sur le protoplasma : c'est un poison protoplasmique ; voilà pourquoi elle modifie l'activité de tous les tissus, de tous les éléments anatomiques au contact desquels elle est portée. Elle exerce son action aussi bien sur le protoplasma végétal que sur le protoplasma animal. Son intensité d'action dépend de la nature des éléments vivants et de sa dose. Une solution donnée de chlorhydrate de cocaïne n'agira pas avec la même rapidité et la même intensité sur tous les éléments vivants qui entrent dans la constitution du tissu touché par la solution. Certains éléments, très sensibles à l'action de la cocaïne, comme les terminaisons périphériques des nerfs sensitifs, pourront être paralysés et anesthésiés, tandis qu'à ce même moment d'autres éléments, comme les fibres musculaires, n'auront encore éprouvé aucune modification fonctionnelle notable ; ceux-ci ne seront influencés que plus tard ou avec des doses plus fortes.

Chez les animaux supérieurs, le phénomène le plus saillant et le plus important que produit l'application locale de cocaïne, c'est la diminution rapide et même la suppression de la sensibilité dans les surfaces touchées par le médicament, c'est-à-dire une *anesthésie*, une *analgésie locale* plus ou moins complète. Les terminaisons périphériques des nerfs sensitifs sont les éléments les plus sensibles à l'action paralysante exercée par la cocaïne ; ce sont ces extrémités qui sont le plus fortement et le plus rapidement atteintes.

Cette remarquable propriété anesthésiante qu'exerce localement la cocaïne a été signalée la première fois en 1862 par Schroff, qui, ayant appliqué de la cocaïne sur la langue, a pu voir la muqueuse de celle-ci devenir insensible sur toute la surface touchée par le médicament.

Depuis il a été établi par de nombreux expérimentateurs et cliniciens que, par l'emploi de la cocaïne, l'anesthésie locale peut être obtenue sur *toutes les muqueuses*, sur *tous les tissus vifs* et même sur *la peau* quand on a le soin de la débarrasser préalablement de son épiderme soit par un vésicatoire, soit par amincissement mécanique.

Bientôt on a constaté un autre fait important, c'est que, appliquée sur un point du trajet d'un tronc nerveux, elle abolit passagèrement l'excitabilité et la conductibilité des fibres en ce point. Il en résulte que, pendant l'action de la cocaïne, le tronc nerveux se comporte comme s'il était coupé, c'est-à-dire que la continuité physiologique de ses fibres est interrompue au niveau de l'application de la cocaïne. Les excitations périphériques ne peuvent plus se transmettre aux centres, et les excitations partant des centres ne peuvent plus arriver aux terminaisons périphériques.

Il y a donc *paralysie sensitive* et *paralysie des mouvements volontaire et réflexe* dans toute la zone de distribution périphérique du nerf cocaïné sur un point de son trajet.

L'action paralysante s'exerce aussi sur les centres nerveux, cerveau, moelle, par l'*application locale* de la solution cocaïnée.

La cocaïne suspend l'activité de tous les éléments vivants au contact desquels elle est portée à dose suffisante ; elle agit aussi bien sur les terminaisons motrices que sensitives, sur les nerfs périphériques de toute catégorie, sur les centres nerveux, sur les éléments musculaires, glandulaires, sur les cellules épithéliales vibratiles, sur les globules blancs, sur le protoplasma végétal, sur les microbes, etc. (François Franck).

1° *Action sur l'œil.* — L'application de chlorhydrate de cocaïne en solution aqueuse à la surface du globe oculaire ne produit ni douleur, ni irritation, ni modification de l'acuité visuelle, quelles que soient la force de la solution et la quantité employée. Après l'instillation dans l'œil de quelques gouttes d'une solution de chlorhydrate de cocaïne de 2 à 3 p. 100, on constate successivement quatre phénomènes : 1° l'insensibilité de la surface du globe et de la face interne des paupières ; 2° la pâleur de la conjonctive ; 3° le relèvement de la paupière supérieure avec une légère exophtalmie ; 4° la dilatation de la pupille sans que celle-ci perde la faculté de réagir à la lumière et de s'accommoder.

Dans l'œil, l'anesthésie se manifeste en premier lieu sur la cornée, puis successivement sur la conjonctive du globe, de la face interne des paupières et de la membrane nictitante. Vers le bord des paupières, l'insensibilité est toujours moins marquée que sur le reste de la conjonctive ; elle s'étend aussi aux voies lacrymales. En renouvelant l'instillation plusieurs fois, l'anesthésie peut atteindre les parties profondes de l'œil, la sclérotique, les muscles du globe et le sphincter irien, ce qui rend possibles certaines opérations qui ordinairement sont fort douloureuses et qui nécessitent l'anesthésie générale, telles que l'opération de la cataracte, l'extraction de corps étrangers, l'énucléation du globe oculaire. Il est à remarquer que les solutions à 2 ou 3 p. 100 sont aussi actives localement que les solutions plus fortes. L'anesthésie de la cornée et de la conjonctive commence cinq minutes après l'instillation ; elle augmente et devient complète de la dixième à la quinzième minute ; elle dure au moins dix minutes, puis décroit et cesse. Mais on peut l'entretenir et la faire persister en renouvelant les instillations toutes les cinq minutes. L'anesthésie se produit non seulement sur l'œil sain, mais aussi sur l'œil dont la conjonctive est enflammée. La conjonctive anesthésiée par la cocaïne a perdu la sensibilité tactile, la sensibilité douloureuse ainsi que la sensibilité thermique ; son excitation ne donne lieu à aucun réflexe.

La *mydriase* qui accompagne constamment l'anesthésie localisée commence à se montrer dix minutes environ après l'instillation ; elle augmente graduellement, atteint son plus fort degré en moins d'une heure et persiste toujours plusieurs heures. Il est à remarquer que jamais la mydriase n'atteint son degré maximum après l'instillation de chlorhydrate de cocaïne et que la pupille continue à réagir à la lumière et à la convergence des yeux. Avec des instillations d'ésérine, on peut empêcher l'effet mydriatique de la cocaïne d'apparaître ou le faire disparaître quand il existe déjà.

L'action mydriatique ne se produit pas chez les gallinacés et les pigeons.

La cocaïne produit toujours la pâleur de la conjonctive par suite de l'action vaso-motrice locale. En même temps, la tension oculaire paraît diminuée.

2° *Action sur la muqueuse buccale.* — Le chlorhydrate de cocaïne appliqué directement sur la muqueuse buccale anesthésie celle-ci aux points touchés par le médicament (Schroff, 1862). La sensibilité générale, la sensibilité tactile et gustative de la langue sont complètement abolies par le chlorhydrate de cocaïne en solutions plus fortes que 9 p. 1 000, tandis que la sensibilité thermique reste intacte. Les solutions très faibles à 3 p. 10 000 augmentent la sensibilité gustative.

3° *Action sur le pharynx, le larynx, les cavités nasales, l'oreille, le canal de l'urètre, le rectum.* — Le chlorhydrate de cocaïne exerce également sur les muqueuses des cavités nasales, du pharynx et du larynx son action anesthésique et analgésique.

Pour le pharynx et le larynx, on se sert de solutions de chlorhydrate de cocaïne à 5 p. 100, 10 p. 100 et même 20 p. 100. Après plusieurs badigeonnages avec l'une de ces solutions, on obtient une anesthésie qui dure de cinq à dix minutes.

Sur les autres muqueuses, conduit auditif externe, canal de l'urètre, rectum, on emploie les injections ou les badigeonnages à l'aide d'un pinceau de solutions à 4 p. 100 de chlorhydrate de cocaïne.

4° *Action anesthésiante locale exercée par les injections dans les tissus.* — Le chlorhydrate de cocaïne injecté sous la peau, ou dans le derme, ou dans un parenchyme quelconque, paralyse tous les éléments vivants avec lesquels il arrive en contact. Les éléments nerveux sensitifs étant les plus sensibles à son action sont les premiers atteints, de sorte que l'anesthésie ou l'analgésie localisée est le phénomène le plus précoce et le plus saillant. Par l'injection de quelques gouttes d'une solution aqueuse de chlorhydrate de cocaïne à 1 ou 2 p. 100 dans l'épaisseur du derme cutané ou d'une muqueuse, on provoque l'apparition d'une anesthésie localisée au point d'injection. Elle apparaît quelques minutes après l'injection et peut durer environ dix minutes, temps suffisant pour nombre de petites opérations.

Si l'injection est faite dans le tissu conjonctif sous-cutané ou sous-muqueux, l'anesthésie apparaît encore dans la partie de la peau ou de la muqueuse sus-jacente, mais elle est un peu plus tardive et est moins durable. Dans ce cas, l'absorption enlève assez rapidement une partie du sel de cocaïne, et des phénomènes généraux peuvent apparaître, même des symptômes d'intoxication, si la quantité injectée est forte. Les solutions portées à la température du corps ou même à 50° C. agissent plus vite et produisent une insensibilité plus forte.

Sur le cheval, j'ai constaté que le chlorhydrate de cocaïne en solution à 1 ou 2 p. 100, injecté sous la peau, dans le tissu conjonctif, provoque souvent, en même temps que l'anesthésie locale, une *sudation locale* abondante. Cette sudation peut persister plusieurs heures.

Nerfs. — L'injection de cocaïne le long d'un tronc nerveux abolit passagèrement les propriétés physiologiques du nerf dans les points touchés par la solution et amène par conséquent l'anesthésie régionale. Dans ce cas, l'anesthésie frappe aussi bien les tissus superficiels que les tissus profonds.

Moelle. — Lorsqu'on porte la solution cocaïnée au contact de la moelle épinière ou des racines rachidiennes postérieures par injection sous-arachnoïdienne ou épidurale, on observe des phénomènes de paralysie passagère dans toute la partie du corps située en arrière du point d'injection. Ces phénomènes sont dus à l'action locale paralysante exercée par la cocaïne sur les parties touchées par le médicament.

b. ACTION GÉNÉRALE. — Lorsque, après son absorption, le chlorhydrate de cocaïne est disséminé dans l'organisme par l'intermédiaire de la circulation, on voit apparaître diverses modifications fonctionnelles qui présentent quelques particularités propres à chaque espèce animale.

Chien. — Sur le chien de 10 kilogrammes environ qui reçoit en injection sous-cutanée ou intraveineuse une dose de 6 centigrammes de chlorhydrate de cocaïne, on observe constamment les phénomènes suivants :

L'animal, s'il est à l'attache, commence à piétiner sur place, tournant tantôt à droite, tantôt à gauche, comme préoccupé et inquiet. S'il est en liberté, il marche précipitamment en tous sens, avec des mouvements de tête effarés, tournant tantôt dans un mouvement de manège, tantôt courant droit devant lui, sans jamais s'arrêter, sans un instant de repos. En même temps qu'il se meut ainsi d'une façon incessante, il présente un certain degré d'analgésie aux extrémités des pattes, mais non de la conjonctive oculaire. L'intelligence est conservée. Des doses fortes de cocaïne provoquent également des *défécations* multiples.

Chat. — Le chat est très sensible à l'action de la cocaïne. En en injectant 0^{gr},04 sous la peau d'un chat de 2^{kg},330 en solution à 5 p. 100, on voit apparaître une accélération respiratoire, de l'agitation, de la mydriase, de la salivation, des tremblements et des secousses musculaires surtout dans la région du cou et de la tête, des hallucinations se traduisant par de l'agitation, le regard fixe, l'action de happer dans l'air avec les mâchoires, de frapper avec les pattes de devant, des mouvements de fuite et des accès de peur.

A dose plus forte encore, le chat montre les phénomènes précédents plus accusés et, *en outre*, des convulsions épileptiformes et une dilatation pupillaire extrême (Fischer).

Cobaye. — *Lapin*. — Chez le cobaye, le lapin, une dose moyenne de chlorhydrate de cocaïne injectée sous la peau du dos donne lieu à une hyperexcitabilité générale qui pousse l'animal, soit spontanément, soit au moindre bruit, et sans la plus légère excitation périphérique, à se mettre en mouvement avec une brusquerie, une violence comme irrésistibles; et cependant on constate en même temps un degré notable d'*analgésie* aux extrémités des pattes, surtout des pattes postérieures.

A dose plus forte, cette sorte d'excitabilité et d'impulsion motrice devient extrême ; l'animal, inquiet, le regard fixe, s'élance subitement en avant et fuit d'une course rapide et comme affolée, puis est pris d'accès convulsifs, avec opisthotonos et rejet par la bouche de petites quantités de liquide verdâtre ; souvent il expulse aussi de l'urine.

Chèvre. — Chez la chèvre pesant environ 17 kilogrammes, l'injection sous-cutanée de 0^{gr},02 de chlorhydrate de cocaïne en solution à 5 p. 100 provoque rapidement une vive agitation ; l'animal se déplace constamment et crie, puis survient de la parésie qui l'empêche de se tenir debout; enfin se produisent des convulsions tétaniques et cloniques dans les membres, de l'opisthotonos, de la salivation, du nystagmus, de la mydriase. Ces effets, après avoir atteint leur maximum pendant la première heure, diminuent ensuite et disparaissent à peu près complètement deux heures après l'injection.

Vache. — Sur une vache de 275 kilogrammes, après l'injection sous-cutanée de 2 à 3 grammes de chlorhydrate de cocaïne, Fischer a vu apparaître de la salivation, une extrême agitation avec marche irrésistible, des mouvements de la queue, de l'expulsion d'urine et d'excréments, des tremblements et des secousses musculaires dans le tronc, de la dilatation pupillaire, du nystagmus, une accélération considérable de la respiration et du pouls, qui est devenu dur et difficile à compter, de la frayeur et une élévation de la température.

Des doses plus fortes provoquent en outre des convulsions tétaniques violentes et la mort.

Cheval. — Des doses voisines de $0^{gr},30$ de chlorhydrate de cocaïne injectées sous la peau ne provoquent sur le cheval de taille moyenne qu'une légère excitabilité générale, se traduisant à l'écurie par des trépignements, des déplacements plus fréquents, quelques mouvements de balancement de la tête et de l'encolure, un port plus élevé de la tête ; en liberté, par un besoin de marcher : la tête est portée haute, l'œil est plus vif, les oreilles se meuvent dans tous les sens, l'animal a une attitude plus fière, des mouvements plus vifs et plus faciles. Souvent on voit se produire un peu de sudation localisée au point d'injection, parfois une légère salivation. Ces effets disparaissent graduellement environ deux heures après l'administration.

A doses plus fortes, voisines de 1 gramme, en injection hypodermique, le chlorhydrate de cocaïne provoque déjà, après dix minutes, une certaine excitation générale qui va en augmentant et pendant laquelle le cheval éprouve un besoin impérieux de se mouvoir ; les allures sont plus vives, plus relevées, la démarche est plus distinguée, l'œil est vif et brillant, les oreilles sont dressées et se meuvent au moindre bruit ; l'animal est plus impressionnable, chasse vigoureusement les mouches et présente le plus souvent de la sudation localisée d'abord aux points d'injection, puis gagnant les passages des sangles, le flanc et la partie inférieure de l'encolure ; de la salivation apparaît aussi parfois, et des tremblements musculaires se montrent dans les muscles des membres, surtout au grasset et dans la région olécranienne. D'ordinaire l'animal s'effraie facilement ; on l'entend faire des soufflements caractéristiques quand il est à l'écurie ; dehors, quand il est en marche, il va droit devant lui et aborde les obstacles avec une grande assurance. La pupille est ordinairement plus ou moins dilatée et immobile ; elle ne se modifie plus sous l'influence des variations d'éclairage. Cette immobilité de la pupille semble commencer avec l'excitation générale et durer autant qu'elle. Souvent aussi l'animal rend des crottins et présente de la salivation. Pendant la période d'agitation, le cheval a le pouls accéléré ainsi que la respiration ; celle-ci devient parfois pénible au point que l'animal a de l'essoufflement. La température s'élève toujours notablement.

Aux doses de 4 à 5 grammes en injection sous-cutanée, le chlorhydrate de cocaïne provoque chez le cheval des effets encore plus violents ; l'agitation devient extrême, le besoin de se porter en avant est tel que l'animal s'emporte et ne peut être arrêté que très difficilement. Les tremblements et les secousses musculaires se généralisent et, à un moment, les mouvements sont mal assurés ; il se produit de l'ataxie qui amène la chute de l'animal. Celui-ci, en outre, salive abondamment et est couvert de sueur sur tout le corps. La mydriase est très accusée, et la pupille est immobile.

A des doses encore plus élevées, on voit apparaître en plus des convulsions tétaniques et la mort.

Après l'administration interne, les effets sont identiques, mais il faut des doses plus élevées pour les provoquer. Le cheval de taille moyenne de 500 kilogrammes supporte 5, 6 et même 10 grammes de chlorhydrate de cocaïne.

En résumé, de l'ensemble des observations et des expériences faites par les divers auteurs, il résulte que, chez tous les animaux à sang chaud, oiseaux, rongeurs, carnivores, grands et petits ruminants, solipèdes, le chlorhydrate de cocaïne produit des effets généraux identiques se traduisant par de l'hyperexcitabilité cérébrale, des impulsions *motrices*, un besoin irrésistible de se mouvoir, des tremblements et des secousses musculaires, de la frayeur, des hallucinations, de l'accélération de la respiration et du pouls, de la salivation, de la sudation, de l'élévation de la température rectale, de l'expulsion d'excréments, de la mydriase avec immobilité de la pupille, des convulsions épileptiformes et enfin la mort quand la dose est suffisamment élevée. Lorsque l'animal résiste, les effets s'atténuent rapidement et, après quelques heures, tout est rentré dans l'ordre.

1° *Action sur les centres nerveux.* — La cocaïne absorbée porte d'abord son action sur les cellules des centres nerveux encéphalo-rachidiens.

A faible dose, elle excite pour ainsi dire exclusivement l'activité des fonctions psychiques et intellectuelles, tout en augmentant légèrement tous les réflexes. Chez l'homme, surviennent de la gaieté, de la loquacité, une facilité et une promptitude très grande

des opérations intellectuelles avec une sensation générale de bien-
être. Chez les animaux, on note d'abord des phénomènes de gaieté,
une plus grande légèreté dans les mouvements; chez le cheval
notamment, la tête est portée haute, les yeux sont vifs, les
oreilles mobiles et la démarche est plus facile, plus relevée, plus élé-
gante. En même temps, les réflexes sont augmentés ; une excitation
sensitive quelconque produit une réaction plus vive qu'à l'ordinaire ; on note aussi une légère accélération de la respiration et
du cœur. L'homme accuse souvent une respiration plus aisée.

Tous ces effets doivent être attribués à une action légèrement
excitante exercée sur les éléments des centres nerveux, cerveau,
bulbe et moelle épinière, par les très faibles doses de cocaïne.

A doses moyennes et fortes, l'excitation cérébro-spinale est
plus intense : il se produit alors de l'inquiétude, de la frayeur, des
hallucinations, des impulsions motrices irrésistibles, et enfin des
convulsions épileptiformes, puis des spasmes tétaniques.

Des recherches physiologiques, il résulte que la cocaïne agit
sur toutes les parties des centres nerveux, encéphale et moelle,
mais que l'*action cérébrale* domine et qu'à ce titre elle mérite
d'être classée parmi les *poisons corticaux*. Elle agit d'abord sur
les fonctions psychiques en les exaltant d'abord, puis en les paralysant si la dose est forte.

2° Action sur les muscles. — Chez l'homme et tous les animaux,
la cocaïne favorise le travail musculaire. Ce fait est démontré
par plusieurs auteurs, notamment par U. Mosso et Ferré. Or,
dans les mouvements musculaires, deux sortes d'organes interviennent : les centres nerveux et les muscles.

Nous savons déjà, par ce qui précède, que les centres encé-
phalo-médullaires sont stimulés. Mais cette stimulation centrale
n'exclut pas une action stimulante périphérique directe sur les
muscles. Cette action excitante directe sur les muscles est
démontrée par une expérience de U. Mosso sur la grenouille
curarisée. Par le curare, on supprime l'intervention du système
nerveux ; or, sur une grenouille curarisée, la cocaïne à faible
dose produit nettement une amplitude plus grande des contractions provoquées par des excitations portées directement sur le
muscle. Donc l'amélioration du travail musculaire sous l'influence
de la cocaïne chez l'animal normal doit être attribuée à la fois à
une action centrale portant sur l'encéphale et la moelle et à une
action périphérique portant sur les muscles.

3° *Action sur la température et la thermogenèse*. — La cocaïne augmente toujours la température rectale. Chez le chien, le chat, la vache, le cheval, la température peut s'élever à 40, 41° et même plus. En même temps que l'animal s'échauffe, la production calorifique s'accroît (Ch. Richet).

L'élévation de la température et l'hyperproduction de chaleur sont attribuables en grande partie, mais non exclusivement, aux contractions musculaires, car elle se produit à un certain degré sous l'influence de la cocaïne, sur les animaux curarisés et dont les mouvements sont paralysés.

Il est extrêmement probable que la cocaïne est détruite en grande partie dans le foie.

4° *Action sur les sécrétions*. — A forte dose, la cocaïne augmente la sécrétion salivaire et la sécrétion sudorale. Les animaux bavent et parfois se couvrent de sueur.

La sudation est particulièrement marquée chez le cheval. Elle débute au point d'injection de la cocaïne, ce qui semble indiquer une action localisée, et ensuite elle apparaît sur tout le corps par suite de l'action générale.

Cette généralisation de la sudation est la conséquence de l'absorption du poison et de son action excitante sur les centres sudoraux du bulbe et de la moelle épinière.

La salivation semble due aussi à une action centrale plutôt qu'à une action périphérique.

En ce qui concerne la *sécrétion urinaire*, on n'a jusqu'à présent que des faits contradictoires. D'après les expériences faites sur l'homme et le chien, la cocaïne à dose modérée ralentit la sécrétion urinaire et la supprime complètement à dose massive. Chez le cheval cocaïné, il n'y a qu'exceptionnellement expulsion d'urine.

5° *Élimination*. — Dans l'organisme animal, la cocaïne est détruite. Cette destruction est complète chez les herbivores et leur urine n'en contient pas de trace ; elle est incomplète chez les carnassiers et on en retrouve environ 5 p. 100 de la quantité administrée. La décomposition de la cocaïne a lieu dans tous les tissus. Si, après avoir serré dans une ligature le membre d'un lapin, on injecte à son extrémité digitale une dose toxique de cocaïne, on ne voit se produire aucun phénomène d'empoisonnement si on n'enlève la ligature qu'après une heure et demie ; mais, si on l'enlève plus tôt, on observe une certaine action, mais d'autant plus atténuée que l'enlèvement de la ligature est plus tardif. Donc, au contact des tissus, la cocaïne perd ses propriétés toxiques (Kohchardt). Le foie a un pouvoir antitoxique puissant vis-à-vis de la cocaïne. Cet alcaloïde est 2,5 fois moins toxique lorsqu'il est injecté dans la veine porte que lorsqu'il est introduit dans une veine de la circulation générale (Gley, Eon du Val).

Quelques auteurs admettent que la cocaïne se dédouble dans l'organisme en ecgonine, acide benzoïque et alcool; mais le fait n'est pas bien établi.

6° *Lésions produites par l'intoxication cocaïnique.* — Les animaux, quelle que soit l'espèce à laquelle ils appartiennent, montrent, après l'intoxication cocaïnique aiguë, les lésions macroscopiques de l'asphyxie. Le cœur gauche est presque vide de sang, tandis que le cœur droit est fortement distendu ainsi que toutes les veines. Il y a toujours une hyperémie veineuse des reins et surtout du foie, qui est souvent plus volumineux qu'à l'état normal. Ordinairement les lésions macroscopiques n'offrent donc rien de caractéristique.

Cependant Ehrlich a vu, sur des souris soumises à l'intoxication cocaïnique aiguë, des lésions du foie : hypertrophie, coloration pâle, anémique, avec des taches congestives et quelques foyers de nécrose, cellules hépatiques en dégénérescence vacuolaire, cellules des voies biliaires et celles des vaisseaux sanguins, en dégénérescence graisseuse.

Dans l'intoxication chronique, on observe sur le foie des lésions microscopiques à siège anatomique bien limité. Ces lésions portent exclusivement sur les cellules endothéliales vasculaires du foie qui sont en voie de dégénérescence graisseuse.

Au niveau des autres organes, rein, pancréas, intestin, poumon, on n'observe aucune lésion.

La cocaïne exerce donc une action élective sur les cellules endothéliales vasculaires du foie.

D'après Daddi, il existe aussi des lésions microscopiques dans les centres nerveux dans l'empoisonnement chronique, mais non dans l'empoisonnement aigu par la cocaïne. Il signale la disparition de la partie chromatique du protoplasma des cellules nerveuses et une atrophie variqueuse précoce. Les lésions du cerveau sont les plus accusées; elles sont moindres dans le cervelet, la moelle épinière et les ganglions intervertébraux.

Indications. — Les applications de la cocaïne en médecine vétérinaire sont basées sur son action locale ou sur son action générale.

I. Applications basées sur l'action locale. — Les effets *locaux* développés par la cocaïne peuvent être utilisés en médecine, en chirurgie et dans le diagnostic du siège de certaines boiteries.

1° *Applications médicales.* — A titre d'analgésique et de vaso-constricteur local, la cocaïne convient dans les inflammations des muqueuses de la peau et des tissus superficiels. Les applications locales de préparation de chlorhydrate de cocaïne ont donné des résultats favorables dans les ophtalmies aiguës, la photophobie, le blépharospasme (Brusasco), l'iritis (Schlampp), la kératite ulcéreuse et en général dans les affections oculaires très douloureuses, dans le coryza, la pharyngite, la mammite, les gerçures des trayons, les maladies de la peau, surtout l'eczéma aigu, les brûlures. Contre la mammite et la gerçure de trayons, on applique avec succès sur les parties malades le liniment suivant : on met 1 à 2 décigrammes de chlorhydrate de cocaïne dans 30 centimètres cubes d'eau de chaux ; on agite jusqu'à dissolution, puis on fait le liniment avec 20 grammes d'huile d'olive.

2° *Applications chirurgicales.* — En chirurgie vétérinaire, l'anesthésie locale à la cocaïne peut parfois être avantageusement substituée à l'anesthésie générale par le chloroforme ou l'éther. Il y a lieu d'éviter autant que possible l'absorption complète de l'alcaloïde, dont l'action générale est convulsivante et non anesthésiante.

A. *Petites opérations diverses.* — L'instillation de quelques gouttes d'une solution de chlorhydrate de cocaïne à 2 ou 3 p. 100 dans l'œil permet d'obtenir une anesthésie suffisante pour *extraire des corps étrangers implantés* sur un point quelconque de la conjonctive, du globe ou des paupières, pour *cautériser des ulcérations*, pour *gratter des lésions*, pour *tatouer la cornée* et même pour *pratiquer l'opération de la cataracte*.

Pour les autres muqueuses, muqueuses buccale, nasale, urétrale, vaginale, etc., l'anesthésie qu'on peut obtenir par des applications locales de solutions ou de pommades cocaïnées permet également de nombreuses interventions chirurgicales superficielles : *cautérisations, enlèvement de petites végétations, de petites tumeurs*, etc.

La cocaïne a fait son entrée dans la chirurgie oculaire chez l'homme en 1883, grâce à Karl Koller. Les vétérinaires l'ont appliquée peu après et, aujourd'hui, elle est fréquemment utilisée.

B. *Opérations courantes.* — *Injections intradermiques, sous-cutanées et interstitielles.* — Dans les opérations à pratiquer sur la peau ou sur des tissus profonds, les simples applications de pommades et de solutions cocaïnées sont insuffisantes ; elles ne produisent aucun effet anesthésique (P. Bert). Si l'on veut produire l'insensibilité du tégument de manière à pouvoir pratiquer les opérations de la chirurgie courante, il faut employer non les simples applications externes, mais les injections dermiques, sous-cutanées ou interstitielles.

Pour ces injections, il convient de prendre certaines précautions afin de restreindre autant que possible la pénétration de la cocaïne dans la circulation et sa diffusion dans l'organisme. L'intoxication cocaïnique peut être évitée en employant la cocaïne à dose faible, en solutions étendues, et en restreignant l'absorption par les injections traçantes et par l'application de la ligature élastique.

En chirurgie humaine, on connaît trois procédés principaux :

a. *Procédé de Reclus.* — Le procédé étudié et répandu en France par Reclus consiste à injecter la solution à 1 ou 2 p. 100 dans le derme et non dans le tissu conjonctif sous-cutané ; à faire cheminer l'aiguille de la seringue dans l'épaisseur du derme et parallèlement à sa surface, tout en poussant régulièrement le piston ; à n'avancer que lentement la pointe de l'aiguille, de manière que la goutte de solution qui s'échappe de l'extrémité ait le temps d'imbiber les tissus et de les anesthésier. Une fois la traînée cocaïnée déposée dans le derme, il suffit d'attendre trois à quatre minutes, et l'on peut inciser avec le bistouri ou cautériser avec le cautère sans provoquer aucune douleur.

b. *Méthode de Schleich.* — Dans les différents tissus qui doivent être incisés, on pratique des injections de solutions très diluées : de 0^{gr},50 à 1 gramme de chlorhydrate de cocaïne pour 1 000 centimètres cubes d'une solution de chlorure de sodium à 0,2 p. 100. Grâce à l'état de forte dilution, on peut injecter de grandes quantités de liquide, et le champ opératoire peut être ainsi *infiltré de solution cocaïnée*, ce qui permet d'obtenir une anesthésie très étendue et sans accident d'intoxication cocaïnique.

c. *En vétérinaire*, les règles indiquées ci-dessus sont moins strictement appliquées qu'en chirurgie humaine. Les animaux étant moins sensibles que l'homme à l'action toxique de la cocaïne, les vétérinaires peuvent se contenter le plus souvent des injections sous-cutanées ou interstitielles de solutions de chlorhydrate de cocaïne de 2 à 4 p. 100, en évitant d'atteindre la dose toxique.

On a employé avec succès ces injections dans l'urétrotomie l'ablation de tumeurs (Labat), l'énucléation de l'œil, pour empêcher la douleur pendant la cautérisation au fer rouge des mollettes, des exostoses, des efforts de tendons, etc., pour faciliter la castration (Boisse), l'ovario-hystérectomie chez la chienne.

C. *Injections de cocaïne sur le trajet des nerfs. Anesthésie régionale.* — Lorsque la solution cocaïnée est injectée sur le trajet d'un tronc nerveux, on obtient une anesthésie qui se répand dans toute la région innervée par les terminaisons périphériques sensitives de ce tronc. Dans ce cas, l'anesthésie ne reste pas localisée au point d'injection ; elle devient régionale.

La cocaïne paralyse tous les tissus qu'elle touche. Quand elle est déposée sur un point du trajet d'un nerf, elle paralyse à ce niveau les fibres nerveuses au contact desquelles elle arrive. Cette paralysie est exactement localisée au point où la cocaïne est déposée sur le nerf ; elle équivaut à une section temporaire de celui-ci. Le nerf, ayant perdu ainsi son excitabilité et sa conductibilité au point exact où il est imprégné de cocaïne, se comporte temporairement comme s'il était coupé à ce niveau. En conséquence, s'il s'agit d'un nerf sensitif, les excitations douloureuses exercées sur les terminaisons périphériques du nerf envisagé ne pourront pas être transmises aux centres nerveux, puisque le nerf a perdu la conductibilité au niveau du point d'application de la cocaïne.

En vétérinaire, cette méthode d'anesthésie régionale a été utilisée d'abord en Amérique, pour faciliter l'action opératoire dans la névrotomie plantaire, le javart cartilagineux (Lean, James, Rayen, de Jong, Thomassen, Deysine et Vidron) ; puis elle a été appliquée au diagnostic des boiteries.

De tout temps, les vétérinaires se sont trouvés en présence de certaines boiteries dont le siège était difficile à déterminer par suite de l'absence de lésions visibles extérieurement sur les diverses régions des membres du cheval. Du manque d'un moyen permettant d'arriver à un diagnostic précis résultait fréquemment une divergence d'opinions entre les praticiens sur le siège d'une même claudication. Aussi la question du diagnostic des boiteries du cheval a-t-elle, depuis longtemps, fait l'objet des méditations des praticiens.

Dès 1885, époque à laquelle les propriétés anesthésiantes locales de la cocaïne étaient connues, H. Bouley a conseillé les injections *sous-cutanées* de chlorhydrate de cocaïne dans la région du paturon pour éclairer le diagnostic de certaines claudications. En 1890, plusieurs vétérinaires ont publié dans l'*American Veterinary Review* des faits précis se rapportant au diagnostic du siège des boiteries par l'injection d'une solution de chlorhydrate de cocaïne le long des nerfs plantaires (1).

En Europe, les injections de cocaïne ont été employées également dès 1890 comme moyen de diagnostic différentiel des boiteries ; mais ces injections, au lieu d'avoir été faites sur le trajet des troncs nerveux, ont été faites dans le tissu conjonctif ou dans l'épaisseur des tissus de la région qu'on soupçonnait être le siège de la boiterie [Maris (1890), Fenwick, Hoffmann]. En 1891, j'ai recommandé les injections de cocaïne sur le *trajet des nerfs* dans le diagnostic différentiel des boiteries dans la deuxième édition de cet ouvrage. En 1892, MM. Nunn et Blenkipoop ; en 1897, Dassonville ; en 1899, Deysine et Vidron ; en 1901, Udriski et depuis de nombreux auteurs ont publié des observations cliniques relatives à cette précieuse méthode de diagnostic des boiteries chez le cheval.

Manuel opératoire. — Des recherches faites par les divers auteurs, il résulte que pour les injections diagnostiques il faut :

1° Faire usage d'une solution de chlorhydrate de cocaïne à 3 ou 4 p. 100, fraîchement préparée avec de l'eau stérilisée et chauffée à 40° C. environ ;

2° Injecter sur le trajet d'un nerf plantaire 5 centimètres cubes de la solution, ce qui représente une dose absolue de cocaïne de 15 à 20 centigrammes. Lorsqu'il s'agit d'anesthésier un tronc nerveux plus volumineux, comme le nerf sciatique ou le nerf médian, on peut injecter 10 centimètres cubes de la solution ;

3° Pratiquer l'injection au point d'élection de la névrotomie, qu'il s'agisse des nerfs plantaires, du médian, du cubital ou du sciatique ;

4° Bien nettoyer préalablement la région ou même la désinfecter si cela paraît nécessaire. D'ordinaire, une grande propreté suffit pour éviter les accidents d'infection.

(1) LIAUTARD. *Bull. de la Soc. centr. de méd. vét.*, 30 déc. 1907. p. 599.

Effets consécutifs. — Lorsque la boiterie a son siège dans la zone de distribution périphérique du nerf cocaïné, les effets se manifestent généralement entre cinq et quinze minutes. Si on fait alors trotter l'animal, on constate la disparition de la boiterie.

La durée de l'insensibilité varie de trente minutes à une heure et même deux heures. Lorsque l'injection a été faite sur le trajet des nerfs plantaires, on voit souvent se produire un engorgement du boulet qui disparaît au bout de trois à quatre jours sans laisser de trace. Cet engorgement n'offre donc aucune gravité.

Accidents consécutifs. — Les injections de cocaïne pratiquées dans un but diagnostique peuvent parfois devenir la cause d'accidents graves. La région insensibilisée temporairement, n'étant plus le point de départ des sensations douloureuses tactiles et thermiques, ne fournit plus à l'animal les renseignements dont il a besoin pour proportionner les efforts et les percussions au degré de résistance des tissus. Alors la sensibilité et la douleur ayant disparu, le membre malade se met à fonctionner comme s'il était sain ; les percussions du pied sur le sol sont même plus violentes que normalement, parce que la cocaïne qui passe à l'absorption agit comme excitant neuro-musculaire général et communique plus d'ampleur, plus d'énergie aux mouvements locomoteurs. Il n'est donc pas étonnant de voir se produire des déchirures, des ruptures tendineuses et des fractures des rayons osseux. Ces accidents se produisent d'ordinaire sur des tissus déjà plus ou moins altérés par l'inflammation et, par conséquent, moins résistants qu'à l'état normal ; mais ils peuvent même s'observer en dehors de toute altération histologique appréciable par suite de l'exagération des percussions du pied malade sur un sol dur (Desoubry, Heimann, Eberlein, Becker, Coquot, etc.).

Il est sage, après le diagnostic du siège de la boiterie, de laisser l'animal en repos complet jusqu'à disparition absolue de l'anesthésie et retour de la sensibilité et, par conséquent, de la boiterie passagèrement disparue.

Quelques vétérinaires ont observé des faits semblant indiquer que les injections de cocaïne et de chlorhydrate de morphine sur le trajet des nerfs peuvent exercer parfois une *action curative* sur la boiterie (Pécus, Spissu).

On a également exprimé la crainte que la méthode des injections de cocaïne soit utilisée par des marchands malhonnêtes pour tromper l'acheteur en cachant une boiterie. L'action de la cocaïne étant de courte durée, environ d'une demi-heure, ce moyen ne peut guère être utilisé couramment en foire ; mais, dans une écurie de marchand, il pourrait parfois être employé avec succès.

Le vétérinaire appelé à examiner un cheval mis en vente devra donc toujours avoir à l'esprit la possibilité d'une manœuvre destinée à cacher une boiterie et, par suite, faire l'examen avec un soin minutieux, et, s'il a le moindre doute, ne conseiller l'achat qu'après essai ou après plusieurs visites.

D. *Injection sous-arachnoïdienne de cocaïne.* — En expérimentant sur le lapin et le chien, Bier, en 1898, a constaté qu'on peut produire une anesthésie complète de l'abdomen et des membres postérieurs en injectant une solution de cocaïne dans le canal rachidien au niveau de la région lombo-sacrée. Cette méthode a été utilisée par de nombreux chirurgiens chez l'homme pour des opérations importantes. Elle a été appliquée également en chirurgie vétérinaire Baldoni, Saccani, Cuillé et Sendrail, Gajewski, Polomski.

Convenablement utilisée, cette méthode peut rendre quelques services pour certaines opérations portant sur le train postérieur et sur l'abdomen, telles que : laparotomies, kélotomies, castrations, ténotomies, réductions de fractures et de luxations, opérations de pied, sur le rectum, les organes génito-urinaires ou, l'ovariotomie, les neurotomies, les cautérisations, etc.

II. Applications basées sur l'action générale. — 1° *Comme excitant dans les maladies adynamiques.* — La cocaïne est un des meilleurs excitants connus. A dose modérée, elle produit une action excitante qui s'exerce sur tous les tissus de l'organisme, mais principalement sur le système nerveux central encéphalique et médullaire. A ce titre, elle peut recevoir des applications thérapeutiques toutes les fois que l'organisme se trouve dans un état de grande dépression, que le système nerveux est affaibli, que la sensibilité est diminuée, que la température est tombée au-dessous de la normale, qu'il y a un état grave avec adynamie et prostration des forces. Dans tous ces cas, la cocaïne, en excitant les centres nerveux, ranime l'activité des diverses fonctions et relève rapidement les forces. Dans la chorée du chien, la cocaïne peut rendre des services en supprimant au moins temporairement les secousses choréiformes, comme l'a observé Hobday.

2° Comme excitant dynamogénique dans les sports. — En dehors des applications thérapeutiques, la cocaïne peut aussi être utilisée comme puissant *agent dynamogénique* chez l'homme et les animaux à l'état normal. Elle jouit en effet de la propriété *d'augmenter passagèrement la puissance musculaire.*

Les résultats obtenus par l'expérimentation sur l'homme et les animaux démontrent que la cocaïne à faible dose augmente dans une proportion importante la puissance musculaire ainsi que la résistance à la fatigue ; qu'à dose forte elle diminue au contraire la contraction des muscles.

Le cheval qui, pendant une épreuve sportive, se trouve sous l'influence excitante d'une dose convenable de cocaïne, 0,20 à 0,40, est mis en possession du maximum de sa puissance musculaire et est rendu capable de fournir une vitesse plus grande pendant les quelques minutes que dure l'épreuve. Toutes les préparations pharmaceutiques et drogues utilisées par les entraineurs dans le but d'accroitre passagèrement la puissance musculaire du cheval mis en course (*doping*) sont à base de cocaïne. Le but poursuivi ne peut être atteint que si l'excitation neuro-musculaire provoquée par la cocaïne reste légère et coïncide exactement avec le temps de la course.

Si la dose administrée est trop forte, si l'absorption est avancée ou retardée, et si l'excitation se produit trop tôt ou trop tard, la puissance musculaire, au lieu d'être augmentée, est diminuée.

Suivant la manière dont elle est utilisée, la cocaïne peut donc *favoriser* ou *gêner* les actions locomotrices.

Il est à craindre que la propriété excitante de la cocaïne ne soit utilisée pour tromper sur la valeur réelle d'un cheval mis en vente. En effet, elle exalte les diverses sensibilités et provoque sous les moindres excitations des réactions motrices plus faciles et plus amples. Le cheval cocaïné est plus excitable, il éprouve un besoin irrésistible de se mouvoir ; il porte la tête haute, a les yeux brillants, les oreilles mobiles ; il a des attitudes plus belles, des mouvements locomoteurs plus relevés. Cet alcaloïde peut donc être employé par des marchands peu scrupuleux pour donner *passagèrement* à un cheval mou, ou usé, les apparences d'une bête pleine de force et de vigueur.

Doses. — *Doses mortelles.* — Les doses de chlorhydrate de cocaïne nécessaires pour tuer, *par injection hypodermique*, nos principaux animaux domestiques, ont été déterminées méthodi-

quement par M. Fischer. Dans son excellent travail, cet auteur
donne les chiffres suivants indiquant en milligrammes la dose
mortelle pour 1 kilogramme de poids corporel :

```
*Grenouille .....................   420 milligrammes.
 Pigeon.........................    60      —
 Poule..........................   120      —
 Cobaye.........................    45      —
 Lapin..........................   165      —
 Chat...........................    30      —
 Chien..........................    35      —
 Chèvre.........................    15      —
 Vache..........................    18      —
 Cheval.........................    18,5    —
```

Les doses mortelles pour un animal de taille moyenne sont :

```
Le cheval de 500 kilogrammes........   9gr,25
La vache de 500 kilogrammes.........   9 grammes.
La chèvre de 20 kilogrammes.........   0gr,30
Le chien de 12 kilogrammes..........   0gr,42
Le chat de 3 kilogrammes............   0gr,08
Le lapin de 2kg,5...................   0gr,41
Le cobaye de 0kg,6..................   0gr,027
```

Ces chiffres expriment les doses qui, d'ordinaire, tuent les animaux par la voie sous-cutanée. Mais il ne faudrait pas les considérer comme absolus. Tous les individus de la même espèce ne
sont pas également sensibles à l'action de la cocaïne. Certains
sujets succomberaient avec des doses plus faibles, d'autres
résisteraient à des doses un peu plus fortes. Mais, dans la
pratique, on ne doit administrer que des doses bien inférieures.

Lorsque le chlorhydrate de cocaïne est administré à l'intérieur
par la voie buccale, les doses mortelles sont plus élevées. Ainsi
j'ai fait prendre à un cheval à jeun, de 500 kilogrammes, une
dose de 10 grammes dans un demi-seau d'eau ; il a montré une
très grande surexcitation avec sudation abondante, mais, après
cinq heures, tous les troubles avaient disparu. Un autre cheval
en pleine digestion a reçu, immédiatement après son repas,
15 grammes de chlorhydrate de cocaïne dans un seau d'eau ; il n'a
montré qu'une légère excitation. Jusqu'à présent la dose mortelle après ingestion n'a pas été déterminée d'une façon précise ;
elle doit varier suivant que le cheval est à jeun ou en digestion.

Doses thérapeutiques. — Des effets assez intenses, mais passagers, se produisent d'ordinaire après l'injection hypodermique,

avec les doses de 1 à 2 grammes chez le cheval et les bêtes bovines de taille moyenne, de 0^{gr},20 chez la chèvre, de 0^{gr},10 chez le chien, de 0^{gr},02 à 0^{gr},04 chez le chat, de 0^{gr},08 à 0^{gr},10 chez le lapin. Ordinairement ces doses peuvent être réduites de moitié; les effets sont encore très suffisants.

Intoxication chronique. — Hyperesthésie médicamenteuse. — Par l'usage journalier de cocaïne, la sensibilité de l'animal vis-à-vis de cette substance augmente. Il en résulte qu'il n'est pas possible d'observer l'accoutumance. Ce fait a été nettement constaté chez le chien par Aducco, par Gioffredi. Tandis que chez un chien normal il est nécessaire, pour faire apparaître des convulsions, d'injecter sous la peau 2 centigrammes par kilogramme d'animal; on obtient ces mêmes convulsions avec des doses beaucoup plus faibles chez des chiens qui ont reçu depuis un certain temps journellement de la cocaïne. L'accoutumance ne se produit pas par l'usage ; on observe au contraire une exagération croissante des effets. Il se produit par l'usage un véritable empoisonnement chronique caractérisé par de l'inappétence, de l'amaigrissement, de la dépression générale des forces, par des convulsions toutes les fois qu'on administre une nouvelle dose, même faible. On voit aussi apparaître des lésions cutanées à forme papuleuse et ulcéreuse.

Eucaïnes.

$$C^{19}H^{27}AzO^4. HCl. H^2O.$$

Ce sont des bases préparées par synthèse qui, en se combinant aux acides, donnent des sels cristallisés solubles dans l'eau. On distingue l'eucaïne A et l'eucaïne B. Cette dernière seule est utilisée sous forme de chlorhydrate ou mieux d'acétate. L'eucaïne A est fort toxique et non employée. Le chlorhydrate d'eucaïne B est cristallisé, soluble dans l'eau, l'alcool, l'éther, le chloroforme, la benzine, inaltérable par l'air et par l'ébullition.

C'est un analgésique de la même puissance que le chlorhydrate de cocaïne, mais cinq fois moins toxique. On utilise l'acétate d'eucaïne en solution aqueuse à 2 p. 100. IV à V gouttes de cette solution suffisent pour obtenir l'anesthésie du globe oculaire. On peut stériliser les solutions d'acétate d'eucaïne B sans avoir à craindre l'amoindrissement de son activité médicamenteuse. Elle offre l'inconvénient de dilater les vaisseaux et de

faciliter les hémorragies sur les plaies. En associant la cocaïne
et l'eucaïne, on évite la vaso-dilatation et on assure l'analgésie.
Les solutions peuvent être stérilisées à l'autoclave sans subir
aucune altération. On les conserve en tubes scellés.

Elle remplit toutes les indications analgésiques et anesthésiques
locales de la cocaïne.

Mode d'emploi.

Chlorhydrate d'eucaïne............   1 gramme.
Eau distillée bouillie...............   50 grammes.

Chlorhydrate de cocaïne............ }
—   d'eucaïne............. }   20 centigrammes.
Eau distillée bouillie...............   20 grammes.

Solution Legrand.

Gélatine.........................   2 grammes.
Chlorure de sodium...............   70 centigrammes.
Phénol neigeux...................   10   —
Chlorhydrate d'eucaïne............   70   —
—   de cocaïne...........   30   —
Eau distillée.....................   Q. s. pour 100 c. c.

Onguent pour l'anesthésie des muqueuses et des plaies.

Chlorhydrate d'eucaïne............   1 gramme.
Huile d'olive.....................   2 grammes.
Lanoline........................   9   —

Holocaïne.

$C^{18}H^{22}Az^2O^2.$

L'holocaïne résulte de l'action de la phénacétine sur la paraphénétidine. Cette base se présente en gros cristaux transparents,
fusibles à — 117°, insolubles dans l'eau. Le chlorhydrate se dissout dans l'eau dans la proportion de 2,5 p. 100. Les solutions
s'altèrent facilement.

L'holocaïne est plus toxique que la cocaïne et l'eucaïne. Elle a
des propriétés analgésiantes très prononcées. Pour les opérations
chirurgicales, les injections d'holocaïne n'ont aucun avantage sur
celle de cocaïne ou d'eucaïne. Mais il en est autrement quand il
s'agit de l'œil. On a trouvé à l'holocaïne un pouvoir analgésique
supérieur à celui de la cocaïne pour l'œil enflammé. Elle anesthésie parfaitement la conjonctive, mais ne produit pas de dilatation de la pupille, pas de paralysie de l'accommodation. En

médecine humaine, certains ophtalmologistes regardent l'holocaïne comme médicament de choix pour l'extraction des corps étrangers de la conjonctive et de la cornée. Elle est particulièrement utile lorsque la conjonctive est enflammée.

On l'associe généralement à la cocaïne.

Formule de solution.

Chlorhydrate d'holocaïne........   5 centigrammes.
—   de cocaïne........   10   —
Eau distillée...................   10 grammes.
Instiller II à V gouttes dans l'œil.

Orthoforme.

C'est un éther méthylique de l'acide paraamidométaoxybenzoïque. Il constitue une poudre blanche légère, cristalline, limpide, inodore, soluble dans la glycérine, très peu dans l'eau, assez faiblement soluble dans les acides. Le chlorhydrate d'orthoforme cristallise bien, est acide et très soluble dans l'eau, mais ses solutions sont *fortement irritantes*.

Effets et usages. — L'orthoforme a été préconisé comme anesthésique locale énergique dénué de tout pouvoir toxique. Le chien de taille moyenne peut en supporter 6 grammes par la voie stomacale et 3 grammes par voie hypodermique. Localement il anesthésie bien les surfaces, mais est légèrement irritant sur les tissus délicats ; aussi ne peut-il être utilisé en chirurgie oculaire.

L'orthoforme donne de très bons résultats sur les crevasses, les ulcères, les brûlures. C'est un bon topique des plaies, quelles qu'elles soient : il est difficilement résorbé et à peu près dépourvu de toxicité.

Il n'est pas employé à l'intérieur. A l'extérieur et sur les muqueuses accessibles, l'orthoforme est appliqué en poudre.

Stovaïne.

On désigne sous le nom de stovaïne le chlorhydrate du diméthylaminobenzoïlpentanol découvert par Fourneau en 1904. Elle cristallise en petites lamelles brillantes, très solubles dans l'eau et dans l'alcool. Ses solutions aqueuses peuvent être stérilisées sans inconvénient dans l'autoclave à 115°.

Effets. — Localement elle provoque l'*anesthésie* et l'*analgésie* comme la cocaïne, mais à un degré un peu moindre. Elle ne produit pas de vaso-constriction locale et est un peu irritante. Appliquée sur un nerf, elle produit sa section physiologique comme la cocaïne. Elle présente sur cette dernière l'avantage d'être de quatre à cinq fois moins toxique.

Après son absorption, elle agit comme tonique du cœur et fait sentir son action sur le système nerveux : les hémisphères cérébraux, le cervelet, la moelle et le bulbe. A dose toxique, elle produit des convulsions qui s'accompagnent des troubles des sens, d'hallucinations, d'incoordination motrice et d'analgésie généralisée. Elle est sans action sur les vaisseaux (Pouchet et Chevalier).

Emploi et administration. — La stovaïne est employée comme anesthésique local. A ce titre, elle remplit toutes les indications du chlorhydrate de cocaïne et offre l'avantage d'être beaucoup moins toxique. Reclus dit que c'est un admirable anesthésique local qui lui a permis de pratiquer sur l'homme plus de 2 000 opérations avec une sécurité parfaite. En vétérinaire, elle a été employée avantageusement et recommandée par Udriski. Elle est de plus en plus substituée à la cocaïne.

Pour les injections sous-cutanées, sur le trajet des nerfs ou dans le canal rachidien, on emploie des solutions de 1 à 2 p. 100. On emploie avantageusement un mélange de chlorhydrate de cocaïne et de stovaïne. En injection, on peut donner une dose de $0^{gr},20$ à $0^{gr},50$ et même 1 gramme et plus chez le cheval.

La *dose toxique* de stovaïne en injection hypodermique est de $0^{gr},15$ par kilogramme de poids vif chez le chien.

Préparations.

Badigeonnages.

Stovaïne .... 5 à 10 grammes.
Chlorure de sodium............ 5 à 10 —
Eau distillée q. s. pour........ 100 cent. cubes.

Pour anesthésier une muqueuse.

Collutoires.

Stovaïne........................ $0^{gr},20$
Glycérine....................... 20 grammes.

Pommade.

Stovaïne..........................	0gr,20
Baume du Pérou...................	1 gramme.
Lanoline..........................	20 grammes.

Contre la gerçure du mamelon.

Solutions.

1°

Stovaïne......................	1 gramme.
Eau distillée q. s. pour.........	100 cent. cubes.

Pour toutes les opérations.

2°

Stovaïne...........................	0gr,50
Chlorhydrate de cocaïne.............	0gr,50
Sérum physiologique q. s. pour.....	100 cent. cubes.

En ophtalmologie, en chirurgie générale et pour le diagnostic des boiteries.

Stovaïne...........................	0gr,10
Chlorhydrate de cocaïne	0gr,10
Adrénaline solution à 1 p. 1000........	II gouttes.
Sérum physiologique.	10 cent. cubes.

Dose pour anesthésier un nerf dans le diagnostic des boiteries.

Dose toxique. — Chat et chien, environ 18 centigrammes par kilogramme en injection sous-cutanée ou sous-péritonéale (Calcineacu).

Novocaïne.

La novocaïne a été découverte par Uhfelder et Einhorn. C'est le chlorhydride de paraminobenzoyléthylaminoéthanol. Elle est cristallisée en aiguille blanche très soluble dans l'eau, et ses solutions, qui sont neutres, peuvent être stérilisées par l'ébullition sans subir aucune décomposition.

Effets et emploi. — Localement, elle est anesthésique sans jamais produire d'irritation des tissus. L'action anesthésique et analgésique est au moins égale à celle de la stovaïne, et sa toxicité est deux fois moindre que celle de cette dernière et plus de six fois moindre que celle de la cocaïne.

Grâce à la faible toxicité jointe à l'action anesthésique puissante,

la novocaïne peut être avantageusement substituée à la cocaïne,
à la stovaïne et à la coca-stovaïne.

Reclus a pu pratiquer des amputations des membres sans douleur en anesthésiant les tissus à l'aide d'injections locales de
novocaïne.

Elle peut rendre de grands services en vétérinaire soit pour
anesthésier les surfaces douloureuses, soit en injection pour pratiquer diverses opérations et pour diagnostiquer le siège des
boiteries.

On emploie des solutions à 0,5 à 2 p. 100 avec II à V gouttes
d'une solution d'adrénaline à 1 p. 1 000. Pour anesthésier un tronc
nerveux, il suffit de 10 centimètres cubes de la solution de
novocaïne à 0,5 p. 100 et de V gouttes de la solution d'adrénaline.

La *dose toxique* de novocaïne en injection sous-cutanée est de
0^{gr},25 par kilogramme de poids vif chez le chien.

Alypine.

C'est le chlorhydrate de benzol-tétraméthyldiamino-éthyldimé-
thylcarbinol. Elle est cristallisée et très soluble dans l'eau. Les
solutions aqueuses peuvent être stérilisées par l'ébullition sans
altération et sans diminution de l'action anesthésique. Les solutions à 2 et 4 p. 100 se conservent assez longtemps ; mais celles
qui sont plus étendues moisissent assez vite.

L'alypine est un bon anesthésique local, mais il est plus toxique,
plus irritant que la stovaïne et ne possède aucune propriété particulière permettant de la préférer à cette dernière substance
ou à la novocaïne.

Anesthésine.

$C^6H^4.AzH^2.COOC^2H^5.$

C'est l'éther éthylique de l'acide p.- amidobenzoïque.

Elle se présente sous forme d'une poudre blanche, insipide et
inodore, difficilement soluble dans l'eau froide, un peu mieux
soluble dans l'eau chaude, très facilement soluble dans l'alcool,
l'éther, le chloroforme, l'acétone, les graisses et les huiles ; elle
se laisse incorporer dans toutes sortes de pommades.

Usages. — En thérapeutique humaine, on a souvent avantageusement utilisé l'anesthésine à la place de la cocaïne pour les
usages externes. Goldbeck (*Deutsch. th. Wosch.*, 1908) en a

obtenu d'excellents résultats dans l'otite externe très douloureuse du chien et les plaies chez le cheval. L'oreille étant bien nettoyée, il a fait couler chaque jour dans le conduit auditif quelques gouttes d'une solution composée de : anesthésine, 3,0 ; alcool rectifié et eau distillée, āā 50. Pour les plaies, il a fait usage d'une poudre composée d'anesthésine, d'acide salicylique et de talc, ou de pommade à base d'anesthésine et d'acide salicylique.

Ciguë officinale.

La grande ciguë (*Conium maculatum*) est la seule officinale. Elle exhale une odeur spéciale très désagréable, comparable à celle de l'urine de chat, a une saveur amère, âcre et nauséeuse. En médecine, on n'utilise que les fruits, dont on fait un extrait, l'extrait de ciguë.

La ciguë renferme dans ses feuilles et surtout ses fruits une essence, de l'amidon, des sels alcalins et plusieurs alcaloïdes : la conicine, la méthyl et l'éthylconicine et la conhydrine.

Conicine ($C^8H^{17}Az$?). — Cet alcaloïde, encore appelé *cicutine*, *conine*, se présente sous la forme d'un liquide incolore, huileux, d'une odeur désagréable de souris, d'une saveur âcre, d'une densité de 0,885, peu soluble dans l'eau (1 p. 90), très soluble dans l'alcool et l'éther, le chloroforme, la benzine, le pétrole. La cicutine a été découverte en 1827 par Gieseke, qui l'a retirée de la grande ciguë. Hugo Schiff l'a préparée depuis par synthèse. Elle bout à 156° et distille à 212°. Au contact de l'air, elle se résinifie et s'altère en se transformant en ammoniaque. Elle se combine avec les acides pour former des sels assez fixes, mais difficilement cristallisables.

Le bromhydrate est le plus employé ; il est stable, bien cristallisé et non déliquescent, soluble dans 2 parties d'eau et d'alcool et contient 61 p. 100 de conicine.

La *méthylconicine* et l'*éthylconicine* sont douées de propriétés convulsivantes, au lieu de posséder comme la conicine des propriétés paralysantes

La *conhydrine* ($C^8H^{17}AzO$) est un alcaloïde cristallisable bien moins toxique que les précédents.

Effets physiologiques. — Les préparations de ciguë ou de bromhydrate de conicine appliquées sur les tissus dénudés et les muqueuses ne sont pas irritantes ; elles diminuent au contraire la *sensibilité* et *calment la douleur*. Elles ont une action locale anesthésiante et analgésiante très nette.

Administrées *à l'intérieur*, ces préparations provoquent à dose un peu forte le vomissement chez les carnivores et les omnivores, du ptyalisme, de la météorisation et des coliques chez les herbivores.

La conicine absorbée agit très énergiquement chez l'homme et les carnivores ; elle agit plus modérément chez les herbivores. Il paraît que les chèvres peuvent consommer de grandes quantités de feuilles de ciguë fraîche sans éprouver aucun accident.

A faible dose, la plante administrée pendant longtemps diminue l'appétit, amène l'atrophie du testicule et des mamelles, ralentit la nutrition, augmente le mouvement de désassimilation et de résorption, rend les animaux anémiques et cachectiques, puis produit le marasme, la paralysie et la mort. Si on arrête à temps l'administration, l'organisme revient insensiblement à son état normal.

Quand les animaux reçoivent d'emblée une forte dose de ciguë, on voit apparaître les phénomènes suivants : salivation, nausées, vomissements, ballonnement du ventre, agitation anxieuse, accélération du pouls, accélération et difficulté de la respiration, mydriase, exophtalmie, grincements de dents, bâillements fréquents, puis mouvements spasmodiques des mâchoires, tremblements et convulsions successivement dans les muscles des membres postérieurs, puis des membres antérieurs, du cou et de la colonne vertébrale ; difficulté extrême de la locomotion, chute sur le sol, paralysie et flaccidité des membres postérieurs d'abord, puis des antérieurs ; diminution de la sensibilité, difficulté de plus en plus grande de la respiration, qui devient labiale chez le chien ; petitesse extrême du pouls, qui bat très vite ; abaissement de la température rectale ; puis arrêt de la respiration et du cœur, relâchement des sphincters et mort.

D'après ce tableau symptomatologique de l'empoisonnement par la ciguë, on voit que la cicutine agit sur les mouvements volontaires, la respiration, le pouls et la sensibilité générale. La diminution de la sensibilité ne survient qu'à un degré déjà avancé de l'empoisonnement ; les troubles locomoteurs se montrent au contraire dès le début.

La gêne des mouvements produite par la cicutine doit être attribuée à l'action paralysante exercée par cet alcaloïde sur les *extrémités terminales des nerfs moteurs*. En effet, l'excitation électrique appliquée sur ces nerfs ne produit aucune contraction dans les muscles, tandis que ceux-ci se contractent encore énergiquement par l'excitation directe de leur substance. La cicutine est donc un poison des nerfs moteurs, comme le curare. La difficulté de la respiration est due simplement à la paralysie progressive des nerfs moteurs des muscles respirateurs. L'accélération du cœur est due à la paralysie intracardiaque des fibres modératrices du pneumogastrique.

La conicine se détruit partiellement dans l'organisme et s'élimine assez rapidement par la sueur, la salive, les larmes et surtout en forte proportion par les urines.

Lésions. — A l'autopsie des animaux morts empoisonnés par la ciguë, on trouve souvent une irritation et une congestion très vive du tube digestif et du foie ; quelquefois des ecchymoses dans le poumon, sous la plèvre ; le cœur est toujours rempli d'un sang noir ; les centres nerveux sont congestionnés.

Antidotes. — Les meilleurs antidotes sont les vomitifs et les solutions tannantes administrés immédiatement. Quand l'absorption du principe actif est complète, rien ne peut enrayer la marche de l'empoisonnement.

Indications thérapeutiques. — La ciguë, à cause de sa toxicité et de l'inconstance dans l'intensité de son action suivant son état de conservation, n'est plus guère employée à l'intérieur. On l'utilise encore pour l'usage externe : 1° comme *calmant*, *analgésique* local, dans certaines inflammations douloureuses superficielles et dans les dartres et autres maladies cutanées prurigineuses ; 2° comme *fondant*, pour faire résoudre certains engorgements squirrheux des testicules et des mamelles.

Doses.

Doses toxiques (tube digestif).

	Ciguë fraîche.	Ciguë sèche.	Extrait.
Cheval................	Environ 2 kil.	200 gr.	»
Bœuf................	Id.	250	»
Mouton, chèvre	Dose inconnue.		
Chien................	»	10	0^{gr},50 à 0^{gr},60

En injections intraveineuses, il suffit d'une infusion de 2 grammes de ciguë sèche, de 4 grammes d'extrait, pour produire des effets très prononcés chez le cheval.

La conicine est toxique pour le chien à la dose de 0^{gr},05 par kilogramme d'animal en injections sous-cutanées.

1° Teinture de ciguë.

Feuilles sèches de ciguë.......... 1 gramme.
Alcool ordinaire.................. 5 grammes,

Épuisez.

2° Huile de ciguë.

Feuilles sèches ou poudre de ciguë.. 1 gramme.
Huille grasse...................... 2 grammes.

Faites macérer.

3° Pommade de ciguë.

Extrait de ciguë.................. 1 gramme.
Axonge............................ 4 grammes.

Incorporez à froid.

4° Emplâtre de ciguë (Codex).

Extrait de ciguë.................. 25 grammes.
Elémi purifié..................... 25 —
Emplâtre diachylon gommé.......... 50 —

Faites fondre la résine et l'emplâtre à une douce chaleur ; incorporez
l'extrait de ciguë.

5° Cérat de ciguë.

Extrait de ciguë.................. 1 gramme.
Cérat simple...................... 1   —

6° Solution aqueuse de bromhydrate de conicine.

Bromhydrate de conicine........... 2 à 4 grammes.
Eau distillée..................... 100 —

Hypnotiques.

Les *hypnotiques* ou *somnifères* provoquent le sommeil. Ils
agissent surtout sur les hémisphères cérébraux, dont ils diminuent l'activité fonctionnelle. Pendant le sommeil hypnotique,
la plupart des réflexes sont conservés ; ils sont même parfois
exagérés. C'est en cela qu'ils diffèrent des anesthésiques généraux.

Les principaux médicaments hypnotiques pouvant rendre des
services en médecine vétérinaire sont : l'opium et ses alcaloïdes narcotiques, le chloralose, l'uréthane, le sulfonal, la paraldéhyde, l'hynal, l'hypnone, le bromal hydraté, le chloral, le
chloralamide.

Opium et ses alcaloïdes.

L'opium est le latex desséché qui s'écoule des incisions pratiquées à la surface des têtes du pavot somnifère (*Papaver somniferum*). Il est préparé surtout dans les pays orientaux et fait l'objet d'un commerce important avec les contrées occidentales. L'*opium de Smyrne* constitue l'opium officinal. Il se présente en masses plus ou moins dures dont l'intérieur est d'une teinte qui varie du marron clair au brun rougeâtre. Il présente une odeur forte et vireuse, une saveur amère, âcre, nauséeuse.

L'opium renferme un grand nombre d'*alcaloïdes*, dont les principaux sont les suivants : la morphine, la codéine, la thébaïne, la papavérine, la narcotine et la narcéine ; de l'*acide méconique* $C^7H^2O^4$, de la méconine $C^{10}H^{10}O^4$, de l'acide lactique, des huiles volatiles, des matières extractives, du caoutchouc, de la gomme, des sulfates de chaux et de potasse.

L'opium doit son activité aux alcaloïdes que nous venons d'énumérer, surtout à la morphine, qui constitue l'alcaloïde principal.

Les bons opiums contiennent en moyenne, pour 100 parties environ la proportion d'alcaloïdes suivante :

```
Morphine...........................  10    p. 100
Narcotine .........................   6     —
Papavérine........................   1     —
Codéine...........................  0,3    —
Thébaïne.........................  0,15    —
Narcéine.........................  0,02    —
```

L'opium officinal desséché à + 60° doit renfermer au minimum 10 p. 100 de morphine. Il doit en outre fournir 42 p. 100 d'extrait aqueux ; celui-ci doit renfermer la totalité de la morphine, c'est-à-dire 20 p. 100 au minimum (Codex).

Au point de vue de la nature des effets physiologiques qu'ils déterminent, les alcaloïdes de l'opium se divisent en deux groupes : 1° les alcaloïdes *calmants* et *soporifiques*, qui sont la *morphine*, la *codéine* et la *narcéine* ; 2° les alcaloïdes *toxiques* et *convulsivants*, qui sont la *thébaïne*, la *papavérine* et la *narcotine*.

L'opium manifestant surtout les effets de la morphine, on fera connaître les indications, les préparations et les doses à propos de cet alcaloïde.

MORPHINE ET SES SELS.
$C^{17}H^{19}AzO^3$.

La morphine est l'alcaloïde le plus important de l'opium ; elle a
été découverte en 1816 par Serturner (de Hanovre). C'est une
substance blanche, inodore, amère, cristallisant en prismes
rhomboïdaux. Elle est presque insoluble dans l'eau froide, soluble dans 500 parties d'eau bouillante, dans 265 parties d'alcool
froid à 90° ; très soluble dans les dissolutions alcalines et les
acides étendus, elle est insoluble dans l'éther, le chloroforme,
la benzine et légèrement soluble dans les huiles.

Combinée avec les acides, la morphine donne des sels dont le
plus employé est le *chlorhydrate* de morphine. Ce sel est cristallisé en longues aiguilles incolores ; il est inodore, soluble dans
24 parties d'eau à + 15°, dans 50 parties d'alcool à 90° et dans la
glycérine.

Les sels de morphine produisent les mêmes effets physiologiques et thérapeutiques que la morphine ; ils possèdent en outre
l'avantage d'être très solubles dans l'eau et dans l'alcool ; c'est
pourquoi on doit toujours leur donner la préférence. En vieillissant, les solutions aqueuses s'altèrent par la formation d'oxymor-
phine inactive.

Effets physiologiques. — Sur la *peau intacte*, l'opium, la morphine et ses sels ne déterminent aucun effet appréciable. Ce n'est
que quand l'application est de longue durée et consiste en frictions que les préparations morphinées engourdissent légèrement
la sensibilité locale. Sur le *derme dénudé*, sur la surface des
plaies, les sels produisent une douleur très vive, mais cette hyperesthésie disparaît rapidement et fait bientôt place à une anesthésie locale plus ou moins complète.

Dans le *tube digestif*, les préparations morphiniques excitent
d'abord localement les sécrétions. On voit d'abord de la salivation ; mais bientôt survient un effet inverse, c'est-à-dire la sécheresse de la bouche, une difficulté de la déglutition et un happe-
ment de la langue au palais. Dans l'estomac, les mêmes effets se
produisent : après une légère excitation locale survient un arrêt
des sécrétions et des contractions gastro-intestinales.

Le chlorhydrate de morphine, injecté sous forme de solution
dans le *tissu conjonctif sous-cutané*, produit d'abord un peu de

douleur, qui disparaît bientôt et est remplacée par une diminution de la sensibilité dans la région avoisinant le point d'injection.

Si l'injection est faite sur le trajet d'un nerf sensitif, on constate que toutes les parties périphériques dans lesquelles se distribuent les branches de ce nerf sont beaucoup moins sensibles ; il y a production d'une anesthésie locale, ou plutôt d'une sorte d'engourdissement dans la zone de distribution du nerf.

Après l'absorption de la morphine ou de ses sels, on voit que l'action principale n'est pas la même dans toutes les espèces animales.

Chez le chien, le lapin, le cobaye, la morphine est nettement *hypnotique* et *soporifique*. Chez le cheval, l'âne, le bœuf, le chat, le mouton, le porc et la chèvre, la morphine agit comme excitant et non comme hypnotique.

Les effets pharmaco-dynamiques de cet alcaloïde ont fait l'objet de nombreux travaux, parmi lesquels je dois citer tout particulièrement ceux de L. Guinard (*Thèse de Lyon*, 1898).

Les effets généraux apparents provoqués par la morphine chez différentes espèces peuvent se résumer comme suit :

Chien. — Avec une dose moyenne d'environ $0^{gr},05$ en injection, le chien présente d'abord un peu d'agitation, de la salivation, parfois des nausées, des défécations, de l'inquiétude ; ensuite son train postérieur s'affaiblit ; puis il ne tarde pas à se coucher et à s'endormir. Pendant ce sommeil, les fonctions des centres nerveux sont simplement engourdies, car l'animal endormi entend et sent parfaitement. Si l'on fait du bruit autour de lui, si on le pince, il se réveille brusquement, jette autour de lui un regard hébété, puis se rendort. Parfois, après une excitation un peu forte, il se relève brusquement, fuit comme un automate inconscient dans une direction quelconque, puis se couche et se rendort de nouveau.

Pendant le sommeil, les sécrétions digestives sont souvent suspendues, ainsi que le péristaltisme intestinal ; l'animal a des rêves, des hallucinations qu'il manifeste par des cris, des aboiements. Le sommeil dure cinq à six heures au plus.

Au réveil, l'animal reste hébété et conserve encore pendant une journée environ une faiblesse de train postérieur, ce qui rend sa démarche hyénoïde.

A doses très fortes, la morphine produit une narcose profonde, puis des convulsions précédant la mort.

Cheval et ane. — Quand on injecte sous la peau d'un cheval de taille moyenne environ 40 centigrammes de chlorhydrate de morphine, on voit apparaître une forte excitation nerveuse. Le cheval ne peut rester immobile ; il se déplace continuellement et manifeste le besoin de marcher, jusqu'à l'épuisement de l'action médicamenteuse. A ce moment, il est un peu abattu et déprimé, mais nullement en narcose.

A dose plus forte, la morphine produit une excitation encore plus violente ; l'animal pousse fortement au mur quand il est attaché ; abandonné en liberté, il marche ou trotte avec raideur droit devant lui jusqu'à ce qu'il rencontre un obstacle qui l'arrête ; il continue à s'agiter ainsi sans trouver un moment de repos. L'excitation s'accompagne de salivation, de sudation et de raideur des mouvements locomoteurs. On voit aussi que le cheval, quoique excité vivement, est moins sensible aux diverses excitations ; on peut le pincer, le piquer, sans qu'il paraisse s'en apercevoir. Mais à aucun moment on ne voit se produire de l'hypnose. On a signalé des nausées et des efforts de vomissements sur les chevaux ayant mangé depuis peu.

Bovins. — Après l'injection sous-cutanée de 25 à 50 centigrammes de chlorhydrate de morphine sur un animal de taille moyenne, on note successivement des mâchonnements, de la salivation, puis des phénomènes d'excitation générale. L'animal marche et piétine sans cesse, il beugle, ses mouvements présentent une certaine raideur, et il a parfois des tremblements musculaires et des ballonnements du ventre.

A aucun moment de l'action de la morphine, il n'y a de tendance au sommeil ; on constate simplement que le sujet est abruti et paraît indifférent à tout ce qui se passe autour de lui. A mesure que l'action s'épuise, il y a peu à peu retour à l'état normal.

Avec des doses plus fortes, la surexcitation devient extrême et dure plus longtemps. Le lendemain encore le sujet est triste, abattu et faible.

Chat. — Chez cet animal on ne constate pas de narcose ; il y a toujours surexcitation générale plus ou moins accusée, quelles que soient les doses administrées. Les phénomènes consistent dans de l'inquiétude, des déplacements continuels, des hallucinations, des grondements, de la frayeur, une sorte d'ivresse avec engourdissement de l'intelligence. A dose forte, ces phénomènes sont exagérés, des convulsions se produisent, puis succèdent la faiblesse, la paralysie et la mort.

Porc. — Cet animal est peu sensible à la morphine. Les fortes doses déterminent chez lui des manifestations excitantes sans narcose.

Chèvre. — La chèvre est très résistante à la morphine. Même avec des doses fortes, 5 à 10 centigrammes par kilogramme d'animal, l'intelligence reste intacte, mais il y a de l'inquiétude, du mâchonnement, des bêlements plaintifs.

Quand la dose n'est pas mortelle, l'animal se rétablit assez vite. A dose mortelle, les tremblements musculaires généralisés s'ajoutent aux phénomènes précédents, puis apparaissent des convulsions, qui ensuite s'affaiblissent avant la mort.

Mouton. — Le mouton est moins résistant que la chèvre; mais les symptômes sont sensiblement les mêmes.

Examinons de plus près la principale modification imprimée par la morphine aux grandes fonctions:

Fonctions nerveuses. — La morphine agit d'abord sur les centres nerveux. Comme on vient de le voir, cette action se traduit chez certaines espèces par une période d'excitation suivie d'une période de *sommeil*; chez d'autres, par une période de *surexcitation* seulement. Chez toutes les espèces, les doses toxiques provoquent en plus une *période de convulsions* précédant la mort.

Les effets somnifères et d'excitation simple ont une origine cérébrale et résultent de l'action exercée par la morphine sur les éléments nerveux des hémisphères cérébraux. Quant aux effets convulsifs, l'analyse physiologique démontre qu'ils sont d'origine bulbo-médullaire.

D'après L. Guinard, on peut résumer les affinités électives de la morphine sur les différentes parties du système nerveux central comme suit :

La morphine porte d'abord son action sur la substance grise des hémisphères cérébraux. Là elle détermine, au début, des effets d'excitation qui disparaissent bientôt et sont suivis de la période de dépression et de sommeil dans les espèces qu'elle narcotise, ou qui persistent en s'exagérant dans les espèces pour lesquelles elle n'est pas un hypnotique.

Chez les animaux décérébrés, l'agitation et les effets excitants du début de la morphinisation n'apparaissent plus. Il y a donc incontestablement une électivité cérébrale. Les faits expérimentaux démontrent qu'ensuite la morphine atteint les cellules nerveuses du bulbe et de la moelle ; les nausées, les vomissements, les mâchonnements sont d'origine bulbaire ; enfin les convulsions sont à la fois d'origine bulbaire et médullaire.

Circulation. — Chez tous les animaux, la morphine renforce la puissance des contractions cardiaques. Cette action tonique sur le cœur s'exerce non seulement pendant l'excitation, mais encore pendant le sommeil. De plus, à forte dose, elle ralentit toujours le jeu du cœur. A dose forte, elle ralentit le cœur d'abord, puis l'accélère ensuite. A dose toxique, elle accélère le cœur après l'avoir passagèrement ralenti et produit un affaiblissement progressif de ses contractions. On observe ordinairement, surtout chez le chien, des irrégularités dans le rythme : intermittences, association de deux systoles, systoles avortées.

Dans la circulation artérielle, la morphine produit également des modifications importantes. Le pouls suit les mêmes variations de force et de rythme que le cœur. Il devient ordinairement bigéminé.

L'influence sur la pression du sang dans les artères n'est pas la même après l'injection intraveineuse et l'injection hypodermique. Après cette dernière, la tension s'élève pendant la période d'agitation et s'abaisse légèrement pendant la période de sommeil. A la suite de l'injection intraveineuse, il se produit immédiatement un abaissement notable de la tension artérielle. Les recherches hémodromographiques montrent que, chez le chien, la vitesse du sang augmente au début du sommeil et diminue généralement ensuite. La diminution de vitesse provient surtout de la paralysie des vaso-moteurs. En effet, lorsqu'on coupe l'oreille d'un cochon d'Inde morphiné, elle ne saigne pas, et cependant elle est rouge.

Respiration. — Sous l'influence de la morphine, la respiration se ralentit en général et devient irrégulière. Cependant, chez les animaux qui ne peuvent pas être hypnotisés par la morphine, on observe souvent une accélération respiratoire. Une ânesse qui a reçu 1^{gr},75 de chlorhydrate de morphine en injection sous-cutanée a montré une très forte accélération respiratoire.

Température. — La température rectale s'élève pendant la période d'excitation et diminue pendant le sommeil. La diminution est d'autant plus forte que le sommeil est plus profond et plus prolongé (jusqu'à 3 et 4°). L'abaissement de ta température rectale pendant le sommeil morphinique doit être attribué à deux causes : 1° à la diminution des oxydations, comme le démontrent les analyses des gaz du sang et de l'air expiré (L. Guinard) ; 2° à la plus forte déperdition de chaleur par la peau ; celle-ci en effet s'échauffe pendant l'action de la morphine.

Sécrétions. — La morphine agit énergiquement sur les sécrétions. Chez le chien, le bœuf, la chèvre, le mouton, le porc et le chat, elle produit une *forte salivation*, qui persiste pendant toute la durée. Chez le chien, elle apparaît au début, puis disparaît pendant le sommeil produit par des doses faibles. Elle augmente la sécrétion sudorale, et il n'est pas rare, après son absorption, de voir couler la sueur en abondance chez les solipèdes.

L'hypersecrétion salivaire et sudoripare semble être d'origine centrale.

Toutes les autres sécrétions sont diminuées, et l'urine est sécrétée en quantité moindre.

Yeux et pupilles. — Pendant le sommeil provoqué par la morphine, *les pupilles sont contractées*, et les deux yeux sont en strabisme interne. Si l'on réveille le chien ou si on le pince, la pupille se dilate aussitôt, les yeux se redressent et le strabisme cesse ; en même temps le cœur bat plus vite. Cette expérience nous apprend que les actions réflexes sur le cœur et sur la pupille persistent malgré la narcotisation ; elle nous apprend aussi que la contraction de la pupille, qu'on attribue à l'action de l'opium ou de la morphine, n'est en réalité que l'effet du sommeil et du strabisme interne, et non celui de la morphine elle-même.

Péristaltisme intestinal. — Chez le chien, on observe fréquemment, au début de l'action de la morphine, l'expulsion d'excréments. Ces défécations sont dues à une suractivité du péristaltisme gastro-intestinal et s'observent surtout avec les doses faibles. Mais, pendant le sommeil, les mouvements péristaltiques disparaissent ainsi que la sécrétion. Les doses fortes peuvent exercer d'emblée une action paralysante sur l'estomac et l'intestin. La disparition du péristaltisme et des sécrétions explique les effets constipants et antispasmodiques de l'opium et de la morphine.

Élimination. — La morphine s'élimine par l'urine, la sueur, mais non par le lait. L'élimination est lente, car elle se prolonge plusieurs jours après la cessation de l'administration. Avant de s'éliminer, la morphine est fixée sur les centres nerveux et le foie (Calvet), organes dans lesquels on peut la déceler chimiquement. Avant de s'éliminer, une partie de la morphine se transforme dans le sang en *morphétine* ; une autre partie s'oxyde et devient de l'*oxydimorphine*.

Toxicité. — Il y a une grande différence dans la résistance qu'offrent les divers animaux à l'action toxique de la morphine. D'après L. Guinard, les doses toxiques moyennes de morphine par la voie hypodermique sont :

65 milligrammes par kilogramme chez le chien.		
7	—	le cheval.
9	—	l'âne.
15	—	le bœuf.
40	—	le chat.
200	—	le porc.
400	—	la chèvre.

Les jeunes animaux ainsi que les enfants sont beaucoup plus sensibles à la morphine que les adultes (L. Guinard).

MORPHINISME. — Il n'existe que chez l'homme, qui fait un usage journalier de la morphine. Au début de l'usage, elle lui procure des sensations agréables ; plus tard celles-ci ne peuvent plus être obtenues qu'avec des doses de plus en plus fortes. On cite des morphinomanes qui sont arrivés à en prendre jusqu'à 5 grammes et plus par jour, doses qui seraient toxiques pour un homme sain. Il y a donc accoutumance graduelle à ce poison par l'usage.

Indications thérapeutiques. — Le chlorhydrate de morphine est indiqué :

1° Pour obtenir un sommeil narcotique et, par conséquent, une anesthésie plus ou moins prononcée lorsqu'on veut pratiquer une opération chirurgicale. Chez le chien, l'insensibilité obtenue par l'injection hypodermique de 0^{gr},01 à 0^{gr},02 de chlorhydrate de morphine permet de faire un grand nombre d'opérations sans avoir recours aux anesthésiques ordinaires. Mais il n'en est pas de même chez les solipèdes, les ruminants, le porc et le chat, animaux qui, après l'injection de morphine, présentent une période d'excitation sans narcose consécutive. La morphine seule n'est pas à recommander à titre d'anesthésique chirurgical chez les grands herbivores, le porc et chez le chat ;

2° Pour rendre l'action des anesthésiques ordinaires (éther, chloroforme, chloral) plus prompte et plus durable. A titre d'adjuvant des anesthésiques, la morphine peut rendre des services chez tous les animaux. Chez les solipèdes, on emploie la dose de 0^{gr},25 à 1 gramme en injection hypodermique, une demi-heure au moins avant l'administration des anesthésiques ordinaires. Chez le chat, M. Guinard recommande d'injecter, vingt minutes avant l'anesthésie par le chloroforme, 0^{gr},005 par kilogramme d'animal ;

3° Comme *analgésique général* chez les chevaux méchants à la dose de 0^{gr},3 à 0^{gr},5 pour faciliter l'examen et l'exploration des parties malades et aussi pour faciliter l'abatage. Les chevaux morphinés, quoique excités, sont moins sensibles aux attouchements et deviennent indifférents à ce qui se passe autour d'eux. La morphine ne doit être employée que sur les animaux à jeun ;

4° Comme *analgésique* local, dans les cas de douleurs névralgiques, dans le rhumatisme, le lombago. On l'injecte sous la peau au voisinage des points douloureux ou sur le trajet du nerf de la région ;

5° Comme *calmant*, dans beaucoup de maladies inflammatoires internes, pneumonie, pleurésie, bronchite, dans les coliques congestives très douloureuses, les empoisonnements, la péritonite, etc. C'est un bon calmant de la *toux* et de la *douleur* ;

6° Comme *hypnotique*, chez le chien contre les maladies nerveuses convulsivantes, telles que l'encéphalite, la méningite, le tétanos, etc. Siedamgrotzky a obtenu d'excellents résultats avec ce médicament dans l'éclampsie des chiennes nourrices ;

7° Comme *antisécrétoire* et calmant, dans la bronchite catarrhale, la laryngite, les inflammations gastro-intestinales, la *diarrhée rebelle*, l'hémorragie intestinale, la dysenterie. Dans ces cas, on doit administrer de préférence les *préparations opiacées* à l'intérieur ;

8° Comme *antispasmodique*, contre les contractions cloniques du diaphragme, les spasmes intestinaux douloureux, les contractions utérines exagérées ;

9° Comme *antidote*, dans l'empoisonnement par la strychnine.

Préparations d'opium et de morphine.

1° *Poudre d'opium.*

2° *Extrait thébaïque.*

L'extrait du *Codex* (1908) renferme 20 p. 100 de morphine.

3° *Laudanum de Sydenham* (Codex).

Opium choisi...................... 100 grammes.
Safran incisé .... 50 —
Extrait de cannelle de Ceylan...... 1 gramme.
Essence de girofle................. 1 —
Alcool à 30°....................... 1 000 grammes.

Faites macérer en vase clos pendant dix jours en agitant de temps en temps, puis passez, exprimez et filtrez.

Un gramme de laudanum correspond à 10 centigrammes de poudre d'opium ou à 5 centigrammes d'extrait et doit contenir 1 centigramme de morphine.

4° *Teinture d'opium* (Codex).

Extrait d'opium................... 5 grammes
Alcool à 70°...................... 95 —

Laissez en contact en vase clos jusqu'à dissolution. Filtrez. Elle renferme 1 p. 100 de morphine.

5° *Sirop d'opium* (Codex).

Extrait d'opium................... 2 grammes.
Eau distillée..................... 8 —
Sirop simple. .... 990 —

Faites dissoudre à froid l'extrait dans l'eau distillée et mélangez le soluté avec le sirop.

20 grammes de ce sirop contiennent 4 centigrammes d'extrait d'opium.

6° *Sirop diacode* (Codex).

Sirop d'opium..................... 250 grammes.
Sirop simple...................... 750 —

Mêlez.

20 grammes de ce sirop contiennent 1 centigramme d'extrait d'opium.

7° *Sirop de chlorhydrate de morphine* (Codex).

Chlorhydrate de morphine.......... 0gr,50
Eau distillée .... 10 grammes.
Sirop simple...................... 990 —

Dissolvez le sel dans l'eau distillée et mélangez la solution au sirop.

20 grammes de ce sirop contiennent 1 centigramme de chlorhydrate de morphine.

KAUFMANN. 41

8° Solutions pour injections hypodermiques.

Chlorhydrate de morphine.....   1 ou 2 grammes.
Eau..........................   30   —

Administration et doses. — Les préparations à base d'opium sont administrées à l'intérieur. Il en est de même des sirops de chlorhydrate de morphine. Les premières conviennent surtout pour combattre la *diarrhée* et les *affections du tube digestif.*

Les solutions aqueuses des sels de morphine sont surtout employées en injections sous-cutanées, intratrachéales ou intra-veineuses. Dans l'établissement des doses avec les diverses préparations d'opium, il faut tenir compte de leur richesse en morphine. Elle est indiquée dans le tableau suivant :

1 gramme d'opium................... contient 10 centigr. de morphine.
5 centigrammes d'extrait aqueux......   —   1   —
1 gramme de laudanum de Sydenham..   —   1   —
20 grammes de sirop diacode..........   —   1   —
20 grammes de sirop de morphine......   —   1   —

Chlorhydrate de morphine.

Injections hypodermiques.

Doses toxiques.

Cheval......................   3 à 5 grammes.
Bœuf........................   5 à 8   —
Petit chien.................   0gr,1
Gros chien..................   1
Oiseaux.....................   Très peu sensibles à la
                               morphine.

Doses thérapeutiques.

Cheval......................   0gr,30 à 0gr,50
Bœuf........................   0gr,50 à 1 gramme.
Chien.......................   0gr,01 à 0gr,05

Préparations opiacées.

Doses thérapeutiques moyennes (à l'intérieur).

	Poudre d'opium.	Extrait d'opium.	Teinture d'extrait d'opium.	Laudanum de Sydenham.
	gr.	gr.	gr.	gr.
Cheval	10	5	50	50
Bœuf	15	8	100	100
Petits ruminants	1	0,50	10	10
Chien	0,50	0,25	5	5
Chat	0,10	0,05	1	1

AUTRES ALCALOÏDES DE L'OPIUM OU DÉRIVÉS

Codéine $C^{18}H^{21}AzO^3 + H^2O$. — La codéine se présente sous forme de cristaux volumineux à saveur amère ; elle est soluble dans 60 parties d'eau à 15°, plus soluble dans l'alcool et l'éther, le chloroforme, la benzine, le sulfure de carbone, l'alcool amylique. Elle forme avec les acides des sels très solubles dans l'eau, dont le plus employé est le phosphate ($C^{18}H^{21}Az0^3$, $PO^4H^3 + 2H^2O$).

Cet alcaloïde produit sensiblement les mêmes effets que la morphine, mais son action est au moins cinq fois plus faible et son prix beaucoup plus élevé.

Il résulte des recherches de Fröhner (*Monatschr. f. prak. Thierheil*, 1893) que la codéine n'offre aucun avantage sur la morphine chez nos animaux domestiques, excepté contre la *toux*, qu'elle calme plus sûrement.

Les doses de phosphate de codéine sont de $0^{gr},05$ chez le chien, de 1 gramme chez le cheval.

(Sirop de codéine Codex).

Codéine pulvérisée................	$0^{gr},20$
Alcool à 60°....................	5 grammes.
Sirop simple préparé à froid.......	95 —

Faites dissoudre dans l'alcool ; ajoutez le soluté au sirop de sucre et mélangez avec soin.

20 grammes de ce sirop contiennent 4 centigrammes de codéine.

Une cuillerée de soupe toutes les trois heures au chien pour calmer la toux.

Pour injections hypodermiques.

Phosphate de codéine...........	1 gramme.
Phénol neige...................	
Menthol.......................	ãã 25 milligrammes.
Eau distillée de laurier-cerise.....	20 grammes.

Injecter au chien 1 centimètre cube pour calmer la toux.

Narcéine $C^{23}H^{27}AzO^8 + 3H^2O$. — La narcéine est fort peu soluble dans l'eau, insoluble dans l'éther, soluble dans l'alcool et dans une solution légère de potasse.

La narcéine présente, entre tous les alcaloïdes de l'opium, l'action somnifère la plus pure, la plus dégagée de toute autre action physiologique. Elle est beaucoup moins analgésique que la morphine. Elle ne diminue pas la sécrétion urinaire, n'arrête pas les sécrétions digestives, n'entrave pas la digestion, mais produit un peu de constipation.

C'est un bon calmant de la toux.

Potion.

Narcéine...................... 25 centigrammes.
Benzoate de soude.............. 50   —
Sirop.......................... 500   —

Une cuillerée à soupe toutes les trois heures au chien contre la toux.

Narcyl $C^{25}H^{31}AzO^8HCL$. — C'est le chlorhydrate d'éthylnarcéine. Il se présente en aiguilles soyeuses incolores, est soluble dans 120 parties d'eau à 15°, plus soluble encore dans l'eau additionnée de benzoate de soude, soluble dans l'alcool et le chloroforme, peu soluble dans l'éther, la benzine et l'éther de pétrole.

Il possède un *pouvoir analgésique* marqué et a donné de bons résultats dans le traitement de la *toux*.

On l'administre soit par la *voie buccale*, en sirop, à la dose moyenne de $0^{gr},06$ par jour chez le chien, soit par *voie hypodermique* en solutions à 1 p. 100, à la dose de 2 centimètres cubes.

Dionine $C^{19}H^{23}AzO^3Cl.H^2O$. — C'est le chlorhydrate d'éthylmorphine. Elle est en poudre blanche, cristalline, inodore, de saveur amère, assez désagréable, très soluble dans l'eau (1 p. 7).

Localement elle n'est pas irritante. Après absorption, elle est hypnotique, sédative et analgésique. Elle est utilisée contre la toux. On la donne aux petits animaux à la dose de 2 à 3 centigrammes.

Sirop.

Dionine....................... $0^{gr},20$
Sirop simple.................. 260 grammes.

Une demi-cuillerée à bouche au chien quatre fois par jour.

Injection hypodermique.

Dionine....................... $0^{gr},20$
Eau distillée................. 20 grammes.

Stériliser.

Injecter 1 centimètre cube au chien.

Collyre.

Dionine............................... $0^{gr},50$
Eau distillée.......................... 10 grammes.

Donne d'exellents résultats contre l'ulcération de la cornée.

Péronine $C^{17}H^{18}AzO^2C^6H^5OCH^2HCl$. — La péronine ou chlorhydrate de benzoylmorphine est une poudre blanche, légère, de saveur désagréable, légèrement soluble dans l'eau, insoluble dans le chloroforme et l'éther.

Au point de vue de son action, elle se place entre la morphine et la codéine. En solution à 1 à 2 p. 100, elle produit l'anesthésie de la muqueuse oculaire par instillation.

Elle est d'un prix plus élevé que la morphine et agit avec moins d'activité.

En vétérinaire, elle n'offre aucun avantage spécial.

Héroïne. — L'héroïne ou éther diacétique de la morphine est une poudre blanche, cristalline, très peu soluble dans l'eau. Ses sels sont plus solubles, et on utilise surtout le chlorhydrate d'héroïne.

Effets et emploi. — L'action générale de l'héroïne est assez semblable à celle de la morphine; elle *narcotise* le chien, le lapin, le cobaye, et *excite* le cheval, l'âne, la chèvre et le chat. D'après les expériences de L. Guinard, elle est toujours plus toxique que la morphine; elle est moins hypnotique et plus convulsivante; elle agit moins sur le cerveau et plus sur les centres bulbo-médullaires. Les fortes doses sont très convulsivantes chez toutes les espèces. Chez le cheval, la dose de $0^{gr},5$ en injection sous-cutanée produit une très forte excitation générale.

On l'utilise comme *sédatif de la toux* et comme *narcotique* chez le chien.

Dose narcotique.

Petit chien....................... $0^{gr},025$
Gros chien .... $0^{gr},060$

Potion.

Héroïne............................ 5 centigrammes.
Alcool à 90°....................... Q. s. pour dissoudre.
Sirop simple .... 150 grammes.

Une cuillerée à soupe quatre fois dans vingt-quatre heures chez le chien contre la toux, dans la bronchite, l'asthme.

Chloral hydraté.

$$C^2Cl^3HO.H^2O.$$

Le chloral, découvert en 1832 par Liebig, se présente sous deux états : 1° *anhydre* (C^2Cl^3HO), c'est un liquide incolore, d'aspect oléagineux, d'une saveur âcre et brûlante, d'une odeur vive et pénétrante ; 2° *hydraté* (C^2Cl^3HO,H^2O), il est solide, formé de cristaux blancs d'aspect saccharoïde.

L'*hydrate de chloral* est le seul employé en médecine. Il émet des vapeurs à la température ordinaire et a une odeur vive pénétrante, rappelant celle du melon. Il est soluble à la fois dans l'eau, l'alcool, l'éther, le chloroforme, la benzine, les huiles essentielles. Sa solution aqueuse doit avoir une réaction neutre et ne doit pas se troubler par le nitrate d'argent. En présence des bases alcalines ou de leurs carbonates, le chloral se transforme en choroforme et formiate alcalin d'après l'équation suivante :

$$C^2HCl^3O + KHO = CHKO^2 + CHCl^3.$$

Chloral.   Potasse.   Formiate. Chloroforme.

Effets physiologiques. — L'hydrate de chloral s'oppose énergiquement aux fermentations et à la putréfaction. Les matières animales peuvent être conservées indéfiniment sans altération putride dans une solution aqueuse concentrée de chloral hydraté. C'est donc un *antiputride* puissant.

Localement, le chloral agit comme un *irritant* plus ou moins énergique, suivant la concentration de ses solutions ; il peut devenir *vésicant* et *caustique*. Si on applique une solution au cinquième de chloral hydraté sur une plaie, il se forme une escarre mince, peu adhérente.

Injectées dans le *tissu conjontif sous-cutané*, les solutions d'hydrate de chloral déterminent de la douleur, de l'inflammation, et quand elles sont concentrées, elles produisent la nécrose et la mortification des tissus touchés.

Dans le tube digestif, le chloral est également plus ou moins irritant, suivant son état de concentration. Dilué fortement dans un liquide gommeux ou mucilagineux, il est assez facilement supporté par tous les animaux ; mais, en solution à un titre supérieur à 1 p. 15, il est *irritant*, produit des nausées, des vomissements, des coliques et quelquefois une gastro-entérite.

L'absorption du chloral se fait rapidement par toutes les voies. Arrivé dans le sang, il se décompose en partie et s'élimine par les reins soit en nature (Mlle Tomascewich), soit sous forme d'acide urochloralique(Musculus et Mering). L'élimination se fait aussi en partie par le poumon et la peau. L'air expiré prend l'odeur de chloral ainsi que les produits de l'exhalation cutanée.

Après son absorption, le chloral ne tarde pas à produire un *sommeil* profond, qui ressemble beaucoup au sommeil physiologique. Au réveil, les animaux reprennent immédiatement leur état normal et leurs mouvements. A doses plus fortes, le chloral produit l'anesthésie complète. Pendant le sommeil, la pupille est très *resserrée* et insensible ; elle se dilate quand l'anesthésie est poussée trop loin. Quand le sommeil chloralique est léger, les animaux conservent les réflexes et ils ressentent, quand on les excite, une douleur vague qu'ils manifestent par des cris ; mais, si le sommeil est profond, les réflexes disparaissent, et la sensibilité est complètement abolie. Comme avec les anesthésiques ordinaires, l'action réflexe disparaît en dernier lieu dans la conjonctive et la cornée.

Au début, le chloral accélère un peu la *respiration*, mais la ralentit ensuite pendant l'anesthésie et même l'éteint si l'absorption devient trop intense, par suite de la paralysie du pouvoir moteur du bulbe et de la moelle.

Le cœur se contracte avec plus d'énergie au début; puis les battements s'affaiblissent pendant l'anesthésie, et les contractions systoliques sont moins brusques (Arloing). Au début, il y a ralentissement passager du cœur; de trente, le nombre tombe à vingt-huit par seconde chez le cheval ; plus tard, il y a accélération, et on voit le nombre des battements du cœur s'élever à quarante-huit. S'il y a des intermittences avant l'administration, elles disparaissent sous l'influence du chloral.

Le chloral *diminue toujours* la tension artérielle ; il *augmente* la vitesse du cours du sang. Il resserre légèrement les petits vaisseaux au début de son action, mais les dilate ensuite et produit la *congestion* des parenchymes, des muqueuses, de la peau. Les plaies saignent toujours abondamment pendant l'anesthésie chloralique.

Le chloral produit aussi un *abaissement* de température quelquefois très prononcé (2 à 3°). Il est dû, comme avec les autres anesthésiques, à la diminution des combustions intra-organiques comme le prouvent les analyses des gaz de la respiration et celles des gaz du sang (Arloing); le rayonnement plus considérable par la peau vient encore s'ajouter à cette première cause de refroidissement. Pendant le sommeil chloralique, la régulation de la température est supprimée. L'animal à sang chaud se comporte alors comme un animal à sang froid. Il s'échauffe ou se refroidit avec le milieu ambiant.

Il provoque aussi fréquemment l'*hémoglobinurie*, surtout sur les animaux anémiques et sur ceux qui sont à jeun. Cette hémoglobinurie est due à l'action destructive qu'il exerce sur les globules rouges du sang. En général, elle se dissipe rapidement après le réveil.

Mode d'action du chloral. — Liebreich, en 1869, a trouvé les propriétés anesthésiques du chloral, en partant de cette idée théorique que ce corps doit se décomposer dans l'organisme en chloroforme et formiate alcalin, en présence des alcalis du sang. Cet auteur, après avoir constaté expérimentalement l'action anesthésique, a admis que le chloroforme se dégage constamment pendant que le chloral circule, et que l'anesthésie est produite non pas directement par le chloral, mais par le chloroforme qui prend naissance. Cette théorie a été admise d'abord par beaucoup de physiologistes et de cliniciens; mais elle est aujourd'hui abandonnée. Richardon, Demarquay, Vulpian, Labbé et Goujon, ont rapporté des faits qui prouvent que le chloral conserve son individualité propre et qu'il agit en tant que chloral sur les éléments nerveux.

Cependant une petite partie de chloral se décompose dans l'organisme et donne naissance à du chloroforme, qui peut être retrouvé dans le sang. Mais la petite quantité de chloroforme ainsi produite est absolument insuffisante pour expliquer les effets hypnotiques instantanés qu'on observe après l'injection intraveineuse. Le chloral a donc une action hypnotique propre. Récemment, Esclauze et Edmond, à l'aide d'une réaction nouvelle très sensible, ont constaté que, pendant l'anesthésie au chloral, tous les tissus contiennent du chloral, tandis qu'on ne peut y déceler le chloroforme.

Emploi clinique du chloral. — Le chloral est utilisé en chirurgie comme *anesthésique général*.

Pour les exercices de chirurgie pratiqués dans les écoles vétérinaires et les vivisections, le chloral employé en injection intraveineuse donne une anesthésie rapide et parfaite. Mais l'injection intraveineuse ne doit pas être utilisée dans la clinique ordinaire à cause des accidents qu'elle entraîne infailliblement, à savoir : la phlébite, l'oblitération de la veine, les abcès, la nécrose des tissus.

Pendant l'injection, les accidents à craindre sont *l'arrêt du cœur* par suite d'une pénétration trop vive, et *l'arrêt de la respiration*, quand on dépasse la dose anesthésique. On évite le premier accident par la lenteur de l'injection et le second en surveillant soigneusement l'établissement de l'anesthésie. Aussitôt que celle-ci est arrivée au degré convenable, on doit suspendre les injections, pour les recommencer quand le réveil tend à se produire. Le chloral a l'inconvénient d'augmenter les hémorragies en nappe sur les plaies.

Dans la pratique ordinaire, on doit, pour obtenir une action hypnotique et anesthésique, administrer le chloral par les *voies digestives*. Dans ce cas, l'absorption étant assez lente, il faut préparer les animaux au moins une heure avant l'opération. Il est rare qu'on puisse obtenir ainsi une anesthésie parfaite, mais on détermine un fort émoussement de la sensibilité. Si on injecte du chlorhydrate de morphine sous la peau en même temps qu'on administre le chloral à l'intérieur, on obtient une insensibilité plus grande. Chez le cheval, la dose anesthésique à l'intérieur est d'environ 100 grammes.

A cause de son action fortement irritante, le chloral ne peut pas être utilisé en *injections sous-cutanées* et *intratrachéales*.

Cadéac et Malet recommandent l'emploi simultané du chloral et du chlorhydrate de morphine pour anesthésier légèrement le cheval. Le chlorhydrate de morphine est injecté sous la peau, et le chloral est administré en lavement environ une demi-heure plus tard. Fröhner ne trouve aucun avantage à l'emploi combiné du chloral et du chlorhydrate de morphine ; d'après lui, on n'obtient jamais qu'un léger affaiblissement de la sensibilité.

Pour obtenir une véritable anesthésie chez le cheval, on peut combiner le chloral avec le chloroforme. Sur un animal légèrement chloralisé, le chloroforme agit plus vite et à dose plus faible.

En 1889 (*Soc. de biol.*), Richet a proposé pour les opérations chirurgicales sur le chien l'injection directe de la solution de chloral dans le péritoine (35 centigrammes par kilogramme d'animal). On obtient ainsi une anesthésie complète sans menace de syncope

et sans accidents inflammatoires, si toutes les précautions aseptiques sont bien prises.

Ce procédé a été appliqué au cheval par Esclauze et Edmond.
Il résulte de leurs recherches que les injections *intrapéritonéales*
de chloral chez le cheval sont sans danger, qu'elles sont susceptibles, suivant la dose, de produire l'anesthésie complète ou simplement un assoupissement très marqué du sujet. La dose est de
30 à 50 grammes de chloral en dissolution dans 200 à 500 grammes
d'eau bouillie.

L'injection intrapéritonéale de chloral a été employée avec
succès par Breton (*Soc. centrale de méd. vétér.*, 1907) pour combattre la *douleur* excessive qui accompagne les coliques et pour
éviter les mouvements désordonnés, les attitudes anormales, les
chutes avec leurs conséquences funestes.

Le chloral est encore indiqué comme *antispasmodique* ou *anti-
convulsivant* dans les maladies nerveuses accompagnées d'agitation, de convulsions (épilepsie, tétanos), dans le renversement
du rectum, de l'utérus, pour éviter les efforts expulsifs. Il est alors
administré à l'intérieur.

Il constitue le meilleur *antidote* de la strychnine. Si les animaux
empoisonnés par cet alcaloïde sont maintenus un temps suffisant
sous l'influence de l'anesthésique, l'élimination de la strychnine
se fait, et, au moment du réveil, l'animal pourra résister. J'ai
constaté dans mes expériences l'efficacité de ce moyen pour
enrayer l'action de la strychnine.

Administration et doses. — Pour l'injection intraveineuse, on
fait usage de la solution au 1 p. 5 (ne jamais l'employer dans la
pratique).

A l'intérieur, il faut faire usage de solutions étendues au
minimum à 1 p. 15 et ajouter de la gomme ou du mucilage. Les
doses internes, *calmantes*, sont :

Bœuf et cheval	50	à 100 grammes.
Porc, mouton, chèvre	5	à 10 —
Chien	0gr,50 à	5 —
Chat	0gr,30 à	1 gramme.

Pour les lavements, on emploie des solutions mucilagineuses.
On compte généralement 30 à 40 grammes de chloral par
seringue chez les grands animaux. Dans le tétanos, on administre
trois ou quatre lavements par jour.

Pour les *injections intrapéritonéales*, on emploie des solutions stérilisées à 1 p. 10, à 1 p. 15 chez le cheval.

Les solutions faibles à 1 p. 20 de chloral peuvent aussi être avantageusement employées en injection dans certaines cavités, comme le vagin et la matrice, pour arrêter les hémorragies, pour désinfecter la muqueuse et en diminuer la sensibilité.

Les doses internes *anesthésiques* sont :

Chien	4 gr. en moyenne.
Porc	10 grammes.
Cheval	100 à 150 grammes.

Doses toxiques.

Petits chiens	8 à 12 grammes.
Gros chiens	10 à 15 —
Chat	4 à 8 —
Porc	20 —
Cheval	200 à 300 —

Les doses toxiques rapportées au kilogramme de poids corporel sont d'après Falck :

	Injection intraveineuse.	Injection hypodermique.	Ingestion.
Lapin	$0^{gr},33$	$1^{gr},13$	$1^{gr},30$
Chat	$0^{gr},31$	$0^{gr},40$	1 gr.
Chien	$0^{gr},23$	$1^{gr},20$	1 —

Formules.

Lavement de chloral.

Hydrate de chloral	4 à 5 grammes.
Jaune d'œuf	n° 1
Lait	300 —

Mêlez.

Pour deux lavements chez le chien.

Potion calmante.

Chloral hydraté	10 grammes.
Chlorhydrate de morphine	$0^{gr},20$
Gomme arabique	20 —
Eau distillée	250 —

F. S. A.

Administrer une cuillerée toutes les trois heures au chien qui tousse.

Solution pour injection intrapéritonéale.

Hydrate de chloral,............... 30 à 50 grammes.
Eau bouillie. ... . 500 —

Injecter dans le péritoine chez le cheval, pour l'anesthésie chirurgicale, pour calmer la douleur dans les coliques graves.

Chloralamide.

$C^3H^4AzCl^3O^2$.

Le chloralamide est obtenu par l'action de la formiamide sur le chloral.

Il se présente sous forme de cristaux brillants, blancs, un peu amers, inodores, solubles dans 10 parties d'eau froide, dans 1,5 d'alcool à 90°. Il se dissout plus facilement dans l'eau chaude, mais il ne faut pas élever la température au-dessus de 60° sous peine de voir le chloralamide se décomposer. Les acides dilués n'ont aucune action sur lui, tandis que les alcalis le décomposent facilement.

Effets et usages. — Localement, le chloralamide n'est pas caustique, mais il peut devenir *irritant* à forte dose pour les muqueuses sur lesquelles on le dépose. Ses effets physiologiques ont été bien étudiés sur le chien par Schmitt (de Nancy), par Mairet et Bosc (de Montpellier). Administré à l'intérieur sur le chien, à dose faible (15 à 33 centigrammes par kilogramme d'animal) ou à dose moyenne (50 à 75 centigrammes par kilogramme d'animal), on observe, après cinq minutes, de l'inquiétude, de l'égarement, des gémissements, des cris et un besoin de mouvement. Cette agitation dure une heure, puis apparaît une période de somnolence et de sommeil. Ce sommeil est léger, cède à la moindre excitation, est entrecoupé de plaintes et dure de deux à trois heures. Au réveil, l'animal présente une nouvelle période d'excitation avant de revenir à la normale. Outre l'action *hypnotique*, le chloralamide produit une *hypothermie* de 2°,5 à 5°, de la diarrhée, quelquefois des selles sanguinolentes, des vomissements, de la salivation, une congestion de la peau et des muqueuses.

A dose toxique (1 gramme et au-dessus par kilogramme du poids de l'animal), les effets signalés avec les doses faibles et moyennes sont plus accentués, et il s'y ajoute une altération manifeste des globules du sang. Ceux-ci sont décomposés d'abord en une série de petites gouttelettes très réfringentes, puis ces gouttelettes disparaissent, et l'hémoglobine est complètement dissoute.

A l'autopsie des animaux qui succombent, on trouve le cœur dilaté, l'endocarde rouge vineux ; les poumons offrent de nombreux points hémorragiques ; l'estomac et l'intestin sont congestionnés, ainsi que les centres nerveux.

Cet hypnotique est inférieur au chloral et ne présente sur celui-ci aucun avantage réel. On l'a utilisé parfois pour combattre l'excitation nerveuse et les convulsions chez le chien à la dose de 1 à 3 grammes (Fröhner).

Chloralose.

$C^8H^{11}Cl^3O^6$.

Le chloralose est une combinaison de la glucose avec le chloral. Ce corps, découvert par M. A. Heffter en 1889, a été bien étudié par MM. Hanriot et Richet. Il se présente sous forme d'aiguilles fines, blanches, solubles dans l'eau surtout à chaud, dans l'alcool, l'éther, peu soluble dans le chloroforme et presque insoluble dans les pétroles. Sa saveur est amère et désagréable. Chauffé en présence des alcalis, il s'altère, mais il ne se décompose pas sous l'action des acides.

Action physiologique. — Le chloralose ne jouit pas de propriétés antiseptiques, et il n'est pas irritant pour les tissus. Si l'on injecte dans les veines d'un chien 4 contigrammes de chloralose par kilogramme d'animal, on voit, au bout de quelques minutes, l'animal être pris de vertige ; il titube, ne peut plus se tenir debout, pousse des cris et est en proie à une excitation violente. A cette période, les fonctions de l'encéphale sont notablement abaissées, l'animal est atteint de cécité psychique, il ne reconnaît plus les objets, ne s'effraie pas des menaces qu'on lui fait, il n'y a plus de clignement réflexe à l'approche de l'œil d'un objet menaçant. Dans cet état, l'animal a conservé sa sensibilité visuelle, puisque les réflexes de l'iris persistent et qu'il peut progresser sans se heurter aux obstacles ; c'est la compréhension qui est abolie, il ne peut plus distinguer la nature de l'objet ou de l'obstacle.

A la dose de 5 à 7 centigrammes par kilogramme en injection intraveineuse, de 25 à 40 centigrammes par ingestion, à l'action excitante succède une action *hypnotique* très accentuée.

Le chien prend une démarche hésitante, ses muscles sont raidis et deviennent le siège de frémissements fibrillaires ; les mouvements sont difficiles, l'animal se couche et s'endort. Pendant le sommeil, les réflexes, au lieu d'être diminués, sont au contraire exagérés ; ainsi le moindre attouchement provoque un soubresaut généralisé, presque une convulsion strychniforme. La pression artérielle *n'est pas abaissée* comme avec le chloral.

Les doses toxiques provoquent un sommeil profond, et pendant ce sommeil la mort survient par arrêt de la respiration.

Le chloralose ne produit pas d'abaissement notable de la température. Comme l'a fait voir Ch. Richet, l'action physiologique du chloralose est remarquable par les effets opposés qu'il détermine sur le cerveau et la moelle ; tandis qu'il engourdit le cerveau, il stimule la moelle. A certains points de vue, il se rapproche du chloral, à d'autres de la strychnine ; c'est avec la morphine qu'il a le plus de ressemblance.

Les doses sont indiquées dans le tableau suivant dressé par MM. Hanriot et Ch. Richet :

EN MILLIGRAMMES ET PAR KILO D'ANIMAL.	INJECTION INTRA-VEINEUSE. Chiens.	INJECTION STOMACALE.		
		Chiens.	Chats.	Oiseaux.
Dose active minima.........	20	150	5	10
Dose hypnotique............	50	250	20	15
Dose mortelle..............	128	600	70	50

Il est facile de voir que le chloralose agit plus énergiquement sur les oiseaux et le chat que sur le chien.

On l'administre au chien en cachets de 10 centigrammes répétés de demi-heure en demi-heure jusqu'à 40 à 60 centigrammes.

Hypnal.

$$C^{13}H^{15}Cl^3Az^2O^2.$$

L'hypnal est un composé de chloral et d'antipyrine ou, plus exactement, c'est du monochloralantipyrine.

Ce corps est en cristaux blanchâtres, un peu amers, inodores, solubles dans 13 parties d'eau, assez solubles dans l'éther et le chloroforme, très solubles dans l'alcool. En présence des acides, l'hypnal se dédouble en chloral et en antipyrine. Ce dédoublement a lieu dans l'estomac, ce qui fait que l'hypnal agit à la fois comme le chloral et l'antipyrine, c'est-à-dire qu'il est *calmant, hypnotique, antiseptique* et *antifébrile*. Un gramme d'hypnal contient 45 centigrammes de chloral et 65 centigrammes d'antipyrine.

On l'emploie à la place du chloral et aux mêmes doses comme *calmant* et *soporifique*.

Hypnone.

$$C^6H^5 - CO - CH^3.$$

Ce composé, souvent appelé *acétophénone*, est le *méthylbenzoyle* ou *méthylphénylacétone*. On l'obtient en distillant ensemble et à sec de l'acétate et du benzoate de chaux.

L'hypnone est un liquide incolore, très mobile, d'une densité de 1,032. Lorsqu'on le soumet à une température de 4 à 5°, il se prend en masse et forme des cristaux transparents en grandes lames. Sa saveur est très prononcée, son odeur est très vive et rappelle celle de l'amande amère et de la fleur d'oranger. Il est insoluble dans l'eau, l'alcool, l'éther, la glycérine, l'huile d'amandes douces, le chloroforme, la benzine et les essences.

Effets physiologiques. — L'hypnone, introduit en thérapeutique humaine par Dujardin-Beaumetz à titre d'hypnotique, a été récemment étudié sur les animaux par Fröhner. Cet auteur a obtenu un fort état hypnotique et une résolution musculaire considérable sur des chiens, à la dose de 0^{gr},25 à 2 grammes. Chez le cheval, l'administration de 80 grammes a produit une démarche chancelante, une flexion involontaire des articulations des membres et une chute sur le sol. Cet état a cessé après trois heures, et il n'en est résulté aucune altération de la santé. Avec la dose de 200 grammes, les effets, quoique plus prononcés, furent de même nature, mais il n'y eut jamais de sommeil véritable.

La dose toxique est en moyenne de 1 gramme par kilogramme du poids de l'animal. Sous l'influence de ce corps, l'air expiré prend une odeur caractéristique d'hypnone, et toutes les parties du corps ont cette même odeur.

Indications et doses. — L'hypnone est avantageusement employé chez le chien atteint de maladies nerveuses, dans lesquelles il y a une surexcitabilité exagérée ou des mouvements désordonnés.

On l'administre à l'intérieur sous forme d'émulsion, de pilules ou mieux en capsules de gélatine aux doses suivantes :

Doses thérapeutiques.

Gros chiens..................	0gr,50 à 2 grammes.
Petits chiens..................	0gr,25 à 0gr,50

Uréthane.

C³H⁷AzO².

L'uréthane ou *éthyluréthane* est le *carbamate d'éthyle*. On l'obtient en chauffant un excès d'alcool en présence de l'urée.

C'est un corps blanc cristallisant en larges lames transparentes, d'odeur assez faible, doué d'une saveur fraiche, très soluble dans l'eau, l'alcool et l'éther.

Action physiologique. — L'uréthane n'exerce aucune action locale sur les tissus.

Après son absorption, ce corps produit, à dose convenable, un assoupissement et même un véritable sommeil pour ainsi dire normal. C'est donc un *puissant hypnotique.*

Cependant son action somnifère ne semble pas se produire chez le cheval. Avec des doses de 50, 100, 200 et même 400 grammes, Fröhner n'a pu observer chez les solipèdes qu'une obtusion des sens, une diminution de l'excitabilité et une démarche chancelante. Ordinairement, l'hypnose se manifeste très bien chez le chien; cependant quelques sujets (surtout les vieux chiens) paraissent peu sensibles à son action.

A dose toxique, l'uréthane produit d'abord une excitation générale de courte durée, puis un sommeil profond pendant lequel la respiration se ralentit progressivement, la disparition des réflexes, un abaissement de température pouvant être de 10°, l'affaiblissement des mouvements du cœur et enfin la mort par asphyxie.

Indications thérapeutiques. — L'uréthane est indiqué dans toutes les maladies nerveuses caractérisées par une grande agitation et de l'hyperexcitabilité. Fröhner en a obtenu de bons résultats chez le chien, dans les convulsions qui accompagnent la maladie du jeune âge, dans le vertige, l'épilepsie et autres maladies convulsivantes.

Le sommeil obtenu peut durer de une à sept heures suivant les doses administrées et la susceptibilité individuelle.

Coze (de Nancy) a montré aussi que l'uréthane est un antagoniste de la strychnine. Il faut des doses quintuples de strychnine pour produire des accidents convulsifs chez les animaux soumis à l'influence de l'uréthane.

Doses et mode d'emploi. — L'uréthane s'administre en poudre ou en solution aqueuse. On peut corriger sa saveur avec du sucre.

Doses thérapeutiques.

Gros chien......................	5 à 20 grammes.
Petit chien....................	2 à 5 —

Doses toxiques.

Chien de taille moyenne............	50 grammes.

Sulfonal.

$$C^{14}H^{16}S^{4}O^{8}.$$

Ce corps, découvert par Baumann (de Fribourg), est, au point de vue chimique, un *diéthylsulfone-diméthylméthane*. Il se présente sous forme de tablettes cristallines, incolores, inodores et insipides, solubles dans 500 parties d'eau froide et 15 parties d'eau bouillante, dans 250 parties d'une solution de chlorure de sodium à 2 p. 100, plus solubles dans l'alcool, peu solubles dans l'éther. Il n'est attaqué par aucun agent oxydant.

Action et emploi. — Ingéré à la dose de 2 grammes, il produit chez le chien des désordres ataxiques suivis bientôt d'un sommeil profond et calme. Il ne produit d'ailleurs aucun effet fâcheux immédiat ou consécutif et ne modifie pas la pression sanguine (Desoubry). C'est donc un *bon hypnotique* qu'on pourrait utiliser dans les névroses caractérisées par de l'agitation et de l'hyperexcitabilité. On l'emploie aussi avantageusement pour émousser la sensibilité chez les chevaux excitables avant les opérations chirurgicales (Cagny). Au cheval, on le donne à la dose de 20 grammes dans un peu d'avoine cuite, chaude et salée, une heure avant l'opération. On l'administre au chien à la dose de 2 grammes sur de la viande, dans du lait ou en suspension dans de l'eau.

Quand l'animal est sous l'influence de l'effet hypnotique du sulfonal, il est facile d'obtenir l'anesthésie complète avec une petite quantité de chloroforme.

Trional.

$$C^{16}H^{18}S^4O^8.$$

Le trional ou diéthylsufone-éthylméthylméthane cristallise en tables prismatiques brillantes, à saveur amère ; soluble dans 320 parties d'eau froide, dans 14 parties d'alcool, dans 12 parties d'éther et dans 1 partie de chloroforme ; insoluble dans la glycérine, mais soluble dans les huiles, dans l'huile d'olive dans la proportion de 3,5 p. 100 à 15°, dans l'huile d'amandes douces dans celle de 2,15 p. 100 ; dans le beurre de cacao dans celle de 5 p. 100 à la température de 15°.

C'est un succédané du sulfonal. Il se détruit totalement dans l'organisme et on ne le retrouve pas dans l'urine. On l'administre à l'intérieur à la dose de 1 à 3 grammes chez le chien.

Véronal.

$$C^8H^{12}Az^2O^3.$$

Le véronal ou diéthylmalonylurée est un corps incolore cristallisé, d'une saveur légèrement amère, peu soluble dans l'eau chaude (1 p. 12). Le véronal forme des sels alcalins très solubles.

A la dose de $0^{gr},25$ à $0^{gr},30$ par kilogramme chez le chien, il produit après une à deux heures, un sommeil qui peut durer quarante-huit heures (Spann, Albrecht, Gokob). Il peut être employé dans l'éclampsie, les maladies nerveuses des petits animaux.

Paraldéhyde.

$$C^6H^{12}O^3.$$

Le paraldéhyde est une modification polymérique de l'aldéhyde C^2H^4O. Il forme un corps cristallisé au-dessous de $+ 10°$; à une température supérieure, il se liquéfie et constitue un liquide incolore, à odeur fortement aromatique, à saveur brûlante, soluble dans 8 parties d'eau froide, très soluble dans l'alcool et dans l'éther.

Il est inflammable. A la lumière, il se dédouble assez facilement ;
il faut donc le conserver dans l'obscurité.

Effet et emploi. — Introduit en thérapeutique en 1883, par
Cervello, le paraldéhyde a été étudié depuis par les médecins de
tous les pays, et chez nous principalement par Masius, Dujardin-
Beaumetz et Desnos.

En médecine vétérinaire, les travaux de Fröhner sont les plus
remarquables. Cet expérimentateur a constaté que le paraldéhyde
agit sur le chien comme un puissant *hypnotique*, mais qu'il n'a
pas la même action sur le cheval. Chez les solipèdes, il ne produit pas d'*hypnose*. Il détermine une grande faiblesse, une coloration jaune des muqueuses, exerce une action dissolvante énergique sur les globules rouges du sang et produit rapidement
l'aglobulie et l'hémoglobinurie. Cette altération du sang doit être
attribuée à son pouvoir réducteur considérable et à son affinité
pour l'oxygène. Si on mélange, en dehors de l'organisme, du
paraldéhyde et du sang, on voit que celui-ci perd sa couleur rouge,
qu'il devient brun et donne au spectroscope les bandes de l'hémoglobine réduite. En examinant ce mélange au microscope, on voit
que les globules rouges sont déformés et en voie de désagrégation. Cette action dissolvante sur les globules s'exerce chez
tous les animaux, mais avec une intensité variable. Chez le
chien, l'*hypnose* apparaît avant que les altérations globulaires
soient très prononcées ; mais celles-ci se poursuivent après la
narcose, et on voit apparaître souvent une hémoglobinurie consécutive.

Le paraldéhyde s'élimine rapidement par le poumon ; aussi
l'air expiré exhale-t-il une odeur caractérique de ce produit.

Il possède aussi des propriétés *antiseptiques*. Dans les solutions à 2 p. 100, la viande est préservée de la putréfaction pendant
plusieurs mois.

On dit aussi qu'il est un *antagoniste* très remarquable de la
strychnine.

Ce nouveau médicament hypnotique n'aura probablement jamais
un grand succès en médecine vétérinaire à cause de son action
dissolvante sur le sang.

Chez le chien, la dose toxique est de 3 à 4 grammes par kilogramme d'animal et chez le cheval de 1 à 2 grammes par kilogramme de poids vif. La dose hypnotique chez le chien de taille
moyenne est de 10 à 25 grammes à l'intérieur.

Bromural.

On donne le nom de *bromural* au *monobrome isolvalériany-lurée*. C'est une poudre blanche, cristalline, d'aspect soyeux, d'un goût légèrement amer, très peu soluble dans l'eau froide, plus soluble dans l'eau chaude, l'éther, l'alcool, l'huile et les solutions alcalines ; elle a une très légère odeur d'acide valérianique, elle fond à 149° et est inaltérable à l'air ; sa solubilité dans l'eau est de 3^{gr},79 p. 100 à 15°.

Effets et emploi. — D'après van den Eeckhout, le bromural est un agent hypnotique à effets rapides pour le chien. Administré à dose thérapeutique, il ne détermine aucun phénomène secondaire nuisible. Il exerce son effet électif sur le cerveau et laisse la moelle et le bulbe intacts.

On peut le donner à l'intérieur à la dose de 1 à 2 grammes chez le chien.

MODIFICATEURS DES MOUVEMENTS ET DES RÉFLEXES

Antispasmodiques.

Les antispasmodiques sont les agents capables de s'opposer aux convulsions, aux spasmes.

Les convulsions consistent dans des contractions musculaires anormales et involontaires ; elles sont le résultat de l'augmentation de l'excitabilité d'une des parties composantes du système neuro-musculaire sous l'influence d'une cause irritante. L'excitation provocatrice des convulsions porte rarement son action directement sur le tissu musculaire ; presque toujours elle agit sur le système nerveux et est transmise indirectement aux muscles.

Les convulsions ont tantôt pour siège les muscles de la vie animale, tantôt ceux de la vie organique. Elles sont toniques ou cloniques, partielles ou générales.

Comme les convulsions ont pour origine une excitation anormale du système nerveux, il est évident que les moyens antispasmodiques doivent agir sur ce dernier système.

Les causes irritatives capables d'engendrer les convulsions sont nombreuses et à siège très variable. Elles agissent soit sur les cordons nerveux moteurs (contractures directes), soit sur les nerfs sensitifs (contractures réflexes), soit sur la moelle (contracture spinale), soit sur le bulbe (convulsions générales épileptiformes), soit enfin sur la substance grise corticale (épilepsie corticale). Les convulsions peuvent donc avoir une origine nerveuse, spinale, bulbaire ou corticale.

Comme causes périphériques des convulsions, il faut signaler : l'inflammation des cordons nerveux (névrites), les vers intestinaux, l'éruption dentaire, les traumatismes, les tiraillements de filets nerveux, les excitations vives des organes des sens, etc.

Dans une série d'expériences mémorables, Brown-Séquard a démontré qu'après la section du nerf sciatique chez le cochon d'Inde il est possible, au bout d'un certain temps, de provoquer à volonté des crises convulsives en excitant certains points de la peau du cou ou des parties voisines (zone épileptogène). Cette épilepsie expérimentale présente ceci de remarquable : c'est qu'elle peut se *transmettre héréditairement*.

Les causes convulsives qui agissent sur les centres encéphalorachidiens peuvent également être nombreuses et variables ; il faut citer les intoxications par certains poisons à action centrale (alcaloïdes convulsivants, essences diverses, toxines d'origine microbienne), la congestion, l'anémie, les hémorragies, les tumeurs, les lésions traumatiques des couches corticales du cerveau au niveau ou au voisinage de la zone motrice, les irritations électriques (Fr. Franck), mécaniques ou chimiques de ces mêmes parties.

Les convulsions ayant une origine et des causes variables, la médication antispasmodique doit mettre en œuvre des moyens différents suivant les cas. Cependant, comme les causes qui les provoquent nous échappent fréquemment, il faut toujours diminuer l'hyperexcitabilité générale du système nerveux par l'administration des médicaments appropriés.

Les principaux médicaments antispasmodiques sont : l'asa fœtida, la gomme ammoniaque, la valériane, le camphre, le bromure de potassium, le bromure de sodium, l'acide cyanhydrique, la belladone et l'atropine, la scopolamine. On peut y ajouter les médicaments *hypnotiques* et *hypnoanesthésiques* (Voir ces médicaments).

Asa fœtida.

L'asa fœtida est une gomme-résine fétide venant de l'Orient fournie par la racine de plantes ombellifères : *Ferula Asa fœtida* et *Narthex asa fœtida*, qui croissent dans les provinces montagneuses de la Perse, du Turkestan et de l'Afghanistan.

Dans le commerce, l'asa fœtida se présente sous la forme de masses amorphes, plus ou moins rouge brunâtre, assez consistantes, formées d'une matière gommeuse et de larmes, d'abord blanchâtres, puis rougeâtres quand elles ont subi le contact de l'air ; l'odeur en est vive, fétide, alliacée ; sa saveur est amère, âcre et repoussante. Il est très soluble dans l'eau, l'alcool, l'éther le vinaigre et le lait.

La composition de l'asa fœtida est encore incomplètement connue. On y trouve une *essence soufrée et azotée* semblable à l'essence d'ail, de la *résine* verdâtre et amère et de la gomme.

Effets. — Appliqué sur les tissus fins ou dénudés, l'asa fœtida agit comme léger *excitant* local.

Dans le tube digestif, il excite les sécrétions, produit une sensation de chaleur dans l'estomac, relève l'appétit, accélère la digestion et dissipe les flatuosités intestinales. A fortes doses, 260 grammes et plus, chez les solipèdes, il détermine des effets évacuants et purgatifs (Tabourin).

L'absorption des principes actifs se fait rapidement. On constate, après l'ingestion de doses un peu élevées, une légère *accélération* de la respiration et de la circulation, une *augmentation* des diverses sécrétions, surtout de la sécrétion de l'urine. Cette légère stimulation disparaît bientôt et se trouve remplacée par un état apathique accompagné de *somnolence* et d'une légère obtusion des sens. L'élimination est rapide, elle se fait par la plupart des sécrétions, qui prennent son odeur caractéristique.

Indications. — L'asa fœtida est indiqué :

1° Pour *exciter l'appétit*, augmenter la tonicité du tube digestif, faciliter la digestion ;

2° A titre de *styptique* contre la diarrhée chez le cheval (Trasbot) ;

3° Pour *calmer les douleurs intestinales* dans les coliques qui résultent d'un spasme de la musculeuse des voies digestives et de la vessie ;

4° Pour *fortifier le système nerveux* général et diminuer son excitabilité dans l'épilepsie, la chorée, etc. ;

5° Pour *soutenir les forces et relever la nutrition* chez les animaux atteints de maladies infectieuses, telles que la maladie du jeune âge chez les chiens, la cachexie aqueuse des moutons, les bronchites et pneumonies chroniques, etc. Il modifie avantageusement la sécrétion bronchique ;

6° Pour prévenir l'*avortement* ;

7° Son odeur désagréable le fait employer dans la préparation du bain arsenical contre la gale du mouton ; avec la teinture, on frotte les régions malades qu'on veut préserver des morsures ou du léchage.

L'asa fœtida ne doit pas être utilisé chez les animaux de boucherie, car il rend la viande inutilisable.

Administration et doses. — Cette drogue répugne à la plupart des animaux à cause de son odeur désagréable. Aux ruminants, on la donne en breuvages mucilagineux ou gommeux ; aux chiens avec du lait, et aux chevaux en pilules ou bols. Pour les lavements, on fait dissoudre l'asa fœtida dans du vinaigre, ou dans un liquide alcoolique. La teinture d'asa fœtida est une bonne préparation. Les animaux peuvent supporter des doses fortes ; mais il vaut mieux faire usage de doses faibles et les renouveler plus souvent.

Les *doses habituelles d'asa fœtida ou de teinture* sont :

Cheval	15	à 30 grammes.
Bœuf	20	à 50 —
Mouton et porc	2	à 5 —
Chien	0gr,50	à 1gr,50.

Ces doses sont faibles ; elles peuvent être données plusieurs fois par jour.

En lavements, on administre les doses suivantes : grands herbivores, 10 grammes par lavement. Petits ruminants et porc, 4 grammes ; chien, 1 à 2 grammes.

Gomme ammoniaque.

Cette drogue est constituée par le suc laiteux concrété qui s'écoule de la tige d'une ombellifère croissant en Libye et en Perse, le *Dorema ammoniacum.*

Elle se présente sous forme de larmes blanches, laiteuses, jaunissant avec le temps, possédant une odeur spéciale aromatique, une saveur âcre et amère. On y trouve une *essence sulfurée*, une *matière résineuse* rougeâtre, transparente, fondant à 45°. Soumise à l'action d'une faible chaleur la gomme ammoniaque se ramollit.

Elle est partiellement soluble dans l'eau, l'alcool, l'éther, les huiles. Triturée avec de l'eau, elle forme une émulsion.

Effets et emploi. — La gomme ammoniaque a des effets qui la rapprochent de la térébenthine. Elle est *expectorante*, *diurétique* et *antispasmodique*. C'est un excellent modificateur des sécrétions bronchiques.

On l'administre en breuvage, potions ou pilules.

On sert aussi à fabriquer un mastic pour réparer les brèches du sabot chez le cheval en la faisant fondre à une douce chaleur avec 2 parties de gutta-percha (Defay).

Valériane.

(*Valeriana officinalis* L.).

C'est une plante de la famille des Valérianées, à tige fistuleuse, haute de 1 mètre environ, à feuilles opposées, pétiolées, ailées, à folioles lancéolées. La *racine* est la seule partie employée en médecine. Elle a une odeur faible quand elle est fraîche, mais devenant très prononcée, fétide comme l'urine de chat, quand elle est sèche ; sa saveur est amère et âcre. L'odeur de cette racine est très recherchée par les chats.

On ne doit pas la conserver plus d'un an, car elle perd promptement ses propriétés.

On trouve dans cette racine une *essence* (essence de Valériane) 1 p. 100 ; un acide, l'*acide valérianique* ou isovalérianique, un glycoside, un alcaloïde (la *chatinine*), de la fécule, du tanin, etc.

Les préparations de valériane doivent leurs propriétés antispasmodiques non à l'acide valérianique, mais à l'*essence* et à des éthers du bornéol, parmi lesquels se trouve le *valérianate de bornyle* (Brissemoret) et probablement à des principes actifs qui nous échappent encore (Pouchet).

Effets physiologiques. — Localement, la valériane est légèrement astringente et tonique.

Dans le tube digestif, elle agit comme stimulant, stomachique et vermifuge.

Après l'absorption des principes actifs, la valériane agit sur le système nerveux. A faible dose, elle est stimulante du cerveau ; à dose forte, elle produit de la dépression. Les hyperesthésies et les convulsions cloniques disparaissent par l'action de cette substance. Son action se porte sur tous les centres nerveux encéphaliques et médullaires.

Fraîche, la racine de valériane détermine un ralentissement du nombre des battements cardiaques avec augmentation notable de leur amplitude, une légère diminution de la tension artérielle. Elle favorise donc le travail du cœur et constitue un toni-cardiaque. Elle n'exerce pas d'action marquée sur la respiration. Mais elle accroît nettement la *sécrétion urinaire*.

Indications. — Elle est utile dans les maladies nerveuses, l'épilepsie, les convulsions épileptiformes, la chorée, le tétanos, les coliques avec spasmes intestinaux. Si elle ne guérit pas toujours ces maladies, elle a du moins l'avantage de diminuer leur gravité et de soulager le malade. Elle est indiquée aussi pour calmer les hyperesthésies des organes génitaux et urinaires et pour faire cesser les spasmes intestinaux.

Préparations et doses. — On emploie en *poudre*, en *infusion*, en *teinture*, en *huile*.

Avec la poudre, on fait des bols, des pilules, des électuaires. L'infusion produit le dégagement de l'essence volatile et est peu active. La teinture (au 1/5) convient pour les petits animaux. Pouchet recommande de préparer une alcoolature avec de la racine fraîche qui est beaucoup plus active que la racine sèche.

	Poudre.	Teinture.
Cheval	15 à 50 gr.	20 à 50 gr.
Bœuf	30 à 100	30 à 60
Mouton et porc	5 à 10	5 à 10
Chien	$0^{gr},50$ à 3	X à XXX gouttes.
Chat	$0^{gr},25$ à 1	V à XX gouttes.

Ces doses peuvent être répétées deux ou trois fois par jour.

Camphre ordinaire.

$C^{10}H^{16}O$.

Le camphre ordinaire ou du Japon est une essence concrète qui s'écoule des incisions que l'on pratique dans le tronc du *Laurus camphora* de la famille des Lauracées. On peut aussi l'obtenir en chauffant avec de l'eau les racines, les tiges, les rameaux des camphriers, dans de grands vases recouverts d'un chapiteau de terre garni intérieurement de paille de riz. Le camphre se volatilise et se sublime sous la forme de grains irréguliers gris jaunâtre, qu'on rassemble dans des tonneaux. On a ainsi le camphre brut qu'on raffine en Europe.

Le camphre pur est blanc, d'une odeur caractéristique et d'une saveur amère. Il est presque insoluble dans l'eau, qui n'en prend que 2 p. 1 000. Les bicarbonates augmentent sa solubilité. Il est très soluble dans l'alcool, l'éther, le chloroforme, les essences, les huiles et les graisses ordinaires. Il s'émulsionne et se dissout en partie dans le jaune d'œuf, le lait, la crème et l'eau mucilagineuse.

Effets physiologiques. — Le camphre constitue un poison violent pour les êtres inférieurs ; c'est un *antiseptique*, un *désinfectant* et un *antiparasitaire* puissant.

Appliqué en solution sur une partie extérieure du corps, le camphre produit, à cause de sa grande volatilité, une réfrigération assez marquée avec anesthésie locale. En frictions, il excite la peau, l'échauffe, la congestionne et peut même produire une légère inflammation, mais peu durable. Déposé dans l'œil, il occasionne une douleur vive et une congestion de la conjonctive. Sur la muqueuse buccale, il produit une rougeur, une saveur brûlante, de la salivation, une sécrétion abondante de mucus. Il communique à l'émail des dents une fragilité extraordinaire. Dégluti, il détermine sur la muqueuse du pharynx, de l'œsophage et de l'estomac une sensation de chaleur et de picotement. Il augmente la soif et produit souvent le vomissement chez les carnivores, le météorisme et des coliques chez les herbivores. Plus le camphre est divisé par un véhicule, et moins il est irritant pour le tube digestif. Quand il est administré en grumeaux, il enflamme et ulcère la muqueuse stomacale aux points où les particules de camphre séjournent.

L'absorption du camphre est très rapide ; il est transporté par le sang dans toutes les parties du corps. Pendant son séjour dans l'organisme, une partie s'oxyde.

Il s'élimine en nature par la peau, l'air expiré et par les urines sous forme d'acide campho-glycuronique et d'acide uramido-compho-glycuronique. On peut en déceler des traces dans le lait.

Les faibles doses de camphre (5 grammes chez le cheval et $0^{gr},20$ chez le chien) déterminent une excitation des centres nerveux. Les animaux sont plus vifs, disposés aux mouvements ; ils portent la tête plus haut et ont les yeux plus brillants. Avec les fortes doses (100 grammes chez le cheval, 5 grammes chez le chien), les animaux sont fortement surexcités ; ils entrent dans une véritable fureur. Le pouls est très accéléré, il se produit des tremblements, des convulsions cloniques ayant quelque analogie avec des convulsions épileptiformes. Puis l'excitabilité nerveuse s'épuise, il survient une abolition complète de la sensibilité et de la motilité.

Sous l'action du camphre, la température rectale subit un abaissement notable. La chute de la température est surtout très marquée chez les animaux qui sont atteints d'une maladie fébrile.

Il constitue un *bon excitant du cœur*, dont il augmente l'énergie des contractions.

Il produit aussi l'annihilation des fonctions génératrices, c'est un des meilleurs *anaphrodisiaques*.

Le camphre est *sédatif* à faible dose, *excitant* à dose moyenne et *convulsivant* à forte dose.

Les cadavres des animaux, morts à la suite de l'absorption de camphre, dégagent une odeur caractéristique ; la muqueuse digestive est vivement enflammée ; l'encéphale et la moelle épinière sont congestionnés, et leur vaisseaux sont gorgés d'un sang noir incoagulé ; les uretères et la vessie ont leur muqueuse ecchymosée.

Antidotes. — Pour s'opposer à la marche de l'empoisonnement par le camphre, on emploie les vomitifs, les boissons émollientes, le café noir, les potions vineuses et de l'éther étendu d'eau.

Indications. — Ses propriétés *antiseptiques* et *antiparasitaires* sont mises à profit pour désinfecter les tissus, où il tend à se produire une fermentation putride, pour détruire les parasites qui vivent sur la peau de nos animaux ou la vermine qui ronge le linge.

Son action *excitante locale*, puis *anesthésiante*, le fait employer contre les accidents locaux superficiels tels que heurts, chocs, distensions peu graves, engorgements douloureux des testicules, des mamelles, contre la piqûre des abeilles, contre les douleurs rhumatismales.

Il est indiqué en poudre sur les plaies pour exciter leur surface et empêcher la sécrétion purulente.

Les effets *excitants généraux* rendent son emploi très rationnel dans les fièvres putrides, les empoisonnements qui affaiblissent le système nerveux central et le cœur. C'est un des meilleurs *excitants cardiaques*; il relève l'activité du cœur quand cet organe est très affaibli et menace de s'arrêter. Dans la pneumonie infectieuse, Fröhner l'emploie avec succès à forte dose à l'état d'huile camphrée, qu'il injecte sous la peau à la dose de 100 à 250 grammes par jour.

Ses effets *sédatifs* et *antithermiques* sont utilisés dans toutes les maladies fébriles et septiques.

Il jouit aussi de propriétés *expectorantes* qui le rendent très utile dans les maladies catarrhales chroniques, des bronches et du poumon.

Dans le satyriasis, la nymphomanie et les affections des voies génito-urinaires, le camphre produit aussi de bons résultats, car il est *anaphrodisiaque*.

Il est contre-indiqué chez les animaux de boucherie à cause de l'odeur qu'il communique à la viande.

Administration et doses. — Le camphre peut être administré : 1° par la voie digestive en bols, pilules ou en émulsion dans un jaune d'œuf ou un liquide mécilagineux ; 2° par la voie sous-cutanée sous forme d'huile camphrée, d'eau-de-vie camphrée.

L'huile camphrée employée en injections sous-cutanées offre un inconvénient; elle peut provoquer chez le cheval un engorgement persistant du tissu conjonctif sous-cutané apparaissant parfois seulement plusieurs mois après l'injection.

Les *principales préparations* sont : la poudre, la dissolution aqueuse, l'eau éthérée camphrée, la teinture de camphre, le vinaigre camphré, l'huile camphrée et la pommade camphrée.

La teinture de camphre concentrée ou alcool camphré est composée de 100 camphre et 900 d'alcool à 98° (*Codex*).

L'eau-de-vie camphrée ou teinture de camphre faible se compose de camphre 100 et alcool à 60°,3900 (*Codex*).

C'est cette dernière qu'on emploie pour l'injection hypodermique. Elle est parfaitement supportée et ne produit jamais d'accident local.

Doses thérapeutiques.

	Camphre à l'intérieur. gr.	Huile camphrée (1 : 10) en injection hypodermique. gr.	Eau-de-vie camphrée en injection hypodermique. gr.
Solipèdes.........	5gr,5 à 15	30 à 50	50 à 100
Chien.............	0gr,10 à 2	2 à 4	5 à 10
Chat.............	0 à 0gr,5	0gr,5 à 2	1 à 5

Bromure de potassium.

KBr.

Le bromure de potassium est solide, en cristaux cubiques, incolore, inodore, d'une saveur âcre et alcaline, crépitant au feu, très soluble dans l'eau et peu soluble dans l'alcool. Le chlore met le brome en liberté, et il se forme du chlorure de potassium.

Effets physiologiques. — Les effets locaux du bromure de potassium sont à peu près nuls. Dans le tube digestif, ce sel dilué convenablement peut être supporté par tous les animaux ; il ne devient irritant pour la muqueuse qu'en solutions très concentrées. En injections hypodermiques, il produit une tuméfaction locale douloureuse suivie d'un abcès.

Dans l'estomac, à faibles doses, le bromure de potassium ne produit aucun changement apparent dans les fonctions. A doses moyennes, 3 grammes chez le chien et 30 grammes chez le cheval, il développe des effets généraux très marqués. Il porte principalement son action sur le système nerveux encéphalique, dont il déprime les fonctions ; il survient de l'hébétude, de la tendance à l'assoupissement, de la faiblesse musculaire, une diminution marquée des actions réflexes, une anesthésie plus ou moins prononcée des *muqueuses* et de la *peau*, de la titubation, etc. En outre, on observe constamment l'impuissance ou l'anaphrodisie. Le bromure de potassium agit électivement sur les centres nerveux ; c'est un *hypnoanesthésique* et un *sédatif* puissant par son élément brome.

Il a également une action marquée sur la circulation ; il produit une diminution considérable des battements du cœur, qui deviennent en même temps plus faibles ; *le pouls est ralenti*, intermittent et petit ; les muqueuses pâlissent par suite du resserrement des petits vaisseaux. A forte dose il arrête le cœur en diastole. Cette action sur le cœur doit être attribuée à l'élément potassium.

Sous son influence, la température rectale s'accuse ordinairement d'une façon marquée.

Par un usage trop prolongé, il se produit un empoisonnement chronique (bromisme). On voit alors les facultés cérébrales se déprimer de plus en plus, la faiblesse générale et l'amaigrissement augmenter en même temps qu'il se développe un catarrhe du côté des bronches et de la conjonctive et qu'il se produit de l'albuminurie, de l'hématurie. A l'autopsie des animaux morts de bromisme, on constate de la myélite parenchymateuse et une altération des cellules ganglionnaires cérébrales.

Ce sel subit dans le sang une double décomposition aboutissant à la formation de bromure de sodium et de chlorure de potassium.

Il est éliminé rapidement par toutes les voies d'excrétion ; à l'état de bromure de sodium, ce sel se trouve dans l'*urine*, dans le *lait*, dans la *sueur*, la salive, les fèces, la bile. Pendant son élimination par les glandes cutanées, il est probablement décomposé en partie ; du brome devient libre et agit comme irritant sur la peau ; on a en effet observé quelquefois, après l'administration de bromure chez le chien, le chat, le cheval, la production d'un impétigo exanthémateux.

Indications thérapeutiques. — Autrefois on employait le bromure contre la morve, le farcin, le rachitisme, etc. ; mais, depuis qu'on connaît mieux ses effets physiologiques, on sait qu'il ne peut avoir aucun effet curatif sur ces maladies.

Ce sel est indiqué dans les maladies nerveuses caractérisées par de l'hyperesthésie, du délire et de l'agitation : épilepsie, tétanos, priapisme, empoisonnement par la strychnine, etc.

1° Dans l'épilepsie, le bromure a produit de nombreux cas de guérison chez l'homme ; on l'a aussi employé avec succès sur les animaux, principalement sur les chiens. Sur les chiens qui sont sous l'influence du bromure, l'excitation électrique des centres psycho-moteurs reste sans effet, et il est impossible de provoquer sur eux l'épilepsie expérimentale ;

2° Dans le tétanos du cheval, ce médicament n'a pas réussi. (Vogel de Stuttgard), l'a essayé sur neuf chevaux tétaniques à la dose de 100 à 200 grammes pas jour sans enrayer la maladie. Il a donné quelques résultats favorables sur le chien ;

3° Le bromure, en diminuant la sensibilité des organes génitaux, calme les ardeurs génésiques ; c'est l'*anaphrodisiaque* le plus sûr ;

4° En injection intraveineuse à la dose de 10 à 15 grammes chez le cheval, le bromure de potassium peut rendre de grands services à titre de *calmant* et de *décongestionnant intestinal* dans les coliques.

Administration et doses. — On l'administre à l'intérieur, sous forme d'électuaire ou de solution aqueuse.

Doses pour le tube digestif.

Cheval et bœuf..............	20	à 50 grammes.
Porc, mouton................	2	à 5 —
Chien	$0^{gr},50$ à	2 —
Chat.......................	$0^{gr},20$ à	$0^{gr},50$
Poule......................	$0^{gr},20$ à	$0^{gr},50$

Ces doses peuvent être administrées plusieurs fois dans la journée. Chez le cheval, on peut arriver à en administrer 250 grammes par jour, et chez le chien de 5 à 10 grammes : mais il ne faudrait jamais donner ces dernières doses en une seule fois, car elles pourraient être toxiques.

Pour les injections intraveineuses, on utilise les solutions aqueuses à 1 p. 20 à la dose de 100 à 150 centimètres cubes chez le cheval dans la congestion intestinale.

Bromure de sodium.

NaBr.

Ce sel est moins toxique que le précédent ; il n'agit pas sur le cœur et les muscles, mais il a une action *sédative* marquée sur les centres nerveux.

Il résulte des expériences de Rabuteau que le bromure de sodium est une substance qui diminue la sensibilité, sans agir d'une manière appréciable sur la motilité ; c'est un agent modérateur réflexe, tandis que le bromure de potassium est un médicament qui agit à la fois sur le système nerveux, *sur le cœur* et sur l'*appareil locomoteur*.

A cause de sa moindre toxicité, de son électivité sur les centres nerveux, il est préféré au bromure de potassium lorsque les doses administrées doivent être fortes et le traitement prolongé. Il répond en somme aux mêmes indications et s'emploie aux mêmes doses et même à des doses supérieures.

Bromure de camphre. Camphre monobromé.

$$C^{10}H^{15}BrO.$$

C'est un corps solide, cristallisé en beaux cristaux transparents, très soluble dans l'alcool et l'éther, à peu près insoluble dans l'eau, dégageant une odeur de camphre.

On a reconnu à cette substance des propriétés sédatives très marquées : diminution des battements du cœur, abaissement de la température, action hypnotique, etc. A doses fortes, il pourrait devenir convulsivant ; on le considère comme un excellent sédatif et calmant pouvant être avantageusement utilisé dans les néphrites aiguës très douloureuses.

On l'administre au chien à la dose de $0^{gr},50$ à 1 gramme.

Cyaniques.

Les cyaniques comprennent tous les produits contenant de l'acide cyanhydrique ou capables de lui donner naissance par le dédoublement d'un de leurs principes. Beaucoup de plantes renferment, dans certaines de leurs parties, des glycosides qui sont susceptibles de se dédoubler sous l'influence des diastases hydrolisantes et de donner naissance à l'acide cyanhydrique, appelé encore acide prussique. Parmi ces produits végétaux à acide cyanhydrique, il faut citer le *Phaseolus lunatus* ou pois du Cap, les feuilles de laurier-cerise, les amandes amères, les fleurs et les feuilles du pêcher, les fleurs et fruits du sorbier, les semences de lin, les fleurs et les semences d'aubépine, les néfliers du Japon, les fleurs de groseiller, d'ancolie, les feuilles de sureau, etc.

Le glycoside cyanhydrique le plus répandu est l'amygdaline $C^{20}H^{27}AzO^{11}$. Sous l'influence de l'*émulsine* ou *synaptase*, ferment hydrolisant, il se dédouble en glucose, essence d'amandes amères et nitrile formique ou acide cyanhydrique :

$$C^{20}H^{27}AzO^{11} + H^2O = C^7H^6O + 2(C^6H^{12}O^6) + CAzH.$$

Amygdaline. — Essence d'amandes amères. — Glucose. — Acide cyanhydrique.

Les cyaniques utilisés en médecine sont l'acide cyanhydrique, le cyanure de potassium, le cyanure de chloral.

ACIDE CYANHYDRIQUE.
CAzH.

Anhydre, c'est un poison extrêmement violent, il est inusité. On n'utilise que les solutions diluées suivantes :

1° *L'eau distillée de laurier-cerise* (*Codex*) doit contenir 100 milligrammes d'acide prussique pour 100 grammes de liquide ; c'est donc une solution à 1 p. 1000.

2° *Le soluté officinal d'acide cyanhydrique* (*Codex*, 1908) contient 2 p. 100 d'acide cyanhydrique.

Effets. — L'acide cyanhydrique est un *poison* pour tous les animaux et même pour les végétaux. Il n'agit pas sur les animaux en état de sommeil hibernal ou de sommeil anesthésique, mais les tue au réveil si l'élimination n'a pas eu le temps de s'effectuer.

En raison de sa grande volatilité, il s'absorbe facilement par toutes les voies et agit avec une grande rapidité.

Après l'administration d'une dose non mortelle, on observe une accélération des mouvements respiratoires, qui deviennent spasmodiques et dyspnéiques, une accélération des battements du cœur et du pouls, une coloration violacée des muqueuses, une diminution générale de la sensibilité à la douleur, des tremblements, un abaissement de la température rectale. Ces effets, quand ils restent modérés, se dissipent en une demi-heure environ ; quand ils sont forts, les animaux peuvent rester étourdis plusieurs heures.

L'analyse physiologique démontre que l'action de l'acide cyanhydrique s'exerce d'abord sur les centres nerveux (respiratoire, vaso-moteur, convulsif, inhibiteur du cœur), sur les globules rouges du sang, dont l'hémoglobine forme avec cet acide un composé dans lequel l'oxygène est plus fixe et moins facile à utiliser pour la respiration des tissus. La diminution des échanges respiratoires explique l'abaissement de la température.

Usages. — L'acide cyanhydrique est un *analgésique local* qu'on a parfois utilisé avantageusement en solution à 2 p. 100 pour calmer les douleurs superficielles, le prurit qui accompagne les dartres, les crevasses, les eaux aux jambes, les engorgements des mamelles et les affections cutanées diverses. Mais, en raison de sa grande toxicité, il faut lui substituer d'autres calmants locaux. *A l'intérieur*, en solution à 1 p. 1000, c'est-à-dire sous forme d'eau de laurier-cerise, l'acide cyanhydrique peut rendre des services à titre de *sédatif* contre la toux, la laryngite chronique du chien.

On le considère également comme un bon *antipyrétique*, parfois supérieur à l'antipyrine (Fröhner).

Doses. — L'eau distillée de laurier-cerise s'administre aux doses suivantes à l'intérieur :

Cheval et bœuf..............	10	à 50 grammes.
Chien......	0gr,5 à 3	—
Chat..........	0gr,20 à 1 gramme.	

CYANURE DE POTASSIUM.
CAzK.

Ce sel pur est en cristaux blancs exhalant une odeur d'amandes amères ; il a une saveur alcaline, âcre ou amère. Exposé à l'air ; il en attire l'humidité et l'acide carbonique, se change en carbonate de potasse en laissant dégager des vapeurs prussiques. Il est très soluble dans l'eau et l'alcool étendu, mais peu soluble dans l'alcool absolu. Les solutions sont très altérables à l'air ; elles ne doivent être préparées qu'au moment de s'en servir.

Effets physiologiques. — Le cyanure de potassium produit les mêmes effets que l'acide cyanhydrique, à l'intensité près. Ce corps se décompose dans l'organisme et produit un dégagement d'acide cyanhydrique. C'est un *calmant*, un *anesthésique local* sur la peau et les muqueuses. Après l'absorption, il agit sur la respiration, le pouls et le système nerveux à la manière de l'acide cyanhydrique, mais avec une intensité bien moindre.

Indications. — Il est indiqué dans les mêmes cas que l'acide cyanhydrique et doit lui être préféré parce qu'il est plus facile à obtenir et à conserver.

Doses.

Doses toxiques (estomac).

Cheval....................	4	à 8 grammes.
Chien....................	0gr,20 à 0gr,50	
Homme....................	0gr,10 à 0gr,25	

Doses thérapeutiques (estomac).

Grands animaux,............	0gr,30 à 1 gramme.
Chien.....................	0gr,03 à 0gr,10
Chat.....................	0gr,01 à 0gr,03

Préparations. — Pour l'intérieur, des solutions à 1 p. 500. Pour les injections hypodermiques, des solutions à 1 p. 200. Pour l'usage externe, en solution à 1 p. 100 ou en pommade à 1 p. 20.

Administration. — A l'extérieur, on l'emploie en lotions, en applications, en frictions avec la pommade. Il faut surveiller l'emploi externe pour éviter les empoisonnements par suite de l'absorption du sel.

Pour le faire absorber, on peut l'administrer par le tube digestif, sous la forme de breuvages, d'électuaires, de lavements ; dans le tissu conjonctif sous-cutané, sous forme de solutions titrées. Les njections hypodermiques sont généralement préférées.

CYANURE DE CHLORAL.

$CCl^3COH.CAzH.$

C'est une combinaison très stable du chloral avec l'acide cyanhydrique. Il se présente sous forme d'une poudre cristalline très soluble dans l'eau.

Il a été expérimenté sur les animaux par Fröhner. Les effets sont identiques avec ceux développés par l'acide cyanhydrique. Il faut $0^{gr},5$ de cette substance en injection sous-cutanée pour tuer un chien de taille moyenne.

Les doses thérapeutiques sont de $0^{gr},02$ pour les petits chiens et de $0^{gr},1$ pour les gros.

Les solutions titrées à 10 p. 100 conservent pendant très long-temps leur activité première, et il ne survient jamais aucun accident local après les injections hypodermiques.

A cause de son inaltérabilité, ce corps sera peut-être appelé à remplacer complètement l'acide cyanhydrique et le cyanure de potassium.

Atropine et belladone.

1° ATROPINE.

$C^7H^{23}AzO^3.$

Cet alcaloïde, découvert par Brandes, isolé de la belladone par Geiger et Hesse, préparé aujourd'hui également par syn-thèse, est solide, en cristaux blancs soyeux et prismatiques, ino-dore, d'une saveur amère et nauséeuse, peu soluble dans l'eau, mais bien soluble dans l'alcool et l'éther, le chloroforme. Combinée avec les acides, l'atropine forme des sels cristallisables et très *solubles* dans l'eau. Le sulfate d'atropine est le plus employé.

Effets physiologiques. — EFFETS LOCAUX. — Le sulfate d'atropine appliqué sur la peau intacte détermine, après un certain temps, une légère *diminution de la sensibilité* et un *arrêt* local de la *sécrétion de la sueur* (Aubert). Sur les plaies et les muqueuses fines, l'atropine produit d'abord une douleur cuisante assez vive, une irritation, de la congestion ; puis, au bout de quelques minutes, la douleur disparaît, et il se produit une anesthésie locale plus ou moins complète.

Une goutte d'une solution aqueuse de sulfate d'atropine, instillée dans l'œil d'un animal, détermine d'abord une irritation accompagnée de douleur et de sécrétion des larmes ; l'animal cherche à se frotter l'œil, dont la muqueuse rougit ; après deux ou trois minutes, la douleur a disparu et, après dix minutes, on observe chez le chien une dilatation de la pupille correspondante. La *mydriase*, d'abord légère, augmente insensiblement, et après vingt-cinq minutes elle est généralement arrivée à son maximum ; alors l'iris n'est plus représenté que par une bandelette circulaire extrêmement étroite. La mydriase se produit facilement chez les carnassiers et chez l'homme ; elle apparaît plus lentement chez les herbivores, et enfin elle ne se produit pas chez les oiseaux. Chez le chien, le chat, la mydriase arrive à son maximum en vingt ou vingt-cinq minutes, chez l'âne, le cheval et les ruminants, ce n'est qu'après trente-cinq à quarante-cinq minutes. Si l'instillation se fait sur un seul œil, on voit que la pupille de l'œil opposé se contracte à mesure que celle du côté instillé se dilate. Cette constriction de la pupille opposée est due à l'effet réflexe produit par la plus grande quantité de lumière qui tombe au fond de l'œil atropiné.

La mydriase provoquée par l'atropine est accompagnée d'une augmentation de la pression intra-oculaire. La mydriase peut persister plusieurs jours.

On peut provoquer alternativement la dilatation et le resserrement de la pupille par des instillations alternatives d'une solution de sulfate d'atropine et d'une solution de sulfate d'ésérine. Ce dernier alcaloïde a, en effet, la propriété de produire la *myose*, c'est-à-dire le resserrement pupillaire, et de faire cesser les effets mydriatiques de l'atropine. En général, la myose produite par l'ésérine disparaît plus facilement avec l'atropine que ne disparaît la mydriase atropinique sous l'influence de l'ésérine.

La pupille dilatée par l'atropine est immobile, elle ne se modifie plus sous l'influence de différentes intensités lumineuses; et l'accommodation de l'œil devient impossible. La mydriase dure de deux à huit jours après l'instillation. Elle se produit encore sur un œil, quand on a préalablement coupé le nerf sympathique du côté correspondant; mais elle s'établit plus lentement, comme j'ai pu m'en assurer souvent sur des chiens.

Chez le lapin, la mydriase est toujours plus lente à s'établir, quelquefois même elle est à peine visible. Cet animal ne convient donc pas pour déceler l'atropine dans un liquide que l'on soupçonne contenir cet alcaloïde. Dans la médecine légale, il faudra donc toujours avoir recours au chat ou au chien pour s'assurer de la présence de l'atropine dans la matière provenant du cadavre d'un homme ou d'un animal empoisonné.

La mydriase est le résultat d'un effet local de l'atropine sur l'œil, quoique cette substance puisse encore produire la mydriase après son absorption par toute autre voie. En effet, la mydriase se fait toujours sur l'œil dans lequel l'instillation est faite, jamais sur celui du côté opposé. Si on enlève un œil sur une grenouille, la mydriase se produit encore s'il est humecté avec une solution d'atropine. Fleming a remarqué que la dilatation de la pupille commence d'abord au point où la goutte est déposée; si celle-ci est placée sur un des points de la circonférence de l'iris, on voit la dilatation commencer en ce point, et elle se produit seulement plus tard dans les autres. La présence de l'atropine a été constatée dans l'humeur aqueuse (Ruyter); cette substance arrive donc en contact avec l'iris. Agit-elle sur les fibres circulaires en les paralysant ou sur les fibres rayonnées? Agit-elle directement sur l'élément musculaire ou sur les nerfs de l'iris? Ce sont des questions encore incomplètement résolues. D'après les travaux les plus récents, elle paralyse les fibres nerveuses motrices du muscle constricteur de l'iris (oculo-moteur). En effet, après l'atropinisation, l'excitation de l'oculo-moteur commun ne produit plus de resserrement pupillaire. De plus, j'ai remarqué que, lorsque la mydriase est incomplète, l'excitation du bout céphalique du sympathique produit les effets dilatateurs ordinaires, ce qui indique l'intégrité des fibres nerveuses dilatatrices du diaphragme irien.

Elle n'agit donc pas sur les fibres rayonnées, mais sur les fibres circulaires. Le système constricteur étant paralysé, le système dilatateur agit seul, de là la dilatation de la pupille. Il est assez difficile d'expliquer pourquoi la mydriase ne se produit pas chez les oiseaux. D'après la plupart des micrographes, l'iris de ces derniers ne contient que des fibres circulaires striées et pas de fibres radiées, et c'est peut-être à cette différence de structure qu'il faut attribuer la différence des effets sur la pupille.

Effets généraux. — Quand l'atropine est arrivée dans le torrent circulatoire, elle produit des modifications dans presque toutes les fonctions.

La *mydriase* se produit sur les *deux yeux*, avec une égale intensité ; il en résulte que la vue est obscurcie et la pression intra-oculaire augmentée.

Sécrétions. — Elle tarit *toutes les sécr tions* ou les diminue considérablement, à l'exception de la sécrétion urinaire. La bouche devient sèche, la déglutition est bientôt rendue impossible, les aliments se dessèchent dans l'estomac et l'intestin. Les sécrétions salivaire, gastrique et intestinale sont donc taries sous l'influence de l'atropine. Les aliments n'étant pas digérés agissent comme des corps étrangers irritants sur la muqueuse gastro-intestinale, et il se produit souvent des nausées et des vomissements chez les carnassiers et des coliques chez les herbivores. L'atropine tarit les sécrétions des glandes en *paralysant* les extrémités intraglandulaires des nerfs sécréteurs. Ce fait est facile à vérifier sur la glande sous-maxillaire du chien. Cl. Bernard a démontré que la corde du tympan renferme les fibres excito-sécrétoires de cette glande et qu'il suffit d'exciter ce cordon nerveux dans son bout glandulaire pour provoquer immédiatement une abondante sécrétion de salive et une congestion du tissu de la glande. Sur un animal atropiné, l'excitation du bout périphérique de la corde du tympan reste sans effet sur la sécrétion, mais produit encore l'effet vaso-dilatateur ordinaire, comme l'a démontré le premier Heidenhain, et comme j'ai pu m'en assurer plusieurs fois. L'action antisécrétoire de l'atropine est donc due à la paralysie des nerfs sécréteurs et non à un ralentissement de la circulation dans la glande.

La sécrétion urinaire n'est pas influencée par l'atropine.

Circulation. — A très faible dose, l'atropine produit d'abord un *ralentissement* des battements du cœur chez l'homme et le lapin, puis bientôt une *forte accélération* de ces battements. Chez le chien, l'accélération se produit immédiatement sans être précédée d'une période de ralentissement. Le ralentissement observé chez l'homme et le lapin est toujours de courte durée, tandis que l'accélération consécutive persiste longtemps. Chez nos grands animaux domestiques, l'accélération du pouls est aussi le phénomène le plus saillant et le plus durable. Le pouls en même temps devient plus petit, plus difficile à percevoir, et les battements du cœur sont moins énergiques.

L'accélération considérable du pouls sous l'influence de l'atropine doit être attribuée à la *paralysie intracardiaque* des fibres modératrices du pneumogastrique. En effet, tout le monde sait que l'excitation du bout périphérique du pneumogastrique produit le ralentissement ou l'arrêt des battements du cœur dans les conditions physiologiques, tandis qu'après l'atropinisation la même excitation n'influence plus le cœur et ne ralentit plus ses battements.

On admet généralement que l'atropine produit un abaissement de la tension artérielle. D'après les graphiques manométriques que j'ai pris sur le chien, la tension artérielle reste normale avec des doses moyennes. Il est probable que les auteurs qui signalent un abaissement de tension ont fait usage de doses fortes. Généralement les muqueuses sont congestionnées; il semble donc y avoir une *dilatation vasculaire* périphérique, et, si la tension se maintient normale, c'est parce que le cœur bat plus fréquemment.

Respiration. — La respiration est toujours accélérée sous l'influence de l'atropine par suite d'une excitation du centre respiratoire. Les mouvements sont plus nombreux et aussi plus amples. Cet alcaloïde est un des meilleurs *toniques respiratoires*. Il a aussi la propriété de diminuer l'*excitabilité des extrémités intrapulmonaires* du pneumogastrique.

Tube digestif. — L'atropine *arrête les mouvements péristalti-ques* de l'estomac et de l'intestin. Cet effet paralysant sur les fibres musculaires lisses a été nettement mis en évidence, au moyen de la méthode graphique (Morat). Pendant l'action de l'atropine, à dose un peu forte, les contractions rythmiques dans l'estomac et l'intestin cessent complètement, et il n'est plus possible de les réveiller même par l'excitation électrique du nerf moteur qui se distribue dans la musculeuse gastro-intestinale. Les effets paralysants exercés par l'atropine sur les muscles lisses des parois gastro-intestinales disparaissent sous l'influence de la pilocarpine ; cette dernière substance est un *antagoniste de l'atropine* ; elle exalte les mouvements péristaltiques et les sécrétions de l'estomac et de l'intestin.

A dose très faible, l'atropine, au lieu de paralyser l'estomac et l'intestin, *excite*, au contraire, les contractions péristaltiques de ces viscères et produit des évacuations. Elle diminue aussi l'excitabilité des extrémitée nerveuses sensitives de la muqueuse gastrointestinale et peut, par conséquent, faire disparaître le spasme intestinal, qui a pour origine une irritation de la muqueuse.

Sphincters. — L'atropine semble aussi avoir pour effet de *relâcher* les sphincters en diminuant leur tonicité. Depuis longtemps, les médecins et les accoucheurs admettent que l'anus, le col de la vessie et de la matrice se laissent dilater facilement sous l'influence de l'atropine. Cet effet est surtout très marqué quand ces sphincters sont le siège de contractions spasmodiques. L'atropine paralyse le système constricteur de l'iris, la musculeuse de l'estomac et de l'intestin, et il est probable que la même action paralysante s'exerce sur les fibres circulaires des différents sphincters. Évidemment, après la paralysie de ces sphincters, l'ouverture qu'ils circonscrivent ne se dilate pas activement, mais elle offre moins de résistance aux causes qui tendent à la dilater.

Système nerveux. — De faibles doses d'atropine produisent une *excitation* générale et une augmentation de la sensibilité ; des doses plus fortes engendrent d'abord une période d'excitation pendant laquelle les animaux se déplacent et s'agitent, puis une période de calme pendant laquelle il y a diminution de la sensibilité et apparition d'un état de somnolence qui est cependant entrecoupé par des cris et des rêves pénibles. Les herbivores sont fortement agités au début ; ils sont en proie à des hallucinations et présentent des tremblements musculaires des coliques ; les chevaux poussent au mur comme dans le cas de vertige, et après ils montrent passagèrement les symptômes de l'immobilité.

Température. — Les doses faibles produisent aussi une élévation de la température rectale pouvant atteindre 4°. Des doses fortes élèvent d'abord la température, mais l'abaissent ensuite de 1 à 3°.

Élimination. — L'atropine est éliminée rapidement par les reins. On a pu produire la mydriase par l'instillation de l'urine provenant d'animaux morts empoisonnés par cet alcaloïde. Chez les herbivores, une partie plus ou moins notable subit dans l'organisme des transformations et l'urine ne contient que fort peu d'atropine en nature.

EFFETS TOXIQUES. — Des doses toxiques d'atropine produisent :

1° Une dilatation pupillaire extrême avec trouble dans la vision ; les animaux buttent contre les objets qui se trouvent sur leur passage ;

2° Une exaltation de l'ouïe qui ne s'éteint que dans le coma ;

3° Une congestion très forte des muqueuses ;

4° Une grande excitation, pendant laquelle les animaux sont très sensibles ; puis survient une diminution de la sensibilité et de la motilité, des tremblements musculaires, des convulsions et enfin une paralysie sensitive et motrice complète.

Le pouls est très accéléré, petit, puis il devient même imperceptible.

La peau des extrémités subit un refroidissement considérable ; les sphincters se relâchent ; la respiration s'éteint et la mort survient au milieu des convulsions.

Certains animaux peuvent consommer de grandes quantités de feuilles fraîches de belladone sans éprouver de malaise ; tels sont les escargots, les pigeons, les lapins, même les chèvres et les moutons. Nourris pendant une semaine avec ces feuilles, ces animaux ne sont pas incommodés. Chose curieuse, leur viande mangée par des carnassiers ou l'homme peut occasionner des accidents d'empoisonnement.

A l'autopsie des animaux qui succombent sous l'influence de l'atropine, on ne trouve aucune lésion caractéristique ; les centres nerveux sont quelquefois congestionnés, et les gros vaisseaux contiennent du sang noir

Antidotes. — Il faut d'abord employer les vomitifs ou les purgatifs pour faire rejeter le poison non absorbé. Si l'absorption est déjà effectuée, on conseille le café ou les excitants. Je crois qu'il vaudrait mieux lui opposer la pilocarpine et l'ésérine, alcaloïdes dont les effets sont exactement inverses.

Indications thérapeutiques. — Localement, les préparations belladonées et les sels d'atropine sont indiqués :

1° Pour diminuer la *douleur* dans les inflammations cutanées ou sous-cutanées, quelle que soit leur nature ;

2° Pour tarir les *hypersécrétions* et diminuer le prurit dans certaines maladies cutanées, dans l'otorrhée, etc. ;

3° Pour produire la *mydriase*, quand on veut examiner le fond du globe oculaire ou pratiquer des opérations sur le cristallin ;

4° Alternativement avec l'ésérine, pour provoquer des mouvements de resserrement et de dilatation de l'iris afin d'empêcher les adhérences de cette membrane avec le cristallin ou avec des produits pathologiques dans certaines ophtalmies ;

5° Pour calmer la douleur et diminuer les hypersécrétions dans toutes les *ophtalmies*, excepté dans l'ulcération de la cornée et le glycome. Dans ce dernier cas, les instillations atropinées seraient nuisibles, car elles augmentent la tension intra-oculaire.

A l'intérieur, ou en injection sous-cutanée, l'atropine est indiquée :

1° Pour *diminuer l'excitabilité* des nerfs d'arrêt du cœur dans l'anesthésie par le chloroforme ou l'éther. Quelques minutes avant de faire respirer les vapeurs anesthésiques, on pratique une injection sous-cutanée de sulfate d'atropine. Chez le chien, la dose d'un demi-milligramme à 1 milligramme suffit pour diminuer considérablement l'excitabilité du pneumogastrique et pour mettre à l'abri des syncopes cardiaques. Dans la pratique, on a tout avantage à faire précéder l'emploi des anesthésiques d'une injection hypodermique d'atropine et de chlorhydrate de morphine. Ce procédé d'anesthésie mixte est toujours sans danger ;

2° Pour diminuer les hypersécrétions intestinales dans les cas de diarrhée opiniâtre ;

3° Pour diminuer la tonicité et l'état de contraction des *sphincters* anal, vésical et du col de la matrice. Dans les accouchements laborieux dus à un spasme du col, on introduit dans l'ouverture du col *l'éponge préparée*, que l'on trempe préalablement dans l'extrait de belladone. L'éponge, en se gonflant, dilate le col, dont l'excitabilité et la contractilité sont diminuées par la préparation belladonée ;

4° Pour diminuer les contractions spasmodiques de l'intestin, de l'utérus, de la vessie, quand ces contractions sont trop énergiques et produisent des coliques vives ;

5° Pour diminuer l'excitabilité bronchique et laryngienne au début des maladies de poitrine quand la toux est très douloureuse ;

6° Pour tonifier la respiration, tarir la sécrétion muco-purulente et dessécher les bronches à la fin des bronchites, des pneumonies catarrhales ;

7° Cette substance s'éliminant par les urines chez le chien, est très bien indiquée pour calmer l'inflammation et la douleur dans les néphrites (Trasbot).

Préparations et doses. — On emploie le sulfate d'atropine sous forme de solutions aqueuses fraîchement préparées et titrées à 1 : 500 — 1 : 200 — 1 : 100 — 2 : 100, etc., selon les cas. L'administration peut se faire par injections hypodermiques. On peut aussi avantageusement administrer des potions, des granules ou des pilules contenant une quantité bien déterminée d'alcaloïde.

Doses thérapeutiques en injection hypodermique.

Sulfate d'atropine.

Cheval et bœuf.....................	0^{gr},025 à 0^{gr},1
Porc.............................	0^{gr},01 à 0^{gr},03
Chien...........................	0^{gr},001 à 0^{gr},01
Chat et volailles.................	0^{gr},002 à 0^{gr},005

Doses toxiques.

Sulfate d'atropine.

Cheval...........................	0^{gr},50
Bœuf.............................	0^{gr},50
Chien...........................	1 gramme.
Lapin............................	1 —

2° BELLADONE.
(*Atropa belladona* L.)

La belladone est une plante indigène de la famille des Solanées, dont le fruit est une baie qui ressemble à une cerise noire. Toutes les parties de cette plante sont actives; les baies et la racine sont plus actives que les feuilles.

La belladone renferme un alcaloïde prédominant, *l'atropine*, une petite quantité variable d'ailleurs d'hyoscyamine, de métatropine, de belladonine, de l'albumine, de la gomme, de la chlorophylle, de la cellulose, des sels de chaux.

La proportion d'atropine contenue dans la belladone est très variable, selon le terrain sur lequel la plante a végété, l'état de sécheresse de l'année, le moment de la récolte et la manière dont elle est conservée. En administrant de la belladone ou des préparations faites avec cette plante, le clinicien ne sait jamais exactement l'intensité des effets qu'il va obtenir; il s'expose à donner des doses trop fortes et à déterminer des effets exagérés, ou des doses trop faibles et n'obtenir aucun effet, et cela avec les mêmes quantités de médicament. En médecine, comme dans les sciences positives, on doit constamment chercher à obtenir l'exactitude parfaite ; il faut qu'on puisse graduer mathématiquement les effets, et pour cela il faut pouvoir doser exactement les principes actifs que l'on administre. Pour éviter les nombreux inconvénients qui sont attachés à l'administration directe de la belladone, il vaut mieux faire usage de son principe actif, c'est-à-dire de l'atropine. Les effets physiologiques et thérapeutiques de la belladone sont d'ailleurs les mêmes que ceux de son alcaloïde.

Préparations et doses. — Les principales préparations de belladone sont : la poudre de feuilles, l'extrait qui est entièrement soluble dans l'alcool à 70° et donne avec l'eau un soluté troublé. Teinture à 1 : 10. — Huile belladonée à 1 : 2. — Pommade de belladone à 1 : 10.

La belladone entre dans la composition du baume tranquille, de la pommade de peuplier, etc.

Doses thérapeutiques.

	Poudre de feuilles.		Extrait.	
Cheval et bœuf............	15	à 30 gr.	2	à 4 gr.
Mouton..................	8	à 15 —	»	
Porc....................	4	à 8 —	$0^{gr},20$ à $0^{gr},50$	
Chien..................	$0^{gr},30$ à 1 —		$0^{gr},20$ à $0^{gr},30$	

Doses toxiques.

	Poudre de feuilles.	Extrait.
Cheval et bœuf............	125 à 150	»
Chien.. ,................	15	2 grammes.

Scopolamine.

$$C^{17}H^{25}AzO^4.$$

La scopolamine ou *hyoscine* est un alcaloïde qui se trouve avec l'hyoscyamine dans plusieurs plantes de la famille des Solanacées : *Scopolia atropoïdes* et *Sc. Japonica*, *Duboisia myoporoïdes*.

On l'emploie à l'état de *bromhydrate de scopolamine*.

Ce sel se présente sous la forme de cristaux incolores, de saveur amère et brûlante ; il est facilement soluble dans l'eau, peu soluble dans l'alcool, l'éther, le chloroforme.

Effets et emploi. — La scopolamine a une action analogue à celle de l'atropine. Comme cette dernière, elle produit la mydriase, accélère le cœur par paralysie du pneumogastrique, arrête les sécrétions de la salive et de la sueur et paralyse le péristaltisme intestinal. Elle diffère de l'atropine en ce qu'elle n'accélère que peu la respiration ; en ce que son action mydriatique est plus puissante et plus rapide et qu'elle produit une forte vaso-dilatation du côté des reins.

Pendant l'action de la scopolamine, les animaux, surtout le chien et le cheval, sont très agités ; ils présentent une certaine hyperesthésie auditive en même temps qu'un affaiblissement de la vue.

Chez l'homme, une dose supérieure à 1 milligramme est dangereuse ; un chat a résisté à 0gr,6 (Kobert), un cheval a présenté des phénomènes graves avec 0gr,1 et un autre est mort avec 0gr,25 (Fröhner).

Chez l'homme, le bromhydrate de scopolamine à très faible dose produit une légère action hypnotique ; mais cette action ne s'observe pas chez les animaux. Cependant, chez ceux-ci comme chez l'homme, l'anesthésie chloroformique se fait bien plus vite après une injection préalable de scopolamine.

On l'emploie *comme mydriatique* dans les mêmes cas que le sulfate d'atropine, mais en solutions plus faibles 1 ou 2 p. 1000.

Fröhner a combattu avec succès l'asphyxie chloroformique chez un cheval en imminence de mort par une injection hypodermique de 0gr,10 de bromhydrate de scopolamine ; le cœur et la respiration très affaiblis ont repris de la force. Dans les cas de ce genre, la scopolamine semble devoir être préférée à l'atropine ; elle *constitue* un *stimulant énergique du cœur*.

La scopolamine favorisant l'action du chloroforme, on emploie avantageusement l'*anesthésie mixte par la scopolamine-chloroforme*. Par cette méthode d'anesthésie, on se met presque entièrement à l'abri des syncopes cardiaques.

Doses. — On emploie le chlorhydrate de scopolamine en solution aqueuse à 5 p. 1000.

Doses internes.

Cheval et bœuf	0,01	à 0,05
Chien	0,005	à 0,01

En injection hypodermique.

Cheval........................... 0,02
Chien............................ 0,005

Autres alcaloïdes.

L'HYOSCYAMINE, alcaloïde tiré de l'*Hyoscyamus niger*, la
DUBOISINE retirée du *Duboisia myoropoïdes*, l'EUMYDRINE ou
méthylo-nitrate d'atropine obtenue par synthèse, agissent sensiblement comme l'atropine, mais n'offrent aucun avantage particulier en thérapeutique vétérinaire.

Excitants neuro-musculaires.

On appelle *excitants*, *stimulants* ou *sthéniques* les médicaments
qui relèvent l'activité nerveuse et l'énergie musculaire. Ils sont
employés pour combattre l'adynamie ou la dépression des forces.

Les excitants comprennent les sels ammoniacaux, les alcooliques, les épices et matières aromatiques, le café et la caféine, le
maté, la noix vomique et la strychnine, la coca et la cocaïne, la
noix de kola, la coque du levant et la picrotoxine.

La plupart de ces médicaments se retrouvent dans d'autres
classes.

Alcool ou esprit de vin.
C^2H^6OH.

L'alcool vinique ou éthylique est un liquide incolore, d'une densité de 0,95 à 15°, très volatil, inflammable, soluble dans l'eau
en toute proportion, également soluble dans l'éther, la glycérine,
les huiles. C'est un excellent dissolvant d'un grand nombre de
corps insolubles dans l'eau (iode, soufre, phosphore, alcaloïdes,
cire, etc.). Il possède une grande affinité pour l'eau. Le mélange
d'eau et d'alcool s'échauffe et diminue de volume. L'alcool déshy-
drate les tissus, coagule et précipite l'albumine.

Effets. — Versé sur la peau, l'alcool concentré, en s'évaporant,
produit une sensation de froid qui est accompagnée d'un resserrement vasculaire, d'une pâleur plus ou moins prononcée et
d'une diminution de la sensibilité. Si on empêche l'évaporation,
l'alcool provoque une *irritation* et une *inflammation locale* d'au-

tant plus prononcées qu'il est plus concentré. Sur les plaies et les muqueuses, l'effet irritant est encore plus marqué ; sur ces surfaces, l'alcool produit une douleur brûlante très vive, une escarrification superficielle par suite de la soustraction d'eau aux tissus et de la précipitation de l'albumine et du mucus. Il dessèche fortement les surfaces et les rend réfractaires à la putréfaction, car il est antiseptique.

A l'intérieur, l'alcool concentré constitue un poison violent ; ainsi un cheval succombe avec 250 grammes d'alcool absolu. A l'autopsie, on trouve une violente irritation du tube digestif et tous les signes de l'asphyxie.

L'*alcool étendu d'eau* excite les tissus sans les irriter. Sur les plaies et les muqueuses, il tarit les sécrétions et resserre un peu leur surface à la manière des astringents.

A l'intérieur, il est *excitant* pour l'estomac et l'intestin ; il réveille les contractions péristaltiques et active la sécrétion des sucs digestifs. Cependant l'effet *eupeptique* ne se produit qu'à faible dose ; aussitôt que les doses sont suffisantes pour produire l'ivresse, la digestion est arrêtée ou considérablement ralentie. Si, sur un chien à fistule gastrique, on injecte dans l'estomac une petite quantité d'alcool dilué, on voit le suc gastrique couler en abondance ; mais, si on injecte de l'alcool fort ou une grande quantité d'alcool dilué, la sécrétion gastrique s'arrête.

Après l'absorption, l'alcool en petite quantité produit une *excitation générale* de l'organisme ; les yeux sont plus vifs, les oreilles se dressent et la tête est portée haut ; les mouvements sont plus faciles, plus énergiques et les animaux montrent plus de vigueur et une plus grande gaieté. Chez l'homme, on observe que les fonctions cérébrales sont plus vives, en outre que l'intelligence est plus ouverte et la parole plus facile. Les principales fonctions sont toutes activées ; le cœur bat plus vite et plus fort ; la respiration est plus fréquente ; la température de la peau s'élève sans qu'il y ait élévation importante de la température rectale, les oxydations sont accrues, les quantités d'oxygène absorbé et d'anhydride carbonique éliminé sont augmentées. Souvent aussi on observe une abondante *diurèse*. Ces phénomènes d'excitation se dissipent assez vite quand de nouvelles doses d'alcool ne sont pas administrées.

A fortes doses, l'alcool produit d'abord les effets ci-dessus avec plus d'intensité ; mais bientôt succède la période de l'ivresse, caractérisée par une faiblesse musculaire qui fait trébucher l'animal lorsqu'il marche et qui, en se prononçant de plus en plus, le force au décubitus ; ce décubitus n'est pas calme, car le sujet se livre souvent à des mouvements désordonnés auxquels succède cependant parfois un coma profond et une anesthésie générale plus ou moins complète. Dans l'espèce bovine, cette anesthésie peut être utilisée dans un but chirurgical ou obstétrical.

Le pouls et la respiration, accélérés pendant la période d'excitation, *se ralentissent* beaucoup pendant la période d'ivresse, la température rectale *s'abaisse*, tandis que la température de la peau augmente. Il semble que, pendant l'ivresse, le sang se porte surtout vers la peau, qui se couvre souvent de sueur. L'abaissement de la température rectale s'explique encore par le ralentissement du mouvement de dénutrition, la diminution des oxydations ; en effet, il y a un affaiblissement de l'exhalation de l'*acide carbonique* et de l'excrétion de l'*urée*. Pendant l'ivresse, les animaux et l'homme se refroidissent facilement ; tout le monde sait qu'en hiver la mort par refroidissement n'est pas rare chez l'homme ivre.

L'alcool entraîné par le sang se fixe et s'accumule d'abord dans divers organes parenchymateux, l'encéphale, le foie et les muscles, puis il est en partie oxydé et transformé en aldéhyde, acide acétique, acide oxalique, acide carbonique et eau ; une petite quantité cependant échappe à l'oxydation et s'élimine en nature par le poumon, le rein et parfois par les mamelles. L'air expiré prend l'odeur d'alcool chez les personnes ivres. Cette élimination en nature de l'alcool augmente avec la dose administrée. L'alcool administré peut passer du sang de la mère à celui du fœtus à travers le placenta.

En dehors de toute ingestion d'alcool en nature, il y a dans l'organisme des animaux de petites quantités d'alcool qui proviennent des matières hydrocarbonées des tissus. Ainsi il existe dans le foie une certaine transformation du glycogène en alcool et acide acétique (Béchamp et Estox). Lépine admet également ment que la fermentation glycolytique est accompagnée de formation d'alcool dans le sang.

On considère l'alcool comme un aliment thermogène pouvant remplacer en petite quantité une certaine proportion de matières hydrocarbonées ou de graisses de la ration. L'alcool est susceptible d'épargner les hydrates de carbone et les graisses et de favoriser l'engraissement.

Les lésions dans l'empoisonnement aigu par l'alcool consistent dans une forte congestion, de la surface du cerveau, des méninges du poumon, des bronches, de la trachée, de la muqueuse gastro-intestinale.

Dans l'alcoolisme chronique, le foie est le siège d'une cirrhose, d'une dégénérescence graisseuse des cellules. On remarque les mêmes lésions, dans la rate, le rein.

Indications thérapeutiques. — *A l'extérieur*, l'alcool plus ou moins concentré sous forme de teintures diverses constitue un *excitant*, un *rubéfiant* utile pour produire la résolution d'engorgements chroniques, d'ecchymoses, de contusions, etc.

A l'intérieur, il convient en petite quantité dans tous les cas où il faut *faciliter la digestion* ; dans les digestions pénibles, les coliques, les indigestions, l'arrêt de la rumination.

Il convient aussi, à faible dose, à titre d'excitant général, pour relever les forces et l'activité nerveuse et cardiaque dans la convalescence, dans l'anémie, dans les maladies infectieuses, dans les empoisonnements par les narcotiques.

A faible dose, il excite la fonction génitale et constitue un bon aphrodisiaque.

Il est indiqué aussi comme *antifébrile* à forte dose. Dans les cas de fièvre, l'alcool constitue un antithermique, un aliment d'épargne de premier ordre. En s'oxydant, il empêche la destruction des graisses et des matières albuminoïdes des tissus et, par conséquent, il épargne l'organisme animal.

On l'utilise aussi quelquefois comme *narcotique* ou *hypnoanesthésique* pour produire la résolution musculaire et l'insensibilité.

Chez les ruminants, surtout chez les bovins, l'alcool constitue un bon anesthésique pour les besoins de la chirurgie ou de l'obstétrique. On l'administre à l'intérieur dilué à 40 à 50° ou sous forme d'eau-de-vie, de rhum, de cognac, etc.

Doses et préparations. — On ne doit donner l'alcool à l'intérieur qu'après l'avoir étendu de beaucoup d'eau. Ou bien on peut administrer des liquides alcooliques faibles, tels que l'eau-de-vie faible, la bière ou le vin.

Doses toxiques (alcool pur).

Cheval...................... 250 grammes.
Grands ruminants.......... 350 à 500   —
Chien...................... 30 à 40   —
Chat...................... 25   —

Doses thérapeutiques excitantes.

L'alcool doit être dissous dans l'eau et ne pas marquer plus de 50°.

Cheval.................... 50 à 150 grammes.
Bœuf.............. .... 100 à 300   —
Mouton et porc .... 30 à 60   —
Chien, chat................ 1 à 10   —

Pour produire un *effet excitant général*, il est prudent de ne pas donner ces doses en une seule fois ; il vaut mieux les fractionner, car il y a des animaux qui sont beaucoup plus sensibles à l'alcool que d'autres.

Dans les maladies fébriles, lorsque la température rectale est très élevée, on doit toujours donner ces doses en une fois, répéter l'administration toutes les deux ou trois heures jusqu'à production de l'effet, car les animaux malades supportent des doses beaucoup plus fortes que les animaux sains. De plus, l'effet *hypothermique* ne se produit nettement qu'à dose massive.

Doses anesthésiques chez les bovins, à l'intérieur (Hess).
(Eau-de-vie, rhum, cognac ou alcool à 40 à 50°).

Bœuf de 600 à 800 kilogrammes 2   à 3 litres.
 —   de 400 à 600   —   1   à 2 —
 —   de 200 à 400   —   .... 0l,8 à 1l,5.
Petits ruminants..... .... 300 c. c.

Café.

On donne ce nom au fruit du caféier, plante de la famille des Rubiacées, qui croît surtout dans l'Afrique orientale. Le même nom s'applique à l'infusion qu'on prépare avec des grains de café torréfié.

Le café est devenu pour nous un véritable aliment. Sa consommation, déjà très grande, augmente tous les ans.

On ne prépare pas l'infusion de café avec des grains verts, mais bien avec les grains ayant subi l'action d'une chaleur intense qui fait brunir leur surface. L'infusion ainsi obtenue est aromatique et d'un goût infiniment plus agréable que celle qu'on obtiendrait avec les grains verts; elle jouit aussi de propriétés physiologiques un peu différentes.

Le café vert a la composition moyenne chimique suivante :

Caféine..... .... •	0.2 à 0,8 p. 100
Légumine...........................	15 —
Sucre et gomme......................	55 —
Huile grasse et essentielle	13 —
Sels minéraux (K. Na. Mg. Ph, Cl).......	7 —
Acide cafétannique......	5 —

La substance qui communique au café vert ses propriétés physiologiques, c'est la *caféine*. L'infusion de café torréfié doit ses propriétés non seulement à la *caféine*, mais encore à une *essence aromatique*, la *caféone*, qui se forme au moment de la torréfaction. Pendant cette dernière opération, le café perd de son poids (de 1/8 à 1/4), et il s'appauvrit un peu en *caféine*.

L'infusion de café torréfié agit beaucoup plus énergiquement sur l'homme et les animaux que l'infusion de café vert. L'alcaloïde, la caféine, n'est donc pas le seul principe actif du café torréfié. Une infusion de café torréfié renfermant seulement $0^{gr},4$ de caféine agit aussi énergiquement que $1^{gr},5$ de caféine pure : si l'on injecte dans les veines d'un lapin une infusion de café torréfié qui renferme $0^{gr},04$ de caféine, l'animal meurt rapidement après avoir présenté des tremblements, des convulsions et l'arrêt du cœur en systole, tandis qu'une dissolution de $0^{gr},05$ de caféine pure injectée ne produit presque aucun effet. L'infusion de café agit énergiquement sur les mouvements péristaltiques de l'intestin, tandis que la caféine seule ne modifie pas sensiblement ces mouvements. Le marc de café est très pauvre en caféine, et cependant il agit encore énergiquement sur les animaux. Le principe aromatique produit par la torréfaction est appelé *caféone*.

C'est la caféone qui produit l'activité de l'intelligence, l'accélération du cœur, l'augmentation de la tension artérielle, l'accélération de la respiration, l'énergie des mouvements péristaltiques de l'intestin, l'expulsion d'une plus grande quantité d'urine et une excitation nerveuse générale. L'homme, à cause de l'usage continuel qu'il fait du café, jouit d'une grande tolérance. Les animaux sont relativement beaucoup plus sensibles à l'action de cette substance. Ce n'est pas, comme on l'a cru pendant longtemps, un aliment d'épargne, car il détermine une excitation générale et une élimination plus forte d'azote.

Emplois et indications. — L'infusion de café est indiquée :

1° Dans tous les cas où il y a dépression nerveuse : débilité, état comateux, empoisonnement ;

2° Pour faire disparaître l'ivresse produite par des liqueurs alcooliques ;

3° Dans les maladies chroniques des muqueuses des voies respiratoires, surtout les maladies catarrhales ;

4° Pour provoquer la *diurèse* et favoriser la résorption des épanchements hydropiques ;

5° Pour combattre la constipation et l'atonie intestinale ;

6° Contre l'indigestion ou pour faciliter la digestion quand elle est laborieuse.

A l'extérieur, le café en poudre est un bon *antiseptique* et *astringent* pour les plaies. Mélangé à l'iodoforme, il ôte à ce corps son odeur désagréable.

Doses. — Les doses ne sont pas nettement indiquées. Pour les grands herbivores, la dose de 50 grammes dans 1 litre d'eau bouillante suffit généralement. On peut d'ailleurs augmenter considérablement les doses sans occasionner aucun empoisonnement.

Caféine ou théine.

$$C^8H^{10}Az^4O^2.$$

La caféine est le principe actif du café vert, du thé, de la noix de kola, du maté, du guarana.

Les grains de café en contiennent environ 1 p. 100, les feuilles de thé 2 à 3 p. 100, la noix de kola 2 p. 100, la pâte de guarana 6 p. 100, le maté 0,50 à 1,5 p. 100.

Cette substance, découverte en 1820 par Runge, est une triméthylxanthine $C^5H(CH^3)^3Az^4O^2$; elle se présente à l'état de pureté sous la forme de cristaux blancs, en aiguilles très fines, légèrement amers. Elle est peu soluble dans l'eau froide 1 : 75, et l'alcool 1 : 150, mais très soluble dans l'eau chaude, le chloroforme (1 : 9). Le salicylate de sodium et le benzoate de sodium facilitent sa dissolution dans l'eau. La caféine peut être obtenue aujourd'hui par synthèse.

Effets physiologiques. — La caféine et ses sels n'ont aucune action sensible sur la peau. Sur les muqueuses, cet alcaloïde détermine une légère excitation qui active la circulation et les sécrétions. Dans la bouche, elle produit une légère hyperémie de la muqueuse et une sécrétion salivaire plus abondante. Il est probable qu'à doses convenables les mêmes effets locaux se produisent dans l'estomac et l'intestin.

L'absorption de la caféine est très rapide dans le tube digestif, le tissu conjonctif sous-cutané et les bronches. On peut l'administrer par l'une ou l'autre de ces voies selon les exigences des cas.

Les effets généraux se traduisent par des modifications dans presque toutes les fonctions.

a. *Sensibilité et motilité.* — Aussitôt que la caféine a pénétré dans le sang en quantité suffisante, on constate une *augmentation de la sensibilité générale et des sensibilités spéciales*. Les animaux sont excités : les mouvements sont plus faciles plus vifs et le travail musculaire est favorisé. On observe aussi une respiration plus légère.

A dose forte, la caféine augmente considérablement le pouvoir réflexe de la moelle et produit parfois des convulsions tétaniques comme la strychnine. Cet effet est surtout facile à constater sur la grenouille verte. On le produit aussi sur les mammifères en administrant de fortes doses. Le cheval qui reçoit 0^{gr},50 de caféine en injection sous-cutanée ou intraveineuse prend une attitude plus fière, relève la tête, dresse les oreilles et leur fait exécuter des mouvements dans tous les sens ; il mâche comme s'il avait des parcelles alimentaires dans la bouche ; ses yeux deviennent vifs et brillants ; sa démarche d'abord facile devient raide ensuite, puis apparaissent des contractions cloniques dans certains muscles surtout dans les masséters. Si l'on pique l'animal, il réagit vivement, ce qui prouve que la sensibilité, le pouvoir réflexe ont augmenté. En même temps, les *naseaux* se dilatent et la physionomie prend une expression hérissée.

Les effets sont sensiblement les mêmes sur le chien. Des doses de 1 à 2 grammes en injections hypodermiques produisent chez cette espèce une surexcitation considérable, des mouvements de déplacements continuels ; les yeux deviennent vifs et brillants, parfois des désirs vénériens évidents se manifestent. Les mâles ont des érections et se lèchent la verge. Cette excitation dure environ deux heures ; elle est à son maximum trois quarts d'heure après l'injection.

Les effets *excitants* ou *excito-moteurs* sont le résultat de l'action exercée par la caféine sur les centres réflexes médullaires et sur l'appareil musculaire.

b. *Sécrétions*. — Pendant la période d'excitation, la muqueuse buccale est rouge et la salive coule en abondance par la commissure des lèvres. Les sécrétions dans les parties abdominales du tube digestif sont également augmentées, car l'animal rend fréquemment des matières excrémentitielles très molles ou mélangées avec beaucoup de liquide. La peau rougit, s'échauffe, et sa sécrétion sudorale est activée. Souvent on observe aussi une *diurèse* marquée qui est en grande partie le fait d'une augmentation de la pression sanguine. On doit admettre également une excitation directe de l'épithélium rénal.

c. *Circulation et respiration*. — A dose physiologique, la caféine produit chez le chien une *accélération* du pouls ; elle donne aux battements du cœur une *énergie* plus grande et détermine en général une constriction des petits vaisseaux. Cependant la vaso-constriction ne porte pas sur tous les organes ; ainsi les vaisseaux du rein *se dilatent*, et cette glande augmente de volume sous l'influence de la caféine. Les effets sur le pouls et la tension varient avec les doses ; des doses faibles et moyennes produisent une accélération du pouls et une *élévation* de la tension artérielle ; les doses fortes, en injection intraveineuse, produisent une accélération du pouls avec *abaissement de la pression artérielle* ; avec des doses très fortes, il y a ralentissement du pouls, arythmie et abaissement considérable de la tension artérielle jusqu'au moment de la mort.

La respiration subit les mêmes modifications que la circulation cardiaque ; comme celle-ci, elle s'accélère ou se ralentit suivant les doses.

d. *Température*. — La caféine élève la température rectale sur le chien ; à la dose de 2 grammes, elle peut s'élever au-dessus de 40°. Avec des doses faibles, l'élévation est peu considérable.

e. *Muscles*. — Les muscles de la vie animale et ceux de la vie organiques se contractent avec plus d'énergie sous l'influence de la caféine. Les animaux ont des mouvements locomoteurs très vifs. Quand la dose est trop forte et qu'il y a véritable empoisonnement, les muscles striés perdent leur excitabilité ; ils deviennent rigides et la courbe de la secousse s'allonge considérablement comme avec la vératrine.

A dose modérée, cet alcaloïde excite l'énergie de contraction de tous les muscles de la vie organique de l'économie ; il tonifie le muscle cardiaque et le muscle utérin, vésical, intestinal, et resserre les petits vaisseaux de la plupart des organes.

f. *Nutrition*. — La caféine n'est pas une substance d'épargne ; elle augmente la dénutrition, détermine une forte élimination de matières azotées par la voie urinaire. Rabuteau avait admis un effet inverse, c'est-à-dire une diminution de l'élimination de l'urée, de l'acide urique et des urates.

Indications. — La caféine ou ses sels remplissent les mêmes indications générales que l'infusion de café torréfié. Cependant l'alcaloïde pur agit plus favorablement dans certaines maladies accompagnées d'épanchements hydropiques, d'œdèmes, dans l'anasarque. Dans ces cas, on associe souvent l'action de la caféine à celle de la digitale ou de l'alcool pour relever l'énergie des contractions cardiaques, favoriser la *diurèse* et hâter les résorptions interstitielles. Elle est considérée comme un *cardio-sthénique*, un *diurétique* et un *antihydropique* excellent, quand la digitale est mal supportée.

A cause de ses effets vaso-constricteurs, on a conseillé son emploi pour arrêter les hémorragies de la matrice. Mais, dans la pratique, on n'en a pas obtenu de bons effets ; elle agit peut-être sur les vaisseaux de l'utérus comme sur ceux du rein en les dilatant ; en tout cas, il convient d'être prudent dans son emploi chez les femelles pleines. Jacoulet (*Recueil*, 1904) rapporte une observation qui tend à établir que la caféine chez la jument pleine, à la dose de 0^{gr},50 en injection hypodermique, peut provoquer l'avortement et consécutivement une hémorragie utérine.

En raison de son action sur le système nerveux et les muscles moteurs, la caféine est utilisée parfois comme excitant nerveux musculaire dans l'entraînement, les sports (*doping*).

Son action excitante sur les muscles de la vie organique peut être utilisée pour favoriser le péristaltisme stomacal et intestinal dans les cas d'indigestion, pour augmenter la puissance de contraction de la matrice et favoriser l'accouchement quand il y a parésie ou faiblesse des parois utérines ; pour tonifier les fibres musculaires pulmonaires et bronchiques et faciliter la respiration dans les cas d'œdème du poumon.

Administration. — **Doses**. — *A l'intérieur*, on administre la caféine sous forme de potion sucrée, de granules, de pilules.

Les *doses toniques* sont :

Cheval et bœuf..............	5 à 10 grammes.
Gros chien.................	0gr,5 à 2 —
Petit chien.................	0gr,1 à 0gr,5

Pour les *injections hypodermiques*, on emploie les doses environ dix fois plus faibles ; mais on peut les répéter plusieurs fois dans la journée.

Cheval....................	0gr,50 à 1 gramme.
Chien....................	0gr,05 à 0gr,10

Doses toxiques (Fröhner).

Cheval et bœuf..................	100 grammes.
Chèvre et porc..................	10 —
Chien	5 —

Solutés de caféine pour injection hypodermique.

N° 1

Caféine................................	2gr,50
Benzoate de sodium	3gr,50
Eau distillée bouillie et froide............	Q. S.
pour obtenir 10 centimètres cubes de soluté (*Codex*).	

Un centimètre cube renferme 25 centigrammes de caféine.

N° 2

Caféine........	4 grammes.
Salicylate de sodium................	3 —
Eau distillée bouillie et refroidie.....	Q. S.
pour obtenir 10 centimètres cubes de soluté.	

Un centimètre cube de ce soluté renferme 40 centigrammes de caféine (*Codex*).

Théobromine.

$$C^6H^2(CH^3)^2Az^4O^2.$$

La théobromine est une diméthylxanthine, c'est-à-dire l'homologue inférieur de la caféine. Elle est retirée surtout du cacao, qui en contient de 0,5 à 1 p. 100, et se présente sous forme de cristaux blancs, de saveur légèrement amère, insoluble dans l'eau, soluble dans l'alcool.

Elle peut devenir soluble dans l'eau à la faveur des benzoates, des salicylates et des cinnamates alcalins. On donne le nom de *diurétine* à un salicylate de soude et de théobromine, et celui d'*agurine* à la combinaison de la théobromine et de l'acétate de soude. Ces composés sont très solubles dans l'eau.

Effets et usages. — La théobromine agit à la façon de la caféine, mais avec une intensité moindre. Elle est moins toxique, agit moins énergiquement sur le système nerveux, sur le système musculaire et le système circulatoire. Mais c'est un *diurétique plus puissant* que la caféine. Elle agit comme vaso-dilatateur des vaisseaux du rein et comme excitant direct de l'épithélium rénal. Elle s'élimine par les urines à l'état de monométhylxanthine.

A titre de *diurétique*, elle est indiquée à la place de la caféine dans toutes affections cardiaques ou autres, accompagnées d'hydropisie, d'œdème, excepté dans celles qui sont d'origine rénale.

Les *doses* sont celles de la caféine.

La théobromine, la diurétine et l'agurine sont toujours administrées à l'intérieur. Ces derniers composés, quoique solubles, ne sont pas injectés sous la peau à cause de leurs propriétés irritantes.

L'agurine se donne au chien à l'intérieur à la dose de 1 à 5 grammes par jour, au cheval à celle de 10 grammes.

THÉOCINE.

La **théocine** est une diméthylxanthine synthétique, obtenue avec la théophylline, principe contenu dans les feuilles de thé. Jacob (*D. T. W.*, 1903) et Albrecht (*Woch. f. Thierch.*, 1905) l'ont avantageusement utilisée comme *diurétique* chez le chien à la dose de $0^{gr},3$ à 1 gramme par jour.

Acide formique et formiates.

L'acide formique (CH^2O^2) est un liquide incolore, d'odeur forte et piquante, soluble dans l'eau et l'alcool. Il existe en assez forte proportion à l'état libre dans les fourmis rouges, les aiguillons des guêpes et dans plusieurs végétaux : l'ortie, les fruits du tamarin, ceux du *Sapindus saponaria*, les aiguilles du pin, etc. On la rencontre chez l'homme et les animaux à l'état combiné et en petite proportion seulement dans le sang, l'urine, la sueur, la rate, le pancréas, le thymus, le muscle, le cerveau.

Effets et usages. — Pur ou concentré, l'acide formique est un *irritant local* énergique qui produit sur la peau une rubéfaction rapide. Il possède des propriétés *antiseptiques* assez développées. A cause de sa non-toxicité, on l'emploie avantageusement en solution aqueuse à 1 p. 100 comme antiseptique et cicatrisant. Il donne d'excellents résultats sur les plaies, les fistules, les cavités des abcès, les muqueuses enflammées.

Administrés *à l'intérieur* en petite quantité, l'acide formique et les formiates augmentent l'appétit, facilitent la digestion et excitent favorablement les fonctions nerveuses et motrices.

Il résulte des recherches de Clément et de Huchard sur l'homme sain et malade que les formiates *accroissent la force musculaire* dans des proportions considérables au point de la quintupler ; qu'ils augmentent la *résistance à la fatigue* ; qu'ils *suppriment la douleur* qui accompagne celle-ci ; qu'ils *augmentent l'activité cérébrale*, produisent un certain bien-être, plus d'aisance et plus de force dans les mouvements. Cette action toni-neuro-musculaire serait durable et persisterait pendant huit à dix jours après la cessation de l'administration.

A dose très faible, les formiates tonifient le cœur et les vaisseaux, augmentent la pression artérielle et rendent la respiration plus légère, plus aisée. A dose forte, les effets sont inverses ; on observe une diminution de la tension artérielle, un ralentissement des oxydations et un abaissement de la température rectale. Les formiates alcalins ne sont que peu toxiques ; il faut plus de 1 gramme de formiate de sodium par kilogramme d'animal pour tuer le chien en injection intraveineuse (Arloing) et environ 60 grammes à l'intérieur pour un chien de taille moyenne.

Dans l'organisme, les formiates sont en partie oxydés et transformés en carbonates. La partie non oxydée s'élimine en nature par les urines et la sueur. Cette élimination peut durer quatre à six jours. Ils provoquent une augmentation rapide et notable de la *sécrétion urinaire* sans irriter les reins.

Les formiates les plus employés sont les formiates de sodium, de potassium, de fer et de lithine.

On peut en administer jusqu'à 20 grammes par jour en plusieurs fois aux grands herbivores et 1 gramme au chien. D'après Garrigues, les doses très faibles donnent les meilleurs résultats.

Jusqu'ici les propriétés toniques neuro-musculaires des formiates n'ont pas été utilisées en médecine vétérinaire. En médecine humaine, la renommée de ces composés s'est d'ailleurs beaucoup amoindrie.

A titre de *rubéfiant*, on peut employer en frictions une solution contenant : acide formique, 2; alcool, 35, et eau, 13.

Pour le lavage des plaies, les solutions de 0,5 à 1 p. 100 sont *antiseptiques* et *cicatrisantes*.

MODIFICATEURS DE LA CALORIFICATION

Antipyrétiques ou antithermiques.

Dans les maladies fébriles, il arrive souvent que l'excès de température menace de devenir un phénomène morbide très dangereux pour le malade. Nous savons, en effet, que les mammifères ne tardent pas à succomber si leur température intérieure se maintient pendant quelque temps au-dessus de 42°C.

Examinons le mécanisme et les causes de la fièvre.

A l'état normal, la température est maintenue à un degré sensiblement fixe chez les animaux à sang chaud. Cette fixité de la température intérieure est assurée par le système nerveux qui règle à la fois la *production* et la *déperdition* de calorique. La fièvre apparaît quand, par suite d'un affaiblissement du système nerveux, la déperdition de chaleur reste inférieure à la production, c'est-à-dire que la régulation est devenue défectueuse.

Dans la fièvre, la production de chaleur est toujours augmentée. Ce fait est établi par les résultats de toutes les recherches physiologiques et cliniques. C'est ainsi qu'on observe toujours une augmentation dans les échanges respiratoires et dans l'élimination azotée urinaire; une forte et rapide diminution du poids du corps, c'est-à-dire un amaigrissement intense.

La déperdition de chaleur, tout en augmentant dans la fièvre, reste inférieure à la production. Il en résulte une rétention de calorique qui amène une élévation de la température centrale.

L'animal sain règle sa température suivant les besoins. Quand, sous l'influence d'une cause d'échauffement quelconque, la température tend à s'élever, il se produit immédiatement par action nerveuse une déperdition de chaleur plus grande par la peau et le poumon. Quand, au contraire, l'organisme est soumis aux causes de refroidissement, le système nerveux entre immédiatement en fonction pour augmenter les oxydations et pour diminuer la déperdition de chaleur. Dans les deux cas, la température intérieure ne varie que dans des limites fort étroites.

Mais, dans les cas de fièvre, la régulation est affaiblie ; le système nerveux ne lutte qu'imparfaitement contre les causes d'échauffement ou de refroidissement. Il en résulte que l'animal fébricitant, ayant à lutter contre ces causes, se montre constamment déprimé et inférieur à l'animal sain. Cette plus grande impressionnabilité aux causes d'échauffement et de refroidissement tient à la faiblesse relative du système nerveux.

Pendant la fièvre, la production de chaleur est augmentée comme nous l'avons dit ; et il résulte des recherches expérimentales que c'est surtout dans le foie et les reins que se produit l'excès de chaleur.

Mais il ne suffit pas de savoir qu'il y a exagération des oxydations et insuffisance de la régulation ; il faut encore rechercher les causes directes de ces altérations fonctionnelles.

Il est démontré aujourd'hui que la fièvre est le résultat de l'*introduction dans le sang de matières nuisibles*. Ces matières, mélangées au liquide nutritif, vont agir sur tous les éléments organiques, mais principalement sur les centres nerveux présidant à la régulation thermique.

Les matières capables de provoquer la fièvre, appelées *matières pyrétogènes*, sont généralement des toxines sécrétées par les microbes qui envahissent les plaies ou les tissus. On peut, en effet, provoquer artificiellement une fièvre, en injectant dans les veines d'un animal des liquides de culture de microbes pathogènes entièrement dépourvus de microbes par la filtration.

Cependant, certains cas de fièvre ne peuvent pas s'expliquer par les sécrétions pathogènes d'origine microbienne, telles sont les fièvres traumatiques. Dans ces cas, on admet que, par suite d'un trouble du système nerveux et des tissus, il se forme dans l'organisme même des substances pyrétogènes analogues à celles qui prennent naissance pendant le développement des microbes. Les cellules vivantes de l'organisme auraient ainsi des propriétés analogues à celles des organismes inférieurs, qui, en somme, sont également des cellules (Hayem).

Indications à remplir dans les maladies fébriles. — La fièvre, comme nous venons de le voir, est le plus souvent un état secondaire résultant de la pénétration dans le sang de toxines fabriquées soit par des microbes, soit par les éléments des tissus malades. Ces produits solubles affaiblissent le système nerveux et le rendent impropre à maintenir une régulation thermique normale; ils déterminent aussi une destruction rapide de la matière organisée et produisent la consomption.

Les indications à remplir sont donc les suivantes :

1° *Combattre l'infection* toutes les fois que cela est possible, afin de prévenir la formation des toxines qui provoquent la fièvre; 2° *réveiller les sécrétions* afin d'éliminer les substances nuisibles accumulées dans le sang; 3° *exciter et tonifier le système nerveux* affaibli; 4° *combattre directement l'excès* de production de chaleur et favoriser sa déperdition par le rayonnement; 5° *s'opposer à l'oxydation et à la désagrégation* trop intense de la matière organisée.

Ces indications sont plus ou moins faciles à remplir à l'aide des agents dits antifébriles ou antipyrétiques, dont les principaux sont : la quinine, l'antipyrine, le pyramidon, l'acétanilide, la phénacétine et ses succédanés, l'acide salicylique, le salicylate de soude et leurs succédanés, l'acide benzoïque, l'aconit et l'aconitine, la vératrine.

Dans la médication antithermique, on peut aussi utiliser parfois très avantageusement : les bains froids, les enveloppements humides, les rubéfiants, les vésicants, les sudorifiques, agents qui tous augmentent la déperdition de chaleur par la peau.

Quinine et ses sels.

La quinine est le principal alcaloïde des écorces de quinquina. Elle se présente sous la forme d'hydrate de quinine *cristallisée* ($C^{20}H^{24}Az^2O^2 + 2H^2O$). Elle se dissout dans 1 670 parties d'eau à $+ 15°$, dans 902 parties d'eau à 100°; elle est beaucoup moins soluble dans l'alcool, le chloroforme. L'éther en dissout son propre poids. Elle se dissout aussi dans les huiles, les essences, la benzine, etc. La quinine s'unit aux acides pour former des sels dont les plus employés en médecine vétérinaire sont : le sulfate basique ou officinal de quinine et le chlorhydrate basique de quinine.

Le *sulfate officinal ou basique* $(C^{20}H^{24}Az^2O^2)^2SO^4H^3 + 8H^2O)$ s'obtient en cristaux formant des aiguilles prismatiques. Il contient 16,18 p. 100 d'eau, 74,31 de quinine, se dissout dans 570 parties d'eau à $+ 15°$ et dans 30 parties d'eau bouillante ; il est plus soluble dans l'alcool, insoluble dans l'éther et dans le chloroforme. Celui du commerce est souvent impur ; il peut être mélangé de cinchonine, de salicine, de sulfate de chaux, d'acide borique, etc.

Le *chlorhydrate de quinine basique* $C^{20}H^{24}Az^2O^2,HCl + 2H^2O$ est cristallisé. Il contient, pour 100 parties, 81,71 de quinine, 9,22 d'acide chlorhydrique et 9,08 d'eau. Il se dissout dans 25 parties d'eau à 15°, dans 18,5 à 25°.

Ces deux sels, étant plus solubles dans l'eau que la quinine, sont généralement préférés pour l'usage médical. Il faut préparer les solutions au moment même de l'administration, car, conservées, elles s'altèrent par le développement de moisissures. Les sels de quinine étant précipités de leur solution par l'acide tannique, il y a lieu d'éviter de les associer avec des matières tannantes.

Effets physiologiques. — La quinine et ses sels s'opposent aux *fermentations* et à la *putréfaction*. Une solution à 2 p. 100 empêche la putréfaction, les fermentations vinique, lactique et butyrique. Elle détruit avec énergie la vitalité des ferments figurés des levures et des protozoaires et se transforme à leur contact en quinidine et dihydroxylquinine. Elle exerce une *action spécifique sur l'hématozoaire* du paludisme. Son action sur les *ferments diastasiques* est nulle ; ainsi elle n'empêche pas la production d'acide cyanhydrique quand on met en présence l'émulsine et l'amygdaline et ne s'oppose pas à la transformation de l'amidon en sucre, sous l'influence de la ptyaline.

La quinine n'a pas d'action sur les spores végétales, moisissures, champignons, algues. Elle est beaucoup plus toxique pour les protozoaires que pour les animaux mammifères.

EFFETS LOCAUX. — Les effets locaux sur la peau sont à peu près nuls.

Sur les *muqueuses* et les tissus nus, tous les sels de quinine agissent comme irritants. Ils ont une saveur amère et, quand ils sont introduits dans la bouche, ils provoquent la sécrétion salivaire par action réflexe. La saveur amère est encore perceptible dans des solutions à 1 p. 10000. Dans l'estomac, les petites quantités de sels de quinine sont facilement supportées et ne s'opposent pas à la digestion; elles peuvent même la favoriser; mais des *doses massives* produisent souvent chez les carnassiers des *nausées* et des *vomissements* et chez les herbivores de la *diarrhée*. Ce sont là des effets dus à l'action irritante locale des sels de quinine.

A la suite des injections sous-cutanées, on voit souvent se développer une tuméfaction et parfois de la nécrose; ces injections ne constituent donc pas un bon mode d'administration pour les sels de quinine.

La *muqueuse respiratoire* jouit d'une tolérance assez grande vis-à-vis des solutions très diluées, des sels de quinine. Cependant on ne peut pas recommander les injections intratrachéale dans la pratique.

Effets généraux. — Quand le médicament est introduit dans l'estomac, l'absorption commence déjà dans ce viscère, et elle se continue dans l'intestin, mais avec moins d'activité. En effet, dans l'intestin, on trouve des conditions qui tendent à s'opposer à l'absorption, car les acides de la bile et les alcalis des sucs intestinaux forment des composés peu solubles avec la quinine. Cependant, en général, quand on emploie de faibles doses, cet alcaloïde est complètement absorbé, et les excréments n'en renferment plus de traces. Après son administration par la voie digestive, les effets généraux se manifestent habituellement au bout de quinze à trente minutes.

L'*élimination* des sels de quinine a lieu à peu près par toutes les voies d'excrétion. On a retrouvé de la quinine dans l'urine, le lait, le mucus bronchique, la bile, la salive, les larmes. C'est surtout par l'urine que l'élimination a lieu. Elle commence environ une demi-heure après l'ingestion et est achevée après quarante-huit heures environ. Pendant son séjour dans l'économie, la quinine se localise spécialement dans le foie et la rate. Celle qui est éliminée diffère en partie de la quinine ordinaire. D'après certains auteurs, elle se retrouverait dans les urines à l'état de quinidine, d'après d'autres à l'état de dihydroxylquinine ($C^{20}H^{25}Az^2O^4$).

Les *effets généraux* déterminés par ces sels varient beaucoup d'intensité et même de nature, selon la dose ingérée. Avec des doses faibles et moyennes, on observe, d'après la plupart des auteurs, chez les animaux sains, une *accélération* du cœur et une *augmentation* de la pression artérielle. Avec des doses fortes, on obtient, au contraire, un *ralentissement* du cœur et un *abaissement* de la tension artérielle.

D'après MM. Sée et Bochefontaine (*C. R. de l'Institut*, 1885), on peut constater deux périodes dans son action : 1° la période initiale, pendant laquelle il y a *accélération du pouls* et *élévation* de la tension artérielle; 2° la période d'état se caractérisant par le *ralentissement du pouls* accompagné de l'abaissement de la tension artérielle.

Voici les symptômes qui apparaissent chez les animaux si on administre des doses très rapprochées. On doit distinguer deux périodes : une d'*excitation* et l'autre de *sédation*.

Pendant la *première période*, les animaux sont excités, s'agitent et se déplacent sans cesse ; un mouvement fébrile se déclare, car on remarque la fréquence dans le pouls et dans la respiration, la rougeur de la conjonctive, l'augmentation de la chaleur cutanée, l'élévation de la température rectale, etc. Cet état d'excitation dure environ deux heures en moyenne.

Durant la *période de sédation*, le mouvement fébrile se ralentit sans que, du reste, la circulation et la respiration tombent au-dessous de leur rythme normal ; l'agitation fait bientôt place à un calme complet, et l'on remarque même un peu de tristesse et de coma, car les animaux tiennent la tête abaissée vers le sol et semblent indifférents à ce qui se passe autour d'eux ; les chevaux appuient le bout de la tête au fond de la mangeoire. La *chaleur de la peau* a notablement baissé, les *pupilles* sont dilatées et il ne tarde pas à se produire une *diurèse* abondante. Enfin on remarque aussi des tremblements musculaires, qui se manifestent d'abord dans les régions antérieures, mais qui peuvent se généraliser dans toutes les parties du tronc et des membres.

Un fait sur lequel tous les observateurs semblent s'accorder, c'est que la quinine produit plus facilement un ralentissement du pouls chez les animaux fiévreux que chez les animaux sains.

Sous l'action des préparations quiniques, il se produit en général un *abaissement notable de la température* rectale. Cet effet, peu prononcé sur les animaux sains, devient très net et très manifeste chez les animaux chez lesquels il y a *hyperthermie* morbide. Dans certaines maladies fébriles, l'abaissement de température produit par la quinine peut atteindre jusqu'à 3°. C'est surtout dans les maladies générales, infectieuses, que cet abaissement est le plus prononcé. Cette diminution de la température est due au ralentissement des oxydations. Il y a en effet une élimination moindre d'acide carbonique par le poumon et la peau ; en même temps il y a diminution de l'absorption de l'oxygène. Sous l'action de la quinine, l'activité nutritive des éléments anatomiques des tissus diminue manifestement ; les hématies deviennent plus volumineuses et retiennent l'oxygène avec une énergie plus grande ; l'oxyhémoglobine devient une combinaison plus fixe, elle cède moins facilement son oxygène aux tissus. On comprend ainsi facilement pourquoi il y a production d'une moindre quantité de chaleur et abaissement de la température animale.

Non seulement il y a une moindre oxydation et une diminution dans la production d'acide carbonique, mais il y a aussi une *diminution générale de la nutrition*. Celle-ci est accusée par une élimination plus faible de principes azotés, soufrés et phosphorés. On a constaté que l'azote éliminé par l'urine diminue dans la proportion de 25 p. 100, les acides soufrés dans celle de 40 p. 100. La quinine a donc pour effet d'épargner l'organisme : elle empêche sa destruction rapide en ralentissant la nutrition et en diminuant les oxydations. D'après Bock, un chien qui reçoit des doses non toxiques de quinine épargne à son organisme 57 grammes d'albumine par jour. A cause de cette diminution dans les destructions organiques, la quinine agit comme une *substance d'épargne* ; comme un agent antidéperditeur, elle empêche l'organisme sain de produire toute l'activité dont il est capable et elle prévient la désagrégation rapide de l'organisme malade. Elle agit donc comme *débilitant* sur l'organisme sain et comme *fortifiant* sur l'organisme fiévreux ; elle modère l'activité de l'un et conserve l'énergie de l'autre.

La quinine agit aussi sur les *globules blancs* du sang ou leucocytes. A forte dose, elle diminue leur nombre et leur volume, puis elle ralentit et même supprime leurs mouvements amiboïdes. A petites doses, au contraire, la quinine augmente l'activité des leucocytes.

La quinine jouit aussi de la propriété de déterminer une *diminution du volume de la rate*. Cette diminution de volume est d'autant plus appréciable que la rate est plus hypertrophiée. Cette réduction de volume se produit encore après la section des nerfs de l'organe, ce qui semble indiquer que la quinine agit directement sur les éléments propres de cet organe, surtout sur les éléments musculaires, dont elle augmenterait la tonicité. En effet, sous son influence, le tissu de la rate devient plus ferme, plus compact.

La quinine se localise surtout dans le foie ; elle semble même se détruire dans cet organe en se transformant en quinoïdine. Quoi qu'il en soit, sous son influence, la sécrétion biliaire est notablement augmentée. La quinine est un des *cholagogues* les plus énergiques.

Les préparations quiniques augmentent en général nettement la *sécrétion urinaire*.

Des doses fortes de quinine produisent quelquefois l'*amaurose* et la *surdité*. Ces accidents ont été observés un grand nombre de fois chez l'homme, après l'administration de fortes doses. Le sens du toucher peut aussi subir un affaiblissement. Ces effets sont dus à l'action paralysante qu'exerce la quinine sur les centres nerveux et les nerfs.

Indications thérapeutiques. — La quinine est un *spécifique contre la malaria ou fièvre palustre*. Elle tue l'hématozoaire du paludisme à dose très faible, comme l'a montré Laveran. Il suffit de mélanger au sang qui renferme des éléments parasitaires une goutte d'une solution même très faible d'un sel de quinine pour voir ces éléments prendre aussitôt leurs formes cadavériques. Elle convient chez les animaux dans toutes les maladies à hématozoaires : malaria, hémoglobinurie, fièvre du Texas.

L'*action excitante* exercée par la quinine à très faible dose sur les phagocytes explique aussi la disparition rapide des hématozoaires du sang.

Comme tonique, elle convient dans toutes les maladies accompagnées d'une atonie, d'un relâchement du tube digestif. Dans ce cas, on emploie de préférence le quinquina.

Comme médicament d'épargne, elle est indiquée dans toutes les maladies inflammatoires rapidement débilitantes ; en épargnant l'organisme, elle conserve les forces et augmente la résistance à la maladie.

Comme *antifébrine*, elle est indiquée dans toutes les maladies caractérisées par une fièvre intense. Pour produire un *abaissement* rapide et prononcé de la *température*, il faut faire usage de fortes doses. Aussitôt que la température tend à remonter, on fait une nouvelle administration. On a obtenu des succès nombreux dans les pneumonies très aiguës, la fièvre pétéchiale, l'influenza ou fièvre typhoïde, la fièvre puerpérale, la septicémie, la pyoémie, etc. Dans ces maladies, la quinine produit un abais-

sement de température beaucoup plus rapide que l'acide salicylique. Lorsque les lésions organiques qui produisent la fièvre sont
très étendues, comme dans la pleurésie, la péritonite, la quinine
ne produit pas toujours un abaissement de la température.

L'action paralysante qu'elle exerce à haute dose sur les globules
blancs la rend précieuse contre la *leucémie*. Elle diminue le
volume de la rate et des ganglions lymphatiques.

Doses thérapeutiques.

Chlorhydrate ou sulfate de quinine.

	Comme tonique.	Comme antipyrétique.
Cheval...............	2 à 5 gr.	10 à 20 gr.
Bœuf...............	3 à 6 —	15 à 25 —
Mouton............	0gr,5 à 1 —	2 à 5 —
Porc...............	0gr,2 à 0gr,5	2 à 4 —
Chien............	0gr,05 à 0gr,10	0gr,25 à 1gr,5
Chat...............	0gr,01	0gr,15

Administration. — En dissolution dans les breuvages légèrement
acidulés ou dans les lavements, en électuaires, en bols, en pilules.

Pour l'*injection hypodermique*, on se sert des sels solubles tels
que le sulfate, le bisulfate, le chlorhydrate, le citrate, le valérianate, en solution plus ou moins concentrée.

Pour les injections intratrachéales peu employées, mais cependant recommandées par Lévy, on emploie chez le cheval des
doses qui varient de 10 à 50 centigrammes d'un sel de quinine
dissous dans 5 à 10 grammes d'eau distillée.

**Équivalents thérapeutiques des sels de quinine
d'après Boymond.**

SELS.	ALCALOÏDE p. 100.	1 GRAMME D'EAU		Pour 1 gr. de quinine anhydre il faut don- ner :
		dissout sel de quinine.	renfermant quinine anhydre.	
Hydrate....................	85,72	0,00059	0,0005	1,15
Acétate....................	84,3	0,00059	0,0005	1,18
Chlorhydrate basique	81,71	0,046	0,0388	1,22
Lactate basique.............	78,26	0,097	0,0750	1,27
Bromhydrate basique.......	76,60	0,022	0,0168	1,30
Valérianate basique.........	71,06	0,029	0,0220	1,31
Sulfate basique.............	74,31	0,0017	0,0012	3,34
Sulfovinate neutre..........	71,20	0,303	0,215	1,39
Arséniate..................	69,38	»	»	1,44
Bromhydrate neutre	60,67	0,158	0,0958	1,64
Sulfate neutre (bisulfate)....	59,12	0,113	0,0668	1,69
Iodhydrate acide...........	55,95	»	»	1,78
Tannate...................	22,60	0,0012	0,00028	1,42

Cinchonine et ses sels.

La cinchonine $C^{19}H^{22}Az^2O$ ne diffère de la quinine que par un atome d'oxygène en moins. Elle forme des cristaux prismatiques solubles dans 3800 parties d'eau, dans 140 parties d'alcool et dans 370 parties d'éther. Les sels, qui sont le sulfate et le chlorhydrate de cinchonine, sont plus solubles que ceux de quinine.

Les effets physiologiques et thérapeutiques des sels de cinchonine se rapprochent beaucoup de ceux de la quinine. Cependant des convulsions plus ou moins énergiques ont été observées chez les animaux soumis à l'influence de la cinchonine. Elle semble donc être plutôt convulsivante.

Jusqu'à présent la cinchonine et ses sels n'ont pas reçu d'applications en médecine vétérinaire.

Aconit et aconitine.

L'aconit (*Aconitum Napellus* L.) est une plante indigène de la famille des Renonculacées qui fournit à la médecine ses feuilles et ses racines. Ces parties doivent leur activité à la présence d'un alcaloïde très toxique, l'*aconitine*; elles contiennent en outre, comme principes moins actifs, de la *napelline*, alcaloïde bien défini, l'isoaconitine, l'aconine, l'homonapelline et une matière résinoïde, àcre, non encore isolée.

La racine est la partie la plus riche en principes actifs; elle contient de 0,53 à 1,23 p. 100 d'alcaloïdes suivant sa provenance, puis viennent les fleurs, les graines, les fruits et enfin les feuilles. Les feuilles contiennent environ six fois moins d'alcaloïdes totaux que les racines.

La racine d'aconit possède une saveur d'abord douceâtre, puis àcre, suivie d'une sensation de fourmillement et d'engourdissement très persistante de la muqueuse buccale.

Les effets biologiques provoqués par l'administration de préparations de feuilles ou de racines d'aconit napel sont identiques à ceux produits par l'aconitine ou ses sels.

L'*aconitine* ($C^{34}H^4AzO^{11}$) est le principal alcaloïde de l'*Aconitum Napellus*. Elle est solide, cristallisée ou amorphe.

L'aconitine cristallisée pure forme des cristaux rhombiques, incolores, inodores, déterminant sur la langue un picotement particulier très persistant. Elle se dissout dans 4431 parties d'eau à 22° ; dans 37 parties d'alcool à 90°, dans 63.9 d'éther, dans 5,5 parties de benzine. Elle est très soluble dans le chloroforme.

Avec les acides, l'aconitine forme facilement des sels cristallisables et solubles dans l'eau. On utilise surtout le *nitrate d'aconit*. Celui-ci se présente en cristaux anhydres, incolores, inodores, déterminant sur la langue le picotement particulier de l'aconitine. Il contient 91,10 p. 100 d'aconitine et 8,90 p. 100 d'acide azotique. Il est soluble dans l'eau ; les solutions aqueuses sont neutres au tournesol.

L'aconitine amorphe, isolée en 1833 par Geiger et Hesse, n'est pas un produit parfaitement défini dans sa composition ; elle est un mélange de plusieurs substances à activité variable. Les effets de l'aconitine amorphe varient avec sa provenance ; il y a donc lieu d'être très prudent dans son administration. Elle se présente sous la forme d'une poudre d'un blanc jaunâtre, peu soluble dans l'eau pure, mais se dissolvant dans l'eau acidulée légèrement par l'acide azotique.

L'aconitine ainsi que le nitrate d'aconitine sont *extrêmement toxiques* même à très faible dose.

Effets physiologiques. — 1° Action locale. — Localement, l'aconitine est *irritante*, puis *anesthésiante*. Sur la peau, une pommade à l'aconitine, employée en frictions, produit d'abord une sensation de picotement, de brûlure, puis une diminution de sensibilité. Sur l'œil, les applications d'aconitine déterminent une vive douleur et une *dilatation* de la pupille. Introduit dans la bouche, cet alcaloïde produit d'abord une sensation d'amertume très prononcée, puis une sensation de brûlure aux lèvres, à la langue, au palais et enfin une abolition de la faculté gustative. La muqueuse rougit fortement et se couvre quelquefois de petites vésicules. La déglutition devient souvent difficile.

Dans l'estomac et l'intestin, l'aconitine irrite la muqueuse, détermine des nausées, des coliques, des vomissements chez les carnivores. Les mouvements péristaltiques s'exagèrent, les sécrétions sont activées, et il y a souvent rejet de matières diarrhéiques abondantes par l'anus, en même temps qu'il y a vomissement.

Introduite dans le tissu conjonctif ou déposée sur une plaie, l'aconitine produit une douleur vive et assez persistante, mais il survient ensuite un engourdissement de la sensibilité. Elle ne

donne jamais lieu à des accidents inflammatoires locaux importants.

ACTION GÉNÉRALE. — L'aconitine s'absorbe facilement par
toutes les voies. Après son absorption, elle modifie la plupart des
fonctions.

Circulation. — Sous son influence, le pouls, d'abord un peu
accéléré, se ralentit bientôt considérablement et devient plus
mou. Les pulsations sont d'abord irrégulières, intermittentes,
puis elles se régularisent complètement, à mesure que les effets
se prononcent.

Les battements du cœur sont moins énergiques et les pulsations
cardiaques moins faciles à percevoir. Mes tracés démontrent que
la tension artérielle s'abaisse notablement par suite du ralentissement des battements du cœur et de la dilatation vasculaire périphérique.

Avec des doses faibles d'aconitine, la peau et les muqueuses
rougissent et sécrètent activement ; la bouche se remplit de salive,
l'œil est humecté par des larmes, et les narines laissent écouler
des gouttes d'un liquide clair comme de l'eau. L'urine est sécrétée
en plus grande quantité ; il y a *diurèse* très marquée.

Respiration. — La respiration est encore plus énergiquement
modifiée que la circulation.

A faible dose, les mouvements respiratoires diminuent de fréquence, mais leur amplitude augmente. Généralement, l'inspiration et l'expiration, tout en étant amples, sont brèves et brusques.
A chaque mouvement, les côtes se soulèvent énergiquement, et
la quantité d'air introduite dans le poumon est augmentée. Le
rythme respiratoire est peu modifié avec des doses très faibles ;
il y a pourtant bientôt une légère tendance aux arrêts respiratoires
passagers. Avec des doses un peu élevées, le rythme respiratoire
se modifie considérablement. On voit que deux ou trois respirations se succèdent régulièrement, puis qu'il y a une pause plus
ou moins longue suivie d'une nouvelle série de respirations régu-
lières. La pause respiratoire se fait toujours en *expiration*, c'est-
à-dire que la poitrine, arrivée au maximum de resserrement,
reste à peu près immobile pendant quelques secondes avant de
subir une nouvelle dilatation.

Il semble que l'aconitine excite l'activité du centre expiratoire
ou diminue l'activité du centre inspiratoire. Le ralentissement de
la respiration produit par cet alcaloïde est attribué par la plu-

part des auteurs à une action directe sur le centre respiratoire.

Température. — L'aconitine produit toujours un *abaissement* de la température rectale avec augmentation de la température cutanée. Sur le chien, j'ai vu la température, prise dans le rectum, tomber de 38°,5 à 36°,7, après l'injection sous-cutanée de 0^{gr},001 d'aconitine cristallisée; sur le cheval, de 37°,4 à 37°,1 après plusieurs injections intraveineuses de faibles doses.

Sensibilité et motricité. — Sous l'influence de l'aconitine, la sensibilité devient d'abord plus vive, surtout dans la zone de distribution du nerf trijumeau où il se produit des fourmillements, des picotements. Cette hyperesthésie de la face et de la muqueuse buccale est traduite chez les animaux par des mouvements de la langue et des mâchoires; souvent aussi ils se grattent le museau et les commissures des lèvres avec leurs pattes. Dans une deuxième période de son action, l'aconitine diminue la sensibilité consciente ou douloureuse, elle produit un effet analgésique.

La motilité, peu influencée par des doses très faibles, l'est beaucoup par des doses plus fortes; les animaux présentent des tremblements musculaires, de contractions fibrillaires successivement dans les muscles olécraniens, les muscles du grasset, puis dans tout le corps.

Sécrétion urinaire. — L'élimination de l'aconitine se fait par toutes les sécrétions, mais principalement par la sécrétion urinaire. Les reins sont excités par le passage de l'aconitine et sécrètent plus activement. Quand l'administration se prolonge, surtout lorsque les doses ont fortes, il y a d'abord *diurèse*, mais celle-ci cesse bientôt par suite de l'inflammation des glandes, et il se produit de l'*anurie*. L'élimination de l'aconitine est rapide; cet alcaloïde ne s'accumule pas dans l'organisme.

Intoxication. — Quand les doses administrées sont *toxiques*, on constate une exagération de tous les phénomènes décrits plus hauts et l'apparition d'un certain nombre de troubles nouveaux. Voici les effets qu'on observe chez le chien.

Si l'injection se fait sous la peau d'une cuisse, l'animal accuse immédiatement une vive douleur au point d'injection; il maintient le membre relevé et ne l'appuie que légèrement sur le sol; quelquefois il le tient constamment en l'air. Après quelques moments, il est inquiet, agité, se déplace fréquemment; sa pupille est dilatée; les muqueuses rougissent, se congestionnent; il ouvre la gueule et avec ses pattes antérieures cherche à se gratter le

palais comme pour se débarrasser d'un corps étranger qui serait
arrêté dans le pharynx ; il relève fortement la queue, salive, rend
des urines généralement en grande quantité ; la respiration est
accélérée ; les mouvements deviennent ensuite incertains, et
l'appui se fait sur le membre où l'on a fait l'injection ; on voit
quelquefois l'animal se précipiter en avant et se gratter fortement
la gueule avec ses pattes ; des vomissements se produisent ensuite
à plusieurs reprises ; ils sont difficiles, douloureux ; l'animal pousse
des cris plaintifs et rend des excréments diarrhéiques abondants.
Les vomissements douloureux continuent, les pupilles sont fortement dilatées ; le cœur, d'abord très ralenti, s'accélère ensuite ;
puis il y a arythmie entre les oreillettes et les ventricules. La respiration est très laborieuse et lente ; les mouvements des côtes
sont très amples ; puis survient la paralysie motrice, un affaiblissement de la sensibilité générale et des sens. Enfin la respiration s'arrête complètement, le cœur continue encore à battre
pendant quelques instants et la mort arrive. L'intelligence est
conservée intacte jusqu'à la dernière période de l'empoisonnement.

Sur les *solipèdes*, on observe des mouvements des mâchoires,
de la salivation, des contractions fibrillaires des muscles olécraniens, de la croupe, puis de tout le corps ; des douleurs intestinales accusées par des piétinements, des coups de pied sous le
ventre et en arrière avec les membres postérieurs ; des contractions intenses et douloureuses des muscles de la région cervicale
inférieure, de l'hyoïde et de l'abdomen ; une augmentation de la
sensibilité, une expulsion répétée de crottins ; d'abord une congestion des muqueuses, puis une grande pâleur ; une diminution
du volume des artères ; quelques petits cris au moment de la
contraction des muscles de l'encolure et de l'abdomen ; des
nausées ; de la raideur musculaire dans les membres postérieurs,
une démarche vacillante ; une respiration laborieuse, et enfin la
paralysie motrice, respiratoire et sensitive.

Les animaux à sang chaud meurent toujours par suite de
l'arrêt de la respiration, c'est-à-dire par asphyxie. Chez les animaux à sang froid, la mort n'arrive pas par asphyxie, mais est le
résultat de la paralysie complète de la motricité et de la sensibilité
ainsi que de l'affaiblissement du cœur. Sur ces derniers animaux,
les nerfs moteurs deviennent inexcitables, mais le muscle conserve
son excitabilité, quoiqu'elle soit affaiblie considérablement.

Lésions. — Les lésions qu'on trouve à l'autopsie consistent dans des ecchymoses sur la muqueuse digestive, sur la plèvre et le poumon, sur l'endocarde du cœur gauche, principalement vers les points d'insertion des cordages et dans les auricules. Le foie est d'une coloration acajou foncé et gorgé de sang ; les cellules hépatiques ont un aspect trouble et granuleux. La vessie est resserrée et vide ; le cœur est dur, principalement le ventricule gauche. Les muqueuses bronchique, trachéale, laryngée sont hyperémiées.

Indications thérapeutiques. — L'aconitine constitue un médicament très précieux comme *antipyrétique* et *antifébrile*, au début de toutes les maladies inflammatoires internes, surtout de celles de l'appareil respiratoire. L'aconitine, en abaissant la tension artérielle, remplace la saignée ; en échauffant la peau et en la congestionnant, elle favorise la sudation, la respiration et la transpiration cutanées ; en abaissant la température rectale, elle s'oppose directement à la fièvre ; en activant la sécrétion urinaire, elle hâte l'expulsion des produits de déchets et des produits pathologiques résorbés ; en ralentissant la respiration et le jeu du cœur, elle s'oppose à l'asphyxie et aux hémorragies parenchymateuses qui surviennent quand les battements du cœur sont trop précipités et que la respiration est trop accélérée. Ce médicament est donc bien indiqué dans la congestion des centres nerveux, les pneumonies, les bronchites, les pleurésies et en général dans les maladies fébriles.

L'observation clinique confirme pleinement les données théoriques ci-dessus. Ainsi tous les cliniciens signalent les propriétés *antithermiques* de l'aconitine, dans les maladies fébriles les plus diverses. D'après eux, les préparations d'aconit et d'aconitine, administrées au début des maladies fébriles aiguës, ramènent rapidement la température à son chiffre normal. Schaak a préconisé, dès 1850, la teinture d'aconit à l'intérieur, dans le but de diminuer la fièvre qui accompagne les inflammations des organes parenchymateux. Vogel a obtenu, par l'injection hypodermique d'aconitine, des succès dans les cas de fourbure intense chez les chevaux trop nourris. Le professeur Lévi (de Pise) signale ses bons effets dans la fièvre typhoïde du cheval. Enfin M. Gsell considère avec raison l'aconitine comme le *roi des antipyrétiques* et la recommande « dans toutes les affections irritatives, quelle que soit leur nature, pyrexies, inflammations internes et externes, congestions actives, fièvres continues, symptomatiques ou traumatiques, etc. ».

Elle convient aussi dans les cas de douleurs nerveuses et rhumatismales à cause de sa propriété *anesthésiante* et *analgésiante* sur les nerfs sensitifs, principalement sur le nerf trijumeau.

Il ne faut jamais l'administrer quand les reins sont enflammés, car elle augmenterait l'irritation de ces organes.

A l'extérieur, on pourrait aussi utiliser les préparations d'aconit et d'aconitine contre les maladies parasitaires cutanées, mais en prenant toutes les précautions nécessaires pour éviter l'empoisonnement, soit par absorption, soit par ingestion. En raison de la grande toxicité des préparations d'aconit et d'aconitine, leur emploi en tant qu'antiparasitaires ne peut être recommandé.

Manière de combattre les accidents d'empoisonnement. — L'aconit a déterminé souvent des empoisonnements chez le cheval, le bœuf, le mouton et les autres animaux qui ont mangé de cette plante. Des empoisonnements accidentels ont aussi été observés chez l'homme.

Pour combattre les effets toxiques, les vomitifs sont naturellement indiqués chez les animaux qui vomissent facilement et chez l'homme ; mais chez les herbivores, à cause de l'impossibilité du vomissement, il faut administrer immédiatement des réactifs capables de précipiter l'aconitine non absorbée, par exemple le tanin ou l'iodure de potassium. En outre, les huiles purgatives sont indiquées pour provoquer des évacuations rapides par l'anus. On relèvera les forces du malade par les infusions ou les teintures aromatiques. La respiration artificielle, pratiquée convenablement, peut souvent prévenir l'issue fatale sur les animaux d'expériences ; malheureusement il n'est guère possible d'avoir recours à ce moyen dans la pratique ordinaire de la médecine vétérinaire.

Préparations. — On fait avec la feuille l'alcoolature d'aconit ; avec la racine, l'extrait d'aconit et la teinture d'aconit.

Alcoolature (feuilles). — 1 gramme d'alcoolature, soit LIII gouttes, correspond à 0^{gr},00018 d'alcaloïdes.

Teinture d'aconit (racine). — 1 gramme renferme 0^{gr},0005 d'alcaloïdes (*Codex*).

Sirop d'aconit. — Teinture de racine d'aconit, 25. Sirop simple, 975. Mêlez. — 20 grammes de ce sirop ou une cuillerée à soupe contiennent 50 centigrammes de teinture de racine d'aconit ou 0^{gr},00025 d'alcaloïde (*Codex*).

Extrait d'aconit. — Il doit renfermer 1 p. 100 d'alcaloïdes (*Codex*).

Solutions aqueuses titrées de sels d'aconitine à 1 p. 1 000, 1 p. 2 000.

Administration et doses. — Toutes les préparations ci-dessus peuvent être administrées à l'intérieur. On emploie les sels d'aconitine, principalement le nitrate d'aconitine en solutions titrées ou en pilules. Les solutions doivent être généralement préférées à cause de leur facile administration et de leur rapide absorption. Les voies d'absorption à recommander sont surtout : le tissu conjonctif sous-cutané, la trachée et l'intérieur des veines. Les injections hypodermiques me semblent suffire à tous les besoins ; elles sont faciles à pratiquer, ne produisent aucun accident, et l'absorption se fait rapidement. Les injections trachéales peuvent aussi rendre des services, mais sont en général plus dangereuses que les injections hypodermiques. Les injections intraveineuses sont trop dangereuses pour mériter d'être recommandées.

L'aconitine étant *extrêmement toxique*, il faut *éviter les erreurs de dose*.

Doses toxiques.

	Poudre estomac.	Extrait estomac.	Teinture trachée ou tissu conjonctif.	Nitrate d'aconitine (tissu conjonctif) trachée.
Cheval et bœuf..	400 gr.	15 à 20 gr.	15 gr.	10 milligr.
Chien.............	5	0^{gr},1 à 0^{gr},5	XX gouttes.	2 —

Doses thérapeutiques.

	Poudre estomac.	Extrait estomac.	Teinture tissu conjonct.	Nitrate d'aconitine tissu conjonctif.
Cheval et bœuf.	2 5 gr.	0^{gr},10 à 0^{gr},50	1 gr.	1 à 3 milligr.
Chien.........	0^{gr},1 à 0^{gr},50	0^{gr},02 à 0^{gr},05	0^{gr},1 à 0^{gr},5	1/10 à 1/2 milligr.

Vératrine.

$C^{37}H^{53}AzO^{11}$?

La vératrine est un alcaloïde retiré des semences de la cévadille (*Sabadilla officinarum* Brand, ou *Schœnocaulon officinale*), plante bulbeuse de la famille des *Liliacées*, abondante au Mexique, au Vénézuéla. Ces semences réduites en poudre possèdent une saveur âcre. Celle-ci est employée depuis longtemps comme antiparasitaire sous le nom de *poudre des capucins*. Elles contiennent encore d'autres alcaloïdes : la *cévadine* $C^{32}H^{19}AzO^{9}$ et la *jervine* $C^{26}H^{37}AzO^{2}$. La proportion d'alcaloïdes totaux y est d'environ de 0,7 p. 100. La vératrine est contenue aussi, mais en très petite proportion seulement, dans la racine d'ellébore blanc (*Veratrum album*). Dans cette racine, c'est la jervine qui domine.

La *vératrine officinale* est un mélange de plusieurs alcaloïdes. Elle se présente sous forme d'une poudre blanche, amorphe, piquant fortement le nez lorsqu'elle est inhalée et déterminant l'éternuement, d'une saveur amère et très âcre, insoluble dans l'eau, à laquelle elle communique cependant une réaction alcaline et une saveur brûlante, soluble dans 4 parties d'alcool à 90° et dans 2 parties de chloroforme. Elle se combine avec les acides et donne naissance à des sels incomplètement cristallisés, dont le plus employé est le sulfate de vératrine, qui est facilement soluble dans l'eau. Le nitrate de vératrine est mieux cristallisé ; mais, comme il est presque insoluble dans l'eau, il n'est pas utilisé pour les injections hypodermiques.

La vératrine cristallisée beaucoup plus active que la vératrine officinale n'est pas officinale.

Effets physiologiques. — Sur la peau, la vératrine produit une *douleur cuisante*, de la *chaleur* et de la *rougeur*. Appliquée sur la muqueuse buccale, elle a une saveur brûlante et amène par action réflexe une *salivation* abondante. Sur la muqueuse nasale, elle est très irritante, provoque l'éternuement et la toux.

A l'intérieur, les petites doses produisent une hyperémie de la muqueuse gastrique, augmentent l'énergie des contractions des parois de l'estomac, stimulent l'appétit ; dans l'intestin, les effets sont les mêmes, les mouvements péristaltiques sont surtout considérablement accrus.

Des doses un peu plus élevées produisent des effets de même nature, mais plus intenses. L'estomac et l'intestin sont irrités; les mouvements péristaltiques sont surtout considérablement accrus; on voit apparaître des douleurs très vives dans le ventre, des coliques accompagnées d'une grande agitation, de la salivation, puis des efforts de vomissements et quelquefois des défécations d'abord normales, puis molles et diarrhéiques.

La vératrine est absorbée facilement par toutes les voies : elle détermine toujours une vive douleur au point où elle est absorbée.

D'après mes propres expériences, on observe les phénomènes suivants, lorsqu'on emploie la vératrine ou ses sels en injection hypodermique.

Immédiatement après l'injection, l'animal manifeste des signes d'une vive douleur ; le chien crie, cherche à se mordre au point d'injection ; le cheval est vivement agité, il frappe le sol avec ses membres antérieurs et souvent cherche à atteindre le point d'injection avec les dents. Environ dix minutes après l'administration apparaissent les effets généraux ; le chien salive et fait de fréquents mouvements de mastication et de déglutition ; il cherche à se gratter le gosier avec ses pattes ; puis il vomit souvent avec violence et rejette d'abord des matières alimentaires, ensuite du mucus spumeux. Les efforts de vomissement se renouvellent fréquemment et peuvent durer pendant plus de deux heures.

Les solipèdes montrent également de la salivation et de violents efforts de vomissement, mais chez ses animaux cet acte ne peut pas s'effectuer. Chez le bœuf, les efforts sont quelquefois suivis de vomissement véritable, surtout quand les animaux ont mangé du fourrage vert.

On observe aussi fréquemment, chez tous les animaux, une expulsion copieuse de matières fécales, d'abord molles, puis de plus en plus fluides.

La salivation est augmentée ainsi que les sécrétions intestinales. L'*urine* est rendue souvent avec une grande abondance ; elle est toujours parfaitement claire, sans aucune coloration.

Chez les solipèdes, on voit apparaître, dix ou quinze minutes après l'injection hypodermique, une *sudation abondante* : les gouttes de sueur ruissellent sur le corps et tombent en abondance sur le sol.

Les phénomènes précédents sont toujours accompagnés de tremblements musculaires, localisés d'abord vers la région du coude et du grasset et se généralisant ensuite sur tout le corps. Au début de l'action, l'*excitabilité* des animaux est considérablement augmentée, surtout chez les solipèdes, qui se défendent souvent des dents et des pieds, lorsqu'on veut les approcher pendant qu'ils sont agités. A l'agitation succède bientôt un état de calme relatif ; les animaux s'affaiblissent, les mouvements deviennent difficiles, ils ne peuvent plus se tenir debout, se laissent tomber en décubitus et agitent leurs membres sans but déterminé. Il n'y a pas paralysie des mouvements, mais seulement incoordination et faiblesse.

Cette pseudo-paralysie peut s'expliquer facilement par l'action qu'exerce la vératrine sur la secousse musculaire. Il est démontré que cet alcaloïde, tout en augmentant d'abord la hauteur de la secousse, allonge considérablement la période de relâchement, le muscle se raccourcit facilement, mais il ne se relâche que difficilement et avec une grande lenteur. Ce phénomène tient à une modification de la *fibre musculaire*, car elle se produit avec l'excitation directe du muscle comme avec l'excitation indirecte et aussi après l'empoisonnement préalable par le curare.

La vératrine absorbée modifie aussi la respiration, la circulation et la calorification.

La *respiration* est toujours accélérée au début; elle est plus profonde et semble plus laborieuse ; puis elle offre des arrêts complets plus ou moins durables suivis de mouvements respiratoires rapides ; enfin, si la dose absorbée est considérable, la respiration se ralentit, puis s'arrête complètement, le cœur continuant à battre. Les mouvements respiratoires ne s'exécutent pas comme dans les conditions normales ; l'inspiration est forte, brusque et est suivie immédiatement d'une expiration également brusque ; il semble qu'il n'y a plus de modération dans ces mouvements, qui sont extrêmement violents et comme saccadés.

Le *pouls* se ralentit sous l'influence de la vératrine, il devient plus faible et intermittent ; le cœur semble battre avec moins d'énergie. La *tension artérielle* peut s'élever pendant la période d'excitation, mais s'abaisse ensuite notablement d'après mes graphiques. Si on anesthésie l'animal avec du chloral avant de lui injecter de la vératrine dans les veines, on voit la respiration s'accélérer, le cœur se ralentir et la tension artérielle s'abaisser notablement.

La vératrine produit sur les vaisseaux une *action constrictive* et détermine la pâleur des muqueuses. L'effet vaso-constricteur devrait déterminer une élévation de la tension artérielle, et cependant c'est le contraire que l'on observe. C'est que le cœur est affaibli et qu'il n'envoie que des ondées de petit volume dans le système artériel.

Elle produit un *abaissement* très marqué de la température rectale. Sur un chien de 12 kilogrammes, j'ai vu celle-ci tomber de 39 à 36°, après l'injection hypodermique de 3 milligrammes de sulfate de vératrine.

Elle a, en outre, une action *calmante* très nette sur le système nerveux sensitif. Après les premiers mouvements d'agitation, les chiens tombent dans un léger engourdissement.

La vératrine produit aussi une contraction énergique de la vessie et quelquefois une incontinence urinaire.

La mort arrive généralement par l'arrêt de la respiration. Pour sauver les animaux, il suffit souvent de pratiquer la respiration artificielle jusqu'au moment où la respiration normale revient.

Sur les animaux morts à la suite d'un empoisonnement par la vératrine, on trouve les lésions suivantes : l'estomac, l'intestin et la vessie sont resserrés. La muqueuse stomacale au voisinage du pylore, la muqueuse de l'intestin grêle sont fortement congestionnées. Le foie, les reins offrent aussi de la congestion.

Le liquide de l'estomac et de l'intestin grêle ne semble pas contenir le principe actif lorsque la vératrine a été injectée sous la peau ; car je n'ai pas réussi à empoisonner des petits animaux avec ce liquide. La vératrine ne s'éliminerait donc pas par la voie digestive. D'après Prévost, cet alcaloïde s'élimine en nature par les urines ; celles-ci, injectées sous la peau de grenouilles, les font périr avec les symptômes de l'empoisonnement par la vératrine.

Indications thérapeutiques. — 1° Le sulfate de vératrine constitue un des meilleurs *antifébriles* ou *antipyrétiques*. Non seulement ce sel abaisse notablement la température et diminue le jeu du cœur et de la respiration, mais il a encore la précieuse propriété de produire une action *analgésiante* et *calmante* très marquée, ainsi qu'une constriction générale des petits vaisseaux et une anémie des parenchymes. Son administration sera donc indiquée dans toutes les maladies accompagnées de *fièvre* et de *douleur*. Elle conviendra surtout dans la pneumonie aiguë, la bronchite, le rhumatisme, la congestion des centres nerveux.

2° Comme *analgésiant*, le sulfate de vératrine convient dans les boiteries rhumatismales chroniques, la fourbure, les coliques.

3° Comme *tonique* des fibres musculaires lisses et *décongestionnant*, il pourrait aussi trouver son emploi dans les atonies du tube digestif, la parésie de la panse, la surcharge alimentaire chez les ruminants, dans les affections catarrhales chroniques de l'intestin. Il provoque la rumination et à ce titre peut avoir un emploi fréquent chez les animaux ruminants.

4° On l'a conseillé pour établir le diagnostic différentiel entre la mort apparente et la mort réelle (Cagny). Mais l'examen minutieux de la pupille et du cœur fournira toujours un moyen plus sûr. Dans ce cas, je préférerais de beaucoup les injections hypodermiques d'une petite quantité d'éther sulfurique, corps qui a la propriété de rendre immédiatement les mouvements respiratoires plus rapides et plus forts.

5° Comme *vomitif*, le sulfate de vératrine donne de bons résultats chez le porc à la dose de 20 à 30 milligrammes en injection hypodermique.

Doses et administration.

1° Doses toxiques de vératrine ou de sulfate de vératrine.

	Injection hypodermique.	Ingestion.	
Cheval............	0gr,40	1	à 3 grammes.
Bœuf.............	0gr,25	1	à 3 —
Chien	0gr,2	0gr,05 à 0gr,25	
Chat.............	0gr,005	0gr,005	
Lapin............	0gr,005	0gr,03	

2° Doses thérapeutiques.

	Injection hypodermique. (Sulfate de vératrine.)	
Cheval......................	0gr,04	à 0gr,05
Bœuf.......................	0gr,04	à 0gr,05
Porc.......................	0gr,02	à 0gr,03
Chien moyen................	0gr,001	
Chat	0gr,0005	

Chez le cheval, on ne doit jamais dépasser la dose de 0gr,10 et chez le chien de 0gr,003.

Antipyrine ou analgésine.

$$C^{11}H^{12}Az^2O.$$

L'antipyrine, découverte par Knorr de Nürnberg, est en beaux cristaux incolores, en forme de colonnes, ou en poudre cristalline presque blanche, d'odeur à peine marquée, de saveur légèrement amère, fusible à 114°. — L'antipyrine est soluble dans moins de 1 partie d'eau froide, dans environ 1,5 d'alcool, dans 1 partie de chloroforme et dans 50 parties d'éther.

La solution aqueuse à 1 p. 100 donne un abondant précipité blanc par le tanin; 2 centimètres cubes de la solution additionnée de II gouttes d'acide chlorhydrique fumant passent au vert, et si l'on porte graduellement le mélange à l'ébullition, de nouvelles gouttes d'acide donnent une coloration rouge; une solution à 2 p. 100 est colorée en rouge foncé par le perchlorure de fer ; le mélange passe au jaune clair par une addition de X gouttes d'acide sulfurique concentré. La solution aqueuse à 2 p. 100 est neutre, incolore ou légèrement jaune ; elle n'est pas précipitée par l'hydrogène sulfuré ; sa saveur est faible.

L'antipyrine augmente la solubilité dans l'eau du chlorhydrate basique de quinine et d'autres composés organiques.

Effets. — L'antipyrine jouit de propriétés nombreuses et importantes.

Localement, elle est un peu irritante pour les muqueuses et les tissus vifs, et elle provoque une vaso-constriction très nette. Elle est légèrement antiseptique, antiputride et retarde l'action de certaines diastases. Elle agit comme *hémostatique* et comme *anesthésique local*.

À l'intérieur, les doses modérées sont facilement supportées : les doses fortes déterminent quelquefois une irritation plus ou moins vive de la muqueuse gastro-intestinale et provoquent des nausées et des vomissements chez l'homme et les animaux carnivores. Son absorption est rapide par toutes les voies. Carrara, en examinant le contenu du tube digestif d'un chien, mort deux heures après avoir pris 15 grammes d'antipyrine, n'y trouva plus qu'une petite quantité de la substance ingérée. Quand on pratique une injection hypodermique sur un animal, on peut déceler la présence de l'antipyrine dans les urines, après un temps qui varie de dix minutes à une demi-heure.

Élimination. — L'élimination de l'antipyrine commence aussitôt après l'absorption, mais elle dure assez longtemps. Elle se fait surtout par les urines, qui prennent une belle coloration rouge sous l'influence du perchlorure de fer. Quand un chien a été soumis pendant quelque temps à la médication antipyrique, on constate qu'après la suppression du traitement les urines donnent encore la réaction caractéristique de l'antipyrine pendant deux ou trois jours. L'urine est émise en moindre quantité et est moins riche en urée.

Action sur la température. — Pendant que l'organisme est sous l'influence de l'antipyrine, l'effet le plus remarquable qui se développe est un *abaissement prononcé et durable* de la température rectale. Cet effet *hypothermique* a été découvert par Filehne (d'Erlangen) sur l'homme malade. Si on donne, toutes les deux heures, 2 grammes d'antipyrine à un malade, on constate qu'après la première dose la température commence à s'abaisser; cet abaissement atteint son maximum quatre ou cinq heures après le commencement de la médication, et il peut durer de sept à vingt heures. On voit souvent la température baisser de 2°.

Cet effet *hypothermique* se développe non seulement chez les animaux malades, mais encore chez ceux qui sont sains. Cependant, chez ces derniers, la chute de la température reste généralement faible ; sur le chien sain, j'ai vu la température tomber de 38°,9 à 38°,5 et même 38°; chez le cheval, de 38°,7 à 38°,2; chez le lapin, de 40° à 37° après une injection hypodermique de 1 gramme d'antipyrine.

L'effet *antipyrétique* doit être attribué à une diminution de production de chaleur par suite du ralentissement des oxydations intra-organiques. On a vu que l'urée diminue dans l'urine, et les recherches de Sawadowski établissent que l'antipyrine détermine toujours une diminution de l'absorption d'oxygène et de l'élimination d'acide carbonique. On a voulu expliquer l'abaissement de la température par la production d'une dilatation vasculaire périphérique et un refroidissement plus intense par suite de l'exagération de la déperdition de chaleur par la peau ; mais cette manière de voir doit être abandonnée, attendu qu'on observe la même chute de température quand on enveloppe l'animal dans du coton ou de la laine et qu'on empêche le rayonnement cutané.

Action sur le système nerveux. — L'antipyrine exerce aussi une action *calmante* sur le système nerveux central. Elle diminue la sensibilité à la douleur et abaisse le pouvoir réflexe de la moelle.

Action sur la circulation. — A faible dose, l'antipyrine ne modifie pas la circulation. Mais, à dose forte, elle détermine une vaso-constriction et une augmentation de la pression artérielle. A dose toxique elle paralyse le cœur et les vaso-moteurs, d'où chute de la pression.

Action sur les sécrétions. — L'antipyrine *ralentit* toutes les sécrétions. En diminuant la sécrétion urinaire, elle entrave plus ou moins la dépuration organique et provoque des difficultés de la miction. Elle agit fortement comme *antigalactopoiétique* et diminue la sécrétion lactée.

Elle n'exerce aucune action nuisible sur les hématies.

Emploi thérapeutique. — *A l'extérieur*, l'antipyrine est appliquée sur les plaies pour arrêter les *hémorragies* capillaires (en solution à 5 p. 100). L'action analgésique locale qu'elle exerce la fait employer en injection hypodermique pour calmer certaines *douleurs* à siège bien limité.

A l'intérieur ou en injection hypodermique, on l'administre comme *antipyrétique, antifébrile*, dans toutes les maladies accompagnées d'une forte fièvre, principalement dans la fièvre typhoïde, la fièvre muqueuse, la pneumonie, la pleurésie, la péritonite, le rhumatisme articulaire, la fourbure. Ses propriétés *sédatives* la font employer aussi avantageusement contre la migraine, les névralgies chez l'homme, contre les coliques du cheval en injection hypodermique d'une dose de 5 à 10 grammes en solution à 1 p. 20 et dans les maladies nerveuses chez tous les animaux. Elle a produit de bons effets contre la polyurie et la glycosurie.

A cause de son prix élevé, on utilise surtout ce produit chez les petits animaux.

Administration et doses. — L'administration se fait par la bouche sous forme de breuvages, de bols, de pilules, d'électuaires. En injection hypodermique, on utilise des solutions à 1 : 10 à 1 : 20; plus concentrées, elles pourraient développer des abcès. Pour les injections intratrachéales, les mêmes solutions sont employées.

L'antipyrine n'a qu'une faible toxicité. Le cheval et le bœuf résistent à la dose de 300 grammes, le mouton à celle de 25 grammes, le chien à celle de 20 grammes.

Doses thérapeutiques.

	Estomac.	Injection hypodermique et trachéale.
Cheval......................	15 à 20 gr.	5 gr.
Bœuf	15 à 25 —	5 à 7
Mouton et chèvre.........	5 à 10 —	3 gr.
Chien	1 à 3 —	0gr,50
Chat	0gr,50	0gr,10

Antithermine.

$$C^{11}H^{14}Az^2O^2.$$

On désigne ainsi le corps qui résulte de la combinaison de l'acide lévulinique ou acétopropionique avec la phénylhydrazine.

L'antithermine est en cristaux luisants, durs, craquant sous la dent, incolores, à saveur légèrement brûlante, à peu près insolubles dans l'eau. Les acides minéraux dédoublent l'antithermine en ses composés, l'acide lévulinique ou acétopropionique et la phénylhydrazine.

Ce corps a été introduit en thérapeutique en 1887 par Nicot. Il lui a reconnu des propriétés *antithermiques* analogues à celles de l'antipyrine.

L'antithermine étant d'un prix très élevé ne peut pas être utilisée couramment en médecine vétérinaire.

Phénacétine ordinaire.

$$C^{10}H^{13}AzO^2.$$

La phénacétine, qu'on appelle encore *acétophénétidine*, est l'amide acétique de l'amidophénétol.

Elle forme une poudre blanche, cristalline, inodore, à saveur légèrement amère, soluble seulement dans 1500 parties d'eau à 15°, dans 18 parties d'alcool à 95°, mais plus soluble dans l'eau chaude, la glycérine, très soluble dans le chloroforme et l'acide lactique.

Effets. — La phénacétine, dont la constitution est semblable à celle de l'antifébrine, a aussi des propriétés *antipyrétiques* très analogues.

Chez l'homme, à la dose de $0^{gr},5$ à $0^{gr},75$, toutes les trois ou quatre heures, on obtient une *apyrexie* qui dure généralement cinq heures. Après ce temps, la température remonte malgré l'administration régulière du médicament. Au bout de quelques jours, il se produit une telle accoutumance qu'on peut porter la dose de phénacétine à 8 grammes par jour. Ces doses considérables amènent souvent de la cyanose et de la méthémoglobinurie.

D'après les expériences faites sur les animaux par Hinsberg, Kast, Fröhner, la phénacétine à la dose de $0^{gr},2$ à $0^{gr},5$ produit chez le chien atteint d'une fièvre intense un abaissement de température de 2e, qui dure en moyenne quatre heures. En même temps on observe un ralentissement du pouls, de la respiration et un effet *analgésique*. A dose plus élevée, on observe de la dyspnée, des vomissements, de la méthémoglobinurie, conséquence de l'altération du sang.

Dans le tube digestif, la phénacétine est absorbée en nature;

mais elle subit ensuite dans le sang un dédoublement et s'élimine par les urines sous forme de phénétidine. Pour déceler cette substance dans l'urine, on additionne ce liquide de II à III gouttes d'acide chlorhydrique et de la même quantité d'une solution au centième d'azotate de soude, puis on ajoute une solution de naphtol α jusqu'à forte réaction alcaline. Il se produit alors une superbe teinte rouge qui vire au violet par l'adjonction d'acide chlorhydrique. Cette urine renferme beaucoup de sulfates et, quoique ne contenant pas de glucose, elle est fortement réductrice.

La phénacétine est un bon antagoniste de la strychnine ; les animaux phénacétinisés supportent d'énormes doses de cet alcaloïde.

Indications thérapeutiques. — En résumé, la phénacétine semble être un *antipyrétique* utile et un bon *analgésique*.

On l'administre dans toutes les maladies fébriles dans lesquelles la température s'élève beaucoup. Elle donne particulièrement de bons résultats dans le rhumatisme et les névralgies.

On l'associe au sucre, à la gomme arabique et on la donne sous forme de poudre, de pilules, de bols ou d'électuaires.

Les doses sont :

Cheval et bœuf................	10 à 20 grammes.
Chien	0gr,25 à 1 gramme.

Autres composés de phénétidine.

A côté de la phénacétine, on doit signaler les composés suivants :

La LACTOPHÉNINE, combinaison de la phénétidine avec l'acide lactique, ayant des propriétés *hypnotiques* et *antipyrétiques*, est employée avec succès chez le chien atteint de la maladie du jeune âge à la dose de 0gr,5 à 1 gramme.

Le CITROPHÈNE, combinaison de la phénétidine avec l'acide citrique, qui est beaucoup plus soluble dans l'eau que la phénacétine et la lactophénine et qui peut être donné comme *antipyrétique analgésique* au chien à la dose de 2 à 5 grammes par jour en potion et par cuillerée.

La MALACINE, combinaison de l'aldéhyde salicylique avec la paraphénétidine, qui a une saveur douce et constitue un *bon antirhumatismal* à la dose journalière de 1 à 4 grammes chez le chien.

Le phénocolle, qui est une combinaison de la phénétidine et du glycocolle, est très soluble dans l'eau et constitue un bon *anti-pyrétique* chez le chien à la dose de 0ᵍʳ.5 à 1 gramme sous forme de *chlorhydrate de phénocolle*.

Acétanilide ou antifébrine.

C^8H^9AzO.

C'est un dérivé de l'aniline qui se présente en lamelles rhomboïdales incolores et inodores. Sa saveur est amère et légèrement piquante. L'acétaniline est soluble dans 200 parties d'eau froide, dans 3,5 d'alcool à 90°, facilement soluble dans l'éther et le chloroforme.

L'antifébrine, chauffée avec du nitrate de mercure, donne une belle coloration verte. Cette réaction permet de déceler cette substance dans l'urine. Le liquide est agité avec du chloroforme ; celui-ci évaporé laisse un résidu sec qui est traité par le nitrate de mercure (Ivon).

Effets et emploi. — L'antifébrine est un *antiputride*, un *anti-septique* assez puissant, et, à ce titre, sa poudre est appliquée avec avantage sur les plaies suppurantes.

A l'intérieur, l'acétanilide jouit de propriétés *hypothermiques* et *antifébriles* très puissantes. Elle est facilement supportée par l'estomac et abaisse rapidement la température fébrile. Fröhner, Hoffmann, Bietsh, Cadéac et Guinard, etc., l'ont essayée chez nos animaux domestiques, et il ressort de leurs recherches que l'anti-fébrine est en vétérinaire un *antipyrétique* très précieux, beaucoup plus puissant que l'antipyrine. On l'emploie avec avantage chez les grands animaux dans toutes les maladies fébriles, surtout dans la pneumonie, l'influenza, la gourme, etc. Elle provoque dans la généralité des cas un abaissement marqué de la température. En raison de son prix peu élevé et de la puissance de son action, l'antifébrine peut être substituée à l'antipyrine dans la médecine des grands animaux. Elle a donné aussi d'excellents résultats contre le *rhumatisme* et contre les *douleurs névralgiques* et contre la fourbure chez le cheval. Mais, dans cette dernière mala-die, elle semble inférieure à l'arécoline et à la pilocarpine.

A forte dose, elle diminue la proportion d'hémoglobine du sang et produit la cyanose.

Fröhner a étudié le degré de toxicité de l'antifébrine sur le cheval, le bœuf, la chèvre, le mouton et le chien. Voici les symptômes observés chez les herbivores à la dose de 1 gramme d'antifébrine par kilogramme et chez les carnassiers à celle de un demi-gramme par kilogramme de poids vif.

Une heure environ après l'administration survient la paralysie motrice du train postérieur, un abaissement de température rectale pouvant atteindre près de 4° ; puis apparaissent une accélération énorme du pouls et de la respiration, des tremblements généraux, de la salivation, de la tympanite chez les ruminants, de l'entérite croupale ; l'urine prend une couleur brune presque noire. Au spectroscope, on ne peut déceler dans cette urine ni hémoglobine, ni méthémoglobine.

Quand les animaux succombent, on trouve une inflammation des voies digestives et une hyperémie du cerveau.

Administration et doses. — On l'administre à l'intérieur sous forme de poudre, de bols, de pilules, d'électuaires ou de breuvages.

Les doses thérapeutiques sont :

	En une dose.	Par jour.
Grands herbivores...	20 à 50 gr.	50 à 100 gr.
Mouton et chèvre	2 à 5 —	5 à 15 —
Chien................	$0^{gr},25$ à 1 —	$0^{gr},5$ à 2 —
Chat.................	$0^{gr},1$ à $0^{gr},25$	$0^{gr},25$ à 1 —

On peut arriver à donner sans danger 300 grammes d'antifébrine par jour aux grands herbivores et 10 grammes au mouton.

On l'associe souvent pour l'usage interne à la poudre de guimauve, au sucre, à la gomme arabique ; pour l'usage externe, à la poudre d'écorce de chêne.

Acide benzoïque.

$$C^7H^6O^2.$$

Il est retiré du benjoin, dont il est le principe actif. Pur, il se présente sous forme d'aiguilles cristallines, blanches, inodores, très solubles dans l'alcool, solubles dans 12 parties d'eau bouillante et dans 375 d'eau à 17°. Il peut se dédoubler en benzine (C^6H^6) et acide carbonique (CO^2). Les benzoates alcalins sont très solubles, le benzoate de chaux l'est un peu moins, et le benzoate de plomb est presque insoluble.

Action et emploi. — L'acide benzoïque constitue :

1° Un *antiseptique* assez puissant ; en solution à 1 p. 1 000, il empêche, d'après Bucholtz, le développement des microcoques et des bactéries. On l'emploie à l'extérieur en solution alcoolique ou en pommade pour *désinfecter* les plaies et hâter la cicatrisation :

2° Un *stimulant* et un *antifébrile* facilement supporté par l'estomac et utile dans le rhumatisme articulaire et toutes les maladies accompagnées de fièvre ;

3° Un *diurétique* puissant ayant une action directe sur le rein, organe dans lequel cet acide se transforme en acide hippurique. Il donne de très bons résultats contre la cystite catarrhale, la pyélite ;

4° Un *expectorant*, un *eupnéique* utile dans toutes les affections du poumon et des bronches : bronchites et pneumonie chroniques.

Doses. — On le donne sous forme de poudre ou de pilules :

	Dose.	Par jour.
Cheval et bœuf.........	2 à 5 gr.	50 à 100 gr.
Chien..................	$6^{gr},1$ à $0^{gr},5$	2 à 8 —

Benzoate de soude.

$$C^6H^5COONa + H^2O.$$

Ce sel forme des cristaux aiguillés, incolores, légèrement efflorescents, solubles dans 2 parties d'eau à + 15°, dans 24 parties d'alcool à 90°, dans 9 parties de glycérine. Il favorise la dissolution de la caféine dans l'eau.

Ce sel a les mêmes propriétés et les mêmes emplois que l'acide benzoïque et le salicylate de soude.

Pyramidon.

$$C^{13}H^{16}O^3.$$

Le pyramidon ou diméthylamino-antipyrine est en cristaux lamelleux, brillants, incolores et inodores et presque insipides. Il est soluble dans environ 10 parties d'eau froide ; très soluble dans l'alcool, la benzine, le sulfure de carbone ; très peu soluble dans l'éther éthylique et l'éther de pétrole. La solution aqueuse additionnée de perchlorure de fer officinal dilué dans 10 parties d'eau prend une coloration violette, qui devient ensuite ocreuse

Le pyramidon est incompatible avec les gommes (*Codex*).

Le pyramidon produit sensiblement les mêmes effets que l'antipyrine.

Il agit sur le système nerveux comme *analgésique* et il *abaisse* la *température* plus fortement que l'antipyrine. En médecine humaine, on admet qu'il est trois fois plus actif que l'antipyrine et que son action est plus douce, plus lente, plus régulière. Il diffère de l'antipyrine en ce qu'il suractive la nutrition au lieu de la diminuer, en ce qu'il augmente les combustions, les oxydations. Il n'exerce aucune action vasculo-cardiaque, il n'affaiblit pas la sécrétion urinaire. Ce médicament pourrait rendre des services chez les petits animaux.

Chez le chien, on peut en donner jusqu'à 1 gramme dans les vingt-quatre heures comme *analgésique* et *antipyrétique*.

Potion.

Pyramidon. . . . .   1 gramme.
Sirop simple. . . . .   25 grammes.
Eau distillée.   75   —

Donner au chien par cuillerée à soupe dans les vingt-quatre heures.

Acide salicylique et salicylate de soude.

L'acide salicylique ou orthoxybenzoïque, $C^7A^9O^3 + H^2O$, existe à l'état de combinaisons dans les sommités fleuries de la spirée ulmaire ou reine des prés (*Spirea ulmaria*). On peut aussi le préparer avec la salicine ($C^{12}H^{18}O^7$), glycoside de l'écorce des saules et des peupliers. Aujourd'hui on le prépare industriellement par synthèse en fixant les éléments de l'acide carbonique sur le phénol sodé.

Pur, l'acide salicylique se présente sous forme d'aiguilles blanches cristallines, inodores, à saveur d'abord douceâtre, puis acide et désagréable. Il est soluble dans 500 parties d'eau à 15°, dans 3 parties d'alcool à 90°, dans 3 parties d'éther, moins soluble dans la glycérine, les solutions alcalines et l'huile.

Le salicylate de soude $C^7H^5O^3Na + H^2O$ est le sel le plus employé. Il renferme 77,53 p. 100 d'acide salicylique et se présente en aiguilles incolores, inodores, à saveur à la fois salée et sucrée.

Il est soluble dans son poids d'eau froide, peu soluble dans l'alcool et insoluble dans l'éther.

Le salicylate de soude favorise la dissolution de la caféine dans l'eau et sert à préparer des solutions de cet alcaloïde pour les injections hypodermiques.

Le perchlorure de fer produit avec une solution d'acide salicylique ou le salicylate de soude une coloration violette.

Incompatibilités. — Avec l'antipyrine, le salicylate de soude donne rapidement une masse visqueuse et molle ; avec l'iodure de potassium, il met de l'iode en liberté.

Effets physiologiques. — Pouvoir antiseptique. — L'acide salicylique libre a une action *antiseptique, antifermentescible* et *antivirulente* marquée ; mais le salicylate de soude n'a aucun pouvoir antiseptique. L'acide salicylique à 10 p. 1000 empêche la putréfaction de la viande, du lait et des matières organiques en général. Autrefois on l'employait pour la conservation des aliments ; mais ayant reconnu qu'il diminue la valeur nutritive et que son administration peut être nuisible, on a interdit son emploi.

L'acide salicylique non seulement s'oppose à la pullulation des germes figurés, il jouit aussi de la propriété d'*affaiblir l'activité des ferments solubles*, mais sans les détruire complètement.

Action locale. — Localement l'acide salicylique est *irritant*.

Sur la peau intacte, il détruit la couche cornée de l'épiderme, qui s'exfolie. Lorsque l'application topique est prolongée, l'action kératolytique peut atteindre la couche profonde de l'épiderme. On voit survenir alors une prolifération très active des cellules épidermiques profondes qui ont échappé à son action destructrice.

Sur les plaies, les muqueuses, l'acide salicylique exerce une action irritante pouvant se traduire par une mortification superficielle, des ulcérations, des hémorragies. Dans le tissu conjonctif, il produit une vive douleur et une inflammation ulcérative longue à se cicatriser.

Le salicylate de soude est beaucoup moins irritant que l'acide salicylique.

A *l'extérieur*, ce sel convenablement administré est assez facilement supporté, tandis que l'acide salicylique produit des nausées, des vomissements, des coliques et de la diarrhée.

A faible dose, le salicylate de soude excite même favorablement la sécrétion du suc gastrique et la fonction motrice de l'estomac.

Action générale. — *Absorption et élimination*. — L'acide salicylique est rapidement absorbé par toutes les voies, même par la peau saine, lorsqu'il est en solution ou en suspension dans les graisses.

Le salicylate de soude, donné à l'intérieur, se décompose en partie dans l'estomac, en présence de l'acide chlorhydrique du suc gastrique; mais l'acide libéré repasse à l'état de sel alcalin dans l'intestin et dans le sang. Après sa dissémination dans les tissus par l'intermédiaire du sang, le salicylate de soude subit de nouveau une décomposition partielle, et il s'élimine en partie à l'état de salicylate de soude et en partie à l'état d'acide salicylurique, combinaison du glycocolle avec l'acide salicylique.

L'élimination est rapide, elle s'effectue par toutes les sécrétions, salive, bile, etc., mais surtout par l'urine. Elle commence en général peu après l'administration et est achevée en moyenne dans une période de quarante-huit heures. On a constaté qu'elle est plus rapide chez les herbivores que chez les carnivores. Lorsque le rein est malade, l'acide salicylique est éliminé moins vite, et dans ce cas on a pu constater sa présence dans l'économie pendant huit jours après la cessation de l'administration.

Sécrétions. — En s'éliminant par le rein, le salicylate de soude exerce une action excitante sur l'épithélium du tube urinifère et produit une augmentation de la *sécrétion urinaire*. Mais cet effet diurétique ne se manifeste qu'avec les faibles doses. Quand l'administration est trop souvent renouvelée, ou lorsqu'on donne d'emblée une dose exagérée, le rein est irrité, enflammé, et il peut se produire de l'albuminurie et même de l'hématurie.

Les petites doses ne modifient pas notablement les qualités de l'urine ; on a signalé une augmentation de l'acide urique et des matières extractives ; ce qui semble prouver que les résidus non complètement oxydés sont éliminés plus facilement.

La sécrétion biliaire est augmentée sous l'influence du salicylate de soude.

Température. — Chez les animaux sains, les doses thérapeutiques de salicylate de soude ne modifient pas la température : mais chez ceux qui sont atteints de maladies fébriles et particulièrement de *rhumatisme aigu articulaire ou musculaire*, il exerce une *action antipyrétique* remarquable en abaissant fortement la température. On peut voir la température diminuer de 1 à 2°.

Circulation et respiration. — Chez les animaux sains, le salicylate de soude à faible dose ne modifie pas notablement la circulation et la respiration ; mais il diminue la fréquence du pouls et de la respiration chez ceux qui sont atteints de fièvre. On admet qu'il abaisse la pression sanguine.

A dose très forte, il paralyse le système nerveux central, produit une chute énorme de la pression artérielle, un ralentissement puis un arrêt du cœur.

Le salicylate de soude n'a pas d'action nuisible particulière sur les globules du sang. Il produit une hyperleucocytose, modère les mouvements amiboïdes des leucocytes et n'a pas d'influence sur les hématies. Il semble ressortir des observations cliniques que le salicylate de soude prédispose aux hémorragies des surfaces muqueuses et que parfois il peut avoir une action abortive.

Fonctions nerveuses. — A dose thérapeutique, le salicylate de soude n'exerce aucune action spéciale sur le système nerveux. A doses fortes, il provoque d'abord des vomissements, de la salivation, de l'inquiétude, de l'agitation, des convulsions, puis de la paralysie. Il excite donc d'abord l'axe bulbo-médullaire et le paralyse plus tard, mais sans qu'il y ait d'action spéciale sur la sphère sensitivo-motrice des hémisphères cérébraux.

Chez les animaux atteints de rhumatisme, il agit *comme analgésique* puissant.

Le salicylate de soude employé en injection sous-cutanée à haute dose détermine de la dyspnée, de l'irrégularité et de la faiblesse du pouls, de la tristesse, de la dilatation pupillaire, des vomissements, de la faiblesse du train de derrière, des convulsions et une exagération énorme des réflexes.

Indications. — 1° Comme *antiseptique* et *désinfectant* local des plaies et surtout des muqueuses, qui sont le siège d'une inflammation, d'une infection, d'un état catarrhal. On emploie avantageusement les solutions aqueuses d'acide salicylique à 2 p. 1 000 sur la conjonctive et pour faire des lavages de la cavité utérine chez la vache. Ces solutions, tout en étant désinfectantes, ont l'avantage d'être inodores, non irritantes et non toxiques. Dans l'otorrhée du chien, on fait usage de solutions alcooliques de 1 à 3 p. 100.

En raison de son pouvoir désinfectant, l'acide salicylique (non le salicylate de soude) constitue un agent des plus précieux pour combattre la *diarrhée des jeunes animaux* à la mamelle, notamment la diarrhée des veaux.

Dans les inflammations de la peau, dermatites, intertrigo,

eczéma, etc., une poudre composée de 3 parties d'acide salicylique, de 10 parties d'amidon et de 87 parties de poudre de talc, donne de très bons résultats. Dans le *crapaud*, l'acide salicylique pur en poudre appliquée sur les parties malades bien mises à nu amène assez rapidement la guérison.

2° Comme *antiparasitaire externe* contre la *teigne faveuse* et la *teigne tonsurante* en solutions alcooliques à 5 à 10 p. 100, contre la *gale sarcoptique* du chien en solutions huileuses.

3° Comme *kératolytique* dans toutes les affections cutanées accompagnées d'un épaississement et d'un durcissement de l'épiderme : cors, durillons, etc.

4° Comme *antiseptique* et *calmant local* contre les mammites sous forme de pommade ou de liniment.

5° Comme *antipyrétique*, on administre le salicylate de soude de préférence à l'acide salicylique dans toutes les maladies fébriles.

Toutefois, dans les infections pyoémiques et septiques, son effet antifébrile est incertain (Feser et Friedberger).

6° Comme *antirhumatismal*, le salicylate de soude constitue un véritable spécifique. Il agit très efficacement dans le rhumatisme articulaire ou musculaire aigu et chronique, avec ou sans lésions cardiaques. Dans ces affections, il abaisse la fièvre, calme les douleurs et prévient les endocardites.

7° Le salicylate de soude, en s'éliminant par les urines, peut exercer une action *désinfectante* et *anticatarrhale* utile dans les cystites et les inflammations catarrhales des voies urinaires.

Administration. — Le salicylate de soude est administré au cheval sous formes d'électuaires, de bols ; aux ruminants, sous forme de solutions en breuvages ; au chien, en pilules ou en solutions. L'acide salicylique libre s'administre *en breuvage* dans la diarrhée des veaux.

Doses. — Les *doses thérapeutiques* d'acide salicylique libre et de salicylate de soude sont :

	Une dose.		Par jour jusqu'à :
Cheval	10	à 50 gr.	100 gr.
Bœuf	20	à 75 —	150 —
Veau	1	à 5 —	10 —
Mouton et chèvre	1	à 5 —	10 —
Agneau	0gr,5	à 1 —	2 —
Porc	2	à 5 —	10 à 25 —
Gros chien	1	à 2 —	4 à 8 —
Petit chien	0gr,25	à 1 —	2 à 4 —
Chat	0gr,1	à 0gr,25	0gr,5 à 2 —
Volaille	0gr,1	à 0gr,2	0gr,5 à 1 —

Dans la *pneumonie contagieuse du porc*, Bicciarelli a obtenu des succès en administrant jusqu'à 25 grammes de salicylate de soude par jour chez des animaux pesant environ 90 kilogrammes (*Il nuovo Ercoluni*, 1904).

Doses toxiques. — Les grands herbivores peuvent supporter les doses dépassant 250 grammes. En injection sous-cutanée, le chien meurt avec $0^{gr},20$ par kilogramme de poids vif. La mort est précédée de nausées, de vomissements, de tremblements musculaires, de faiblesse du train postérieur et enfin de convulsions générales suivies de paralysie des muscles respirateurs.

Préparations.

1° Solution aqueuse.

Acide salicylique.................   1 gramme.
Eau distillée....................   500 grammes.

2° Solutions alcoolisées ou boriquées.

En ajoutant à l'eau qui sert à dissoudre l'acide salicylique, une certaine quantité d'alcool ou d'acide borique, on peut obtenir des solutions plus concentrées (2 p. 100).

3° Collodion salicylé.

4° Glycérine salicylée.

5° Contre la diarrhée des jeunes veaux.

Acide salicylique.......................... $2^{gr},5$
Acide tannique .... $2^{gr},5$
Infusion de camomille. } Camomille.......   10
                         Eau   250

En deux fois à quatre heures d'intervalle (Fröhner).

6° Contre le rhumatisme articulaire chez les ruminants.

Salicylate de soude.................   25 grammes.
Eau..............................   1 litre.

Cette dose peut être administrée toutes les trois heures jusqu'à cessation de la fièvre.

7° Pommade salicylée.

Acide salicylique ....   10 grammes.
Vaseline blanche.................   100   —

Cette pommade convient contre la *mammite*, les affections cutanées prurigineuses, contre l'otorrhée et le chancre auriculaire chez le chien (Nocard). Dans l'otorrhée, on introduit tous les jours au fond du conduit auditif une petite quantité de pommade, gros comme un pois ou un haricot.

Autres composés salicylés.

SALICYLATE DE PHÉNYLE OU SALOL (Voir *Antiseptiques*).

SALICYLATE D'ANTIPYRINE OU SALIPYRINE ($C^{11}H^{12}Az^2O,C^7H^6O^3$). — Le salicylate d'antipyrine est en paillettes incolores, inodores, de saveur amère puis sucrée. Il est soluble dans 200 parties d'eau à $+ 15°$; il se dissout mieux encore dans l'alcool, l'éther ou le chloroforme. Il agit comme antipyrétique et peut être employé chez le chien à la dose de 2 grammes par jour contre le rhumatisme aigü ou chronique et les douleurs névralgiques.

SALICYLATE DE MÉTHYLE OU ÉTHER MÉTHYLSALICYLIQUE ($C^8H^8O^3$). — C'est un liquide incolore, mobile, à odeur forte et très persistante, d'une densité de 1,1819 à $+ 16°$. Il est peu soluble dans l'eau, très soluble dans l'alcool et dans l'éther. Sa solution aqueuse est colorée en violet par le perchlorure de fer dilué.

Petit (*Recueil*, 1903, p. 610) a obtenu d'excellents résultats de l'usage externe du salicylate de méthyle dans le traitement des efforts de tendon, des distensions ligamenteuses chez le cheval et des douleurs rhumatismales chez le chien. On en fait des frictions une ou deux fois par jour. Il a l'avantage d'agir vite, d'être inoffensif et de ne jamais tarer les animaux. Gutzialzky (1906) a guéri un cheval atteint de rhumatisme musculaire par des injections sous-cutanées de 5 grammes de salicylate de méthyle par jour.

ASPIRINE ($C^6H^4O.C^2H^3O.COOH$). — C'est une combinaison d'acide acétique et d'acide salicylique. Elle forme des cristaux en aiguilles incolores, solubles dans 100 parties d'eau. Elle se dissout facilement dans les alcalis étendus et s'y décompose au bout de quelques minutes en ses deux composants.

Elle agit exactement comme l'acide salicylique et le salicylate de soude.

MODIFICATEURS DES SÉCRÉTIONS

Ils comprennent les *hyposécrétoires* et les *hypersécrétoires*. Le type des hyposécrétoires, c'est l'*atropine* (Voy. p. 674).

Les hypersécrétoires comprennent les *diurétiques*, les *sudorifiques* et les *expectorants*.

Diurétiques.

Les diurétiques activent la sécrétion urinaire. C'est principalement par cette sécrétion que l'organisme se débarrasse des produits de déchets non volatils engendrés par le mouvement nutritif général, des poisons absorbés à la surface gastro-intestinale, des toxines produites par les microbes qui envahissent les tissus dans les infections, et même des principes normaux contenus en excès dans le sang, comme l'eau, le sucre, les sels alcalins. En activant la sécrétion urinaire, les diurétiques favorisent donc la dépuration sanguine, assurent la composition normale du milieu intérieur, augmentent la force de résistance de l'organisme à l'auto-intoxication et à tous les empoisonnements en général, quelle que soit d'ailleurs leur origine.

Dans les états morbides, il est d'autant plus important que la sécrétion urinaire conserve toute sa puissance qu'alors la dénutrition est plus active, que les poisons ou toxines engendrés sont déversés dans le sang en quantité plus grande.

Les diurétiques produisent la diurèse par un mécanisme variable. Les uns tonifient le cœur et les vaisseaux, augmentent la pression artérielle et par suite activent mécaniquement la filtration rénale ; d'autres ne modifient pas sensiblement la pression sanguine, mais activent directement la fonction rénale, en agissant soit sur les cellules excrétrices des canaux urinifères, soit sur les nerfs fonctionnels en rapport avec ces cellules.

En se basant sur leur mode d'action, on peut donc diviser les diurétiques en deux groupes principaux : les *diurétiques directs* et les *diurétiques indirects*.

Les diurétiques directs excitent *directement la fonction de l'épithélium rénal*. Ils comprennent les sels de potassium, diverses plantes, les essences balsamiques, diverses résines, la cantharide, le calomel, les acides très dilués, notamment l'acide azotique, l'urée, la lactose, la scoparine, la caféine, la théobromine, la théocine.

Les diurétiques indirects agissent surtout en modifiant la circulation générale et rénale ; ils comprennent tous les *cardio-toniques* Voir ce groupe).

Sels alcalins.

Tous les sels des métaux alcalins sont plus ou moins diurétiques. Les plus actifs sont les nitrates.

Nitrate de potassium.

AzO³K.

Le sel de nitre, ou salpêtre, est incolore, inodore, d'une saveur fraîche, piquante, avec arrière-goût amer, soluble dans 4 parties d'eau froide et 1 partie d'eau bouillante, presque insoluble dans l'alcool. Il existe en assez forte proportion dans diverses plantes.

Effets. — Appliqué sur la peau, les muqueuses et les plaies, le sel de nitre est plus ou moins irritant, suivant la délicatesse des tissus et la concentration des solutions. D'après Orfila, il produit une inflammation intense quand il est déposé dans le tissu conjonctif sous-cutané.

Introduit dans les voies digestives en petite quantité et très étendu d'eau, le salpêtre n'exerce aucune action particulière sur la digestion; à doses moyennes, il irrite la muqueuse digestive et cause du dégoût; à doses fortes, il détermine une inflammation gastro-intestinale, une superpurgation et une intoxication générale.

Quand ce sel est administré en *petite quantité*, il est absorbé rapidement par la muqueuse digestive et ne tarde pas à produire une expulsion copieuse d'urine. L'*action diurétique* est de courte durée et, pour l'entretenir, il faut administrer des doses fréquemment renouvelées. Par un usage trop prolongé, on peut voir apparaître une *irritation* des voies urinaires et une *fluidification* du sang. Le nitrate de potasse exerce aussi une légère *action dépressive* sur la circulation et la respiration : le nombre des battements du cœur et des respirations diminue légèrement; le pouls est petit, mou, intermittent; le cœur bat avec moins d'énergie, la température cutanée s'abaisse et les muqueuses pâlissent.

A doses toxiques, ce sel produit, outre l'irritation gastro-intestinale, des tremblements, des convulsions, des attaques tétaniques, la dilatation de la pupille, puis la paralysie des mouvements volontaires et des contractions du cœur.

A l'autopsie, on trouve, chez les animaux qui ont succombé à l'empoisonnement par le sel de nitre, une irritation du tube digestif et des voies génito-urinaires ; le sang veineux est *rouge*, mais incoagulé ; le cœur et les autres parenchymes sont flasques.

Indications et doses. — Les propriétés dépressives que ce sel exerce sur la circulation, la respiration et la calorification, ne peuvent pas être utilisées en pratique pour combattre les états fébriles, car à doses faibles la dépression produite est trop légère, et à fortes doses les effets sont trop intenses et peuvent devenir dangereux.

Ce médicament est surtout indiqué comme *diurétique*, quand on veut favoriser les résorptions et amener la diminution des épanchements dans les séreuses ou la disparition de certains engorgements chroniques.

Il est toujours contre-indiqué, quand il y a inflammation du tube digestif ou de l'appareil génito-urinaire.

Or, combat les effets toxiques de ce sel avec les mucilagineux et les excitants.

On le fait prendre dans les boissons.

Doses thérapeutiques.

Cheval	8	à 15 grammes.
Bœuf	10	à 25 —
Mouton et porc	2	à 5 —
Chien	0gr,20	à 0gr,50
Chat et volailles	0gr,1	à 0gr,20

Le *nitrate de sodium* ou salpètre du Chili jouit des mêmes *propriétés diurétiques* que le nitrate de potassium, mais il est moins toxique que ce dernier.

Plantes diurétiques.

Un grand nombre de plantes excitent la sécrétion urinaire. Les suivantes sont les plus employées.

Bardane (*Arctium Lappa* L.). — Cette plante, de la famille des Synanthérées, est encore appelée vulgairement *glouteron*, *herbe aux teigneux*. Ses feuilles et sa racine sont les parties habituellement employées en médecine. On y trouve du sucre, de l'amidon, du mucilage, un peu de tanin, une matière amère, de l'inuline, une matière céro-oléagineuse verdâtre et une forte proportion de carbonate et de nitrate de potasse.

Le feuilles et la racine de bardane sont employées comme
diurétiques. On fait infuser de 20 à 25 grammes de racine ou de
feuilles dans 1 litre d'eau bouillante, et on obtient, après décan-
tation, un liquide très diurétique, qu'on peut administrer seul ou
après l'avoir associé à d'autres substances ayant les mêmes propriétés.

A l'extérieur, la décoction est employée en lotions sur la
peau pour apaiser le prurit occasionné par les dartres et l'eczéma.
Broyées et appliquées sous forme de cataplasmes sur les ulcères
anciens, ces feuilles détergent leur surface et activent le développement des bourgeons charnus.

Pariétaire (*Parietaria officinalis*, Urticées). — Cette plante,
qui croît sur les vieux murs, les rochers et les décombres, renferme du *mucilage* et du *nitrate de potassium*. Elle est *très
diurétique*. On emploie la plante entière en décoction à raison de
10 grammes par litre d'eau. Ce liquide édulcoré avec du miel est
donné en boisson aux grands herbivores à raison d'environ 2 litres
par heure. Pour augmenter encore la diurèse, on peut y ajouter
1 à 2 grammes de nitrate de potassium par litre. Généralement
la diurèse s'établit dès le premier jour.

Spirée ulmaire (*Spirea ulmariæ*, Rosacées). — Cette plante,
encore appelée *reine des prés*, croît le long des fossés dans les
prairies humides. Ses sommités fleuries renferment une *essence*
(hydrure de salicyle), une *matière colorante jaune*, un *hydro-
carbure* et une *matière cristallisée* offrant l'apparence du
camphre.

L'infusion faite à raison d'une forte poignée par 10 litres d'eau
est à la fois diurétique et sudorifique.

Sabline (*Arenaria rubra*, Caryophyllées). — Cette petite
plante, qui croît dans les champs sablonneux de l'Europe, est
surtout très abondante en Algérie. Elle a une odeur de foin coupé
et contient un *principe résineux aromatique* à odeur de benzine
et une forte proportion de *sels alcalins*. C'est un bon diurétique
à la dose de 10 grammes par litre d'eau en infusion.

Bourrache (*Borrago officinalis*, Borraginées). — Cette plante
contient du mucilage, de la résine, des sels alcalins et beaucoup
de nitrate de potasse.

Les feuilles sont très diurétiques et émollientes. Les fleurs sont
sudorifiques et pectorales.

Bugrane ou arrête-bœuf (*Ononis spinosa*, Légumineuses).

— La racine, seule partie employée, contient une *résine*, un gly-coside, l'*ononine*, un *principe amer* et de l'*amidon*.

Elle est diurétique et s'emploie en infusion à la dose de 50 à 100 grammes par jour chez les grands herbivores.

Racine de chiendent (*Agropyrum repens*, Graminées). — Le rhizome contient du sucre, de la *triticine*, matière gom-meuse qui peut se transformer en sucre, une *matière gommeuse azotée*, des *malates* et de la *mannite*. Excellent diurétique.

Racine d'asperges (*Asparagus officinalis*, Asparaginées). — Elle contient de l'*asparagine*, de la *coniférine*, une *résine jaune* et de la *mannite*.

Cette racine est employée comme diurétique.

Baie de genièvre. — Voir *toniques amers*.

Théocine ou théophylline.

$$C^5H^4Az^3O^2.$$

C'est un isomère de la théobromine qui est obtenu par synthèse. Elle se présente en poudre blanche cristalline, inodore, de saveur amère et désagréable, soluble dans 179 parties d'eau froide et 85 parties d'eau à 37°, dans les solutions alcalines et acides. Le cinnamate de soude aide à sa dissolution dans l'eau.

Effets. — La théocine a une action générale semblable à celle de la caféine ; mais elle est moins toxique, moins convulsivante. De même que les autres bases xanthiques, elle s'élimine par l'urine assez rapidement à l'état de β-monométhylxanthine. Elle ne modifie pas notablement ni le travail du cœur ni la pression san-guine. Elle provoque une *diurèse très abondante*, en excitant directement les éléments *rénaux*.

Elle a un inconvénient, c'est d'être irritante pour l'appareil digestif.

Usages. — Ce puissant diurétique est recommandé dans les maladies cardiaques avec phénomène de stase, dans l'ascite, les affections rénales compliquées d'anasarque, dans l'artériosclérose. Son action serait d'autant plus intense qu'il existe des œdèmes plus considérables.

On l'administre au chien à la dose de 0^{gr},3 à 1 gramme par jour dans du thé léger.

Colchique et colchicine.

Le colchique d'automne (*Colchicum autumnale* L.) est une plante bulbeuse de la famille des Liliacées Colchicées, qui croît en grande quantité dans les prairies humides. Toutes ses parties sont actives et vénéneuses. En médecine, on fait usage seulement de la semence (convention internationale).

Les semences ainsi que le tubercule de colchique contiennent un principe alcaloïdique, la *colchicine* (0,05 p. 100), et des matières indifférentes, telles qu'une huile grasse, de l'albumine, de la gomme, du sucre.

La *colchicine* ($C^{22}H^{27}AzO^7$) est un alcaloïde qui se présente sous la forme de cristaux orthorhombiques; elle est inodore, d'une saveur très amère, lentement et peu soluble dans l'eau, la glycérine, très soluble dans l'alcool et l'éther éthylique et se combinant avec les acides pour former des sels difficilement cristallisables. Les solutions noircissent rapidement à la lumière. Elle est très toxique.

Préparations. — On emploie l'*extrait de colchique* et la *teinture de colchique*. Cette dernière se fait avec 100 grammes de poudre de semence et quantité d'alcool suffisante pour 1 000 grammes de teinture. Elle renferme deux fois moins de principes actifs que la teinture de colchique du *Codex* de 1884.

Effets physiologiques. — Sur la peau intacte, la colchicine n'a pas d'action marquée; à l'intérieur, elle est *irritante*. Dans la bouche, elle développe une saveur fortement amère et produit une sensation de brûlure et de la salivation. Arrivée dans l'estomac, elle irrite la muqueuse, produit du dégoût, des nausées et des vomissements. Elle a la même action irritante sur l'intestin et détermine des coliques, du ténesme et de la diarrhée souvent sanguinolente pouvant durer plusieurs jours.

Les effets généraux sont toujours lents à se produire, probablement à cause de la lenteur de son absorption. La plupart des auteurs signalent une diminution du nombre des battements du cœur; cependant Rossbach, qui a fait une étude sérieuse de cette substance, dit que le cœur n'est pas sensiblement influencé. La tension artérielle reste normale; elle ne s'abaisse que vers la fin de l'empoisonnement.

Des doses thérapeutiques ne modifient pas la respiration; des doses fortes produisent un ralentissement de cette fonction qui s'éteint avant le cœur. Elle provoque généralement une *diurèse* abondante. D'après Mairet et Combemale, elle ne serait diurétique qu'à dose très faible (2 à 3 milligrammes chez l'homme). Elle aurait aussi une action *cholagogue* très nette, d'après Rutherford.

A fortes doses, le système nerveux est d'abord excité, puis paralysé : la sensibilité est atteinte la première.

L'*élimination* se fait principalement par les urines. Cette élimination est lente, et des effets cumulatifs sont à craindre par l'administration répétée. D'après Jacobi, elle s'oxyderait partiellement dans l'économie en donnant naissance à de l'oxycolchicine.

Elle semble s'éliminer aussi en partie par le lait. On a vu se produire des intoxications colchiciques sur des enfants qui recevaient du lait de chèvres ayant mangé des feuilles et des graines de colchique.

Voici les résultats des deux expériences faites, l'une sur le chat, l'autre sur le lapin, avec la colchicine de Merk :

1° A 2ʰ.15, on pratique sur un chat une injection hypodermique de 1 centimètre cube d'une solution au 1/100, c'est-à-dire 0ᵍʳ,01. Jusqu'à 5 heures on observe plusieurs défécations; les matières rendues sont d'abord dures et sèches, puis molles et liquides; l'animal vomit des matières spumeuses et il est un peu triste. La mort survient pendant la nuit et le lendemain matin le cadavre est en rigidité. A l'autopsie, on trouve, dans l'estomac et le duodénum du sang mêlé à des mucosités épaisses, la muqueuse est congestionnée et fortement ecchymosée. Dans le jéjunum et l'iléon, il y a un peu de sang, mais la muqueuse est normale, ce qui indique que ce sang provenait des parties antérieures. La muqueuse rectale offre aussi quelques ecchymoses, mais beaucoup moins étendues que celles de l'estomac et du duodénum. Les reins sont hyperémiés à la surface et au voisinage de la ligne de réunion de la substance corticale avec la substance médullaire. Le cœur droit est gorgé de sang; le ventricule gauche est dur et ne contient presque pas de sang; pas d'ecchymoses sur l'endocarde. Le sang est noir et en partie coagulé. Le foie présente quelques lignes de congestion : la vésicule biliaire est remplie de bile.

2° A 9 heures du matin, on pratique sur un lapin une injection hypodermique de 2 centimètres cubes de la solution au 1/100, c'est-à-dire 0ᵍʳ,02. Jusqu'à 11 heures, on n'observe rien d'anormal. De 11 heures à 3 heures, l'animal rend plusieurs fois des excréments; les premiers rendus sont normaux, ceux rendus après sont mous, non disposés en boule. Le lapin est triste, abattu, et ne se déplace que lorsqu'on l'excite vivement; il a 40 respirations par minute. L'expiration est brusque, saccadée; il y a discordance des mouvements respiratoires, thoraciques et abdominaux. Vers 5 heures, même état; les oreilles sont froides et pâles. Il m'est impossible de prendre exactement le nombre des pulsations. La mort survient pendant la nuit. A l'autopsie pratiquée le lendemain matin, on trouve l'estomac plein d'aliments secs, entourés d'une épaisse couche de mucus; la muqueuse offre quelques ecchymoses et des arborisations vasculaires. La muqueuse de l'intestin grêle est congestionnée, mais il n'y a pas de sang ni dans l'estomac ni dans l'intestin. Les reins sont hyperémiés, et l'un d'eux offre une ecchymose à sa surface. Le foie offre des zones de congestion. Pas de bile dans la vésicule. Le cœur est gorgé d'un sang noir coagulé. Pas d'ecchymoses sur l'endocarde. Les poumons sont fortement congestionnés et ecchymosés, surtout en arrière et en bas. La vessie est vide et fortement contractée.

Ces deux expériences, et un grand nombre d'autres qu'il est inutile de rapporter, démontrent que la colchicine agit surtout sur la *muqueuse de l'estomac et de l'intestin grêle*, même quand elle est absorbée par la voie sous-cutanée. L'*hyperémie rénale* indique qu'elle *irrite* cette glande.

Les ruminants étant les animaux les plus exposés à être empoisonnés par le colchique qu'ils mangent avec les autres herbes, il est utile de donner les symptômes de cet empoisonnement. Les vaches qui ont reçu en nourriture des feuilles de colchique ont offert les symptômes suivants : inappétence, inrumination, grincement de dents, ptyalisme, borborygmes, coliques, regards dirigés vers le flanc, tremblements, hématurie, suppression du lait ; respiration courte, difficile ; pouls accéléré, petit, intermittent, température élevée de 1 à 2° C. ; muqueuses pâles : peau sèche, froide ; poils ternes ; diarrhée abondante, fétide ; matières alvines d'un vert grisâtre.

Pour combattre l'empoisonnement par le colchique, on a recours aux huileux et aux mucilagineux.

Indications thérapeutiques. — Chez l'homme, les préparations de colchique administrées à l'intérieur en petite quantité constituent des agents *antigoutteux* puissants.

En vétérinaire, la colchicine n'est guère indiquée que comme *diurétique* dans les diverses hydropisies. Il est vrai qu'on l'a employée quelquefois contre les météorisations chez les ruminants, la fluxion périodique chez le cheval, les arthrites rhumatismales chez les porcs et les oiseaux, mais avec un résultat variable. L'*action anesthésiante* de la colchicine sur les extrémités des nerfs sensitifs pourrait recevoir quelques applications contre les *névralgies*, les *rhumatismes* : mais nous possédons d'autres substances (vératrine, etc.) qui conviennent mieux.

Doses et administration.

1° Doses toxiques.

Injections hypodermiques (colchicine).

Chat............	0gr,002	par kilo. d'animal.
Chien...............	0gr,002	—
Porc................	0gr,030	—
Lapin................	0gr,010	—

2° Doses thérapeutiques (par tête) (colchicine).

Cheval	0gr,02	à 0gr,06
Bœuf	0gr,02	à 0gr,06
Chien	0gr,0005	à 0gr,001

La colchicine doit toujours être administrée en solutions aqueuses ou glycérinées à 1 p. 100 ou 1 p. 200, en injections hypodermiques. La voie trachéale peut également être utilisée, mais il n'y a généralement aucun avantage à la préférer à la voie hypodermique. Il faut suspendre l'administration aussitôt que l'on constate de la diarrhée ou des phénomènes nerveux.

La teinture de semences de colchique contient 0,70 p. 1000 de colchicine.

Doses thérapeutiques à l'intérieur.

	Poudre.		Teinture.
Cheval	3	à 5 gr.	6 à 10 gr.
Bœuf	5	à 8	6 à 15 —
Porc et mouton	0gr,10 à 1gr,50	0gr,20	à 2 —
Chien	0gr,05 à 0gr,30		X à XXX gouttes.

Diaphorétiques et expectorants.

Les *diaphorétiques* ou *sudorifiques* activent la sécrétion sudorale, échauffent la peau en y appelant le sang par suite d'une vaso-dilatation, augmentent la déperdition de chaleur par l'évaporation et le rayonnement et diminuent par conséquent la température interne.

Ils sont donc indiqués dans toutes les maladies fébriles consécutives à un refroidissement, à une infection, à une intoxication ; car ils abaissent la fièvre et provoquent l'élimination par la peau des poisons qui ne peuvent s'échapper par le rein devenu insuffisant.

Les *expectorants* augmentent et modifient la sécrétion bronchique, facilitent l'expectoration, diminuent l'irritation des voies aériennes, calment la toux et rendent la circulation de l'air plus facile.

Ils conviennent dans toutes les maladies des bronches et du poumon, surtout quand la toux est pénible et l'expectoration difficile.

La plupart des médicaments diaphorétiques sont en même temps expectorants.

Les principaux sont les suivants : les sulfurés, les ammoniacaux, l'essence de térébenthine, la terpine, le terpinol, le jaborandi et la pilocarpine, les fleurs de sureau, les fleurs de tilleul, le polygala de Virginie, l'écorce de panama, le bouillon blanc, les pétales de coquelicot, les fleurs de mauve, la racine d'aunée, la lichen d'Islande, l'anis, le fenouil, le cumin.

Sulfurés.

Ils comprennent le soufre et les sulfures d'antimoine.

Soufre.

En médecine, on n'emploie que le *soufre sublimé* ou *fleur de soufre*. Sous cet état, le soufre est une poudre d'un beau jaune-citron. Il est inodore, insipide, d'une densité de 2,45, insoluble dans l'eau, légèrement soluble dans l'alcool, l'éther, les corps gras, les essences, les huiles pyrogénées ; un peu plus soluble dans les solutions des sels alcalins ; très soluble dans le sulfure de carbone et la benzine. Mis en contact avec des composés métalliques, le soufre donne naissance à des sulfures insolubles. Le soufre sublimé renferme souvent de l'acide sulfureux, de l'acide sulfurique et de l'arsenic. Des lavages à l'eau lui enlèvent les acides, et des lavages dans une solution ammoniacale le dépouillent de l'arsenic.

Le soufre est un élément indispensable à la constitution normale de l'organisme, car il fait partie de la molécule albuminoïde des tissus. On trouve des composés soufrés dans la bile (taurine, acide taurocholique), dans les urines (sulfates, sulphophénates), dans la peau (cystine), dans l'intestin (hydrogène sulfuré).

Effets physiologiques. — Les diverses préparations de soufre n'ont aucune action sensible sur la peau ; mais elles jouissent de la propriété de tuer rapidement les parasites qui vivent à sa surface. Le soufre est un *parasiticide* excellent, surtout quand il est combiné avec des alcalins.

Ingéré en *petite quantité*, le soufre agit comme un léger *stimulant* du tube digestif ; il augmente l'appétit, accélère la digestion, communique après quelques jours, aux matières excrémentitielles, une teinte plus foncée et une odeur d'acide sulfhydrique très nette.

A doses moyennes, il augmente les mouvements péristaltiques de l'intestin, hâte les défécations, rend le ventre libre et communique aux excréments une coloration noire et l'odeur sulfhydrique à un degré très prononcé.

A fortes doses, le soufre agit comme un *laxatif* énergique, qui ne dérange pas notablement l'appétit, si le traitement n'est pas trop prolongé.

Enfin, à *dose exagérée*, la fleur de soufre *irrite* vivement le tube digestif et détermine une superpurgation qui peut devenir mortelle.

Outre l'action locale sur l'appareil digestif, le soufre produit des effets généraux qui résultent de son absorption. Or, comme il est insoluble, il doit éprouver dans le tube digestif des modifications qui ont pour effet de le rendre soluble et absorbable. Dans l'estomac acide, le soufre reste intact, il est transporté en nature dans l'intestin, où il rencontre les liquides alcalins. Là, il se combine, en certaine proportion, avec les bases alcalines et forme des sulfures de sodium, de potassium et de calcium, qui sont solubles. En même temps, il y a dégagement d'acide sulfhydrique, car les excréments ont une forte odeur d'œufs pourris. Une partie du soufre ingéré est donc absorbée dans l'intestin sous forme de sulfures alcalins et d'acide sulfhydrique, mais la plus grande partie est expulsée en nature avec les excréments.

Les produits soufrés solubles, arrivés dans le sang, déterminent une légère excitation générale : le pouls est plein et accéléré ; la respiration est plus fréquente ; la peau est chaude et les muqueuses sont injectées. En outre, on remarque que l'air expiré et la transpiration cutanée exhalent une forte odeur d'hydrogène sulfuré. Sous l'influence de cette élimination d'acide sulfhydrique par le tégument cutané, on voit que la *transpiration insensible et la sécrétion sébacée sont notablement augmentées* : la peau, sans se couvrir de sueur, devient plus souple, plus humide, plus grasse. Sur les animaux blancs, elle prend un aspect sale, et les pansages deviennent plus difficiles. L'acide sulfhydrique éliminé par le poumon excite légèrement les *sécrétions bronchiques*, rend le mucus plus fluide, moins adhérent, facilite l'expectoration et rend la respiration plus légère.

Pendant que les sulfures alcalins et l'acide sulfhydrique circulent dans le sang et les tissus, une certaine quantité de soufre est oxydée ; il se forme des sulfites et des sulfates alcalins qui sont éliminés par les reins. Leur présence est facile à constater dans l'urine, qui n'est d'ailleurs pas sécrétée en plus grande quantité qu'à l'état normal. L'acide sulfhydrique éliminé par la peau provient surtout de la décomposition des sulfures alcalins en présence des acides de la sueur ou de la matière sébacée ; celui qui est éliminé par le poumon provient surtout directement de l'absorption intestinale.

Si l'absorption des principes sulfureux se continue pendant un certain temps, on voit apparaître des effets *altérants* : le sang devient plus fluide, moins coagulable et plus noir; les hématies perdent la propriété d'absorber l'oxygène ; il se produit un amaigrissement considérable, une résorption très active des produits épanchés, une diminution du volume des glandes et des ganglions lymphatiques. Enfin, si la médication continue, l'amaigrissement se prononce de plus en plus; il se produit un affaiblissement extrême et enfin une asphyxie lente qui entraîne la mort.

Effets toxiques. — Le soufre administré d'emblée à dose toxique produit rapidement de la tristesse, la perte de l'appétit, des coliques vives avec expulsion fréquente d'acide sulfhydrique par l'anus et d'excréments fluides à odeur repoussante, un affaiblissement général qui se prononce de plus en plus, une accélération considérable du pouls et de la respiration : le pouls devient plus petit et misérable, la respiration devient laborieuse ; les muqueuses prennent une coloration violette : le sang est noir et fluide, les sécrétions exhalent une forte odeur d'acide sulfhydrique ; puis il y a chute sur le sol, refroidissement des extrémités, couleur bleuâtre des muqueuses, et la mort survient sans convulsions.

Lésions. — A l'autopsie, on trouve les lésions suivantes : inflammation vive de la muqueuse gastro-intestinale, qui est quelquefois gangrenée dans plusieurs points : sang noir, diffluent, qui engorge tous les viscères parenchymateux ; poumon et cœur couverts d'ecchymoses ; caillots fibrineux dans le système de la veine porte, dans la rate et le foie ; odeur très forte d'acide sulfhydrique dans tous les tissus, ce qui rend la viande inutilisable pour la consommation.

Indications thérapeutiques. — *A l'extérieur*, les préparations soufrées sont indiquées comme *antiparasitaires*, *antipsoriques*, dans la gale, les dartres et les autres éruptions de nature parasitaire.

A l'intérieur, le soufre est indiqué dans beaucoup de cas :

1° Comme *purgatif léger*. Lorsque le soufre employé est très pur, la purgation ressemble à celle produite par l'huile de ricin ; elle est douce et sans coliques. C'est un purgatif laxatif qui mérite d'être employé souvent ;

2° Comme *antidote*, dans l'empoisonnement par des oxydes métalliques, tels que ceux de plomb et de mercure ;

3° Comme *expectorant*, dans toutes les maladies catarrhales des voies respiratoires produites par un refroidissement, telles que : pneumonie, bronchite, laryngite, etc. On obtient surtout d'excellents effets avec ce médicament chez les herbivores. Solleysel le nommait l'*ami du poumon* ;

4° Comme *sudorifique* ou **diaphorétique**, dans toutes les maladies où il est utile d'activer les fonctions cutanées et d'appeler le sang à la peau. Il convient surtout dans les rhumatismes et les maladies éruptives anciennes. En général, celles-ci sont traitées à la fois par une administration interne et des applications externes ;

5° Comme *altérant* et *fondant*, il convient surtout chez le cheval dans les cas d'engorgements glandulaires et ganglionnaires et d'épanchements divers.

Il est indiqué chez tous les animaux pour faciliter la résorption des lésions chroniques du poumon ou des cavités séreuses.

6° Comme *vermifuge*, il peut aussi rendre des services. Il ne tue pas les parasites du tube digestif, mais il provoque souvent leur expulsion en exagérant les mouvements péristaltiques ;

7° Comme *microbicide* dans la diphtérie des volailles ; on le fait prendre à l'intérieur et en même temps on dépose de la poudre sur les lésions locales.

Pour l'usage externe, on emploie les préparations suivantes :

Pommade soufrée.

Fleur de soufre......................	1 gramme.
Axonge	3 grammes.

Incorporez à froid.

Pommade d'Helmerich.

Soufre sublimé.....................	2 grammes.
Carbonate de potasse...............	1 gramme.
Axonge...........................	8 grammes.

Incorporez à froid. Pour obtenir une préparation plus active, on peut remplacer le carbonate de potasse par la potasse caustique. On y incorpore aussi le sel marin, le sel ammoniac, les cantharides, etc.

Contre la gale de tous les animaux.

Huile soufrée.

Fleur de soufre.....................	8 grammes.
Jaune d'œuf.....................	N° 1.
Huile grasse.....................	250 grammes.

Incorporez le soufre dans le jaune d'œuf et ajoutez l'huile peu à peu en remuant sans cesse jusqu'à homogénéité parfaite du mélange.

Contre toutes les affections cutanées.

Baume de soufre.

Soufre sublimé.....................	32 grammes.
Essence de térébenthine.........	250 —

Mélangez les deux substances, faites digérer à une assez forte chaleur, laissez déposer et décantez; l'essence prend une teinte brune.

Contre les affections psoriques.

Mélange de M. Schaack.

Fleur de soufre.....................		
Essence de térébenthine.........	ãã 1 partie.	
Huile de cade.....................		

Mélangez les trois substances dans un flacon et agitez.

Contre les affections galeuses et dartreuses.

Pommade antipsorique de M. Ch. Bernard.

Fleur de soufre.....................	1 gramme.
Huile de cade.....................	2 grammes.
Essence de térébenthine.........	2 —
Axonge.....................	3 —

Faites fondre l'axonge, et, au moment où elle commence à se figer, incorporez avec beaucoup de soin le soufre; puis ajoutez successivement l'huile de cade et l'essence, et continuez à remuer jusqu'à refroidissement complet; sans cette précaution, le soufre se déposerait et la pommade ne serait pas homogène.

Pour l'employer, on nettoie la peau avec soin et on applique la pommade sur les régions atteintes de gale ou d'autres affections herpétiques. Le succès est constant.

Pommade sulfuro-tannique.

Soufre.....................	8 grammes.
Acide tannique.....................	2 —
Laudanum.....................	1 gramme.
Axonge.....................	32 grammes.

Incorporez à froid. Contre toutes les affections cutanées. On peut remplacer le laudanum par 2 grammes de teinture de cantharides.

Les préparations sulfureuses n'ont aucune action curative sur les eczémas et les éruptions cutanées humides.

Administration et doses. — Pour l'usage interne, on emploie le soufre sous forme de bols ou d'électuaires, ou mieux mélangé au son ou à la farine. On peut aussi l'administrer en suspension dans l'eau.

Lorsque le soufre est administré comme expectorant, diaphorétique ou fondant, il faut le donner aux doses suivantes et continuer l'administration pendant un certain temps :

Doses expectorantes.

Cheval....................	10	à 20 grammes.
Bœuf....................	15	à 50 —
Porc....................	2	à 5 —
Chien....................	0gr.30 à 1 gramme.	

On peut l'associer aux sels alcalins, chlorure de sodium, sels ammoniacaux, aux poudres végétales, à l'essence de térébenthine, au fer, à l'arsenic.

Pour produire la purgation, il faut employer du soufre parfaitement pur, c'est-à-dire préalablement lavé, aux doses suivantes :

Doses purgatives.

Cheval....................	200 à 300 grammes.	
Bœuf....................	250 à 400 —	
Mouton....................	50 à 100 —	
Porc....................	15 à 30 —	
Chien....................	10 à 30 —	
Chat....................	2 à 5 —	

Ces doses doivent être administrées en une fois.

Le soufre employé en *inhalation* est très actif pour détruire les parasites du poumon. On fait respirer à l'animal les vapeurs qui se dégagent d'un mélange de goudron 5 et soufre 1 qu'on verse sur des pierres très chaudes, mais non rouges.

Sulfures d'antimoine.

Les sulfures d'antimoine sont : le protosulfure, le pentasulfure, l'oxysulfure.

1° PROTOSULFURE OU TRISULFURE D'ANTIMOINE (Sb^3S^3). — Ce composé se rencontre à l'état naturel dans beaucoup de mines, où il est mélangé de sulfure de plomb, de fer, d'arsenic et de cuivre. On l'appelle alors antimoine cru.

Pour l'usage médical, on prépare le protosulfure d'antimoine pur par les deux procédés suivants : par voie sèche en chauffant ensemble dans un creuset de l'antimoine et du soufre ; par la voie humide, en faisant passer un courant d'hydrogène sulfuré dans une solution d'émétique ou de trichlorure d'antimoine.

Pulvérisé, le protosulfure d'antimoine est d'un brun orangé ou d'un jaune orangé suivant son mode de préparation ; il est inodore, insipide, insoluble dans l'eau, soluble dans les alcalis, avec lesquels il forme des sulfures doubles.

2° PENTASULFURE D'ANTIMOINE (Sb^2S^5). — Ce composé s'obtient en traitant par l'acide sulfurique le sulfo-antimoniate de soude.

Le pentasulfure d'antimoine est amorphe, jaune, orangé, insoluble dans l'eau, l'alcool, mais soluble dans les solutions alcalines et les sulfures alcalins en donnant des sulfures doubles.

Le *soufre doré d'antimoine* n'est pas du pentasulfure d'antimoine, mais un mélange de ce sulfure et de protosulfure. On l'obtient en traitant par l'acide chlorhydrique les eaux mères qui résultent de la préparation du kermès.

3° OXYSULFURE D'ANTIMOINE OU KERMÈS. — Le kermès minéral est une poudre amorphe, d'une couleur brun-chocolat, inodore, d'une saveur légèrement astringente et métallique. Exposé à l'air, ce composé s'altère, devient jaunâtre et farineux. Il est insoluble dans l'eau, l'alcool, l'éther et les essences ; il est soluble dans les solutions alcalines et celles des sulfures alcalins ; les acides le décomposent en dégageant de l'acide sulfhydrique.

Le kermès étant souvent falsifié dans le commerce, il peut être avantageux pour le vétérinaire de le préparer lui-même. Il y a plusieurs procédés de préparation, mais celui de Cluzel, dont la description suit, me paraît être le meilleur :

<table>
<tr><td rowspan="3">Prenez :</td><td>Sulfure d'antimoine pulvérisé.......</td><td>1 partie.</td></tr>
<tr><td>Carbonate de soude cristallisé.......</td><td>22 parties.</td></tr>
<tr><td>Eau de rivière....................</td><td>250 —</td></tr>
</table>

Faites bouillir pendant une heure dans une marmite de fonte, filtrez la liqueur bouillante et versez dans des terrines chaudes. Après le refroidissement, recueillez le kermès qui s'est déposé, lavez-le à l'eau froide et séchez-le avec soin.

Effets physiologiques. — Ces différents composés sulfurés d'antimoine produisent sensiblement les mêmes effets. Pour des raisons économiques, il est presque toujours avantageux, dans la pratique de la médecine vétérinaire, de choisir de préférence le soufre doré d'antimoine, dont le prix est modéré et qui est moins souvent falsifié que le kermès minéral.

Localement, ils agissent sur les tissus comme des poudres inertes.

Ingérés à faible dose, ils sont assez facilement supportés par l'estomac ; à dose forte, ils provoquent souvent des vomissements chez les carnivores et le porc et de la purgation chez les herbivores. En présence du suc gastrique acide et des sucs intestinaux alcalins, les sulfures d'antimoine sont décomposés et rendus en parties solubles et absorbables. Sous l'influence de l'acide chlorhydrique de l'estomac, il se forme des chlorures doubles de potassium et d'antimoine solubles, avec dégagement d'une certaine quantité d'acide sulfhydrique.

Après l'absorption et leur mélange avec le sang, les sulfures d'antimoine font apparaître les effets combinés du soufre et de l'antimoine. Sous leur influence, la peau s'échauffe, se congestionne, sécrète plus activement et élimine une partie de l'acide sulfhydrique formé ; les sécrétions du poumon, des bronches et des parties supérieures des voies respiratoires deviennent plus fluides, plus abondantes ; il y a *expectoration plus facile* ; la toux est plus grasse et moins douloureuse. Généralement, il se produit aussi un ralentissement du pouls et de la respiration, ainsi qu'un abaissement léger de la température rectale.

Comme tous ces composés altèrent la digestion à forte dose, il convient de ne les employer qu'à dose faible, surtout chez les carnassiers.

Indications thérapeutiques. — Localement, les composés sulfurés d'antimoine ne répondent à aucune indication.

A l'intérieur, leurs propriétés expectorantes et sudorifiques les rendent utiles dans toutes les *maladies catarrhales des voies respiratoires : pneumonie, bronchite, laryngite*, etc. Ils activent les sécrétions de la peau, amènent le sang et la chaleur dans cette membrane ; ils rendent la toux moins douloureuse, plus grasse et facilitent l'expectoration. Cependant, comme ces composés sont peu solubles, peu absorbables, il y a presque toujours avantage à s'adresser à l'émétique ou à la pilocarpine.

A cause de leur action excitante spéciale sur le tégument cutané et de l'élimination de l'acide sulfhydrique, par cette voie, ils sont encore indiqués dans les *maladies cutanées éruptives*.

Administration et doses. — L'administration se fait générale-

ment sous forme de pilules, de bols ou d'électuaires. Les doses
doivent toujours être faibles : on ne doit guère dépasser celles qui
sont indiquées dans le tableau suivant et qui sont les mêmes pour
les trois sulfures :

Cheval......	5	à 10 grammes.
Bœuf......	8	à 15 —
Mouton......	3	à 5 —
Porc......	2	à 4 —
Chien......	0^{gr},10 à	0^{gr},50
Chat......	0^{gr},05 à	0^{gr},10

Ces doses peuvent être administrées deux ou trois fois par jour.
Les faibles doses, administrées souvent, ont l'avantage d'être supportées facilement par le tube digestif et de maintenir l'organisme
sous l'influence continuelle des effets.

Terpine.
$$C^{10}H^{20}C^2 + H^2O.$$

La terpine officinale, ou *cisterpine*, se présente sous forme de
cristaux prismatiques à base rhombe, blancs, très brillants, inodores, doués d'une saveur faiblement aromatique, solubles dans
350 parties d'eau à + 15°, dans 32 parties d'eau bouillante, dans
7 parties d'alcool, dans 100 parties d'éther, très solubles dans l'essence de térébenthine.

Quand on fait bouillir sa solution aqueuse, surtout après l'avoir
acidulée légèrement, la vapeur d'eau entraîne du *terpinol*, mélange complexe à odeur de jacinthe qui résulte de l'éthérification
de la terpine.

Effets et usages. — La terpine n'étant pas *irritante* est facilement supportée à l'intérieur. Après son absorption, qui est rapide,
elle exerce une *action calmante* sur le système nerveux, *modifie
la sécrétion bronchique* et produit une certaine *diurèse*. Elle s'élimine par les urines sous forme de terpinol et leur communique
l'odeur de jacinthe.

A très faible dose, elle active la sécrétion bronchique, fluidifie
le mucus et rend l'expectoration plus facile. A dose plus forte, elle
dessèche la muqueuse des voies respiratoires, *tarit* les sécrétions
catarrhales et *calme la toux*. L'action sur les voies respiratoires
est surtout très rapide quand on l'emploie en fumigations.

La terpine est indiquée dans le traitement de toutes les *bronchites catarrhales*.

Chez les petits animaux, on peut l'administrer à l'intérieur en pilules, ou en solution alcoolique ou glycérinée à la dose de 30 à 40 centigrammes par jour.

Chez les solipèdes, les fumigations sont préférables. Schelameur a employé des fumigations avec un plein succès sur les jeunes chevaux atteints de bronchite catarrhale d'origine gourmeuse. Il recommande des fumigations de vingt minutes : avec terpine, 10 grammes : alcool, 20 grammes ; et eau, 500 grammes ; ou encore avec terpine, 10 grammes ; essence de térébenthine, 10 grammes, et eau, 500 grammes. Ces quantités de solutions suffisent pour fumiger dix chevaux.

Ammoniacaux.

En raison de leur volatilité, de leur facile dissolution dans l'eau et de leur grande diffusibilité, les composés ammoniacaux sont absorbés facilement. Ils constituent tous des *excitants diffusibles* qui activent la sécrétion bronchique, la sécrétion sudorale et la sécrétion urinaire. Ils sont donc *diaphorétiques*, *expectorants* et *diurétiques*.

Les ammoniacaux utilisés sont : l'ammoniaque, le carbonate, le chlorhydrate et l'acétate d'ammoniaque.

Ammoniaque. — Voir *Vésicants*.

Sesquicarbonate d'ammoniaque.

Le sesquicarbonate d'ammoniaque se présente en cristaux formant des aiguilles incolores, d'une odeur ammoniacale assez vive, d'une saveur caustique. Ce sel est très volatil à la température ordinaire. A l'air, il passe à l'état de bicarbonate (AzH^4CO^3H) plus fixe : aussi doit-on le conserver dans des vases bien clos et tenus dans un lieu frais. Il est soluble dans cinq fois son poids d'eau froide : il est moins soluble dans l'alcool. A la chaleur, il se volatilise et se décompose en partie.

Effets et usages. — Les effets du carbonate d'ammoniaque sont de même nature que ceux produits par l'ammoniaque liquide ; mais ils sont moins prononcés, moins énergiques, de sorte que ce corps convient mieux pour l'usage interne prolongé.

Administré *à faible dose*, il excite l'appétit, favorise la digestion et produit, après son absorption, une faible excitation générale, une diminution de la plasticité du sang, une élévation de la tension artérielle, une action *diurétique* et *expectorante* marquée.

A dose forte, il irrite le tube digestif et peut même déterminer une gastro-entérite, des vomissements, des coliques et enfin des convulsions générales et la mort.

A l'intérieur, ce sel est indiqué pour *réveiller* le système nerveux déprimé par une maladie, un empoisonnement narcotique, les morsures de serpents venimeux ; pour *exciter* le tube digestif ; pour favoriser l'*expectoration* dans les maladies des voies respiratoires.

A l'extérieur, on pourrait l'appliquer à titre de *résolutif*.

Administration et doses. — On le donne sous forme de pilules, d'électuaires, en mélange avec le sel ordinaire ou encore mieux en solutions très étendues.

Doses thérapeutiques.

Cheval	10	à 30 grammes.
Bœuf	20	à 30 —
Porc, mouton	1	à 3 —
Chien	0^{gr},20	à 1 gramme.

Doses toxiques.

Cheval	80 grammes.
Chien	10 —

Chlorhydrate d'ammoniaque.

$$AzH^4Cl.$$

Encore appelé *sel ammoniac* ou *chlorure d'ammonium*, ce corps est en cristaux cubiques ou octaédriques qui absorbent facilement l'humidité de l'air, d'où la nécessité de le conserver dans des vases bien clos. Il est soluble dans 3 parties d'eau froide et dans 1 partie d'eau tiède. Il faut éviter de l'associer aux acides forts et aux oxydes solubles, car ces corps le décomposent.

Effets. — *A l'extérieur*, ce sel est à peine irritant chez nos animaux. *A l'intérieur*, il n'est pas irritant à faible dose, mais il provoque une inflammation lorsqu'il est concentré ou donné à dose élevée. Dans ce cas il boursoufle l'épithélium de la muqueuse, avec laquelle il est mis en contact, peut même le dissoudre et provoque une abondante sécrétion de mucus. L'inflammation qu'il produit dans l'estomac et l'intestin, lorsqu'il est donné à forte dose, est souvent mortelle.

Après son absorption, il agit par l'intermédiaire du sang sur toutes les muqueuses, dont il augmente manifestement la *sécrétion de mucus*. Les cellules muqueuses s'exfolient, se dissolvent et se liquéfient plus facilement. C'est principalement dans les voies respiratoires que l'hypersécrétion muqueuse est très prononcée. Le mucus bronchique non seulement est plus abondant, mais il est encore plus liquide, plus fluide, ce qui favorise son élimination. On admet aussi que, sous son influence, les cils vibratiles activent leurs mouvements et contribuent au rejet des produits bronchiques.

Le sel ammoniac *active la sécrétion urinaire* et provoque une expulsion d'urine double de celle de l'état normal. Cette urine est toujours très riche en urée. Celle-ci résulte de la transformation de l'ammoniaque et de la décomposition des albuminoïdes dans le foie.

Le jeu du cœur, le pouls et la température centrale et cutanée ne sont pas sensiblement modifiés par des doses ordinaires du médicament.

Si l'administration du chlorhydrate d'ammoniaque se fait sans discontinuité pendant un certain temps, on voit survenir la perte de l'appétit et des signes d'une irritation gastro-intestinale; le sang s'appauvrit et se fluidifie, les muqueuses pâlissent, puis apparaît la maigreur et une grande faiblesse. On a vu des animaux périr après douze ou quinze jours d'une administration continue de ce sel. Des doses mortelles d'emblée provoquent des convulsions tétaniques et une très grande excitation générale.

A l'autopsie d'animaux morts à la suite de l'intoxication produite par ce sel, on trouve le sang incoagulé, liquide et noir, les muqueuses couvertes d'une couche épaisse de mucus, principalement les muqueuses respiratoire et urinaire.

Emploi thérapeutique. — Ce sel convient bien pour favoriser la *sécrétion muqueuse* quand il y a un état catarrhal avec mucus trop consistant et adhérent. On en obtient d'excellents résultats dans la *période de sécrétion* de la pneumonie, de la bronchite, de la maladie du jeune âge chez le chien, etc. Il ne faut pas l'employer au début des inflammations des voies respiratoires, car il augmenterait l'irritation au moment où les muqueuses sont sèches.

CHLORHYDRATE D'AMMONIAQUE.

Il est surtout bien indiqué, d'après Vogel, quand, à l'auscultation, on entend des bruits de sifflement qui indiquent que le mucus est adhérent, épais et d'une élimination difficile.

A cause de l'*action excitante* qu'il exerce sur la muqueuse digestive, on l'emploie avec succès contre les affections catarrhales de l'estomac et du duodénum, principalement dans l'indigestion chronique du feuillet.

On utilise l'effet *altérant* que produit le sel ammoniac après quelques jours d'administration, contre les *engorgements*, les *tumeurs ganglionnaires*, les *hypertrophies des organes parenchymateux*, etc. Comme ces états pathologiques sont toujours longs à guérir, il faut suspendre, de temps en temps, la médication ammoniacale. Dans la pratique, on évite d'employer ce sel plus de cinq ou six jours consécutivement.

A l'extérieur, c'est un *fondant* indiqué contre les engorgements, les contusions, les écrasements.

Hertwig recommande, contre les tuméfactions rebelles, la préparation suivante :

Pétrole	15
Teinture de cantharide	15
Sel ammoniac	80
Savon vert	120

Le sel ammoniac est encore utilisé pour préparer des *mélanges réfrigérants* qui remplacent la glace. Ils sont composés de :

5 Sel ammoniac.		7 Sel ammoniac.		1 Sel ammoniac.
8 Sulf. de soude.	ou	11 Sulf. de soude.	ou	3 Sel de nitre.
3 Sel de nitre.		22 Eau.		6 Eau.
16 Eau.				12 Vinaigre.

Doses.

Doses toxiques.

Chien (inj. sous-cutanée)	6 grammes.	
Chien (estomac)	8	—
Mouton	25 à 80	—
Cheval	500	—

Doses thérapeutiques (estomac).

Cheval	8	à 15 grammes.
Bœuf	10	à 20 —
Mouton	2	à 5 —
Porc	1	à 4 —
Chien	0gr,30 à	0gr,50
Chat	0gr,10 à	0gr,30

Aux grands animaux, on peut faire prendre dans une journée de 30 à 40 grammes, et aux petits de 3 à 5 grammes, en solutions étendues de 1 à 3 p. 100. Il serait dangereux de continuer l'administration plus de cinq à six jours.

Acétate d'ammoniaque.

$$C^2H^3O^2 . AzH^4.$$

Préparé chimiquement pur, ce sel encore apppelé *esprit de Mindererus* est blanc, en longues aiguilles déliquescentes, de saveur fraîche, piquante, et soluble en toute proportion dans l'eau et l'alcool. Les pharmaciens le préparent en solutions contenant 15 p. 100 de sel. Cette préparation perd facilement son activité ; il est nécessaire de la conserver dans des flacons bouchés à l'émeri. Les acides, les bases alcalines et la plupart des sels métalliques la décomposent.

Effets. — L'acétate d'ammoniaque n'est pas irritant pour les tissus, ce qui le rend précieux pour l'usage interne. Arrivé dans l'estomac et l'intestin, il se transforme en carbonate d'ammoniaque, qui est rapidement absorbé. Mélangé au sang, il détermine une *excitation légère*, se traduisant par une petite *accélération du pouls*, une *élévation de la tension artérielle*, une *diurèse* très marquée, une *expectoration* plus facile, ainsi que par une *transpiration cutanée* très manifeste.

Indications et doses. — Il est indiqué dans les affections des voies respiratoires et des autres muqueuses.

Doses.

Grands herbivores.........	100 à 250 grammes.
Petits ruminants et porc...	30 à 50 —
Carnivores...............	3 à 10 —

Ces doses peuvent être répétées plusieurs fois par jour.

Jaborandi et Pilocarpine Voir *Évacuants intestinaux spéciaux*).

Sureau (Fleurs de).

(Sambucus nigra L.).

Le sureau est un arbrisseau de la famille des Caprifoliacées, bien connu de tout le monde. En médecine, on emploie ses fleurs, qui se présentent sous la forme de larges ombelles blanches, d'une odeur un peu forte et d'une saveur amère. Lorsque les fleurs sont sèches, elles sont jaunâtres et ont une odeur aromatique agréable. Il est important de les sécher lentement et de les conserver ensuite dans des vases bien fermés.

Les fleurs de sureau contiennent : une essence fixe fortement odorante, du tanin, du mucilage, de la résine et de l'albumine.

Effets physiologiques. — L'infusion de fleurs de sureau exerce localement une action excitante légère sur les tissus. Dans l'estomac, cette préparation chaude excite les fonctions digestives, puis cède rapidement le principe actif à l'absorption. Après son administration, on voit survenir une légère excitation générale, surtout une *élévation de la température cutanée* et une *augmentation de la sécrétion sudoripare*. Il est très difficile de déterminer une véritable sueur chez nos animaux domestiques avec l'infusion de fleurs de sureau. Pour réussir chez le cheval, il faut que la température de l'écurie soit élevée et que l'animal soit fortement couvert. Malgré l'absence de sudation visible, il semble démontré, par l'observation, que l'infusion chaude de fleurs de sureau a pour effet d'augmenter la sécrétion insensible et l'exhalation cutanée. D'ailleurs, ce remède a le grand avantage de ne jamais être nuisible aux animaux et de pouvoir être utilisé avant l'arrivée du vétérinaire.

Indications thérapeutiques. — Localement, l'infusion de fleurs de sureau est indiquée à cause de sa propriété légèrement excitante, pour laver les plaies, les tissus œdématiés, engorgés, enflammés. Elle est surtout utile comme collyre.

A l'intérieur, elle est indiquée contre l'indigestion simple, contre les maladies inflammatoires au début, surtout celles qui ont pour cause un refroidissement. Elle congestionne et échauffe la peau.

Préparations. — Les fleurs de sureau s'emploient toujours sous forme d'infusion, de fumigation. Pour l'usage interne, on en met 15 grammes par litre. On peut y associer le camphre, les ammoniacaux, etc.

Fleurs de tilleul.
(*Tilia europea.*)

Les fleurs de tilleul contiennent, comme les fleurs de sureau, une *essence*, du tanin, du sucre et de la gomme.

On les emploie en infusion ou en décoction légère, à titre de calmant et de sudorifique dans les mêmes cas que les fleurs de sureau.

Polygala de Virginie.

Le polygala de Virginie est la racine du *Polygala Senega*, qui croît dans l'Amérique du Nord. Cette racine a une odeur faiblement nauséeuse, une saveur âcre qui provoque la salivation ; elle irrite la muqueuse pituitaire.

Composition. — On y trouve de la *sénégine*, de l'acide polygalique, une *résine*, une *essence*, une *huile grasse* et du *sucre*.

La *sénégine* est identique avec la *saponine* ou sapotoxine ; elle peut se dédoubler en glycose et sapogénine.

Effets et emploi. — Localement la racine de polygala de Virginie est irritante. Administrée à l'intérieur, elle détermine facilement une inflammation catarrhale de l'estomac ; à doses très faibles, elle est tolérée et agit sur la muqueuse respiratoire, dont elle augmente la sécrétion du mucus et rend celui-ci plus fluide. Elle est nettement *expectorante* et convient dans les bronchites, les pneumonies, lorsque le mucus est épais, adhérent, et que l'expectoration est difficile.

On l'administre ordinairement en infusion à la dose de 2 à 5 grammes chez les petits ruminants et le porc, à celle de 0^{gr},5 à 1^{gr},5 chez le chien et à celle de 0^{gr},2 à 0^{gr},5 chez le chat.

Écorce de panama ou de quillaya.

Cette écorce est fournie par la *Quillaya smegmadermos*, arbre du Chili, de la famille des Rosacées. Elle contient de la *sapotoxine* et de *l'acide quillajaïque*, de la lactosine.

La sapotoxine est une poudre blanche, amorphe, soluble dans l'eau, insoluble dans l'alcool et l'éther. La solution aqueuse mousse fortement par l'agitation. Elle peut se dédoubler en glycose et sapogénine.

L'acide quillajaïque est une poudre blanche, amorphe, soluble dans l'eau et l'alcool, insoluble dans l'éther. Sa solution mousse aussi dans l'eau.

L'écorce de panama est un *expectorant puissant*, employée

comme succédané du polygala. A dose forte, elle détermine la paralysie des muscles et du cœur.

On l'emploie en décoction à raison de 5 grammes pour 100 gr. d'eau et à la dose d'une cuillerée toutes les deux ou trois heures chez le chien atteint d'une maladie catarrhale des voies respiratoires.

MODIFICATEURS DU CŒUR ET DES VAISSEAUX

Médicaments toni-cardiaques.

Ces médicaments sont dirigés contre la dépression circulatoire, liée à des lésions portant sur la pompe cardiaque.

Les maladies du cœur sont nombreuses et assez fréquentes chez nos animaux domestiques. Le plus souvent les lésions siègent sur les valvules, les orifices artériels et auriculo-ventriculaires; elles produisent alors invariablement soit l'*insuffisance*, soit le *rétrécissement*. Aujourd'hui le diagnostic de ces lésions est relativement facile, grâce aux bruits de *souffle* qu'on perçoit à l'auscultation.

Quels que soient d'ailleurs la nature et le siège de l'altération pathologique, que la lésion amène l'insuffisance ou le rétrécissement de tel ou tel orifice, le jeu du cœur peut rester normal, ou bien il peut être accru ou diminué.

Lorsque les systoles ventriculaires sont normales — *eusystolie* — la circulation générale n'est pas troublée notablement, la nutrition se maintient dans un état satisfaisant. Il suffit alors de soins hygiéniques, de repos et de moyens calmants.

Si le jeu du cœur est accru — *hypersystolie* — et si la tension artérielle est anormalement élevée, il faut encore des calmants et des vaso-dilatateurs tels que : le chloral, l'iodure et le bromure de potassium, la morphine, etc. Mais, si les contractions cardiaques sont faibles, si les ondées lancées dans les artères sont petites, si la tension artérielle reste au-dessous de son degré normal — *hyposystolie, asystolie* — il faut avoir recours aux médicaments qu'on appelle des toniques cardiaques.

Dans l'hyposystolie, le jeu du cœur est affaibli, la quantité de sang lancée dans les artères est insuffisante pour maintenir la tension artérielle à son degré normal. Il en résulte une circulation capillaire languissante dans tous les tissus et une accumulation de sang dans les veines. Cette stase sanguine veineuse produit secondairement l'altération de la nutrition de tous les tissus, la diminution de leur tonicité, l'exsudation séreuse et le ralentissement de l'excrétion urinaire. Le défaut d'élimination rénale entraîne l'accumulation des produits de dénutrition et une sorte d'empoisonnement lent qui affaiblit graduellement le malade et le plonge bientôt dans l'anémie la plus profonde. Des épanchements hydropiques peuvent ensuite se montrer dans les parties déclives du tronc, des membres et dans les cavités séreuses.

Dans les cas de ce genre, l'indication principale doit consister à augmenter l'énergie des systoles cardiaques, afin d'accroître le débit du sang et de relever la pression artérielle.

Agents de la médication toni-cardiaque. — Les agents toniques du cœur sont : la digitale et son principe actif la digitaline, le strophantus et la strophantine, la convallaria et la convallamarine, la caféine, l'adonidine et la spartéine, le bromure de potassium, le tabac et la nicotine.

Digitale et digitaline.

On connaît plusieurs espèces de digitales. La seule employée en médecine est la digitale pourprée (*Digitalis purpurea* L.), encore appelée gant de Notre-Dame, de la famille des Scrofulariacées.

Elle croît dans presque toute l'Europe et dans les îles du nord de l'Afrique ; elle habite les bois et les collines, dans les terrains secs, incultes et siliceux. On la cultive aussi comme plante ornementale dans les jardins.

Les feuilles sont les seules parties employées en médecine vétérinaire. Elles doivent être recueillies pendant la deuxième période de végétation de la plante, au moment où elle va fleurir. C'est alors qu'elles sont le plus riches en principes actifs. Sèches, elles ont un parfum assez agréable rappelant celui du thé et de certaines pâtisseries.

Composition. — On a isolé des feuilles de digitale trois glycosides : la *digitaline*, la *digitaléine* et la *digitonine*.

La DIGITALINE pure, cristallisée, encore appelée digitoxine $(C^{34}H^{52}O^{12})$, a été obtenue pour la première fois par Nativelle. Ses cristaux d'un blanc nacré sont insolubles dans l'eau, la benzine, le sulfure de carbone ; ils sont très solubles dans le chloroforme, solubles dans 43 parties d'alcool à 90° et très légèrement solubles dans les huiles grasses.

La digitaline est le principe le plus actif de la digitale.

Sous l'influence des agents hydrolysants, elle se dédouble en un sucre, le *digitoxose*, et en *digitoxigénine*.

Les digitalines amorphes d'Homolle et Quévenne et d'autres ne sont pas des digitalines pures, mais des mélanges, en proportions variables, de digitaline, de digitaléine et de digitonine.

La DIGITALÉINE ($C^{38}H^{54}O^{13}$) est un glycoside non cristallisé, blanc, insoluble dans le chloroforme, soluble dans l'alcool, peu soluble dans l'eau ; sa solubilité dans l'eau est augmentée par son mélange avec la digitoxine. Sous l'influence des agents hydrolysants, elle se dédouble en *dextrose*, *digitalose* et *digitaligénine*.

Elle est fort active, mais beaucoup moins cependant que la digitaline.

La DIGITOXINE ($C^{27}H^{46}O^{14}$) est un glycoside du groupe des saponines, pouvant cristalliser, mais se présentant d'ordinaire sous forme amorphe. Elle est très soluble dans l'eau ; cette solubilité augmente avec les impuretés. Elle favorise la solubilisation dans l'eau de la digitaline et de la digitaléine. Les agents hydrolysants la décomposent en dextrose, galactose et *digitogénine*.

A côté de ces glycosides, on a signalé dans la digitale une substance très toxique, voisine de l'ouabaïne ; un composé résineux, la *digitène* ; un composé phénolique, la *digiflavone* ; des acides : digitalique, antirrhinique, digitaléique, tannique ; de l'amidon, des matières mucilagineuses et colorantes, un ferment oxydant azoté.

Préparations. — Les formes pharmaceutiques de digitale ordinairement utilisées sont la poudre de feuilles, les infusions, le sirop, la teinture, le vin de digitale composé et enfin la digitaline cristallisée.

Les extraits aqueux et alcooliques ne doivent pas être utilisés à cause de l'inconstance de leur composition.

La *poudre de digitale* a une odeur aromatique agréable rappelant un peu celle du thé et une saveur amère. Elle s'altère assez facilement : aussi doit-on la conserver dans un endroit sec, en vase clos et à l'abri de la lumière, et la renouveler assez souvent.

L'*infusion* se prépare en versant 250 grammes d'eau bouillante sur 20 à 50 centigrammes de poudre de feuilles de digitale et en maintenant le contact pendant une demi-heure à 70°. On filtre et on édulcore. On l'administre par cuillerées aux petits animaux.

La *macération* consiste à faire macérer la poudre dans l'eau froide pendant douze heures, à filtrer et à édulcorer.

Le *sirop de digitale* se compose de teinture de digitaline, 50 grammes, et sirop simple, 950 grammes. Mêlez (*Codex*). 20 grammes de ce sirop renferment 1 gramme de teinture de digitale et sont équivalents à 10 centigrammes de poudre.

La *teinture de digitale* s'obtient en traitant par percolation 100 grammes de poudre par la quantité d'alcool à 70° suffisante pour obtenir 1 000 grammes de teinture (*Codex*, 1908).

Un gramme de teinture équivaut à 10 centigrammes de poudre de digitale.

Le *vin de digitale composé* s'obtient avec :

Feuilles sèches de digitale, poudre demi-fine, tamis n° 5	10 grammes.
Squames de scille	15 —
Baies de genièvre	150 —
Acétate de potassium sec	100 —
Vin blanc	1 800 —
Alcool à 90°	200 —

Laissez macérer pendant dix jours.

Vingt grammes de ce vin correspondent à 10 centigrammes de digitale et renferment 1 gramme d'acétate de potassium.

La *digitaline cristallisée* étant d'un prix très élevé ne peut guère être utilisée que chez les petits animaux. On emploie le soluté au millième. L gouttes de ce soluté pèsent 1 gramme et contiennent 1 milligramme de digitaline cristallisée.

Effets physiologiques. — Localement les préparations de digitale et de digitaline sont *irritantes*. Appliquées sur la peau, sous forme de pommade ou d'une préparation qui reste adhérente, elles produisent une inflammation du derme; celui-ci devient douloureux, se tuméfie, rougit, s'échauffe et se couvre d'une exsudation séreuse. L'intensité de l'inflammation provoquée est en rapport avec la concentration de la préparation et avec la finesse de la peau. Lorsque le tégument est dépourvu de son épiderme, et que la préparation est appliquée directement sur le derme l'inflammation locale est plus rapide et plus intense.

Introduites dans la bouche, les préparations digitaliques produisent une sensation d'amertume, font rougir la muqueuse buccale et déterminent de la salivation. Dans l'estomac, elles irritent rapidement la muqueuse, provoquent des douleurs, des nausées, des vomissements et de la diarrhée.

Si les doses sont faibles et si les préparations sont données sous forme diluée, les effets d'irritation gastro-intestinale peuvent être nuls ou insignifiants. Sur la conjonctive, elles produisent une cuisson très vive et une congestion intense. Les solutions de digitaline à 1 p. 1000, ou les infusions de digitale injectées dans la trachée des animaux produisent facilement de la toux et une congestion pulmonaire aux points où l'absorption s'effectue. Le cheval et l'âne supportent beaucoup mieux ces injections que le chien.

Injectée sous la peau, dans le tissu conjonctif, la digitaline et les liquides digitaliques déterminent une douleur vive et produisent un phlegmon plus ou moins volumineux. Chez le chien, ce phlegmon se résorbe lentement; chez le cheval et l'âne, il s'abcède souvent; parfois aussi il laisse un noyau induré qui ne disparaît qu'après plusieurs mois. L'inflammation locale qui suit l'injection hypodermique de digitaline retarde l'absorption et provoque un état fébrile plus ou moins prononcé. Lorsqu'on injecte la solution de digitaline dans le tissu musculaire, on observe à peu près les mêmes effets que lorsque le médicament est déposé dans le tissu conjonctif sous-cutané.

Après leur absorption, les principes actifs de la digitale produisent des modifications fonctionnelles, dont les plus importantes portent primitivement sur la circulation et secondairement sur la sécrétion urinaire.

Les préparations galéniques de digitale doivent leur activité aux glycosides qui y sont contenus, surtout à la digitaline et à la digitaléine. Or ces deux glycosides agissent à peu près de la même façon, à l'intensité près. On peut donc prendre pour type l'action de la digitaline cristallisée; elle résume assez exactement celle de la digitale.

ACTION SUR LE CŒUR. — A très faible dose, la digitaline détermine chez tous les animaux un *ralentissement* du cœur, c'est-à-dire une *diminution du nombre* de ses battements. Ce ralentissement, quelquefois très prononcé, chez le chien et le mouton, l'est beaucoup moins chez l'âne et moins encore chez le cheval. On voit, à l'état de santé, le nombre des battements du cœur diminuer de dix à quinze par minute chez le chien, de trois à cinq chez les solipèdes. Ce ralentissement dure un temps variable, mais cependant assez long : de six à douze heures. A mesure que les effets de

la digitaline se dissipent, on voit le nombre de pulsations revenir
à l'état normal, sans qu'il y ait accélération consécutive. Quelquefois on observe, après l'administration, une légère *accélération
primitive* du cœur qui précède le *ralentissement*, c'est lorsque la
digitaline irrite localement les tissus au point d'absorption et détermine par action réflexe une certaine excitation. Quand l'absorption
se fait sans irritation, le ralentissement est toujours primitif avec
de faibles doses. Chez les solipèdes, il arrive souvent qu'après l'injection hypodermique de digitaline en solution il y a accélération
continue du cœur sans ralentissement ni primitif, ni consécutif.
Cet effet accélérateur est dû, dans ce cas, à la fièvre de réaction que
détermine le développement d'un phlegmon au point d'injection.
Chez le chien, le ralentissement des battements du cœur se produit
très nettement après les injections hypodermiques ou intramus-
culaires.

A dose moyenne, la digitaline produit successivement deux
modifications inverses sur le nombre des battements du cœur.
Après l'absorption sans irritation locale, elle agit d'abord en
ralentissant le cœur. Ce ralentissement a une durée inversement
proportionnelle à la dose employée. Après un certain temps, ce
ralentissement disparaît et fait place à l'*accélération* du cœur,
dont l'intensité est directement proportionnelle à la dose.

Les fortes-doses produisent d'abord un certain ralentissement
du cœur, mais très passager ; puis elles déterminent une accélération très forte et très durable.

Avec des doses très fortes, il n'y a pour ainsi dire pas de ralentissement initial ; il y a immédiatement une accélération qui
dure très longtemps et qui est suivie, si l'animal doit mourir, d'un
ralentissement avec arythmie.

En résumé, la fréquence des battements cardiaques se modifie
comme suit :

Avec *faibles doses* : ralentissement des battements du cœur,
puis retour insensible à l'état normal.

Avec *doses moyennes* : ralentissement du cœur, puis accélération et enfin retour à l'état normal.

Avec *fortes doses* : ralentissement très passager ; accélération
de longue durée, puis retour très lent à l'état normal.

Avec *doses très fortes* : accélération immédiate très forte ; ralentissement et arythmie précédant la mort.

La digitaline, en même temps qu'elle modifie le nombre des

battements du cœur, agit aussi en augmentant l'*énergie* du muscle cardiaque. A chaque systole, les contractions auriculaires et ventriculaires sont plus énergiques et les ondées sanguines déplacées sont plus volumineuses. Dans mes expériences cardiographiques, j'ai toujours constaté que, pendant l'action de la digitaline, les courbes indiquent une augmentation de pression intracardiaque systolique considérable. Les deux bruits normaux du cœur deviennent plus intenses, plus nets. La pulsation cardiaque est plus facilement perceptible. La digitaline constitue un *tonique puissant* du cœur. Elle ne produit l'affaiblissement du muscle cardiaque qu'à dose trop forte et seulement dans la deuxième période de son action. Ces faits ont été entièrement confirmés récemment par les beaux travaux de François-Franck.

Sous l'influence de la digitaline, on voit aussi souvent se modifier le *rythme* des battements du cœur. Sur des animaux à l'état de santé, tout en ralentissant le cœur et en augmentant la force de ces contractions, la digitaline produit aussi des *intermittences* en général régulièrement espacées. Pendant le ralentissement produit par des doses moyennes, on constate que les battements du cœur sont accouplés deux par deux ou trois par trois et qu'entre deux séries il y a un arrêt assez long. Ces modifications du rythme n'existent que pendant le ralentissement du cœur; quand cet organe est accéléré, les battements sont régulièrement espacés, il n'y a aucune intermittence.

CIRCULATION ARTÉRIELLE. — La digitaline modifie aussi la circulation artérielle. Pendant qu'elle agit, la *tension artérielle augmente* notablement; les artères sont plus dures, plus pleines. Le pouls se modifie comme le cœur; il est plus vigoureux, plus fort, souvent intermittent pendant la période de ralentissement: il devient régulier et plus petit pendant la période d'accélération; pendant l'empoisonnement et peu de temps avant la mort, il est misérable et fortement intermittent. Quand on enregistre le tracé du pouls pendant la période du ralentissement, on obtient souvent le pouls *bigéminé* ou *trigéminé*, c'est-à-dire deux ou trois pulsations accouplées.

La vitesse du sang dans les artères diminue sous l'action de la digitale, comme le démontrent nettement mes graphiques hémodromographiques.

RESPIRATION. — La respiration se modifie à peu près dans le même sens que la circulation pendant l'action de la digitaline.

Avec les faibles doses, les mouvements se ralentissent; avec les fortes doses, ils s'accélèrent. Avec les faibles doses, on remarque une diminution de l'exhalation de l'acide carbonique, par conséquent un ralentissement des oxydations et des phénomènes de dédoublement.

Température. — A faible dose, la digitaline absorbée sans provoquer d'irritation locale provoque un *abaissement* de la température rectale. Celle-ci s'abaisse généralement de 4/10 à 5/10 de degré sur les animaux sains. Si son absorption est accompagnée d'une irritation locale, on voit au contraire se produire une élévation plus ou moins forte de la température rectale.

Sécrétion urinaire. — Des nombreuses expériences que j'ai faites, il ressort que la digitaline ne produit pas d'*effet diurétique* sur les animaux sains. C'est un effet inverse que l'on observe, c'est-à-dire une diminution de la sécrétion. Quoique la quantité d'urine sécrétée soit moindre pendant l'action de la digitaline, il arrive quelquefois que la quantité d'urée éliminée est plus forte; c'est lorsque la digitaline irrite localement les surfaces sur lesquelles elle est absorbée. Quand l'absorption se fait sans irritation locale, il y a à la fois diminution d'urine et diminution d'urée.

La digitale, étant reconnue non diurétique à l'état normal, elle peut cependant, dans certains cas, produire la diurèse. *Dans certaines hydropisies, la digitaline est diurétique.* Mais elle produit la diurèse par une action secondaire, en améliorant la circulation troublée et non en agissant spécialement sur le rein. La digitaline relève la pression sanguine en augmentant le travail du cœur et en produisant une constriction des artérioles; on sait que l'augmentation de la pression est une condition favorable pour la sécrétion urinaire.

Système nerveux et musculaire. — La digitale exerce toujours une *action affaiblissante* ou *parésiante* sur le système musculaire de la locomotion. Les expériences de laboratoire démontrent qu'elle diminue l'excitabilité des muscles, et l'observation clinique indique que les sujets traités par les préparations de digitale sont faibles et se fatiguent sous l'influence du moindre exercice.

Des faits d'expérimentation et d'observation il ressort que la digitaline a une action *stimulatrice* des plus marquées sur les *contractions utérines* et les contractions péristaltiques de l'intestin.

Élimination. — On ignore ce que devient la digitaline absorbée. Elle se transforme certainement, car on ne la retrouve dans aucune excrétion. En tout cas son élimination est *très lente*, comme le prouvent les cas d'intoxication qu'elle a provoqués. Il en résulte que les doses successives absorbées s'ajoutent les unes aux autres, s'accumulent et produisent brusquement des accidents toxiques. On a reconnu qu'il est imprudent de continuer la médication digitalique au delà de trois jours consécutifs.

Intoxication. — Si la digitale est administrée à dose toxique au cheval, on observe, six à huit heures après l'administration, des symptômes importants : tristesse, perte d'appétit, excitation générale, coliques, douleurs intestinales, accélération considérable du pouls et de la respiration, dilatation de la pupille, battements du cœur très forts et accompagnés de bruits spéciaux, tels que le *tintement métallique*, le *frémissement vibratoire* et le *bruit de souffle*, émission d'urine. Après douze à seize heures, abattement considérable, pouls ralenti, irrégulier, intermittent et faible, choc du cœur toujours fort, irrégulier, respiration irrégulière, entrecoupée, peau froide surtout aux extrémités, abaissement de la température rectale, puis mort généralement dans un calme complet. Chez le chien, une dose toxique produit après son administration des vomissements, de l'agitation, des gémissements plaintifs, une diminution du nombre des pulsations d'abord, puis ensuite une augmentation de ce nombre, faiblesse, décubitus prolongé, diarrhée, puis mort ou retour graduel, mais lent, à l'état normal.

Lésions. — Les principales lésions sont les suivantes : congestion et inflammation de l'intestin, ecchymoses sous-muqueuses et sous-séreuses, poumons enflammés, taches ecchymotiques nombreuses sous la plèvre, mousse sanguinolente dans les bronches, sang noir et incoagulable, ecchymoses au-dessous du péricarde et dans l'endocarde, valvules épaissies, tissu musculaire du cœur plus foncé et parsemé d'ecchymoses : congestion des centres nerveux.

Antidotes. — Il n'y a aucun contrepoison de la digitale. I faut combattre l'irritation gastro-intestinale par des mucilagineux et injecter de faibles doses d'atropine sous la peau pour combattre l'arythmie du cœur et l'arrêt de ses battements.

Mécanisme des actions. — Le ralentissement du cœur et du pouls doit être attribué à l'excitation du système nerveux modérateur cardiaque. L'innervation modératrice est fournie par le nerf pneumogastrique, qui relie le cœur au centre modérateur bulbaire, et par le système nerveux intracardiaque. Ces deux systèmes sont excités pendant la période de ralentissement provoquée par la digitaline. En effet, après la section du nerf pneumogastrique au cou, l'action ralentissante est diminuée, mais elle ne disparaît pas complètement, résultat qui prouve que la digitaline agit à la fois sur le centre modérateur bulbaire et sur l'appareil modérateur intracardiaque.

L'accélération qui survient secondairement avec les doses fortes de digitaline est due à la perte ou à la diminution de l'excitabilité des extrémites périphériques des nerfs vagues (Kaufmann, 1881). Quand le pneumogastrique est devenu inexcitable sur son trajet et a perdu son action frénatrice sur le cœur, on peut voir subsister une certaine action frénatrice de l'appareil modérateur intracardiaque. François-Franck a montré en effet que les irritations endocardiaques peuvent provoquer le ralentissement ou l'arrêt du cœur malgré l'inexcitabilité des fibres des pneumogastriques.

Les modifications du rythme cardiaque, provoquées par les faibles doses de digitaline ou par les fortes doses au début de l'action, c'est-à-dire pendant la période de ralentissement, dépendent également du système nerveux modérateur. En effet, aussitôt que ce système est paralysé, les intermittences cardiaques disparaissent. L'arythmie qui succède à la période d'accélération doit être attribuée à l'excitation du système nerveux accélérateur, aussi longtemps que ce système reste excitable, et enfin à l'action exercée directement sur le muscle cardiaque dans la dernière période de l'intoxication.

L'effet toni-cardiaque de la digitaline doit être attribué à l'action exercée directement sur les fibres musculaires cardiaques. L'augmentation d'énergie des contractions apparaît pendant la phase de ralentissement et se maintient pendant la phase d'accélération. Elle est donc indépendante des systèmes nerveux, modérateur et accélérateur. L'action toni-cardiaque est donc directe et musculaire.

L'augmentation de la tension artérielle résulte à la fois de l'action toni-cardiaque et de l'action vaso-constrictive. Les ondées lancées dans les artères par les contractions ventriculaires sont plus amples, fait démontré par les tracés cardiographiques et sphygmographiques, et la contraction des petits vaisseaux qui oppose une résistance plus grande à l'écoulement périphérique du sang est démontrée par la diminution de la vitesse du courant sanguin, constatée avec l'hémodromographe.

Indications thérapeutiques. — La digitale est indiquée :

1° *Comme tonique cardio-vasculaire* dans les maladies du cœur et des vaisseaux accompagnées d'une dépression de la tension artérielle et d'un affaiblissement des contractions cardiaques.

Dans les affections valvulaires du cœur, la digitale n'est pas toujours indiquée. Elle est contre-indiquée tant que la tension artérielle se maintient forte, tant que le cœur est suffisant pour compenser par l'énergie de ses systoles le mauvais état de ses orifices. Mais, lorsque le cœur faiblit, lorsque la compensation devient insuffisante, lorsque la pression artérielle subit une dépression, la digitale doit être prescrite. L'insuffisance de l'action du cœur est révélée par l'état du pouls, qui devient irrégulier, fréquent, petit ; l'artère est facile à déprimer ; les urines deviennent plus rares ; souvent de l'œdème apparaît dans les membres ou les parties déclives du tronc. C'est à cette période hyposystolique que la digitale donne de merveilleux résultats. Sous son influence, le pouls se régularise, prend de la force et de l'ampleur ; l'artère devient moins dépressible, ce qui est l'indice d'une augmentation de la pression sanguine ; la diurèse abondante s'établit et les œdèmes se dissipent.

Les palpitations nerveuses simples sont également justiciables du traitement digitalique.

Dans les diverses affections qui réclament l'emploi de la digitale, il ne faut l'administrer qu'avec réserve et pendant un temps limité. Il faut commencer par de petites doses ; cesser ou diminuer l'administration au bout de quelques jours, et se guider soit pour l'interruption, soit pour la reprise, sur l'état du pouls et particulièrement sur son degré de résistance ; la perte d'appétit, l'intermittence du pouls, la faiblesse musculaire, sont des signes qui indiquent impérieusement la suppression du traitement. Toutes les expériences que j'ai faites me démontrent qu'il faut repousser l'emploi de doses fortes de digitaline ou de digitale.

2° *Comme antifébrile*, dans toutes les maladies caractérisées par une élévation de la température et une forte accélération du pouls et de la respiration. En ralentissant le pouls, en resserrant les petits vaisseaux, en abaissant la température, en facilitant la diurèse, la digitaline s'oppose aux phénomènes principaux de la fièvre. On en a obtenu d'excellents résultats dans les diverses pneumonies aiguës, la pleurésie, les maladies typhoïdes, etc.

3° *Comme diurétique*, dans les hydropisies de toute nature, anasarque, ascite, hydrothorax, hydropéricardite. Ce sont surtout les épanchements séreux dépendant d'une insuffisance du cœur qui sont améliorés rapidement par les préparations de digitale.

4° *Comme vaso-constricteur*, on l'a conseillée contre la métrorragie et les hémoptisies. Mais l'action antihémorragique étant assez lente à s'établir, il est préférable dans ces cas de s'adresser à d'autres agents.

5° *Comme moyen de diagnostic de la péricardite traumatique* chez les ruminants. D'après Gmelin, l'injection intraveineuse de 2 à 5 centigrammes de digitaline amorphe dans la veine jugulaire d'un grand ruminant atteint de péricardite traumatique provoque, en quelques minutes, des bruits anormaux de frottement, de bouillonnement, de clapotement très caractéristiques, qui n'apparaissent pas dans la péricardite non traumatique.

Doses.

Doses thérapeutiques.

	Poudre de feuilles de digitale.		Teinture et sirop de digitale.	Digitaline.
	Doses fortes.	Doses faibles.		
Solipèdes et grands ruminants........	2 -5 gr.	1 -2 gr.	10 -50 gr.	0gr,005-0gr,010
Mouton, chèvre, porc.	0gr,50-1 —	0gr,10-0gr,30	1-10 —	0gr,002
Chien..............	0gr,15-0gr,30	0gr,05-0gr,10	0gr,5-3 —	0gr,001
Chat..............	0gr,05-0gr,10	0gr,01-0gr,05	0gr,25	0gr,0005

Ces doses peuvent être administrées deux fois par jour.

Doses toxiques.

	Poudre de digitale.	Digitaline.
Cheval, bœuf..........	25 grammes.	0gr,15
Chien..............	5 —	0gr,02
Chat..............	2 —	0gr,01

Administration. — La meilleure voie d'administration est la voie digestive. A cause le l'action irritante, on ne doit pas administrer directement la digitale sous forme de poudre. Il y a avantage à employer l'infusion, l'eau de macération de la poudre de digitale, le sirop, la teinture, le vin. Ces liquides édulcorés doivent être étendus pour ne pas provoquer d'irritation gastro-intestinale et donnés en breuvage, ou en boisson, ou en cuillerées, suivant

les espèces animales. On a remarqué que la macération des
feuilles de digitale a une action *diurétique* plus marquée que
l'infusion.

Strophantus et strophantine.

Le strophantus est un arbrisseau de la famille des Apocynées,
qui croît dans l'est de l'Afrique équatoriale. On en connaît au
moins dix-huit variétés, dont les deux principales sont le *Strophantus hispidus* et le *S. Kombé*. Les fruits ou semences sont
utilisés par les nègres pour empoisonner les flèches. Ils les
écrasent dans un peu d'eau et en font une pâte.

En 1869, Fraser a isolé des semences de *Strophantus hispidus*,
un glycoside, la *strophantine* ou *inéine*, qui a pour formule
$C^{41}H^{48}O^{12}$. Elle cristallise en aiguilles blanches ; sa saveur est fort
amère. Elle se dissout dans 40 parties d'eau à + 18° ; dans
13 parties d'alcool à + 15°. Elle est soluble dans la glycérine, insoluble dans l'éther, le chloroforme, le sulfure de carbone, la
benzine.

La strophantine ne doit pas être confondue avec un glycoside
très voisin connu sous le nom d'ouabaïne et aussi sous celui de
strophantine ($C^{30}H^{45}O^{12}$).

Les semences ou graines de strophantus ont une odeur peu
prononcée ; leur saveur, d'abord douce, devient bientôt extrêmement amère. Elles contiennent en moyenne 10 p. 1000 de
strophantine.

Préparations. — On emploie pour l'usage médical : 1° la poudre
de strophantine du *Codex* au centième ; elle sert à faire des pilules ;
2° la teinture de semences à 1 p. 10 (*Codex*, 1908).

Action physiologique et usages. — A très faible dose, la strophantine *augmente la force* de contraction du cœur et *diminue
le nombre* de ses battements. A dose forte, elle provoque l'arrêt
du cœur en systole. C'est un des poisons cardiaques les plus
violents ; en solution à 1 p. 6000000, elle arrête les battements
du cœur de la grenouille (Fraser). Elle est environ 1 500 fois plus
active que la digitaline.

La teinture de strophantus a été expérimentée sur les animaux
malades par Fröhner (de Berlin). Il lui reconnaît à peu près les
mêmes propriétés qu'à la digitale. C'est un *tonique cardiaque*
puissant qui ralentit et régularise les mouvements du cœur,

élève la pression sanguine et produit une *diurèse* marquée
moindre pourtant que celle produite par la digitaline. Elle agit
plus vite que la digitale et n'a pas d'effet cumulatif. Son action
s'épuise plus rapidement, ses effets sont donc moins durables.
Elle n'a pas d'action vaso-constrictive et n'augmente pas les résis-
tances à l'écoulement périphérique du sang. On en a obtenu
d'excellents résultats dans les maladies valvulaires du cœur, dans
l'hydrothorax, l'hydropéricardite, l'ascite, la respiration laborieuse et pénible, dans la néphrite interstitielle chronique. Dans
cette dernière maladie, l'albuminurie diminue considérablement
sous son influence. Souvent les préparations de strophantus sont
substituées avantageusement aux préparations digitaliques, surtout dans les cas où l'hypertension artérielle constitue un danger.

Si les animaux reçoivent des doses toxiques de strophantus, on
observe comme avec la digitale deux périodes dans son action
sur la circulation. Dans la première, il y a *ralentissement* du
pouls et élévation de la tension artérielle ; dans le deuxième, le
pouls est très *accéléré* et la tension s'abaisse. En outre, on
remarque les symptômes de gastro-entérite : vomissement, coliques, diarrhée, convulsions, stupéfaction.

Administration et doses. — La teinture est la préparation de
strophantus la plus estimée. Pour l'administrer, on l'étend d'eau,
de sirop ou bien on la mélange avec des poudres pour faire des
électuaires. On donne cette teinture aux doses suivantes :

> Cheval...................... 10 à 25 grammes.
> Chien...................... X à XXV gouttes.

La dose de 100 grammes administrée en une fois à un cheval
n'a donné lieu à aucun phénomène d'empoisonnement. On évalue
la dose toxique de teinture à 0^{gr},5 par kilogramme d'animal.

La strophantine est plus dangereuse à manier que la teinture
de strophantus. Il faut débuter avec des doses très faibles, un
dixième de milligramme chez le chien et 1 milligramme chez le
cheval.

L'administration doit se faire exclusivement par la voie stomacale,
car les injections hypodermiques de strophantine sont très irritantes localement et peuvent déterminer un œdème avec mortification des tissus. Regenbogen (1904) dit avoir pu injecter sous la
peau sans production d'abcès consécutif la strophantine pure à la

dose de 2 à 3 milligrammes au cheval et à celle de un quart de milligramme au chien.

Muguet. — Convallamarine.

Le muguet (*Convallaria majalis*) est une plante à rhizome, de la famille des *Liliacées*. Elle contient dans toutes ses parties deux glycosides : la *convallarine* et la *convallamarine*. Le premier est en prismes rectangulaires, insoluble dans l'eau, très soluble dans l'alcool ; le second est amorphe, amer, très soluble dans l'eau, l'alcool, insoluble dans l'éther et le chloroforme.

La convallarine est plus abondante dans les feuilles et les racines et la convallamarine domine dans les tiges et les fleurs.

Effets et usages. — A dose faible, la convallamarine augmente l'énergie des contractions cardiaques et les régularise ; elle abaisse légèrement la pression artérielle. Ses effets sur le cœur se rapprochent de ceux de la digitaline. Elle constitue un *tonique*, un *régulateur* du cœur et en même temps un *diurétique*. Elle ne s'accumule pas, car elle s'élimine rapidement.

On l'administre chez l'homme dans les palpitations, les arythmies, la dyspnée, le rétrécissement mitral, l'insuffisance mitrale, les hydropisies.

Avec la fleur de *Convallaria*, on fait des infusions à 1 p. 100, qu'on donne par cuillerées. On emploie aussi l'extrait aqueux à la dose de 0^{gr},50 à 2 grammes par jour chez le chien.

La convallamarine peut s'administrer chez les petits animaux en injection hypodermique à la dose de 0^{gr},01, ou à l'intérieur en pilules ou en solutions sous forme de potion à celle de 0^{gr},05 à 0^{gr},20 par jour.

La convallarine a une action différente de celle de la convallamarine. Elle est irritante et constitue un purgatif drastique et un irritant du rein. Elle n'est pas employée à l'état isolé. Dans la plante son action s'affaiblit avec le temps. Ce qui fait préférer la plante conservée.

Genêt. — Spartéine.

Les fleurs et les graines du genêt à balais (*Spartium scoparium*), de la famille des Légumineuses, renferment deux alcaloïdes la *spartéine* et la *scoparine*, découverts l'une et l'autre par Stenhouse, et une *essence*.

La SPARTÉINE $C^{15}H^{30}Az^2$ se présente sous forme d'une huile incolore, épaisse, très amère, fort peu soluble dans l'eau, soluble dans l'alcool, l'éther, le chloroforme, d'une odeur d'aniline. Cet alcaloïde se combine avec les acides pour former des sels cristallisés, dont le plus employé est le sulfate de spartéine $C^{15}H^{26}Az^2$ $SO^4H^2 + 5H^2O$. Il est très soluble dans l'eau en formant une solution à réaction acide au tournesol.

La SCOPARINE $C^{21}H^{22}O^{10}$ cristallise en houppes jaunes; elle est soluble dans l'eau et l'alcool et constitue le principe *diurétique* principal du genêt.

L'ESSENCE est également diurétique.

Effets physiologiques. — Localement, la spartéine n'exerce aucune action irritante sur les tissus; mais on constate que des badigeonnages avec des solutions à 1 p. 20 de sulfate de spartéine sont suivis d'un abaissement marqué de la température rectale.

Après son absorption, elle agit énergiquement sur le cœur. Sous son influence, le cœur régularise et ralentit ses mouvements, augmente l'énergie de ses contractions; les petits vaisseaux ne semblent pas se resserrer à la périphérie, car la pression artérielle reste stationnaire. On attribue cet effet tonifiant sur la circulation cardiaque à une action bulbo-myélitique, à laquelle viendrait s'ajouter aussi une certaine action sur l'appareil ganglionnaire du cœur.

A forte dose, elle produit d'abord une hyperexcitabilité réflexe, puis elle paralyse les centres nerveux et amène la paralysie et l'asphyxie.

La spartéine s'élimine rapidement par les urines, mais elle semble ne pas avoir d'action diurétique. On ne remarque jamais de phénomènes d'accumulation. Lorsqu'on veut obtenir la *diurèse*, il faut employer la scoparine ou les préparations de fleurs.

Indications thérapeutiques. — Le sulfate de spartéine est indiqué :

1° *Comme tonique cardiaque* dans les mêmes cas que la digitaline, c'est-à-dire quand il faut relever la force du cœur et du pouls et régulariser le rythme cardiaque.

On a obtenu d'excellents résultats dans l'arythmie du cœur, dans l'affaiblissement du myocarde, dans les altérations des orifices artériels du cœur lorsque le pouls est petit et l'artère vide.

On peut même le prescrire dans l'hypertension, car il n'augmente pas la pression artérielle, il ne produit pas de vaso-constriction comme la digitaline.

2° *Comme diurétique*, dans les hydropisies d'origine cardiaque. Quoique la spartéine ne soit pas diurétique chez les animaux sains, elle peut le devenir chez les malades dont l'état hydropique est la conséquence du mauvais fonctionnement du cœur et de l'insuffisance de la circulation capillaire. Dans ces cas, la spartéine agit comme la digitaline. D'ailleurs, quand on veut provoquer surtout la diurèse, il est bon d'employer les infusions de fleurs de genêt. Outre la spartéine, celles-ci contiennent la *scoparine*, et l'essence, substances très diurétiques.

3° *Comme agent capable d'éviter la syncope cardiaque primitive dans l'anesthésie*. On injecte sous la peau une solution de morphine contenant de la spartéine (3 centigrammes de sulfate de spartéine pour 1 centigramme de chlorhydrate de morphine) chez le chien.

Doses et administration.

Sulfate de spartéine.

Cheval.....................	1	à 5 grammes.
Chien.....................	$0^{gr},05$ à $0^{gr},40$	

Ces doses doivent être fractionnées pour être administrées dans une journée.

Le sulfate de spartéine se donne en poudre, en pilules, en solution sucrée en granules dosés à $0^{gr},01$.

Voici la formule proposée par Houdé :

Sulfate de spartéine................	$0^{gr},30$
Sirop d'écorces d'amandes amères....	300 grammes.

Une cuillerée à bouche de sirop renferme 2 centigrammes de principe actif. Administrez par cuillerées à thé aux petits animaux.

Les fleurs de genêt s'administrent sous la forme d'infusion.

Coronilline.

$$C^7H^{12}O^5.$$

Ce glycoside isolé de la *Coronilla scorpioïdes* par MM. Schlagdeuhaufen et Reeb en 1884, jouit des mêmes propriétés générales que la digitaline.

En médecine vétérinaire, ce corps a été étudié au point de vue physiologique par M. Desoubry, dont je rapporte ici les conclusions. A dose très faible, la coronilline ralentit les mouvements du cœur, resserre les petits vaisseaux et augmente la pression artérielle. A dose forte, elle ralentit le cœur d'abord, l'accélère ensuite et dilate les vaisseaux.

La coronilline tonifie la fibre cardiaque et excite le système nerveux modérateur du cœur. Quand les doses sont trop élevées, le système nerveux modérateur est paralysé après avoir été excité.

On donne ce glycoside dans les mêmes cas que la digitaline, à la dose de 1 centigramme à l'intérieur, chez le chien de taille moyenne.

Apocynum cannabinum.
(Chanvre du Canada.)

C'est une plante de l'Amérique du Nord, où elle porte le nom d'*Indian hemp*. Le rhizome, très employé, a des propriétés diurétiques, éméto-cathartiques et surtout cardio-toniques. On en a extrait deux principes voisins de la digitaline : l'*apocynine* et l'*apocynéine*.

L'*apocynine* est amorphe, très peu soluble dans l'eau, facilement soluble dans l'alcool et l'éther. Elle est très toxique.

L'*apocynéine* est cristallisée, soluble dans l'eau et moins active que l'apocynine.

L'apocynine a une action pharmacodynamique voisine de celle de la digitaline à doses thérapeutiques. Elle augmente l'énergie des systoles cardiaques et diminue leur nombre ; elle élève la pression sanguine et provoque la diurèse. A dose forte, elle produit des effets inverses.

On administre la poudre de racine d'apocynum à la dose de 10 centigrammes à 1 gramme par jour chez le chien et la teinture à celle de 1 à 3 grammes.

Ouabaio.

C'est l'extrait aqueux du bois et surtout des racines d'un arbre

appelé *Acokantera ouabaio*, de la famille des Apocynées, qui croit
sur la côte orientale de l'Afrique. Cet extrait sert de poison avec
lequel les Somalis empoisonnent les flèches. On en a retiré un
principe cristallisé appelé *ouabaïne*. C'est le plus violent poison
du cœur.

A dose très faible, elle ralentit le cœur, augmente l'énergie des
systoles, élève la pression artérielle. A dose forte, elle accélère le
cœur, diminue la pression artérielle, puis arrête le cœur. Son
action, à l'intensité près, est donc analogue à celle de la digitaline
et de la strophantine.

Adonis.

L'*Adonis vernalis*, de la famille des Renonculacées, contient un
glycoside, l'*adonidine*, qui se présente sous forme de poudre
amorphe, jaune pâle, inodore, de saveur très amère, peu soluble
dans l'eau. Elle agit à la façon de la digitaline et produit le
ralentissement du cœur, l'augmentation de l'énergie de ses systoles et une *action diurétique* très marquée. Il ne se produit pas
d'accumulation.

Ce glycoside peut être administré au chien à la dose de 2 à
10 milligrammes par jour en pilules.

On peut aussi utiliser l'*Adonis vernalis* à l'état sec en infusion
(4 à 8 grammes pour 250 grammes d'eau), l'alcoolature, la teinture (1 à 4 grammes par jour), l'extrait aqueux ou alcoolique
($0^{gr},15$ à $0^{gr},50$) par jour chez les petits animaux.

Scille maritime.
(*Scilla maritima* L.)

La scille maritime est une plante bulbeuse de la famille des
Liliacées, qui croit sur les plages sablonneuses de l'Océan et de
la Méditerranée, surtout en Bretagne, en Provence, en Italie, en
Espagne et en Algérie. Elle fournit à la médecine son bulbe, qui
est ordinairement de la grosseur d'un poing et qui est connu sous
le nom d'*oignon de mer*.

Ce bulbe se compose d'écailles ou de squames qui sont d'autant plus colorées et plus actives qu'elles sont moins profondes.
Celles de la surface, qui sont sèches, minces et rouges, et celles
du centre, qui sont épaisses, mucilagineuses et blanches, sont

rejetées comme trop peu actives ; mais celles du milieu, qui présentent une teinte rosée, sont séparées les unes des autres, coupées en petites lanières et desséchées à l'étuve. A l'état frais, l'oignon exhale une odeur forte et piquante qui rappelle celle de l'oignon cultivé ; sa saveur est âcre et irritante ; à l'état de dessiccation, la scille est devenue rouge, coriace, a perdu son odeur et son âcreté ; mais elle conserve une saveur amère et un peu irritante.

La scille contient du mucilage (30 p. 100), de la lévulose (22 p. 100), de la dextrine, de l'amidon et trois principes actifs : 1° la *scillaïne* ou *scillitoxine*, glucoside très énergique du groupe des saponines ; 2° la *scillipicrine*, matière résineuse à action diurétique ; 3° la *scilline*, substance douée de propriétés éméto-cathartiques.

Effets physiologiques. — La scille fraîche exerce sur la peau une action *rubéfiante* et *vésicante* des plus énergiques ; mais celle qui est sèche a perdu la plus grande partie de ses propriétés irritantes et n'agit que faiblement, même sur les tissus dénudés.

Introduite dans le tube digestif à doses un peu élevées, elle détermine une inflammation gastro-intestinale qui peut devenir très grave.

Lorsque les principes actifs ont été absorbés à doses faibles par une voie quelconque, on voit apparaître d'abord une *diurèse* très abondante. Le deuxième ou le troisième jour de l'administration, la quantité d'urine sécrétée est double ou triple, et ce liquide conserve ses caractères normaux. En même temps qu'il y a diurèse, il se produit une suractivité de la *sécrétion bronchique*. La scille est donc fortement *diurétique* et très nettement *expectorante*.

Elle produit en outre un *ralentissement* considérable des battements du cœur et du pouls, une élévation de la tension artérielle et une *énergie* plus grande des contractions cardiaques. Ces effets se rapprochent beaucoup de ceux de la digitaline.

Le ralentissement du pouls est dû à l'excitation des filets d'arrêt du cœur contenus dans le tronc du pneumogastrique. L'élévation de la tension artérielle, coïncidant avec une diminution du nombre de battements du cœur, doit être attribuée principalement au resserrement vasculaire périphérique. L'hypersécrétion urinaire semble avoir pour cause directe cette élévation de la tension artérielle en même temps qu'une excitation directe de l'épithélium rénal.

Un usage un peu trop prolongé de cette substance produit une irritation gastro-intestinale, une diurèse très abondante d'abord, puis de l'hématurie et de l'anurie, souvent des vomissements chez les carnivores et des coliques avec diarrhée chez les herbivores.

A trop forte dose, la scille produit toujours une gastro-entérite accompagnée de douleurs intestinales, de diarrhée, chez tous les animaux, et de vomissements chez les carnivores ; l'expulsion de l'urine est pénible, souvent répétée, accompagnée de ténesme vésical ; les animaux éprouvent des vertiges, de l'agitation musculaire, des convulsions ; la respiration est accélérée et difficile, le pouls vite, concentré, arythmique ; puis surviennent des phénomènes de prostration et enfin la mort.

A l'autopsie, on trouve toujours les intestins et les organes urinaires fortement irrités.

Indications thérapeutiques. — La scille est indiquée :

1° Comme *diurétique* dans toutes les maladies non accompagnées de fièvre, dans lesquelles la diurèse peut avoir un effet utile. Elle convient surtout, pour hâter la résorption des exsudats et des épanchements séreux qui ont subsisté après la guérison de certaines maladies aiguës, telles que pleurésies, péricardites ; pour amener la disparition des œdèmes et des liquides hydropiques ;

2° Comme *expectorante* dans les maladies catarrhales des voies respiratoires, quand les reins ne sont pas malades ;

3° Comme *vaso-constricteur*, quand il y a une dilatation vasculaire dans les organes parenchymateux, avec production d'œdème interstitiel (méningite, encéphalite, myélite) ;

4° Comme *tonique vasculo-cardiaque*, dans les maladies où la circulation est gênée par suite d'une lésion valvulaire ou d'une insuffisance aortique. Cependant, dans ces derniers cas, la digitale doit être préférée.

Contre-indications. — Elle est contre-indiquée quand le tube digestif est enflammé. Il en est de même dans la néphrite.

Préparations. — Les principales préparations de scille sont les suivantes :

1° Poudre de scille.

Il faut la conserver en vase clos.

2° *Extrait de scille.*

3° *Miel de scille.*

Scille sèche..................................   2
Eau bouillante............................ 16
Miel 12

4° *Teinture de scille.*

Scille sèche................................   1
Alcool à 60°..............................   5

5° *Vinaigre de scille.*

Squames de scille finement incisées....... 100
Acide acétique cristallisable   20
Vinaigre blanc 980

6° *Oxymel scillitique* ou *Mellite de vinaigre scillitique.*

Vinaigre scillitique......................   500
Miel blanc 2000

Doses.

1° *Doses toxiques. — Scillaïne.*

En injections hypodermiques.

Chien........   0^{gr},001 par kilo du poids de l'animal.
Chat.........   0^{gr},002   —   —
Lapin........   0^{gr},0025   —   —
Porc.........   0^{gr},003   —   —

Poudre de scille.

Cheval...................... 60 à 100 grammes
Porc, chien   45   —

2° *Doses thérapeutiques.*

Poudre de scille (estomac).

Cheval......................   5   à 30 grammes.
Bœuf........................   8   à 15   —
Mouton   1   à 2   —
Porc........................   0^{gr},05 à 0^{gr},30
Chien.......................   0^{gr},05 à 0^{gr},40
Chat........................   0^{gr},002 à 0^{gr},05

Ces doses peuvent être répétées plusieurs fois dans la même journée. La poudre s'emploie surtout en infusion dans 100 à 150 fois son poids d'eau bouillante. Cette infusion peut être diluée encore et additionnée de vinaigre, de sucre ou de miel.

La teinture se donne aux petits animaux à la dose de V à XV gouttes.

Administration. — Les préparations de scille doivent être administrées à l'intérieur. Il faut toujours avoir soin de diluer beaucoup pour éviter l'irritation locale.

Vaso-constricteurs.

Adrénaline.

$C^9H^{13}AzO^3$.

L'adrénaline est l'un des principes actifs des capsules surrénales découvert par Takamine en 1901. Connue aussi sous les noms de *suprarénine*, d'*épinéphrine*, elle constitue une matière blanche, finement pulvérulente, dont les parcelles ont, au microscope, l'aspect de masses cristallines sphériques ou de petits prismes. Elle est inodore ; sa saveur est légèrement amère. Elle est peu soluble dans l'eau froide, qui se charge de 2 à 3 dix-millièmes de substance, peu soluble dans l'alcool, insoluble dans le chloroforme, le sulfure de carbone, l'éther éthylique, la benzine, l'éther de pétrole.

Exposée à l'air, l'adrénaline s'altère par oxydation et prend peu à peu une couleur brune. Les solutions aqueuses deviennent assez rapidement roses par oxydation à l'air ; l'addition d'un peu d'acide chlorhydrique fait disparaître la coloration quand celle-ci est légère. L'eau légèrement acidifiée ou alcalinisée dissout bien l'adrénaline. Quand l'alcalinité est forte, l'adrénaline est décomposée.

On emploie l'adrénaline sous forme de solution acide au millième contenant un peu de chlorure de sodium.

Effets physiologiques. — ACTION LOCALE. — Appliquée en solution au millième sur les muqueuses et les tissus vifs, l'adrénaline provoque une vaso-constriction locale intense qui persiste ordinairement de dix à quinze minutes et parfois jusqu'à deux heures. Cet effet est surtout très visible sur la conjonctive et la pituitaire ; il est accompagné d'une diminution de la sensibilité. L'adrénaline n'exerce aucune action sur la pupille et l'accommodation.

L'injection sous-cutanée d'une solution à 1 p. 1000 détermine chez le cheval, outre la vaso-constriction et l'anesthésie, l'apparition d'une sudation locale qui offre un caractère tout particulier ;

elle se localise exclusivement le long des vaisseaux lymphatiques et en dessine le trajet; les intervalles des lymphatiques restent secs. Cette sudation apparaît environ une heure après l'injection et dure plusieurs heures. Le lendemain et pendant plusieurs jours, les lignes de sudation restent dessinées sur les poils, qui présentent un aspect différent des parties voisines, aspect que l'étrille et la brosse ne font pas disparaître immédiatement.

ACTION GÉNÉRALE. — Injectée dans les veines, l'adrénaline détermine rapidement une augmentation de la pression artérielle, une vaso-constriction s'annonçant par la pâleur des muqueuses et de beaucoup d'organes, une accélération des battements cardiaques qui deviennent parfois irréguliers, une accélération de la respiration. Ces effets sont très fugaces ; l'hypertension et la vaso-constriction disparaissent après cinq à dix minutes.

Asorbée par la voie digestive ou la voie sous-cutanée, l'adrénaline produit des effets semblables, mais il faut des doses beaucoup plus fortes pour les faire apparaître (Dupuis et Van den Eeckhout).

A dose forte, elle produit des battements cardiaques très violents et très précipités, une accélération respiratoire qui va jusqu'à la dyspnée, des nausées, des vomissements, des évacuations d'excréments et d'urine, une élévation de la température et parfois des convulsions.

A dose mortelle, les troubles cardiaques et respiratoires s'exagèrent; le chien meurt par arrêt du cœur et le chat par arrêt de la respiration (Lesage).

Toxicité. — La dose mortelle d'adrénaline injectée dans les veines en solution à 1 p. 1000 est pour le chien de $0^{mg},1$ à $0^{mg},2$ par kilogramme d'animal ; chez le chat, de $0^{mg},5$ à $0^{mg},8$ (Lesage) ; chez le lapin et le cobaye, de $0^{mg},1$ à $0^{mg},2$ par kilogramme d'animal (Bouchard et Claude). En injection hypodermique, elle serait de 5 à 6 milligrammes par kilogramme d'animal (Amberg).

Dupuis et Van den Eeckhout ont pu administrer sans inconvénient par la voie gastrique 4 milligrammes d'adrénaline à un chien de 12 kilogrammes et par injection hypodermique 2 milligrammes à un chien de 4 à 6 kilogrammes.

Indications thérapeutiques. — 1° En raison de son action vaso-constrictive locale puissante, l'adrénaline peut être utilisée pour *produire l'ischémie* sur les muqueuses et les tissus sur lesquels doit porter une opération sanglante. On l'utilise avec de grands avantages pour les opérations qui portent sur l'œil, les cavités nasales. En l'associant à la cocaïne, à la novocaïne, on obtient à la fois l'anémie et l'anesthésie, ce qui permet de faire sans douleur et sans hémorragie une foule de petites opérations : extirpation de tumeurs, cataracte, iridectomie, ablation de l'œil, extraction de corps étrangers, résection du cornet, grattage de lésions, etc.

2° Dans le *diagnostic de boiterie* chez le cheval, l'adrénaline associée à la cocaïne, à la novocaïne, donne les meilleurs résultats : elle permet de diminuer la dose de ce dernier alcaloïde, tout en assurant une anesthésie parfaite du tronc nerveux. Une injection de 4 à 20 centimètres cubes d'une solution de cocaïne à 1 p. 200, additionnée de VI à XII gouttes de la solution d'adrénaline à 1 p. 1000, produit rapidement l'anesthésie du nerf sur le trajet duquel elle est faite (médian, nerfs plantaires, etc.). D'après Roder, elle exalte l'effet anesthésique de la cocaïne et lui enlève sa toxicité. D'après Zehl (1904), elle peut à elle seule réaliser une anesthésie complète des troncs nerveux, et il propose de la substituer à la cocaïne à la dose de 5 à 7 centimètres cubes de la solution à 1 p. 1000 pour un tronc nerveux.

3° L'adrénaline est indiquée dans les *lésions inflammatoires* aiguës ou chroniques des muqueuses, partout où il s'agit d'obtenir une décongestion rapide et un soulagement du phénomène inflammatoire (Dr Trivas) : elle est indiquée dans les *hémorragies* siégeant sur les muqueuses. Instillée dans l'œil, la solution à 1 p. 1000 produit un effet très efficace dans les kératites, les iritis, les traumatismes de l'œil, les hémorragies de l'iris et de la rétine. Les pulvérisations agissent très utilement dans les inflammations des cavités nasales, le coryza, les épistaxis, les angines, les laryngites.

4° On a préconisé l'administration d'adrénaline soit par la voie intraveineuse ou hypodermique, soit par la voie digestive contre les congestions et les hémorragies des organes internes, tels que le cerveau, le poumon, le foie, la matrice, etc. Mais l'efficacité du traitement reste douteux, car l'action vaso-constrictive n'est pas toujours générale, et d'ailleurs elle est de très courte durée.

Ergot de seigle.

On appelle *ergot de seigle, seigle ergoté*, un corps qui, au cours des années pluvieuses, apparaît sur les épis de la plupart des céréales, mais surtout sur les épis du seigle et qui rappelle à la fois par sa forme un grain et l'ergot d'un coq. L'ergot de seigle constitue le sclérote, c'est-à-dire le mycélium à l'état de repos du champignon, *Claviceps purpurea*. Le grain altéré par ce champignon est noir, violacé, énormément développé, long de 2 à 3 centimètres, arqué et ressemble à l'ergot des gallinacés. L'odeur du seigle ergoté est forte, désagréable et rappelle celle du tabac à priser ; sa saveur est légèrement amère et nauséabonde ; sa poudre, d'un gris bleuâtre, est très hygrométrique, très altérable, et ne doit pas être préparée à l'avance. On conserve l'ergot de seigle dans des bocaux bien secs et bien fermés, dans lesquels on verse de temps en temps quelques gouttes de chloroforme pour empêcher les insectes de l'attaquer.

Malgré les travaux de nombreux chimistes très distingués, la composition du seigle ergoté n'est pas encore complètement élucidée.

Les principes actifs les mieux connus sont l'ergotinine, la cornutine, la sphacélotoxine, l'acide ergotinique, la clavine.

L'ERGOTININE $(C^{35}H^{50}Az^4O^6)$ est un alcaloïde amorphe ou cristallisé découvert par Tanret. Cristallisé, cet alcaloïde est en aiguilles, inodores, insipides, incolores, mais se colorant assez rapidement à la lumière. L'ergotinine est insoluble dans l'eau, soluble dans 200 parties d'alcool à 95°, moins soluble dans l'éther éthylique, très soluble dans le chloroforme, légèrement soluble dans le sulfure de carbone, insoluble dans l'éther de pétrole. Les solutions sont colorées en jaune puis en brun par l'action de la lumière et de l'air.

L'ergotinine est une base faible donnant avec les acides des sels à réaction acide, facilement décomposables. L'ergotinine est contenue dans la proportion de 1 p. 1 000 environ dans l'ergot récemment récolté.

Elle agit comme vaso-constricteur énergique et provoque dans la matrice des contractions violentes.

La CORNUTINE est un alcaloïde de l'ergot isolé par Kobert, qui prétend que l'ergotinine ne serait qu'un des produits d'altération. D'après Tanret, au contraire, la cornutine ne serait qu'un produit de dédoublement de l'ergotinine. Quoi qu'il en soit, la cornutine n'est pas une substance cristallisée et de composition bien définie ; elle forme une masse sirupeuse qui se décompose très facilement à l'air.

Elle exerce une action sur la matrice et fait contracter les petits vaisseaux comme l'ergotinine.

La SPHACÉLOTOXINE est une substance résineuse d'un brun foncé ou noir, insoluble dans l'eau, soluble dans l'alcool, très soluble dans les solutions alcalines, difficilement soluble dans l'éther, le chloroforme et les huiles grasses. Elle s'altère facilement à l'air et à la lumière.

Elle est considérée comme un vaso-constricteur très énergique et un stimulant de la contraction des fibres musculaires lisses, spécialement des fibres utérines. On lui attribue la propriété de provoquer la gangrène. G. Pouchet considère ce produit comme le plus énergique et le plus toxique de tous les principes actifs de l'ergot de seigle.

L'ACIDE ERGOTINIQUE est un glucoside amorphe, azoté, très hygrométrique, insoluble dans l'eau et dans les acides dilués, soluble dans l'alcool et dans les solutions alcalines. Il constitue la plus grande partie de la substance appelée *acide sclérotique* par Dragendorff et Padwizowski.

L'acide ergotinique serait un agent très irritant pour le tube digestif et un poison énergique des nerfs sensitifs et moteurs; elle ne déterminerait ni contractions utérines, ni vaso-contriction, ni gangrène.

La CLAVINE est un corps cristallisé bien défini, retiré récemment de l'ergot par Vahlen. Elle est soluble dans l'eau. La clavine n'aurait pas de toxicité, elle ne produirait ni gangrène, ni convulsion, tout en agissant énergiquement sur l'utérus, dont les contractions seraient augmentées.

En thérapeutique vétérinaire, on ne se sert que très rarement des principes actifs isolés. On a reconnu qu'il est en général plus avantageux de se servir de l'ergot et de ses préparations galéniques.

Préparations. — Les préparations officinales sont la poudre d'ergot de seigle, l'extrait et l'extrait fluide d'ergot de seigle.

Dans le commerce, on trouve des préparations sous le nom d'*ergotines* et qui ne sont que des extraits d'ergot et non des corps définis.

Effets. — Les faibles doses d'ergot sont bien supportées par le tube digestif. Le premier effet qu'elles provoquent consiste dans une *vaso-constriction générale* qui s'annonce par la pâleur des muqueuses apparentes et de la peau. Cette vaso-constriction énorme est durable ; elle a pour conséquence une diminution manifeste de la sensibilité cutanée, un refroidissement superficiel de la peau et surtout des extrémités des membres, des oreilles et autres appendices, une élévation de la pression artérielle et un ralentissement des battements du cœur, qui deviennent en même temps plus énergiques. Il n'y a pas de modification sensible de la respiration, de la sécrétion urinaire et de la température rectale.

Le deuxième effet important qui apparaît et qui coexiste avec la vaso-constriction consiste dans des *contractions utérines* énergiques et persistantes. Cet action excito-motrice est surtout bien accusée dans l'*utérus gravide*. L'utérus reste contracté, dur et est le siège de douleurs continuelles avec exacerbations et redoublements. Cette contraction utérine continue, non entrecoupée par des relâchements périodiques, dure de une à deux heures. La vaso-constriction disparaît également après ce temps.

Quand l'administration d'ergot, même à faible dose, au lieu d'être passagère, est renouvelée tous les jours pendant longtemps, la *vaso-constriction*, au lieu de disparaître graduellement, se renforce et on assiste à l'évolution de l'empoisonnement chronique qu'on appelle *ergotisme*. On voit alors la vaso-constriction devenir telle dans les organes périphériques que les petites artères deviennent invisibles et que, par suite des réductions de leur lumière, le sang n'y passe plus que très difficilement; il en résulte une *ischémie* à peu près complète des extrémités des membres et des appendices divers, en même temps qu'une *anesthésie* complète de ces parties, qui sont bientôt frappées de *gangrène sèche*. On les voit alors perdre leur souplesse, se durcir, se momifier et se séparer sans douleur des parties restées vivantes. Les mammifères perdent les oreilles, la queue, les phalanges ; les oiseaux perdent la crête, le bec, la langue, les pattes. Les femelles pleines avortent.

A fortes doses, l'ergot de seigle frais irrite le tube digestif, provoque des nausées, des vomissements, des coliques, de la diarrhée, puis apparaissent les effets généraux consistant dans la vaso-constriction générale, la pâleur des muqueuses et de la peau, l'hébétement, du vertige, de la dilatation pupillaire, du coma, des tremblements, des convulsions dans les membres, particulièrement dans les membres postérieurs, puis de la parésie, de la paralysie motrice et sensitive, l'avortement, un refroidissement graduel, de la faiblesse et un ralentissement des battements du cœur et du pouls, un abaissement de la pression sanguine, un écoulement d'un liquide séro-muqueux parfois sanguinolent par les narines, de la dyspnée, et enfin survient la mort. Parfois on voit se développer de la gangrène sèche ; des points noirs, des tâches livides apparaissent sur la crête, le bec et la langue des oiseaux, sur les oreilles, la queue et les extrémités des membres chez les mammifères.

Dans la production de ces effets, l'action vaso-constrictive joue un rôle prédominant.

Les lésions dans les cas d'*ergotisme aigu* consistent dans une irritation gastro-entérique hémorragique, la fluidité et la couleur violacée du sang, dans la coloration rouge de l'intérieur des vaisseaux. Chez l'homme, on a signalé des altérations des cordons de la moelle épinière.

Les effets gangreneux doivent être rapportés en grande partie à la *sphacélotoxine*. L'injection hypodermique de cette substance isolée provoque en effet rapidement la gangrène de la crête et des ailes chez les oiseaux ; chez les mammifères, elle provoque une inflammation gastro-intestinale, des vomissements, de la diarrhée et parfois la gangrène des oreilles, des orteils et même d'un segment de membre. Cette substance est très toxique.

L'*acide ergotinique* ne détermine ni vaso-constriction, ni gangrène ; il agit surtout sur la moelle, dont il diminue le pouvoir réflexe ; il diminue aussi le force du cœur, abaisse la pression artérielle et paralyse la respiration à dose forte.

L'*ergotinine* ne produit que rarement la gangrène, mais elle agit énergiquement sur les vaisseaux et la matrice.

Autrefois l'ergotisme aigu ou chronique était fréquent chez l'homme et les animaux domestiques. Aujourd'hui. que l'on sait mieux nettoyer les grains destinés à la nourriture des animaux ou à la consommation, l'ergotisme est devenu une rareté.

Indications thérapeutiques. — L'ergot de seigle est indiqué :

1° Dans les accouchements laborieux, accompagnés d'atonie, d'inertie de la matrice. Mais il faut se rappeler que les contractions provoquées dans la matrice par l'ergot sont permanentes et très énergiques. Quand un obstacle mécanique s'oppose à l'expulsion du fœtus, il peut se produire une rupture de l'utérus et la mort du fœtus. Il ne faut donc avoir recours à l'administration d'ergot qu'exceptionnellement ;

2° Pour hâter l'expulsion des enveloppes fœtales après l'accouchement, quand l'utérus reste inerte comme dans la *non-délivrance* ;

3° Pour arrêter les hémorragies et la congestion du côté de

l'utérus, de l'intestin, de l'estomac, du poumon, du rein, de la moelle, de l'encéphale, etc. L'ergot constitue l'un des meilleurs hémostatiques contre les hémorragies capillaires des organes internes.

Modes d'administration. — La meilleure préparation est la poudre d'ergot de seigle. Cette poudre doit être préparée au moment de s'en servir, et l'ergot doit être récent. L'ergot ne doit jamais être conservé plus d'un an, car il perd ses propriétés. La poudre dégraissée est une préparation infidèle qu'on ne doit pas employer. Les extraits peuvent être utilisés soit à l'intérieur, soit en injection hypodermique. L'ergotinine, à cause de son prix élevé, ne peut être utilisée que chez les petits animaux ; on l'emploie en injection hypodermique.

Doses.

Doses thérapeutiques.

	Poudre d'ergot de seigle.		Extrait d'ergot.
Solipèdes	15 à 30 grammes.	5 à 10 grammes.
Bovins.	20 à 50 —	5 à 10 —
Mouton, chèvre . .	5 à 10 —	2 à 5 —
Porc.	1 à 4 —	0^{gr},5 à 2 —
Chien.	0^{gr},50 à 2	0^{gr},2 à 1 —
Chat.	0^{gr},10 à 0^{gr},50	0^{gr},1 à 0^{gr},2

L'ergotine de Bonjean se donne aux doses suivantes, en injection hypodermique :

Solipèdes et ruminants.	5 à 10 grammes.
Mouton et porc.	0^{gr},30 à 0^{gr},80
Chien.	0^{gr},10 à 0^{gr},30

L'ergotinine de Tanret se donne chez le chien à la dose de 0^{gr},001 à 0^{gr},002, en injection hypodermique.

Styptol.

(Phtalate de cotarnine.)

C'est un sel blanc soluble dans l'eau. Produit très recommandé en médecine humaine contre les hémorragies utérines. On l'emploie en tablette de 0^{gr},05 de styptol ; on donne cinq à six tablettes par jour.

Stypticine.

$C^{12}H^{15}AzO^4.HCl.$

(Chlorhydrate de cotarnine.)

On obtient la stypticine par le dédoublement de la narcotine.
Elle se présente en cristaux jaunes, très facilement solubles dans
l'eau, moins solubles dans l'alcool, de saveur amère. Employée avec
succès contre les hémorragies internes chez l'homme. Outre l'action hémostatique, elle a une action sédative et calmante. On la
donne, à la dose de $0^{gr},5$, en tablettes de quatre à six par jour ; à
l'extérieur en pommade ou sous forme de ouate ou de gaze de
stypticine. On peut aussi l'utiliser en injection hypodermique.

Hydrastis canadensis.

Le rhizome de l'hydraste du Canada (*Hydrastis canadensis*),
inscrit dans la pharmacopée américaine sous les noms de *Golden
seal*, se présente sous forme de tubercules bruns extérieurement
et de couleur jaune foncé en dedans. Il a une saveur amère et
est fortement odorant.

Ce rhizome renferme comme principes actifs de l'*hydrastine*,
de la *berbérine*, de la *canadine*, une *résine amère* et une petite
quantité d'essence.

L'*hydrastine* $C^{21}H^{21}AzO^9$ est un alcaloïde qui cristallise en
prismes orthorhombiques brillants et incolores ayant une saveur
amère. Elle est insoluble dans l'eau, soluble dans 120 parties
d'alcool à 95°, dans 83,7 parties d'éther éthylique, dans 15,7 parties
de benzine et dans 175 parties de chloroforme. Elle forme des
sels qui pour la plupart cristallisent difficilement.

L'hydrastine donne par oxydation de l'acide opianique et de
l'hydrastinine $C^{11}H^{13}AzO^3$, qui est en aiguilles cristallines
incolores, inodores, ayant une saveur très amère. Elle est peu
soluble dans l'alcool, l'éther et le chloroforme. Elle se combine
aux acides pour donner des sels, dont le plus employé est le chlorhydrate d'hydrastinine ($C^{11}H^{12}AzO^2Cl$). Ce sel contient pour
100 parties 91,79 d'hydrastinine. Il forme des cristaux en aiguilles
de couleur jaune, très solubles dans l'eau et dans l'alcool. La solution aqueuse est neutre au tournesol et faiblement fluorescente.

La *berbérine* cristallise en aiguilles soyeuses, d'un jaune clair, inodores, insolubles dans l'éther, peu solubles dans l'eau et l'alcool. Elle forme avec les acides des sels jaunes bien cristallisés.

La *canadine* cristallise en aiguilles blanches. C'est de la tétrahydroberbérine, isomère de l'hydroberbérine, donnant de la berbérine quand sa solution est exposée à l'air et à la lumière.

Effets. — L'*Hydrastis canadensis* est un puissant *vaso-constricteur*. Administré à dose thérapeutique, l'hydrastine produit une élévation de la pression artérielle, un ralentissement des battements du cœur, une *anémie de l'utérus* et de l'intestin, une certaine diurèse. A dose toxique, on obtient une période secondaire caractérisée par une chute de pression, de l'arythmie cardiaque et finalement l'arrêt du cœur. Parfois on note des convulsions tétaniques.

L'hydrastinine a un pouvoir vaso-constricteur encore plus énergique que l'hydrastine, et elle offre en outre l'avantage de ne pas paralyser le cœur. A dose toxique, elle ne modifie pas le fonctionnement du muscle cardiaque, mais paralyse la respiration.

Indications. — L'action vaso-constrictive de l'*Hydrastis canadensis* fait employer avec succès cette drogue ou ses préparations contre les *hémorragies*, les *congestions* et les *inflammations utérines*. On en obtient aussi de bons effets dans les hémorragies de l'intestin et des autres organes de la cavité abdominale, dans la fièvre pétéchiale du cheval (Hutyra), l'*hématurie*, et dans les cas de rétention du délivre (Hohenleiter, Voltz, etc.).

Préparations. — On emploie l'extrait d'hydrastis, l'extrait fluide, la teinture, le chlorhydrate d'hydrastinine et la racine en décoction à raison de 60 grammes pour 1000 grammes d'eau bouillante.

Doses. — L'extrait peut être injecté sous la peau en solution à 1 p. 10, à la dose de 5 à 10 grammes chez les solipèdes (Hutyra) et administré à l'intérieur à la dose de 20 à 60 grammes chez la vache dans un demi-litre de décoction de guimauve (Voltz).

L'extrait fluide peut se prescrire à la dose de 40 grammes par vingt-quatre heures chez la vache, à prendre en trois ou quatre fois dans un liquide non alcoolique. La teinture peut être administrée au chien à la dose de 25 centigrammes à 1 gramme, soit XXV ou L gouttes renouvelées quatre à cinq fois en vingt-quatre heures.

Le chlorhydrate d'hydrastinine est employé en injection sous-cutanée à la dose de 0^{gr},025 chez le chien.

Vaso-dilatateurs. — Hypotenseurs.

Trinitrine.

$C^6H^5 (AzO^6)^3$.

La trinitrine ou *nitroglycérine* se présente sous forme d'un liquide huileux, incolore, inodore, soluble dans l'alcool et les huiles grasses, pouvant exploser sous l'influence d'un choc.

Elle a la propriété de dilater les vaisseaux, de diminuer la sensibilité générale et le pouvoir réflexe de la moelle, de ralentir le jeu du cœur et de la respiration, d'abaisser la pression artérielle et la température rectale. A dose forte, elle est *toxique* et provoque l'*hémoglobinurie*.

C'est un médicament qu'on a utilisé chez l'homme contre l'*angine de poitrine*, les affections de l'aorte qui produisent de l'ischémie cérébrale, dans l'*artériosclérose*. En vétérinaire, on l'a administrée avec succès dans l'*emphysème des vieux chiens* à la dose de $0^{mgs}.5$ à 1 milligramme (Eber). On peut employer les solutions suivantes :

1°

Nitroglycérine....................	$0^{gr}.01$
Glycérine.........................	10 grammes.
Eau distillée......................	100 —

Donnez une cuillerée à café trois ou quatre fois par jour au chien emphysémateux.

2°

Solution alcoolique de trinitrine au centième......................	XXX à LX gouttes.
Eau distillée......................	300 grammes.

Donner au chien quatre cuillerées à café par jour.

3°

Solution alcoolique de trinitrine au centième......................	LX gouttes.
Eau distillée......................	10 grammes.

En injection sous-cutanée, 1 centimètre cube par jour chez un gros chien, la moitié chez un moyen et un quart chez un petit chien.

Nitrite d'amyle.

$C^5H^{11}AzO^2$.

C'est l'éther amyl-nitreux. Il forme un liquide légèrement jaunâtre, volatil, à odeur agréable, à saveur piquante, peu soluble dans l'eau, très soluble dans l'éther, brûlant avec une flamme blanche. Il bout à 97°.

Effets. — Inhalé, le nitrite d'amyle produit une *forte vaso-dilatation*, une diminution de la pression sanguine, puis, si l'administration continue, du sommeil, des convulsions, la paralysie respiratoire et la mort. Les globules rouges sont altérés ; il y a de l'hémoglobinémie. On a observé aussi de la glycosurie et de la xanthopsie. Chez l'homme, on l'a utilisé avec un certain avantage en inhalations à la dose de I à V gouttes dans l'épilepsie, le tétanos, l'empoisonnement par le chloroforme, etc. En médecine vétérinaire, Fröhner l'a essayé dans diverses affections convulsives chez le chien, mais sans aucun succès.

Gui.

(*Viscum album* L.).

Cette plante parasite, de la famille des *Loranthacées*, fournit à la matière médicale ses fruits, ses jeunes tiges et ses feuilles. La poudre obtenue avec ces parties desséchées est vert clair ; sa saveur est amère, son odeur est faible mais désagréable. On se sert du gui pour la préparation de la glu.

Le gui dilate les petits vaisseaux et abaisse fortement la pression sanguine. C'est donc à titre d'agent hypotenseur qu'on peut l'utiliser en médecine. Chez l'homme, on donne la poudre à la dose de 1 gramme à 1^{gr},50 par vingt-quatre heures en pilules de 0^{gr},10, l'extrait aqueux à celle de 0^{gr},10 en pilules de 0^{gr},02.

MODIFICATEURS DE LA FONCTION GÉNITALE

Utérins.

On donne le nom d'*utérins*, d'*emménagogues* aux médicaments qui exercent une action spéciale sur l'utérus consistant dans une augmentation de sécrétion de sa muqueuse ou un accroissement des mouvements de sa musculeuse. Administrés aux femelles pleines, ils provoquent parfois l'avortement, d'où le nom d'*abortifs* qu'on leur donne encore.

En vétérinaire, on utilise leurs effets excito-moteurs et excito-sécrétoires sur l'utérus pour favoriser parfois l'accouchement et pour provoquer l'expulsion des envelopes fœtales, c'est-à-dire du délivre, dans les cas de non-délivrance. Les principaux utérins usités en médecine vétérinaire sont : l'ergot de seigle (Voir *l'aso-constricteurs*), la rue, la sabine, le safran.

Rue.
(*Ruta graveloens.*)

Cette plante, de la famille des Rutacées, exhale une odeur forte et nauséabonde ; sa saveur est âcre, surtout à l'état vert. On emploie la plante fleurie.

On y trouve : une *huile essentielle* dont le constituant principal est la méthylnonylcétone, une matière appelée *rutine* ou acide *rutinique*, de l'acide *rutique*, de la gomme, de la fécule, etc.

L'huile essentielle et la rutine constituent les principes actifs de la rue.

La rutine ($C^{25}H^{28}O^{15}$) est un glycoside qui cristallise en fines aiguilles d'un jaune clair, peu solubles dans l'eau et l'alcool, solubles dans les alcalis.

Effets physiologiques. — L'action locale de la rue fraîche est *irritante*, surtout pour les tissus dénudés. Elle exerce sur les plaies et les ulcères une action *excitante antiputride* des plus marquées ; sur les tumeurs indolentes, elle produit un effet fondant comparable à celui de la ciguë. A doses faibles, elle peut être supportée longtemps par le tube digestif ; mais celui-ci s'enflamme avec des doses fortes.

Après l'absorption, les doses faibles produisent une légère excitation générale avec *hypersécrétion muqueuse* de la matrice, une action *emménagogue*.

Des doses fortes déterminent d'abord une excitation générale très forte, puis de l'abattement, de la faiblesse, une hyperémie de la muqueuse de la matrice et une contraction de ses fibres musculaires ; elle peut provoquer l'*avortement*.

Indications thérapeutiques. — *A l'extérieur*, c'est un *détersi,* *puissant* des plaies et des ulcères de mauvaise nature, un *fondant énergique* sur les engorgements indolents.

A l'intérieur, la rue est indiquée pour augmenter la *sécrétion muqueuse* et les contractions de la matrice dans les parts laborieux et surtout dans la rétention du délivre.

Les graines de la rue ont des effets anthelminthiques.

Préparation et doses. — On confectionne des *breuvages* en la traitant par l'eau bouillante ou les liqueurs alcooliques ; ou encore on l'écrase dans un mortier pour en extraire le suc.

A l'extérieur, on l'emploie en cataplasmes après l'avoir écrasée, ou bien l'on en extrait le suc qui est mélangé à de l'eau-de-vie et appliqué sur les solutions de continuité anciennes.

Les doses de *rue fraîche* sont :

Grandes femelles.............   60 à 125 grammes.
Moyennes   —   ....   15 à 30   —
Petites   —   ....   4 à   8   —

La poudre de plante sèche se donne à la dose de 10 grammes environ par jour chez les grandes femelles et de 1 gramme chez les petites.

La teinture à 1/5 se donne aux mêmes doses que la poudre.

Sabine.

(*Juniperus Sabina* L.).

La sabine est un petit arbrisseau de la famille des Conifères, qui croit sur les lieux secs et pierreux du midi de l'Europe.

Les feuilles jeunes et les rameaux tendres sont les seules parties employées en médecine ; elles ont une odeur térébenthinée et une saveur amère et âcre.

D'après M. Gardes, la sabine contient les principes suivants : huile essentielle, résine, extractif résineux, acide gallique, sucre, etc.

L'essence, qui est le principe actif, est de couleur citrine, très fluide, très aromatique et voisine de l'essence de térébenthine.

Effets physiologiques. — Localement, la sabine agit comme *irritant*. Sur la peau intacte, elle est *rubéfiante* ; elle devient *vésicante* sur les solutions de continuité.

A l'intérieur, elle est excitante à très faible dose ; elle augmente *l'appétit*, favorise la *digestion* et provoque la *diurèse*.

A forte dose, elle est très irritante, peut produire une *gastro-entérite* mortelle, l'*inflammation des reins* et de la vessie, de la diurèse avec strangurie, une diarrhée sanguinolente, fétide, et des vomissements.

On croit généralement que la sabine exerce une action excitante sur la matrice et augmente les sécrétions de sa muqueuse et les contractions de sa musculeuse, mais aucun fait positif n'est venu démontrer l'exactitude de cette assertion. Beaucoup d'observations tendent, au contraire, à prouver que l'avortement qui peut succéder à l'absorption de fortes doses est plutôt le résultat de l'irritation générale du tube digestif et des voies génito-urinaires que celui d'une action spécifique sur la sécrétion de la muqueuse. Presque toutes les substances fortement irritantes peuvent provoquer l'avortement.

Indications thérapeutiques. — *A l'extérieur*, la pommade de sabine agit comme *fondant* sur les tumeurs indolentes, telles que l'éponge, les mollettes, les vessigons, etc.

L'action excitante peut faire utiliser la sabine pour augmenter la tonicité du tube digestif, pour réveiller les sécrétions et faciliter la digestion quand l'alimentation est atonique ou mauvaise. D'après certains auteurs, les maquignons allemands la donnent aux chevaux pour les rendre plus ardents et plus vifs.

La sabine est aussi indiquée comme *diurétique* dans les hydropisies et les cachexies, surtout chez les ruminants. Son action *emménagogue* étant peu certaine, on doit lui préférer à l'intérieur l'ergot de seigle et l'ergotine, pour provoquer l'accouchement ou pour faciliter l'expulsion des enveloppes fœtales. La sabine convient, par contre, très bien pour faire des injections dans la cavité utérine en infusions (1 de sabine p. 100 d'eau). Ce liquide est *antiseptique, désodorant*, et excite dans la matrice des contractions et des sécrétions locales, en même temps qu'il ramollit les enveloppes et facilite leur expulsion. Vogel recommande beaucoup ces injections, qu'on fait avec un tube de caoutchouc ou une seringue, contre la *métrite puerpérale* et les *écoulements chroniques* des voies génitales chez les femelles.

Les infusions faites avec 1 partie de sabine pour 30 ou 50 parties d'eau conviennent très bien pour panser et laver les plaies, pour faire des injections désinfectantes dans certaines cavités telles que les sinus, les poches gutturales, les fistules, etc. On peut augmenter les effets astringents de ce liquide en y ajoutant de l'alun, du sulfate de cuivre ou de l'acide phénique. La sabine, d'un prix très modique, doit être recommandée, à l'extérieur, en applications ou en lotions sur les plaies, en injections dans les cavités purulentes.

A l'intérieur, on l'administre sous forme d'électuaire, de poudre, d'infusion, de teinture.

L'essence de sabine peut être utilisée chez les petits animaux à la dose de I à IV gouttes dans les mixtures diverses.

Quand l'usage doit en être prolongé et surtout quand on veut obtenir les effets diurétiques, il faut plutôt employer des doses faibles, parce que la sabine produit la diurèse en excitant le rein; si l'excitation va jusqu'à l'irritation, la diurèse s'arrête, surtout chez les jeunes animaux, et il peut survenir de l'anurie.

Doses.

Doses thérapeutiques.

	Poudre.	Extrait hyd. alcoolique.	Teinture à 1/5.
Grandes femelles....	5 grammes.	2 grammes.	5 à 10 grammes.
Petites — ...	0gr,50	0gr,15	0gr,50 à 1 gramme.

Safran.

On désigne sous le nom de safran les *stigmates* du *Crocus sativus*, plante de la famille des Iridacées cultivée en Orient, en Espagne et même en France. Il doit ses propriétés à une *huile essentielle* et à deux glycosides : la *crocine* et la *picrocrocine*.

Effets et usages. — Le safran constitue un *stimulant aromatique et amer* pour le tube digestif. Administré à l'intérieur, il augmente la sécrétion des sucs digestifs et relève la tonicité des parois gatro-intestinales.

Après l'absorption de ses principes, il excite l'appareil génito-urinaire et porte le sang à la peau. On lui reconnaît des propriétés *aphrodisiaques, emménagogues, diurétiques* et *diaphorétiques*. Il stimule aussi le cœur ainsi que le système nerveux et peut même produire à forte dose un assoupissement et un véritable empoisonnement.

On l'emploie comme *tonique digestif* contre l'atonie, la diarrhée ; comme *antispasmodique* contre les douleurs intestinales, les coliques ; comme *aphrodisiaque* et *emménagogue* pour hâter le retour des chaleurs ou pour favoriser la contraction de la matrice dans les cas de non-délivrance.

A cause de son prix élevé, le safran est peu employé en médecine vétérinaire. On l'administre sous forme d'infusion, de poudre, de pilules, de teinture.

La dose de poudre est de 10 à 50 centigrammes par jour chez le chat et le chien.

Aphrodisiaques.

On place dans ce groupe les médicaments qui excitent la fonction génitale, hâtent l'apparition des chaleurs et augmentent la puissance génésique chez les animaux des deux sexes.

Les principaux aphrodisiaques sont : la cantharide, le phosphore, la strychnine, la cocaïne, l'yumbehoa et l'yohimbine, le safran, la racine de Muirapuama.

Yumbehoa et yohimbine.

L'yumbehoa ou l'yohimbehe est l'écorce fournie par le *Pausinystalia Yohimba* et *Pausinystalia Trillesii*, arbres de la famille des Rubiacées-Cinchonées, qui croissent au Cameroun et au Congo. Les indigènes ont ces arbres en grande considération à cause des propriétés aphrodisiaques puissantes de leur écorce. Celle-ci doit son activité à un alcaloïde, l'yohimbine, isolé en 1897 par Spiegel.

L'*yohimbine* $C^{21}H^{32}Az^2O^4$ cristallisée en aiguilles blanches est insoluble dans l'eau, mais soluble dans l'alcool, l'éther, l'acétone et le chloroforme. En se combinant avec les acides, elle donne des sels cristallisables très solubles dans l'eau, dont le plus employé est le *chlorhydrate*. Les solutions aqueuses ordinaires des sels d'yohimbine sont très altérables et perdent rapidement leur activité. En ampoules ou en tubes stérilisés, on peut les conserver longtemps. Le mieux, c'est de les faire au moment de s'en servir. Les vertus aphrodisiaques de cet alcaloïde ont été mises en évidence par Löwy en 1900. Les préparations galéniques *extraits* et *teinture* contiennent, en plus de l'yohimbine, un tanin spécial, qui leur communique des propriétés toniques plus accusées.

Effets physiologiques. — Localement, l'yohimbine agit comme *anesthésique* à la façon de la cocaïne. Quelques gouttes d'une solution de chlorhydrate d'yohimbine instillées dans l'œil insensibilisent la cornée et la conjonctive en dix minutes. Appliquée sur un nerf, la solution supprime l'excitabilité et la conductibilité et produit par conséquent une paralysie soit motrice, soit sensitive, soit mixte, dans la région innervée par les terminaisons du nerf. Elle diffère de la cocaïne, en ce que son action est moins puissante, moins rapide et en ce qu'elle provoque une *congestion locale* au lieu d'une pâleur.

Administré à l'intérieur sous forme de tablettes, ou injecté sous la peau en solution aqueuse fraîchement préparée, le chlorhydrate d'yohimbine à très faible dose produit une *légère stimulation générale* du système nerveux, une augmentation de l'excitabilité réflexe de la moelle, des mouvements respiratoires plus fréquents et plus amples, un accroissement de la tonicité musculaire et surtout une *hyperémie* et une *excitation de l'appareil génital*.

Chez le mâle adulte et même chez l'animal châtré, l'yohimbine provoque des *érections violentes*. Chez les femelles adultes susceptibles d'être fécondées, elle *congestionne l'appareil génital* dans toutes ses parties, ovaires, utérus, vagin et vulve, hâte l'apparition des chaleurs et excite aux rapprochements sexuels.

En raison des résultats fournis par les nombreuses expériences faites sur la femme et sur les femelles des animaux, il faut admettre que les désirs vénériens sont réellement éveillés et excités. Il résulte des recherches de Daels et de Holterbach que l'action hyperémiante et excitante sur l'appareil génital se prolonge chez la femelle longtemps après la cessation de l'administration. Cette hyperémie persistante hâte la mise en fonction de l'ovaire et appelle les chaleurs.

L'action spécifique de l'yohimbine sur la sphère génitale est accompagnée d'une vaso-dilatation des reins et de la peau et d'une *constriction de la rate*. La pression artérielle s'abaisse légèrement à cause de la vaso-dilatation, mais le cœur conserve toute son activité et toute sa puissance. D'après Daels, l'yohimbine n'a pas d'action sur l'appareil génital des femelles trop jeunes ou sur celles qui sont châtrées, mais par contre on observe alors une hyperémie de l'intestin, quelquefois des hémorragies capillaires avec selles sanglantes.

A dose toxique, l'yohimbine, après une période de vive excitation, produit un état d'épuisement avec ataxie et paralysie des membres; un abaissement énorme de la pression sanguine à cause de la forte vaso-dilatation persistante; une vive irritation de l'intestin et des évacuations diarrhéiques et sanglantes.

A dose mortelle, elle paralyse le centre respiratoire. Après la cessation de la respiration, le cœur continue à fonctionner pendant un certain temps. L'yohimbine n'est donc pas un poison du cœur.

Indications thérapeutiques. — Elle est indiquée :

1o *Contre l'impuissance sexuelle chez le mâle*. En médecine humaine, on en a obtenu d'excellents résultats dans la neurasthénie, les névropathies, la morphinomanie, l'impuissance sénile précoce, etc. En vétérinaire, on a pu rendre la puissance génésique à des mâles de valeur qui, tout en ayant conservé leur santé, avaient perdu l'aptitude à la reproduction. Sur un taureau qui refusait de saillir, Figarelli ayant administré journellement 1 centigramme de chlorhydrate d'yohimbine en injection sous-cutanée, a vu l'ardeur à la saillie revenir et la fonction s'exécuter normalement après quatre jours de traitement. Gutbrod, Holterbach ont administré à des taureaux impuissants cinq cuillerées par jour de la mixture suivante : yohimbine, 1 à 2 grammes ; eau distillée, 250 grammes ; chloroforme, V gouttes, et ont vu après quelques jours de traitement l'aptitude à la saillie s'établir et persister. Chez un étalon qui, à la suite d'une lésion due à la chute d'une poutre, était devenu impuissant, Kogan prescrivit des injections sous-cutanées de 5 centigrammes de chlorhydrate d'yohimbine par jour et a obtenu la cessation de l'impuissance.

2o *Pour réveiller les chaleurs chez les femelles devenues infécondes*. — Chez des vaches en bonne santé, mais qui n'entraient pas en rut et qui pour cette raison ne pouvaient être fécondées, Ficarelli, avec des injections sous-cutanées de 1 centigramme à 1ᵍ,5 par jour, a vu apparaître les chaleurs après six à huit jours et la fécondation avoir lieu. Holtenbach a vu apparaître les chaleurs sur des vaches, six à dix semaines après la cessation de l'administration de chlorhydrate d'yohimbine ; celui-ci avait été donné à la dose de 10 centigrammes dans la boisson par jour pendant dix à vingt jours. Dans ces cas le traitement avait provoqué une hyperémie durable des ovaires et de la muqueuse utérine, condition importante pour le rétablissement de l'ovulation et des chaleurs. L'yohimbine ne peut provoquer les chaleurs que d'une façon indirecte en augmentant l'excitabilité de la sphère génitale et en provoquant une hyperémie des ovaires. Chez des femelles non pubères ou trop vieilles dont l'ovaire ne peut fonctionner, l'effet aphrodisiaque reste nul, et il se produit

alors souvent une action secondaire nuisible consistant en une
diarrhée sanguinolente et un affaiblissement général.

3° *Pour augmenter la circulation dans le système nerveux
central* au début de certaines paralysies d'origine spinale. Il
résulte en effet des recherches de Strubell que l'yohimbine améliore
la circulation des centres nerveux. Holterbach a traité avec succès
une paralysie spinale infectieuse du chien par l'administration de
1 milligramme de chlorhydrate d'yohimbine toutes les heures
pendant quatre heures. Sur 53 chiens traités, 46 ont été guéris rapidement et d'une façon durable. Il a obtenu également d'excellents
résultats chez un cheval ayant non une paralysie, mais une parésie
du train de derrière, en administrant chaque jour 10 centigrammes
d'yohimbine en tablettes. Après le quinzième jour du traitement,
toute faiblesse avait disparu. Un chien paralysé du train de derrière à la suite d'un coup sur la colonne vertébrale a été guéri
après trois jours de traitement à l'yohimbine donnée à la dose
de 5 milligrammes par jour en deux fois.

4° *Contre la métrite chronique chez la vache.* — Holterbach a
obtenu quelques succès en administrant 20 centigrammes d'yohimbine par jour, en deux fois, continuant ce traitement pendant
trois jours, puis un repos de trois jours et une nouvelle reprise
encore trois jours.

5° Contre la *paralysie consécutive au part* chez la vache,
Holterbach signale des cas heureux par l'emploi de l'yohimbine à
la dose de 10 centigrammes répétée trois fois par jour.

Contre-indications. — A cause de l'action hyperémiante de
l'yohimbine, son emploi doit être proscrit dans tous les cas où existe
une inflammation aiguë des organes génito-urinaires, urétrite, épi-
didymite, néphrite, ainsi que dans l'entérite.

Préparations. Doses. — On trouve dans le commerce des pastilles
d'yohimbine dosées à $0^{gr},05$ et des solutions stérilisées en tubes
scellés dosées à $0^{gr},05$. Il est facile de préparer des solutions
aqueuses de chlorhydrate d'yohimbine à 1 ou 2 p. 100, qu'on
emploie soit à l'intérieur, soit en injection sous-cutanée. La mixture
suivante a été recommandée en Allemagne : yohimbine, 1 gramme ;
eau distillée, 250 grammes : chloroforme, V gouttes. En faire
prendre aux grands animaux cinq fois par jour, une cuillerée
à soupe dans les boissons ou dans un liquide, où l'on délaye du
son ou de la farine.

On emploie plus avantageusement la teinture d'écorce d'yohim-

bine à 1/5 par l'alcool à 60°, à la dose de 1 gramme chez le chien
et de 10 grammes chez les grands animaux.

Chez l'homme, on prescrit à l'intérieur trois tablettes de 5 milligrammes chacune par jour. En injection sous-cutanée 1/2 à
1 centimètre cube d'une solution à 1 p. 100 par jour de chlorhydrate d'yohimbine.

Chez le chien, une dose de $0^{mg},1$ par kilogramme de poids
corporel en injection sous-cutanée est déjà active, ce qui pour un
chien moyen de 10 kilogrammes correspond à 1 milligramme.
Cette dose est facilement supportée, même répétée cinq fois par
jour. Pour l'administration interne, on peut la doubler. Le chat est
moins sensible que le chien : on peut lui donner $0^{mg},2$ par kilogramme de poids corporel. Chez le cheval, la dose moyenne
correspond à 5 centigrammes par jour en injection hypodermique.
A l'intérieur, on peut donner jusqu'à 50 centigrammes dans les
vingt-quatre heures.

Chez les animaux de l'espèce bovine, la dose ordinaire est de
$0^{gr},10$ à $0^{gr},30$ par jour à l'intérieur dans l'eau de boisson.

En général, il n'y a aucun avantage à forcer les doses ; on atteint
mieux le but thérapeutique au moyen de petites doses fréquemment administrées.

Doses toxiques. — Elles sont beaucoup supérieures aux doses
thérapeutiques, ce qui est fort avantageux au point de vue pratique. Le chien de taille moyenne peut supporter $0^{gr},15$ d'yohimbine en injection sous-cutanée. La dose toxique pour le lapin est
de 11 milligrammes par kilogramme en injection intraveineuse et
de 53 milligrammes par kilogramme en injection sous-cutanée.
Chez les grands herbivores, cheval et bovins, la dose toxique est
inconnue.

Muirapuama.

Cette plante, de la famille des *Styracees*, a été *identifiée* avec
l'*Acanthea virilis* par Rebourgeon. Elle croît au Brésil, où sa
racine est très employée depuis un temps immémorial par les
indigènes comme *aphrodisiaque*.

Le muirapuama est un excitant du système nerveux ; il stimule l'appétit, facilite la digestion au même titre que le quinquina et le condurango. A doses fortes, il peut causer des hémorragies gastro-intestinales. C'est un aphrodisiaque d'une très

grande puissance et constitue un succédané du yumbehoa. On le donne sous forme de teinture de racine (à 1/5 par alcool à 60°) à la dose de 4 à 8 grammes par jour chez le chien en plusieurs fois, et de 20 à 40 grammes par jour chez les grands herbivores.

FIN

TABLE ALPHABÉTIQUE DES MATIÈRES

FIN DE LA TABLE ALPHABÉTIQUE DES MATIÈRES.